ANORECTAL AND COLONIC DISEASES

A PRACTICAL GUIDE TO THEIR MANAGEMENT (Third Edition)

结直肠肛门疾病
临床实践指南 （第三版）

主编　Jean-Claude Givel
　　　Neil James Mortensen
　　　Bruno Roche
主译　王天宝　王锡山　傅传刚

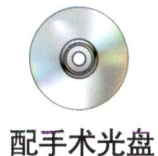

配手术光盘

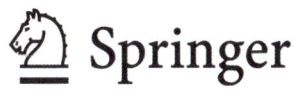
Springer

SPM 南方出版传媒

广东科技出版社 | 全国优秀出版社
· 广　州 ·

图书在版编目（CIP）数据

结直肠肛门疾病临床实践指南 /（瑞士）让·克劳德·吉威尔（Jean-Claude Givel），（英）尼尔·詹姆斯·莫特森（Neil James Mortensen），（瑞士）布鲁诺·罗氏（Bruno Roche）著；王天宝，王锡山，傅传刚主译. —3版. —广州：广东科技出版社，2016.10

ISBN 978-7-5359-6561-5

Ⅰ. ①结… Ⅱ. ①让… ②尼… ③布… ④王… ⑤王… ⑥傅… Ⅲ. ①结肠疾病—诊疗—指南 ②直肠疾病—诊疗—指南 ③肛门疾病—诊疗—指南 Ⅳ.①R574-62

中国版本图书馆CIP数据核字（2016）第168818号

责任编辑：曾　冲
封面设计：林少娟
责任校对：冯思婧　谭　曦　罗美玲　杨崚松　陈　静　吴丽霞　黄慧怡
责任印制：彭海波
出版发行：广东科技出版社
　　　　　（广州市环市东路水荫路11号　邮政编码：510075）
http://www.gdstp.com.cn
E-mail: gdkjyxb@gdstp.com.cn（营销中心）
E-mail: gdkjzbb@gdstp.com.cn（总编办）
经　　销：广东新华发行集团股份有限公司
排　　版：广州市友间文化传播有限公司
印　　刷：广东信源彩色印务有限公司
　　　　　（广州市番禺区南村镇南村村东兴工业园）
规　　格：889mm×1 194mm　1/16　印张46.75　字数1 600千
版　　次：2016年10月第1版
　　　　　2016年10月第1次印刷
定　　价：480.00元

如发现因印装质量问题影响阅读，请与承印厂联系调换。

Anorectal and Colonic Diseases
A Practical Guide to Their Management　(Third Edition)

结直肠肛门疾病临床实践指南

（第三版）

主　编　Jean-Claude Givel

Neil James Mortensen

Bruno Roche

主　译　王天宝　王锡山　傅传刚

Jean–Claude R. Givel
Service de Chirurgie Viscérale
Centre Hospitalier Universitaire Vaudois
1011 Lausanne
Switzerland
Email: jean–claude.givel@chuv.ch

Neil Mortensen
Department of Colorectal Surgery
The John Radcliffe Hospital
Headington
Oxford OX3 9DU
UK
Email: neil.mortensen@nds.ox.ac.uk

Bruno Roche
Responsable de l'Unité de Proctologie
Hôpital Cantonal Universitaire de Gen è ve
Rue Gabrielle Perret–Gentil 4
1211 Genève 14
Switzerland
Email: bruno.roche@hcuge.ch

ISBN 978–3–540–69418–2 e–ISBN 978–3–540–69419–9
DOI 10.1007/978–3–540–69419–9
Springer Heidelberg Dordrecht London New York
Library of Congress Control Number: 2009938522
© Springer–Verlag Berlin Heidelberg 1989, 1998, 2010

Illustrations: Regine Gattung–Petith, Edingen–Neckarhausen, Germany
Cover design: Frido Steinen–Broo, eStudioCalamar, Figueres/Spain, Berlin/Germany
Typesetting and production: le–tex publishing services GmbH, Leipzig, Germany
Printed on acid–free paper
Springer is part of Springer Science+Business Media （www.springer.com）

主译简介 INTRODUCTION OF CHIEF TRANSLATORS

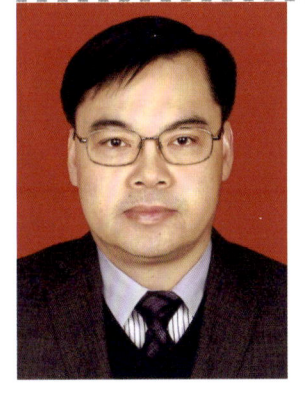

王天宝 中山大学附属第一医院胃肠外科中心主任医师主任医师，外科学医学博士，博士后研究员。新疆生产建设兵团第七师医院副院长。1994年7月于青岛医学院获医学学士学位；1999年7月获外科学硕士学位，师从青岛大学陈咸增教授；2002年7月获山东大学医学博士学位，得到山东大学李兆亭教授悉心指导；2002年9月至2004年10月，于中山大学附属第一医院胃肠外科从事博士后研究工作，师从中山大学汪建平教授。中国医师协会外科医师分会肛肠外科医师委员会、中国抗癌协会肿瘤营养与支持治疗专业委员会肿瘤外科营养学组、广东省抗癌协会肿瘤营养专业委员会及广东省康复医学会性功能障碍康复专业委员会常务委员或委员。《中华胃肠外科杂志》《中华肿瘤防治杂志》《中华临床营养杂志》《中华结直肠疾病电子杂志》《手术》及《肿瘤代谢与营养电子杂志》编委。致力于胃肠及腹膜后恶性肿瘤诊治的研究，擅长胃癌、结直肠癌及腹膜后肿瘤根治性切除术。现主持课题10项，以第一作者发表SCI论文10篇，《中华医学杂志》等杂志发表论著60余篇。主编《胃肠手术策略与操作图解》《实用胃肠恶性肿瘤诊疗学》《实用盆腔外科手术与图谱》《普通外科图像解剖与诊断丛书》及《实用代谢疾病诊断与治疗》。主译《Chassin结直肠肛门手术策略与操作图解》《胃癌手术操作全真图谱》《消化道手术复杂并发症防治策略》。参编《中华结直肠肛门外科学》《胃癌外科学》《胃肠外科手术并发症》《直肠癌保肛手术》及《围手术期病理生理与临床》。

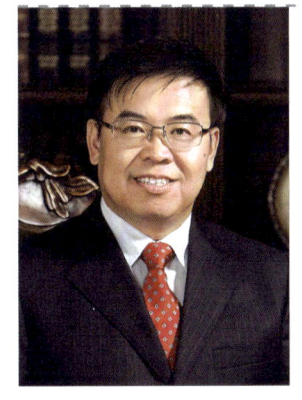

王锡山 教授，主任医师，博士生导师，国家癌症中心/中国医学科学院肿瘤医院结直肠外科主任，哈尔滨医科大学中俄医学中心大肠癌研究所所长。现任中国抗癌协会大肠癌专业委员会副主任委员、中国抗癌协会大肠癌专业委员会青年委员会主任委员、中国抗癌协会肿瘤转移专业委员会副主任委员、中国医师协会外科医师分会MDT专业委员会副主任委员、中国医师协会外科医师分会常委、中华医学会肿瘤学分会结直肠肿瘤学组副组长。担任《中华结直肠疾病电子杂志》主编，《中国肿瘤临床与康复杂志》副主编，《中华胃肠外科杂志》《中国实用外科杂志》《中华实验外科杂志》《肿瘤研究与临床》等十余种杂志的编委。发表SCI论文42篇，累计影响因子126.5，共发表核心期刊论文235篇。主编及参编结直肠癌专著9部，主编出版卫生部音像教材21部。先后参与承担包括国家自然科学基金3项、国家十一五科技支撑计划、国家城市癌症早诊早治筛查、黑龙江省杰出青年基金等十余项科研课题。获得中国抗癌协会科技三等奖1项，黑龙江省科技进步二等奖4项。在结直肠癌的微创治疗，尤其是系列新术式成就显著，在联合脏器切除治疗晚期肿瘤方面累积了丰富经验，培养了博士/硕士80余人。

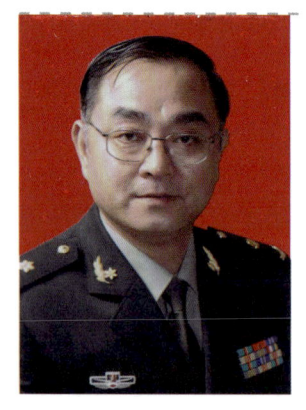
傅传刚 博士研究生，博士生导师，主任医师，教授。现任同济大学附属东方医院普外科主任、胃肠肛肠外科主任、内镜中心主任，第二军医大学长海医院肛肠外科教授。兼任美国结直肠医师学会荣誉委员，中国医师协会外科医师分会肛肠外科医师委员会主任委员，中国中西结合医学会大肠肛门病专业委员会副主任委员，中国抗癌学会大肠癌专业委员会常委，中国医师协会结直肠分会常委，卫生部大肠癌规范化诊疗专家委员会委员。英国*Colorectal Disease*、美国*Disease of Colon & Rectum*、意大利*Techniques in Coloproctology*、《中华外科杂志》《中华胃肠外科杂志》《中华普通外科杂志》等编委。发表中英文论文160余篇，主编、主译及参编专著10部。获军队科技成果二等奖4项，三等奖3项。获国家自然科学基金4项，上海市科委大肠癌治疗重大攻关基金1项，解放军"十一五"大肠癌治疗重点攻关基金1项。应邀在美国、日本、巴西及俄罗斯等结直肠国际会议演讲十余次。 擅长结直肠癌的诊断、传统开腹及3D腹腔镜微创手术以及综合治疗，尤其在低位直肠癌的保肛手术方面颇有建树。在国际上首创"直肠拖出式经括约肌间吻合器切除吻合术（PISTA）"，国内较早采用双吻合器技术进行中低位直肠癌手术，是国内PPH手术治疗重度环状脱垂痔的开拓者之一，在慢性顽固性便秘及直肠脱垂等疾病的诊治方面有较深的造诣。

序言

PREFACE

由Marc-Claude Marti和Jean-Claude Givel编著的第一版《结直肠肛门疾病临床实践指南》于1989年出版发行，遂即获得巨大成功，目前予第三版修订，增加近20年来结直肠肛管疾病诊治领域的有关进展。本书编委会成员来自世界各地，均为相应领域的权威人士。他们亲自执笔撰写了49章，这些精彩的内容包括结直肠肛门疾病诊治的各个方面。本书分为4个部分：第一部分主要讲解有关解剖、生理及临床检查方法；第二部分讨论了肛管及肛周疾病；第三部分讲述结直肠疾病；第四部分包含7章，主要探讨和结直肠肛管相关的其他专科疾病的处理原则，包括：妇产科、儿科、整形外科、放射性肠病及性传播性疾病。本书深入探讨了结直肠肛门疾病临床实践的所有领域，具有全面性和权威性；结构布局引人入胜，易于理解和记忆；精心选择的图片对理解相关内容颇有裨益；每章均有独立的参考文献，便于读者查询原文，例如第34章"结直肠恶性肿瘤的诊治"正文之后列出参考文献多达200余条。

《结直肠肛门疾病临床实践指南》对胃肠外科和消化内科的一线临床医生而言具有巨大的参考价值；对专科护理人员和在校的医学专业学生同样具有很大的帮助。本书既是一本内容翔实的参考工具书，亦是一本实用的临床实践指南。

John Nicholls

Emeritus Consultant Surgeon, St Mark's Hospital, London,

and Visiting Professor of Surgery,

Imperial College, London, UK

前 言
PREFACE

本书于1989年第一次出版发行，当时还是结直肠肛门病学发展的初期阶段，随后此学科即成为在内科、外科诊治方面取得领先发展的专业之一。有关结直肠肛门疾病诊治的几项主要的新进展和技术相继面世，大量的学术会议和出版物均关注此领域的相关进展。实际上结直肠肛门疾病既包括常见病，也包括罕见和不常见的疾病。结直肠肛门疾病学发展迅速，促使笔者修订第三版《结直肠肛门疾病临床实践指南》，包括跨学科专业的各种疾病的诊治方法。

新版《结直肠肛门疾病临床实践指南》包含49章，分为4部分，均由国际知名专家亲自执笔撰写他们擅长的内容：基本原则、肛管及肛周疾病、结直肠病变、相关专科问题。每个章节后面，尚有自我评价的小测验。本书附有DVD光盘，包括35种手术录像，读者可以观摩实际手术操作，提高手术技巧。非常感谢Karel Skala在整理手术录像方面做出的贡献。本书可为执业医生、外科医生、胃肠病学家及对此领域感兴趣的医务工作者提供诊治结直肠肛门疾病实用的最新理论与方法。

在此向已故的Marc-Claude Marti教授（1941—2001年）致以最诚挚的敬意。Marc-Claude Marti教授于1989年编撰本书第一版，并于1998年修订第二版。Marc-Claude Marti教授是瑞士和欧洲结直肠肛门病学的开拓者。笔者非常荣幸能将第三版《结直肠肛门疾病临床实践指南》献给Marc-Claude Marti教授，以纪念他在创建和发展结直肠肛门病学方面做出的巨大贡献。

感谢所有作者的无私奉献。感谢亲爱的John Nicholls教授为本书欣然作序。Springer-Verlag出版社再次投入巨大的热情编辑此书，工作卓有成效，在此深表谢意。

Jean-Claude Givel

Neil James Mortensen

Bruno Roche

Lausanne, Oxford and Geneva

译者前言

TRANSLATORS' PREFACE

本书第一版及第二版主编Marc-Claude Marti教授为瑞士日内瓦人，生于1941年9月13日，因始创后会阴部阻滞麻醉而蜚声医学界，是欧洲结直肠肛门病学科的奠基人，为享誉世界的结直肠肛门病学专家，创建欧洲直肠肛门病学委员会，该学会共有20个分会。Marc-Claude Marti教授负责该委员会长达15年之久，多次成功举办国际学术会议，为世界结直肠肛门病学的发展做出不可磨灭的贡献。2001年9月26日，Marc-Claude Marti教授不幸于埃及谢世。

1989年，Marc-Claude Marti和Jean-Claude Givel共同主编第一版《结直肠肛门疾病临床实践指南》，于1998年修订第二版，得到医学界一致好评。随着结直肠肛门病学的发展，新技术不断问世，修订第三版势在必行。Jean-Claude Givel（瑞士）、Neil James Mortensen（英国）和Bruno Roche（瑞士）共同主编修订第三版，邀请79位国际知名专家撰写各自擅长的章节。新版《结直肠肛门疾病临床实践指南》包括49章，涉及结直肠肛管和相关专业的绝大多数疾病，分为4个部分。第一部分为结直肠肛门疾病的基本原则：结直肠肛管解剖、直肠肛管与盆底生理学、结肠动力与生理学、病史采集与症状、直肠肛门检查、下消化道内镜检查与治疗、结直肠肛门疾病病理学、结直肠肛管和盆底影像学、直肠和肛管超声检查、肛管直肠测压、下消化道微生物学、结直肠肛门疾病营养评估与处理、术前准备和手术体位、结直肠肛管外科麻醉和围手术期处理、经肛管内镜微创切除术、腹腔镜结直肠手术、肠造口及相关问题、结直肠肛门疾病患者的心理评估。第二部分为肛管和肛周疾病：痔、肛裂、直肠肛管周围脓肿和肛瘘、肛管和肛周恶性肿瘤、藏毛窦疾病、肛管和肛周皮肤病、肛门瘙痒症、大便失禁的诊治、大便失禁的骶神经刺激疗法、自发性肛管直肠痛或特发性肛周疼痛、肛门手术并发症。第三部分为结直肠疾病：结直肠肛门克罗恩病、溃疡性结肠炎、结肠憩室病、息肉综合征和结直肠癌易感性、结直肠恶性肿瘤的诊治、骶前肿瘤、慢性便秘、盆底功能障碍性疾病、完全性直肠脱垂、内脱垂-孤立性直肠溃疡综合征和直肠前突、肛管直肠狭窄、直肠肛管损伤、结直肠异物、腹腔危症和肠功能衰竭。第四部分为其他专科相关问题：小儿结直肠外科、妊娠和分娩相关的结直肠肛门疾病、与结直肠肛门疾病相关的妇产科问题、与结直肠肛门疾病相关的泌尿外科问题、与结直肠肛门疾病相关的性传播感染、放射治疗损伤、会阴部创面整形修复术。本书尚提供包括35种手术视频的DVD光盘，具体术式依次为：会阴后方阻滞麻醉、局部麻醉、单孔腹腔镜结肠造口术、创面部分缝合的痔切除术、创面完全敞开的痔切除术、痔固定

I

术、超声指导下侧方肛管内括约肌切断术、局部麻醉下肛周脓肿切开术、肛瘘挂线疗法、局部麻醉下肛瘘切除术、直肠内黏膜瓣前移修补术、藏毛窦囊肿Lord Millar术、藏毛窦囊肿Limberg皮瓣转移术、改良藏毛窦囊肿Karydakis术、大便失禁括约肌重建术、大便失禁人造肛管括约肌植入术、大便失禁Musset Cotterel术（直肠前括约肌修补术）、大便失禁骶神经调节测试、大便失禁骶神经调节脉冲仪植入术、阴部神经减压术、憩室炎乙状结肠切除术、单孔腹腔镜辅助右半结肠切除术、直肠癌低位前切除术、经括约肌途径尾肠囊肿切除术、直肠前突经阴道修补术、阴道悬吊术（Richter术）、腹腔镜Marti-Zacharin术、腹腔镜网片阴道骶骨岬固定术、直肠脱垂Altemeier术、直肠脱垂Delorme术、腹腔镜直肠固定术、菱形皮瓣肛管成形术、Fergusson法肛管成形术、会阴后方阻滞麻醉下湿疣切除术、放射性出血性直肠炎福尔马林灌洗术。

译者非常荣幸拜读了第三版《结直肠肛门疾病临床实践指南》，遂有相见恨晚之感。本书特点：将有关医学基础与临床有机结合；几乎探讨了此领域的所有疾病，内容翔实；用最简练的文字重点讲述与临床实践密切相关的内容，基础研究很少，具有很强的实用性；由在各领域颇负盛名的专家亲自执笔，确保权威性和科学性；增加许多新进展和新技术，具有先进性；更难能可贵的是随书所附DVD手术录像，展示大量少见手术操作过程。因此本书不但是一本实用的案头工具书，也是一本可以通读的名副其实的临床实践指南。

为促进我国结直肠肛门病学的发展，广东科技出版社欣然引进并委托笔者翻译此书。本书译者均为工作在一线的中青年临床医生，他（她）们丰富的临床经验、颇深的语言造诣及娴熟的文字驾驭能力，是本书得以成功翻译的重要保障，在此深表谢意！本书适用读者为普通外科、胃肠外科、结直肠肛门外科、消化内科的医生、进修生、研究生及护理人员等。本书译校委员会虽然对原文反复商榷，也曾咨询原版主编及作者，以期更好地呈现原著之本意，然而语言翻译是一门学问，书中不妥或错误之处在所难免，敬请广大读者朋友不吝赐教，联系E-mail：zsdxwtb@163.com。

2015.2.16

原著者名单

Chahin Achtari

Departement de Gynecologie-Obstetrique

Centre Hospitalier Universitaire Vaudois

1011 Lausanne

Switzerland

Email: chahin.achtari@chuv.ch

Felix Aigner

Department of General and Transplant Surgery

Innsbruck Medical University

Anichstrasse 35

6020 Innsbruck

Austria

Email: felix.aigner@i-med.ac.at

Iain D. Anderson

Department of Surgery

Hope Hospital

Salford

Manchester M6 8HD

UK

Email: iain.anderson@srft.nhs.uk

Cor G.M.I. Baeten

Department of Surgery

University Medical Center

PO Box 5800

6202 AZ Maastricht

The Netherlands

Email: c.baeten@mumc.nl

Rebecca A. Barnetson

Colon Cancer Genetics Group

University of Edinburgh

School of Molecular and Clinical Medicine and MRC

Human Genetics Unit

Western General Hospital

Edinburgh EH4 2XU

UK

Email: rebecca.barnetson@hgu.mrc.ac.uk

Nicolas C. Buchs

Service de chirurgie viscerale et de transplantation

HUG

1211 Geneve 14

Switzerland

Email: Nicolas.C.Buchs@hcuge.ch

Yannick Cerantola

Service de Chirurgie Viscerale

Centre Hospitalier Universitaire Vaudois

1011 Lausanne

Switzerland

Email: yannick.cerantola@chuv.ch

Dimitrios Christoforidis

Service de Chirurgie Viscerale

Centre Hospitalier Universitaire Vaudois

Rue du Bugnon 46

1011 Lausanne

Switzerland

Email: christoforidis@chuv.ch

Eva Csatár
Private Surgery of Gastroenterology and Proctology
Margit krt.5/b
1024 Budapest
Hungary
Email: csatar.eva@gmail.com

Christopher Cunningham
Department of Colorectal Surgery
The John Radcliffe Hospital
Headington
Oxford OX3 9DU
UK
Email: chriscunningham@nhs.net

Lukas Degen
Gastroenterologie
Universitatsspital
4031 Basel
Switzerland
Email: lukas.degen@unibas.ch

Nicolas Demartines
Service de Chirurgie Viscerale
Centre Hospitalier Universitaire Vaudois
1011 Lausanne
Switzerland
Email: demartines@chuv.ch

Paul Finan
Leeds General Infirmary
Great George Street
Leeds LS1 3E
UK
Email: p.finan@doctors.org.uk

Ian Finlay
Royal Infirmary

16 Alexandra Parade
Glasgow G31 2ER
UK
Email: ian.finlay@northglasgow.scot.nhs.uk

Bruce M. Fox
Derriford Hospital
Plymouth PL6 8DH
UK
Email: bruce.fox@phnt.swest.nhs.uk

Helga Fritsch
Division of Clinical and Functional Anatomy
Department of Anatomy, Histology and Embryology
Innsbruck Medical University
Muellerstrasse 59
6020 Innsbruck
Austria
Email: helga.fritsch@i-med.ac.at

Jean-Patrice Gardaz
Service d'Anesthesiologie
Centre Hospitalier Universitaire Vaudois
1011 Lausanne
Switzerland
Email: jean-patrice.gardaz@chuv.ch

Angela B. Gardiner
Faculty of Health and Social Care
University of Hull
Cottingham Road
Hull
East Yorkshire
UK
Email: a.b.gardiner@hull.ac.uk

Laurence Genton
Nutrition Clinique

Hopitaux Universitaires de Geneve

1211 Geneve 14

Switzerland

Email: genton-laurence@diogenes.hcuge.ch

Myles Joyce

Department of Colorectal surgery

Digestive Disease Institute

Cleveland Clinic Foundation

9500 Euclid Avenue/A30

Cleveland

Ohio 44195

USA

Email: joycem3@ccf.org

Paul R.B. Kitchen

St. Vincent's Hospital

Melbourne

Victoria 3065

Australia

Email: p.kitchen@unimelb.edu.au

Klaus Krogh

Neurogastroenterology Unit

Departments of Hepatology and Gastroenterology

V. and

Surgery P

Aarhus University Hospital

Aarhus

Denmark

Email: krogh@as.aaa.dk

Soen Laurberg

Department of Surgery

Aarhus University Hospital

8000 Aarhus

Denmark

Email: soeren.laurberg@as.aaa.dk

Ian Lindsey

Dept of Colorectal Surgery

The John Radcliffe Hospital

Headington

Oxford OX3 9DU

UK

Email: lindseyilinz@yahoo.com

Marc-Claude Marti

Walter R. Marti

Klinik fur Chirurgie

Kantonsspital

5001 Aarau

Switzerland

Email: walter.r.marti@ksa.ch

Guy Prod'hom

Institut de Microbiologie

Centre Hospitalier Universitaire Vaudois

Bugnon 48

1010 Lausanne

Switzerland

Email: guy.prodhom@chuv.ch

Joan Robert-Yap

Unite de Proctologie

Hopital Cantonal Universitaire de Geneve

Rue Gabrielle Perret-Gentil 4

1211 Geneve 14

Switzerland

Email: joan.robert@hcuge.ch

Bruno Roche

Responsable de l'Unite de Proctologie

Hopital Cantonal Universitaire de Geneve

Rue Gabrielle Perret-Gentil 4

1211 Geneve 14
Switzerland
Email: bruno.roche@hcuge.ch

David A. Ross
Cancer Reconstructive Service
GKT Plastic Surgery
St. Thomas' Hospital
Lambeth Palace Road
London SE1 7EH
UK
Email: david.ross@gstt.nhs.uk·

Daniel J. Royston
Department of Cellular Pathology
The John Radcliffe Hospital
Headington
Oxford OX3 9DU
UK
Email: djroyston@doctors.org.uk

Brian P. Saunders
St. Mark's Hospital
Northwick Park
Watford Road
Harrow HA1 3UJ
UK
Email: b.saunders@imperial.ac.uk

Kumaran Thiruppathy
GI Physiology Unit
University College Hospital
235 Euston Road
London NW1 2BU
UK
Email: kum@doctors.org.uk

Michael R. Thompson
Department of Surgery
Queen Alexandra Hospital
Portsmouth PO6 3LY
Hampshire
UK
Email: michael.thompson@porthosp.nhs.uk

Simon Travis
Gastroenterology Unit
The John Radcliffe Hospital
Headington
Oxford OX3 9DU
UK
Email: simon.travis-sec@orh.nhs.uk;
helen.small@orh.nhs.uk

Cédric Vallet
Service de Chirurgie
Ensemble Hospitalier de la Cote
1110 Morges
Switzerland
Email: cedric.vallet@ehc.vd.vh

Julien Vaucher
Service de Médecine Interne
Centre Hospitalier Universitaire Vaudois
1011 Lausanne
Switzerland
Email: julien.vaucher@chuv.ch

Henri A. Vuilleumier
Service de Chirurgie Viscérale
Centre Hospitalier Universitaire Vaudois
1011 Lausanne
Switzerland
Email: henri.vuilleumier@chuv.ch

Willem A. Bemelman
Department of Surgery
Academic Medical Center
PO Box 22700
1100 DE Amsterdam
The Netherlands
Email: w.a.bemelman@amc.uva.nl

Jacques Bille
Institut de Microbiologie
Centre Hospitalier Universitaire Vaudois
Bugnon 48
1010 Lausanne
Switzerland
Email: jacques.bille@chuv.ch

Steven R. Brown
Department of Coloproctology
Northern General Hospital
Herries Road
Sheffield S5 7AU
UK
Email: steven.brown@sth.nhs.uk

Tim Brown
St. Mark's Hospital
Watford Road
Harrow HA1 3UJ
UK
Email: tjbrown55@hotmail.com

Peter Buchmann
Facharzt Chirurgie FMH
Schwerpunkte Viszeral-/Thoraxchirurgie
Gladbachstrasse 95
8044 Zurich
Switzerland
Email: buchmann.chirurgie@hin.ch

Andre D'Hoore
Department of Abdominal Surgery
University Clinics Gasthuisberg
3000 Leuven
Belgium
Email: guido.vanermen@uz.kuleuven.ac.be

Malcolm G. Dunlop
Colon Cancer Genetics Group
University of Edinburgh
School of Molecular and Clinical Medicine and MRC
Human Genetics Unit
Western General Hospital
Edinburgh EH4 2XU
UK
Email: malcolm.dunlop@hgu.mrc.ac.uk

Graeme S. Duthie
Academic Surgical Unit
University of Hull
Castle Hill Hospital
Castle Road
Cottingham
East Yorkshire HU16 5JQ
UK
Email: g.s.duthie@hull.ac.uk

Anne Edwards
Oxford Genitourinary Medicine
The Oxford Radcliffe Hospitals Trust
The Churchill Hospital
Oxford
UK
Email: aedwards@oxford-pgmde.co.uk

Anton Emmanuel
GI Physiology Unit
University College Hospital
235 Euston Road

London NW1 2BU
UK
Email: anne.edwards@orh.nhs.uk

PO Box 5800
6202 AZ Maastricht
The Netherlands
Email: wha@sint.azm.nl

Jian Farhadi
Cancer Reconstructive Service
GKT Plastic Surgery
St. Thomas' Hospital
Lambeth Palace Road
London SE1 7EH
UK
Email: jian@farhadi.com

Syed A. Hyder
Department of Colorectal Surgery
The John Radcliffe Hospital
Headington
Oxford OX3 9DU
UK
Email: hydersa@yahoo.com

Bruce D. George
Department of Colorectal Surgery
The John Radcliffe Hospital
Headington
Oxford OX3 9DU
UK
Email: brucegeorge@doctors.org.uk

Simon A. Jackson
Derriford Hospital
Plymouth PL6 8DH
UK
Email: simon.jackson@phnt.swest.nhs.uk

Michael E.D. Jarret
Department of Upper GI
The John Radcliffe Hospital
Headington
Oxford OX3 9DU
UK
Email: michael_jarrett@btinternet.com

Olivier Gié
Service de Chirurgie Viscerale
Centre Hospitalier Universitaire Vaudois
1011 Lausanne
Switzerland
Email: olivier.gie@chuv.ch

Jean-Claude R. Givel
Service de Chirurgie Viscerale
Centre Hospitalier Universitaire Vaudois
1011 Lausanne
Switzerland
Email: jean-claude.givel@chuv.ch

Klaus E. Matzel
Chirurgische Klinik mit Poliklinik
Universitat Erlangen-Nurnberg
Maximiliansplatz
91054 Erlangen
Germany
Email: klaus.matzel@chir.imed.uni-erlangen.de

Wim Hameeteman
Department of Gastroenterology
Academic Hospital

Sylvain Meyer
Service de Gynecologie-Obstetrique
Ensemble Hospitalier de La Cote

1110 Morges

Switzerland

Email: sylvain.meyer@chuv.ch

Blaise J. Meyrat

Service de Chirurgie Pediatrique

Centre Hospitalier Universitaire Vaudois

1011 Lausanne

Switzerland

Email: blaise-julien.meyrat@chuv.ch

Neil Mortensen

Department of Colorectal Surgery

The John Radcliffe Hospital

Headington

Oxford OX3 9DU

UK

Email: neil.mortensen@nds.ox.ac.uk

P. Ronan O'Connell

University College Dublin

St. Vincent's University Hospital

Elm Park

Dublin 4

Ireland

Email: ronan.oconnell@ucd.ie

Angie Perrin

Colorectal Nursing Department

The John Radcliffe Hospital

Headington

Oxford OX3 9DU

UK

Email: angie.perrin@orh.nhs.uk

Claude Pichard

Unite de Nutrition

Hopitaux Universitaires de Geneve

1211 Geneve 14

Switzerland

Email: claude.pichard@medecine.unige.ch

David Sebag-Montefiore

Clinical Oncology

Cookridge Hospital

Leeds LS16 6QB

UK

Email: david.sebag-montefiore@leedsth.nhs.uk

Asha Senapati

Department of Surgery

Queen Alexandra Hospital

Portsmouth PO6 3LY

Hampshire

UK

Email: asha.senapati@porthosp.nhs.uk

Andrew J. Shorthouse

Department of Coloproctology

Northern General Hospital

Herries Road

Sheffield S5 7AU

UK

Email: shorthouse@doctors.org.uk

Karel Skala

Unite de Proctologie

Hopital Cantonal Universitaire de Geneve

Rue Gabrielle Perret-Gentil 4

1211 Geneve 14

Switzerland

Email: karel.skala@hcuge.ch

Julian Stern

St. Mark's Hospital

Northwick Park

Watford Road
Harrow HA1 3UJ
UK
Email: julianstern@hotmail.com

Urs E. Studer
Klinik fur Urologie
Inselspital
CH 3010 Bern
Switzerland
Email: urs.studer@insel.ch

Antje Teubner
Intestinal Fistula Unit
Salford Royal Hospital Foundation NHS Trust
Manchester M6 8HD
UK
Email: antje.teubner@srft.nhs.uk

Bryan F. Warren
Department of Cellular Pathology
The John Radcliffe Hospital
Headington
Oxford OX3 9DU
UK
Email: wbf7warren@aol.com

Dirk Westermann
Klinik für Urologie
Inselspital
CH 3010 Bern

Switzerland
Email: dwesti@web.de

Alastair Windsor
University College London Hospitals
235 Euston Road
London NW1 2BU
UK
Email: alwindsor@mac.com

Patrick Yves Wüthrich
Service d'Anesthésiologie
Centre Hospitalier Universitaire Vaudois
1011 Lausanne
Switzerland
Email: patrick.wuethrich@insel.ch

Philippa L. Youd
The Wolfson Unit
St. Mark's Hospital
Watford Road
Harrow HA1 3UJ
UK
Email: youd2@hotmail.com

Abderrahim Zouhair
Service de Radio-Oncologie
Centre Hospitalier Universitaire Vaudois
1011 Lausanne
Switzerland
Email: abderrahim.zouhair@chuv.ch

译校者名单

主　译　王天宝　王锡山　傅传刚

译校者　（按译校章节先后顺序）

吴　涛	南方医科大学	魏志良	青岛大学附属医院
王天宝	中山大学附属第一医院	申占龙	北京大学人民医院
	新疆生产建设兵团第七师医院	高显华	第二军医大学长海医院
郑启清	台湾童综合医院	傅传刚	同济大学附属东方医院
张子明	台湾童综合医院	王亮春	中山大学附属第二医院
牛兆园	青岛大学附属医院	丁印鲁	山东大学附属第二医院
王　敏	山东大学齐鲁医院	冯　婷	中山大学附属第一医院
董旻昱	广州医科大学附属第一医院	陈　烨	南方医科大学南方医院
董文广	中山大学附属第一医院	林倩云	南方医科大学南方医院
刘大伟	中山大学附属第一医院	龙健婷	中山大学附属第一医院
高振华	中山大学附属第一医院	叶颖江	北京大学人民医院
尹红军	新疆生产建设兵团第七师医院	王　磊	中山大学附属第六医院
陈白莉	中山大学附属第一医院	俞希虎	中山大学附属第六医院
美　林	中山大学附属第一医院	胡宝光	香港中文大学威尔斯亲王医院
崔　毅	中山大学附属第一医院	欧阳华忠	新疆生产建设兵团第七师医院
任东林	中山大学附属第六医院	韩方海	中山大学附属第二医院
叶文锋	中山大学肿瘤防治中心	王　亮	中山大学附属第一医院
石汉平	中国医院大学航空总医院	周俊强	新疆生产建设兵团第七师医院
马天翼	哈尔滨医科大学第二医院	左继东	中山大学附属第一医院
王锡山	中国医学科学院肿瘤医院	袁紫旭	中山大学附属第六医院
阿依巴拉	中山大学附属第一医院	康维明	北京协和医院
黄文起	中山大学附属第一医院	王　岚	新疆生产建设兵团第七师医院
陈瑛罡	哈尔滨医科大学第二医院	朱长真	北京协和医院
魏　波	中山大学附属第三医院	王道虎	中山大学附属第一医院
卫洪波	中山大学附属第三医院	莫承强	中山大学附属第一医院
高　纯	同济大学同济医院	王　岩	中山大学肿瘤防治中心
刘江彬	新疆生产建设兵团第七师医院	徐颖斌	中山大学附属第一医院
贾文焯	卫生部北京医院	陈　蕾	中山大学附属第一医院
周岩冰	青岛大学附属医院		

目　　录

第一部分　结直肠肛门疾病的基本原则

第二部分　肛门及肛周疾病

第三部分 结直肠疾病

第四部分　其他专科相关问题

第一部分

结直肠肛门疾病的基本原则

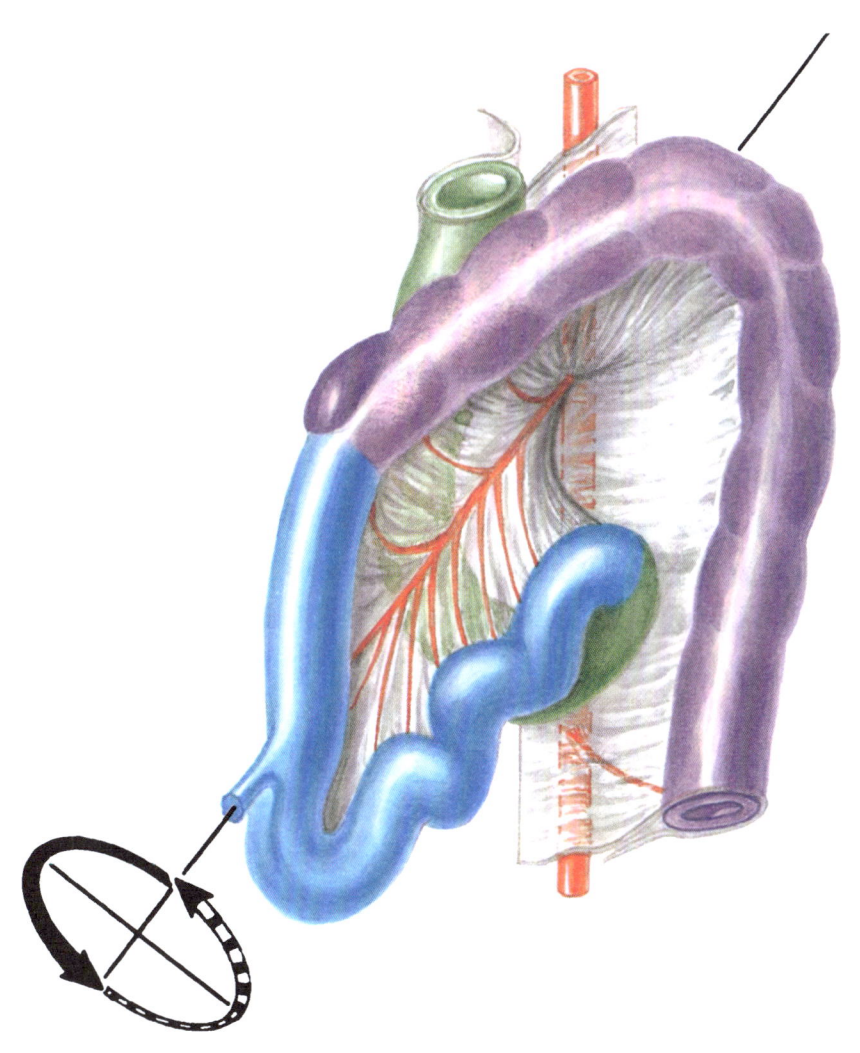

第一章　结直肠肛管解剖

第一节　引　言

　　结直肠解剖可参见其他专著，本章将重点描述盆底结构及肛管周围的解剖。盆底结构是腹腔下方的边界，同时为腹腔提供支撑作用。结直肠肛门外科医生必须熟悉盆底解剖，要同时考虑肛管排泄和泌尿生殖系统的功能障碍，因此处存在两个不同系统的解剖结构。

　　胎儿及成人尸体标本的解剖学研究已经证实盆部结缔组织可以分成前、中、后3个部分。近期的研究表明，盆底肌肉的支撑功能与控制排便功能同样重要。在大体解剖观察中发现，胚胎早期的盆底肌肉在形态上已经存在性别差异。为了进一步提高盆部良性、恶性病变的外科治疗水平，需要系统掌握盆底的组织器官结构、神经血管分布及结缔组织隔室构成等解剖知识。

第二节　消化道发育的胚胎学基础

一、概述

　　原肠是卵黄囊内胚层的一部分，形成一个包含咽管、前肠、中肠和后肠等结构的盲管。在受精后第6周即可看到原肠后方呈矢状面分布的可活动的背侧系膜。腹腔干为前肠后部提供血供，其末端止于胆总管十二指肠开口处。肠系膜上动脉从主动脉发出，为中肠，包括大部分小肠和右半结肠提供血供。在即将发生的胚胎期消化道旋转中，该处为结肠左（脾）曲远端旋转中心。中肠在矢状面上形成一个肠襻，脐环的末端位于回盲部的侧方。受精后第6～12周是原肠快速发育的时期，特别是脐环近端的部分（空肠和回肠，图1-1）。此后，肠管以肠系膜上动脉为轴心逆时针方向旋转270°，同时盲肠自脐平面移至幽门区域，进一步到达肝脏下方，最终到达右髂窝。肠管的延长伴随着其后方背侧系膜的伸展，并在一些部位与壁腹膜融合，形成升结肠系膜和降结肠系膜。阑尾系膜、横结肠系膜及乙状结肠系膜与小肠系膜一样没有固定而处于活动状态。直肠系膜则消失，处于腹膜外位。后肠自横结肠左侧1/3延伸至泄殖腔膜，后者是内胚层与外胚层的分界处。后肠发育成横结肠远端1/3、降结肠、乙状结肠、直肠及肛管的一部分，这一段肠管由肠系膜下动脉供血。后肠的结缔组织和肌肉来自脏壁中胚层。

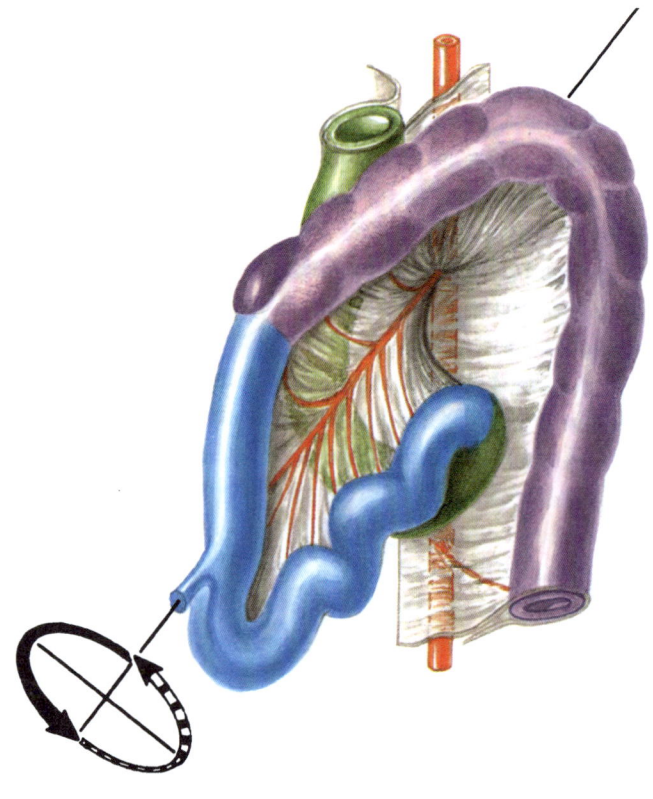

图1-1　受精后6～12周，肠管以肠系膜上动脉为轴心逆时针旋转（箭头指示旋转方向），此步骤的特征是脐环近端（空肠和回肠）快速发育

（经授权引自本章参考文献28）

二、肛管直肠的胚胎发生

在过去的100多年，肛管直肠的胚胎发生一直让解剖形态学工作者及外科医生感到困惑，近期的文献指出其中两个主要的原因：①对不同物种（人类、老鼠、猪）的观察研究并没有发现存在固有差别[20]；②研究方式主要是选择性地选取了某一阶段的胚胎进行组织切片观察，而忽略了形态发生的四维过程[29]，在这一过程中不同结构的发育方式不同，有的结构发生了移行，而有的结构仅仅是位置改变[12,19]。这些批判式的文献为解决关于肛管直肠区胚胎发生的混淆带来了新的曙光。早期胚胎（Carnegie 13期，5周）在内胚层有一个包括腹侧囊、尿囊和背侧囊的泄殖腔（图1-2A）。前界是中胚层尿生殖膈，后界相当于泄殖腔膜，此处的内胚层外面被来自外胚层的一层膜性结构覆盖。在泄殖腔下部的腹侧，泄殖腔膜从生殖结节前方延续至尾沟后方。月龄较大的胚胎（Carnegie 19期，7周），中胚层尿生殖膈的尖端向泄殖腔膜靠近，但两者并不发生融合。泄殖腔膜变平并消失[17,27]，形成两个开口：前方的泌尿生殖窦和后方的肛管。中胚层尿生殖膈的尖端现在到达体表并发育成会阴区。在泄殖腔膜消失后，肛管的内腔被增生的上皮组织覆盖关闭。这一过程的发生与以往的文献[14,25]描述相同，位于外胚层与内胚层之间的上皮组织边缘，此处上皮组织增生形成肛直肠线（或称齿状线，图1-2B）。在胚胎第8周，此变化过程更靠近齿状线的后部，此处的上皮组织分化增生明显（图1-2C）。在胚胎第9周，肛管贯通，并且在整个胎儿期都处于开放状态（图1-2D）。

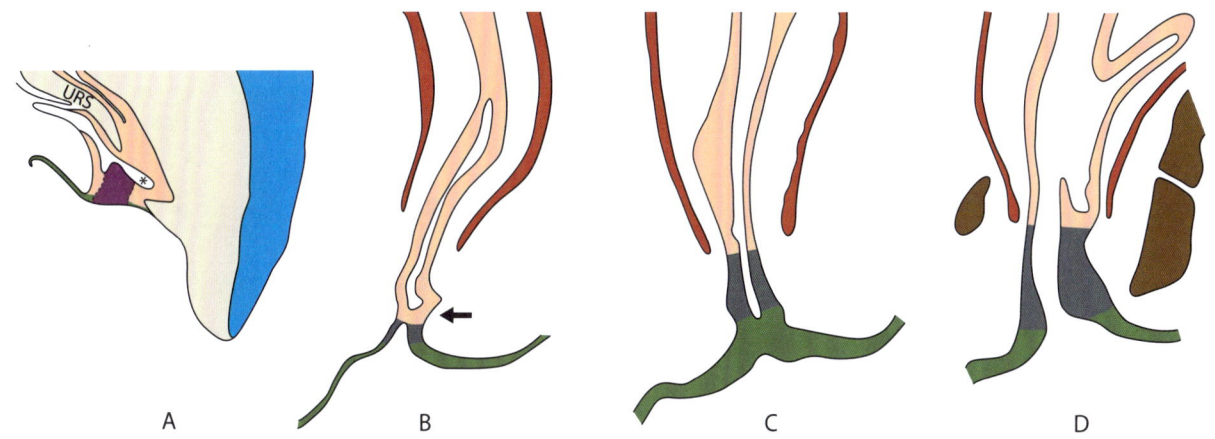

A. 受精后第5周，出现泄殖腔膜（紫色部分）的泄殖腔（星号处）。内胚层（粉红色）、外胚层（绿色）、尿生殖膈（URS）、间充质（米色）、脊柱（蓝色）；B. 受精后第7周，泄殖腔膜消失，肛管内的空腔被来自内胚层和外胚层交界处（肛直肠线）增生的上皮细胞所封闭（箭头指示处）。即将角质化的外胚层（绿色）、非角质化的外胚层（灰色）、括约肌中源自内胚层的平滑肌部分（红色）；C. 受精后第8周；D. 受精后第9周，肛管贯通，能观察到来自中胚层的属于横纹肌的括约肌（棕色）

图1-2　胚胎早期肛管直肠的生长发育

后肠的平滑肌层来自其周围的间充质，但与内胚层上皮组织的发育密切相关，可以看作是内胚层相关肌肉组织。在第7周的胚胎（Carnegie 19期，7周）环状平滑肌层环绕直肠，位于肛直肠线上方。在第8周胚胎，可以区分出环行肌纤维和纵行肌纤维。在受精7周后来自纵行的平滑肌细胞向邻近的肛管外括约肌（external sphincter muscle，EAS）原基和肛提肌原基延伸，后两者来自直肠后方和直肠前方的中胚层尿生殖膈的间充质。

横纹肌（肛提肌和EAS）来自于间充质，这些肌肉组织的原基在胚胎第7周已经出现。当原始肠管的平滑肌细胞向两种横纹肌扩展时，两种横纹肌的原基开始分化，因此可以把它们看作是中胚层相关肌肉。

第三节　结直肠肛管解剖

结直肠起于回盲瓣止于肛外缘，包括盲肠、升结肠、结肠肝曲、横结肠、结肠脾曲、降结肠、乙状结肠、直肠和肛管。结肠的组织学结构包括：拥有腺上皮的黏膜层、黏膜下层、呈内环外纵分布的肌层、浆膜下层及浆膜层。

结直肠全长约有1.5m，其外观特征包括：结肠袋、结肠带、半月襞及肠脂垂。升结肠、降结肠、结肠肝曲和结肠脾曲的特点是位置不能移动，这是由于它们的系膜在胚胎期肠管旋转时与腹后壁腹膜发生了融合。

一、盲肠和阑尾

盲肠位于髂窝，是腹膜间位器官，阑尾通常位于盲肠后位（约占60%）。阑尾的活动性取决于肠系膜根部的形成过程，因而导致其既可以是腹膜内位器官而具有移动性，也可以是腹膜外位器官而固定于盲肠后方。盲肠和阑尾的血供来自回结肠动脉，回结肠动脉分别向前和向后发出盲肠动脉和阑尾动脉。阑尾动脉走行于阑尾系膜的游离缘。

二、结肠

升结肠的位置固定，延续至结肠肝曲，而结肠肝曲的位置和形态变化较大。横结肠右侧相对较短的系膜连于右侧肾脏的下极、十二指肠降部及胰头。横结肠的左侧通过胃结肠韧带连于胃大弯。大网膜起自胃大弯，向下与横结肠融合，大网膜的后层则与横结肠系膜相融合。

降结肠向下延续至位于左髂窝的乙状结肠。由于乙状结肠系膜的存在，乙状结肠自髂嵴水平至第3骶椎水平这一段具有活动性。乙状结肠系膜的根部形成了乙状结肠间隐窝，其前方为包含乙状结肠动脉的乙状结肠系膜，后方为左输尿管。

肠系膜上、下动脉均为结肠提供血供，并通过边缘血管弓在结肠左曲处（Riolan点）相互吻合。乙状结肠动脉和直肠上动脉均发自肠系膜下动脉，最下一支乙状结肠动脉和直肠上动脉之间缺少边缘动脉，二者之间称为Sudeck点，在此点以远结扎直肠上动脉将影响直肠的血供。

三、直肠

从外观特征上可以把直肠与乙状结肠区分开，如结肠袋、结肠带、肠脂垂等结构在第3骶椎水平消失。直肠可以分为3部分：上1/3从直肠乙状结肠连接部到腹膜返折处，中1/3至耻骨直肠肌，下1/3至齿状线连于肛管（图1-3）。除了位于直肠腹侧的一段狭窄肠管以外，直肠的其他部分均位于腹膜外位。盆底的腹膜在男性覆盖于膀胱体后部至膀胱尖，在女性则覆盖在子宫表面及阴道穹隆后上方，因此形成了直肠膀胱陷凹和直肠子宫陷凹（Douglas陷凹）。女性的直

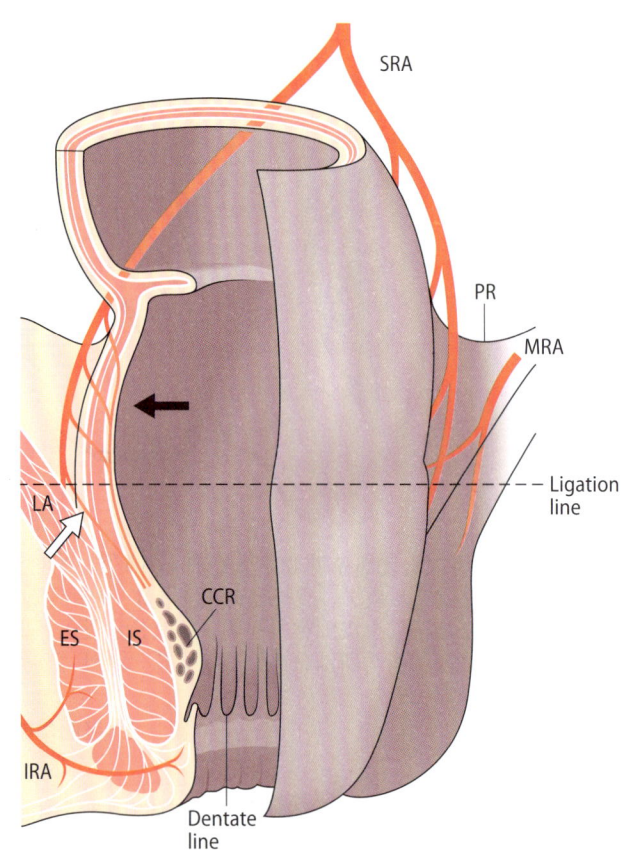

为显示直肠上动脉（superior rectal artery，SRA）分支穿过直肠壁的行程，图示中去除了右侧直肠壁。显示结构：直肠中动脉（middle rectal artery，MRA）、直肠下动脉（inferior rectal artery，IRA）、直肠海绵体（corpus cavernosum recti，CCR）、肛提肌（levator ani muscle，LA）、肛管内括约肌（internal sphincter muscle，IS）、EAS（external sphincter muscle，ES）、腹膜反折（peritoneal reflection，PR）。黑色箭头示纵行的直肠上动脉黏膜下支；白色箭头指示直肠上动脉穿过肠壁的"穿支"；虚线指示多普勒超声引导下的痔动脉结扎时的结扎平面。

图1-3 直肠和肛管的示意图
（经授权引自本章参考文献1）

肠子宫陷凹的外侧由直肠子宫襞界定，直肠子宫襞内有子宫骶韧带。男性的直肠膀胱陷凹外侧缘由覆盖盆自主神经丛的腹膜皱襞界定。

由于直肠冠状面上向右侧弯曲，因而在肠腔内形成一个横行黏膜皱襞（Kohlrausch皱襞），在这一区域，直肠壶腹部可以控制肠内容物的进入。在矢状面上，直肠在盆腔形成一个S形的弯曲，包括：直肠骶曲，与骶椎走行相一致；肛管直肠连接处的直肠会阴曲，与直肠骶曲形成一个90°的角（肛管直肠角）。直肠会阴曲由其前上方的耻骨直肠肌牵引支持。肛管直肠角在排便时可增大（约130°）。

四、神经支配

与内胚层密切相关的结直肠由交感神经系统和副交感神经系统组成的自主神经支配[23]。副交感神经来自迷走神经内脏分支，支配结肠脾曲口侧结肠；从结肠脾曲以远，结肠的副交感神经则来自盆副交感神经，与盆内脏神经一起形成上腹下丛和下腹下丛。这些神经丛来自副交感神经及交感神经节，因而枫叶状的下腹下丛同时包含盆副交感神经丛和交感神经丛，在盆后壁相互交织成网状的自主神经纤维（图1-4）。副交感神经根来自位于S₂和S₃节段骶髓前角外侧的Onuf神经核，众所周知，Onuf神经核支配泌尿生殖及肛管直肠的横纹肌[18]，是盆自主神经（盆内脏神经）和躯体神经（阴部神经及肛提肌神经）的发源地。两者均支配肛管的平滑肌（肛管内括约肌）和横纹肌（EAS及肛提肌）。盆神经丛也含有传入神经纤维，接受来自直肠壶腹部的压力感受器和会阴部及齿状线痛觉感受器的上行传导冲动。

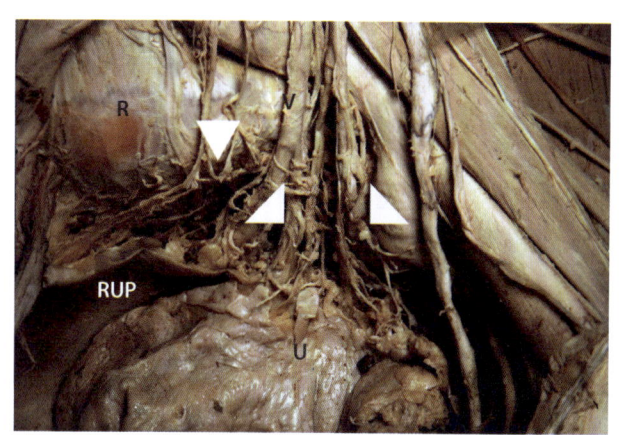

图1-4　位于盆侧壁的下腹下丛自主神经（箭头所指处），靠近髂血管（V），包括由盆丛和交感纤维组成的腹下丛。头侧观：直肠（R）、子宫（U）、直肠子宫陷凹（RUP）
（经授权引自本章参考文献9）

支配结直肠的交感神经来自T₆至L₂节段脊髓两侧的交感神经节，其节后神经纤维通过左侧和右侧的腹下神经到达下腹下丛。

支配EAS（横纹肌）的躯体神经来自由S₂~S₃（S₄）节段脊髓发出的阴部神经，其运动神经元位于Onuf神经核。阴部神经包绕在筋膜鞘内，穿过坐骨小孔并绕过坐骨棘和骶棘韧带后进入Alcock管（阴部管），与阴部血管并行进入坐骨直肠窝。在坐骨直肠窝，阴部神经发出多个分支，运动神经纤维（直肠下神经/肛神经）支配EAS，感觉神经纤维（会阴神经）支配会阴部。穿过Alcock管后，阴部神经及其终末支紧贴于盆膈下表面走行。肛提肌（横纹肌）的神经支配来自骶丛（S₂~S₄）的直接分支，与阴部神经有神经纤维相连，分支支配耻骨直肠肌。

五、血供及淋巴循环

肠系膜下动脉发出3个分支：左结肠动脉、乙状结肠动脉和直肠上动脉。直肠上动脉在直肠乙状结肠交界处，直肠的后方，延续为左、右两条较大的动脉。右侧的动脉向直肠前方和后方发出多个分支，而左侧的动脉无分支发出。3~5个分支在直肠近段与中段之间进入直肠壁，整个直肠中段1/3都有较小的二级分支进入直肠，这些动脉分支在直肠的注入点可以一路追踪至肛提肌，至直肠上动脉与直肠下动脉供血区的分界线（图1-5）。一些二级分支在直肠黏膜下层内继续下行，很多学者观察并精确定位了这些走行在直肠黏膜下层的动脉分支［膀胱截石位3、7、11点位置（译者注：膝胸位1、5、9点）］，与痔疮术中的发现一致[16]。已经证实，上述动脉分支的一些终末支在穿入肠壁后向肛提肌方向走行，显然这些动脉分支在痔动脉结扎时是难以处理的（图1-3）[1]。

直肠肛管的静脉回流可以通过两个途径：门静脉系统和腔静脉系统，也包括来自直肠括约肌和直肠海绵体的静脉血流。直肠上静脉的属支之间形成数量众多的吻合，最后回流入肠系膜下静脉。汇入至肠系膜下静脉的静脉分支形成了具有临床意义的"门-腔静脉吻合"，特别与门脉高压的诊治有关。

肠道的淋巴回流始自各部组织，淋巴管与肠系膜血管的各分支和属支相伴行[23]。

盆部的淋巴系统分布于盆腔的结缔组织内（见本章盆部结缔组织隔）。直肠的淋巴直接沿着直肠上动脉向上回流，因此直肠周围的淋巴结位于直肠后方及外侧的系膜之内。直肠腹侧没有淋巴结是因为直肠腹侧的系膜与盆膈上筋膜发生了融合。直肠淋巴结分布位置与盆腔后部其他器官的淋巴分布明显不同，其他器官的淋巴结多位于髂血管附近[11]。直肠癌手术的肿瘤学根治原则要求全直肠系膜切除，即把直肠及其周围的脂肪组织连同血管和淋巴整块切除。

六、肛管括约肌复合体

掌握盆底的结构组成和肛管括约肌复合体解剖，对于学习盆底功能解剖非常重要。肛管括约肌复合体控制排便的作用具有随意和非随意的特点，其组成包括：肌肉、血管、神经及肛周敏感且具有伸展性的皮肤与肛管。

（一）肌肉组成

参与肛管括约肌复合体的盆底肌肉分别来源于胚胎的中胚层和内胚层。来自内胚层的肌肉是属于平滑肌的肌管内括约肌（internal anal sphincter muscle，IAS）及直肠纵行平滑肌（也称为皱皮肌）；来自中胚层的横纹肌是EAS、耻骨直肠肌及肛提肌（盆膈）。

1. 来自内胚层的肌肉　IAS源自内胚层的后肠，构成了直肠壁环状肌层的远端部分（图1-6）。IAS肌由Stelzner发现，仅仅由自主神经系统支配，主要作用是维持直肠静息压从而控制排便[23]。与EAS不同，除了男性的IAS较厚且延展性更好外，其他方面两性差异不明显。IAS的长度通常与功能性肛管长度或高压区的大小相关，后者可通过直肠肛管测压法或直肠超声检测出，同时与其平滑肌纤维的密度有关。IAS长度在女性为2.0~3.0cm，在男性为2.5~3.5cm[15]。IAS由下腹下自主神经丛支配，支配IAS的直肠下神经发自下腹下丛，紧贴覆盖在肛提肌

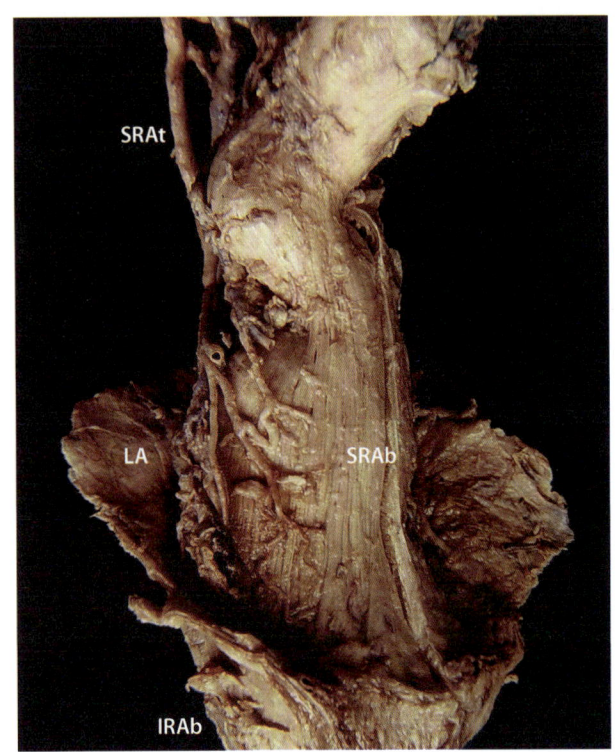

图1-5　直肠和肛管前外侧观，去除了直肠系膜、前壁切开固定标本（女性，75岁）：肛提肌（LA）、直肠上动脉（SRAt）及其壁外支（SRAb）、直肠下动脉（IRAb）
（经授权引自本章参考文献1）

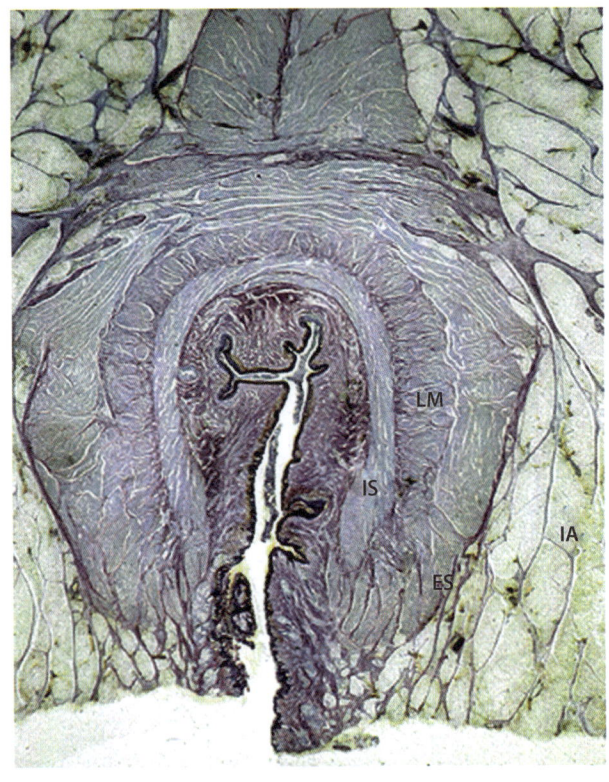

属于横纹肌的EAS（ES）全部位于腹侧向内走行，与属于平滑肌的IAS（IS）相延续，在背侧与直肠纵肌（LM）相延续。IA为坐骨直肠窝内脂肪组织

图1-6　男性新生儿会阴水平的断面（乳胶灌注）

上方的盆膈上筋膜行走。

直肠纵肌向肛侧延伸，称为肛管括约肌间纵行纤维（皱皮肌）（图1-6），该肌以肛管为中心放射状分布，使得肛管周围的皮肤产生放射状的皱褶。这些肛管纵行肌肉的纤维水平穿过EAS皮下部，形成位于坐骨直肠窝头侧与皮下脂肪之间的一个独立的筋膜（会阴横筋膜）（译者注：亦称为坐骨肛管筋膜）。

功能性肛管黏膜下肌肉或称为肛管肌管，走行于直肠海绵体（CCR）之内。CCR是位于直肠黏膜下层的动静脉网，与痔的形成相关。肛管肌管的损伤会导致肛管滑脱，在形态学上与痔脱出及直肠肛管脱垂相关[26]。

2. 来自中胚层的肌肉 EAS是环形分布的横纹肌，可以明显区分，其组成包括：深层的肛管直肠部分；浅层为混有直肠纵行平滑肌的皮下部分（图1-6）。EAS背侧部分和其相邻的耻骨直肠肌环一起，构成一个三套环结构，对排便和控便具有重要作用。盆腔三维重建证实EAS深部的腹侧部分并不是完整连续的。在会阴水平，EAS的腹侧是完整的，其肌纤维随后向背侧延续并与平滑的IAS和纵行平滑肌纤维交叉连接。EAS是构成肛管括约肌复合体的随意肌，由阴部神经支配（发自$S_2 \sim S_3$）。

盆底主要由盆膈构成，盆膈由肛提肌不同部分组成（图1-7）：耻骨直肠肌、耻尾肌、髂尾肌、尾骨肌。Stelzner观察发现，漏斗状的横纹肌构成了盆底结缔组织膈的尾侧边界，双侧分布，属于退化的尾肌。关于肛提肌在排便控制中的作用，以往的评价有些过高，因大部分缺乏盆膈结构的动物可通过括约肌控制排便。除了耻骨直肠肌外，所有的肛提肌的两侧部分，均在直肠后方通过一种肌缝的方式与对侧相连接，在直肠后方齿状线水平形成一个连续的肌环，将肛管直肠交界处拉向前上方，形成肛管直肠角。

施行直肠低位前切除术时可发现一个重要的事实，即耻骨直肠肌环与直肠没有任何联系。耻骨直肠肌起自耻骨后方及闭孔筋膜前部、盆筋膜的腱膜弓，与EAS的深部在后外侧或尾骨处融合（图1-7）。耻骨尾骨肌内侧起自盆筋膜腱膜弓的前部，肌纤维内混合有来自直肠壁的纵行平滑肌纤维，耻骨尾骨肌外侧纤维直接向尾骨走行。虽然耻尾肌与耻骨直肠肌在早期胎儿的观察中可以明显区分，但两者在前后位上或多或少地存在相互延续的现象[10]。髂尾肌位于耻尾肌与耻骨直肠肌外侧，起自闭孔筋膜外侧的大部分区域，止于尾骨。髂尾肌属于盆底的支持结构，能防止盆腔脏器脱垂。

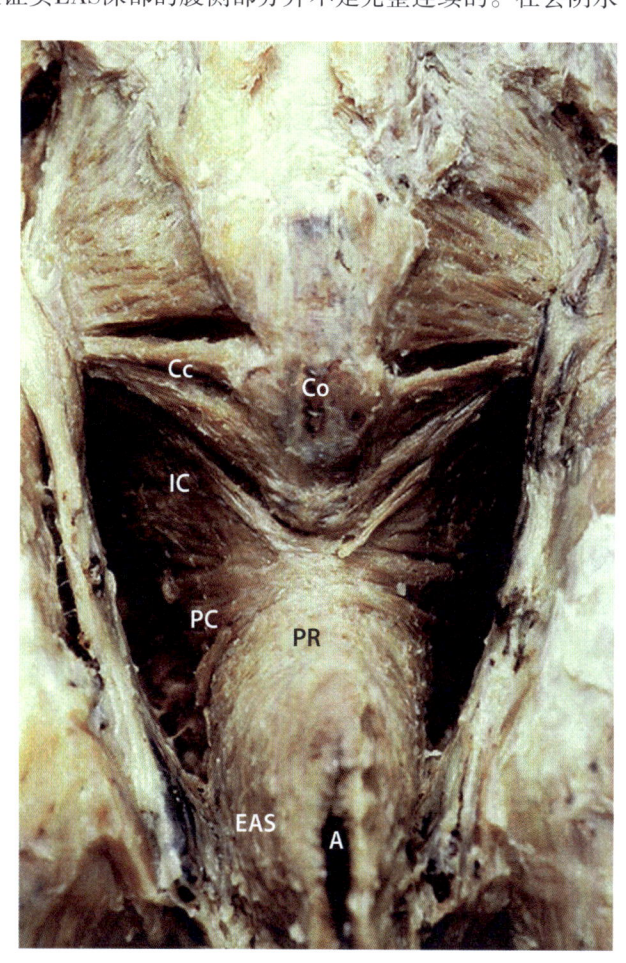

A：肛管开口；Co：尾骨；Cc：尾骨肌；PR：耻骨直肠肌；PC：耻骨尾骨肌；IC：髂骨尾骨肌；EAS：肛管外括约肌

图1-7 横纹肌组成的漏斗状的盆膈（肛提肌）腹下位后面观
（经授权引自本章参考文献11）

肛提肌的所有肌肉均由直接发自骶丛（$S_3 \sim S_4$）的神经支配，这些神经走行于盆膈上筋膜内。

（二）直肠海绵体和肛管

直肠海绵体CCR是指缺乏毛细血管连接的海绵状动静脉网，位于齿状线以上，距肛外缘3~5cm的直肠黏膜下层，在胚胎早期已经存在（图1-3）（译者注：也称为肛垫，是内痔的发病部位）[1]。CCR由单层或多层细胞构成的移行区覆盖，不包括角质柱状上皮细胞。CCR的动脉血供仅由直肠上动脉的终支提供，该血供为功能性而非营养性。充满血液的CCR围绕肛管形成一个类似密封环状的结构。营养性血供来自于位于直肠肌层的直肠上动脉与直肠下动脉的侧支吻合。这就是为什么在距齿状线很近的直肠癌行超低位切除术后，即使很短的直肠残端也可以拥有足够血供的原因，也就是说，可以由直肠下动脉提供足够的血流。

CCR的静脉回流通过穿过括约肌的肛管门静脉属支实现。CCR内混入的平滑肌纤维（来自功能性肛管壁肌层）对CCR起到固定作用，在发生痔时，由于CCR血管曲张使得这些平滑肌纤维与血管分离。CCR在横断面上的形状取决于直肠上动脉终末支的行程，背侧较厚，腹侧较薄。年龄大者，CCR更大。CCR分布于从齿状线到功能性肛管与直肠连接处，靠近IAS的上半部（图1-3）。CCR的存在是形成肛柱和肛窦形态的解剖因素。肛管腺的开口位于齿状线的肛隐窝。齿状线是胚胎发育过程中内胚层和中胚层的上皮移行处。

第四节　盆底局部解剖

一、盆部结缔组织膈

经典文献认为盆部的结缔组织在盆腔脏器周围形成若干个腔隙。盆部结缔组织内的各种韧带结构对固定盆腔脏器有非常重要的作用，这种划分既不符合临床需要，也不符合功能需求，同时也与不同结构的起源不一致。从盆部发育的胚胎学角度出发[5,7,11]，一种新的方法把盆部划分为3个腔隙：一个后隙、一个仅存在于女性的中间隙和一个前隙（图1-8）。这些腔室均向肛侧与会阴体连接。

（一）后部腔隙

该腔可以进一步分为两个小腔隙。狭窄的骶骨前隙位于骶骨前方，由盆壁筋膜（骶前筋膜）覆盖，内有骶前静脉。较大的直肠周围腔隙位于直肠周围，该腔隙背侧及外侧空间较大，腹侧空间较小，这与直肠上动脉分支走行有关；该间隙呈头尾方向分布，止于肛直肠结合部处的肛提肌前方。直肠周围腔隙内有直肠外结缔组织（包括含有血管的结缔组织、脂肪组织和淋巴结，图1-9）。临床上把直肠外结缔组织称为直肠系膜（Mesorectum），此概念由Heald等提出[13]。一层覆盖于直肠结缔组织外的致密结缔组织被称为直肠固有筋膜[6]。直肠固有筋膜向侧面与子宫骶韧带并行（图1-9），而在男性，下腹下丛直接贴于直肠固有筋膜上。盆壁侧面的韧带固定装置是不存在的。直肠固有筋膜的腹侧缘加入了致密结缔组织、平滑肌束和神经，构成了所谓的直肠生殖膈。

（二）前部腔隙

前部间隙内最多的组织是位于中部的膀胱和尿道以及位于侧面的闭孔内肌内侧的脏器周围脂肪垫（图1-8）。这些脂肪垫不含致密结缔组织，血管神经平面位于脂肪垫内侧。膀胱颈部被耻骨膀胱韧带（耻骨前列腺韧带）固定于耻骨上，耻骨膀胱韧带内含有大量致密结缔组织和平滑肌纤维[4]。

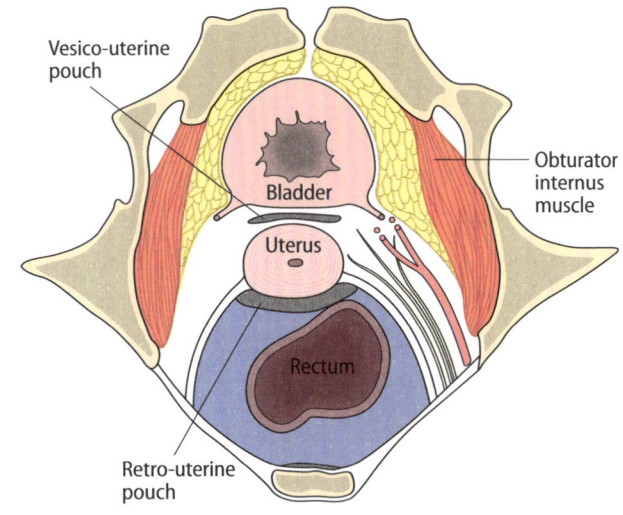

泌尿生殖器官的神经血管平面位于脏器周围脂肪垫（黄色）的中部。直肠周围组织或称直肠系膜（蓝色）围绕直肠形成一个封套，内含血管、神经和淋巴系统

图1-8　盆底结缔组织腔隙（前、中、后隙）
（经授权引自本章参考文献8，P274）

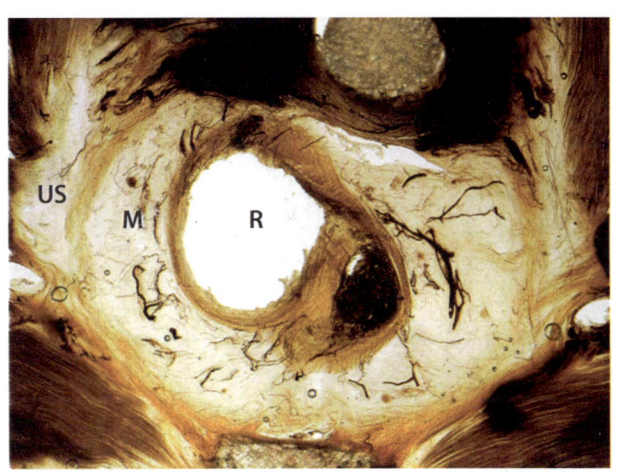

图1-9　乳胶灌注的盆部标本断面（成年女性），显示直肠系膜（M）和子宫骶韧带（US）之间的直肠固有筋膜。子宫骶韧带从阴道/子宫颈周围结缔组织膈延伸至骶棘韧带区域。R为直肠

（经授权引自本章参考文献8，P274）

（三）中部腔隙

中部间隙位于前隙与后隙之间，仅存在于女性盆腔。它包括：子宫和阴道的外膜组织、子宫骶韧带。子宫骶韧带在子宫系膜与骶棘韧带之间向背侧方向走行。然而，在目前的发育学研究中，并未发现存在横向的子宫韧带[11]。

二、直肠生殖膈

盆腔后隙的前界存在一个明显的标志性结构，女性为直肠阴道膈，男性为直肠膀胱膈，统称为直肠生殖膈（Denonvilliers筋膜）[3]。形态学上其来源于胚胎早期（受精后第9周）间充质的聚集。不完整的头侧部分位于直肠与泌尿生殖器之间；尾部由于会阴体的存在而完整。在直肠生殖隐窝，该筋膜可以很容易从头侧分离。现无法证实该筋膜与盆侧壁筋膜组织存在密切关系。筋膜内的胶原纤维随着胚胎发育而密度增加，冠状面上观察，在直肠前方整合加入了平滑肌（图1-10）。这些纵行的平滑肌纤维可以追踪至腹侧直肠壁的中间横襞（Kohlrausch皱襞）水平，这些肌纤维分为两部分，一部分分布于肛管内、外括约肌纤维之间，另一部分在腹侧覆盖EAS，止于会阴体（图1-11）。这些肌纤维在形态上与括约肌没有什么不同，只是与结缔组织一起作为直肠生殖膈的间隔结构[2, 21]。

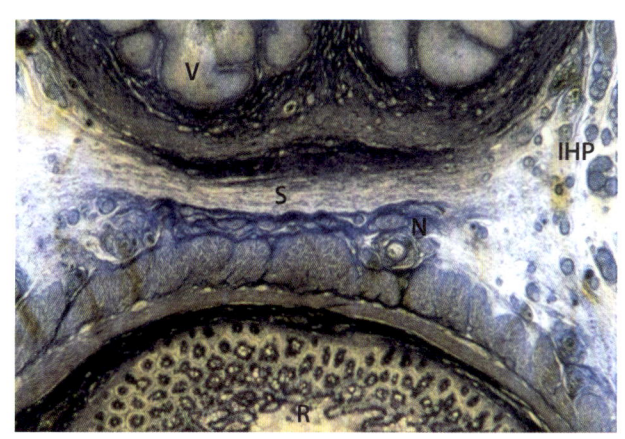

直肠生殖膈（S）靠近直肠腹侧壁，发自下腹下丛（IHP）的神经纤维（N）进入膈内。R为直肠，V为阴道

图1-10　受精后24周女性胚胎盆部断面（放大5倍）
（经授权引自本章参考文献2，P135）

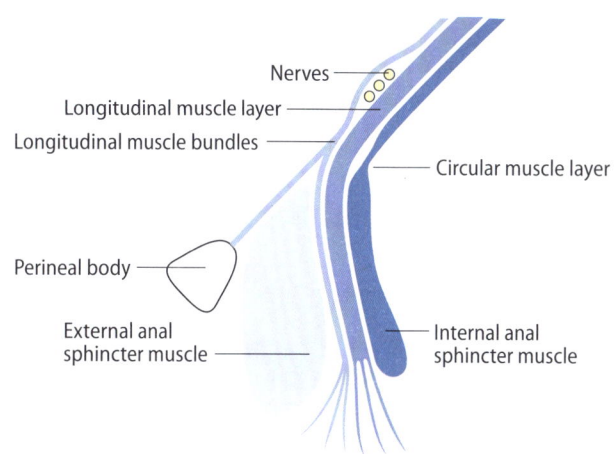

直肠的肌层有两层，一层为环形分布（蓝黑色），一层为纵向分布（蓝色）。可以看到，一部分的纵行肌束（浅蓝色）在括约肌之间分散为肌纤维；另一部分覆盖在EAS的腹侧。后者形成直肠生殖膈并止于会阴中心体

图1-11　直肠腹侧壁的矢状面示意图
（经授权引自本章参考文献2，P134）

自主神经纤维发自盆侧壁的下腹下丛，在直肠生殖膈与盆侧壁之间形成一个多维度的交错复杂的神经丛，包含了：交感神经节后纤维、副交感神经节前纤维和盆神经传入纤维（图1-12）。在膀胱后方，神经位于盆膈组织与直肠腹侧壁之间。直肠生殖膈在男性盆部走向前列腺被膜，在女性盆部走向阴道背部，各神经经由直肠生殖膈到达泌尿生殖器官。直肠生殖膈内的神经与直肠的肠神经系统（支配肠壁纵行和环行平滑肌）之间存在密切关系，提示直肠肌层与直肠生殖膈肌纤维之间可能存在一种神经"共干"现象（图1-13）。可以假设，这些纵行肌纤维束及其分支在排便时充当肛管扩张器的角色，以打开肛管，类似于Dorschner描述的尿道打开肌的作用[4]。因此也许位于直肠生殖膈内的感觉神经对直肠的充盈和不对称膨胀有着重要的意义。

直肠保功能切除术要求保留尾侧的直肠腹侧壁及相应的直肠生殖膈[22]，强调直肠生殖膈解剖的重要意义。保持直肠生殖膈远端的完整性，也许能防止术后出现低位和中位的直肠前突[2]。

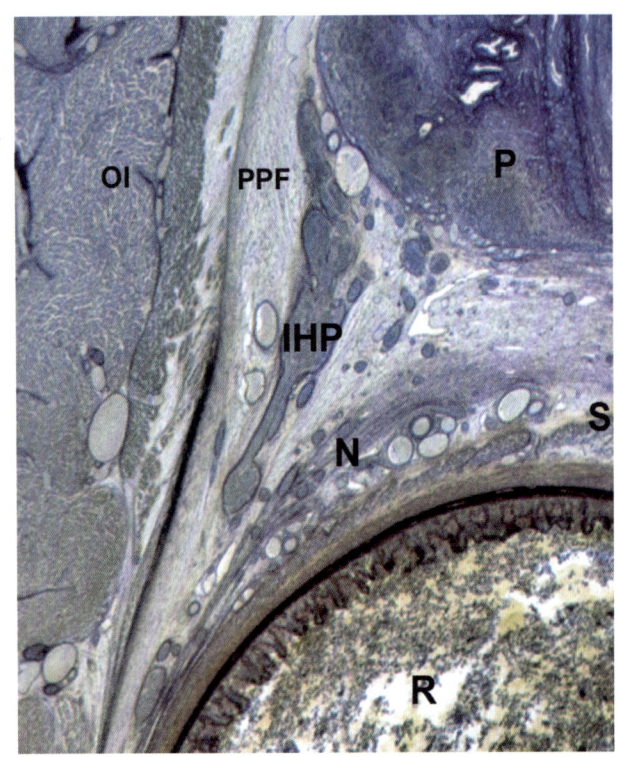

图1-12　乳胶灌注的男性胚胎（受精后24周）的盆部断面（放大5倍）。显示自主神经（N）发自下腹下丛（IHP），走向直肠生殖膈（S）。R为直肠、P为前列腺、PPF为盆壁筋膜、OI为闭孔内肌

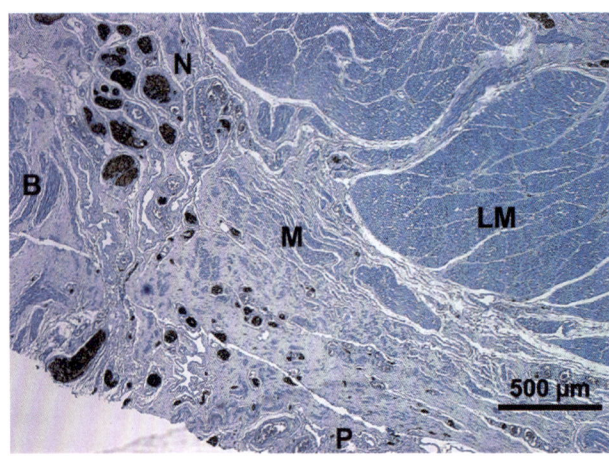

图1-13　6岁男性矢状切面（放大5倍）：S-100免疫蛋白染色（棕色）后的自主神经纤维（N）穿过直肠生殖膈，前列腺（P）和膀胱（B）位于其腹侧，具有纵行肌层（LM）的直肠位于其背侧。M为位于直肠生殖膈的纵行肌束

（经授权引自本章参考文献2，P131-140）

三、会阴体

　　会阴体由致密结缔组织构成，向后裂开形成肛管缝。它连接众多肌肉（皮下的或浅层的EAS、肛管的纵行平滑肌、球海绵体肌及会阴浅横肌），这些肌肉与直肠生殖膈的纵行平滑肌一起进入会阴体（图1-14）。会阴体可以看作是一个没有骨质但可以附着的中心腱结构。令人感兴趣的是，这里是吸收盆内压（腹内压）的重要部位。对会阴中心腱的撕裂或任何其他伤害（如产科创伤）会导致直肠或生殖器官脱垂。因此会阴体可以看作是泌尿生殖系与排便控制体系的整合机构。

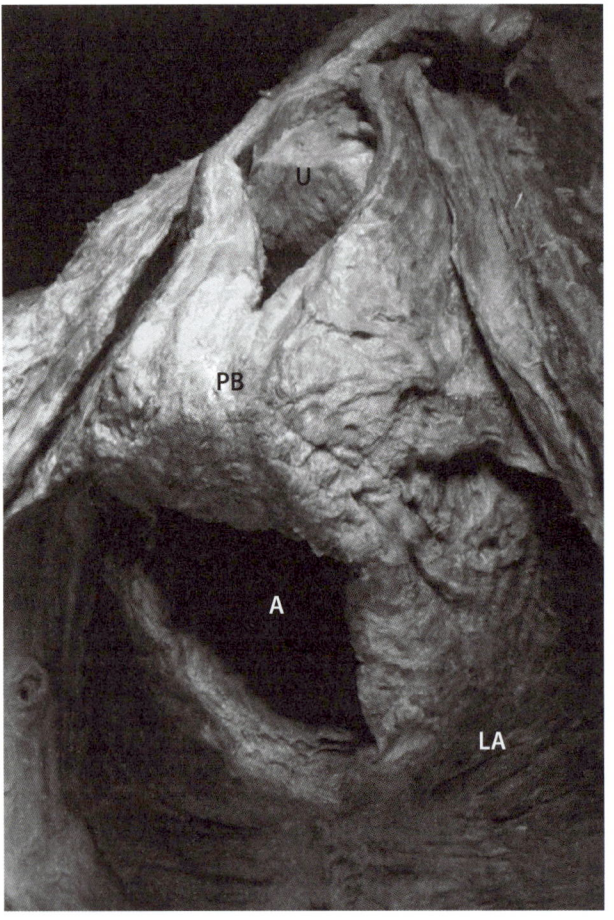

图1-14　会阴体（PB）的标本解剖，位于泌尿生殖器（U）与肛管（A）之间。LA为肛提肌。其中心腱是所有盆底肌的附着点，内无骨性结构

（经授权引自本章参考文献9，P2）

第五节 小 结

总而言之，对于一个盆腔外科医生而言，熟知盆腔和盆底形态结构，包括肛管直肠的解剖、发育及盆底结缔组织的分化是十分必要的。只有这样才能理解肛管排便控制系统的功能机制。在早期胚胎研究中观察到的解剖学边界，可以作为标志性结构，以利于术中保护排便控制功能。

第六节 自 我 测 试

1. 胚胎期泄殖腔头侧界是由什么构成的：

a. 外胚层的尿生殖膈。

b. 中胚层的尿生殖膈。

c. 直肠生殖膈。

d. 不存在。

e. 泄殖腔膜。

2. 下列哪种结构不属于盆自主神经系统：

a. 腹腔丛。

b. 直肠下神经。

c. 腹下神经。

d. 下腹下丛。

e. 盆丛。

3. 直肠海绵体（CCR）主要由哪一条动脉分支供血：

a. 直肠下动脉。

b. 直肠中动脉。

c. 直肠上动脉。

d. 闭孔动脉。

e. 髂总动脉。

4. 下列哪种说法是正确的：

a. 肛管括约肌包括来自中胚层的EAS和来自外胚层的IAS。

b. 肛管括约肌包括来自内胚层的肛提肌和EAS。

c. 肛管括约肌由源自内胚层和外胚层的肌肉组成。

d. 肛提肌包括支持部分和括约部分。

e. IAS属于肛管括约肌中来自中胚层两侧分布的部分。

5. 关于直肠生殖膈，下列哪种说法不正确：

a. 直肠生殖膈由致密结缔组织和纵行平滑肌纤维组成。

b. 当位于泌尿生殖器官与直肠肛管之间的间充质增多时，则局部形成直肠生殖膈。

c. 直肠生殖膈附着于盆侧壁，能防止直肠脱垂。

d. 直肠低位前切除时，直肠生殖膈是一个定位标志结构。

e. 直肠生殖膈的外侧缘可以看到大量的副交感神经节，这意味着其与排便活动存在共同的神经支配关系。

答案与解析

1. 答案：b

解析：胚胎的泄殖腔排列在内胚层，包括：一个腹侧的憩室、尿囊，一个背侧的憩室、胚胎的后肠和一个共用的泄殖腔隙。头侧以中胚层尿生殖膈为界，对应的腹侧界与泄殖腔膜一致，此处内部的内胚层被一层外胚层形成的外膜包裹，泄殖腔膜分布于从生殖结节到尾沟这一区域的头侧和腹侧。

2. 答案：a

解析：腹腔丛属于腹腔自主神经系统，紧贴腹腔干分布，因而不在盆部。直肠下神经发自下腹下丛属于自主神经，支配属于平滑肌的IAS。双侧分布的腹下神经含有交感神经的节后纤维，在盆侧壁延续为下腹下丛。盆丛是下腹下丛中副交感神经部分。

3. 答案：c

解析：CCR仅由直肠上动脉供血，其作用是功能性而非营养性。直肠下动脉主要为肛提肌和会阴提供血供。直肠中动脉多变异，常单支存在。

4. 答案：d

解析：IAS为直肠壁提供了一个环状的肌层结构，因而属于单一分布，来自内胚层。EAS和肛提肌是双侧分布，来自中胚层。

5. 答案：c

解析：在直肠膀胱陷凹/直肠子宫陷凹，从头侧可以将直肠生殖膈从肌肉表面分离，盆侧壁并没有发现连接紧密的筋膜结构，随着胚胎发育，这些胶原纤维密度增加，平滑肌细胞整合入直肠壁。

（Felix Aigner，Helga Fritsch 著

吴涛 译，王天宝 校）

参考文献

[1]　AIGNER F，BODNER G，CONRAD F，et al. The superior rectal artery and its branching pattern with regard to its clinical influence on ligation techniques for internal hemorrhoids [J]. Am J Surg, 2002, 187: 102–108.

[2]　AIGNER F, ZBAR A P, LUDWIKOWSKI B, et al. The rectogenital septum: morphology, function and clinical relevance [J]. Dis Colon Rectum, 2004, 47: 131–140.

[3]　DENONVILLIERS C P. Anatomie du perinee [J]. Bull Soc Anat Series 3, Paris, 1836, 11: 105–106.

[4]　DORSCHNER W, STOLZENBURG J V, NEUHAUS J. Structure and function of the bladder neck [J]. Adv Anat Embryol Cell Biol, 2001, 159: Ⅲ–Ⅻ, 1–109.

[5]　FRITSCH H. Developmental changes in the retrorectal region of the human fetus [J]. Anat Embryol, 1988, 177: 513–522.

[6]　FRITSCH H. Development of the rectal fascia [M]. Anat Anz, 1990, 170: 273–280.

[7]　FRITSCH H. Topography and subdivision of the pelvic connective tissue [J]. Surg Radiol Anat, 1994, 16: 259–265.

[8]　FRITSCH H. Gliederung des Bindegewebes im weiblichen Becken [J]. Pathologe, 2005, 26: 276–282.

[9]　FRITSCH H. Clinical anatomy of the female pelvis [M] // HAMM B, FORSTNER R. MRI and CT of the female pelvis. Heidelberg: Springer Medizin Verlag; 2006: 3.

[10]　FRITSCH H, FROEHLICH B. Development of the levator ani muscle in human fetuses [J]. Early Hum Dev, 1994, 37: 15–25.

[11]　FRITSCH H, LIENEMANN A, BRENNER E, et al. Clinical anatomy of the pelvic floor [J]. Adv Anat Embryol Cell Biol, 2004, 175: Ⅲ–Ⅳ, 1–164.

[12]　GASSER R F. Evidence that some events of mammalian embryogenesis can result from differential growth, making migration unnecessary [J]. Anat Rec B: New Anat, 2006, 289: 53–63.

[13]　HEALD R J, HUSBAND E M, RYALL R D. The mesorectum in rectal cancer surgery. The clue to pelvic recurrence? [J]. Br J Surg, 1982, 69: 613–616.

[14]　JOHNSON F P. The development of the rectum in the human embryo [J]. Am J Anat, 1914, 16: 1–57.

[15]　JORGE J M N, WEXNER S D. Anorectal manometry: techniques and clinical applications [J]. South Med J, 1993, 86: 924–931.

[16]　MILES W E. Observations upon internal piles [J]. Surg Gynecol Obstet, 1919, 29: 497–506.

[17]　NIEVELSTEIN R A J, VAN DER WERFF J F A, VERBEEK F J, et al. Normal and abnormal embryonic development of the anorectum in

human embryos［J］. Teratology, 1997, 57: 70-78.

［18］ ONUFROWICZ B. On the arrangement and function of the cell groups of the sacral region of the spinal cord in man［J］. Arch Neurol Psychopathol, 1901, 3: 387-412.

［19］ PAIDAS C N, MORREALE R F, HOLOSKI K M, et al. Septation and differentiation of the embryonic human cloaca［J］. J Pediatr Surg, 1999, 34: 877-884.

［20］ PENNINGTON E C, HUTSON J M. The cloacal plate: the missing link in anorectal and urogenital development［J］. BJU Int, 2002, 89: 726-732.

［21］ SEBE P, OSWALD J, FRITSCH H, et al. An embryological study of fetal development of the rectourethralis muscle-does it really exist? ［J］. J Urol, 2005, 173: 583-586.

［22］ STELZNER F. Die chirurgische Anatomie der Genitalnerven des Mannes und ihre Schonung bei der Excision des Rectums［J］. Chirurgie, 1989, 60: 228-234.

［23］ STELZNER F. Die Chirurgie an den viszeralen Abschlusssystemen［M］. Stuttgart: Thieme, 1998.

［24］ STELZNER F, STAUBESAND J, MACHLEIDT H. Das Corpus cavernosum recti-die Grundlage der inneren Hamorrhoiden［J］. Langenbecks Arch Chir, 1962, 299: 302-312.

［25］ TENCH E M. Development of the anus in the human embryo［J］. Am J Anat, 1936, 59: 333-345.

［26］ THOMSON W H F. The nature of hemorrhoids［J］. Br J Surg, 1975, 62: 542-552.

［27］ VAN DER PUTTE S C J. Normal and abnormal development of the anorectum［J］. J Pediatr Surg, 1986, 21: 434-440.

［28］ VON LANZ T, WACHSMUTH W. Die Darmabschnitte der Nabelschleife und ihre Drehung［M］// VON LANZ T, WACHSMUTH W. Praktische Anatomie. Ein Lehrund Hilfsbuch der Anatomischen Grundlagen arztlichen Handelns. Berlin, Heidelberg, New York: Springer Verlag, 2004: 116.

［29］ YAMADA S, UWABE C, NAKATSU-KOMATSU T, et al. Graphic and movie illustrations of human prenatal development and their application to embryological education based on the human embryo specimens in the Kyoto collection［J］. Dev Dyn, 2006, 235: 468-477.

第二章　直肠肛管与盆底生理学

第一节　引　　言

正常控便及排便牵涉到饮食、上消化道（消化、分泌及推进）及结直肠肛管的功能，中间有很复杂的交互作用。所以控便及排便，也因异常的饮食方式或小肠的消化及推进受阻，间接地受到严重干扰。本章对于此点，暂不讨论。临床上若要探讨肛管直肠的功能，还需包括结直肠的功能，所以一并讨论。

结直肠主要功能是吸收（水分、电解质及短链脂肪酸）、运送及储存粪便。吸收主要靠右半结肠，而左半结肠则负责储存粪便并和直肠、盆底与肛管一同控便及排便。由于控便及排便的机制互相关联，所以大多数有功能性问题的患者，控便及排便都会受到不同程度的影响。

第二节　结直肠动力的一般特性

一、结肠动力

结肠收缩有2种形式：时相性收缩和紧张性收缩[16]。（译者注：本书原著正文中参考文献标注顺序并未按文后所附参考文献排列顺序，比如此处为参考文献16，而非参考文献1，译者不便更改。请读者注意，以后章节均存在类似情况。）

时相性结肠收缩持续数秒，能提高肠腔压力[16, 26]，包含两类收缩：无推进功能的单独收缩和集团收缩。不推进的单独收缩发生频率较高，涉及较短或较长的结肠节段[8, 31]，其主要功能是混合肠道内容物，以促进吸收或短距离移送肠道内容物[8]。集团收缩属于高幅度的推进收缩，每天发生几次，通常从右半结肠开始，经过大部分结肠，推送肠内容物到达远处[4, 8, 17]。集团收缩大部分在白天产生，特别在睡醒和餐后（胃结肠反应）[17, 33]。集团收缩主要的功能为推送结肠内容物。

紧张性收缩的功能尚未明确，持续时间较长久，通常数分钟，可能和肠腔压力升高无关[16, 26]。肠道内容物的移送，通常与测量到的肠腔压力变化无关，而和结肠张力变化有关[8]。张力有两类：一种是强直性张力，由融合的时相性收缩产生；另一种为特别的张力，由化学过程来调节[16]。

二、直肠动力

直肠蠕动类似结肠的蠕动方式，由一些结肠的集团收缩传播至直肠，而引发排便[17, 32, 33]。但两者间还是有些差异，主要差异在于直肠每60～120min出现一次强力的时相性收缩，称为直肠运动复合波（rectal motor complex，RMC）[17, 32, 33]，其收缩频率为3～10次/min，持续数分钟[33]。RMC和小肠的移行性运动复合波（migrating motor complex，MMC）的第三期波很类似。RMC通常局限于一个短的直肠节段中，可以朝口侧或肛管方向传递，常和结肠及肛管的收缩有关[13]，因此其主要的功能可能是抑制排便。

第三节　结直肠动力的产生与控制

结直肠的内环肌和外纵肌两层平滑肌组织形成束状，肌细胞之间以间隙接合相连。肌束在多处融合，具有合胞体功能。平滑肌细胞的静息膜电位发生的微小波动变化，称为慢波，是由消化道的起搏细胞（译者注：也称为Cajal细胞）[9]产生的。慢波不会引起收缩，但影响尖峰电位的频率。尖峰电位产生时，钙离子进入平滑肌，诱发结直肠收缩。

有许多诸如神经性、机械性、激素及免疫等因子，能影响尖峰电位的频率，进而影响结直肠蠕动，但其中的相互作用，还不明确。结直肠蠕动受神经系统、激素及免疫系统控制。调节结直肠蠕动的神经系统分为四个层次[41]：

1）肠神经系统。

2）椎前交感神经节。

3）脑干与脊髓的交感和副交感神经系统。

4）脑的高层中枢。

一、肠神经系统

肠神经系统（enteric nervous system，ENS）具有和脊髓相同数目的神经元，但是功能未明。ENS感觉神经元专门感受机械性刺激、温度刺激及化学刺激。刺激信号经由多重中间神经元传递，以影响运动神经元，最后导致平滑肌兴奋或抑制。中间神经元也整合来自肠神经系统、自主神经系统及激素的刺激信号[41]。肠神经系统可整合几种区域反射，例如机械性刺激引起的扩张反射，使刺激部位的口侧肠管收缩，而肛侧肠管松弛。自主神经系统可经由中间神经元，影响这些反射的形态。因此肠蠕动可受神经递质调控，兴奋性的递质有乙酰胆碱、组胺、血清素、胆囊收缩素、胃动素及胃泌素；抑制性的递质有多巴胺、去甲肾上腺素、胰高血糖素、血管活性肠肽、脑啡肽及生长抑素。此外，神经递质受体又可再细分为亚组，现已有它们的激动剂和拮抗物，将来也许可应用于临床。

二、椎前交感神经节

第二阶段的整合与控制基于椎前交感神经节及神经[41]，二者是重要的胃结肠反应的主导者，能调解饭后结直肠的时相性和紧张性收缩。

三、脑干与脊髓的交感和副交感神经系统

升结肠脾曲，由脑干迷走神经核发出的副交感神经支配；而左半结肠与直肠，则由脊髓的骶副交感神经支配。副交感神经兴奋会刺激结直肠运动，若此神经受到损害，结直肠的反射活动就会严重衰退[22]。临床重要的案例如马尾神经损伤，导致结直肠的反射活动及张力降低，造成严重的排便问题[22, 23]。

交感神经兴奋会降低结肠的时相性动力和张力[6]。到达结直肠的交感神经纤维，源于T_9~L_2脊髓，经交感神经链到达肠系膜神经节，再由节后纤维到达肠道。观察性的研究提示，交感神经兴奋对结直肠的运送功能作用很小。

四、脑的高层中枢

由自主神经系统整合的信息，上传给脑的额叶、终纹、杏仁核及下视丘后再发出指令[41]。这种相互作用，虽不明确，但认为高层脑中枢可能以抑制作用为主，因为脊髓圆锥平面以上损伤患者，左半结肠与直肠的反射及张力增加[12, 22]。

五、结直肠的感受性

结直肠无意识的感觉讯号，是由迷走神经的副交感传入神经传递至脑干，或是内脏神经传递至骶髓[41]。痛的刺激，则由交感传入神经传到脊髓[41]。结肠与直肠除了能感受炎症或化学刺激外，只对伸展有感受[34]。对直肠扩张的自体感受是直肠充盈，而结肠扩张则是绞痛[15]。对于直肠扩张感受器的位置，虽有所争议，但一般认为位于直肠壁外临近的盆底组织之中。

六、结直肠动力的激素及免疫系统调控

甲状腺激素刺激结直肠蠕动，而肾上腺素则有抑制作用。肠免疫系统一旦被过敏原激化，再度接触时，肥大细胞就会释放组胺及其他炎性介质。组胺可以刺激电解质、水及黏液分泌，并且促进强烈的收缩。这些反应可跨越很长距离，以快速清除肠道中有害抗原。

七、结直肠的通过时间

结直肠的全部及分段的通过时间，差异很大。无症状的人，其结肠通过时间可长达4d。右半结肠的通过时间，往往比左半结肠及直肠的通过时间更久[2]，反映了左侧结直肠主要功能仅仅是负责储存粪便。

正常人排便频率及粪便的性状和直肠乙状结肠的通过时间的相关性相对于全部结直肠的通过时间，前者更为密切。粪便重量则和结直肠全部通过时间有关，西方人通常是100～150g/d，而乌干达乡村最高达500g/d，这是因为乌干达人摄取高纤维饮食（主要是糠麸），因不能消化而使大便保留较多水分所致。

第四节　肛　　管

肛管的主要功能，是维持控便、允许屁及粪便在合适的时间及地点予以排放。体神经、内脏神经及自主神经系统，都与肛管有很密切的联系。

肛管内括约肌（internal anal sphincter，IAS）连续于直肠环状肌层，由平滑肌组成，其主要功能是维持肛管静息压[24, 30]。肛管静息压因年龄增加而减低，也因妇女分娩次数增加而下降。此压力并非不变，而呈波动性变化，本质是一种低幅度的慢波，10～20次/min[37, 40]。肛管收缩及松弛的反应，使直肠压力及口径发生改变。IAS属不随意肌，受交感神经纤维（内脏神经）及副交感神经纤维（S_2～S_4骶神经）支配，交感神经会兴奋IAS，而副交感神经的作用不明。

肛管外括约肌（external anal sphincter，EAS）由慢收缩的横纹肌纤维组成。虽也参与维持肛管静息压，但其主要功能是产生肛管最大收缩压[24, 30]。EAS随意控制功能部分由脊髓Onuf运动神经核[24, 30]经由阴部神经及S_4骶神经的会阴支而支配调控。

耻骨直肠肌构造就像一条吊带，使直肠肛管交接处维持一个角度（译者注：肛管直肠角）。具有控制阀功能，可控制肛管，使粪便不易排出[24, 30]。

一、肛管感受性

肛管遍布大量特异性感受器，和直肠相比，肛管对触摸、温度及移动更为敏感[15, 34]。

二、直肠肛管反射

肛管压力和直肠的几个反射状态有关系[37]。肛管取样反射包括同时出现的肛管上部周期性短暂的放松、直肠上段收缩及下段放松[11]。因此直肠内容物接触到肛管黏膜，使感受器能分辨肠内容物的性状（固体、液体或气体）。短时间后，肛管压力回复正常状态，内容物也挤回到直肠[11]。此反射在临床的重要性还有待明确。

另外的反射是直肠肛管抑制反射，在直肠扩张时引起IAS放松（图2-1）[11, 22]，这是一种直肠壁内神经传导的局部反射[10]。在先天性巨结肠症（Hirschsprung病）患者此反射消失。

第五节 排 便

通常情况下，只有结肠内容物借着结肠蠕动而输送至直肠后，才会诱发排便。直肠扩张后，又再刺激结肠的收缩，此收缩是经肠神经系统的反射和副交感神经排便反射而引起[14]，这导致时相性收缩及增加直肠张力，使直肠从大便储存场所变成排便通道。

直肠扩张也刺激直肠肛管抑制反射，引起IAS松弛[10, 22]。此外也有直接的结肛反射作用，就是IAS放松的同时有结肠的集团蠕动。鼓气动作增加腹部压力，也可加强排便过程[14]。耻骨直肠肌放松，可使肛管直肠角度变大；EAS放松，打开肛管。反之，排便过程可因随意控制EAS及耻骨直肠肌而受阻，使得排便反射逐渐消失，而直肠容受度增加[14]。若排便反射因左半结直肠及骶髓反射的损伤而中断，排便就会受到严重的干扰，如马尾神经损伤患者大便排空延长且不完全。

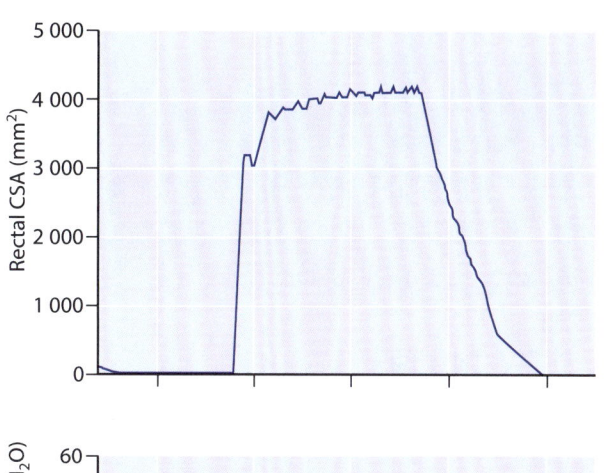
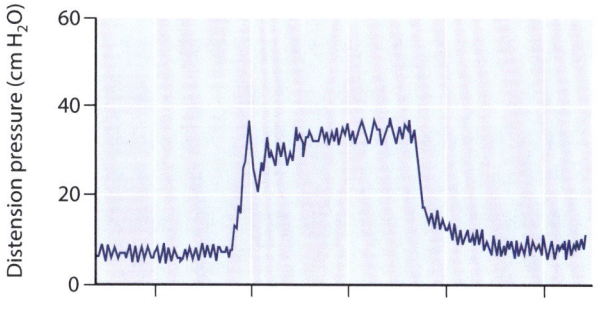
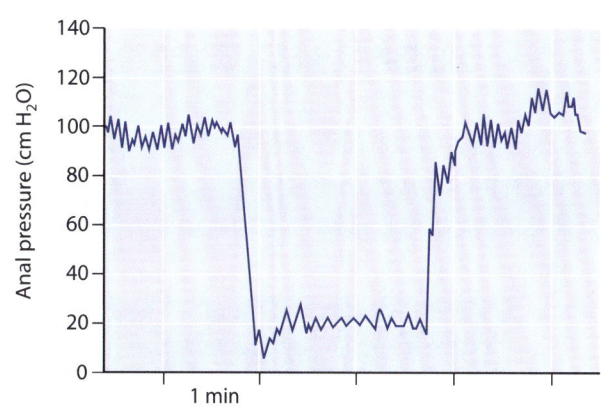

当直肠扩充时，直肠的横截面积（CSA；上图）及压力（中图）增加，而IAS及肛管压力下降（下图）

图2-1 直肠肛管抑制反射

第六节 结直肠肛管功能的研究方法

研究结直肠肛管功能的方法很多，有些是临床上常用的检查，有些仅用于研究，目的为了解正常的功能及各种疾病的病理生理变化[5]。任何实用的检查都不能脱离临床，所以仔细追问病史、患者排便日志及详细的体格检查，都是必要的。往往正常人与患者的检查结果，会有很多重叠之处，而且正常值的范围要依年龄与性别界定。所以，应基于患者的相关症状，谨慎解读检查结果。

一、肛管功能测验

几种测验（封闭式、开放灌流、芯片感应及向量测压）测量肛管静息压及肛管最大收缩压，用来评估肛管内、外括约肌的功能[27, 36]。正常数值要依方法、年龄、性别而决定。若肛管静息压力随着气球体积增加而减少，则表示存在直肠肛管抑制反射[10, 22]。

二、电生理

电生理测验可以增进对肛管括约肌创伤及功能下降机制的了解。阴部神经末端运动潜伏期（pudendal nerveterminal motor latency，PTML）是测量刺激远离坐骨棘的阴部神经引起EAS收缩的潜伏期（图2-2），这是一种间接测量支配EAS神经传导速率的方法。潜伏期可因阴部神经受到牵扯或压迫损伤而延长[18, 19]。不论是传统的或单纤维的肛管直肠肌电图，都可用来评估神经损害或重建后的状况。电生理测验主要是用于研究。

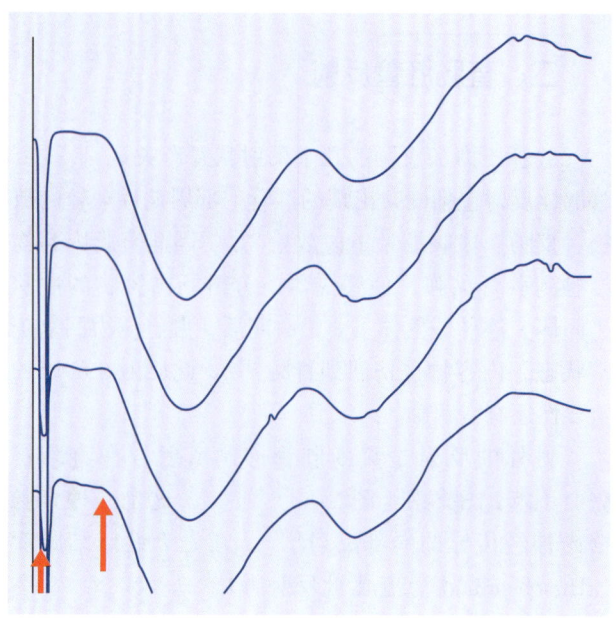

图2-2　阴部神经末端运动潜伏期：测量从刺激远离坐骨棘的阴部神经（波峰，源于电刺激，短箭头）到EAS的收缩（长箭头）之间的时间

三、经肛超声及核磁共振检查

越来越多的经肛超声检查运用于检查肛管内、外括约肌的完整性（图2-3）。此法快速易行，而且可同时记录肛管内、外括约肌的面积影像[3, 38]。虽然核磁共振（magnetic resonance imaging，MRI）是更好的方法，可发现外括约肌及盆底萎缩[35]，但是MRI费用昂贵，而且尚未普及。

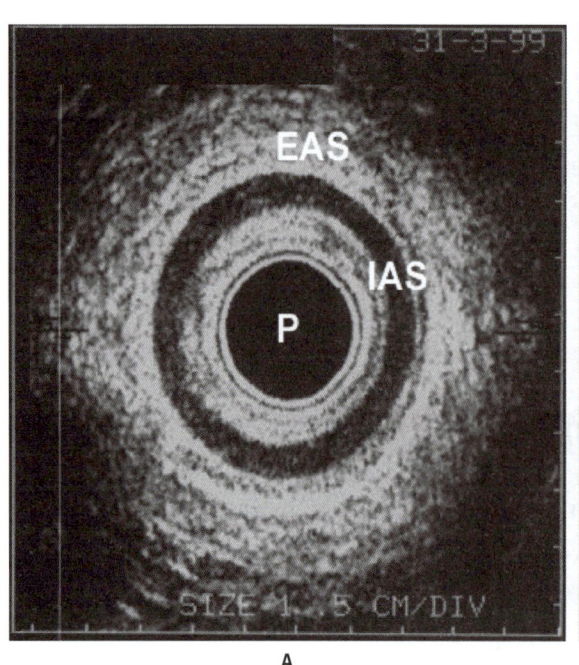
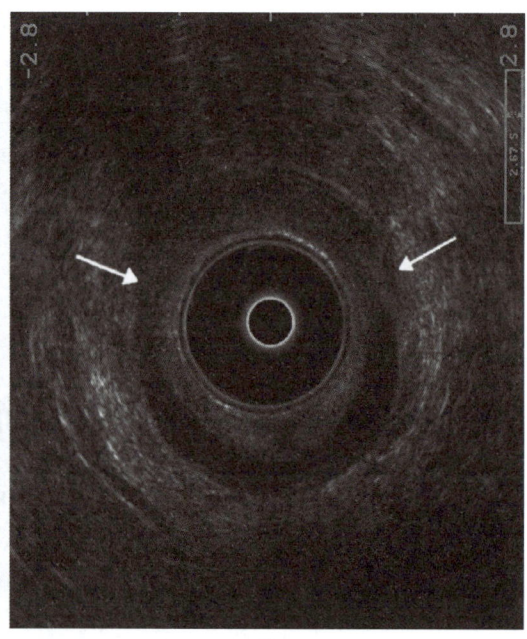

A. 完整的IAS及EAS，中间的黑点为探头（P）；B. IAS、EAS前方损伤（箭头）

图2-3　经肛超声检查

四、直肠容积、扩张性及容受性

直肠的扩张性及容量，可以用气球或水球来测验[7、21、25]。直肠扩张时的容受度，可以由压力容积曲线计算而获得。直肠内气球充气到第一个感受阈值时，会想排便，进一步可获得最大忍受容积。此方法与肛管测压法有相同的限制，其正常值与使用的技术不同而有所差异，各医学中心之间的差异可高达3倍。

五、肛管感觉

肛管感受度，可由电刺激后的感觉阈值予以评定，是一种简易可靠的测试方法，主要是用于研究。

六、结直肠传输时间

临床诊疗上，应用不透X线标记物，可以测验大便在结直肠内的通过时间（图2-4）[1、2]，这些标记物可以从粪便检出或通过普通腹部X光片观测。最简单的办法，就是一次性服用24个标记物，在固定时期以普通X光片追踪，通常达5d。如此可筛选出结直肠通过时间延长的患者，但无法提供结直肠全部或分段的通过时间数据。结直肠全部或分段的通过时间，也可以经连续数日服用同样的标记物获得[1]，但费用会增加。只有服用标记物的天数超过正常胃肠道的通过时间，数据才为有效，但是依从性也是问题，因为患者每天都要服用标记物[1]。

闪烁影像法也可检测通过时间。与结直肠传输时间比较，其对胃与小肠通过时间检测更具优势，但费用与放射剂量均较高。

每个人的结肠通过时间差异很大，而且很多患者自认为有便秘，传输时间却正常。此外，标记物与真正的肠内容物行为不同，而且后者也不会均匀一致。

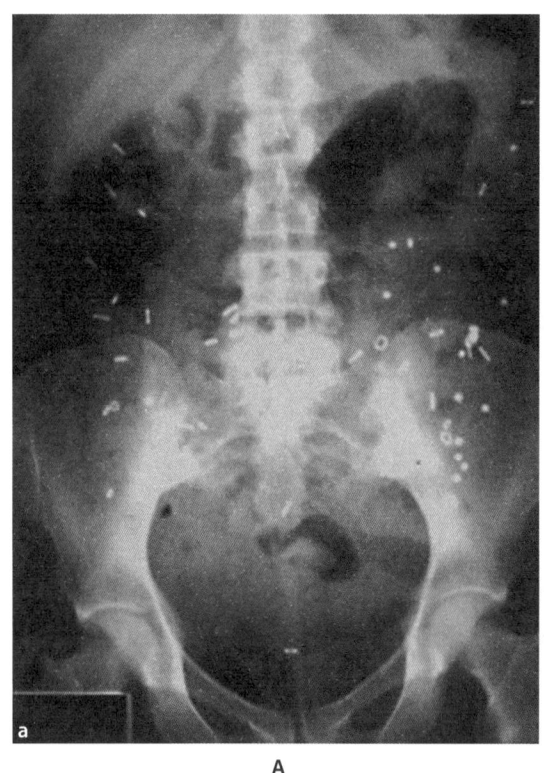
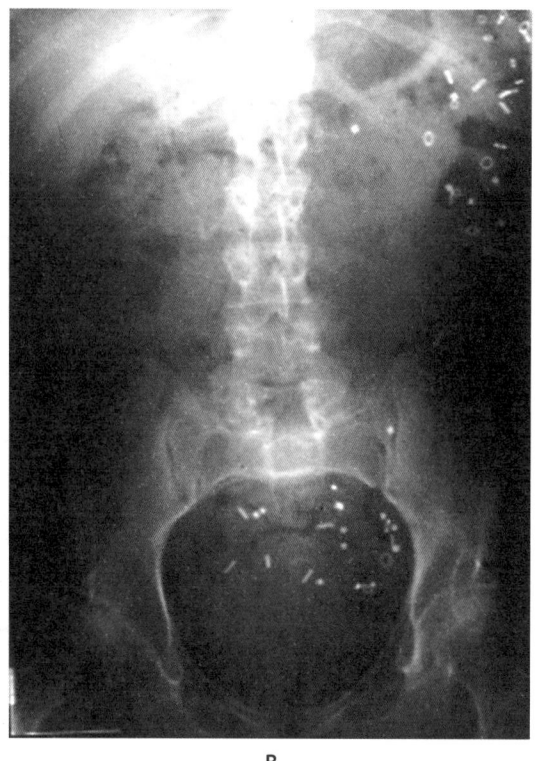

A　　　　　　　　　　　　B

A. 广泛的慢传输型便秘；B. 左半结肠型便秘

图2-4　结直肠传输时间检测

七、结直肠排空

有几种方法研究排便时结直肠的变化。在肛管生理实验室，多利用气球排出实验。把一个宴会用小气球置于直肠，再于气球内注入50mL温水。以体表电极来记录EAS的肌电图（electromyographic，EMG）活动。要患者以坐姿把气球排出。记录患者能否把气球排出，同时记录肌电图。典型的反常性耻骨直肠肌痉挛无法把气球排出，同时括约肌EMG活动增加。排便时排空过程困难，也可藉排便图予以评估。

排便闪烁影像法是比较符合生理的测验，患者服用同位素后，待左半结肠及直肠测到放射线时，检测正常排便前、后放射活动的数值（图2-5）[23]。此法费用昂贵，故只限于研究用。

八、排粪造影

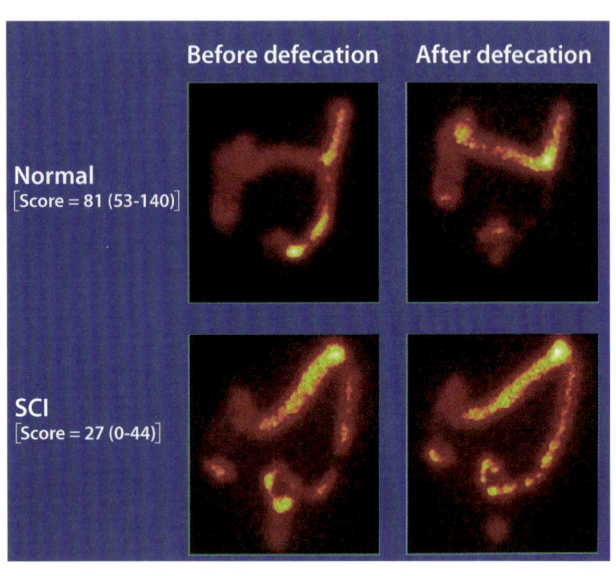

一位健康受试者排便前（左上）及排便后（右上）的闪烁照影，显示81%乙状结直肠排空。另一位患者因尾椎损伤而导致排便障碍，排便前（左下）及排便后（右下）的闪烁扫描，显示仅27%的结直肠排空

图2-5　口服同位素后的结直肠闪烁扫描法

排粪造影是检测直肠动力的影像记录。受试者直肠灌注钡混合物后，以休息的姿势，在提肛、鼓气动作及排钡时，于侧位拍片。可以取得各种影像资料。典型的反常性耻骨直肠肌痉挛患者排便时，排空的过程延长而且不完全，盆底没有下降，肛管也没有打开。也可记录不正常的盆底下降、直肠膨出及直肠套叠（图2-6）。

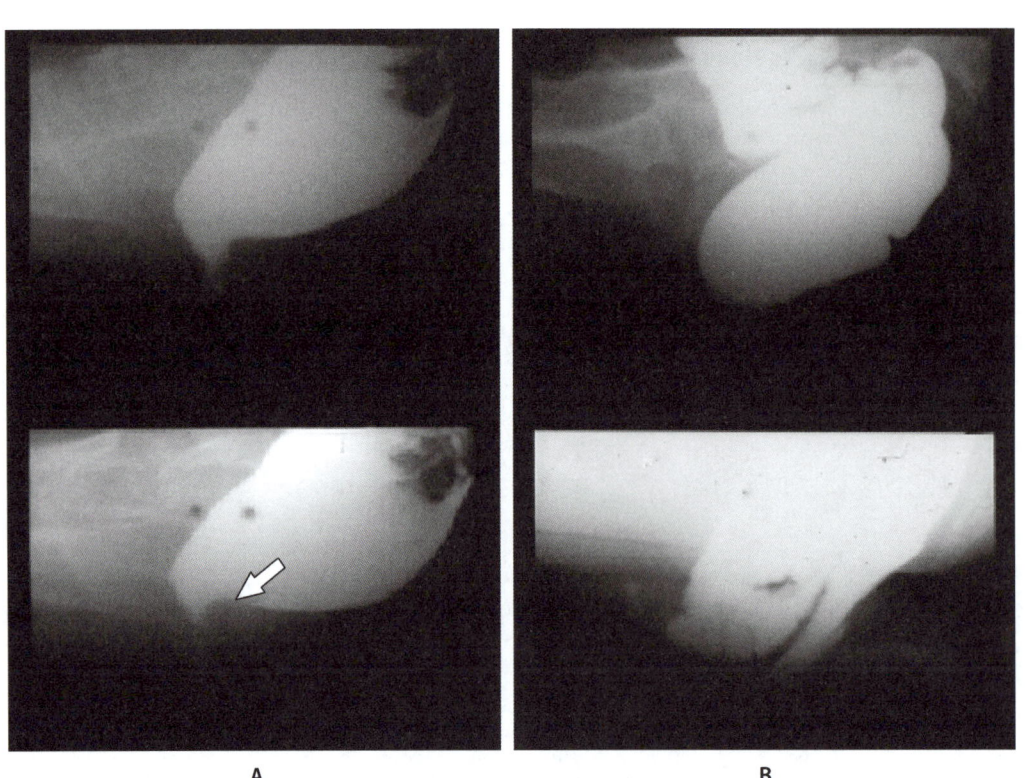

A	B

A. 出口梗阻型患者在直肠排空前（上图）及排空后（下图）的造影，注意关闭的肛管及耻骨直肠肌压迹加深，肛直肠角变小（箭头）；B. 肠疝患者在直肠排空前（上图）及排空时（下图）的造影，注意肠疝（小肠充满钡剂）压迫导致直肠阻塞

图2-6　排便造影

气球排出和排粪造影两者主要的问题在于不符合生理，受试者毫无便意。最近动态核磁共振排便影像法可以代替传统的排粪造影[28]，减少患者放射线暴露而更清楚地显示膀胱、内生殖器官、小肠及直肠壁的影像，但也存在和传统排便影像法同样的问题。

第七节　排便控制及正常肠道运动

正常控便与正常肠道运动有关的因素，原则上都是相同的。大便失禁和便秘主要的控制因素如下：

（1）IAS：

a. 大便失禁：机械性损伤或萎缩。

b. 便秘：直肠肛管抑制反射不足。

（2）EAS及耻骨直肠肌：

a. 大便失禁：机械性损伤或萎缩。

b. 便秘：排便时松弛不够。

（3）直肠容积与感觉阈值：

a. 大便失禁：低容积（低容受度）或感觉阈值增加。

b. 便秘：高容受度与高容量度。

（4）结直肠运动：

a. 大便失禁：通过时间过短或排空不完全。

b. 便秘：通过时间过长或排空困难。

大便失禁和便秘/排便阻碍的相关因素，可以由其他因素部分或全部代偿（例如肛管内、外括约肌机械性损伤患者，有些很严重但没症状）[31]。

第八节　测试大便失禁及便秘的准则

要提出严谨的准则来测试大便失禁及便秘相当困难。因为患者症状与测试结果之间并无简单的相关性，也无法预估任何治疗效果。所以不同的实验室使用的测试方法，都是依据传统的方式。下列的方法为大部分实验室所采用，以检测大便失禁及便秘的病理生理改变。

一、大便失禁

（1）经肛超声检查：检测IAS、EAS的完整性。

（2）肛管功能测验：检测IAS、EAS强度的基线。

（3）直肠阈值与容受度：检测直肠的高或低容受度。

（4）排粪造影：用于特殊患者，特别是怀疑直肠套叠或直肠脱垂。

二、便秘或排便阻塞

便秘是常见的问题，大部分患者只需要非手术治疗[20, 39]，只有极少数患者需要行生理实验。

（1）全部结肠通过时间：可确定是否存在传输过久，有些患者需检测结肠分段的通过时间。

（2）肛管功能测验：直肠肛管抑制反射，可以排除先天性巨结肠症（Hirschsprung病）。测IAS、EAS强度的基线。

（3）气球排出实验：检测反常性耻骨直肠肌痉挛，便宜又简易，但须谨慎解读。

（4）直肠容积检测：判断是否存在直肠阈值增加及其最高容受量。

（5）排粪造影：用于特殊患者，特别是怀疑直肠套叠或直肠脱垂患者，同样须谨慎解读。

第九节　自 我 测 试

1. 直肠肛管抑制反射：

a. 直肠扩张时引起IAS松弛。

b. 直肠扩张时引起EAS松弛。

c. 肛管扩张时抑制直肠收缩。

d. EAS收缩时抑制直肠收缩。

e. 结肠集团运动时抑制直肠分泌。

2. 阴部神经末端运动潜伏期延长见于：

a. 脊髓损伤患者。

b. 肠易激综合征。

c. 先天性巨结肠症（Hirschsprung病）。

d. 阴部神经受到牵扯或压迫损伤之后。

e. 不同的结缔组织疾病。

3. 下列方法有助于检测直肠套叠：

a. 肛管静息压测量。

b. 经肛超声检查。

c. 结直肠传输时间。

d. 排粪造影。

e. 结直肠闪烁影像法。

4. 经肛超声检查主要用于：

a. 检测IAS、EAS的病变。

b. 评量反常的耻骨直肠肌痉挛。

c. 评量排便后直肠排空。

d. 测量肛管静息压和最大收缩压。

e. 检测Hirschsprung病。

5. 马尾神经损伤：

a. 增加直肠的张力。

b. 降低直肠的反射活动及张力。

c. 降低直肠的受容性。

d. 反常性耻骨直肠肌肉痉挛。

e. 临床结直肠功能无显著变化。

答案与解析

1. 答案：a

解析：直肠涨满时，直肠肛管抑制反射引起IAS放松。此反射由直肠壁内神经纤维传至IAS。Hirschsprung病患者此反射消失。

2. 答案：d

解析：观察性的研究发现阴部神经受到牵扯或压迫损伤后，阴部神经末端运动潜伏期会延长，通常是因为分娩的缘故。

3. 答案：d

解析：排粪造影可以检测直肠套叠，当用力排便时，腹内压力增加，通常可以观测到肠套叠。

4. 答案：a

解析：经肛超声检查通常用于检查IAS或EAS的病变。值得注意的是，虽然经肛超声检查正常，肛管括约肌的虚弱也可造成大便失禁；同时许多人经肛管超声检查发现肛管括约肌存在损伤，但却没有大便失禁。

5. 答案：b

解析：马尾神经或脊髓圆锥损伤，影响支配左半结肠与直肠的$S_2 \sim S_4$骶神经的反射弧。因此中断副交感神经刺激，降低直肠（及左结肠）的反射活动及张力。这通常会引起排便时乙状结肠及直肠排空的严重障碍。

（Soren Laurberg, Klaus Krogh 著

郑启清　张子明 译，牛兆园 校）

参考文献

［1］ ABRAHAMSSON H, ANTOV S, BOSAEUS I. Gastrointestinaland colonic segmental transit time evaluated by asingle abdominal x-ay in healthy subjects and constipatedpatients［J］. Scand J Gastroenterol, 1988, 23：72-80.

［2］ ARHAN P, DEVROEDE G, JEHANNIN B, et al. Segmentalcolonic transit time［J］. Dis Colon Rectum, 1981, 24：625-629.

［3］ BARTRAM C I. Functional anorectal imaging［J］. AbdomImaging, 2005, 30：195-203.

［4］ BASSOTTI G, GABURRI M, IMBIMBO B P, et al. Colonicmass movements in idiopathic chronic constipation［J］. Gut, 1988, 29：1173-1179.

［5］ BHARUCHA A E. Update of tests of colon and rectalstructure and function［J］. J Clin Gastroenterol, 2006, 40：96-103.

［6］ BHARUHA A E. Adrenergic modulation［J］. Am J Physio, 1997, 273：G997-1006.

［7］ BOUCHOUCHA M, DELVAUX M. The Worhing Team. Standardization of barostat procedures for testing smoothmuscle tone and sensory thresholds in the gastrointestinaltract［J］. Dig Dis Sci, 1997, 2：223-241.

［8］ COOK I J, FURUKAWA Y, PANAGOPOULOS V, et al. Relationships between spatial patterns of colonic pressure and individual movements of content［J］. Am J Physiol, 2000, 278：G329-G341.

［9］ DANIEL E E, BEREZIN I. Interstitial cells of Cajal are they major players in control of gastrointestinal motility［J］. J GastrointestMotil, 1992, 4：1-24.

［10］ DENNY-BROWN D, ROBERTSON E G. An investigation of the nervous control of defecation［J］. Brain, 1935, 58：256-310.

［11］ DUTHIE H L, BENNET R C. The relation of sensation in the anal canal to the functional anal sphincter：a possible factor in anal continence［J］. Gut, 1963, 4：182-197.

［12］ ENCK P, GREVING I, KLOSTERHALFEN S, et al. Upper and lower gastrointestinal motor and sensory dysfunction after human spinal cord injury［J］. Prog Brain Res, 2006, 152：373-384.

［13］ FERRA A, PEMBERTON J H, LEVIN K E, et al. Relationship between anal canal tone and rectal motor activity［J］. Dis Colon Rectum, 1993, 36：337-342.

［14］ GAYTON A C, HALL J E. Textbook of Medical Physiology［M］. 9th edition. Philadelphia：Saunders, 1996.

［15］ GOLIGHER J C, HUGHES E S R. Sensibility of the rectum and colon. Its role the mechanism of anal continence［J］. Lancet, 1951, 1：543-547.

［16］ GREGERSEN H, EHRLEIN H-J. Motility studies in laboratory animals［M］//JENSEN S L, GREGERSEN H, SHOKOUH-AMIRI M H, MOODY F. Essentials of Experimental Surgery：Gastroenterology. New York：Harwood Academic Publishers, 1996：17/1-17/39.

［17］ HERBST F, KAMM M A, MORRIS G P, et al. Gastrointestinal transit and prolonged ambulatory colonic motility in health and faecal incontinence［J］. Gut, 1997, 41：381-389.

［18］ KEIGHLEY M R B, WILLIAMS N S. Surgery of the Anus, Rectum and Colon［M］. 2nd edition. London：BailliereTindall, 1997.

［19］ KIFF E S, SWASH M. Normal proximal and delayed distal conduction in the pudendal nerves of patients with idiopathic （neurogenic）faecal incontinence［J］. J NeurolNeurosurg Psychiatry, 1984, 47：820-823.

［20］ KHAIKIN M, WEXNER S D. Treatment strategies in obstructed defecation and fecal incontinence ［J］. World J Gastroenterol, 2006, 12: 3168-3173.

［21］ KROGH K, RYHAMMER A M, LUNDBY L, et al. Comparison of methods used for measurement of rectal compliance ［J］. Dis Colon Rectum, 2001, 44: 199-206.

［22］ KROGH K, MOSDAL C, GREGERSEN H, et al. Rectal wall properties in patients with acute and chronic spinal cord lesions ［J］. Dis Colon Rectum, 2002, 45: 641-649.

［23］ KROGH K, OLSEN N, CHRISTENSEN P, et al. Colorectal transport during defecation in patients with lesions of the sacral spinal cord ［J］. NeurogastroenterolMotil, 2003, 15: 25-31.

［24］ LESTAR B, PENNICKX F, KERREMANS R. The composition of anal basal pressure ［J］. Int J Colorectal Dis, 1989, 4: 118-122.

［25］ MADOFF R D, ORROM W J, ROTHENBERGER D A, et al. Rectal compliance: a critical reappraisal ［J］. Int J Colorectal Dis, 1990, 5: 37-40.

［26］ MANDREK K, GOLENHOFEN K. Phasic-rhythmical and tonic components in gastrointestinal motility ［M］// SPERELAKIS N, WOOD J D. Frontiers in Smooth Muscle Research. New York: Wiley-Liss, 1990: 463-481.

［27］ MASLEKAR S, GARDINER A, MAKLIN C, et al. Investigation and treatment of faecal incontinence ［J］. Postgrad Med J, 2006, 82: 363-371.

［28］ MORTELE K J, FAIRHURST J. Dynamic MR defecography of the posterior compartment: indications, techniques and MRI features ［J］. Eur J Radiol, 2007, 61: 462-472.

［29］ ONUF B. On the arrangement and function of the cell groups of the sacral region of the spinal cord in man ［J］. Arch Neurol Psychopathology, 1900, 3: 387-412.

［30］ PERSON B, WEXNER S D. Advances in surgical treatment of fecal incontinence ［J］. Surg Innov, 2005, 12: 7-21.

［31］ RAO S S C. Pathophysiology of adult fecal incontinence ［J］. Gastroenterol, 2004, 126: S14-S22.

［32］ RAO S S C, WELCHER K. Periodic rectal motor activity: the intrinsic colonic gatekeeper ［J］. Am J Gastroenterol, 1996, 91: 890-897.

［33］ RAO S S C, SADEGHI P, BEATY J, et al. Ambulatory 24h manometry in healthy humans ［J］. Am J Physiol, 2001, 280: G629-G639.

［34］ ROGERS J. Rectal and anal sensation ［M］// HENRY M, SWASH M M. Coloproctology and the Pelvic Floor. Oxford: Butterworth-Heineman, 1992: 54-60.

［35］ SCHWIZER W, STEINGOETTER A, FOX M. Magnetic resonance imaging for the assessment of gastrointestinal function ［J］. Scand J Gastroenterol, 2006, 41: 1245-1260.

［36］ SNOOKS S J, BARNES P R H, SWASH M, et al. Damage to the innervation of the pelvic floor musculature in chronic constipation ［J］. Gastroenterology, 1985, 89: 977-981.

［37］ SORENSEN S M, GREGERSEN H, SORENSEN S, et al. Spontaneous anorectal pressure activity: evidence of internal anal sphincter contractions in response to rectal pressurewaves ［J］. Scand J Gastroenterol, 1989, 24: 115-200.

［38］ SULTAN A H, KAMM M A, TALBOT I C, et al. Anal sphincter endosonography for identifying external sphincter defects confirmed histologically ［J］. Br J Surg, 1994, 81: 463-465.

［39］ WALD A. Pathophysiology, diagnosis and current management of chronic constipation ［J］. Nat Clin Pract Gastroenterol Hepatol, 2005, 3: 90-100.

［40］ WALDRON D J, KUMAR D, HALLAN R I, et al. Prolonged ambulant assessment of anorectal function in patients with prolapsing hemorrhoids ［J］. Dis Colon Rectum, 1989, 32: 968-974.

［41］ WOOD J D, ALPERS D H, ANDREWS P L R. Fundamentals of neurogastroenterology ［J］. Gut, 1999, 45: II6-II16.

第三章　结肠动力与生理学

第一节　引　言

　　结肠虽然不是生存必要的器官，但是对身体健康而言亦很重要，具有三大均衡功能：吸收水分及电解质、吸收营养素、储存粪便及控制排泄。结肠的通过时间占了大约90%的全部肠道通过时间，较长的通过时间使结肠能完成上述功能。依功能划分结肠可一分为二：右半结肠及左半结肠，前者负责吸收水分、电解质及发酵未消化完的糖类，后者偏重于储存及排泄粪便。

第二节　结肠生理学

一、水分和电解质

　　结肠的主要功能在于吸收水分及电解质，主要吸收部位为升结肠及横结肠。在正常生理状态下，约90%进入结肠的液体可被重吸收，必要时每日最高吸收量可达4.5L[1, 2]。正常情形下，大约有2L的液体进入结肠，但仅有150～200mL的液体随粪便排出[2]。

　　这种高效的水分吸收基于结肠摄取电解质的能力，结肠可产生较高的渗透压以吸收水分。由于细胞膜上的$Na^+/K^+ATPase$泵主动运输钠离子，使钠离子从肠腔进入细胞间隙内，因而造成渗透压梯度。进入结肠的钠离子平均浓度为130～140mmol/L，经主动摄取后仅有40mmol/L经粪便排出[1, 3]。钾离子则与钠离子交换而流失。还有阴离子交换，如氯离子和碳酸氢离子交换，后者分泌到肠道后，可以中和肠道内的有机酸。

　　体液调节、旁分泌调节及神经调节等对水分及电解质的吸收有很大的影响。肾上腺皮质分泌的醛固酮对促进结肠吸收钠离子及水分有重大的影响[4, 5]。

二、营养素的消化与吸收

　　结肠含有体内数量最多的细菌，大约有400多种，大部分属于厌氧菌。这些细菌具有重要的消化功能，能分解上消化道未能处理的糖类和蛋白质[6]。

　　当回肠内容物进入结肠后，与细菌混合，产生肠道发酵作用。复杂的糖类和蛋白质可被分解成短链脂肪酸，超过90%的短链脂肪酸在结肠中产生且被重吸收。右半结肠主要消化复杂的糖类，而左半结肠主要分解蛋白质[7]。

　　结肠黏膜无法从血流获取养分，必须由肠道提供，因此肠道内可以生成短链脂肪酸、氨基酸、维生素和抗氧化物等营养素[8]。短链脂肪酸中的丁酸，作为结肠细胞产生能量的特殊材料，提供机体所需的部分能量，高达500cal/d。短链脂肪酸的产生及吸收，不但能滋润结肠黏膜细胞，而且可影响钠离子与水的吸收。

　　在病理上，短链脂肪酸对腹泻及肿瘤形成具有重要影响。所以对获得性肠炎、抗生素引起的腹泻及贮袋炎患者而言，肠道营养支持的重要性是相当明显的[9]。

三、结肠蠕动

　　结肠其他的生理功能就是结肠蠕动，此为其他两种结肠功能（营养素及水分的消化与吸收）之根本，故单独阐述。

结直肠全长约1.5m，演化成袋状，以促进细菌的发酵作用及分解复杂的基质物。盲肠是结直肠最宽处，作为贮藏室收容自小肠进入的大量食糜。到达直肠前，肠腔口径逐渐减小，直肠口径又再增大。结肠用蠕动方式运送物质，为一缓慢的过程，需数小时之久（16～48h）；然而更慢者，可超过1周。功能上，右半结肠的收缩使内容物混合彻底，也有助于吸收；而左半结肠收缩使粪便缓慢移动，作为粪便贮存室以等待适当的排便时机。

（一）蠕动的神经调控

肠道的功能调节是自主性的，由肠神经系统调控[10]。肠神经系统是一种由内源性神经元组成的复杂网络。肠神经系统整合感受的肠道信号，由中间神经元及传出神经元传递，影响肠道分泌和运动功能。肠道神经元可分成两类神经节丛：肠肌丛（Auerbach神经丛）及黏膜下神经丛（Meissnar神经丛）。肠肌丛位于肠壁内环肌和外纵肌层之间，调控两层肌肉运动神经支配、蠕动和黏膜分泌。先天性巨结肠（Hirschsprung病）患者，肠肌丛发育异常，造成无神经节肠段，因该节段持续收缩，导致肠阻塞。黏膜下神经丛对于控制黏膜分泌及黏膜下的血流有重要作用。

虽然结肠功能控制是自主性的，但是外在控制的影响才是维持正常结肠生理的关键，有两个主要机制：

（1）神经递质与激素控制：控制肠功能的化学递质与控制途径未明，化学控制是由神经递质（交感神经的抑制传导经去甲肾上腺素、副交感神经的兴奋性传导经胆碱神经递质）与激素控制。激素的肠道控制相当复杂，有的化学递质直接由中枢神经系统释放（如促肾上腺皮质激素释放激素），其他则来自肠道（如胃泌素与胆囊收缩素），通过中枢神经系统、自主神经系统或直接对肠道调控，抑制或促进肠道蠕动。

（2）外源性神经系统：外源性神经系统是由交感神经、副交感神经及体神经来影响结肠。迷走神经传出的副交感神经支配从食道至结肠脾曲[10]。骨盆神经丛发出的S_2～S_4副交感神经纤维支配其余的结肠与直肠。交感神经由上、下肠系膜神经丛（T_9～T_{12}）及上腹下神经丛（T_{12}～L_2）[11]支配。外源性神经系统对结肠的影响，可由切断迷走神经来验证，结肠动力会明显下降；在脊髓损伤患者，其肠动力丧失程度取决于脊髓损伤位置的高低[12]。

肠道感觉是由机械及化学感受器受到刺激而引起。肠系膜内巴氏小体、神经节内板状末梢（作为伸张、张力及本体接受器）及传入神经末梢感受器（化学及神经递质）的主要功能是感受伸展与压力[13, 14]。这些感受器通过交感及副交感神经纤维把信息传给中枢神经系统，经整合处理后，导致感觉反射、运动反应及内脏刺激等意识感受[15]。副交感神经纤维则传导无害的感觉到脑干，这类信息不会引起有意识的反应；相对的，内脏疼痛这类有害的刺激，则通过交感传入神经传递至脊髓[16]。

（二）蠕动方式

蠕动是由肠神经系统调节，协调平滑肌的容受与推进活动。在容受的肠节，外纵肌于腔内食团之前（肛侧）收缩而内环肌舒张，肠腔扩张而接受食团；在推进的肠节，内环肌则于食团后方（口侧）收缩而外纵肌舒张。

肠蠕动的多种形态已有所论述。放射线研究可分辨出有韵律的分节收缩、容受性舒张和袋状往返运动。有些蠕动的形态类似小肠蠕动，最常用的收缩分类由Bassotti等人描述：

（1）分节：可以单一或大量的收缩，呈节律性或不规则的分节运动。

（2）推进的收缩：可以是低幅度推进收缩（low-amplitude propagated contraction，LAPC）或高幅度推进收缩（high-amplitude propagated contraction，HAPC）。

分节收缩的典型频率为3周期/min，代表了大部分结肠的动力。平均而言，分节收缩造成5～50mmHg压力的变化。这些收缩可以是单一或多发收缩波，其中不足6%的分节收缩有节律性，其余的则不协调或不规则[17]。虽然整体不协调的分节收缩是远离口端的蠕动，但食团可以在短分节内逆向推进。这种偶然的运动形态，是延长结肠通过时间的根本原因，使肠内容物更广泛地接触结肠黏膜，有利于结肠吸收。

LAPC每天发生大约100次，造成低于50mmHg的结肠压力变化。此收缩主要功能可能是通过结肠来运送液态食团及气体，是由结肠腔涨满而引起，餐后发生的频率增加，也和睡眠-清醒状态有密切关系[18, 19]。

HAPC较少发生，每天大约6次，产生高于100mmHg的结肠压力变化，主要功能可能是运送大量的食团通过较长的结肠节段。大于95%的推进是向着远口端，而大量内容物朝远口端的推进，成为排便的一种刺激，也借着大的压力差导致大便急迫感[20]。

虽然大部分结肠的运动形态是偶发的且不协调，直肠运动的方向却比较固定。朝远口端的推进把粪便送进直肠，也许会跟着产生便意。如果不会，便意就被自主抑制而产生容受性舒张。直肠运动复合波（rectal motor complexe，RMC）及远端结肠的周期性结肠运动活力（periodic colonic motor activity，PCMA）已有所论述[21]。RMC比PCMA发生频率高，属于低幅度的直肠收缩，但PCMA强度较高[21, 22]。由于结肠大部分的收缩周期属于分节或逆向推进，是一种内在的刹车机制，使健康的人免于大便失禁。

（三）结肠功能的昼夜变化

健康人的结肠运动，每天之中会有所变化。研究指出，结肠大部分时间都很安静，穿插着短时间的偶尔活动。24h的肌电图研究显示，有两种因素影响肠动力：睡眠-清醒状态及进食（图3-1）。

1. 睡眠的影响　睡眠对结肠的分节及推进收缩有重要的影响[24]。睡眠时结肠活动戏剧性地降低，而且长时间的消失。晚间10时到清晨6时，结肠最为安静。研究显示，在睡眠的快速动眼期、被叫醒或突然清醒时，肠活动会增加。中枢神经系统经由自主神经系统影响结肠动力，可以合理解释情绪状态和睡眠如何影响肠的动力[19]。清醒后，肠道收缩增加三倍（解释了为什么有的人醒后会想排便），而下午则回到基线[24]。白天时，横结肠到降结肠比乙状结肠到直肠有更高的运动活力。

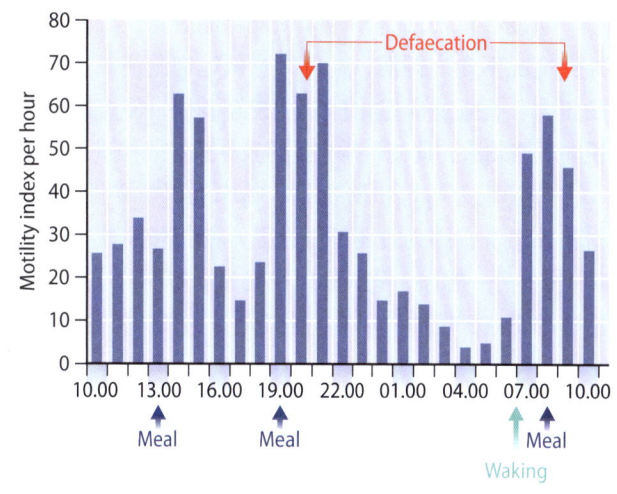

图 3-1　全部肠动力指数：一位37岁健康人24h动态结肠压力变化，注意用餐后及清醒时肠动力指数增加

（引自Kumar及Wingate[53]）

2. 进食的影响　进食是结肠运动主要的生理刺激因素（图3-2）。进食可以增加结肠的分节及推进收缩，也增加全部平滑肌张力。餐后增加结肠动力，可以分成两个时相：

（1）胃结肠（早期）时相，结肠运动活力在进食后甚至进食前（1~3min）即可增加。

（2）肠道（晚期）时相，相当于肠道消化时相，至少餐后1h发生。

胃结肠时相结肠动力增加的程度，会随着大量进食而增加（经由胃张力增加的有关机制）[25]。摄取高热量食物及进食脂肪，会增加肠道时相运动的活力，而进食高蛋白质及氨基酸食物，会降低此活力。

进食如何影响结肠的机制，尚未完全了解。完整的胃及神经系统都不是此项反应的必要条件。这种生理改变是由刺激胃及十二指肠肠壁上的机械性及化学

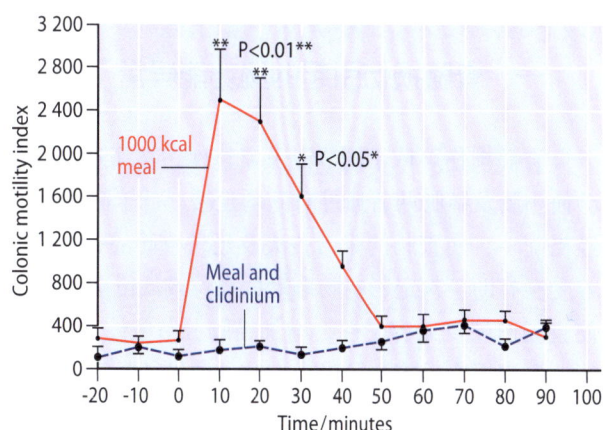

图 3-2　餐后肠道运动活力几乎立即增加（实线代表肠动力指数），持续将近1h，由副交感神经调控，此现象可用clidinium（阿托品类药；虚线）预先处理而消除

性感受器所致。接着由很复杂的神经体液递质的相互作用，引起结肠的反应。这些反应递质包括迷走神经乙酰胆碱、调节肽（含蛋白质肽YY-PYY、胃泌素、胆囊收缩素及神经降压素）、前列腺素及血清素。PYY及其对肠的影响，渐渐受到重视。PYY因胆汁、脂肪、葡萄糖及氨基酸刺激而释放，可以在回肠末端测得。PYY能改变肠道的通过时间，所以被称为"回肠刹车"[26, 27]。

3. 压力的影响　身心压力影响肠功能甚巨。外在压力会引起胃迟滞潴留，却加速结肠的通过时间。最特

别的是压力会促使结肠推进收缩跨过几个肠段。这种效果不必经由自主反应，而是经下丘脑所释出的促肾上腺释放因子导致。后者通过迷走神经及骶副交感神经传出的指令来兴奋结肠活动[28]。有趣的是，心理的压力解除后，对肠动力的影响依然存在，这是心理压力可能长期影响结肠功能症状的原因。

相较于心理压力，身体压力引起结肠不同节段同时收缩，可以从几个节段出现压力波来证实。身体压力和机体自主反应有关，与心理压力不同，其停止后结肠运动活力也停止[29]。

第三节   直肠的储存管道功能

直肠在排便前是作为大便储存的管道。粪便从远端结肠推进到直肠，会增加直肠的容积并引起便意。如果外界情况不允许排便，则可有意识地抑制便意。这种接受性的松弛能使直肠适应更大容积，而不会明显增加直肠压力。直肠适应是由抑制性神经调控，使直肠储存较大的容积而不会有急迫感。直肠容积的增加则产生一种逆向反馈刺激，促使胃排空延迟及促进结肠推进的收缩频率降低，以致整体延长食物自胃到肛管的通过时间[30]。

直肠压力与容积的变化，临床上以容受性来测量。容受性因功能及组织的异常而有所改变。例如骨盆放射治疗患者，因为直肠纤维化及不能扩张而使容受性降低，这些患者常因直肠少许粪便即产生急迫感而万分痛苦[31]。另一方面，先天性巨结肠患者容受性增加，能忍受大量粪便而无急迫感[32]。此外，直肠容受性可以成为治疗的靶点，例如应用生物回馈治疗大便失禁患者；急迫感也可用行为治疗，以增加容受性及减少急迫感[30]。

第四节   不同疾病的结肠生理变化

了解疾病状态下结肠的生理变化不但有助于认识其正常功能，而且可以成为治疗的标靶。脊髓损伤及慢性假性肠梗阻的生理变化，能了解神经如何控制肠功能。肠易激综合征（irritable bowel syndrome，IBS）和慢传输型便秘（slow transit constipation，STC）的结肠生理，可以解释部分患者的症状，而且成为可能的治疗靶点。

一、脊髓损伤引起的肠功能异常

脊髓损伤可依不同节段及完整性，来预测肠动力异常的不同形态。脊髓损伤高于T_1（交感神经输入节段）会使小肠与结肠两者通过时间均延缓；低于此平面则延迟到达回盲瓣的时间。马尾神经损伤（丧失骶副交感神经支配），使直肠的张力丧失及延长直肠的排空，而不影响结肠的通过时间[12]。事实上，测量直肠的张力或容受性有助于判定影响肠蠕动的高位或低位运动神经损伤。马尾神经损伤常造成直肠松弛。脊髓圆锥以上损伤使直肠僵硬及无容受性，增加结肠分节收缩，丧失胃结肠反应。因此大脑下行的张力抑制作用可调节结肠功能。脊髓损伤后丧失了张力抑制，诱发结肠动力改变，故能解释这类患者肠道症状的高发生率。便秘是最常见的症状，也可因使用缓泻剂、直肠感觉不足、丧失括约肌控制而引起大便失禁。除理解正常的肠道生理外，熟悉脊髓损伤患者的肠功能反射调控机制，也指导神经刺激及调节技术，以改善结直肠肛门功能，例如骶椎神经刺激法[12, 33]。

二、慢性假性肠梗阻

慢性假性肠梗阻（chronic intestinal pseudo-obstruction，CIPO）是指存在肠阻塞的临床表现，可涉及小肠及结直肠，但无确切肠道解剖阻塞的综合征。诊断主要依据临床症状，但放射检查可以确认属于非机械性的梗阻或肠道扩张，其特征是局部或全部肠动力异常（主要是肠无力），其病因可能是神经性或肌因性的问题[34, 35]。

当CIPO影响上消化道时，主要症状是恶心、呕吐及体重减轻。若主要影响下消化道，症状则为弥散腹痛、严重腹胀与便秘。慢性假性结肠梗阻可以单独存在或是广泛性CIPO的一部分，此症需及时诊断，尽早行结肠减压，以免造成盲肠或结肠穿孔[36]。

肠动力异常的形态多变，神经性的CIPO患者肠道收缩不协调但其幅度属正常。在肌因性的CIPO正好相反，收缩很协调，但幅度却低弱（如果可以测得）[36]。然而，正常的肠道也可观察到这些形态[37]。肠道通过时间延迟，会促使肠道细菌过度繁殖，后者本身也会延缓通过时间，更使病情雪上加霜[36]。

三、慢传输型便秘

便秘影响高达四分之一的人群，大体上可分为盆底功能异常、全结肠传输缓慢或是二者兼而有之。

因盆底功能异常引起的便秘患者，主要问题是无法完全排空直肠内容物。STC指结肠运动功能异常所造成的结肠传输延迟。结肠通过时间延长，水分吸收更多，使粪便更硬而难以排空[38]。如此，大部分STC患者多伴有直肠排空困难，约三分之二的住院便秘患者有此主诉[39]，很可能社区的发病率更高。

STC患者表现为全部结肠动力降低，包括分节收缩与推进收缩。虽然昼夜的起伏还在，他们餐后结肠动力的高峰低平[40]。这些患者的前部结肠，其分节收缩可以减少50%[17]。因为增加结肠通过时间与HAPC幅度降低及其持续时间有关，严重的便秘患者甚至于会完全没有收缩，而HAPC是推进结肠内容物到达直肠的主要动力。HAPC对便意产生及排便具有重要作用，其幅度降低，使排空更为困难。STC患者也有直肠的运动复合波（RMC）不协调的活动，这类收缩阻挡结肠内容物推进到直肠。

造成STC的病因很多，其中以神经因子的研究较多。神经性异常可能由骨盆神经的破坏（骨盆手术后遗症）或中枢神经系统伤害（脊椎受伤）导致[41]。未经证实的研究提出一种可能的原因，有些慢性特异的STC患者的症状源自家族性肠道神经病变[42]。

真正的慢传输型便秘发生率随着年龄增加而升高，这不但和HAPC降低引起的动力形态改变有关，也与增加的分节收缩有关。其他因素，例如改变饮食习惯、多种用药、身体疾病及其他不适都有一定的影响。改变肠道运动的形态从蠕动性收缩到非蠕动性收缩，会使结肠腔内压力增加。所有与年龄有关的器官变化，如肠肌神经元减少、纤维化增加及结肠平滑肌收缩功能下降等，都对肠道动力改变有重要影响[40]。

四、肠易激综合征

IBS主要症状是腹痛伴排便习惯改变〔腹泻及（或）便秘〕。其他常见症状包括大便急迫感及腹胀。上述感觉和肠动力改变基于IBS病理生理改变：内脏过敏、小肠及结直肠的动力异常、炎症及自主神经功能异常。

（一）肠易激综合征患者的肠动力异常

早期研究指出结肠刺激（进食或肠涨满）与不正常的结肠运动和腹部症状有关[43]。没有一种结肠动力的特别形态可以归属于IBS患者。然而在主要症状是腹泻的IBS患者，促进小肠转运（特别是增加移行运动复合波）及结肠动力（增加HAPC频率）[44]。增加的HAPC还会在用餐后（提高胃结肠反应）及清醒后进一步扩大。此现象及降低的直肠容受度，是IBS患者的大便急迫感的生理基础。便秘为主的IBS患者，则表现降低HAPC频率，所以会延迟向肛侧的粪便推进[45]。

IBS患者抱怨腹部胀气，腹围增加。由于IBS患者和正常人之间的胀气量及分布都属常态，因此认为腹围增加与肠张力的降低有关。这些患者当中，也常见到气体从肠道远端向近端（逆向运动）回流，可以部分解释为什么会抱怨打嗝[46]。

（二）胃肠道疼痛的敏感性

IBS患者疼痛位置、强度及性质都有所不同。在身心压力期间、月经或昼夜周期，会增加疼痛[43]。患者常常抱怨在用餐后1~2h，腹痛更为严重。在这些患者，腹痛暂时性地与回肠及乙状结肠的收缩相吻合。直肠或乙结肠的涨满，也会使75%患者再发腹痛/绞痛。已经明确IBS患者与正常人相比，疼痛阈值更低，所以后者症状可能是来自对正常刺激的异常感受[47]。

（三）心理因素

IBS患者比正常人有更多的焦虑及强迫倾向，业已明确情绪状态会影响结肠动力、容受性及内脏敏感性[29]。虽然无法证明精神因素到底是IBS的原因或是结果，但是IBS的治疗也需关心患者及其精神状态，如此则有一定程度的症状改善[29, 48]。

第五节　小　　结

结肠虽然不是维持生命的必要器官，但在人的社会功能上扮演重要角色。结肠主要功能为吸收水分、电解质、营养素及产生短链脂肪酸，因此有重要的代谢作用。小肠及结直肠的动力异常，常见于功能性和器质性的胃肠道疾病。然而正常人也存在着动力异常的形态，后者与症状缺乏关联性，基于动力异常的治疗效果不佳，不免让人质疑这些异常到底是现象性的，还是病理生理性的。特别是在功能异常的疾病，例如IBS及STC，主要的思考方向已经转移为敏感性及自主神经因素。迄今，基于改善动力异常的治疗对改善症状的疗效确实令人失望。唯有认识功能性和器质性胃肠道疾病的动力与感觉功能的相互影响，才能引领新药及物理治疗的发展，包括促肾上腺皮质激素拮抗剂及电刺激神经调节脊髓对肠反射的作用。

第六节　自　我　测　试

1. 下列有关神经控制肠功能的叙述，正确的是：

a. 肠的传入信息完全是由机械感受器引起的。

b. 乙酰胆碱是主要的抑制性神经递质。

c. 肠释放的肽如胆囊收缩素影响局部性的结肠动力而不在皮质层水平。

d. 先天性巨结肠（Hirschsprung病）是因肠肌丛（Auerbach神经丛）异常所致。

e. 过度的外源性副交感神经活动造成麻痹性肠梗阻。

2. 下列有关结肠传输的叙述，正确的是：

a. 健康时，结肠传输时间在所有个体都是相同的。

b. 结肠收缩产生的生理功能，在右侧及左侧结肠是相同的。

c. 结肠分节的收缩压力比舒张血压高。

d. 高幅度推进收缩（HAPC）较少发生，而且一定会产生大便急迫感。

e. 结肠的蠕动在睡眠中也会产生。

3. 下列有关脊髓损伤的说法，正确的是：

a. 马尾神经损伤使直肠结肠的张力增加，肠排空困难。

b. 颈部损伤会丧失迷走神经传入结肠。

c. 大便失禁可因不过度使用缓泄剂而避免。

d. STC和肠动力降低有关，而非失去神经控制，因为与肠神经系统无关系。

e. 电刺激神经调节可作为部分肠道功能异常患者的治疗方法。

4. 下列有关结肠生理功能的叙述，错误的是：

a. 给自己提供营养素。

b. 液体平衡。

c. 电解质均衡。

d. 温度调节。

e. 释放抗炎细胞激素。

5. 胃结肠反应：

a. 脊髓损伤患者丧失。

b. 依赖完整的迷走神经，迷走神经切除患者会丧失。

c. 期待食物可以引起，甚至在进食之前。

d. 因释放肠源性蛋白质肽PYY而增加。

e. 进食高纤维饮食而扩大。

答案与解析

1. 答案：d

解析：肠的传入信息是由机械及化学感受器受到刺激引起的。去甲肾上腺素是主要的肠抑制神经递质（其他有NO及VIP）；乙酰胆碱为兴奋神经递质[49]。肠分泌肽（例如胆囊收缩素、胃动素及饥饿素）可作用于中枢及局部[50]。肠梗阻是因肠内源性的副交感神经过度活动而造成[51]。

2. 答案：e

解析：结肠收缩产生的频率、幅度、通过时间在健康人变化很大，大体上女性比男性更延长[52]。相比于左半结肠，右半结肠收缩主要是搅动及增进再吸收而非推进。HAPC压高于收缩血压，但分节收缩的强度较弱，HAPC每天发生大约12次，大部分不引起大便急迫感。

3. 答案：e

解析：马尾神经损伤是一种影响结直肠的低节段运动神经损伤，呈现张力丧失及容受性增加[12]。瘫痪引起便秘，丧失肠道功能的外源控制，也就是神经活动的调控很差，所以产生无效的蠕动。大便失禁可以是一种主要的症状，即使大便能够成形也可发生，主要病因是直肠感觉及括约肌随意控制功能的丧失[12]。

4. 答案：d

5. 答案：c

解析：结肠对进食的反应是一复杂的现象，而且受到心理期待、进食成分（高脂肪饮食比高纤维素饮食更具兴奋性）及胃充盈状态的影响。内分泌（抑制性的PYY）及神经（兴奋性的副交感神经）因素均为参与此反应的重要因素[25]。

（Kumaran Thiruppathy，Anton Emmanuel 著

郑启清　张子明 译，牛兆园 校）

参考文献

[1] DEBONGNIE J C，PHILLIPS S F. Capacity of the human colon toabsorb fluid [J]. Gastroenterology，1978，74：698-703.

[2] PHILLIPS S F，GILLER J. The contribution of the colon to electrolyteand water conservation in man [J]. J Lab Clin Med，1973，81：733-746.

[3] GILLER J，PHILLIPS S F. Electrolyte absorption and secretion inthe human colon [J]. Am J Dig Dis，1972，17：1003-1011.

[4] COOKE H J，WANG Y Z，FRIELING T，et al. Neural 5-hydroxytryptamine receptors regulate chloridesecretion in guinea pig distal colon [J]. Am J Physiol，1991，261：G833-G840.

[5] BINDER H J，MEHTA P. Characterization of butyrate-dependent electroneutral Na-Cl absorption in the rat distal colon [J]. Pflugers Arch，1990，417：365-369.

[6] BENGMARK S. Bacteria for optimal health [J]. Nutrition，2000，16：611-615.

[7] ROY C C，KIEN C L，BOUTHILLIER L，et al. Short-chainfatty acids：ready for prime time? [J]. Nutr Clin Pract，2006，21：351-366.

[8] ANDOH A，TSUJIKAWA T，FUJIYAMA Y. Role of dietary fiberand short-chain fatty acids in the colon [J]. Curr Pharm Des，2003，9：347-358.

［9］ MORTENSEN P B，CLAUSEN M R. Short-chain fatty acids in thehuman colon：relation to gastrointestinal health and disease［J］. Scand J Gastroenterol Suppl，1996，216：132-148.

［10］ DEVROEDE G，LAMARCHE J. Functional importance of extrinsicparasympathetic innervation to the distal colon andrectum in man［J］. Gastroenterology，1974，66：273-280.

［11］ BENEVENTO B T，SIPSKI M L. Neurogenic bladder，neurogenicbowel，and sexual dysfunction in people with spinal cordinjury［J］. Phys Ther，2002，82：601-612.

［12］ CRAGGS M D，BALASUBRAMANIAM A V，CHUNG E A，et al. Aberrant reflexes and function of the pelvic organs following spinal cord injury in man［J］. Auton Neurosci，2006，126-127，355-370.

［13］ LYNN P A，OLSSON C，ZAGORODNYUK V，et al. Rectal intraganglionic laminar endings are transductionsites of extrinsic mechanoreceptors in the guinea pig rectum［J］. Gastroenterology，2003，125：786-794.

［14］ ZAGORODNYUK V，SANTICIOLI P，MAGGI C A. Evidence for theinvolvement of multiple mechanisms in the excitatoryaction of bradykinin in the circular muscle of guineapigcolon［J］. Naunyn Schmiedebergs Arch Pharmacol，1998，357：197-204.

［15］ CERVERO F. Sensory innervation of the viscera：peripheralbasis of visceral pain［J］. Physiol Rev，1994，74：95-138.

［16］ GEBHART G F. Visceral pain-peripheral sensitisation［J］. Gut，2000，47（Suppl 4）：iv54-iv55.

［17］ BASSOTTI G，DE ROBERTO G，CASTELLANI D，et al. Normal aspects of colorectal motility and abnormalitiesin slow transit constipation［J］. World J Gstroenterol，2005，11：2691-2696.

［18］ BASSOTTI G，STANGHELLINI V，CHIARIONI G，et al. Upper gastrointestinal motoractivity in patients with slow-transit constipation. Further evidence for an enteric neuropathy［J］. Dig Dis Sci，1996，41：1999-2005.

［19］ RAO S S，SADEGHI P，BEATY J，et al. Ambulatory 24h colonic manometry in healthy humans［J］. Am JPhysiolGastrointest Liver Physiol，2001，280：G629-G639.

［20］ RITCHIE J A. Movement of segmental constrictions in thehuman colon［J］. Gut，1971，12：350-355.

［21］ BASSOTTI G，GERMANI U，MORELLI A. Flatus-related colorectaland anal motor events［J］. Dig Dis Sci，1996，41：335-338.

［22］ HERBST F，KAMM M A，MORRIS G P，et al. Gastrointestinal transit and prolonged ambulatorycolonic motility in health and faecal incontinence［J］. Gut，1997，41：381-389.

［23］ WYMAN J B，HEATON K W，MANNING A P，et al. Variability of colonic function in healthy subjects［J］. Gut，1978，19：146-150.

［24］ FURUKAWA Y，COOK I J，PANAGOPOULOS V，et al. Relationship between sleep patternsand human colonic motor patterns［J］. Gastroenterology，1994，107：1372-1381.

［25］ WILEY J，TATUM D，KEINATH R，et al. Participation of gastric mechanoreceptors and intestinal chemoreceptorsin the gastrocolonic response［J］. Gastroenterology，1988，94：1144-1149.

［26］ CUCHE G，CUBER J C，MALBERT C H. Ileal short-chain fatty acidsinhibit gastric motility by a humoral pathway［J］. Am J Physiol Gastrointest Liver Physiol，2000，279：G925-G930.

［27］ CHERBUT C，FERRIER L，ROZE C，et al. Short-chain fatty acids modify colonic motilitythrough nerves and polypeptide YY release in the rat［J］. Am J Physiol，1998，275：G1415-G1422.

［28］ TACHE Y，MARTINEZ V，MILLION M，et al. Corticotropinre leasing factor and the brain-gut motor response to stress［J］. Can J Gastroenterol，1999，13（Suppl A）：18A-25A.

［29］ RAO S S，HATFIELD R A，SULS J M，et al. Psychologicaland physical stress induce differential effects on humancolonic motility［J］. Am J Gastroenterol，1998，93：985-990.

［30］ SHAFIK A，MOSTAFA R M，SHAFIK I，et al. Functionalactivity of the rectum：a conduit organ or a storageorgan or both？［J］. World J Gastroenterol，2006，12：4549-4552.

［31］ VAN DUIJVENDIJK P，SLORS J F，TAAT C W，et al. Prospective evaluation ofanorectal function after total mesorectal excision for rectalcarcinoma with or without preoperative radiotherapy［J］. Am J Gastroenterol，2002，97：2282-2289.

［32］ WILLIAMS N S，FAJOBI O A，LUNNISS P J，et al. Vertical reduction rectoplasty：a new treatment for idiopathic megarectum［J］. Br J Surg，2000，87：1203-1208.

［33］ SEVCENCU C. Electrical stimulation-an evolving concept in the treatment of colonic motor dysfunctions［J］. Neurogastroenterol Motil，2006，18：960-970.

［34］ DE GIORGIO R，CAMILLERI M. Human enteric neuropathies：morphology and molecular pathology［J］. Neurogastroenterol Motil，2004，16：515-531.

［35］ SMITH V V, LAKE B D, KAMM M A, et al. Intestinalpseudo-obstruction with deficient smooth muscle alphaactin ［J］. Histopathology, 1992, 21: 535-542.

［36］ DE GIORGIO R, SARNELLI G, CORINALDESI R, et al. Advances in our understanding of the pathology of chronicintestinal pseudo-obstruction ［J］. Gut, 2004, 53: 1549-1552.

［37］ KNOWLES C H, SILK D B, DARZI A, et al. Deranged smooth muscle alpha-actinas a biomarker of intestinal pseudo-obstruction: a controlledmultinational case series ［J］. Gut, 2004, 53: 1583-1589.

［38］ EHRLEIN H J, REICH H, SCHWINGER M. Colonic motility andtransit of digesta during hard and soft faeces formation inrabbits ［J］. J Physiol, 1983, 338: 75-86.

［39］ EMMANUEL A V, KAMM M A. Laser Doppler flowmetry as a measure of extrinsic colonic innervation in functional bowel disease ［J］. Gut, 2000, 46: 212-217.

［40］ BASSOTTI G, VILLANACCI V. Slow transit constipation: a functional disorder becomes an enteric neuropathy ［J］. World J Gastroenterol, 2006, 12: 4609-4613.

［41］ KNOWLES C H, MARTIN J E. Slow transit constipation: a model of human gut dysmotility. Review of possible aetiologies ［J］. Neurogastroenterol Motil, 2000, 12: 181-196.

［42］ KNOWLES C H, SCOTT S M, WELLMER A, et al. Sensory and autonomic neuropathy inpatients with idiopathic slow-transit constipation ［J］. Br J Surg, 1999, 86: 54-60.

［43］ CHRISTENSEN J. Pathophysiology of the irritable bowel syndrome ［J］. Lancet, 1992, 340: 1444-1447.

［44］ NANDA R, JAMES R, SMITH H, et al. Food intolerance and the irritable bowel syndrome ［J］. Gut, 1989, 30: 1099-1104.

［45］ CHEY W D, CASH B D. Irritable bowel syndrome: update oncolonic neuromuscular dysfunction and treatment ［J］. Curr Gastroenterol Rep, 2006, 8: 273-281.

［46］ MAXTON D G, PRIOR A, WHORWELL P J. Effect of hyperventilationon distal colonic motility and rectal sensitivity in irritable bowel syndrome ［J］. Digestion, 1991, 48: 70-74.

［47］ TRIMBLE K C, FAROUK R, PRYDE A, et al. Heightened visceral sensation in functional gastrointestinal disease is not site-specific. Evidence for a generalized disorder of gut sensitivity ［J］. Dig Dis Sci, 1995, 40: 1607-1613.

［48］ CREED F, GUTHRIE E, RATCLIFFE J, et al. Does psychological treatment help onlythose patients with severe irritable bowel syndrome who also have a concurrent psychiatric disorder? ［J］. Aust NZJ Psychiatry, 2005, 39: 807-815.

［49］ GRIDER J R, FOXX-ORENSTEIN A E. Mediators and regulationof peristalsis ［J］. Curr Opin Gastroenterol, 1999, 15: 22-25.

［50］ MURRAY C D, KAMM M A, BLOOM S R, et al. Ghrelinfor the gastroenterologist: history and potential ［J］. Gastroenterology, 2003, 125: 1492-1502.

［51］ FURNESS J B, COSTA M. Adynamic ileus, its pathogenesis and treatment ［J］. Med Biol, 1974, 52: 82-89.

［52］ BASSOTTI G, IANTORNO G, FIORELLA S, et al. Colonic motility in man: features in normal subjects and in patients with chronic idiopathic constipation ［J］. Am J Gastroenterol, 1999, 94: 1760-1770.

［53］ KUMAR D, WINGATE D. An illustrated guide to gastrointestinal motility, 2nd edition ［M］. Churchill-Livingstone, London, 1993, 438.

第四章　病史采集与症状

第一节　引　　言

结直肠肛门疾病患者时常主诉一些难以精确描述的模糊症状。然而详尽地获取病史及明确病变部位，是后续选择确切检查方法及诊疗措施的重要基础。即使某些症状与特定的病变无确切关系，仍可通过其推断出始发部位和可能的诊断而进一步确诊。

在所有的医学领域，患者病史的采集与评估是医生选择诊疗措施的重要依据。症状出现部位、病情发展、随之出现的伴随症状及其独有的特点，都应该详加记录。同时，病史采集也应该包含患者家族史。某些问题涉及个人隐私，则应单独沟通，需有相对隐蔽的地点诚恳地询问。

医生必须明确一般症状与结直肠疾病所引起的一些特殊症状的区别，后者将会在这一章节予以详细讨论，但本文很少讨论有关结直肠肛管的病理学问题。最先被关注的症状为出血、瘙痒、疼痛、排气、失禁、腹泻、便秘和里急后重等，其他特殊的直肠疾病症状例如遗粪、激惹征及脱垂尚需要进一步研究。

许多患者患有或者主诉患有"痔疮"，但后者也泛指从痔疮到肛裂、肛门瘙痒或者更严重的病变如肿瘤等一系列问题。为了明确患者的最初症状，主诉为"痔疮"、出血及肿胀，需行大量的病史采集工作。为了防止咨询时间过久，避免混乱累赘的描述，尤其是在非常忙碌的门诊，建议从患者的病史入手获得线索，并且慎重详细地询问患者关于特殊症状的情况及持续时间。

综上所述，医生必须掌握鉴别诊断"痔疮"与其他疾病的能力。许多疾病可基于患者的病史而确诊。另一方面也可以从病史中缩小鉴别诊断的范围，后续选择某些特殊检查，可明确诊断。

第二节　出　　血

出血是一种常见的症状，也是患者最为担心的主诉。虽然出血是结肠癌最有诊断意义的症状之一，但是并没有特异性。各种消化道损伤和肛管直肠病变均可引起出血。难以解释的是部分患者没有任何不适，而部分患者却出现伴随症状。出血症状可在排便时出现或者与排便无关。

结直肠的大量出血比较少见。许多老年患者由于急性肠道失血而出现难以耐受的低血压。从病因学及解剖学方面通常难以解释出血这一症状，有时出血可自发停止而导致出血部位难以明确。因此认为这类患者通常是偶有肠道出血，但难以查明确切的出血病因。

出血常见病因：

（1）一般病因：血液系统疾病包括血液病、药物损伤、肝/肾功能不全及吸收功能障碍。

（2）部位：

a. 肛周：皮损、皲裂、脱垂、湿疣、肿瘤、创伤。

b. 肛管：痔疮、脱垂、溃疡、肿瘤、创伤、皲裂。

c. 结直肠：息肉、血管发育不良、结肠炎（缺血性、传染性与寄生虫导致的炎症、光化学损伤）、憩室疾病、肿瘤、创伤。

d. 小肠：克罗恩病、Meckel憩室、局部缺血、肿瘤、创伤。

e. 胃十二指肠：黏膜糜烂、溃疡、肿瘤、创伤。

出血量少于50mL/24h并且来源于接近结肠脾曲部位的病变，肉眼难以发现，只有通过粪便潜血检查才可确诊。非住院治疗患者，可以通过简单的粪便潜血实验而明确。然而，几滴鲜血就可以使马桶中的水变为鲜红色，这对于从未出现不适症状的患者而言是一种警示。

直肠肛管出血的各种不同特点为判断出血部位提供宝贵信息。症状持续时间、血的颜色（鲜红色、深红色、黑色或者柏油样）、出血量及排便频率、出血与排便之间的先后关系都需要准确判断。弄清是否有血块及其数量对出血来源的判断也很有帮助。单发或多发病灶导致的少量出血，常见于各种年龄段的成年患者，许多人并不会一开始就向医生咨询这种症状，只是在系统回顾病史的时候才会提及。相反的，大量的出血通常会伴随失血性休克。

直肠乙状结肠肿瘤常出现粪便带血现象。通常情况下，排便前出血或者累积在直肠壶腹部的出血会自发性流出，这种症状可见于溃疡性结肠炎。出血伴左髂窝疼痛多为乙状结肠病变，可能是节段性结肠炎、憩室炎或者肿瘤。溃疡性结肠炎、结肠克罗恩病及直肠乙状结肠连接处肿瘤都可出现便血伴腹泻症状。痢疾样症状伴随排出结肠碎片组织则很可能是肿瘤、乙状结肠炎或者急性痢疾。出血颜色为暗红色时通常提示病变位于结肠或者直肠上端，尤其是与粪便混合排出者。出血颜色不仅能提示出血部位，还可以提示出血的持续时间。

出血位置来源于直肠末端或者肛管时，一般不与粪便相混合，而是覆于其上，提示病灶的原发部位，仔细观察排便后马桶中排泄物颜色可以诊断。虽然这种症状通常提示内痔出血，但是也要在排除其他有可能的病变之后才能做出诊断。弥漫性直肠炎也可产生类似的症状。

息肉、腺瘤、具有分泌功能的绒毛状肿瘤及正在缓慢生长的微小癌灶都具有血性渗出特点，当出血量达到一定程度及位于足够低的部位时，就可以在粪便表面的浅沟中观察到血迹。然而，在少数情况下肛裂也可以出现类似的临床现象。除了失禁这种情况，在便后擦拭纸或者内裤上发现血迹，提示出血来源于括约肌下方的肛管。一般而言此种症状提示病灶在痔环或者肛周部位，例如糜烂、皲裂、痔疮脱垂、肛周血肿的破裂、瘘管、肛裂及肿瘤。当排便过程中伴随剧痛和（或）便后持续数小时的疼痛，并且伴有出血，这种症状则是肛裂的典型症状。血迹和疼痛消失一段时间后再发，通常是未完全愈合的肛瘘所造成。间断出血的痔疮脱垂患者由于症状的自发缓解，许多患者并未在意。暴露在外的血栓性外痔，由于多种因素造成摩擦、肛门瘙痒及溃疡，和肿瘤的破溃一样也可导致出血。

事实上，这些症状的出现并不是绝对的，也有例外的情况。高位的病灶也有可能会引起出血，并且不与粪便混合排出，而肠道的末段病变也有可能出现黑便。黑色血块也可以来源于持续出血的直肠病变，然而来源于结肠的鲜血，由于不断的累积也可以逐渐变成黑色。当查找直肠出血的原因时，患者的年龄也是一个必须考虑的重要因素。

一个罕见却又经常被误诊的关于"出血"的病因是食用甜菜根，其主要色素来源于 β-花青苷，紫红色的颜料在马桶中就像被鲜血染红一样。

胃肠道末端的大出血可以由血管发育异常或者憩室病引起。这种情况见于炎症、肿瘤或者缺血性结肠炎。以排黑色水样便并伴有恶臭为特点的黑粪症，提示血液在肠内已经不完全氧化了至少8h，出血病灶通常来源于靠近结肠肝曲的部位。在排便期间或之后有出血并伴有肛周疼痛症状，尤其是在擦洗过的部位，是由于糜烂或者皲裂造成的肛周感染所致。直肠创伤可以导致局部的出血，并且不伴其他排泄物，通常病变广泛，出血与患者的动作姿势有关，并可随后重复发生。直肠内放置温度计或放射损伤引起的直肠炎就是这种损伤的典型例子。

出血的一般伴随症状，例如排便习惯的改变、腹痛及一般情况的恶化（厌食及体重下降），均提示患有系统性病变，与肛管疾病很可能无关。排黏液便也许与肛管病变及系统性病变都有关系。绒毛状肿瘤通常伴随大量黏液便。

第三节　肛门瘙痒

肛门瘙痒是一种常见而难治的症状，其病因多为皮肤病或心因性病变，而并非直肠肛管疾病。尽管如此，瘙痒症状依然是某些肛管直肠疾病的特点。瘙痒不同于疼痛感觉，其程度多变且间断出现，可以发生在夜间并影响睡眠质量。

粪便中的细菌会产生刺激性的代谢产物。汗水和肛管不洁会诱发细菌入侵，导致皮肤脱皮。一旦肛周皮肤受到损害，就会形成恶性循环。瘙痒导致过度挠抓，从而加重表皮损伤。当肛周皮肤对外界感染的天然抵抗力下降时，就易于导致腐生细菌及皮肤真菌感染，诱发皮肤炎症。关于肛门瘙痒的详细发病机理及病理生理学的描述可以参考本书第二十五章有关内容。

肛门瘙痒常见病因：

（1）主要原因：

a. 皮肤病：湿疹、牛皮癣、扁平苔癣、过敏性皮疹。

b. 接触性皮炎：局部麻醉剂、抗生素类药膏。

c. 肛周皮损：皲裂、克罗恩病、肿瘤。

d. 感染：真菌、蛲虫、性传播疾病。

（2）次要原因：

a. 刺激性皮损：汗水（肛门不洁、多毛症）、黏液（过多分泌、脱垂）、脓肿（肛瘘）、粪便（腹泻、失禁、肛门不洁）。

b. 系统性疾病：糖尿病、传染病、梗阻性黄疸、骨髓增殖性疾病、淋巴瘤。

c. 精神性因素。

d. 特发性因素。

肛门瘙痒的主要原因可能是由局部病变或继发于大便失禁，也有可能是全身疾病的一种表现。皮肤病、接触性皮炎及肛周皮损等多种原因都是造成肛门瘙痒的最常见病因，而大多数病因都归因于肛门不洁，尤其是排便后。肛周湿润的情况见于：多毛症、过多出汗、阴道分泌物、尿失禁、Ⅲ度内痔、黏膜脱垂、皮赘、尖锐湿疣、肛瘘脓性分泌物、肛周脓肿及多次感染，尤其是腹泻时的粪便。然而过度清洁肛周区域也会引起皮肤炎而导致瘙痒。紧身及人工合成的衣服有时也是造成瘙痒的原因之一。饮食因素也是非特异性肛门瘙痒的又一重要基础病因。然而在个别的患者中，并没有找到引起症状的确切病因。即使是全身性疾病引起的皮损也很少导致肛门瘙痒，医生应明确患者是否患有糖尿病、肠道蛲虫病、阴虱、肛门与生殖器疱疹、传染性软疣、湿疹的发病倾向、真菌感染、黄疸、脊髓病和血液系统疾病。

夜间常发的瘙痒症状提示蛲虫感染，这种情况有时候也会在其他家庭成员身上发现，肛门生殖器的接触史可以表明二者具有相关性。排泄时伴随瘙痒及烧灼感是湿疣、瘘管、肛腺分泌过多的肛管炎或溃疡性结肠炎的典型症状。瘙痒、烧灼感、分泌物增多、疼痛并伴随异物感是绞窄性肛管脱垂的典型症状。

评估患者肛门瘙痒症状要与过敏反应相鉴别。医生应该注意肛管栓剂的使用事项，做好局部用药的相关工作。类固醇药物会影响皮肤的长期天然抵抗力而导致真菌感染；抗生素及麻醉药会提高皮肤的敏感性。更多严重的肛周皮肤炎可由于滥用上述药物而引起。

第四节 疼 痛

腹部疼痛一般无特异指向性，除外症状出现在腹膜壁层这一部位。临床医生需要了解疼痛部位，并注意是否存在能使症状加剧或缓解的因素（例如进食、姿势变化、排便或者药物治疗）、疼痛特征（持续性或者绞痛性）、疼痛强度、持续时间和其他的伴随症状。升结肠疼痛会出现在右下腹，来自乙状结肠的疼痛位于左下腹，直肠疼痛可以发生在下腹部。腹部痉挛性疼痛可见于肠梗阻或肠扭转，也可由IBS或者憩室病肠道痉挛而引起。来源于腹腔其他脏器的疼痛与结肠引起的疼痛非常相似，难以通过临床症状予以鉴别。

事实上会阴疼痛常见于直肠病变，并且导致大多数患者处于病损状态。这是肛管、直肠或者骨盆结构受损的表现。疼痛症状要定位明确，是浅表性疼痛，抑或为深部疼痛，有时疼痛定位及评估其严重程度均较困难，这会导致诊治失误。肛管直肠的功能性紊乱也可产生疼痛，而且难与躯体导致的疼痛相鉴别。

　　患者通常难以区分并准确描述会阴疼痛的位置及特点，因此需要做进一步的深入检查以明确病灶原发部位。疼痛这一感觉必然带有个人的主观感受，对于不同的人也有不同的接受程度。因此区分不适与疼痛，并尝试去定义疼痛的分级是十分重要的。对于疼痛细节的描述，尤其是发作频率、强度、加重或减轻的情况、持续时间、与排便和性生活的关系，都应详加记录。

　　肛门直肠疼痛常见病因：

　　（1）肛周部位：

　　a. 静脉曲张血栓形成。

　　b. 血肿。

　　c. 皲裂。

　　d. 尖锐湿疣。

　　e. 肿瘤。

　　f. 疱疹。

　　d. 放射损伤。

　　（2）肛管：

　　a. 隐窝炎。

　　b. 急/慢性脓肿。

　　c. 血栓形成及痔疮脱垂。

　　d. 克罗恩病。

　　e. 肿瘤。

　　（3）直肠：

　　a. 孤立溃疡。

　　b. 肿瘤。

　　c. 肠套叠。

　　（4）功能性肛管直肠疼痛[3]：

　　a. 慢性肛管疼痛：肛提肌综合征或者非特异性肛管直肠疼痛。

　　b. 痉挛性肛管疼痛。

　　（5）直肠以外疾病：

　　a. 妇产科疾病。

　　b. 泌尿系统疾病。

　　c. 骨骼肌疾病。

　　d. 神经系统疾病。

　　在急性肛裂及肛门直肠脓肿患者，排便通常能引起更加剧烈的疼痛，这主要源于瘘管、肛周血肿、肛周静脉血栓或者内痔血栓。由血肿引起的疼痛起病急骤，如果病变日益恶化则会形成脓肿。排便过程中三种不同时相的跳跃性疼痛是肛裂的特点：排便无明显疼痛，排便过程中疼痛明显，排便结束后疼痛越发剧烈。其他引起疼痛的原因有：尖锐湿疣、疱疹、克罗恩病或肿瘤。在以上所有因素中，溃疡、炎症、感染或神经受累都可能引起更加剧烈的疼痛。与典型发病部位无关，孤立性直肠溃疡可能是顽固性会阴疼痛的病因。如果病变累及脊椎尾骨，并在坐位及站立姿势疼痛加剧，则为尾骨痛。最后，某些患者患有功能性的肛门直肠疼痛。此外，还需要与受到遗传因素影响的心理、环境及社会因素进行鉴别诊断。以上影响因素都被列入胃肠道功能紊乱的罗马Ⅲ诊断系统之中[3]。会阴疼痛有时可以持续数年并成为患者主要的不适而一直存在，或者成为IBS的伴随症状。

　　来源于直肠深部的剧烈绞窄样痉挛性疼痛，可以在任何时间发作，但主要见于夜间，这是肛管痉挛性疼痛的特点。

　　皮肤病或肛管炎的疼痛特点是在炎症反应过程中出现烧灼样痛。持续性或间断性的针刺样痛可见于肛管感染患者，例如隐窝炎、脓肿、肿瘤或内痔血栓形成，这些病变都能产生令人痛苦的异物感。排便时的钝痛加剧是肛管隐窝炎的特点。肛管胀痛提示肛管直肠血栓形成或肛周脓肿。排便疼痛伴里急后重是括约肌痉挛的典型症状。

若缺乏明显的病因，对患者既往史的采集则非常重要，如记录是否有骨盆创伤手术或肛管疾病的治疗史等其他情况。

第五节　肛周排泄物

肛周排泄物或潮湿感会引起局部皮肤或黏膜炎症。造成这种现象最常见的原因是器质性病变，但对于患者个人而言，肛门不洁是造成这种问题的根源。患者也会因为排泄物的恶臭而频繁就医。

排泄物的性质需要明确，包括其来源及伴随症状，例如瘙痒、直肠出血、疼痛、失禁或脱垂。排泄物可以是水样、黏液样、脓液样或者是粪便，可来源于痔环、肛管或直肠。

一套完整的肛肠检查包括结肠微生物学或血清学检查，一般能判断出排泄物的成分及来源。然而在某些患者中，这些检查也难以查明病因而依然留下疑问。粪便在内裤上留下的污物，恰似陈腐的排泄物，往往难以查明其来源。

肛周排泄物病因：

（1）肛周：

a. 汗水。

b. 肛门不洁。

c. 皮损。

d. 湿疹。

e. 皲裂。

f. 尖锐湿疣。

g. 肿瘤。

h. 脓肿。

i. 肛瘘。

j. 疖。

（2）肛管：

a. 尖锐湿疣。

b. 痔疮。

c. 黏膜脱垂。

d. 肛瘘。

e. 脓肿。

f. 失禁。

（3）结直肠：

a. 直肠脱垂。

b. 炎症性疾病。

c. 孤立性溃疡。

d. 腺瘤。

e. 肠道易激。

这些病因有的来自于疾病（皮损、肛瘘、直肠炎、传染性肛管直肠炎、痔疮脱垂、直肠脱垂），有的则是医源性的（直肠和肛管手术并发症）。

水样排泄物提示来自因感染而致炎症刺激的肛管腺体或绒毛状腺瘤。清亮的黏液样排泄物来自脱垂物或孤立性直肠溃疡。混合粪便的棕色排泄物主要见于大便失禁。脓性排泄物一般来自于肛瘘。带血的黏脓性排泄物通常提示结肠炎。痔疮脱垂、黏膜或肠道脱垂及溃疡性结肠炎的排泄物往往带有淡红色血迹。切口渗血大多见于治疗直肠黏膜脱垂的Whitehead手术和用于痔疮切除术的Milligan-Morgan手术，采取上述治疗方式，需要一段时间切口方能愈合。血性排泄物伴随瘙痒及烧灼感，并有痛苦的异物感提示肛管或直肠部位的绞窄性脱垂。

另一比较少见的器质性病变包括肛管后方多发小脓肿（无与肛周皮肤相连的通道）或者齿状线水平下方肛管腺的过度分泌，这两种现象均难以鉴别诊断。然而这些腺体的分泌是患者肛门少许排泄物即可导致长期潮湿感的原因。在肛管内齿状线水平下方的黏液分泌区有分泌腺通向位于肛周皮肤皱褶的微小开口。用指尖按压这些部位，可见脓液或者更常见的像露珠似的透明液体。这些液体量极少，之后重复同样检查难以再现。另外一种产生排泄物的罕见病因是多个非脱垂内痔。最后，粪便漏出常与任何器质性的病因均无明显联系，是一个功能性问题，表现为轻度的大便失禁。全身性疾病（例如糖尿病）也可能是病因之一。对肛门外有少量污迹患者行临床或电测压检查，经常发现肛管括约肌有少许缺损，而患者并未察觉这些症状。

第六节　大便失禁

大便失禁可以定义为"在不适当的社交场所及时间，不能随意控制大便或排泄物，任其流出肛门外"[6]。失禁的原因可以是器质性或功能性的。根据罗马Ⅲ诊断标准，功能紊乱引起的大便失禁可以定义为"≥4岁或发育成熟的个体，反复不能控制粪便流出，时间至少3个月"[1]。

很少患者会主动提供关于自身大便失禁这一症状的相关信息。这种严重的症状使患者不愿承认，通常也导致他们与家人或社会格格不入。大量研究报告表明，有1.5%的儿童及超过一半居住在疗养院的人群会出现这种症状[10, 13]。必须要区分患者是在排便过程中无便意，还是需要至少15min才能感受到便意。相类似的，也要注意区分遗粪等污渍是否为真正的失禁症状。当询问患者病史的时候，就可以对症状的严重程度做出准确判断，包括出现的频率、与粪便硬度或生活方式的关系、是否伴有腹泻等症状及是否有既往手术史，尤其是肛瘘或产科的手术。产科的病史询问应包括经阴道分娩的次数及会阴撕裂的严重程度。泌尿系统的检查也需要包括在内，目的在于排除有关的泌尿系统疾病，包括尿失禁，这也是大便失禁典型的伴随症状[9]。是否曾接受放疗等处置，这些都提示与脊髓或会阴的创伤有关。这些信息均能帮助医生区分判断患者的症状，许多患者经常把肛门排泄物与大便失禁这两种症状混淆。医生可以通过患者失禁的频率和大便的硬度来评估病情严重程度，从单纯的大便流出、肛管排气或偶尔在内裤上发现污迹，到每天观察于无意识状态下排出粪便的次数。大便的硬度，是水样、半固态样还是坚硬的，同样非常重要。不同的发作频率及便意感与不同类型的腹泻有关。最终，医生应研究患者主动排便的可能性及在哪些情况下容易发生非自主性排便。

医生应该深知失禁的严重程度及发作频率均影响患者的生活质量。大便控制分级计分应该准确评定，这对判断失禁程度颇有帮助[12]。每天记录病情变化在病情评估中扮演重要的角色。大便形状评估表能帮助医生确定患者大便的硬度[11]。

腹泻是大便失禁最常见的病因之一。当便意来袭的时候，排出水样粪便，这些患者一般无肛管括约肌功能受损。失禁的症状可能由于腹泻而变得更加严重。

大便失禁常见病因：

（1）腹泻：

a. 炎症性疾病。

b. 传染病。

c. 孤立性直肠溃疡。

d. 肿瘤。

（2）神经系统紊乱：

a. 精神障碍。

b. 衰老。

c. 神经系统疾病。

d. 局部神经病变（盆底）。

e. 会阴下降综合征。

f. 脊髓创伤。

（3）功能性胃肠道紊乱：功能性大便失禁。

（4）直肠内粪便潴留。

（5）解剖异常：

a. 直肠脱垂。

b. 直肠阴道瘘。

c. 肛瘘。

d. 硬皮病。

e. 创伤：外伤、外科或产科手术后遗症。

括约肌松弛可能由肌无力引起，如常见的神经系统紊乱造成的营养失调。随着年龄增长，肛管括约肌开始出现营养失调，70岁之后更会加速恶化。在年轻患者中，可发现一种类似的弥漫性营养不良症，由于患者运动神经末端病变，影响盆底肌肉运动功能（如糖尿病患者）。正常情况下，当直肠膨胀扩张时，IAS松弛，此为直肠肛管抑制反射。如长期的直肠内粪便潴留，将影响此抑制反射，加重大便失禁症状。

在创伤或外科手术过程中，有可能损害括约肌功能。在经阴道分娩患者，肛瘘手术是创伤性失禁最常见的原因。失禁也常见于肛管括约肌外或上肛瘘。直肠阴道瘘或与会阴相通的直肠外瘘可能是先天性的或后天获得性的，后者的成因包括创伤、特殊病变或宫颈癌放射治疗。脊髓创伤造成的马尾损伤也可导致大便失禁。

当未发现明显的解剖结构损伤，就要考虑是否为功能性大便失禁，这仍然需要排除其他病因才能诊断。根据2006年罗马Ⅲ诊断标准，大便失禁疾病谱逐渐扩大[1]。在此标准中，采用微小括约肌缺损诊断（而不用大便失禁），这是由于其损伤程度与症状通常不一致。基于同样原因，采用神经切断术/神经移植术后改变的诊断，二者均不参与常见疾病的发展过程（例如糖尿病的周围神经病变或多发性硬化症）。

第七节　腹　　泻

很多患者出现腹泻症状［译者注：腹泻定义为排便次数大于3次/d，粪便量大于200g/d，粪便稀薄（含水量大于85%）］。病史询问时应把重点放在腹泻持续的时间与类型上，量化这些信息有助于找出病因。应该注意每天白天与夜间的排便次数及大便黏滞度。大便是否带血或黏液、患者总体健康状况变化以及是否引起疼痛，均需详加询问。是否用药治疗，包括所有泻药和抗生素药物等相关信息也应予以询问。

一般而言，多数腹泻都由于传染性疾病或胃肠道功能性紊乱所造成，然而有可能伴随特殊的结直肠疾病，后者的腹泻症状可能由于炎症性疾病或梗阻性原因。肿瘤产生的大量黏液或孤立性直肠溃疡也可引起腹泻。

腹泻这一名词经常被患者错误引用或滥用，并赋予它多种含义：排便次数增多、大便稀软、里急后重或失禁。必须要区分急性腹泻和慢性腹泻，两者都伴大便硬度下降，前者持续时间＜14d，后者持续时间＞30d[4, 5]。因此每个伴随症状都需要鉴别区分及准确描述。大、小便频繁可能与腹泻有关，但同样地也可能由大量黏液及（或）脓液引起。大便急迫通常不能自主控制大便而伴随失禁。最后，谨记粪便嵌塞是腹泻和便秘之间的典型伴随症状。

腹泻常见病因：

a. 粪便嵌塞。

b. 炎症（传染性、非传染性）。

c. 黏液分泌过多。

d. 梗阻性病变。

e. 消化不良。

f. 吸收不良。

g. 代谢/电解质紊乱。

h. 功能性腹泻。

i. 药物性腹泻。

j. 心理性腹泻。

患者的病史采集应包括腹泻的诱因，是否有进食不洁史，是否有药物治疗或外科手术史等都要准确描述。同时旅行史也非常重要。某些手术操作也会增加长期腹泻的风险，尤其是迷走神经切断术、胆囊切除术、小肠短路手术或切除术。胰腺畸形会导致吸收障碍，引起腹泻[2, 15]。

第八节　便　秘

不同人对"便秘"有不同的理解，常定义为排便<3次/周，尽管某些患者排便次数同样较少，但并没有实质性的损害[8]。便秘还可以细分为大便坚硬、狭窄、细小或难以排出。某些患者的粪便难以到达直肠（慢传输型便秘）；然而某些患者却表现为难以排便，需要在排便过程中，长时间用力或甚至需要人为的手法帮助排便（出口梗阻型便秘）。此外，根据患者的临床表现，两种类型可以共存。不能完全排空可以是直肠内痔脱垂的唯一症状[14]。部分便秘患者出现头疼，也有出现胃肠胀气和厌食。

患者感觉排便习惯的改变可能有重大意义，此为结肠肿瘤的症状之一。这种改变包括长期便秘患者出现明显腹泻，或常年大便困难或不规则患者恢复常规的正常排便。Bristol大便性状分类表可以用来评估不同的大便黏滞度[11]。

一般而言便秘源于局部损伤造成梗阻或肠道蠕动减弱等功能异常，影响排便过程。直肠肛门病变大多与肛管梗阻或损伤有关。功能性便秘定义为"顽固、困难、便次减少或排便不尽，而又不符合IBS的诊断标准"[7]。更少见的是，患者也许肠道无器质性改变而仅是肠道功能紊乱。随着时间推移，便秘患者会由于会阴坠胀感和直肠溃疡而就诊。

费时的排便困难需要频繁地用力施压帮助排便，这种症状可由于巨直肠引起，后者的病史可以追溯到患者少儿时期，并伴随频繁发作的大便嵌塞及粪污现象。许多有排便问题的患者，都表现为直肠或结肠舒张功能丧失并伴随排便时过度用力的现象。少数情况下排便结束后还有排便不尽感。这些患者每天去厕所的次数及排便所用时间都应该准确记录。梗阻造成的便秘通常时间较短暂，然而与功能有关的症状会持续很长时间。应对以下情况予以充分考量：生活或饮食习惯的改变、妊娠、常见或心理方面的症状及某些口服药物。

便秘常见原因：

（1）局部损伤：

a. 肿瘤。

b. 憩室炎。

c. 炎症性肠病（克罗恩病多于溃疡性结肠炎）。

d. 肠道狭窄。

e. 肠套叠。

f. 直肠前突。

g. 直肠脱垂。

（2）功能性紊乱：

a. 功能性便秘。

b. IBS。

（3）其他：

a. 心理疾病。

b. 妊娠。

c. 药物。

d. 饮食。

e. 全身性病变。

f. 长期制动卧床。

g. 大便疼痛。

第八节　虚 假 便 意

　　虚假便意是以病态的排泄代替正常的排便行为，但这种感受并非完全虚假，提示有排便需求，包括紧迫感和频繁发作。患者经常感到肛门排气，其他症状包括黏液、黏液/血便混合物或新鲜血液。

　　根据这种定义，虚假便意通常代表了一种特殊器官的病变，源于直肠或乙状结肠局部或弥漫性的病变，最典型的是直肠肿瘤。直肠脱垂、直肠溃疡甚至直肠前突有时均会引起一段时间的虚假便意。放射性直肠炎也可以出现这种症状。

第九节　小　　结

　　医生根据患者有无结直肠肛门疾病典型的症状和体征，可以判断一个或更多病变部位，这些症状和肛缘、肛管、直肠及结肠这4个部位密切相关（表4-1）。

　　用多种药物治疗时，应详细记录用药种类，尤其是抗凝剂、糖尿病治疗、抗癫痫药、抗高血压药、抗炎药及免疫抑制剂等其他药物。患者的社交情况也应予以评估。

　　这一章节介绍了与结直肠肛门疾病有关的常见症状。问诊的基本原则在本章中亦有所提及，但建议读者根据具体情况，详细阅读相关章节以选择更为准确的诊治措施。

表4-1　结直肠及肛门疾病常见症状及好发部位

症状	肛缘	肛管	直肠	结肠
出血	+	+	+	+
肛周排泄物	+	+		
潮湿	+		+	+
大便失禁		+	+	+
肛门瘙痒	+		+	+
疼痛	+	+	+	
腹泻				
便秘	+	+	+	
虚假便意			+	
烧灼感	+	+		
痉挛（里急后重）				
排便不尽感				
异物感				

第十节 自 我 测 试

1. 关于下消化道大出血：

a. 是普遍的。

b. 主要是在老年患者中发生。

c. 其病因容易发现。

d. 与血管发育不良无关。

e. 总是能自我缓解。

2. 肛裂引起的疼痛是：

a. 只在老年患者中发生。

b. 很难定位。

c. 夜间疼痛加剧。

d. 排便时疼痛最剧烈。

e. 不伴有出血症状。

3. 关于大便失禁：

a. 不是身体虚弱的表现。

b. 只有主观症状作为诊断依据。

c. 通常与既往手术史有关。

d. 症状类似肛管排气、排液。

e. 在年轻患者身上常见。

4. 关于虚假便意：

a. 与年龄相关。

b. 与精神紊乱疾病相关。

c. 症状急迫及频繁发作。

d. 通常伴脓水。

e. 通常病因难以明确。

5. 关于便秘：

a. 其特征为因治疗梗阻而有长时间用药史。

b. 不伴有头痛、胃肠胀气及食欲减退等症状。

c. 症状不明确。

d. 不是由于排便困难引起。

e. 通常指的是每周排便少于三次。

解析与答案

1. 答案：b

解析：结直肠大出血主要出现在老年患者。病因及出血部位通常很难确定。出血可以由于自发停止而导致出血部位仍难明确。这种现象最常见的是由于血管发育不良、憩室病、炎症、缺血、肿瘤或血液系统疾病而造成。

2. 答案：d

解析：急性肛裂引起的剧烈疼痛在排便时会加重。肛管直肠周围脓肿或肛周血肿也产生疼痛，但与排便没有具体的联系。肛裂典型的特征是在大便排出过程中呈三个时相的节律性疼痛：排便前疼痛不明显，排便时和排便后产生剧烈疼痛。

3. 答案：c

解析：肛瘘手术是经阴道分娩患者创伤性大便失禁的常见病因。创伤和其他直肠手术（例如痔疮）是失禁典型病因但并不常见。

4. 答案：c

解析：虚假便意不仅有排便急迫感，还有频繁发作的特点，提示有排便的冲动，这并不完全是虚假的。这是一种病态的排泄而不是真正的排便。患者常常感到有排气需要。这种症状提示直肠及乙状结肠的局部或弥漫性病变，典型病变即为直肠肿瘤。

5. 答案：e

解析：便秘一词不同的人会有不同的理解，但通常被定义为每周排便少于三次。必须进一步区分大便干结、狭窄、细长或排便困难。

（Jean-Claude R. Givel 著

董旻昱译，王天宝校）

参考文献

［1］ BHARUCHA A E, WALD A, ENCK P, et al. Functional anorectal disorders［J］. Gastroenterology, 2006, 130: 1510-1518.

［2］ BINDER H J. Causes of chronic diarrhea［J］. N Engl J Med, 2006, 355: 236-239.

［3］ DROSSMAN D A. The functional gastrointestinal disorders and the Rome Ⅲ process［J］. Gastroenterology, 2006, 130: 1377-1390.

［4］ FINE K D, SCHILLER L R. GA technical review on the evaluation and management of chronic diarrhea［J］. Gastroenterology, 1999, 116: 1464-1486.

［5］ GUERRANT R L, VAN GILDER T, STEINER T S, et al. Practice guidelines for the management of infectious diarrhea［J］. Clin Infect Dis, 2001, 32: 331-351.

［6］ LAMAH M, KUMAR D. Fecal incontinence［J］. Dig Dis Sci, 1999, 44: 2488-2499.

［7］ LONGSTRETH G F, THOMPSON W G, CHEY W D, et al. Functional bowel disorders［J］. Gastroenterology, 2006, 130: 1480-1491.

［8］ MARTELLI H, DEVROEDE G, ARHAN P, et al. Mechanisms of idiopathic constipation: outlet obstruction［J］. Gastroenterology, 1978, 75: 623-631.

［9］ MCGROTHER C W, DONALDSON M. Epidemiology of faecal incontinence: a review of population-based studies［M］//BECKER H D, STENZL A, WALLWIENER D, et al. Urinary and Fecal Incontinence. Berlin Heidelberg: Springer; 2005: 13-24.

［10］ NELSON R L. Epidemiology of fecal incontinence［J］. Gastroenterology, 2004, 126: S3-S7.

［11］ O'DONNELL L J, VIRJEE J, HEATON K W. Detection of pseudodiarrhoea by simple clinical assessment of intestinal transit rate［J］. Br Med J, 1990, 300: 439-440.

［12］ OLIVEIRA L. Assessing the patient with fecal incontinence: quality of life issues. In: WEXNER S D, ZBAR A P, PESCATORIM (eds) Complex Anorectal Disorders. Investigation and Management［M］. Springer, London, 2005: 595-605.

［13］ PERRY S, SHAW C, MCGROTHER C W, et al. Prevalence of faecal incontinence in adults aged 40 years or more living in the community［J］. Gut, 2002, 50: 480-484.

［14］ ROBERTS P L, VEIDENHEIMER M. Rectal prolapse［J］. Surg Rounds, 1987, 10: 21-26.

［15］ SOERGEL K H. Evaluation of chronic diarrhea［J］. Pract Gastroenterol, 1992, 16: 25-38.

第五章　直肠肛门检查

第一节　引　　言

"漏诊多由于未行简单实用的肛肠检查，而非医生不熟悉肛肠疾病"。托马斯·麦克雷（1870—1935）提出的这个观点是为了强调在肛肠病诊断中临床检查的重要性。只要医生细心检查直肠肛管及肛周部位，即可轻而易举地确诊许多直肠肛门疾病。

尽管对医生而言询问病史是常规诊疗工作之一，但患者却不这么认为。他们一般难以回答医生的问题，尤其是症状第一次出现时。这些不适一般都涉及个人隐私、心理健康及社会交往，因此多数患者甚至可能在症状消失了很长一段时间后才来就诊。同样，这些症状并不常见，即使目前患者因为直肠疾病而接受长期治疗，也可能没行早期的专科检查，因此专科医生的初次接诊可发现更为严重的病变。

直肠病史采集与其他疾病一样，包括患者现病史和既往史、一般情况、专科体检及多种辅助检查。许多直肠疾病可以通过询问患者病史和体检而得以诊断，不需要任何复杂或耗时的其他程序。

第二节　病　　史

问诊的第一步是要求患者准确描述主诉症状，尤其是症状在哪种情况下出现，哪种不适使患者前来就诊等。围绕失血量、排泄物性质、是否出现大便失禁、肛门刺激、会阴疼痛、腹泻、便秘及虚假便意等症状重点询问。在个别患者中，个人习惯及不寻常的性爱姿势都与症状有关。患者的个人史包括既往直肠肛管状况或总体情况，以上都有可能影响到肛门直肠病变，都应该采集完整。药物治疗史及产科病史也与症状的发生有关。最后，还应该记录患者的家族遗传史，目的是排查疾病是否源于遗传因素（详见第四章）。

第三节　一　般　检　查

所有的直肠病变检查都从快速的视诊开始，旨在了解患者的一般情况或与疾病相关的其他症状。尤其注意患者的消化系统、皮肤、黏膜和泌尿生殖系统。若患者有抑郁症状，应注意神经系统的检查。

第四节　专　科　检　查

在进行直肠疾病的诊疗前，一定要跟患者解释拟行的所有检查内容。这包括以下几个部分：检查体位、视诊、触诊及直肠指检。

一、检查体位

某些体位十分有助于直肠疾病的检查。检查体位的选择取决于检查设备、患者年龄、健康状态及医生的专业水平。应该选用患者及检查医生都感觉舒适的体位，可以让医生有效地检查及便于进行相关诊疗操作。

在非专业的操作间里没有合适的设备，患者可以采取左侧卧位（Sim体位）或膝胸位。左侧卧位能使患者感到舒适自然，由于这种姿势可以消除患者的尴尬，对于老年患者而言更是不错的选择。患者左侧卧位，躯干与检查床头侧端线成45°，臀部可超出检查床边缘少许，大腿屈曲90°。这种姿势有助于行肛周及骶区的检查，但是前面的会阴区则被遮挡。左侧卧位非常有利于进行直肠疾病的体检，包括内窥镜检查和相关诊疗操作（如图5-1）。

膝胸位同样有助于进行会阴、骶骨及会阴后部的检查，并且不需要借助其他特殊的辅助工具。患者跪下，用前臂支撑身体，臀部向前倾（如图5-2）。这对于医生检查非常方便，臀部充分暴露，可以清楚地观察患者肛管及会阴部位。这种体位对硬质乙状结肠镜检查也非常合适，在这种体位下可以通过直肠乙状结肠移行处而到达垂向前方的乙状结肠。年轻患者容易接受这种体位，但不适用于老年、心脏或呼吸系统衰竭患者。

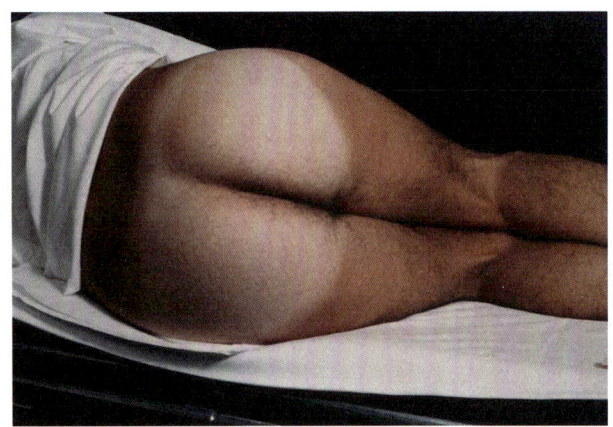

图5-1　左侧卧位

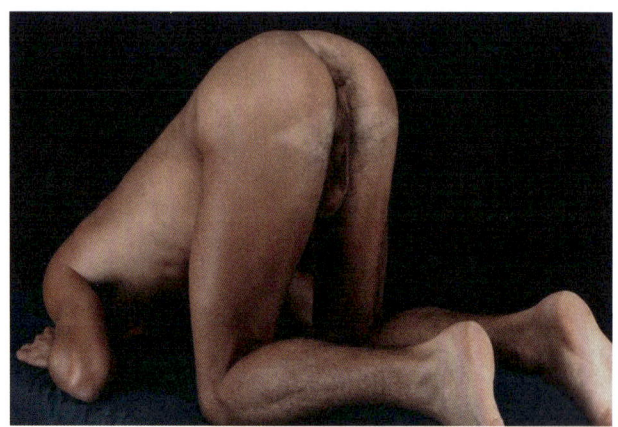

图5-2　膝胸位

如果医生有检查床等充分可用的设备，比如在医院或专业的检查室内，则推荐使用截石位或膝胸位。截石位或妇检体位需要有能够支撑下肢的桌子。患者背靠在座椅上躺下，使臀部超出床缘，下肢高于躯干（如图5-3）。患者能长时间坚持这种体位，有利于医生进行会阴及肛周部位的检查。直肠疾病的检查要在允许进行多种诊疗操作的前提下，才能顺利完成。这种体位适用于许多直肠肛门外科手术，尤其是患者在麻醉状态下。然而乙状结肠镜质地坚硬，在此体位下自直肠乙状结肠连接处进一步深入要比膝胸位困难。

采取折刀位需要特殊的检查设备。患者前胸俯在床面之上（面部朝下），臀部垫高，双腿分开并妥善固定，使躯干与下肢成90°。这就使肛周部位充分暴露，易于检查，可行与膝胸位相类似的检查及诊疗操作。这种体位也便于自后方操作的直肠肛门手术（如图5-4）。

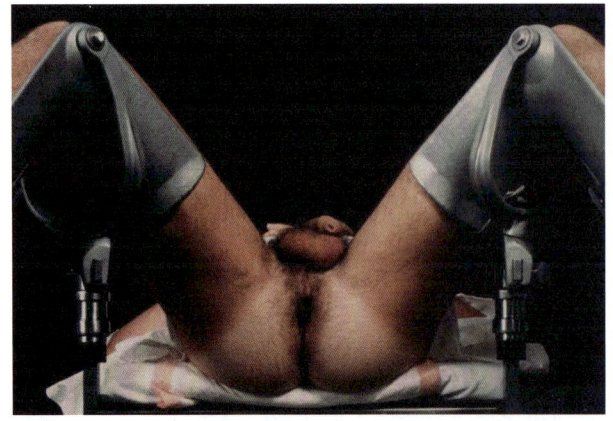

图5-3　截石位（妇检体位）

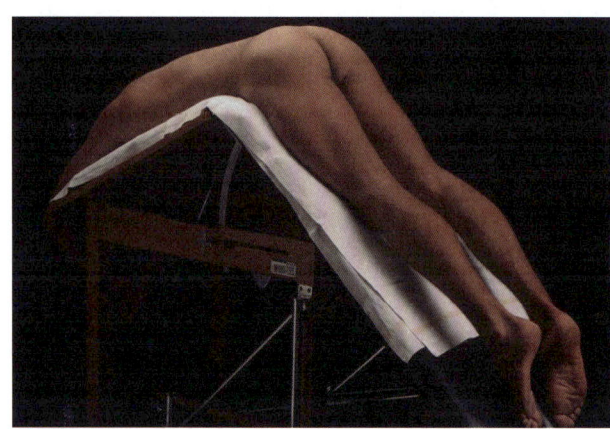

图5-4　折刀位

二、视诊及触诊

在截石位中，会阴部直肠病变，可以通过表盘来定位。12点钟方向指向前面，6点钟方向指向后面，而3点钟方向和9点钟方向分别指向患者的左侧和右侧（如图5-5）。

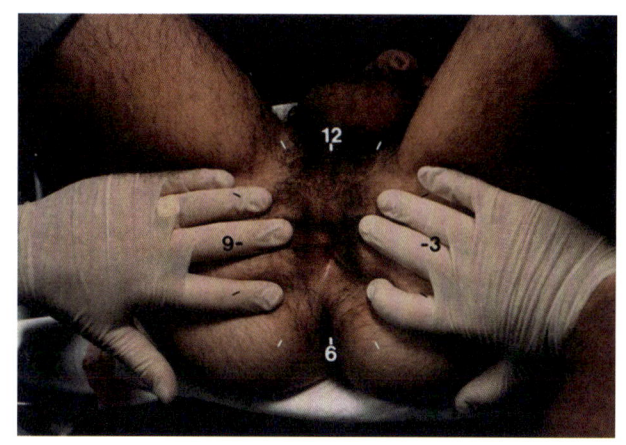

图5-5　直肠肛管病灶的定位

直肠检查从肛管、肛周及会阴周围的视诊开始。某些症状可以通过视诊而明确诊断。所有异常都需关注，尤其是湿润度、脓液、黏液、血和排泄污物、有无瘢痕组织、异常的管口、溃疡、皮损、肿胀或脱垂。不但观察静止状态的会阴部位，也注意观察其在盆底收缩和用力排便时的动态变化，注意与双侧坐骨结节的关系。用力排便时脱肛、痔疮、息肉、肛管内肿瘤或直肠脱垂的症状会更加明显而易于观察。用手分开臀部肌肉有时可发现肛裂。

遗留的瘢痕提示患者之前做过手术或有创伤史。纤维增生后遗症引起临近组织牵拉回缩，使肛管外缘的辐射状皱褶发生变化或消失，使整个肛管可能向瘢痕一侧牵拉。如果发现瘢痕，应该向患者本人了解更多关于直肠疾病的既往史，认真查明引起这种现象的病因。

肛管周围的外口，无论单发或多发，一般表示瘘管与皮肤连接的末端。因此窦道可自外口延伸到齿状线附近。简单或复杂的瘘管，大部分是由较小的肛周脓肿演变而来。像这种类型的外口，尤其是位于肛周的多个部位，应该深入探究是否存在炎症性病变，尤其是克罗恩病，有时这是本病首发和最明显的症状。

溃疡是肛膜的裂隙状损伤，伤口或浅或深，一般也不是初发症状，可能会被放射的肛膜皱褶所掩盖，可通过牵拉肛周皮肤而更加清楚地显示。裂隙状溃疡是最常见类型，一般小，可单发或多发，呈急性或慢性的裂隙状溃疡。如果是急性溃疡，创面通常狭窄，形如一瓣橘子，可见正常的黏液覆盖。急性溃疡可由于排便导致疼痛而确诊。慢性溃疡的创面较深，底面可见括约肌纤维，外周有轻度纤维疤痕组织增生，前哨痔或皮垂经常连于裂隙末端。

各种皮损也可以存在于肛膜及肛周部位。会阴部系统性皮肤病，从最常见的皮肤红斑到假肿瘤性增生，这些有代表性的皮损在特殊的部位可频繁出现。各种直肠病的不适多源于局部皮损导致的刺激症状。实际上，根本病因是由于没有保持肛周洁净，可能是轻微的大便失禁，包括肛周排泄物的刺激。瘙痒引起的不停抓挠导致皮损，使病情更加严重。

肛管两侧肿胀也是经常遇到的症状之一。这是组织内液体不断聚集或者增多的典型表现，非常容易辨认。如果伴随炎症，就提示了存在脓肿或肛旁蜂窝织炎，都是极为常见且痛苦的病变。良性或恶性肿瘤可发生于肛管外缘或与皮肤的连接处，此处亦可出现肿胀。

当患者休息时或腹压增高时可以发现脱垂病变，如用力排便或咳嗽时，过度多余的组织向外脱出，易于观察，表现为特有的黏膜征象。脱垂也可见于内痔或直肠肿物，经肛管滑脱至肛外。完全性脱垂可见脱垂黏膜的顶部，例如直肠脱垂，这些病灶出现水肿并不少见，尤其某些呈紫色的病灶，这提示局部血栓形成。

与视诊不同，触诊肛缘及其前、后两侧，不需拉开放射状的皱褶。可触及明显硬化的窦道，这基于开放的外口而进一步判断，甚至在外口完全封闭时亦然，仅靠肛管指诊即可确诊。一般认为这种硬化位于病灶浅面，至少有一部分符合此规律。如果在肛管后方，可能是肛裂感染向周围皮下组织的蔓延所致。如果病灶在前面，小心不要把瘘管与阴囊下面正中位置质韧的正常组织相混淆。

三、直肠指检

（1）肛管直肠指检是一个简单的操作，只需要一只手套和润滑凝胶。此检查禁忌仅仅使用指套操作，尤其对象是获得性免疫缺陷综合征（AIDS）流行区和其他性传播疾病患者。果冻状润滑油应先暖化，尽可能地使患者感到舒适。含利多卡因成分的果冻状润滑油特别适用于肛裂患者。

（2）当探查直肠病变时，应该进行直肠指检。指检可提供第一手相关信息，包括直肠形态、肛管或直肠内容物和邻近器官的情况。也可检查调控大便节制的神经与肌肉功能。直肠指诊禁忌证是那些引起肛管疼痛的急性病变。

（3）告知患者注意事项后，将戴着手套和涂好润滑凝胶的示指轻轻插入肛管，在截石位基础上向脐方向推进示指。通常使用轻柔的压力使肛管括约肌复合体放松。嘱患者增加腹压有时便于检查，特别对于焦虑患者更是如此。

（4）肛管、直肠及周围结构的检查应在一个有序的方式下进行。医生首先评估患者肛管括约肌的静息张力、是否有硬结、瘢痕、局部疼痛及漏液。在指检操作中，取六个定位方向最有助于提高检查效果（图5-6）。

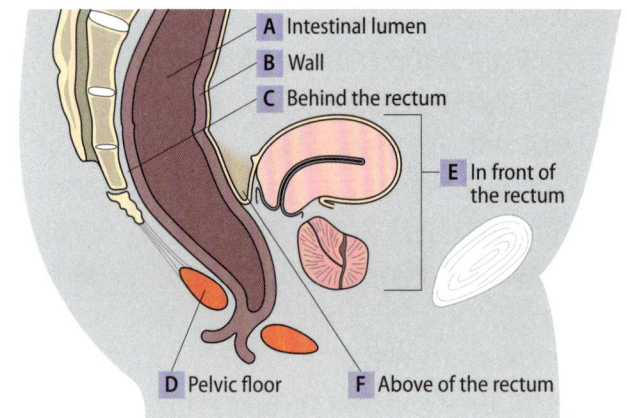

图5-6　直肠检查各个方位示意图

1）肠腔（肛管和直肠）：可能存在粪便、出血或异物。

2）肠壁（黏膜和整个肠壁）：明显的病变，如息肉、肿瘤、弥漫性黏膜炎症、溃疡或由于血栓或者痔疮长期存在形成的硬化区。如果发现肿瘤，必须记录肿瘤的位置、大小、特征（息肉状、固定性、溃疡）、对肠壁的侵犯深度、移动性（移动度、移动范围、固定性）及局部组织的解剖关系。

3）直肠后方：通过直肠壁，可以感受到骶尾骨凹，从而发现骶尾骨异常、直肠周围淋巴结肿大或者肿瘤。

4）盆底：大便失禁的发生与否取决于耻骨直肠肌和肛管括约肌双重机制的正常功能。耻骨直肠肌维持适当的肛管直肠角。肛管括约肌包括内、外括约肌，前者来自直肠内环肌的延续并增厚，后者可随意收缩。直肠指诊可判断这两种结构的形态和功能。耻骨直肠肌可用双指触诊检查，用示指推动耻骨直肠肌而拇指在外部协助检查。可嘱患者收缩肛管肌肉以测试肛管括约肌的随意收缩性。内、外括约肌的相邻处可以在示指从肛管撤回时触诊。肛管指诊让医生记录静止时肌肉紧张性、是否有自主收缩和咳嗽反射情况，这些肌肉的功能检查可嘱患者自主收缩肌肉来进行。直肠指诊有时可发现由于脓肿而引起的硬结或肿胀。

5）直肠前方（女性的子宫颈区和男性的前列腺区）：这两个部位的形态、连贯性及任何疑似肿瘤、脓肿或病变都可通过检查直肠壁而获得有用信息。必须认真地自两侧触诊直肠阴道膈。

6）直肠上方触诊：于道格拉斯（Douglas）窝，可直接触诊腹膜和腹腔内脏器，某些情况下可诱发疼痛，包括女性内生殖系统病变。有时也可触及病变肠管（例如憩室炎及克罗恩病导致的肿大结肠）。

第五节　内窥镜检查

大多数完整的直肠检查，都含有内窥镜探查，多不需行肠道准备，只要病变无疼痛，均可很好耐受。内窥镜探查包括三种：肛门镜检查、直肠乙状结肠镜检查和可曲式乙状结肠镜检查。

一、肛门镜检查

肛门镜可以检查肛管及直肠末段，可能是评估痔疮、肛裂或其他肛管病变的最佳检查方式，不需要操作者有非常专业的知识，每个普通医生都易于掌握。许多肛管镜都用金属或一次性塑料制品制作，有不同的口径及长度（图5-7）。

在肛门镜及其内心涂抹润滑油，沿肛管纵轴，向肚脐方向插入。这个操作通常不引起任何疼痛而且操作简单，除非是肛管存在病损（如肛裂）引起的肛管括约肌强烈收缩。当肛窥到达直肠末端，取出内心，调整光源，退镜时可检查长约8cm消化道末段。向各方向旋转，肛管直肠的管腔及管壁则能清楚显示。直肠有特征性的新鲜的黏膜皱襞，而且当肛管镜撤退时管腔依然扩张。肛管末端显著的弹力能将肛管镜逼出。此时易于观察与内痔对应的三个静脉丛（分别在截石位3点、7点和11点钟的方向），亦可见突起肛乳头所在的齿状线，这是直肠和肛管的分界标志。

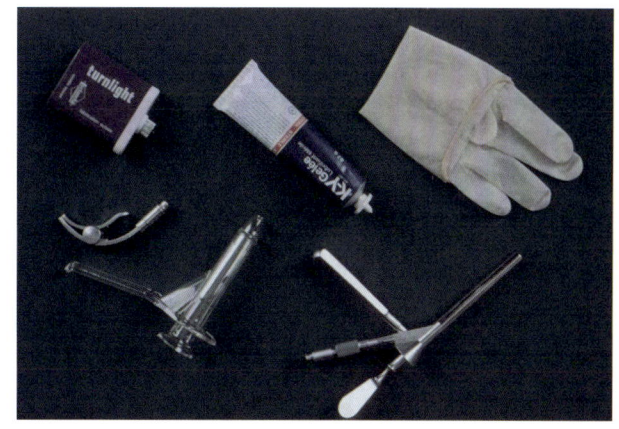

图5-7 肛门镜检查的器具

二、直肠乙状结肠镜检查

此检查可以查看从直肠到乙状结肠远端的肠腔情况。金属或一次性塑料直肠乙状结肠镜规格一般直径为20mm，长度为20~25cm。有时候，直肠和乙状结肠交界处收缩变窄，只能使用直径更小的直肠乙状结肠镜。将冷光源和透镜附在直肠乙状结肠镜前端进行照明。通过连接到此处的波纹管向肠腔内灌入气体，使肠管扩张，从而能顺利通过肠腔，易于显露难以探查的部位。吸引管则能吸出肠腔内的残余粪便（图5-8）。

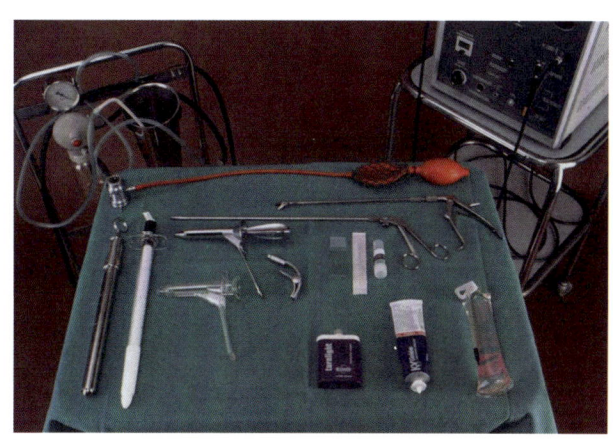

图5-8 直肠乙状结肠镜器械

直肠乙状结肠镜的术前准备可根据操作者个人习惯而做相应的调整。部分病变禁忌肠道准备，因它可能掩盖一些重要迹象，如检查可达范围之上的出血和黏液，可因肠道准备而难以觉查。直肠乙状结肠镜也可以取粪便或取活检进行细菌培养检查。一些操作者在检查前几分钟会常规进行高渗溶液灌肠（如120mL磷酸钠溶液），如果患者在早晨已有排便，通常没必要行灌肠准备。

操作者提前润滑直肠乙状结肠镜及其内芯，将其经肛管括约肌轻柔地插入肛管5~8cm，这与肛门镜的检查方式相同。当仪器碰到肠壁，撤回内芯，安装好光源和透镜。镜身顺着肠腔前进，采用自肠腔一侧向另一侧进镜方法，必要时注入少量气体。尽量少注气，插管时要小心控制，不要强行插入，否则会有直肠穿孔的风险。类似的，如果患者疼痛不断加剧，必须停止操作。将直肠Houston瓣轻轻压下，就能依次顺利通过肠腔。必要时退镜，观察结肠黏膜形成的半月形结构，以判断重新进镜方向。在距离肛管边缘15cm左右的直肠乙状结肠移行处停止进镜。下一步寻找黏膜形成的小裂隙，见腔进镜，此时较为困难，因肠腔注气和牵拉乙状结肠系膜，部分患者剧烈腹痛。众多文献报道，硬质器械难以通过这一段肠管。足够宽大的直肠壶腹形成一个腔，与乙状结肠形成鲜明对比，后者向后方折叠，难以充分照明。

内镜不能强行插入乙状结肠，如有必要，可以用纤维乙状结肠镜更深入的探查。研究表明直肠乙状结肠镜的插管平均深度约20cm。在男性患者中，半数人置管深度可以达到21~25cm；而只有1/3的女性患者能够达到这个深度[1]。撤镜时完成全部肠道观察：一个有效的逆向旋转，可不遗漏任何黏膜病变。在对某一病变进行检查的过程中，如要进行手术切除，需知因肠腔扩张，病灶大小有所增加。

操作医生用活检钳来钳取黏膜和黏膜下组织标本。活检钳的钳尖不能太锋利，避免引起肠穿孔。有时需要在弥漫性病灶中间取一些活检组织。凝血功能障碍和血管病变是活检的禁忌证。任何活检之后，肠壁通常需要10天左右的愈合时间，此后才能行钡灌肠检查。良性肿瘤和部分小的、局灶性的恶性肿瘤，例如肠息肉，通常采取内镜下切除或电凝破坏的治疗方法。硬质乙状结肠镜引起损伤相当罕见[2]。取活检组织时常发生的两个并发症是出血和穿孔。

三、可曲式乙状结肠镜检查

可曲式乙状结肠镜是一种长约60cm的结肠镜，可以到达全部乙状结肠的45%～85%，在个别患者中，可以观察到结肠脾曲[3]。乙状结肠镜有强大的抽吸功能，不仅可冲洗及向管腔内充气，也可以用活检钳钳取病理组织检查。这种内镜方便掌握及照明，其术前准备和直肠镜检查一样，因此可曲式乙状结肠镜检查也是门诊患者常规的基本检查（如图5-9）。

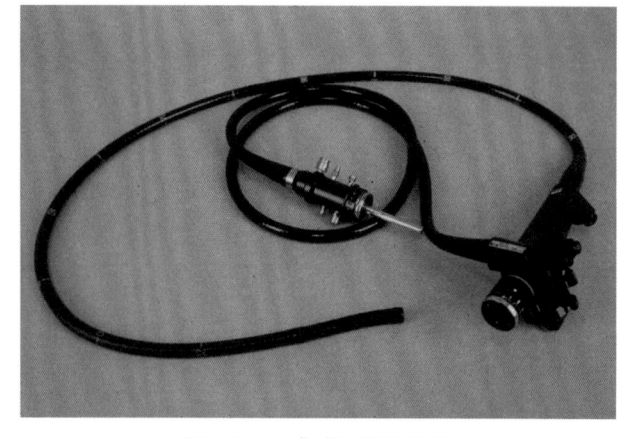

图5-9　可曲式乙状结肠镜

乙状结肠镜检查中，使用可曲式乙状结肠镜发现肿瘤的概率是使用硬质镜的4倍，但其效能难以确定。然而患者需行全结肠检查时，乙状结肠镜检查是不适宜的，因为此检查到达乙状结肠近端的概率仅65%～75%[5,6]。然而，这项检查技术的适应证依然非常广泛，尤其适用于40岁以上因结直肠问题而首次就诊者。

虽然可曲式乙状结肠镜比纤维结肠镜更容易掌握、学习和应用，但适当的培训是非常必要的。操作中的进镜和退镜技术可参考第六章有关内容和结肠镜相关的专业文献。

第六节　补　充　检　查

继临床检查之后，可能需要进行多种相关的辅助检查，这些内容将在第六至第十一章详加阐述。

第七节　特　殊　情　况

一、出血

会阴部检查、直肠触诊及直肠乙状结肠镜检查可用于直肠出血的鉴别诊断。硬质直肠镜用来做病情的初步评估，可曲式乙状结肠镜用来检查结肠脾曲的病灶，尤其是怀疑肿瘤时。结肠镜用来诊断例如炎症或血管发育不良这种小的或浅表性的病灶。计算机断层扫描（CT）或较少用的钡灌肠检查可作为结肠镜检查的替代选择，尤其在患者有炎症和肿瘤的情况下。在不适用结肠镜检查的大出血患者中，应该考虑介入或CT血管造影术检查。除了红细胞标记闪烁扫描术，这些检查大部分可对出血点予以定位。在排除上消化道的出血来源后，其病因很有可能就是血管发育不良或其他血管畸形。

二、肛门瘙痒

患者一般情况的检查需排除皮肤病或全身系统性疾病。肛门视诊时，医生应特别注意是否有皮肤刺激物、潮湿、出疹、排泄物、浸渍、擦伤或破损、赘生物、脱垂或与疼痛有关的肛裂或肛瘘。排泄物的污迹可用白棉棒在局部轻轻擦拭。蠕虫检查要在显微镜下观查肛周皮肤的活组织标本，寻找蠕虫卵。直肠触诊及内窥镜检查可以发现肛管括约肌功能不全、肛瘘或痔疮，也可以发现直肠病变产生的黏液。细菌及真菌检查后需要取活检组织，若怀疑是性传播疾病则要行血清学检测。如果出现腹泻症状，则需行粪便微生物学检查。直肠病变应取活检组织。若患者括约肌功能不全，就要进行肛管直肠的生理学检查（参见本书第二十五章有关内容）。

三、疼痛

除了局部检查和内窥镜检查，会阴疼痛的检查也包括相邻的非肛管直肠组织器官。

四、大便失禁

大便失禁患者需要做的检查包括观察是否有肛周污物、外口、变形、脱垂或会阴部瘢痕。观察肛周某一象限的辐射状皱褶有无消失。会阴的随意收缩可以评估横纹肌的力量。让患者用力增加腹压时，可以观察到异常的会阴下垂，甚至看见脱垂物。直肠指诊能触摸盆底肌层，检查括约肌和肛提肌的强直性痉挛及随意收缩的变化，还应包括咳嗽反射。肛管直肠的生理学检查，尤其是测压法及肌电图检查都是大便失禁病因鉴别诊断中必不可少的检查项目。

第八节　自 我 测 试

1. 以下哪个体位不适合做直肠检查？
a. 左侧卧位（Sim体位）。
b. 膝胸位。
c. Trendelenburg体位。
d. 截石位。
e. 折刀位。

2. 以下哪项不是用来进行肛门指检的用具？
a. 一副手套。
b. 润滑凝胶。
c. 利多卡因凝胶。
d. 指套。
e. 肛管镜。

3. 以下哪项检查不能用来评估肛管直肠出血？
a. 红细胞标记闪烁扫描术。
b. 肛管直肠检查。
c. 内窥镜检查。
d. 会阴检查。
e. 血红蛋白检查。

4. 通过使用可曲式乙状结肠镜，可到达整个乙状结肠的？
a. 20%。
b. 90%。
c. 30% ~ 60%。
d. 45% ~ 85%。
e. 100%。

5. 肛门镜检对以下哪种病变可能是最佳评估检查？
a. 痔疮。
b. 低位直肠肿瘤。

c. 肛周脓肿。

d. 急性肛裂。

e. 排便问题。

答案

1. 答案：c

2. 答案：d

3. 答案：a

4. 答案：d

5. 答案：a

（Jean-Claude R. Givel 著

董旻昱译，王天宝校）

参考文献

[1]　NIVATVONGS S，FRYD D S. How far does the proctosigmoidoscope reach? A prospective study of 1000 patients[J]. N Engl J Med，1980，303：380-382.

[2]　NELSON R L，ABCARIAN H，PRASAD M L. Iatrogenic perforation of the colon and rectum[J]. Dis Colon Rectum，1982，25：305-308.

[3]　LEHMAN G A，BUCHNER D M，LAPPAS J C. Anatomical extent of fibreoptic sigmoidoscope[J]. Gastroenterology，1983，84：803-808.

[4]　WINPAN G，BERCI G，PARRISH J，et al. Superiority of the flexible to the rigid sigmoidoscope in routine proctosigmoidoscopy[J]. N Engl J Med，1980，302：1011-1012.

[5]　BADGER S A，GILLIAND R，NEILLY P J. The effectiveness of flexible sigmoidoscopy as the primary method for investigating colorectal symptoms in low-risk patients[J]. Surg Endosc，2005，19：1349-1352.

[6]　PAINTER J，SAUNDERS D B，BELL G D，et al. Depth of insertion of flexible sigmoidoscopy：implications for colorectal cancer screening and instrument design[J]. Endoscopy，1999，81：227-231.

第六章　下消化道内镜检查与治疗

第一节　引　　言

内镜技术为适应现代诊断和治疗的需要而不断更新发展。在过去35年，内镜已从纤维内镜时代进展为电视结肠镜时代，进而成为诊断和治疗结直肠黏膜病变的最佳技术。内镜与外科之间的界线日趋模糊。内镜下黏膜切除术（endoscopic mucosal resection，EMR）和内镜黏膜下剥离术（endoscopic submucosal dissection，ESD）是目前处理结直肠肿瘤的重要手段，而外科手术切除曾是此类疾病治疗的金标准。结肠镜支架植入术正在改变恶性结直肠梗阻的外科处置策略，同时内镜扩张术是短的良性狭窄首选治疗手段。结肠镜检查技术的标准化和进一步优化对诊断和治疗方式选择均具有重要意义。在英国，已经对内镜医生筛选肠道恶性肿瘤水准予以评定，越来越关注结肠镜检查的质量和水平[47]。为达此目的，基础和高级结肠镜检查培训必须遵循更新的操作规程和先进的理念[59]。现在笔者简单讲述一下结肠镜在结直肠外科中的应用进展。

第二节　结肠镜检查时机

结肠镜已经成为结直肠黏膜病变诊治的基本手段，目前适应证如下所述[1]。

一、诊断

（1）钡灌肠或其他影像检查（比如虚拟结肠镜检查）发现异常情况。

（2）无法解释的消化道出血：

a. 低血红蛋白。

b. 排除上消化道出血的黑便。

c. 大便潜血阳性。

（3）难以解释的缺铁性贫血。

（4）评价炎症性肠病的严重程度和范围。

（5）难以解释的腹泻。

（6）术中隐匿病变的确认（比如息肉部位、出血位置）。

（7）大便习惯改变。

（8）腹部包块筛查。

（9）标记新生物的位置。

二、治疗

（1）下消化道出血的治疗。

（2）息肉切除术。

（3）结直肠狭窄扩张。

（4）恶性肿瘤导致狭窄和出血的姑息治疗。

（5）取出结直肠异物。

（6）结肠减压（假性肠梗阻、肠扭转）。

三、监控

另外，指南要求对以下高危人群应予以结肠镜监控：
（1）病程迁延不愈且广泛的溃疡性结肠炎[21]。
（2）结直肠腺瘤切除术后随访[4]。
（3）恶性肿瘤切除术后[51]。
（4）肢端肥大症患者[44]（译者注：有资料证实此类患者结直肠息肉发病率增加）。
（5）具有结直肠癌家族史[13]。
在美国及其他一些国家，对于超过50岁的结直肠癌一般危险的人群，推荐每10年行1次结肠镜检查。

第三节　诊断基本原则

检查时保证患者安全与舒适，是内镜医生最主要的目标。为达此目的，在各种操作之前和实施中，务必严格遵守以下常规步骤。

肠道准备至关重要，决定结肠镜检的质量、难度、速度和彻底性[27]。良好的肠道准备可提高腺瘤的检出率，然而没有一种肠道准备方法适合于所有患者，均无明显优势[9]。磷酸钠制剂较聚乙二醇电解质溶液的优势在于需要口服液体量少，患者易于耐受，但是用于年老、有心脏病和肾病患者时，需提高警惕。一种价格便宜、耐受性良好且高效的方法是联合使用渗透性缓泻剂柠檬酸镁和番茄叶制剂。适度的饮食控制对所有肠道准备都是必要的。

有资料证实结肠镜检之前给予解痉剂可使操作更为简单，提高到达盲肠的概率[49]，同时退镜时图像更为清晰。笔者所在医院的做法是检查前常规给予东莨菪碱，20mg，静脉滴注；如果禁忌此药，则选用胰高血糖素0.5mg～1mg。

在没有大便影响或狭窄的情况下，优秀的内镜医生结肠镜达到回盲部的概率至少为90%[2]。单人插镜技术作为一种理想方法而广泛使用[18]。操作者用右手操作镜身，单独左手操控结肠镜头部（图6-1）。检查过程中，患者体位简单地改变即有利于肠镜插入和息肉诊断，这源于肠腔张力增加和视觉改善[23]。文献资料建议理想的体位如下：左侧卧位检查结肠肝

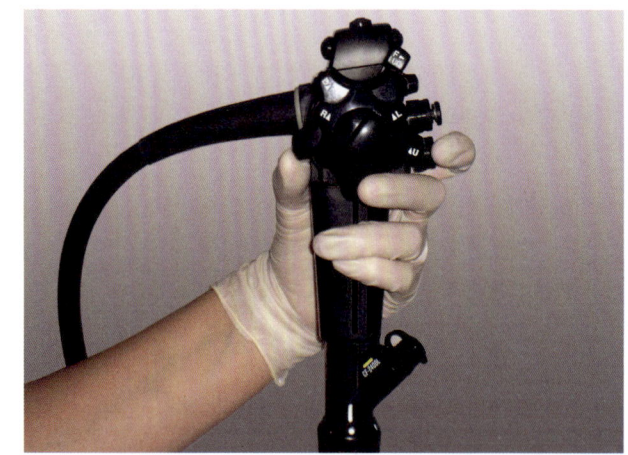

图6-1　正确的左手持镜姿势

曲，平卧位检查横结肠，右侧卧位检查脾曲至降乙结肠交界处。变换体位患者应避免深度镇静。

退镜期间准确的黏膜检查基于内镜医生的耐心和操作技巧。娴熟的内镜掌控能力和直视下认真观察对黏膜准确评估和提高腺瘤检出率至关重要。令人满意的退镜时间至少要6min。通过冲洗、吸引和注气扩张肠管，重新观察遗漏区域，特别是皱襞和肠曲的口侧面[47]。应用倒镜技术可发现更多的直肠壶腹部病变[31, 60]。

第四节　病　变　特　性

判断病变的良、恶性通常基于肿物的外表形态。溃疡、硬结及质脆提示恶性病变[10]，活检钳轻触病变可

见肠壁变形，质地变硬（图6-2）。当黏膜下注射生理盐水后，如果病变难以抬起，即抬举征阴性，往往提示恶性病变[36]。这种病变应予以活检、染料标记并推荐手术切除。然而，如果可以抬举，切除是安全的，对一些早期恶性肿瘤也是一种确定性的治疗手段。利用放大内镜观察结肠病变处的黏膜腺管开口形态模式，可进一步在体观察病变特点[35]。断裂的腺管开口模式（Ⅴ型）提示恶性病变。高频微探头内镜超声（EUS）在考虑内镜治疗时可对恶性病变予以进一步评价[56]。然而，放大内镜和EUS尚未普及，其临床应用价值和抬举征阴性相差无几。

在大的肿瘤性病变的周围黏膜用印度墨水（India Ink）予以标记可为将来寻找病灶提供永久性标识[42]。一个有用的办法是先用生理盐水于黏膜下注射，然后再将印度墨水注入同一间隙，即可予以妥善标记。

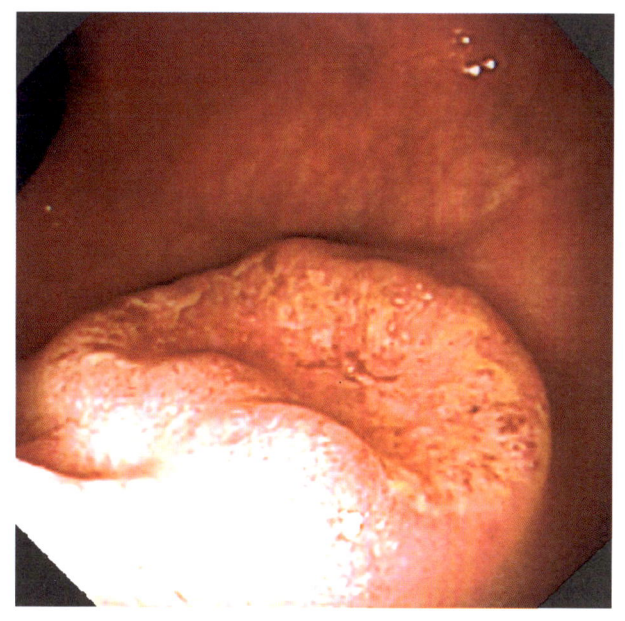

图6-2　早期结肠癌表现为表面不规则、质脆及硬结

第五节　提高腺瘤检出率的新技术

一、色素内镜检查

此技术是在结肠黏膜使用染料，常用表面染料为靛胭脂（0.1%～0.5%），可通过活检通道直接注射或通过导管喷洒，后者允许结肠大范围染色。色素内镜检查可提高扁平和凹陷型病变检出率，帮助勾画出肿瘤组织与正常肠管的分界线，对扁平或无蒂息肉予以内镜切除亦可帮助确定病灶边界[33]。在结肠炎内镜监控患者，行全结肠喷洒染料技术较传统的多处随机活检，明显增加发育不良病灶的检出率，以达到靶向性活检目的。全结肠喷洒染料及可疑部位的靶向性活检对高危人群是一种高效和成功的监控策略[11,37,48]。

二、高倍放大内镜和高分辨率内镜

高倍放大内镜可将内镜图像放大至100倍，而高分辨率内镜则通过增加像素密度以更清楚地显示病变细节特征。结合色素内镜检查，可以很好地区分肿瘤性和非肿瘤性病变的黏膜开口模式，获得更有效的活体组织学诊断资料（图6-3D）。然而，无论高倍放大内镜是否联合色素内镜技术，均增加操作时间，有一定技术难度，许多学者认为使操作复杂化的同时，获益很少。

三、窄波成像技术

窄波成像技术（narrow-band imaging，NBI）是一种易于操作的具有高分辨率的内镜检查技术，不用染料即可显示黏膜表面的微细结构，亦称为电子染料喷洒技术，一触按钮即可完成操作。NBI原理基于光波长度及其穿透深度。蓝光波长较短，仅能穿透浅表组织，然而红光波长较长，穿透组织较深。NBI激活后，放置在光源前方的滤光片可增加蓝光通过的相对比例，更清楚显示黏膜表面微细结构，特别是微血管系统显像更佳[28]。在NBI条件下，肿瘤性病变因自身血管增加而呈现黑褐色，扁平或小腺瘤黏膜表面出现颜色变化，镜下更为明显，易于观察。图6-3显示同一个腺瘤在普通内镜、高倍放大内镜、NBI+色素内镜下的表现形态，特别是NBI+

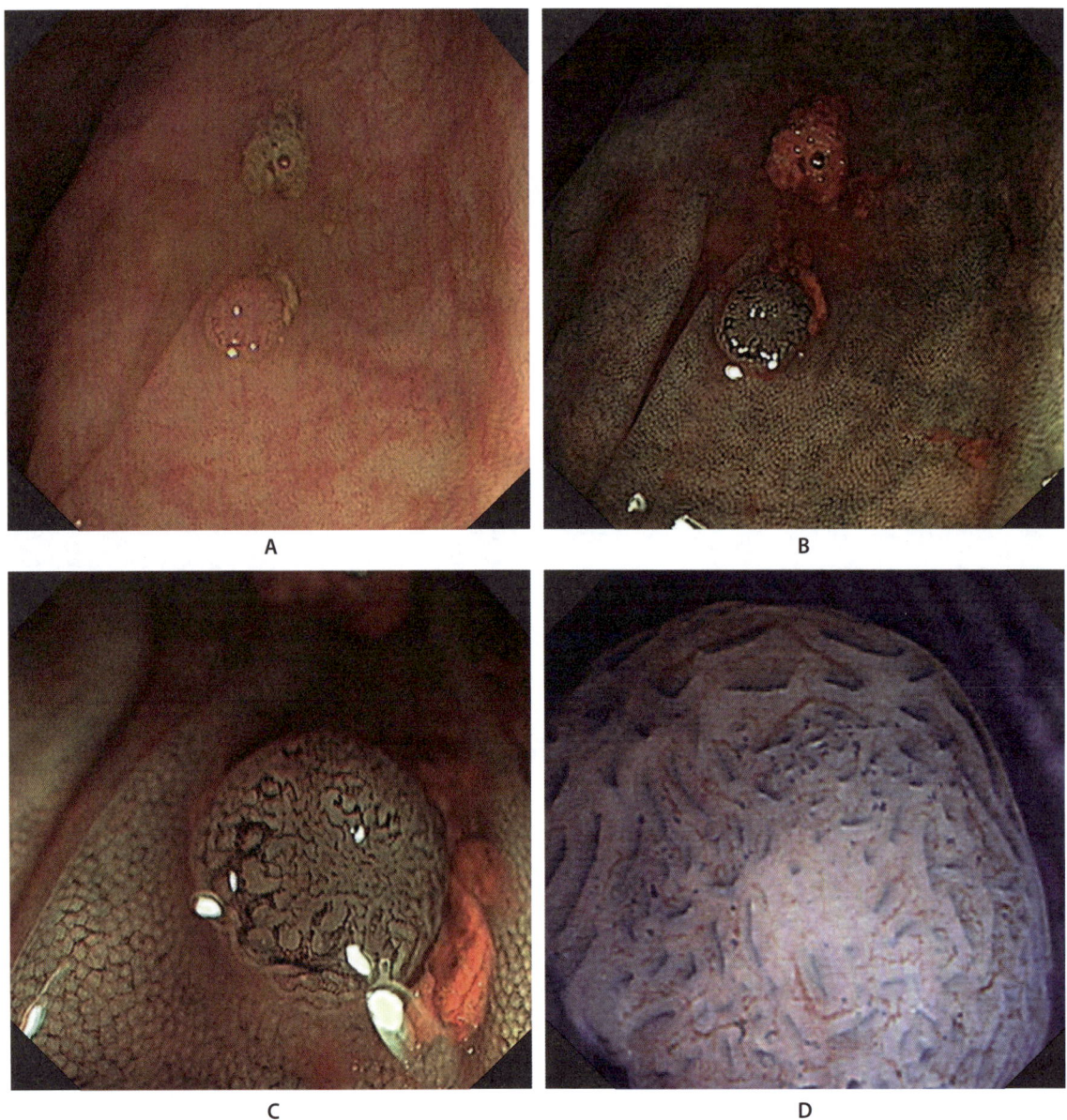

图6-3 普通内镜所见腺瘤（A）、窄波成像技术（NBI；B）、NBI 联合放大内镜（C）、色素内镜联合高倍放大内镜检查（D）

高倍放大内镜可提供更详细的黏膜表面形态细节，更易于区别黏膜腺体开口形态特性。随机对照试验证实NBI内镜技术在提高腺瘤检出率方面颇具优势。为获取理想的在体活检标本，目前理想的检查技术即为NBI联合高倍放大内镜检查。

第六节　结肠镜治疗

一、息肉与内镜下黏膜切除术

有效预防恶性肿瘤的策略依赖于对结肠腺瘤早期发现、安全切除及术后密切监控[16]。大部分息肉可经内镜切除，这基于病变大小、特性及内镜能否靠近。以下病变可能难以经内镜切除：黏膜下浸润、无蒂大息肉累及50%肠周、邻近齿状线的大息肉、环绕阑尾口及肠镜难以靠近者[61]。有时可通过改变患者体位，将病灶置于5点钟或位于操作通道的正对面位置，可增加病灶的易靠近性。直径<0.5cm的息肉可予以热活检、冷或热圈套切除。一个良好的热活检技术是结肠镜检必需手段，通过短的脉冲电流，直接对息肉下部加热，但不通透结肠壁[63]。另外，通常直接用小的圈套器切除小息肉，然而有将近30%的标本不能回收[41]。

带蒂的大息肉最好用常规大或小的圈套器予以切除，应于蒂部的中间位置横断，如此可保证清晰切缘，万一切除术后出血，残端长度足够内镜止血所需。应用低功率电凝电流（15W）缓慢横切蒂部，可获得满意的止血效果[26]。

EMR于黏膜下注射生理盐水可成功切除直径>1cm的无蒂息肉[3]。黏膜下注射后，使未浸润至黏膜下的病变隆起，圈套器便于将病变完整切除，降低肠壁热损伤的可能性（图6-4）[62]。笔者个人经验为采用1:200 000的肾上腺素生理盐水黏膜下注射，改善止血效果。另外，滴加几滴亚甲蓝生理盐水有助于将粉红色的病变与蓝色的正常黏膜相区别。直径<2cm的息肉可一次切除，而较大息肉需分片切除。对于后者，用氩等离子体凝固技术处理切缘可降低复发风险，减少肿瘤残留[12]，术后2~3个月需复查内镜，确保完整切除。图6-5显示的是没有并发症的息肉切除术，创面累及肠壁半圈。

直肠乙状结肠多发的增生性息肉颇为常见，对典型病变予以活检即足以获得组织学诊断。位于直肠乙状结肠近侧的类似增生性息肉的病变（<0.5cm）切除与否取决于内镜医生的个人考虑。然而，由于存在一定

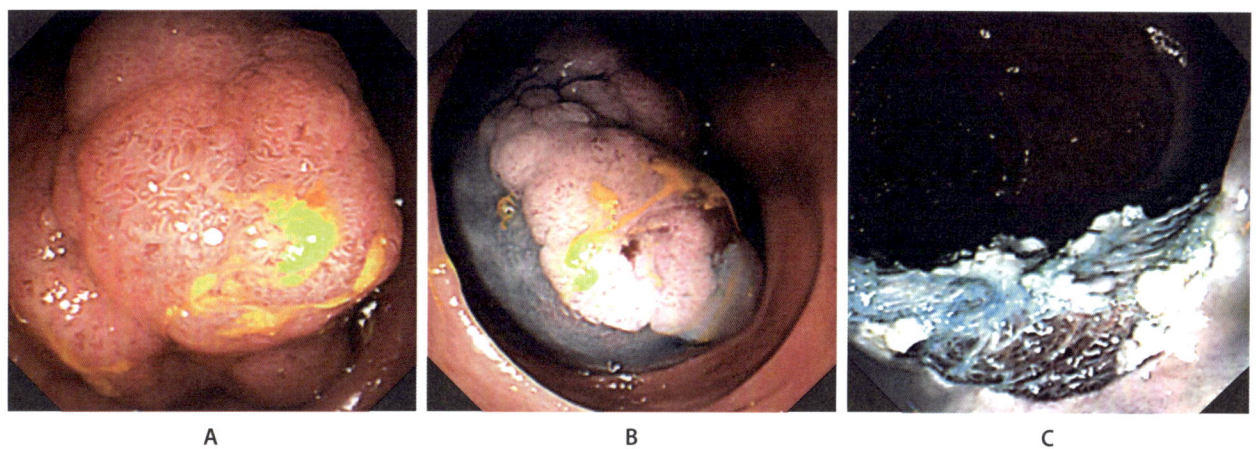

图6-4　息肉（A）经黏膜下注射肾上腺及亚甲蓝生理盐水（B）后行分片切除（EMR；C）

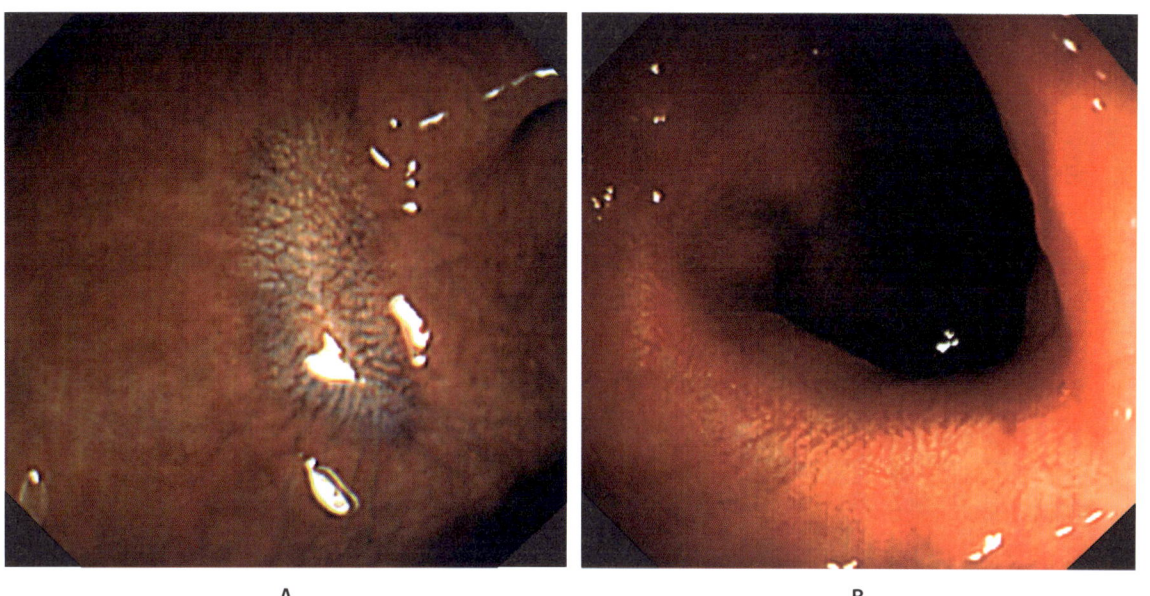

图6-5　没有并发症的肿瘤切除术后疤痕（无复发证据）

比例的发育不良，所有直径＞0.5cm的息肉均须切除送检。

可使用各种各样的息肉回收技术（图6-6），直径＜1cm的息肉可经内镜吸引至息肉收集器或Roth网，此法对回收多个标本，如分片切除标本，颇为有效。

息肉切除术并发症包括出血（0.2%～3%）、穿孔（0.5%）及息肉切除术后综合征（0.5%～1%），后者是由于结肠浆膜层热损伤（但未穿孔）而导致的腹腔炎症，通常非手术治疗即痊愈[15]。穿孔多发生于壁薄的右半结肠，此处息肉切除推荐使用黏膜下注射技术和最小的电切功率[17]。为保证患者安全，可标记切除范围以避免将肠壁套入过多；如套入过多，患者因浆膜层刺激可出现明显不适。息肉切除术中

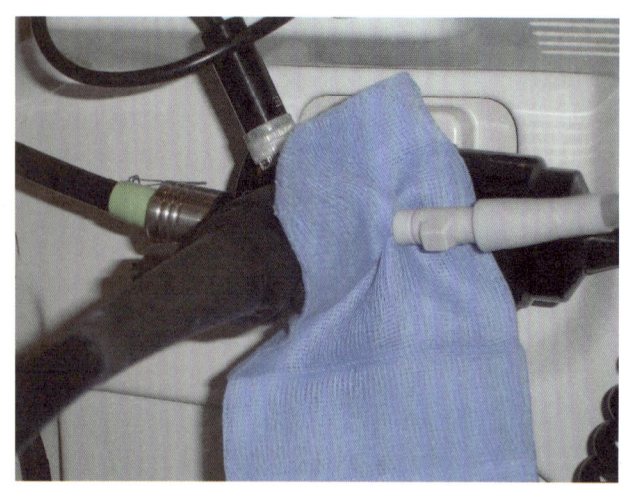

图6-6　纱布过滤吸引通道以回收小息肉

出血或延迟（术后30天）出血，依据具体情况可试用内镜圈套器（Endoloop，图6-7）、内镜夹（Endoclip，图6-8）、1∶10 000肾上腺素盐水或氩等离子体凝固处理。在息肉切除之前，行圈套器结扎息肉蒂部可有效减少出血的可能性（图6-7）。

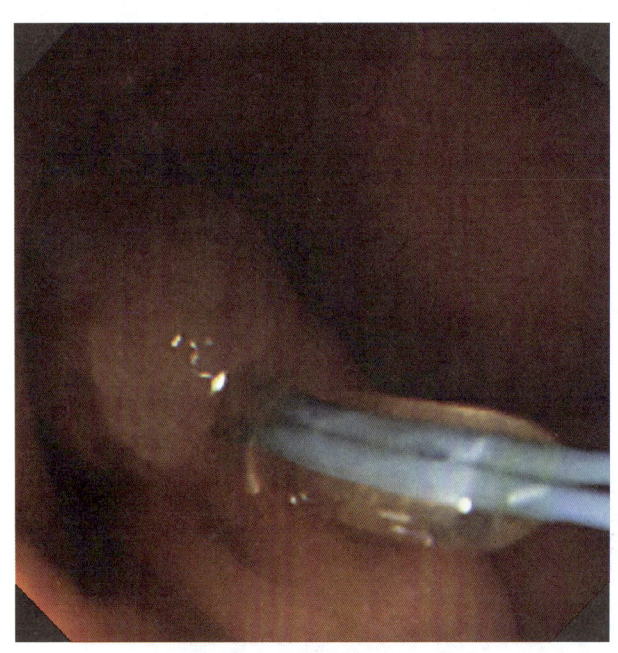

图6-7　内镜圈套器于息肉切除前结扎息肉蒂部

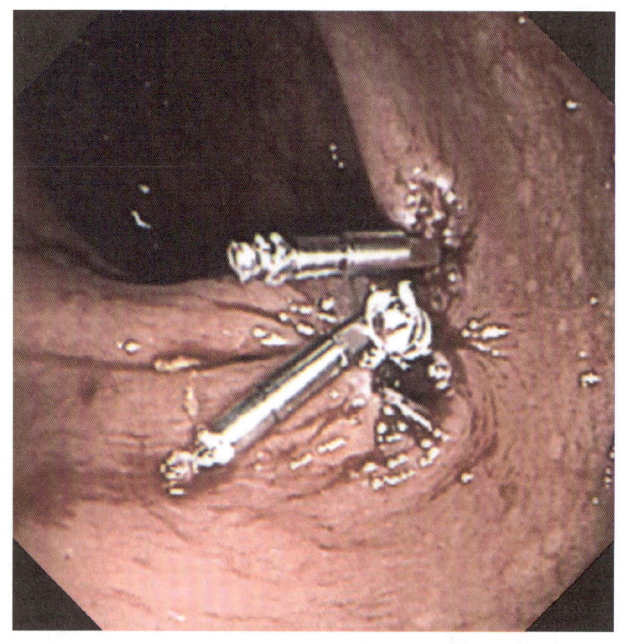

图6-8　EMR术后创面钛夹止血

二、内镜下手术切除（译者注：内镜黏膜下剥离术）

目前，内镜下手术切除适用于大的良性病变及T1期胃肠道肿瘤的治疗[64]。图6-9显示的是整洁且无并发症的ESD术后病灶。利用黏稠的溶液如玻璃酸钠或10%的甘油行深层黏膜下注射以抬举病变。改良的针形刀切开黏膜和黏膜下层，安装在镜头的透明帽协助将组织拉起并充分显露黏膜下层组织平面。已经面世几种内镜用切开刀，比如Flex Knife（Olympus，Tokyo，Japan）（图6-10）。一个成功的ESD基于创面彻底的止血，氩等离子体凝固技术即可达到良好的止血效果。

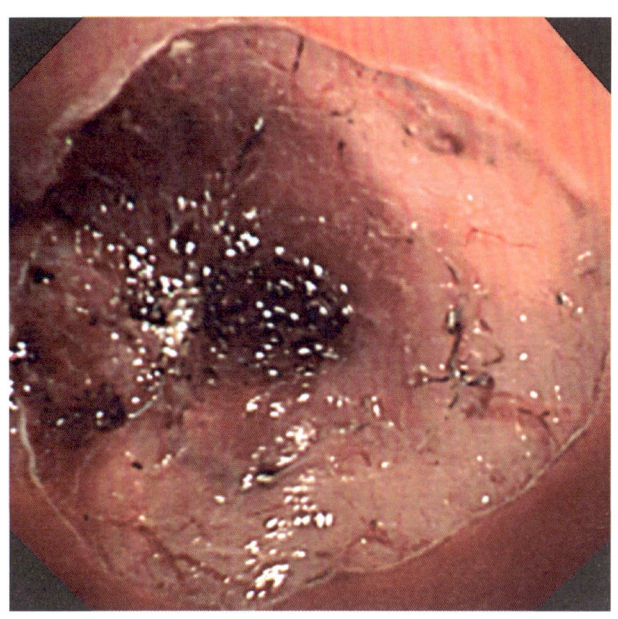

图6-9 ESD术后无并发症的创面

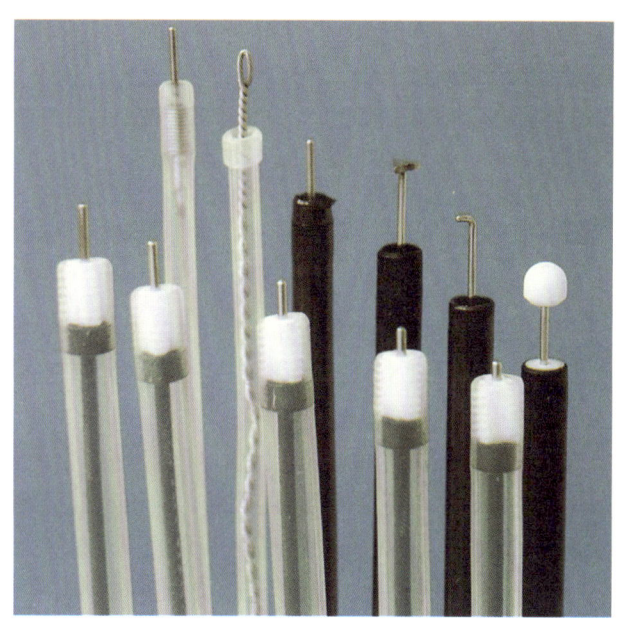

图6-10 改良ESD切开刀

三、狭窄

　　结肠狭窄扩张多用于良性疾病（图6-11），然而自膨胀金属支架（self expandable metal stents，SEMS）通常用于恶性肿瘤。内镜医生根据狭窄部位的外表形态决定处理策略，尚需脱落细胞学、活检、PCR及结核菌培养等实验室检查结果以资诊断。通过内镜的球状扩张器处理炎症性肠病并发狭窄的成功率为50%，但有时需要反复多次尝试[50]。尽管需要更多的研究探讨球囊扩张的安全性和有效性（穿孔和出血的风险为4%~11%），对非类固醇类抗炎药导致结肠狭窄和结肠憩室继发狭窄者，依然可经内镜予以成功扩张。最新资料显示扩张后予以皮质类固醇注射对患者无益[22]。

　　SEMS可在内镜或放射透视导向下完成，扩张狭窄部位，恢复肠管通畅性（图6-12）。内镜下将支架经工作通道置入尽可能深的降结肠之内并充分展开。非经内镜支架仅适用于直肠和乙状结肠，支架选择一定程度上

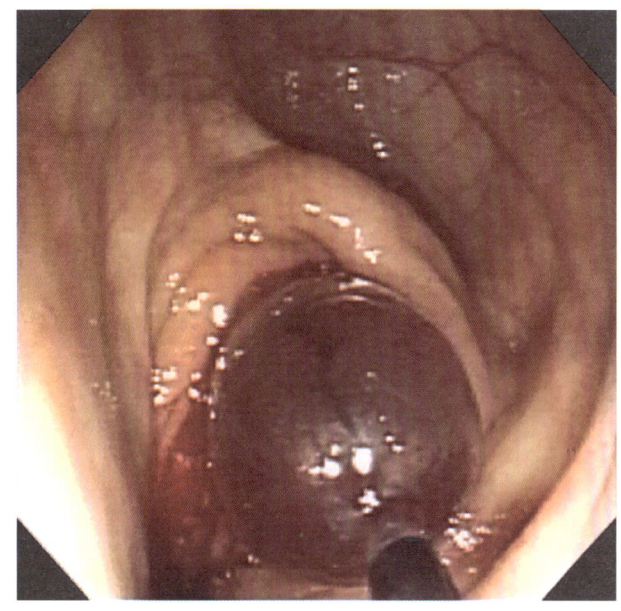

图6-11 结肠良性狭窄球囊扩张

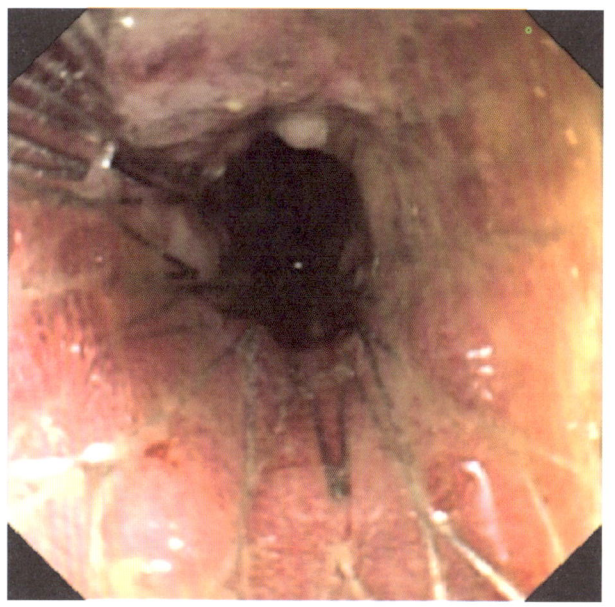

图6-12 恶性肿瘤导致狭窄支架置入后肠腔恢复通畅

取决于病变的解剖部位。其他影响因素包括狭窄长度和最终期望肠腔直径恢复的大小，术前行对比剂造影可提供很多的有用信息[7]。

对于结直肠癌梗阻患者，术前支架扩张可提供一期切除机会，对身体状况完全复苏和稳定的患者，允许将肿瘤和支架一并切除[6]。与仅行手术切除相比，内镜下SEMS联合后继择期手术切除患者具有更好的临床结局和更少的医疗费用[39]，对肿瘤复发率和生存率无不良影响[14]。术前总的支架置入成功率为88.6%[52]。

尽管裸支架在减少支架移位方面优于包被支架，但后者可避免肿瘤长入[54]，亦适用于结肠阴道瘘的治疗[38]。SEMS在恶性肿瘤姑息治疗方面有重要作用，文献报道可维持肠腔通畅达1年之久[55]。

尽管移位率较高，支架植入术依然是选择性良性狭窄颇有前景的治疗方法[57]。SEMS还可用于对扩张治疗无反应的吻合口狭窄患者[30, 58]。另外，在克罗恩病[40]、憩室病[8, 19]和放疗[65]相关的狭窄患者，支架植入术亦可取得一定的疗效。

结肠支架置入禁忌证包括金属导丝不能通过狭窄部位及固定的S形肠管导致的解剖学困难。支架失败的原因包括支架迁移、近侧梗阻、穿孔和再次梗阻。支架梗阻的原因包括肿瘤长入、大便嵌塞、黏膜脱垂及肿瘤肠壁浆膜种植压迫。另外，部分患者难以接受SEMS之后排便功能改变，可表现为频繁便溏至大便干结的各种情况[20]，应于术前向患者解释清楚。最严重的并发症，如出血和穿孔可发生于支架置入术中或术后晚期，术中尽量少充气及避免置入前、后粗暴扩张，可减少穿孔的可能性[7, 52]。

四、急性下消化道出血

急性下消化道出血患者占消化道出血住院患者的1/4 ~ 1/3[45]。到目前为止，憩室疾病是最常见的下消化道出血的原因，其他原因包括结肠炎、癌症、息肉和血管发育异常[25]。直肠肛管疾病约占10%。对于出血自行停止患者，可行常规肠道准备和结肠镜检。对持续出血患者，应迅速诊断并内镜下予以治疗。快速清洁肠道后，行急症治疗性结肠镜检查疗效显著，降低出血复发和外科手术的可能性[34]。活动性血管出血可予以注射1∶10 000肾上腺素+电凝止血，后者对非血管性出血疗效颇佳。单独使用内镜钛夹、联合肾上腺素注射或氩等离子体凝固均是治疗下消化道出血的重要手段。应用上述方法关闭憩室口可成功控制憩室导致的出血[32]。急症内镜处置较急症血管造影和栓塞并发症少见、安全且确诊率更高[66]。对于复发、出血难以控制或大出血的患者，应及时行手术治疗。

五、结肠减压

乙状结肠扭转是位于癌症和憩室病之后常见的第三位肠梗阻病因。经可曲式乙状结肠镜放置减压管是最基本的首选治疗方法，减压管最好达扭转肠襻的顶端。然而，尽管成功率高达78%[43]，乙状结肠扭转结肠镜减压只是暂时性治疗方法，复发极为常见。确定性治疗依然是择期手术。对于减压无效、肠管缺血坏死和腹膜炎患者，应行急症手术探查。

Ogilvie综合征定义为结肠假性肠梗阻，虽有结肠梗阻的症状、体征和影像学表现，但未见确切的器官梗阻部位。病因未明，可能与多因素有关。Ogilvie综合征为自限性疾病，结肠减压有效，有时可以复发[29]。如患者病情平稳，可先试用非手术治疗；无效者，可先行结肠镜减压术[46]。像乙状结肠扭转一样，应留置减压管，以减少复发的可能性。初始减压失败率为31%，成功患者日后复发率为40%。急症手术的适应证为顽固发作及出现穿孔或肠壁缺血患者。

第七节   结肠镜培训简介

尽管近几年结肠镜培训出现新的进展，但依然强调操作技巧、病变识别、核心知识和伦理学问题[59]。传统的结肠镜学徒式教学模式日趋丰富，包括现代教学理论、个人及小组的密集的动手操作课程。为激发结肠镜培训人员积极性的核心课程强调"培训人员再培训"的重要性。视频转播可为大型内镜医生研讨会展现有关专家娴熟技巧和传播新理念。计算机模拟器至少在结肠镜培训早期阶段颇具价值，同时，在动物模型练习诸如止血或息肉切除等技术，对掌握治疗性操作意义重大。

Scope Guide（Olympus，Tokyo，Japan）系统是一种电磁内镜成像装置，可实时显示肠镜检查过程中的成襻情况和镜端位置，对新手和熟练的内镜医生理解结肠解剖的大量变异颇有裨益[53]。

在UK，支撑上述结肠镜培训进展的基本要素为结肠镜医生能力评价、胜任以疾病筛选为目的的结肠镜操作标准资格证书及不断发展壮大的国家结肠镜培训中心。

第八节　小　　结

本章简单介绍结肠镜检查技术，该技术在结直肠疾病的诊断、治疗和预防等方面均具有重要作用。为提高在体诊断水平，各种各样的光学检查技术相继面世，其中最有希望者为NBI。

结肠镜治疗技术包括EMR、ESD、扩张和支架置入术，均已在临床实践中广泛应用并将对传统的开放或腹腔镜手术产生影响。健全的内镜实操培训是所有结肠镜检查技术进展的基石，为达此目的，在结肠镜培训、实操质量认证及资格证书发放等方面应继续付出更多的关注与艰辛努力。

第九节　自　我　测　试

1. 对结直肠癌行肠镜检查监控，下列叙述正确的是？

a. UC并发原发性胆管炎发生肠道恶性肿瘤的风险不高于单独UC患者。

b. 已经切除5枚以上腺瘤患者，3年后重复结肠镜检。

c. 左半结肠溃疡性结肠炎罹患恶性肿瘤的风险低于全结肠溃疡性结肠炎。

d. EMR切除直径4cm的息肉后，1年后需行结肠镜随访。

e. 随着病期发展，结肠炎并发恶性肿瘤的风险未见增加。

2. 关于结肠镜检体位，下述那种体位可很好地显示黏膜病变？

a. 在脾曲取左侧卧位。

b. 在肝曲取平卧位。

c. 在降结肠取右侧卧位。

d. 在脾曲取右侧卧位。

e. 在乙状结肠取俯卧位。

3. 下列哪一项不能预防息肉切除术后出血？

a. 内镜圈套器。

b. 氩等离子体凝固。

c. NBI。

d. 内镜夹。

e. 1∶100 000肾上腺素。

4. 关于结肠狭窄处理措施，下述那一项正确？

a. 恶性肿瘤狭窄首选扩张处理。

b. 先前放置的扩张支架为手术禁忌证。

c. 被膜支架的移位风险较高。

d. 在支架置入前，行硫酸钡等对比剂造影检查有益于评价狭窄情况。

e. 克罗恩病术后回结肠吻合口狭窄行球囊扩张的主要并发症发生率为4%～10%。

5. 关于息肉恶变，叙述正确的是？

a. 溃疡为非特征性病变

b. 可能情况下，应行分片切除术。

c. 抬举征阳性预后不佳。

d. 多数伴有I型黏膜腺管开口。

e. 内镜超声可评价浸润深度。

答案与解析

1. 答案：c

解析：关于UC监控，同时罹患原发性硬化性胆管炎患者发生恶性肿瘤的风险较单独UC患者增加，因此需增加肠镜检查频率。随着UC病期进展，应增加肠镜检查次数。全结肠炎恶变风险要高于左半结肠UC。切除5枚以上腺瘤者应在术后1年复诊，但是大息肉EMR术后应尽早复查，比如3个月，以确保切除彻底。

2. 答案：d（译者注：正确答案应为c，d）

解析：资料显示在患者取左侧卧位时易于观察肝曲，平卧位适宜横结肠，右侧卧位适宜于自脾曲至降乙状结肠交界处[23]。

3. 答案：c

解析：内镜套扎器可于切除前或后套扎息肉蒂部，可降低术后出血风险，这更常用于蒂部直径较大者。内镜夹可用于息肉切除术后创面的钳夹止血。氩等离子体凝固和肾上腺素也适用于术后切面出血的治疗。

4. 答案：a（译者注：正确答案应为c）

解析：扩张主要适用于良性疾病导致的结肠狭窄，其失败往往与肿瘤复发、辅助放疗或大的撕裂有关。恶性狭窄患者，术前行支架置入，然后可一期手术，将肿瘤和支架一并切除。裸支架由于组织长入，可包埋于组织之内，移位可能性小。

5. 答案：e

解析：与良性疾病相比，恶性肿瘤多表现为硬结、溃疡、质脆和血供丰富。I型黏膜腺管开口见于正常黏膜[35]，而V型则为典型恶性肿瘤表现。病变侵及黏膜下层时抬举征阴性，超声内镜可用于评价病变的浸润深度。

（Philippa L. Youd，Brian P. Saunders 著

王天宝 译，董文广 校）

参考文献

［1］ Appropriate use of gastrointestinal endoscopy. American Society for Gastrointestinal Endoscopy［J］. Gastrointest Endosc，2000，52：831-837.

［2］ Guidelines for training, appraisal and assessment of trainees in gastrointestinal endoscopy［M］. Joint Advisory Group on Gastrointestinal Endoscopy，2004.

［3］ AREBI N，SWAIN D，SUZUKI N，et al. Endoscopic mucosal resection of 161 cases of large sessile or flat colonic polyps［J］. Scand J Gastroenterol，2007，42：859-866.

［4］ ATKIN W S，SAUNDERS B P. Surveillance guidelines after removal of colorectal adenomatous polyps［J］. Gut，2002，51：V6-V9.

［5］ BARCLAY R L，VICARI J J，DOUGHTY A S，et al. Colonoscopic with drawal times and adenoma detection during screening colonoscopy［J］. N Engl J Med，2006，355：2533-2541.

［6］ BARON T H，HAREWOOD G C. Enteral self-expandable stents［J］. Gastrointest Endosc，2003，58：421-433.

［7］ BARON T H，DEAN P A，YATES 3RD M R，et al. Expandable metal stents for the treatment of colonic obstruction：techniques and outcomes［J］. Gastrointest Endosc，1998，47：277–286.

［8］ BARON T H，REY J F，SPINELLI P. Expandable metal stent placement for malignant colorectal obstruction［J］. Endoscopy，2002，34：823–830.

［9］ BELSEY J，EPSTEIN O，HERESBACH D. Systematic review：oral bowel preparation for colonoscopy［J］. Aliment Pharmacol Ther，2007，25：373–384.

［10］ BINMOELLER K F，BOHNACKER S，SEIFERT H，et al. Endoscopic snare excision of "giant" colorectal polyps［J］. Gastrointest Endosc，1996，43：183–188.

［11］ BROOKER J C，SAUNDERS B P，SHAH S G. Total colonic dye spray increases the detection of diminutive adenomas during a routine colonoscopy：a randomised controlled trial［J］. Gastrointest Endosc，2002，56：333–338.

［12］ BROOKER J C，SAUNDERS B P，SHAH S G，et al. Treatment with argon plasma coagulation reduces recurrence after piecemeal resection of large sessile colonic polyps：a randomized trial and recommendations［J］. Gastrointest Endosc，2002，55：371–375.

［13］ CAIRNS S，SCHOLEFIELD J H. Guidelines for colorectal cancer screening in high risk groups［J］. Gut，2002，51：V1–V2.

［14］ CARNE P W，FRYE J N，ROBERTSON G M，et al. Stents or open operation for palliation of colorectal cancer：a retrospective，cohort study of perioperative outcome and long–term survival［J］. Dis Colon Rectum，2004，47：1455–1461.

［15］ CHURCH J M. Avoiding surgery in patients with colorectal polyps［J］. Dis Colon Rectum，2003，46：1513–1516.

［16］ CITARDA F，TOMASELLI G，CAPOCACCIA R，et al. Efficacy in standard clinical practice of colonoscopic polypectomy in reducing colorectal cancer incidence［J］. Gut，2001，48：812–815.

［17］ CONIO M，REPICI A，DEMARQUAY J F，et al. EMR of large sessile colorectal polyps［J］. Gastrointest Endosc，2004，60：234–241.

［18］ COTTON P B，WILLIAMS C B. Practical Gastrointestinal Endoscopy：The Fundamentals（5th edition）［M］. Wiley–Blackwell，Oxford，2005.

［19］ DAVIDSON R，SWEENEY W B. Endoluminal stenting for benign colonic obstruction［J］. Surg Endosc，1998，12：353–354.

［20］ DAVIES R J，D'SA I B，LUCAROTTI M E，et al. Bowel function following insertion of self–expanding metallic stents for palliation of colorectal cancer［J］. Colorectal Dis，2005，7：251–253.

［21］ EADEN J A，MAYBERRY J F. Guidelines for screening and surveillance of asymptomatic colorectal cancer in patients with inflammatory bowel disease［J］. Gut，2002，51：V10–V12.

［22］ EAST J E，PATTERSON N，BROOKER J C，et al. Intra–stricture injection of steroid for Crohn's anastomotic strictures post endoscopic balloon dilatation：results of a randomised，double–blind，placebo–controlled trial［J］. Gastrointest Endosc，2006，63：AB198

［23］ EAST J E，SUZUKI N，AREBI N，et al. Position change improves luminal distension during colonoscope withdrawal：a randomised，crossover，blinded trial［J］. Gut，2000，Suppl 55：A17

［24］ EAST J E，SUZUKI N，PALMER N，et al. Autofluorescence imaging and narrow band imaging with magnification in colonoscopy：an early experience. Gut，2000，55：A18.

［25］ ELTA G H. Urgent colonoscopy for acute lower–GI bleeding［J］. Gastrointest Endosc，2004，59：402–408.

［26］ FRASER C，SAUNDERS B. Preventing postpolypectomy bleeding：obligatory and optional steps［J］. Endoscopy，2004，36：898–900.

［27］ FROEHLICH F，WIETLISBACH V，GONVERS J J，et al. Impact of colonic cleansing on quality and diagnostic yield of colonoscopy：the European Panel of Appropriateness of Gastrointestinal Endoscopy European multicenter study［J］. Gastrointest Endosc，2005，61：378–384.

［28］ GONO K，OBI T，YAMAGUCHI M，et al. Appearance of enhanced tissue features in narrow–band endoscopic imaging［J］. J Biomed Opt，2004，9：568–577.

［29］ GRASSI R，CAPPABIANCA S，PORTO A，et al. Ogilvie's syndrome（acute colonic pseudo–obstruction）：review of the literature and report of 6 additionalcases［J］. Radiol Med（Torino），2005，109：370–375.

［30］ GUAN Y S，SUN L，LI X，et al. Successful management of a benign anastomotic colonic stricture with self–expanding metallic stents：a case report［J］. World J Gastroenterol，2004，10：3534–3536.

［31］ HANSON J M，ATKIN W S，CUNLIFFE W J，et al. Rectal retroflexion：an essential part of lower gastrointestinal endoscopic examination［J］. Dis Colon Rectum，2001，44：1706–1708.

［32］ HOKAMA A，UEHARA T，NAKAYOSHI T，et al. Utility of endoscopic hemoclipping for colonic diverticular bleeding［J］. Am J Gastroenterol，1997，92：543–546.

［33］ HURLSTONE D P，FUJII T. Practical uses of chromoendoscopy and magnification at colonoscopy［J］. Gastrointest Endosc Clin N Am，

2005，15：687–702.

［34］ JENSEN D M, MACHICADO G A, JUTABHA R, et al. Urgent colonoscopy for the diagnosis and treatment of severe diverticular hemorrhage. N Engl J Med, 2000, 342：78–82.

［35］ KASHIDA H, KUDO S E. Early colorectal cancer：concept, diagnosis and management［J］. Int J Clin Oncol, 2006, 11：1–8.

［36］ KATO H, HAGA S, ENDO S, et al. Lifting of lesions during endoscopic mucosal resection （EMR） of early colorectal cancer：implications for the assessment of resectability［J］. Endoscopy, 2001, 33：568–573.

［37］ KIESSLICH R, FRITSCH J, HOLTMANN M, et al. Methylene blue–aided chromoendoscopy for the detection of intraepithelial neoplasia and colon cancer in ulcerative colitis［J］. Gastroenterology, 2003, 124：880–888.

［38］ LAASCH H U, WILBRAHAM L, MARRIOTT A, et al. Treatment of colovaginal fistula with coaxial placement of covered and uncovered stents［J］. Endoscopy, 2003, 3：1081.

［39］ MARTINEZ–SANTOS C, LOBATO R F, FRADEJAS J M, et al. Self–expandable stent before elective surgery vs. emergency surgery for the treatment of malignant colorectal obstructions：comparison of primary anastomosis and morbidity rates［J］. Dis Colon Rectum, 2002, 45：401–406.

［40］ MATSUHASHI N, NAKAJIMA A, SUZUKI A, et al. Long–term outcome of non–surgical strictureplasty using metallic stents for intestinal strictures in Crohn's disease［J］. Gastrointest Endosc, 2000, 51：343–345.

［41］ MCAFEE J H, KATON R M. Tiny snares prove safe and effective for removal of diminutive colorectal polyps［J］. Gastrointest Endosc, 1994, 40：301–303.

［42］ MCARTHUR C S, ROAYAIE S, WAYE J D. Safety of preoperation endoscopic tattoo with India ink for identification of colonic lesions［J］. Surg Endosc, 1999, 13：397–400.

［43］ OREN D, ATAMANALP S S, AYDINLI B, et al. An algorithm for the management of sigmoid colon volvulus and the safety of primary resection：experience with 827 cases［J］. Dis Colon Rectum, 2007, 50：489–497.

［44］ PERRY I, STEWART P M, KANE K. Colorectal screening guidelines in acromegaly［J］. Gut, 2003, 52：1387.

［45］ PEURA D A, LANZA F L, GOSTOUT C J, et al. The American College of Gastroenterology Bleeding Registry：preliminary findings［J］. Am J Gastroenterol, 1997, 92：924–928.

［46］ REX D. Acute colonic pseudo–obstruction （Ogilvie's Syndrome）［J］. Gastroenterologist, 1994, 2：233–238.

［47］ REX D K. Maximizing detection of adenomas and cancers during colonoscopy［J］. Am J Gastroenterol, 2006, 101：2866–2877.

［48］ RUTTER M D, SAUNDERS B P, SCHOFIELD G, et al. Pancolonic indigo carmine dye spraying for the detection of dysplasia in ulcerative colitis［J］. Gut, 2004, 53：256–260.

［49］ SAUNDERS B P, WILLIAMS C B. Premedication with intravenous antispasmodic speeds colonoscope insertion［J］. Gastrointest Endosc, 1996, 43：209–211.

［50］ SAUNDERS B P, BROWN G J, LEMANN M, et al. Balloon dilation of ileocolonic strictures in Crohn's disease［J］. Endoscopy, 2004, 36：1001–1007.

［51］ SCHOLEFIELD J H. STEELE R J. Guidelines for follow up after resection of colorectal cancer［J］. Gut, 2002, 51：V3–V5.

［52］ SEBASTIAN S, JOHNSTON S, GEOGHEGAN T, et al. Pooled analysis of the efficacy and safety of self–expanding metal stenting in malignant colorectal obstruction［J］. Am J Gastroenterol, 2004, 99：2051–2057.

［53］ SHAH S G, BROOKER J C, WILLIAMS C B, et al. Effect of magnetic endoscope imaging on colonoscopy performance：a randomised controlled trial［J］. Lancet, 2000, 356：1718–1722.

［54］ SHIM C S, CHO J Y, JUNG I S, et al. Through–the–scope double colonic stenting in the management of inoperable proximal malignant colonic obstruction：a pilot study［J］. Endoscopy, 2004, 36：426–431.

［55］ SPINELLI P, MANCINI A. Use of self–expanding metal stents for palliation of rectosigmoid cancer［J］. Gastrointest Endosc, 2001, 53：203–206.

［56］ STERGIOU N, HAJI–KERMANI N, SCHNEIDER C, et al. Staging of colonic neoplasms by colonoscopic miniprobe ultrasonography［J］. Int J Colorectal Dis, 2003, 18：445–449.

［57］ SUZUKI N, SAUNDERS B P, THOMAS–GIBSON S, et al. Colorectal stenting for malignant and benign disease：outcomes in colorectal stenting［J］. Dis Colon Rectum, 2004, 47：1201–1207.

［58］ TARQUINIO L. ZIMMERMAN M J. Successful treatment of a benign anastomotic stricture despite stent migration［J］. Gastrointest Endosc, 2000, 52：436–438.

［59］ THOMAS-GIBSON S, WILLIAMS C B. Colonoscopy training—new approaches, old problems ［J］. Gastrointest Endosc Clin N Am, 2005, 15: 813-827.

［60］ VARADARAJULU S, RAMSEY W H. Utility of retroflexion in lower gastrointestinal endoscopy ［J］. J Clin Gastroenterol, 2001, 32: 235-237.

［61］ WAYE J D. New methods of polypectomy ［J］. Gastrointest Endosc Clin N Am, 1997, 7: 413-422.

［62］ WAYE J D. Endoscopic mucosal resection of colon polyps ［J］. Gastrointest Endosc Clin N Am, 2001, 11: 537-458.

［63］ WILLIAMS C B. Small polyps: the virtues and the dangers of hot biopsy ［J］. Gastrointest Endosc, 1991, 37: 394-395.

［64］ YAMAMOTO H. Endoscopic submucosal dissection of early cancers and large flat adenomas ［J］. Clin Gastroenterol Hepatol, 2005, 3: S74-S76.

［65］ YATES ⅲ M R, BARON T H. Treatment of a radiationinduced sigmoid stricture with an expandable metal stent ［J］. Gastrointest Endosc, 1999, 50: 422-426.

［66］ ZUCKERMAN G R, PRAKASH C. Acute lower intestinal bleeding. Part Ⅱ: etiology, therapy, and outcomes ［J］. Gastrointest Endosc, 1999, 49: 228-238.

第七章　结直肠肛门疾病病理学

第一节　引　言

本章节简单介绍结直肠肛门病变病理检查的实用操作方法。重点强调病理评估，这与患者的治疗息息相关。本章总体上分为3个主要部分：结直肠黏膜活检、良性及恶性病变切除标本检查。

熟悉结直肠壁正常的组织结构和正常黏膜形态，对于理解结直肠疾病极为重要，尤其是对于腺癌的诊断和分期。正常肠壁的分层结构见图7-1。对升结肠和肛管肛柱区域的黏膜应注意识别，以避免将正常黏膜结构误诊为异常病变。同时，正常的盲肠黏膜层比其他结直肠区域的黏膜层[1]具有更多的慢性炎症细胞浸润，不要将这种正常的显微解剖结构误诊为炎症性肠病的跳跃性改变或溃疡性结肠炎的区域病变。肛管以上的正常肛柱活检可以存在隐窝正常结构的扭曲、肌层和基底部淋巴聚集[1, 2]，除回肠贮袋肛管吻合术之外，很少对其活检，然而此区域的正常结构容易误诊为肛管黏膜下垂[3]、滤泡性直肠炎[4]或溃疡性结肠炎。

临床科室医生和病理科医生充分交流患者病情是非常重要的诊断手段。内镜医生将内镜报告或者图片、视频发给病理医生作为参考也是非常有必要的，可以提供病变的大体形态。在内镜室内可直接将标本放入组织病理处理盒内，再将标本浸泡于适量的福尔马林溶液，直接送至病理科，置于组织病理处理设备之中。还有一种办法是，将标本直接送至病理科，由病理医生将标本从福尔马林固定液内取出，再放入处理盒内，但存在因镊子钳夹而污染标本的可能性[5]。

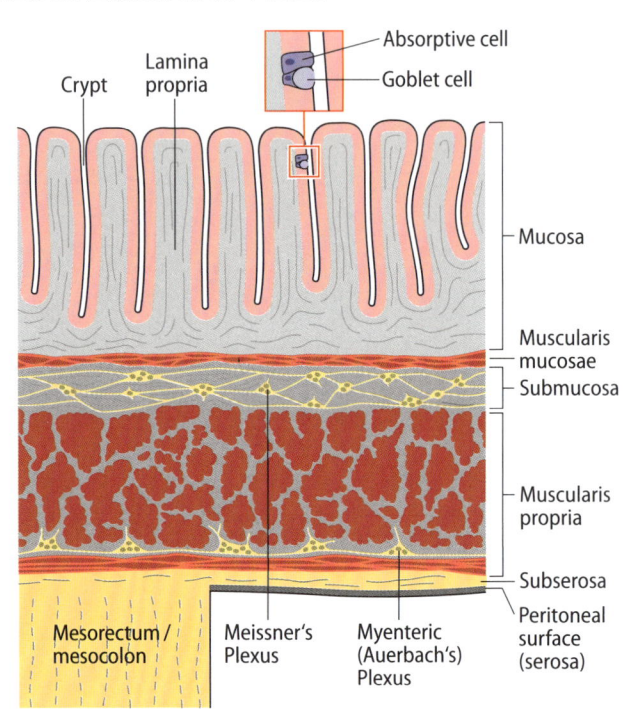

简图显示了正常结直肠壁的分层结构及神经支配

图7-1　正常结直肠结构

第二节　结直肠肛管黏膜活检标本病理诊断的实用释义

一、结直肠黏膜活检介绍

结直肠疾病的活检诊断，需结合临床病情和内镜的检查结果，从而做出病理学阐释。尤其是肠炎，结肠镜的检查结果对于病理医生做出诊断非常重要。肠炎的分布方式对于诊断颇为重要，如克罗恩病的跳跃式分布方式和溃疡性结肠炎的弥漫性炎症改变。在活检中可能没有特征性病理学改变，这时只有结合活检部位和肠镜报告，才能做出正确的病理学诊断。注明活检部位和结肠镜检所见是病理医生做出正确诊断所必需的。

病理报告应提供对基本病变的描述和诊断，使用易于让别人理解的专业用语，例如肿瘤，活检报告应毫不含糊。

本部分讨论一些较为重要的并可以通过活检诊断的常见肛管、直肠及结肠病变。重点为实用的活检诊断及鉴别诊断困难时的解决方法。

二、炎症性结直肠病变的活检标本

正确的肠炎组织学诊断对于患者的治疗颇为重要。例如免疫抑制剂治疗后感染性肠炎的患者，如误诊为溃疡性结肠炎或克罗恩病，则会给患者带来灾难性的后果。

（一）急性自限性（感染性）结肠炎

众多的细菌、病毒、原虫和寄生虫均可以引发肠炎，其相对发病率因国家、治游史和患者的免疫状态而不同。这种感染源培养多为阴性，故急性肠炎的正确诊断显得尤为重要。仅有部分常见的感染性病变可能出现可辨认的组织学病变，特别是那些可被误诊为慢性特发性炎症性肠病（chronic idiopathic inflammatory bowel disease，CIIBD）的病变（译者注：包括克罗恩病和溃疡性结肠炎）。炎症性/侵袭性细菌包括：沙门氏菌、志贺氏菌、弯曲杆菌、大肠杆菌及难辨梭状芽孢杆菌。需与CIIBD相鉴别的最重要的原虫感染是溶组织内阿米巴。

对于急性腹泻患者，病理医生经常遇到临床和（或）肠镜所见支持结直肠炎而组织培养阴性的肠镜活检标本应如何诊断的难题。这种患者与CIIBD鉴别比较困难，特别是当感染开始约10天后，组织学特征发展为更为慢性的改变。6周后才出现溃疡性结肠炎特征性的隐窝结构改变[6,7]。当出现弥漫型隐窝结构扭曲和（或）绒毛型上皮外观，应怀疑感染性肠炎的诊断是否正确，然而，应小心某些感染性肠炎，特别是志贺氏菌病和阿米巴病，也可以具有上述病理学特征[8]。急性自限性感染性肠炎其规则的隐窝结构常常伴有明显的退行性和反应性改变，但大多数改变局限于隐窝的浅表部分。这种隐窝表现多为浅表部分的扩张伴黏液分泌的消失及上皮细胞平坦。这些隐窝轮廓异常，有时称为隐窝萎缩，见于感染性肠炎、伪膜性肠炎和肠道缺血。

与常见的CIIBD活检标本固有层内较为弥漫的炎症不同，浅表、局灶的分叶核中性粒细胞常见于感染。伪膜性肠炎和克罗恩病尽管常伴有较少的分叶核中性粒细胞[9]，但均可表现为局灶的炎症改变。各种炎症细胞的相对比例，因感染性和非感染性结直肠炎的种类不同而有所差异。相对于CIIBD，感染性肠炎倾向于含有相对大量的分叶核细胞而较少浆细胞，并常常累及活检黏膜的较为浅表的部分[6]。不幸的是，这些特征可以表现轻微或难以觉察，特别是在黏膜固有层明显水肿的情况下。在极端情况下，这种水肿可以引起人为的隐窝结构扭曲。隐窝脓肿对于诊断溃疡性结肠炎较为特异，局限于隐窝上皮的分叶核中性粒细胞（隐窝炎）提示病变为感染性结肠炎。

结肠黏膜固有层基底部淋巴细胞聚集提示慢性改变，且支持CIIBD诊断；慢性空肠弯曲菌和阿米巴性结肠炎的炎性改变与上述变化极其相似[7]。然而，如果活检标本是溃疡性并部分披覆血性坏死物，应寻找阿米巴的证据。阿米巴具有明显的特征性核仁和胞浆内红细胞，在坏死溃疡物内易于发现，但仅在病史的特定时间才能见到[10]。阿米巴的其他重要特征是黏膜层内出现嗜酸性粒细胞，而非中性粒细胞。

然而，有时甚至组织培养阳性，感染性结肠炎活检也并非总能发现特征性的改变。实际上，一些活检标本可以完全表现为正常或仅出现轻度黏膜固有层水肿。当对活检标本有怀疑时，病理医生应该建议患者1~2个月后再次活检，这是因为大多数急性自限性感染性结肠炎在这段时间内已经自愈。

（二）伪膜性肠炎

诊断伪膜性肠炎需要结合结肠镜和显微镜下形态特征。肉眼观察，表现为散在的隆起性硬化性奶油状斑块，或是黏附于结直肠黏膜的融合性坏死假膜。伪膜性肠炎的显微镜特征分为Ⅰ、Ⅱ和Ⅲ型。

Ⅰ型病变：细小、浅表性糜烂，或顶端病变，后者为隐窝间上皮破坏，进而为纤维组织和急性炎症细胞取代而形成。当出现上述改变时，检查其临近的黏膜是必要的，因为其他的一些病变，如孤立性直肠溃疡、伴有浅表损伤的息肉或炎性帽状息肉均可出现类似的改变。

Ⅱ型病变：可见灶性扭曲的隐窝。每个隐窝基底部是完整的，伴有浅表部分扩张，并充满细胞及炎性碎片。伪膜性肠炎典型的炎症浸润背景中隐窝的残留轮廓，可以用于与纯粹缺血性肠炎相鉴别。进而，缺血易于导致出血并渗入附近黏膜组织，并常伴有其他缺血性病变的特征。相对而说，在伪膜性肠炎中，Ⅱ型病变附近黏膜常出现轻度急性炎症或轻度水肿。

Ⅲ型病变：本型隐窝的损毁更为彻底，并见一层炎性披覆物取代黏膜。这些组织学特征与重症黏膜缺血无法鉴别，故仅凭这些特征不能诊断为伪膜性肠炎。

（三）抗生素相关性结肠炎

抗生素相关性结肠炎不需要手术切除，所以该诊断几乎总是基于组织活检。顾名思义，本型肠炎无坏死性黏膜，其炎症模式类似于感染性结直肠炎[13]。如果临床条件允许，可以行大便培养和艰难梭菌毒素的测定。

（四）慢性特发性炎症性肠病

在炎症性肠病的鉴别诊断中，临床表现和结肠镜下黏膜活检是十分重要的。临床病情加重或缓解及药物和手术干预等相关的因素对组织病理产生的影响，活检标本诊断时均应考虑在内[14]。

在选择活检部位时，肠镜医生应认真仔细地对表面上正常黏膜及任何明显的异常溃疡或息肉性病变进行活检。对于表现为CIIBD患者，在对病变进行诊断和阐释时，应对全结肠炎症进程有整体的了解。在回肠造口部位、失功能肠管节段和回肠贮袋活检标本中，熟悉从正常到病理性改变的演变也很重要，尤其是当患者症状和临床进程与以前诊断的CIIBD不相符时，了解特殊部位的改变则更为重要。

正常结直肠结构有两个部位可能误诊为CIIBD。慢性炎症细胞密度增加可见于盲肠和升结肠近端的黏膜固有层，不应误诊为异常。在正常结直肠活检标本中，约1/7的隐窝出现分支，且在直肠肛管隐窝更为常见，并伴有明显的淋巴滤泡和黏膜固有肌层，上述结构可能被误诊为黏膜脱垂、滤泡性直肠炎或CIIBD。

1. CIIBD病程早期的活检　CIIBD特征性隐窝结构异常在起初的6周内不明显。在这些患者中，黏膜基底部淋巴细胞聚集及大量浆细胞浸润有助于诊断CIIBD[6]。然而，弯曲菌等感染可能会产生相似的炎症改变，并与早期CIIBD无法鉴别[7]。

2. 在黏膜活检中鉴别溃疡性结肠炎和克罗恩病　一些特征性组织学特征认为与溃疡性结肠炎和克罗恩病有关，但单一显微镜下特征无法区别这两种病变。再者，要做出正确的组织学诊断，必须结合病史和肠镜所见。但是，必须承认的是，在偶见患者中，无法通过组织学区别这两种病变，在这种情况下，活检报告的诊断应为"炎症性肠病，未分类"[15]。"未定型肠炎"适用于结肠切除标本的形态描述。

在典型溃疡性结肠炎活检标本中，可见黏膜内弥漫性中性粒细胞和慢性炎症细胞浸润伴特征性上皮损伤，特别是隐窝炎、隐窝脓肿、黏膜表面糜烂/溃疡及黏液分泌缺失。相对而言，克罗恩病的活检标本特征性的表现为斑片状分布的炎症改变伴局灶糜烂、局部结构改变和相对轻微的黏液分泌缺失。

3. 治疗后活检形态表现　溃疡性结肠炎的活检病理学常因病程而异，晚期的溃疡性结肠炎可能与克罗恩病相混淆，尤其是当活检标本取自前期治疗过的患者之时[16]。这些患者可能有显微镜下的斑片状炎症改变和局灶上皮损伤的证据。然而，伴急性炎症的糜烂改变少见于治疗后或治疗中的溃疡性结肠炎。在活检标本中发现黏膜肉芽肿是一个重要的镜下所见，但有潜在的诊断困惑。在溃疡性结肠炎中，黏膜肉芽肿可直接导致隐窝损伤（隐窝溶解性肉芽肿）或为损伤的隐窝内容物溢出到黏膜固有层而导致的一种反应性改变[17]，两者均不是克罗恩病的特异性改变。

4. CIIBD局部病变的活检　在CIIBD患者的结直肠中，见到几个散在的黏膜病变可以取活检。前面提到过，这些病变要做出正确的诊断，必须结合肠道的其他发现。

溃疡可以简单地代表整个CIIBD病变的一部分，但也可能是一些疾病的继发性改变，如病毒性（巨细胞病毒）或原虫性（如阿米巴）感染，或孤立性溃疡/脱垂综合征。在这些患者中，诊断CIIBD应谨慎，特别是从溃疡边缘和附近黏膜取的活检标本。最重要的是当肠镜医生检查CIIBD患者的溃疡性病灶时，应尽可能寻找溃疡性肠癌的证据。

有几种结直肠息肉样病变可见于CIIBD患者的肠道之中。除了炎症性息肉外，其他息肉病变亦可见于感染性疾病，如巨细胞病毒和原虫感染。需要注意的是，不要大意一些年龄大的CIIBD患者，也可以进展为典型的腺瘤，其诊断特征和处理原则与正常个体的肠道腺瘤相同。

在溃疡性结肠炎患者中，如何鉴别散发性腺瘤和发育不良相关的病变或肿物（dysplasia associated lesion or mass，DALM）尚未达成共识。尽管有时存在困难，只要结合临床特点、邻近的黏膜和远处黏膜形态，则易于鉴别这些病变[18]。例如，某活检标本为近侧结直肠的非典型增生性息肉，患者在结肠镜下可见远侧局限性的溃疡性结肠炎，这时最有可能的诊断是腺瘤。特别是当患者为老年人，更支持此诊断。相反，发生于年轻患者的非典型病变，取自于溃疡性结肠炎受累区域，最有可能的诊断是DALM。然而，在某些情况下确诊非常困难，这是因为年龄较大患者可在肠炎区域出现平坦或隆起的病变[19]。尽管起初这些病变的显微镜下特征不足以确诊，但是多处病变和邻近黏膜活检有助于鉴别诊断。如果附近平坦的黏膜表现为非典型增生，则病变最可能是DALM。

尽管散发型腺瘤和DALM治疗方案不同，但是有证据表明，色素内镜可以识别大多数溃疡性结肠炎病灶中的非典型增生病变，无论这种病变是平坦型还是其他类型[20]。也有证据表明，某些患者通过色素内镜发现非典型增生病变，后者无论内镜下局部切除，还是外科根治术都具有相同的预后，这些均需色素内镜精确的随时检测和随访[20-22]。将来，DALM和散发型腺瘤之间的鉴别诊断可能变得不那么重要。

（五）回肠贮袋活检

在溃疡性结肠炎中，回肠贮袋正确的活检需要对常见回肠贮袋的组织学改变有所认识。在溃疡性结肠炎中，贮袋表现为某些绒毛结构异常，另外伴有不同程度慢性炎症改变[23]。这些改变常见于和贮留的粪便相接触的贮袋之中。在某些患者中，特别是存在严重黏膜慢性炎症改变时，贮袋黏膜可获得所谓的结肠型改变。后者应视为贮袋黏膜的"适应性改变"，而不要作为一种特殊诊断。

贮袋炎是临床、结肠镜和组织学三者结合而做出的诊断，该诊断应具备内镜下贮袋黏膜特征性的广泛炎症改变及相关的临床症状，后者包括腹泻、腹痛、肛门粪污、大便急迫和全身不适[24]。显微镜下贮袋活检标本可见重度急性黏膜炎、慢性炎症和绒毛萎缩背景中局灶性黏膜糜烂/溃疡。然而，重要的是需知相似的急性炎症改变亦可见于其他贮袋病变，如缺血、克罗恩病和感染性肠炎[24]。然而，上述特征也可见于局限性、继发性贮袋炎，这源自于外部病理性改变累及贮袋所致。肿瘤和炎症性病变引起的继发病变如脓肿，是继发性贮袋炎的常见病因。重要的是，尽管一些典型的溃疡性结肠炎患者行回肠贮袋肛管吻合术（ileal-pouch anal anastomosis，IPAA）之后可以发展为真正的克罗恩病，但是克罗恩病的诊断不应该仅仅基于贮袋活检[25, 26]。

尽管有报道非典型增生可见于贮袋黏膜，尤其在结肠化改变的区域，但其恶变风险似乎较小[27]。虽然如此，监控措施包括多处活检是值得提倡的，特别是在那些具有结直肠的重度炎症或非典型增生的患者。IPAA之后，常见大量黏膜移行区炎症和（或）直肠套袖炎，其肿瘤发生风险较高，应予以密切监测。

（六）显微镜下肠炎

结直肠活检标本经常取自慢性无血迹的稀水样便患者，可伴或不伴腹痛。在这些情况下，应考虑显微镜下肠炎的诊断。尽管目前病史不清，但诊断这组疾病常基于临床、内镜和病理学特征三者相互结合。除外上述临床症状，诊断还需要满足正常或接近正常结肠镜下表现（尽管报道过结肠黏膜撕裂）[29]。病理诊断需要认识不同结肠炎的独特显微镜下表现。

在淋巴细胞性结肠炎中，黏膜固有层内可见单核细胞及上皮内淋巴细胞（intraepithelial lymphocytes，IEL）数量增加。IEL数量的弥漫性增加（>20个/100上皮细胞）对淋巴细胞性肠炎具有诊断意义，尽管治疗后活检标本很少表现为炎症[30]。如果出现大量嗜酸粒细胞，应该考虑相关药物（如非固醇抗炎药NSAID）诱发的可能性，尽管单核细胞在这些患者中很少见到。在淋巴细胞性肠炎中亦可见局灶和弥漫性上皮细胞改变，包括上皮细胞平坦、剥脱、黏液分泌丧失和胞浆空泡变性。

胶原性结肠炎具有特征性上皮下厚胶原层（subepithelial collagen layer，SCL），厚度>10μm，尽管此病变常为斑片状[31]。SCL增厚在横结肠和近侧结肠活检标本中最易见到[32, 33]。固有层内弥漫性淋巴细胞浸润伴散在嗜酸粒细胞浸润。偶尔也可以见到嗜中性粒细胞。SCL常见到IEL数量增加伴上皮改变，类似于淋巴细胞性肠炎。仅30%胶原性肠炎累及直肠[33]，因此正常直肠活检不能排除此病[33]。

除了淋巴细胞性和胶原性肠炎之外，还有其他类型的显微镜下肠炎，包括显微镜下肠炎伴巨细胞[34]、肉芽肿性显微镜下肠炎[35]和伪膜性显微镜下结肠炎，然而这些肠炎是否确实代表特殊的病变还不清楚。"显微镜下肠炎，非特殊"也是显微镜下肠炎的一种亚型。常用于诊断那些伴有典型临床特征的显微镜下肠炎、正常结肠镜所见及非特殊性慢性炎症患者，但缺乏IEL增生或SCL增厚。

药物是显微镜下肠炎的一种重要的诱因[33]。最重要的药物是非甾体抗炎药（NSAID）、蛋白泵抑制剂（PPI）和抗血小板药物。这些药物可诱发显微镜下肠炎所有的组织学形态改变，包括慢性炎症伴明显嗜酸粒细胞浸润、IEL增生、凋亡、黑变病和SCL增厚。

（七）憩室性结肠炎

伴有炎症的乙状结肠黏膜活检诊断需谨慎地与临床结合。克罗恩病和溃疡性结肠炎可能与憩室性结肠炎有重叠，最终的诊断常基于仔细检查乙状结肠切除标本。然而，局限性憩室性乙状结肠炎不伴有溃疡性结肠炎或克罗恩病的情况则极为常见。

憩室性结肠炎黏膜活检标本镜下所见可能复杂多样，从正常到局限性或弥漫性炎症及直肠黏膜脱垂。检查直肠黏膜活检标本非常有助于鉴别憩室性结肠炎和溃疡性结肠炎，正常的直肠活检结果几乎可排除溃疡性结肠炎；然而，直肠的炎性改变可排除憩室性肠炎，因为憩室不见于直肠。区别憩室性结肠炎与克罗恩病仅仅基于黏膜活检是非常困难的，因为在活检标本中不能发现关键性的透壁炎症特征。在这些患者中，诊断克罗恩病需要临床表现、放射学及结肠镜相互结合。根据上述因素，存在乙状结肠憩室时，应该认识到诊断局限性的溃疡性结肠炎或克罗恩病常常是不确切的[36, 37]。

（八）药物诱发的结直肠炎

很多药物可能引起结直肠炎症改变，或者直接在正常肠道引起炎症，或者复燃已静息的原先存在的肠道炎症性病变。除了显微镜下肠炎，这种类型的炎症与CIIBD、自限性（感染性）肠炎和缺血性肠病相似。

NSAID能够复燃CIIBD，也可以诱发新的疾病，特别是溃疡性结肠炎。其症状常与无NSAID用药史的溃疡性结肠炎相同[38]。然而，在某些患者中，活检显示非特异性的炎症改变，但如在隐窝上皮或黏膜固有层内，凋亡小体数量明显增加，则提示NSAID性肠炎的诊断。这种在上皮细胞内或淋巴细胞内凋亡小体活性的增加，能导致黏膜脂褐素的累积[39]。在肠炎患者中，如组织学特征不典型，特别是当大量出现凋亡小体时，临床医生应考虑NSAID诱发肠炎的可能性[40]。当应用栓剂时，NSAID也可能引起局限性直肠炎或溃疡，两者均与孤立性直肠溃疡相似[41, 42]。

持续几天的化疗能够影响结直肠黏膜表面细胞的分裂活性，活检特征包括凋亡增加、表层上皮退变、浅表坏死及非典型细胞核征象。化疗可能导致永久性细胞核结构异常，这时应与肿瘤鉴别，对患者化疗史的了解可以防范这种误诊。

重金属如金、水银、银及砷，可能会导致结肠黏膜弥漫性炎症改变，炎症病灶中存在大量丰富的嗜酸粒细胞，但隐窝结构正常。再者，临床与病理相互联系对于诊断是必要的，这包括：重金属治疗或暴露史、结肠镜下特征性的多发性瘀点样出血及局灶溃疡。

最后，多种药物也可导致缺血性肠炎（见后），包括含有雌激素和孕激素的口服避孕药、麦角胺等抗偏头痛药物及各种抗炎药物如干扰素和白细胞介素-2[43, 44]。

（九）局灶性活动性肠炎

局灶性活动性肠炎（focal active colitis，FAC）的组织学诊断基于局部隐窝特征性的中性粒细胞浸润，同时缺乏其他异常显微镜下特点。取自右侧结肠的黏膜活检标本最易诊为FAC，可能是人为肠道准备或感染后的相应改变。尽管相似的病变可见于克罗恩病，但是在成人患者中，FAC并非预示克罗恩病，不应误诊[45]；相比而言，儿童FAC却高度提示克罗恩病[46]。所以，对FAC的认识颇为重要，而且需要临床与病理相互联系。

（十）放射性直肠炎

因胃肠道或其他腹腔/盆腔肿瘤而放疗患者，在结直肠活检标本中可见到几种放疗诱发的急性和慢性病变。显微镜下表现可反映治疗的不同时间段，当然正确的诊断需要与临床沟通和对病史的充分了解。

放疗诱发的急性病变常见于直肠黏膜，患者均有直肠癌术后短期或长期的放疗史。活检标本或多或少出现令人担忧的形态表现，可出现明显的上皮细胞非典型增生及隐窝结构扭曲。这些特征可能误诊为弥漫性非典型增生或病毒性细胞病理改变。然而，弥漫性黏膜改变伴核分裂象数量减少及嗜酸粒细胞性隐窝脓肿的出现，应引起病理医生警惕并作出正确诊断[47]。

放射诱发的慢性病变患者，在近几个月到几年内曾接受放疗，典型者为结直肠炎。然而，这种表现可能在

（放疗）数年之后才能出现，这时之前的放疗史可能被忽略或忘记。与急性病变不同，放射诱发的慢性病变主要影响黏膜下层和肠壁结缔组织。活检组织中，黏膜下层表现为水肿或一致的嗜酸性粒细胞和畸形纤维母细胞浸润。小血管，特别是小动脉，管腔内易见衬覆非典型内皮细胞伴有内膜纤维化[48]。血管甚至可以表现为纤维素样坏死及含纤维素性微血栓。黏膜永久性损伤低倍镜下可见隐窝结构扭曲。值得注意的是，临近的正常肠道可见血管改变。

（十一）粪便转流性结直肠炎

从失功能（粪便转流性）结直肠部分取得活检标本需要恰当地解释。从以前正常的转流肠管取得的活检标本，相对缺乏隐窝结构扭曲、淋巴细胞增生、黏膜固有层弥漫性黏膜慢性炎症、急性炎症及浅表溃疡等情况[49]。缺乏隐窝结构扭曲是区别于转流性结肠直肠炎与CIIBD的重要依据。

在因病变而旷置的肠道，活检（形态）所见与上述表现非常不同。在克罗恩病中，炎症改变因转流粪便而变得不明显。黏膜可以表现为纤维化伴少量炎症，且任何肉芽肿均可能消退或玻璃样变[50]，与溃疡性结肠炎的表现相似。相反，在因溃疡性结肠炎而行三期回肠贮袋手术患者，失功能直肠的炎症可能加重[23]。重要的是，破坏性活检，包括撕裂性溃疡、肉芽肿和肉芽肿性血管炎，可能会与克罗恩病形态类似[51]。要强调的是，不应仅仅基于失功能直肠活检病理而将溃疡性结肠炎或不确定性肠炎修正诊断为克罗恩病；相反，之前的结肠切除术和患者的全部情况应予以重新评估。

（十二）缺血性肠炎

结直肠的缺血性损伤可反映动脉或静脉的功能不全。两个最重要的致病因素是血管阻塞和低血压，二者又可再细分为多个病因。缺血性结直肠疾病，由缺血的时间及其潜在的因素决定。缺血性病变大体上更常见于降乙状结肠，直肠缺血少见（约占7%）[52]。

尽管在急性重症缺血的患者中几乎不做活检，但是其典型病变表现为黏膜和黏膜下层的出血伴不同程度的水肿和坏死。隐窝常呈现爆炸样的改变，并为坏死物质所覆盖，可伴有中等淋巴细胞浸润，同时亦可见黏膜和黏膜下层血管内纤维素性血栓形成。在那些广泛肠管梗死的患者中，仅能观察到正常的组织轮廓。如果缺血性损伤程度较轻，局限于黏膜浅表部分，上皮细胞可能表现为非特异性改变，如变得扁平或偶尔可见隐窝完全丧失。隐窝广泛丧失的程度与缺血的程度相关。黏膜固有层可能含有大量的嗜酸性胶原纤维，但与CIIBD不同，仅可见典型的相对稀少的淋巴细胞。最后，缺血过程中，可见隐窝再生和非典型增生。黏膜固有层表现为纤维化及出现特征性的含铁血黄素巨噬细胞。

急性缺血性病变活检标本的鉴别诊断包括伪膜性肠炎、感染性肠炎和胶原性肠炎。浅表隐窝损害可能会与早期伪膜性肠炎混淆，缺血性病变中浅表隐窝更常见增生的特征，而黏膜上皮碎片则更常见于伪膜性肠炎。缺血病变中的退变上皮类似于感染性肠炎中的隐窝"枯萎"。相对于感染性病变表面大量中性粒细胞聚集，缺血性病变仅有稀少的炎症细胞。在黏膜固有层，中性粒细胞累及隐窝上皮从而形成隐窝炎。缺血性病变中明显的纤维素增生与胶原性肠炎增厚的上皮下胶原层相似，胶原染色可以显示这种特点。在这个位置的淀粉样物质沉着也可引起误诊，但是特殊染色可以鉴别。

在缺血性慢性损伤的患者中，隐窝结构异常可以用于鉴别CIIBD，特别是溃疡性结肠炎。在这些患者中，谨慎地将临床、病理和病变在肠管分布的特征相联系，对鉴别诊断颇有裨益。最后，应该牢记的是，在黏膜中，慢性缺血诱发的改变可作为黏膜脱垂病变中的一部分，同时伴有密集的小血管和血管腔阻塞。

（十三）黏膜脱垂和孤立性溃疡综合征

息肉样黏膜脱垂、炎症性息肉和炎症性泄殖腔息肉，现在认为三者是一组具有代表性的病变，并统一用黏膜脱垂这个概念[53]。黏膜脱垂可见于结肠吻合口、息肉附近或转流性肠道节段。最常见的部位为直肠前或前外侧壁，即所谓的孤立性溃疡综合征[54]。"孤立性溃疡"并不总是孤立性的病变，且也不总是溃疡性的病变[55]。

在早期黏膜脱垂部位的活检标本，常见从肠壁肌层延伸性生长的平滑肌细胞长入并替代浅的正常固有层[54, 56]。由于出现围绕隐窝的平滑肌细胞，可能会误认为是恶性病变，特别是当腺瘤性病变被横切时更易误诊。脱垂区域表面的黏膜可有溃疡改变，并衬覆肉芽组织。溃疡边缘伴有黏液的腺体，可移位于黏膜下层，同样可误诊为腺癌[55]，现多诊为"局限性肠炎/深在性囊性直肠炎"[57]。因此脱垂黏膜区域的活检组织需要仔细检查，当缺乏上皮非典型增生及在病变剩余黏膜中出现典型的黏膜脱垂的显微镜下特征时，应该避免误诊为恶性病变。

三、"非炎症性"结直肠疾病活检标本

（一）结直肠血管性疾病

在结直肠中，除了缺血性相关病变，还有几种其他血管病变。在主要的病变中，血管发育不良是老年患者中最常见的出血原因之一[58]。血管发育不良常发生于升结肠，尽管任何节段的结直肠均可发生。血管发育不良多为退行性病变，其定义为结肠黏膜下静脉扩张，伴或不伴被覆黏膜血管扩张[58]。浅表活检标本的组织学诊断非常困难。即使是充分的黏膜下组织活检，组织破碎和其他人为改变均可干扰诊断。由于这些原因，大约50%的患者仅靠活检难以诊断[59, 60]，因此诊断可能需要血管造影、内镜及组织学改变互相参照。

血管炎可能出现于结直肠组织中，尽管大多数患者中，胃肠道受累是全身性疾病的一部分。多发性动脉炎、Wegener肉芽肿、系统性红斑狼疮、风湿性关节炎和Behcet病均可见于结直肠疾病变[61]。如果活检标本包括黏膜下层，可见典型血管炎的特征。次要的改变，如局灶性黏膜缺血性溃疡或非特异性炎症，均可见于黏膜活检标本。为了寻找局灶性的血管炎病变，需要检查多个肠管节段。重要的是，血管炎症和血栓有时见于溃疡区域的血管，此时不应诊断为原发性血管炎。

（二）淀粉样变性

在结直肠中，淀粉样沉积与AA型（反应性）淀粉样变性病高度相关，但亦可见于任何其他可导致淀粉样蛋白沉积的病变[62, 63]。在活检中，蛋白常常沉积于黏膜固有层和黏膜血管壁。然而，也可局限于肌层或黏膜下层的血管壁，可能会漏诊。偶尔，血管壁的淀粉样沉积会导致严重的黏膜出血或散在溃疡[33]。

结直肠淀粉样沉积的鉴别诊断包括胶原性肠炎，后者嗜酸性上皮下胶原带可能与常规HE切片下的淀粉样物质相混淆。深活检标本中的黏膜下血管动脉硬化性改变也可误诊为血管淀粉样沉积。在这两种情况下，刚果红染色和（或）淀粉样P成分的免疫组化检测，可以识别淀粉样蛋白，进而确诊。

（三）色素沉着

取自结直肠的活检标本，有时表现为黏膜内大量色素颗粒。在结肠黑变病，黏膜固有层组织细胞中颗粒性脂褐素储积，被认为是上皮细胞凋亡增加所致[39, 64]。色素沉着主要见于升结肠和阑尾，可被periodic acid-Schif特殊染色显示。尽管本病与蒽醌泻剂的应用相关，但是其他药物，如NSAID，也可引起本病。主要的鉴别诊断是肠壁出血/出血性肠炎，其黏膜内含铁血黄素，后者可基于Perls染色而确认。

四、肿瘤性结直肠疾病活检标本

取自结直肠肿瘤的活检标本主要是腺瘤或腺癌。当评估这些肿瘤性病变时，病理医生最重要的职责是识别恶性改变。在英国，于恰当的活检部位和足够体积的标本中发现非典型性增生的隐窝浸透黏膜肌层时，可以作出恶性诊断。与日本和美国不同，英国不采用原位癌和黏膜内癌术语。

一些肠镜活检表浅且无目的，伴各种程度的人为的组织扭曲或撕裂。在这些标本中，恶性评估需要细心评估腺体上皮和非典型增生的程度、黏膜固有层腺体成分的位置及腺体周围间质组织的形态特征。

（一）结直肠腺癌活检诊断

结直肠腺癌活检诊断是基于存在黏膜肌层肿瘤性浸润的确切证据。在难以评估的患者中，出现粗纤维增生性间质反应，如纤维母细胞、肌纤维母细胞及内皮细胞增生，强烈提示浸润性肿瘤，但无法诊断。

偶见的情况，临床、肠镜及影像检查显示存在浸润性肿瘤，而活检显示为浅表片状坏死组织或上皮非典型增生，不伴有间质或黏膜肌层受累。在这些患者中，活检是不充分的，病理医生无法单独据此作出恶性诊断。

（二）避免结直肠腺癌活检标本的误诊

活检标本中，可疑病变可表现为严重的非典型性增生和结构复杂，如腺体的拥挤、筛状结构和出芽。这些特征提示恶性的可能，特别是标本被人为挤压时。然而，不考虑细胞及结构异型性的严重性，仅凭上皮表面形态不能做出恶性诊断。如果可能，最好是肠镜下完全切除息肉再做活检。

另一个重要特征是任何良性息肉黏膜肌层内或下方出现隐窝可误诊为恶性肿瘤。这种异位的隐窝及其固有层常类似于其上方黏膜，是曾发生黏膜扭曲的证据。在某些患者中，异位的非典型性增生的隐窝见于腺瘤性病变的蒂部，现认为此是假性癌浸润[65, 66]。根据非典型性增生腺体周围缺乏促纤维间质增生的特点，可与真正的恶性浸润鉴别。而出现吞噬含铁血黄素的巨噬细胞或明显的出血，有助于诊断曾发生黏膜扭曲。偶尔，息肉内修复性改变，可导致黏膜肌层的肥厚伴腺瘤内腺体间平滑肌带的延伸。再者，仔细评价周围间质组织，应该可以避免误诊为恶性。

伴黏膜溃疡的活检标本，如缺血和CIIBD，可含有肉芽组织伴巨大、具有高度非典型性细胞，细胞核具有多形性。仔细评估附近的非溃疡性上皮、溃疡性组织及其他相关特征应可避免将这些畸形间质细胞误诊为恶性癌细胞。

小的活检标本可能无法提供足够的组织量，难以评估真正肿瘤的分级。肿瘤浅溃疡和相关炎症，可误诊为低分化肿瘤。

（三）其他原发性结直肠肿瘤

除了腺癌，结直肠肛管活检可发现其他肿瘤，它们比腺癌少见，这里仅作简短介绍。

（1）结直肠的内分泌肿瘤并不常见（不足所有结直肠肿瘤的1%）且常发生于直肠或升结肠。结肠内分泌肿瘤主要是嗜铬细胞瘤，与回肠或阑尾的对应肿瘤形态学相似，呈实性团巢或岛状排列，具有一致的嗜酸性胞浆颗粒。相对而言，直肠内分泌肿瘤主要是L细胞型（具有合成肠高血糖素和YY肽的非嗜银性肿瘤），常排列成围绕血管芯的缎带样结构[68]。各种组织化学和免疫组化染色可用于这类肿瘤的诊断和分型，其具体内容超出了本章节的范围。然而，重要的是要认识到，内分泌肿瘤可与腺癌类似，表现为类癌样结构生长方式的小细胞癌，可能代表内分泌肿瘤的最高恶性类型。仅仅依靠活检，内分泌肿瘤是无法分为良性或恶性。预后和治疗方法的选择与肿瘤大小、核分裂象、浸润情况和出现转移与否有关。

（2）原发性结直肠鳞状细胞癌特别罕见，诊断时必须仔细排除继发（转移）肿瘤的可能[69]。曾报道溃疡性结肠炎并发直肠鳞状细胞癌，肛管鳞癌直接累及肠管是潜在且较困难的鉴别诊断，关键的是与临床病理密切联系。

（3）原发性恶性淋巴瘤占结直肠肿瘤的比例不足1%，但最常见于盲肠和直肠的活检标本中。这类肿瘤主要是B细胞黏膜相关性淋巴样组织淋巴瘤（MALT）或套细胞淋巴瘤（恶性淋巴瘤性息肉病，MLP）。在活检标本中，如何区别这些肿瘤与良性淋巴样息肉/息肉病十分重要。肠镜下形态可能有助于鉴别，较大的溃疡性病变是经典的恶性表现。MALT和MLP均可具有相似的组织学表现，鉴别诊断依靠临床和肠镜所见及免疫组化研究。罕见的情况下，伯基特淋巴瘤可能累及儿童的右半结肠，高级别弥漫性大B细胞淋巴瘤可发生于获得性免疫缺乏综合征患者[70]。也曾有结直肠孤立性T细胞淋巴瘤患者的报道。

（4）非常偶然的情况下，肠镜活检可以发现肿瘤细胞呈梭形形态。这些肿瘤越来越多的认为是c-kit阳性的胃肠道间质瘤（GIST），除非有证据提示肿瘤来源于特殊结缔组织细胞类型[33]。发生于结直肠的GIST罕见，表现为肠壁肿物，故在黏膜活检中不常见。诊断时应认识到GIST有各种组织学特征，同时免疫组化检查和分子基因学检测有助于诊断。重要的是，某些GIST患者c-kit分子检测和CD34是阴性的，这些检查指标不应简单地作为诊断此肿瘤的唯一指标。一组免疫组化标记包括肌性分化标记物（desmin、smooth muscle actin、heavy caldesmon）、S100和vimentin均应用于GIST的诊断。GIST临床行为主要基于肿瘤大小、有无坏死及核分裂数量，从活检标本中可获取的关于预后的信息非常有限[33]。

（四）转移性肿瘤活检诊断

几种常见肿瘤可播散到结直肠，表现为单一或多发的病变。最常见的转移至结直肠的肿瘤包括胃癌、乳腺癌、卵巢癌、肾癌、宫颈癌和肺癌。前列腺癌可能会直接累及直肠，当然这些患者常存在泌尿系统症状。尽管胃肠道症状是转移瘤引起的，原发性肿瘤可能很隐匿，临床和肠镜所见会提示是否为典型的原发性结直肠癌。故病理医生必须警惕伴有不常见的细胞和（或）结构特征的肿瘤。一组免疫组化标记的套餐有助于诊断，并与临床和影像学所见一致，可以确诊是否为原发肿瘤。

五、肛管炎症性疾病的活检标本

活检标本可能取自肛管的分散性病变，或作为肛管病变外科探查和治疗的一部分，如脓肿和肛管之间的瘘管。这些活检的目的是除外恶性病变或不常见的感染性病变。其他炎症性病变也可获得确切诊断。

（一）肛裂

大多数原发肛裂原因不明，且活检显示为低位肛管鳞状上皮黏膜内非特异性炎症。肛裂边缘可能水肿和增厚，后者为严重的淋巴细胞和浆细胞浸润。小息肉样前哨痔也见于肛裂边缘。继发性肛裂的重要病因包括克罗恩病、白血病、感染和鳞状细胞癌。

（二）肛瘘和脓肿

组织学上具有代表性的组织常取自肛瘘的外科探查和治疗过程中。这些组织常表现为非特异性急性炎症改变，这与大多数肛瘘起自肛腺感染的假说一致[71]。偶尔，炎性浸润可能含有提示其他特殊病因的特征。伴或不伴巨细胞的肉芽肿可能代表单纯性粪便等异物反应，当然克罗恩病、结核、汗腺炎及藏毛窦均需排除，尤其是存在异常的临床和（或）内镜所见时。在克罗恩病累及肛管时，最重要的组织学特征是出现伴郎格罕巨细胞的散在上皮样细胞肉芽肿。相比而言，典型的结核肉芽肿呈融合性且含有干酪样坏死，尽管小坏死灶可见于其他肉芽肿性病变之中。诊断结核需要行标记Ziehl-Neelson的特殊染色或PCR等分子诊断方法。

（三）克罗恩病

肛周克罗恩病的发病率并不清楚。部分原因是肛管病变可先于肠道病变，部分原因是一些具有明确肠道克罗恩病患者因腹泻而导致肛周炎。在肛管活检中发现特征性的非连续性的肉芽肿，提示克罗恩病的诊断。然而，最终诊断的做出应该结合临床和内镜所见，这是因为其他的病理改变，如结核、肉瘤样病及异物反应，也可以引起炎性肉芽肿病变。其他见于克罗恩病的肛管病变包括溃疡、皮赘、肛裂、脓肿和狭窄，类似于其他CIIBD累及部位，应排除非典型性增生或恶性病变。

（四）肛周感染

几种感染性疾病可见于肛管，常作为肛门性交的并发症。原发性梅毒可能与其他溃疡性肛管病变相混淆，如结核、肛裂、克罗恩病及癌。尽管通过免疫荧光方法，活检标本中可以检测到螺旋体，但是梅毒的诊断需要血清学检测。腹股沟肉芽肿，一种由肉芽肿鞘杆菌属诱发的原发性热带性疾病，也可导致伴严重混合性炎症细胞浸润的溃疡改变。偶尔，可利用Giemsa或Warthin-Starry特殊染色显示巨噬细胞内的多诺万小体（Donovan bodies）。在肛管疾病中，人类乳头瘤病毒是次要考虑的病因。

六、肛管肿瘤和肿瘤样病变活检标本

取自肛管的肿瘤活检标本相对少见，形态学为来自正常肛管的各种上皮类型。

（一）良性病变

纤维上皮性息肉（皮赘）最常见于肛管活检病变的标本中。组织学上为息肉样病变，为黏液样或胶原性间质轴心表面被覆鳞状上皮。间质细胞可表现为非典型核分裂象，但纤维上皮性息肉无演变为肿瘤的潜能[72]。

肛管黏膜固有层可出现于溃疡性息肉样肿物之中，与腺瘤相似。同结直肠其他部位一样，显微镜下可见黏膜固有层内平滑肌细胞增生或纤维化，但无上皮非典型增生的证据。

鲍温样丘疹病，因是一个常被误诊的良性病变，故认识它很重要。表现为年轻和中年患者肛门生殖区的丘疹。组织学上类似于鲍温病（见下）。在接近正常上皮背景中，散在角化不良性细胞，呈胡椒盐样的分布[33]。本病毫无恶性转化的倾向[72]。病变可以自发性消退，具有多发病变的特点，与几型HPV类型相关的

鲍温样丘疹病可能会复发（HPVs16、HPVs18、HPVs31、HPVs32、HPVs34、HPVs35、HPVs 39、HPVs 42、HPVs 48、HPVs 51、HPVs 52、HPVs 53和HPVs 54）。

（二）癌前病变

尽管HPV引起的癌前病变及病毒疣（尖锐湿疣）并非均伴有非典型增生和癌[73]。这些病变在显微镜下具有特征性的锯齿形轮廓，伴有上皮性非典型增生、中空细胞和偶见的角化不良细胞。所谓的Buschke和Loewenstein巨大尖锐湿疣是穿透性病变，可穿透肛周和肛管直肠区域，有时病变延伸至坐骨直肠窝、直肠周围组织，甚至盆腔[74]。巨大尖锐湿疣形态学上与单纯性病毒疣相似，并可伴有HPV感染。活检很难区分这两种病变。与单纯性肛管疣相似，巨大尖锐湿疣也可表现为非典型增生和恶性潜能[75]。肛周皮肤的鲍温病是原位癌的一种类型[76]。与其他部位皮肤的相似病变一样，上皮全层增厚，含有非典型增生和核分裂象活跃的细胞。应仔细检查活检标本以除外恶性病变，伴有溃疡的病变更需如此。

肛管上皮内瘤变（anal intra-epithelial neoplasia，AIN）更常见于齿状线以上部位的移行上皮而少见于下部的肛管鳞状上皮黏膜[77]。尽管低级别非典型增生的恶变风险并不确定，但是已逐渐认识到高级别病变可进展为癌[78]。在病理医生之间，对如何正确AIN分级（1、2、3级）总是难以达成一致。总体而言，AIN1级为核异常仅限于鳞状上皮下1/3，AIN2级为核异常限于鳞状上皮下2/3，AINA3级核异常达到鳞状上皮的全层[33]。发现AIN的区域应全部行组织学活检，并进行不同分级，以除外更严重的AIN级别或浸润性鳞状细胞癌。

（三）肛管鳞状细胞癌

肛管鳞状细胞癌主要发生于齿状线上方的黏膜移行区[79]。在这个部位的肿瘤常常近距离浸润，并可能出现低位直肠癌的临床表现。肛管鳞状细胞癌的诊断需要对其各种组织学形态进行了解。肿瘤可由小基底样细胞构成，无角化，常表现为区域性坏死[80]，认为是非角化性小细胞鳞状细胞癌，且具有浸润肛管的倾向。其他肿瘤具有鳞状细胞癌相似特征，伴有角化证据的大细胞。因区别这些组织学亚型具有相对主观性，活检的肿瘤组织应使用鳞状细胞癌这个通用性的诊断术语。活检报告也应该对肿瘤进行分级，尽管小的表浅活检组织并不能代表整个肿瘤的形态学特性。

鉴别诊断包括肛管边缘基底细胞癌、内分泌癌、黑色素瘤及原发于其他部位的肿瘤累及肛管，后者包括女性生殖道源性肿瘤。基底样鳞状细胞癌和肛周基底细胞癌局部浸润之间的鉴别诊断特别重要，这是因为后者可行局部切除。临床和影像学所见对于区别这两种肿瘤非常重要。免疫组化套餐也可用于鉴别，特别是鉴别诊断黑色素瘤或从盆腔等部位直接播散而来的肿瘤。

（四）肛管腺癌

由于大多数肛管恶性肿瘤浸润低位直肠，区分低位直肠癌和肛管腺癌是不可能的。然而，肛管腺癌两个特殊类型被逐渐熟知：肛管和肛腺腺癌及肛管直肠瘘黏液腺癌。

肛管和肛腺腺癌是一种罕见的黏膜下肿瘤，可广泛地浸润肛管[81]。诊断时根据特殊显微镜下表现，即存在正常肛管导管上皮-原位癌-浸润癌的移行区。如无此特点，其他肿瘤如直肠腺癌和鳞状细胞癌，则难以排除。常见的情况是黏膜活检仅仅含有黏液物质。

肛管直肠瘘黏液腺癌患者，表现为复发性肛管脓肿而非不连续的黏膜病变。肿瘤分化好，含有黏液池并浸润肛周间质组织。这时诊断很重要，因临床可误诊为含有黏液的瘘管。活检标本可仅仅含有黏液或黏液性肿瘤的碎片组织，后者分化很好以至于作为正常组织而易漏诊。鉴别诊断包括正常肛瘘，其腔面衬覆的黏液上皮移位入间质组织时易误诊。异位的上皮类似高分化黏液癌也可见于黏膜固有层（孤立性直肠溃疡综合征）。在这两种情况下，需临床病理密切联系，以防误诊。

（五）乳腺外（肛周）Paget病

在肛周皮肤的活检标本中，Paget病是罕见但重要的鉴别诊断。在典型病变中，表皮增厚且含有大量非典型大细胞伴空泡性胞浆。这些细胞起源并不确定，但是认为可能起源于皮肤附件的腺体或表皮内多潜能细胞[82, 83]。与乳头Paget病不同，大多数肛周Paget病与表皮下恶性病变无关，尽管诊断时应排除肛管直肠腺癌扩散至表皮的情况[84]。与鲍温病和黑色素瘤的鉴别常需免疫组化检测。

第三节　非肿瘤性结直肠病变切除标本

一、息肉样病变

（一）锯齿状腺瘤

增生性/化生性息肉、锯齿状腺瘤及其混合类型均具有锯齿状结构。化生性息肉是良性病变，无非典型增生，除外非遗传性化生性息肉综合征这种罕见情况，曾认为它们均与肿瘤无关[85]。目前认为它们是从良性（化生性息肉）到非典型增生的锯齿状腺瘤，再至最后恶变过程中的一个阶段。在一些患者中，它们是遗传性锯齿状病变综合征的一部分[86]。

（二）非腺瘤性息肉病

息肉分为非腺瘤性或腺瘤性，可再分为家族性和非家族性息肉综合征。遗传性混合型息肉综合征这种不常见的息肉综合征无法简单地归入这组病变中。本章将概要地介绍息肉的分类和重要的鉴别诊断特点。

1. 家族性非腺瘤性息肉　Peutz-Jeghers息肉有三个临床特征：胃肠道息肉、口腔色素沉着和常染色体显性遗传[33]。在19号染色体短臂的11基因位点存在丝氨酸/苏氨酸胚系突变[87]。具备上述所有临床表现者占55%，其他表现形式为不伴有口周色素沉着或不伴有息肉。在一些患者中，色素沉着可在息肉出现前很长一段时间即已存在。息肉可发生于原肠的任何部分，常分批出现。无性别发生倾向。息肉更常见于空肠、回肠和十二指肠[33]。息肉表现为出血、贫血和餐后反复的肠套叠。很多这种肠套叠可自发性复位，因此多可行非手术治疗。

大体观察，Peutz-Jeghers息肉似分叶状腺瘤性息肉，但分叶较大，与幼年性息肉截然不同，后者有绝对平滑的表面[33]。息肉直径从细小至几厘米不等。可表现为无蒂或带有宽蒂。

镜下观察，息肉轴心由分支状的平滑肌纤维构成，表面覆盖正常或轻度非典型增生的上皮和黏膜固有层[33]。黏膜固有层成分无过度增生。异位腺体和黏膜固有层见于假浸润病变。非典型增生可见于Peutz-Jeghers息肉表面上皮或异位上皮，均有恶变的可能性[88]。

虽然Peutz-Jeghers患者的息肉病变罕见恶性改变[33]，然而发展为结直肠癌的风险是普通息肉的13倍。恶变风险可累及非胃肠道器官，其他见于Peutz-Jeghers患者的肿瘤包括双侧乳腺癌[89、90]、卵巢伴环状小管的性索间质瘤[91]和睾丸的支持细胞肿瘤[92、93]，也可发生子宫内膜非典型增生和子宫颈恶性腺瘤。

幼年性息肉可单发或作为息肉综合征的一部分[94]。临床表现为腹泻、便血、营养不良或肠套叠。息肉具有平滑的表面，在增宽的黏膜固有层背景中，可见扩张的隐窝，在黏膜固有层内无平滑肌纤维[95]。当活检时，溃疡性息肉可仅见肉芽组织。组织学上做出诊断颇为重要，应检查息肉切除标本。当满足以下条件时，幼年性息肉可基于StMark标准而确诊：①结直肠多于5个息肉；②胃肠道多于1个部位存在息肉；③存在家族史的任何数量的息肉。

Ruvalcabra-Myhre-Smith综合征是罕见的，包括幼年性息肉、巨头畸形和阴茎色素斑[97]。家族性幼年性胃息肉病也较罕见，至今仅见于日本。

Cowden综合征是一种发生于胃肠道、口腔和皮肤的家族性多发性错构瘤综合征[98]。在胃肠道中，也可见炎症性息肉和腺瘤性息肉[99]。发生结直肠癌风险较低，但乳腺和甲状腺恶性肿瘤的发病率较高[97]。

神经纤维瘤病和节细胞神经瘤病显然不是胃肠道息肉常见的病因。

其他罕见的家族性非腺瘤性息肉包括蓝色橡皮疱痣综合征，由皮肤和胃肠道血管瘤及Devon家族综合征构成，后者为良性炎性纤维性息肉病。

2. 非家族性非腺瘤性息肉综合征　Cronkhite-Canada综合征发生的息肉看起来极似幼年性息肉，但在这种情况下，非息肉部位的黏膜表现为与息肉相似的组织学改变[33]。本病罕见非典型增生，临床上有明显的脱发症、白甲及蛋白丢失性肠病[100]。

增生性息肉病拥有大量的普通型或轻度增大的增生性息肉[85]。虽无遗传性，但具有高度的癌变风险[33]。

炎性帽状息肉病是罕见的黏膜脱垂表现[33]。临床上表现为腹泻和低蛋白血症。非常类似于伪膜性结肠炎和其他息肉病。

其他罕见的非家族性非腺瘤性息肉病包括淋巴样息肉病、软化斑、脂肪瘤性息肉病和结肠积气症[33]。

3. 遗传性混合性息肉病综合征　此综合征虽不常见，但是为常染色体显性遗传。息肉类型包括腺瘤、增生性息肉和非典型幼年性息肉[101]。

（三）家族性腺瘤性息肉病

家族性腺瘤性息肉病由多发性管状腺瘤构成。当息肉数量多于100个，或当微腺瘤/单隐窝腺瘤见于平坦性结直肠黏膜时，诊断即可确立[102]。根据其他异常的系统器官，家族性腺瘤性息肉病综合征有很多同名术语。

二、结肠憩室

结肠憩室病最常见于乙状结肠，也可发生于结肠的其他部位，但不见于直肠。憩室病变的病理学改变包括固有肌层和黏膜肌层的增厚和缩短。憩室形成于结肠带之间（因此憩室不见于直肠），常在结肠系膜血管进入肠壁处。肌层的增厚和缩短可导致黏膜冗赘伴息肉形成和正常黏膜出现反折[103]。可出现憩室炎和憩室脓肿。憩室性结肠炎应在活检报告中予以明确。

憩室炎和憩室脓肿的治疗与溃疡性结肠炎完全不同，所以憩室相关性肠炎需正确诊断，以避免因使用激素或免疫抑制剂治疗而诱发败血症。憩室周围炎症改变常形成淋巴滤泡和淋巴细胞聚集，并从憩室内向外分布并蔓延至憩室周围肠壁，与克罗恩病串珠样改变相似[9]。通过仔细观察围绕憩室呈放射状的淋巴滤泡，有助于与克罗恩病鉴别。在克罗恩病中，淋巴滤泡是透壁性的，且不会集中于类似憩室的单一区域[33]。一些溃疡性结肠炎患者，随着年龄增大而形成乙状结肠憩室病。在结直肠切除+回肠贮袋肛管吻合术后，可能会产生特殊的诊断问题。当出现乙状结肠增厚狭窄时，应考虑溃疡性结肠炎或克罗恩病的诊断。当出现溃疡性结肠炎的其他特点时，需要特别慎重拟诊发生于乙状结肠憩室病变的克罗恩病，因后者常常误诊。

隐匿且弥漫性的皮革样腺癌是憩室切除时另外的少见问题。增厚的平滑肌内可隐藏弥漫浸润性癌，且因憩室阻塞而产生黏液池，肉眼上可能与黏液腺癌相似。仅仅基于肉眼观察，而否认乙状结肠憩室包含弥漫性腺癌是鲁莽的。鉴于此，我们倾向于切除所有乙状结肠憩室，就像憩室内确实含有隐匿性腺癌一样。标本充分固定后，用高脚钉标记切缘，然后将标本每间隔3mm横切，摆放切片并检查任何黏液池或可能提示腺癌的任何特征。几种随机的切片包含厚壁的憩室以及所有结肠系膜内的淋巴结均应行组织病理学检查。

三、结肠炎

肠炎的大体观察常被忽略，但在与溃疡性结肠炎、克罗恩病和其他更不常见的肠炎鉴别诊断中极为重要。

（一）溃疡性结肠炎和克罗恩病结肠炎经典病理学

由于贮袋手术方式的引入，克罗恩病和溃疡性结肠炎之间的鉴别诊断非常重要[24, 26]。

1. 溃疡性结肠炎　当溃疡性结肠炎暴发、治疗后或各种未知的原因会使本病病理诊断困难[33]。因溃疡性结肠炎而行结肠切除术的原因有三：重度暴发性疾病（中毒性巨结肠）、药物治疗无效及出现非典型增生（一种癌前病变）。可通过临床表现、影像学、内镜所见及活检标本的组织学而得以诊断。当在严重的发作期间，需进一步活检，以除外并发感染的可能，如巨细胞病毒。

在严重的急性发作时，结肠扩张；长时间的疾病影响，结肠将缩小而呈软管样。肠周无脂肪围绕，且浆膜面变得光亮。结肠壁全层受累常见于暴发性疾病而引起的黏膜溃疡和深层炎症。弥漫性炎症浸润并引起肌层下弥漫的肌细胞溶解。淋巴结常常肿大，但常无肉芽肿形成。病变是连续的，典型者累及直肠，且与邻近正常肠管有清楚的边界。炎性假息肉多见，可呈绒毛状，似息肉病综合征，可累及回肠，称为倒灌性回肠炎，后者是一种较短回肠节段发生的弥漫性改变。在溃疡性结肠炎中有两种跳跃性改变：阑尾跳跃性病变[104]和盲肠斑片状病变[104, 105]，两者是在溃疡性结肠炎中被认可且仅有的跳跃性病变。

溃疡性结肠炎的组织学改变十分典型。倾向于具有不规则黏膜表面伴广泛隐窝结构的扭曲。长期的病变，因活跃的潘氏细胞化生而引起黏液分泌丧失。长期病变的黏膜肌层也会出现双层。节细胞也可见于黏膜肌层内和以前溃疡和治疗后的黏膜基底内。在活跃期中，会出现急性炎症诱发的大量隐窝脓肿，而形成弥漫性病变，伴相关的隐窝损毁、糜烂和溃疡。隐窝易于向下方撕裂，且治疗后隐窝出现结构扭曲。在少数患者，这些病变可能完全消失。在病变的早期，很难基于活检而做出诊断（如在6周之前的病变中，尚无足够的时间形成隐窝结构扭曲）。在这些患者中，于淋巴细胞集结内出现碱性胞浆细胞提示病变为非感染性。在病变早期的活检标本中，另外一个常见诊断困难为浅表水肿，这既可见于溃疡性结肠炎又可见于克罗恩病。治疗后行活检病理检查是必要的，因在黏膜固有层内残留小的中性粒细胞聚集提示复发的可能。肉芽肿可见于溃疡性结肠炎，这与破裂的隐窝有关。伴有破裂隐窝的肉芽肿可见上皮细胞、中性粒细胞、黏液或三者混合出现。

当发生暴发性结肠炎时，切除标本溃疡性结肠炎的病理诊断非常困难，因其本质是结肠终末期病变的一部分。在药物治疗无效的病变中，典型特征是弥漫性隐窝结构扭曲、黏膜层内弥漫性急性和慢性炎症细胞浸润及隐窝脓肿形成。存在溃疡的部位，急性和慢性炎性细胞可向下弥漫性扩散至肌层，引起肌溶解，这与克罗恩病完全不同；在克罗恩病，透壁炎症是以形成淋巴小结的方式。其他典型的溃疡性结肠炎病理特征为异型增生且发育不良相关的病变或肿物（DALM）。

2. 克罗恩病结肠炎　结直肠克罗恩病的病理表现与发生于小肠者基本上是相同的。1960年，Lockhart-Mum- Mery和Morson描述了克罗恩结肠炎，用以区别溃疡性结肠炎[107]。克罗恩结肠炎的临床表现常常为腹泻、直肠出血或肛周疾病，或三者同时出现，也可以伴有反复发作的腹痛和小肠梗阻。如果病变局限于结肠，肠梗阻不如小肠克罗恩病明显。肛周病变包括皮赘、深溃疡、肛裂、瘘管、脓肿和肛管狭窄，可见于75%的结直肠克罗恩病患者。肛周表现常见于严重活动性结肠病变，尽管并非总是如此。肛周克罗恩病变常伴有肠外克罗恩病。

结直肠克罗恩病可孤立发生或者与胃肠道其他部位的克罗恩病同时发生。局限于结直肠的患者约占20%。孤立性结直肠克罗恩病有3种分布方式：①直肠克罗恩病；②狭窄性结直肠克罗恩病；③弥漫性克罗恩病。因为后者与溃疡性结肠炎十分相似，而引起鉴别诊断极为困难。大体观察，肠管浆膜面常常深蓝色；血管扩张伴有炎性渗出物；可见脂肪包绕肠管。后者是克罗恩病特征性表现[108, 109]。病理评估小肠病变比结肠病变要容易得多，这是因为直肠和乙状结肠系膜脂肪多无病理变化。

如果出现不连续的斑片状或灶性分布的病变，则易于诊断克罗恩结肠炎。在克罗恩病的溃疡中，从小而浅表性口疮样溃疡到深裂隙样溃疡不等。口疮样溃疡具有典型溃疡形态，其下方为淋巴滤泡或淋巴小结。大溃疡广泛分散，但伴有悬垂水肿的黏膜边缘，这不像口疮样溃疡的正常黏膜边缘。克罗恩病治疗后溃疡复发和缓解，会遗留溃疡性瘢痕下陷。这些溃疡与小肠克罗恩病相似，溃疡之间黏膜水肿，从而产生典型的鹅卵石样特点。上述特点在结直肠中可能难以发现，而且其他类型的肠炎也可出现类似于黏膜下明显水肿的表现。

结肠克罗恩病引起的瘘管见于2/3患者。然而，结肠克罗恩病穿孔并不常见，这也提示穿透性的炎症进展缓慢并引起肠管和肠系膜的环周炎症，从而阻止了穿透性脓肿。起于裂隙性溃疡底部的脓肿或贯穿性改变，致使炎症累及深部组织。在克罗恩病中，结肠狭窄缘于透壁性炎症引起的纤维性和纤维肌性增生。在小肠，黏膜肌层局灶纤维肌性增生，似与溃疡边缘关系密切。然而，这些区域与在小肠所见的"溃疡相关的细胞种系"关系不大。实际上，克罗恩病肠炎或其他类型的溃疡确切的治疗机理仍然不清楚。鉴别克罗恩病裂隙病变与其他类型的感染后或药物诱发性裂隙损伤是困难的。憩室性裂隙也可引起诊断上的困惑[110]，尤其憩室疾病与溃疡性结肠炎共存时。有时，裂隙病变对于区别克罗恩病结肠炎与溃疡性结肠炎非常有帮助。

弥漫性克罗恩病肠炎的诊断最困难。直肠豁免有助于鉴别，深大的结肠活检可充分显示透壁性炎症，表现为淋巴样聚集、透壁肉芽肿或神经周围慢性炎症。如肠壁较薄，且病变主要位于黏膜，这时需多处活检取材。在这种情况下，最大的诊断困难来自于大体描述不详、缺乏图像和不充分的组织取材。不幸的是，这些患者常常无法明确诊断。

在没有行结肠切除患者中，克罗恩病的诊断可能更为困难。在这些患者中，诊断时需要临床、内镜、影像和活检组织学相互结合。大多数病理学家对诊断克罗恩病所采用的组织学特征是斑片状分布的急性和慢性炎症。在活检标本中，也可存在广泛的炎症并累及黏膜下层。也可有肉芽肿和局灶活跃的慢性肠炎。由于有多种局灶性活动性肠炎的病因，但大多与克罗恩病无关，故诊断时需要谨慎。局灶的隐窝炎对于诊断很有帮助，因个别隐窝可较凸显，即受累及的炎性破裂性隐窝为正常隐窝包围。特有的克罗恩病肉芽肿有助于诊断，即上皮性细胞肉芽肿远离隐窝破裂部位。多发性微肉芽肿同样具有诊断意义，但应仔细观察，因这些特征也可见于很多其他类型的肠炎，如憩室性病变、感染和其他系统性肉芽肿性疾病。与隐窝破裂相关的肉芽肿可见于其他炎症性肠病。隐窝溶解性肉芽肿可破坏局灶隐窝，起初认为对克罗恩病特异诊断。然而，更广泛的研究发现隐窝溶解性肉芽肿也可见于所有类型的肠炎，并且在医学法理上具有重要指导意义，即患者是否应行重建性结直肠切除术。在那些较长期的病变中，应寻找潘氏细胞或溃疡相关的细胞类型。像之前提到的，溃疡相关的细胞类型罕见于结肠，原因未明。在克罗恩病中，任何糜烂和溃疡均易于出现裂隙并衬覆坏死物和肉芽组织。距离溃疡几个厘米内的黏膜则极为正常。口疮样溃疡也可见于活检组织中，但难以见到神经周围和透壁性慢性炎症。偶尔，淋巴管内肉芽肿可见于活检组织，并且对于诊断很有帮助。笔者从未在活检标本中见到肉芽肿性血管炎，然而在切除标本中则有助于诊断[111]。

切除标本诊断较简单，这是因为可以全面地检查肠壁全层的结缔组织改变，包括黏膜肌层局灶性增厚和断裂伴邻近溃疡部位的平滑肌增生。增厚的平滑肌层和增粗的神经，常伴神经周慢性炎症，也可见于黏膜下层和肠系膜。透壁炎症总是以淋巴样细胞聚集的形式出现，在黏膜层是局灶性的。肉芽肿可在邻近血管处找到，偶尔，也可观察到肉芽肿性血管炎[111]。然而，上述特点并非绝对特异，因为也见于憩室性病变[110]和溃疡性结肠炎[112]。

诊断非常困难的克罗恩病结肠炎患者，应了解肛周病变、以前的活检情况和当前患者肠道病变特点，以利于诊断。偶尔，从明显正常的上消化道内镜检查所取的胃及十二指肠活检标本有助于诊断。单独存在局灶活动的胃炎和十二指肠炎对克罗恩病意义不大；但当与结肠炎同时出现时，有助于病理医生区分肠炎的类型。

3. 伪膜性肠炎 伪膜性肠炎具有黏膜表面披覆特殊的分散性黄色/灰白色斑块[11]。

4. 动力障碍 动力障碍在组织病理学上常常难以观察。在这些患者中，组织学检查的目的是排除罕见的肌层或神经支配的异常。先天性内脏肌病是罕见的，但活检样本易于诊断。神经异常诊断可能更困难，但常常漏诊的是神经丛炎症。神经丛炎是一种在肌间神经丛（Auerbach神经丛）周围淋巴细胞浸润性肌病，与糖尿病或恶性肿瘤并存或为单独病变[33]。

5. 缺血性病变 缺血性肠炎的病因等同于身体其他部位缺血性病变。缺血性肠炎活检的组织学检查常无异常发现，但偶尔会较明显。最重要的是排除血管炎、淀粉样变性、系统性硬化和不常见部位的血栓，如冠状动脉旁路外科手术后胆固醇栓子。

6. 似炎症性肠病的梗阻性肠炎 梗阻性肠炎和（或）回肠炎可能与克罗恩病相似[114]。综合考量发病背景和大体形态观察对正确诊断至关重要，在梗阻部位和肠炎区域之间总有正常黏膜分界。肠炎形态各异，可从轻度局灶性活动性肠炎到地图样溃疡伴水肿的黏膜边缘，恰似克罗恩病的多种形态。组织学发现极似克罗恩病，伴裂隙样溃疡和透壁性炎症。然而，神经周围慢性炎症和深在性肉芽肿并不常见。与克罗恩病易于鉴别，特别是当见到单一片块状梗阻相关性肠炎时。如未考虑发病背景，梗阻性肠炎可能误诊，尤其当没有大体图片或充分的大体描述之时。

第四节 肿瘤性结直肠病变切除标本

一、腺瘤切除标本

腺瘤需要全部切除送组织学诊断，无论体积大小，以排除浸润性腺癌。腺瘤分为带蒂、无蒂和平坦型。微腺瘤和单隐窝腺瘤见于家族性腺瘤性息肉病。组织学上，腺瘤更进一步分为管状、管状绒毛状、绒毛状和锯齿状。不像Barrett食管和溃疡性结肠炎分为低级别或高级别非典型增生，Muto和Morson将腺瘤分成轻度、中度和重度非典型增生，现仍用于腺瘤的分类[115]。腺瘤常见非典型增生，根据定义，所有腺瘤均有非典型性。

在降结肠，腺瘤的出现利于肠癌的筛选，这是因为该腺瘤常提示升结肠存在肿瘤。数目多于3个、直径＞10mm或伴有重度非典型增生的腺瘤常预示结直肠其他部位可能存在肿瘤。

二、早期直肠癌切除标本

局限于直肠黏膜的肿瘤少有或无淋巴结转移潜能，这是由于结直肠黏膜内缺乏淋巴管结构[33]。局限于黏膜的病变在英国可能定义为非典型增生或腺瘤，而在美国或日本则使用黏膜内癌这个术语[33]。

仅当肿瘤已浸润黏膜下层时，才存在淋巴结转移的可能，从而称作腺癌。早期直肠癌（early rectal cancer，ERC）在英国描述为腺癌，指浸润不超过黏膜下层[33]。ERC也可为息肉样癌，表现为较大带蒂或无蒂腺瘤的局灶恶变，或为小溃疡性腺癌[33]。

标本的接受、准备和切片取材

内镜下切除的息肉应在五倍体积的福尔马林溶液固定。局部切除标本最好将新鲜标本送至病理科。直径＜10mm的息肉应整个固定；石蜡包埋，并保持正确的包埋方向，即息肉与其相连组织解剖关系正确[116]。如果息肉直径＞10mm，应垂直地将息肉分成三部分，留中间带蒂的部分[117]。息肉在切除时将被牵拉，可能会形成拉长的假蒂。准确的息肉方向和多个层面的组织学切片对于精确地评估非常必要。

Parks经肛切除和经肛内镜显微外科术（transanal endoscopic microsurgery，TEM）的标本用裁缝钉钉在软木塞板上，并在福尔马林溶液中固定24h。底面用印度墨水溶胶染色标记。标本每隔3mm横切取材，并在放入包埋盒之前用琼脂包埋。

ERC大体分类与Kudo的胃癌分类系统相似[118]。腺瘤有蒂或无蒂，约占早期有蒂结直肠癌的42%～85%，无蒂结直肠癌的15%～58%[119, 120]。有蒂息肉中的腺癌，少见浸润黏膜下层或更深部位[119]。腺瘤内腺癌进一步发展的风险与癌灶大小、形状和非典型增生的严重程度有关，大小是决定恶变风险最重要的因素。在超过5 000个直径＜5mm的腺瘤中，未见有恶变者[121]；而直径超过42mm者，78.9%含有腺癌[121]。绒毛状腺瘤具有最高的恶性潜能（29.8%），管状腺瘤具有最低的恶变潜能（3.9%）[121]。直肠腺瘤具有最高的恶变潜能（23%），高于升结肠（6.4%）和降结肠（8%）。

Dukes分期不能用于局部切除标本，因无法评估淋巴结的情况。TNM[122]、Kikuchi[123]和Haggitt[124]分期系统可用于局部切除标本。ERC有必要归为T1期（肿瘤浸润黏膜下层）。对于N期预测还是个问题，有必要更进一步分型和对T1期肿瘤的进一步研究。Haggitt分期可用于对息肉内ERC黏膜下层浸润的进一步分型（图7-2）[124]。这个分类广泛地应用于对息肉内ERC浸润的描述，尽管第Ⅰ、Ⅱ和Ⅲ度只用于有蒂病变。无蒂息肉的浸润性癌只能归为Ⅳ度Haggitt病变。故Haggitt分期对评估无蒂的T1期腺癌是否累及淋巴结时无帮助。Kikuchi分期描述黏膜下浸润深度和用于对无蒂T1期腺癌定性（图7-3）[119]。Kikuchi分型将黏膜下层粗略分为上、中、下三层。

局部切除肿瘤中，T1期腺癌精确的分型对患者的进一步治疗非常重要。笔者的观点是局部切除作为最后的大活检，后续检查将指导治疗方案的选择。单独息肉切除术常被当作低危ERC较充分的治疗方法。单独息肉切除术治疗ERC，要求考虑原息肉切除部位继发癌变的概率，或出现淋巴结转移的概率。如果内镜医生确信息肉已经完全切除，复发或（和）转移的概率则由组织病理学医生来评估。对于腺瘤合并低危腺癌（切除彻底、高或中度分化、不伴淋巴管或血管浸

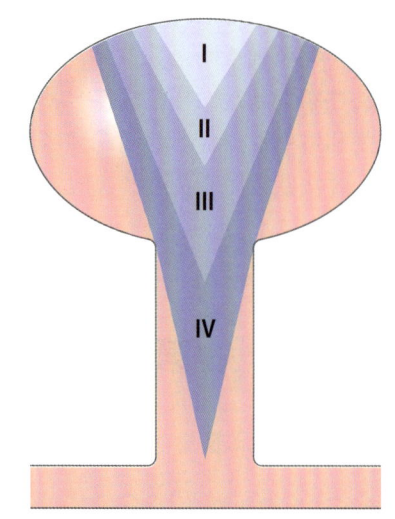

图7-2　Haggitt早期息肉中结直肠癌的分型[124]：Ⅰ度癌浸润至黏膜下层但局限于息肉头部；Ⅱ度癌浸润至息肉颈部；Ⅲ度癌浸润息肉蒂部任何位置；Ⅳ度癌浸润超过蒂部但保持在肌层以上

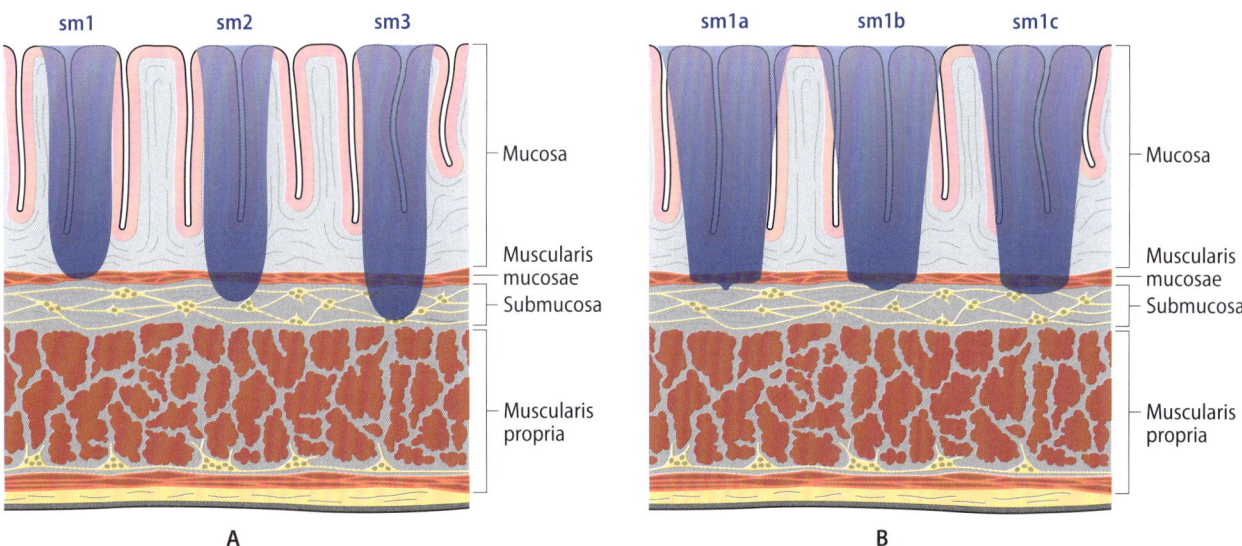

A．Kikuchi分期将早期无蒂结直肠癌肠壁浸润深度分为sm1、sm2和sm3。Sm1表示肿瘤浸润黏膜下层上1/3（200～300μm的深度）。Sm2表示浸润黏膜下层中1/3。Sm3表示浸润黏膜下层下1/3；B．Kikuchi更进一步将sm1无蒂腺癌分为sm1a、sm1b、sm1c。Sm1a表示肿瘤水平浸润黏膜下层，但少于黏膜层肿瘤宽度的1/4。Sm1b表示肿瘤水平浸润黏膜下层，但局限于黏膜层肿瘤宽度的1/4～1/2。Sm1c表示肿瘤水平浸润黏膜下层，但超过黏膜层肿瘤宽度的1/2

图7-3　早期结直肠癌Kikuchi分期

润），息肉切除术对大部分患者已是充分的治疗方法[125]。

对于腺瘤性息肉内高危ERC的处置则完全不同。高危ERC是指具有低分化、扩展至肿瘤切除边缘、出现淋巴管或血管浸润和黏膜下层浸润（表7-1）[116, 124-130]。这些因素已被进一步研究来确定转移的相对风险（表7-2）[131]。在上述5个风险因素中，<4个时不会出现淋巴结病变；而满足4个或5个上述风险因素，淋巴结转移的患者分别占1/3和2/3。局部切除具有4个或5个上述风险因素的病变，其复发和（或）淋巴结转移概率分别为20%和33%[128, 129]。淋巴结转移率随Kikuchi分期增加而增长：sm1为1%～3%，sm2为8%，sm3为23%。

ERC的大小与淋巴结转移关系尚未明确[119, 120, 133]，但其他特征可提示ERC的高转移潜能，包括肿瘤出芽、于浸润性深部肿瘤边缘查见细小簇状未分化细胞[134]、黏膜下浸润边缘的形状、病变主要边缘的瘤细胞分化、无蒂肿物和淋巴管和血管浸润[116, 134, 135]。早期直肠癌的部位也很重要[119]。日本结直肠癌研究学会进一步分为淋巴管性（ly）和血管性（v）浸润，根据程度分为：无（ly0，v0）、轻度（ly1，v1）、中度（ly2，v2）或中毒（ly3，v3）[136]。

部分患者腺瘤已经局部切除，然后再行Parks经肛切除和TEM，此时组织学评估可能出现几个有趣的困惑。先前切除可能产生固有黏膜瘢痕，与恶性病变的间质硬化相似。也可能在直肠壁的深层出现错位的上皮和黏膜固有层，从而导致无蒂息肉的假性浸润。这时可能难以分析和区别是否为真性浸润。有时这种术后假性浸润可能扩展至直肠系膜脂肪组织。这种表现仅是上皮的错位，但在一个标本的100层切片中，笔者发现黏膜固有层和上皮共存，并无肿瘤性间质硬化。在TEM后随访8年余，患者无浸润性腺癌的证据和肿瘤复发或转移，因此这个患者是假性浸润的典型例子。在先前局部切除的部位，也可发生黏膜肌层的断裂和瘢痕。

表7-1　早期直肠癌组织学类型和淋巴结转移危险度

低危险度	高危险度
高或中分化腺癌和黏液腺癌	低分化腺癌或黏液腺癌
	印戒细胞癌
	未分化癌
	高或中分化腺癌伴灶性的任何上述类型
	淋巴管或血管浸润
	切缘见癌

表7-2　预测淋巴结转移风险的组织病理学因素

肿瘤出芽
癌浸润前缘的边界不清楚
中、低分化肿瘤浸润黏膜下层
黏膜下层浸润深度增加
淋巴管浸润

　　像在完全切除直肠系膜标本一样，病理医生应对TEM优良的外科标本进行核实和评估。众所周知，直肠系膜边缘的完整性和切除质量与直肠系膜边缘的组织学评估关系密切。肿瘤有或无累及直肠系膜固有筋膜也与局部复发密切相关[137]。在TEM，评估外科手术质量颇为重要，且与全直肠系膜切除标本的评估十分相似。对于病理医生而言，检查标本的缺损和缺陷很重要，其下方可能由肌层或薄层的直肠系膜脂肪组织构成，但无论何种组织，应该是平滑的。因为大多数TEM肿瘤标本存在中央浸润，对中央病变进行深达肌层的片状切除，而周边逐渐变浅，这一点可完全接受并易于实施。围绕局部切除标本的黏膜切除边缘应是正常的结直肠黏膜。切除后不久，肌层和黏膜肌层开始收缩。正常肠壁的肌层收缩程度大于肿瘤区域。外科切除好的正常黏膜边缘将在切除术后几分钟内开始收缩。因此切除术后将正常黏膜层边缘用钉子钉牢颇为重要。钉子必须紧密牢固，否则正常组织将收缩于肿瘤组织下，必须给病理医生提供具有正常组织边缘的全断面的组织切片，否则，会产生信息交流方面的困难，外科医生在TEM过程中通过放大内镜已看到正常组织切缘，而病理医生却无法出具明确的切缘报告。

　　因为直肠癌局部切除标本被认为是大活检，在参与患者治疗的所有多学科团队成员讨论后，进一步外科手术可能是恰当的。可能会采取TEM内镜息肉基底切除术、Parks经肛管息肉切除术、经腹会阴联合切除术或前切除术。结肠镜或外科医生难以识别之前切除肿瘤的位置。因此在息肉切除时，需用墨水标记肿瘤部位。纤维性瘢痕是常见的组织学表现，但可能需多层组织学切片。肉眼下瘢痕样区域必须仔细检查、取材和包埋，以用于组织学检查。所有的淋巴结也必须包埋。外科医生应该清楚再次手术的两个目的是切除和行组织学检查，以获得对原肿瘤正确的评估和对转移淋巴结的清扫。病理医生必须熟知外科局部切除技术及假性浸润的可能，尤其当无法为患者正确的治疗给出合适的报告之时。

三、结直肠恶性肿瘤切除标本

　　最常见的结直肠恶性肿瘤是腺癌，也可见其他的结直肠组织起源的恶性肿瘤。目前WHO/UICC（国际抗癌联盟）结直肠恶性肿瘤的分类如下：

　　（1）腺癌，非特殊。

　　（2）黏液腺癌，＞50%黏液；即恶性上皮细胞产生黏液，HE染色下出现黏液，位于细胞内和（或）管腔内和（或）间质内。

　　（3）印戒细胞腺癌，＞50%印戒细胞。

　　（4）鳞状细胞癌。

　　（5）腺鳞癌。

　　（6）小细胞未分化癌。

　　（7）髓样癌（肿瘤实性生长，但常伴一些筛状或腺样成分，证实为一种腺癌；可能伴有DNA微卫星不稳定性和遗传性非息肉病性结直肠癌，与印戒细胞癌和黏液癌相似）。

　　（8）未分化癌。

　　（9）类癌，非特殊。

　　（10）其他（特殊类型）。

　　根据与正常结直肠黏膜的相似程度，腺癌分化程度分为低分化、中分化或高分化。以前认为黏液性肿瘤具有差的预后，与非黏液性肿瘤一样，分化程度和部位同样对预后很重要。升结肠的黏液肿瘤比发生于降结肠的肿瘤具有更好的预后。印戒细胞腺癌预后差，伴早期淋巴结转移，应永远被定级为低分化（Ⅲ级）。结直肠癌的分级应根据分化最差的区域，即使这种成分不占优势。

结直肠癌外科切除标本的解剖及其临床意义

1. 直肠　前切除术和经腹会阴联合切除标本，需要仔细地予以病理学评估，并基于患者治疗情况，以提供恰当的病理报告。随访并核查外科切除效果、影像学诊断和病理学评估的正确性[140, 141]。

直肠系膜和经腹会阴联合切除标本直肠系膜下方剥离效果的评价可由病理医生进行，主要对切除平面的平滑性进行评估。在缺损较小或没有达到肠壁肌层者，临床意义不大；而缺损已达肌层或在肌层内者，具有临床意义。在一些研究中，上述情况被分为Ⅰ、Ⅱ、Ⅲ级[140]。笔者倾向于给出描述性报告和标本的表面照片。理想情况下，病理科应接受新鲜标本，从标本的近切缘前面纵行切开，直至肿瘤或腹膜反折处。标本应用冷水清洗，在10%福尔马林溶液中固定2~3天。固定后，直肠系膜用溶胶墨水标记。然后，标本每隔3mm切片，以备包埋，并摆放好后拍照。这些图片很重要，因为这是直肠系膜边缘的任何外科切口的永久性记录，可与MRI和CT所显示影像学的直肠系膜断层直接对照；也可与术前影像学肿瘤T分期的精确对比，并辅助核查术前影像学分期的准确性。外科医生和病理医生的沟通极为重要，尤其当考虑侵犯到切缘之外时，如邻近器官或与腹壁的粘连区域。

有充足证据证明切缘阳性（切缘1mm内见肿瘤）与局部复发和生存率相关[142]。切缘阳性可用于外科切除质量不足的标识，此时不能等待5年再评估生存率和局部复发率。在英国，这是要强调的问题，如估计外科切除直肠系膜切缘阳性可能性达10%或以上时，应考虑术前放、化疗以缩小肿瘤体积。

累及浆膜的腺癌预后差[143, 144]。不幸的是，关于累及浆膜的理解在病理医生之间仍有较大的分歧[145]，确切含义应是指肿瘤浸润浆膜表面而非切缘。测量肿瘤和浆膜之间距离无预后意义。评估肿瘤和浆膜之间组织的性质则很重要。如果肿瘤明确见于腹膜表面或由疏松的"溃疡性"肉芽组织分隔开肿瘤和腹膜，那么该肿瘤则归为T4期，预后较差。Shepherd将浆膜受累分为4个类型，且将组织学改变和预后相联系[143]，分别是：①腹膜表面无肿瘤；②肿瘤与腹膜被厚纤维性组织分隔；③肿瘤与腹膜由疏松的溃疡性肉芽组织分隔；④在腹膜表面具有明确的肿瘤成分。实际工作中，在识别腹膜表面肿瘤累及时需要细心。要求必须寻找肉眼可见的腹膜表面伴新生血管的灰白色区域。同样重要的是不能打开肠管和系膜的移行区，这是由于此凹陷处常见肿瘤腹膜浸润。需要2~4个标准体积的包埋盒（或少数较大的包埋盒）。如果肿瘤与腹膜表面非常接近，但无浸润，这时用3个包埋盒包埋3个水平的切面，以明确腹膜表面是否受累。

淋巴结取材时应全面彻底[146]，部分学者使用脱脂技术[147]。笔者使用与脱脂技术等效的批量淋巴结解剖方法：利用充足的时间和耐心、利刀和优良的光线，这种方法也可对直肠系膜和结肠系膜切缘予以充分的检查。

血管浸润是结直肠癌中非常重要的预后因素[148]。通过仔细的组织学检查，即可识别而无需血管染色。

2. 升结肠　在外科学、肿瘤学和病理学中，直肠受到极大的关注。结肠也具有腹膜后切缘，常常被病理医生忽略[149]。这在升结肠中最明显，非常容易识别宽大、平滑且切除完整的结肠系膜固有筋膜（图7-4）。肿瘤出现在系膜切缘1mm之内，与直肠系膜切缘阳性具有同样的临床意义。

3. 结直肠癌的分期　英国现行有两个分期系统。第五版的UICC TNM分期系统和Dukes分期系统。

The mesorectal margin

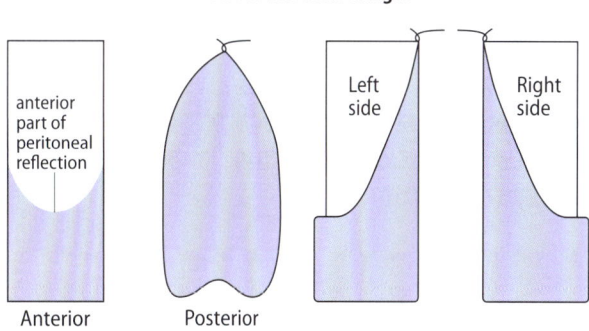

The ascending colon

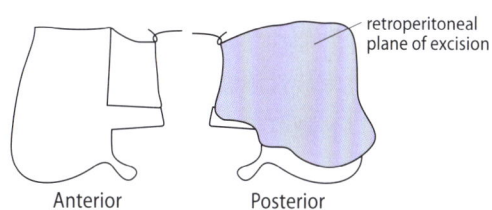

图7-4　直肠和升结肠癌切除标本的切缘

第六版的UICC TNM分期系统中淋巴结界定的困难导致其不适用于英国结直肠癌的分期。第五版和第六版之间的区别在于对直肠系膜或结肠系膜内肿瘤结节的认识。现认为肿瘤结节实为淋巴结完全被肿瘤取代所致（即无任何正常淋巴结结构）。在第五版，肿瘤结节>3mm，被作为淋巴结转移，归为N分期标准；而在第六版，只要是有形状的肿瘤结节均视为转移淋巴结，而静脉瘤栓也呈圆形结构。威尔士不同病理医生研究肿瘤结节的临床价值[150]，结果显示不同观察者之间的大小测量差异比对"圆形"的识别具有更好的结果。因此在英国决定使用第五版的标准。TNM分期见图7-5。切除根治性R分级是非常重要的辅助方法以表明切除的完全（R0）或显微镜下原发瘤残留（R1）或肉眼下原发瘤残留（R2）。Dukes分期也要熟知，这是因为这种分期能区分受累的远处淋巴结，而TNM分期则不能。Dukes分期见图7-6。在一些教科书中，却错误地引用这种分期，从而引发一些问题[151]。对Dukes分期的主要困惑是Dukes分期系统已有的几处修改和其他用A、B和C来表示不同的预后意义分期系统。这包括流行于美国的Astler-Coller分期系统和Concorde Hospital分期系统，这是除澳大利亚外少用的分期系统。

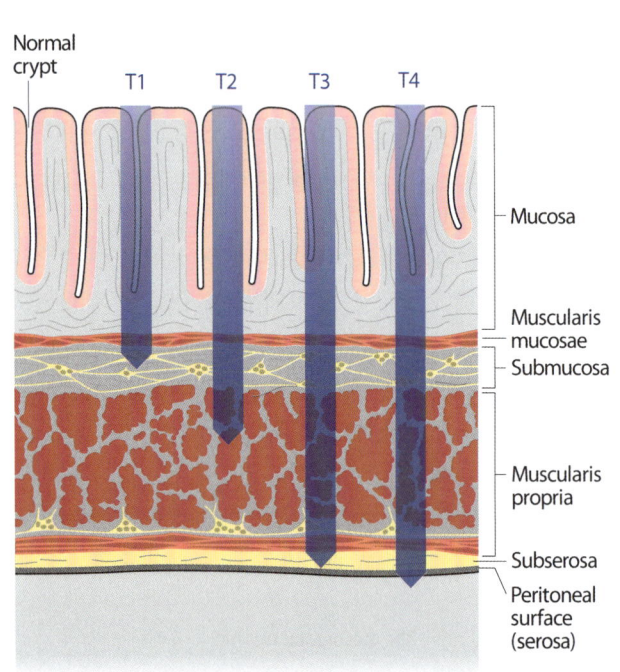

图7-5　结直肠癌TNM肿瘤分期系统：T1肿瘤浸润黏膜下层；T2肿瘤浸润肌层；T3肿瘤穿越肌层浸润浆膜下层，或浸润非腹膜覆盖结肠或直肠周围组织；T4肿瘤穿透脏层腹膜或浸润其他器官和结构

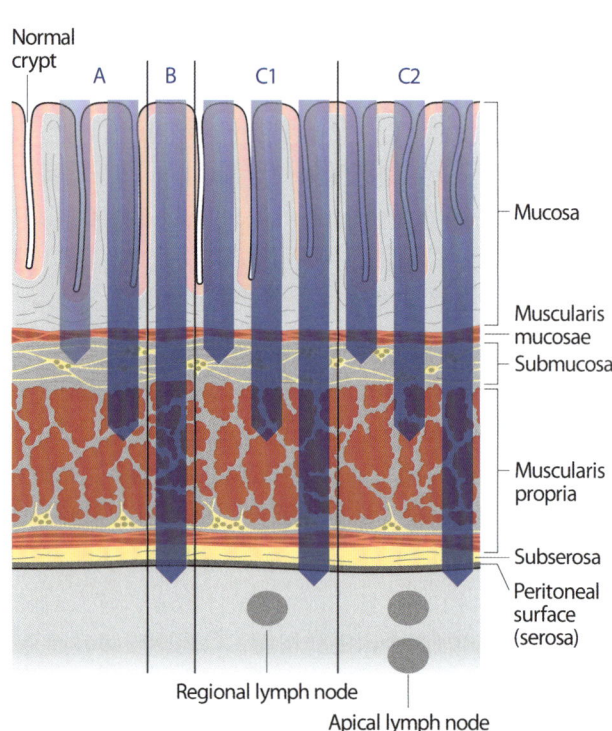

Dukes A表示肿瘤限于肠壁而无淋巴结转移；Dukes B表示肿瘤超过肌层而无淋巴结转移，肿瘤可浸润无浆膜肠壁及邻近脏器；Dukes C1肿瘤播散至区域性淋巴结而无血管根部淋巴结转移；Dukes C2肿瘤播散至血管根部淋巴结

图7-6　结直肠癌Dukes分期

　　4. 缩小肿瘤体积　最近对辅助放疗、化疗优势的认识要求一种新的组织学评估方法。寻找一种评估肿瘤体积缩小的可重复的方法很重要，并将其与预后相联系[152]。Mandard系统将肿瘤消退分为5种类型。笔者发现这种分类方法难以重复，因此设计另一种较简单的3型分类系统[152]。完全或几乎都消退的肿瘤具有好的预后。放疗对非肿瘤性黏膜的影响非常明显，以前被误作为溃疡性结肠炎、嗜酸性肠炎、巨细胞病毒性肠炎或甚至是单隐窝性家族性腺瘤性息肉病。因此上述肠病的诊断务必遵守严格的组织学诊断标准，在对发病背景充分了解下，予以合理解释。

第五节 肛管病理学

一、正常肛管显微解剖学

肛管被覆上皮常被误解，肛管内括约肌边缘为肛管下界，肛管有3种类型的黏膜上皮。

（1）柱状黏膜上皮，类似直肠黏膜，但常有扩张隐窝及其分支数目增多；也可表现为黏膜固有层肌性化和黏膜基底部多量的淋巴滤泡。这导致很多误诊，一些病理学教科书把它当作"正常低位直肠活检标本"，这种说法在解剖学上是明显错误的。也可误诊为滤泡性直肠炎、慢性炎症性肠病和（或）黏膜脱垂。

（2）在肛管移行区的黏膜是假复层柱状鳞状上皮，与尿道上皮黏膜相似。

（3）再向外侧为鳞状上皮。

在大多数的教科书中，将柱状上皮套、移行黏膜和鳞状上皮带之间的交界区，视为一条规则的线。在炎症和疾病，特别是溃疡性结肠炎后，这些规则的交界线被破坏，且出现腺上皮黏膜内的鳞状上皮岛或鳞状上皮黏膜内腺上皮岛[28]。

二、肛管炎症性病变

肛管的炎症病变在第七章第二节第五条黏膜活检中已描述。

三、肛管肿瘤和肿瘤样病变

这些疾病已在第七章第二节第六条中描述，少数病变值得进一步关注。

（一）病毒性疣

这些外生性疣，典型者与HPVs6和HPVs11有关，而HPVs16和HPVs18与肛管鳞状上皮癌相关[78]。

（二）Buschke和Loewenstein巨大湿疣

这是一种罕见、巨大、菜花样病变，可发展为局部侵袭性恶性肿瘤[75]，但不常见，并且多处活检亦不能鉴别诊断高分化的疣状浸润性癌。角化棘皮瘤和毛囊瘤也可见于肛管。

（三）肛管恶性肿瘤

1. 鳞状细胞癌 最常见的恶性病变，可为高分化或疣状癌，但难以活检诊断。在慢性肛管感染、瘘管和克罗恩病患者，发生鳞状细胞癌的风险增加。可播散到附近腹股沟淋巴结。也可发生基底样和小细胞性未分化肿瘤[80]。

2. 恶性黑色素瘤 由于特殊的发病部位，本病临床表现常较晚，且常常发生播散，难以治疗。

3. 腺癌 移行区的柱状上皮和肛管腺或肛管腺导管的腺体黏膜也可发生黏液性腺癌伴瘘管形成。肛管导管腺癌难以诊断，这是因为多处活检可能仅表现为正常的黏膜和黏液分泌物。

（四）肛管边缘上皮性肿瘤

鳞状细胞癌和基底细胞癌两者均可见于肛管边缘，且活检标本具体取自何处很重要。有时，基底细胞癌可与肛管基底样癌混淆，但两者鉴别非常重要，因为基底细胞癌仅作简单局部切除即可。基底细胞癌拥有轻度的细胞核多形性和明显的栅栏状核，在上皮岛及其周围间质组织之间，拥有特征性的间质和裂隙。

（五）骶前肿瘤

这类肿瘤罕见且性质多样。可见先天性异常、骨肿瘤、神经源性肿瘤、转移性肿瘤和结缔组织肿瘤[33]。先天性异常包括表皮样囊肿、畸胎瘤、脊膜膨出和盆腔肾脏。

（六）直肠后囊性错构瘤

这种罕见的病变伴多房性囊肿，被覆鳞状上皮、移行上皮和柱状上皮。本病必须与单纯性肛管腺囊肿、畸胎瘤、表皮样囊肿、直肠重复囊肿和肛管高分化腺癌相鉴别[33]。重要的是外科完全切除后标本的详细评估。

（七）痔疮

大多数痔疮切除标本具有黏膜脱垂的改变，柱状上皮覆盖切除面。应评估表面鳞状上皮，以除外疣状病毒感染和肛管上皮内瘤变的可能。

（八）石蜡肉芽肿

本病见于因痔疮而注射脂质相关物质的患者，表现为肛管壁内黏膜下"肿瘤"。组织学上，可见异物巨细胞和含有脂质的肉芽肿。

第六节　小　　结

发病背景和临床病理互相联系，对于结直肠疾病的诊断、分期和治疗方案的选择均颇为重要。这种多学科沟通可在内镜室、手术室、标本处理室及例行的临床病理讨论会上进行。正确的病理诊断有助于结直肠良性、恶性病变的诊治。

第七节　自　我　测　试

1. 通过结肠镜从正常盲肠黏膜取的活检标本，下述正确的是：

a. 比从结肠其他部位活检的正常黏膜，含有更多的分支隐窝，较少的中性粒细胞，更多的潘氏细胞和更多的浆细胞。

b. 比从结肠其他部位活检的正常黏膜，含有较少的分支隐窝，较少的中性粒细胞，更多的潘氏细胞和较少的浆细胞。

c. 比从结肠其他部位活检的正常黏膜，含有更多的分支隐窝，较少的中性粒细胞，较少的潘氏细胞和更多的浆细胞。

d. 比从结肠其他部位活检的正常黏膜，含有更多的分支隐窝，无中性粒细胞，更多的潘氏细胞和更多的浆细胞。

e. 比从结肠其他部位活检的正常黏膜，含有偶见的分支隐窝，无中性粒细胞，更多的潘氏细胞和更多的浆细胞。

2. 结肠镜活检诊断显微镜下肠炎，下列说法正确的是：

a. 诊断时需要依据腹泻伴便血、正常结肠镜检查、正常隐窝结构和黏膜层内弥漫性慢性炎症细胞浸润。

b. 诊断时需要依据腹泻无便血、正常结肠镜检查、正常隐窝结构和黏膜层内弥漫性慢性炎症细胞浸润。

c. 诊断时需要依据腹泻伴便血、异常结肠镜检查、扭曲隐窝结构和黏膜层内弥漫性慢性炎症细胞浸润。

d. 诊断时需要依据腹泻无便血、正常结肠镜检查、异常隐窝结构和黏膜层内弥漫性慢性炎症细胞浸润。

e. 诊断时需要依据腹泻伴便血、正常结肠镜检查、正常隐窝结构和黏膜层内片状慢性炎症细胞浸润。

3. 对于诊断未定型肠炎的建议，下列说法正确的是：

a. 诊断依靠结肠镜活检中的盲肠豁免和具有克罗恩病和溃疡性结肠炎相重叠的组织学特征。

b. 诊断依靠结肠切除标本中的盲肠豁免和具有克罗恩病和溃疡性结肠炎相重叠的组织学特征。

c. 诊断依靠结肠镜活检中的盲肠豁免和具有克罗恩病组织学特征。

d. 诊断依靠结肠镜活检中的直肠豁免和具有克罗恩病和溃疡性结肠炎相重叠的组织学特征。

e. 诊断依靠结肠切除标本中的直肠豁免和具有克罗恩病和溃疡性结肠炎相重叠的组织学特征。

4. 下面说法正确的是：

a. 锯齿状腺瘤为非典型增生性病变，由增生性息肉发展而来，作为锯齿状病变综合征的一部分，且不会发生于其他息肉病中。

b. 锯齿状腺瘤不是非典型增生性病变，由增生性息肉发展而来，作为锯齿状病变综合征的一部分，且可发生于其他息肉病中。

c. 锯齿状腺瘤为非典型增生性病变，由增生性息肉发展而来，作为锯齿状病变综合征的一部分，且可发生于其他息肉病中。

d. 锯齿状腺瘤不是非典型增生性病变，由增生性息肉发展而来，作为锯齿状病变综合征的一部分，且不会发生于其他息肉病中。

e. 锯齿状腺瘤为非典型增生性病变，与增生性息肉无关，作为锯齿状病变综合征的一部分，且可发生于其他息肉病中。

5. 直肠癌经腹前切除术（Dixon术）标本，肿瘤并已浸润至肌层外10mm且距直肠系膜后切缘1mm，肿瘤已浸润4/32淋巴结和远处淋巴结无肿瘤累及，对本肿瘤分期正确的是：

a. Dukes B，pT3c，N2，Mx，R1。

b. Dukes C2，pT3b，N2，Mx，R0。

c. Dukes C1，pT3c，N2，Mx，R1。

d. Dukes C1，pT3a，N1，Mx，R1。

e. Dukes C1，pT3c，N1，Mx，R0。

答案与解析

1. 答案：e

解析：要正确认识正常盲肠黏膜在组织学上与其他部位结肠黏膜存在不同。没有认识这点可能导致误诊为跳跃性炎症性肠病或溃疡性结肠炎累及盲肠。偶尔，隐窝分支见于整个正常结肠，但更常见于直肠。盲肠黏膜固有层常含有大量的慢性炎症细胞，如淋巴细胞和浆细胞，也可见嗜酸性粒细胞[153]。中性粒细胞正常情况下不会见于盲肠，如出现应被作为异常。潘氏细胞正常情况下见于盲肠和升结肠，但在远端肠管则为异常情况。

2. 答案：b

解析：诊断显微镜下肠炎需要结合临床、内镜和病理学特征。患有显微镜下肠炎患者表现为慢性、水样和无血性腹泻，并伴有腹痛。肠镜总是正常或近似正常。组织学上，正确诊断要求没有严重的隐窝结构扭曲。在淋巴性肠炎中，黏膜固有层内存在弥漫性单核细胞增生，并见上皮内淋巴细胞数量增多。胶原性肠病具有重度增厚的上皮下胶原层及黏膜固有层内淋巴细胞数量增多。

3. 答案：e

解析：未定型肠炎是唯一恰当的（诊断）名词，特别是那些被评估的结肠切除标本在大体和显微镜下不符合克罗恩病或溃疡性结肠炎的形态特点[154]。未定型肠炎常常用于那些暴发性肠炎的患者、严重的溃疡、透壁性淋巴样聚集和相关的直肠豁免，这些克罗恩病相关的特征掩盖了溃疡性结肠炎的形态学特征。正确的诊断未定型肠炎需要详细评估所有结直肠活检标本，并仔细观察疾病后续发展情况。

4. 答案：c

解析：锯齿状腺瘤和增生性/化生性息肉两者均有锯齿状结构，现在被作为具有恶性潜能的疾病谱的一部分。增生性息肉为无非典型增生的良性病变。锯齿状腺瘤具有非典型增生特性，且类似其他腺瘤一样，可以恶变。锯齿状腺瘤和增生性息肉可能是遗传性锯齿状病变综合征的一部分，可发生于其他遗传性和非遗传性息肉病[155]。

5. 答案：c

解析：肿瘤已经播散到肌层最外缘，则归为PT3分期。PT3分期进一步分为pT3a（超过肠壁肌层边缘外＜1mm）、pT3b（超过肠壁肌层边缘外1～5mm）、pT3c（超过肠壁肌层边缘外＞5～15mm）和pT3d（超过肠壁肌层边缘外＞15mm）。本患者中，浸润至距系膜切缘≤1mm，故外科切缘阳性。本病分期为R1，其切缘在显微镜下有癌残留。（R0切缘标本中无肿瘤残留；R2外科切除边缘肉眼可见肿瘤残留）。由于≥4个淋巴结存在肿瘤转移，则归为N2期。远处淋巴结仍然未被累及，故肿瘤分期C1，而无论局部肿瘤累及多大范围。最后，外科医生没有送检远处转移的组织，故分期为Mx。

（Daniel J. Royston，Bryan F. Warren 著

刘大伟译，王天宝校）

参考文献

［1］ TALBOT I C，PRICE A B. Biopsy Pathology in Colorectal Disease［M］. 1st edition. 1987，384.

［2］ THOMPSON-FAWCETT M W，WARREN B F，MORTENSEN N J. A new look at the anal transitional zone with reference to restorative proctocolectomy and the columnar cuff［J］. Br J Surg，1998，85：1517-1521.

［3］ SINGH B，MORTENSEN N J，WARREN B F. Histopathological mimicry in mucosal prolapse［J］. Histopathology，2007，50：97-102.

［4］ FLEJOU J F，POTET F，BOGOMOLETZ W V，et al. Lymphoid follicular proctitis. A condition different from ulcerative proctitis［J］? Dig Dis Sci，1988，33：314-320.

［5］ SCHILLER K，COCKEL R，HUNT R，et al. Atlas of Gastrointestinal Endoscopy and Related Pathology［M］，2nd edition. Blackwell Science，Oxford，2002.

［6］ SURAWICZ C M，BELIC L. Rectal biopsy helps to distinguish acute self-limited colitis from idiopathic inflammatory bowel disease［J］. Gastroenterology，1984，86：104-113.

［7］ SURAWICZ C M，HAGGITT R C，HUSSEMAN M，et al. Mucosal biopsy diagnosis of colitis: acute self-limited colitis and idiopathic inflammatory bowel disease［J］. Gastroenterology，1994，107：755-763.

［8］ DAY D W，MANDAL B K，MORSON B C. The rectal biopsy appearances in Salmonella colitis［J］. Histopathology，1978，2：117-131.

［9］ TANAKA M，RIDDELL R H. The pathological diagnosis and differential diagnosis of Crohn's disease［J］. Hepatogastroenterology，1990，37：18-31.

［10］ PITTMAN F E，HENNIGAR G R. Sigmoidoscopic and colonic mucosal biopsy findings in amoebic colitis［J］. Arch Pathol，1974，97：155-158.

［11］ PRICE A B，DAVIES D R. Pseudomembranous colitis［J］. J Clin Pathol，1977，30：1-12.

［12］ PRICE A B. Recent Advances in Histopathology［M］. Kluwer Academic Publishers，Norwell，1981.

［13］ LISHMAN A H，AL-JUMAILI I J，RECORD C O. Spectrum of antibiotic-associated diarrhoea［J］. Gut，1981，22：34-37.

［14］ KLEER C G，APPELMAN H D. Ulcerative colitis: patterns of involvement in colorectal biopsies and changes with time［J］. Am J Surg Pathol，1998，22：983-989.

［15］ SILVERBERG M S，SATSANGI J，AHMAD T，et al. Toward an integrated clinical，molecu-lar and serological classification of inflammatory bowel disease: report of a Working Party of the 2005 Montreal World Congress of Gastroenterology［J］. Can J Gastroenterol，2005，19：5-36.

［16］ PRICE A B. Overlap in the spectrum of non-specific inflammatory bowel disease- "colitis indeterminate"［J］. J Clin Pathol，1978，31：567-577.

［17］ LEE F D，MAGUIRE C，OBEIDAT W，et al. Importance of cryptolytic lesions and pericryptal granulomas in in-flammatory bowel disease［J］. J Clin Pathol，1997，50：148-152.

［18］ TORRES C，ANTONIOLI D，ODZE R D. Polypoid dysplasia and adenomas in inflammatory bowel disease: a clinical，pathologic，and follow-up study of 89 polyps from 59 patients［J］. Am J Surg Pathol，1998，22：275-284.

［19］ MUELLER E，VIETH M，STOLTE M，et al. The differentiation of true adenomas from colitis-associated dysplasia in ulcerative colitis: a comparative immunohistochemical study［J］. Hum Pathol，1999，30：898-905.

［20］ RUTTER M，SAUNDERS B，WILKINSON K，et al. Severity of inflammation is a risk factor for colorectal neoplasia in ulcerative colitis［J］. Gastroenterology，2004，126：451-459.

［21］ ODZE R D. Pathology of dysplasia and cancer in inflammatory bowel disease［J］. Gastroenterol Clin North Am，2006，35：533-552.

［22］ HURLSTONE D P，CROSS S S，DREW K，et al. An evaluation of colorectal endoscopic mucosal resection using high-magnification chromoscopic colonoscopy: a prospective study of 1 000 colonoscopies［J］. Endoscopy，2004，36：491-498.

［23］ SHEPHERD N A，HEALEY C J，WARREN B F，et al. Distribution of mucosal pathology and an assessment of colonic phenotypic change in the pelvic ileal reservoir［J］. Gut，1993，34：101-105.

［24］ WARREN B F, SHEPHERD N A. The role of pathology in pelvic ileal reservoir surgery ［J］. Int J Colorectal Dis, 1992, 7: 68-75.

［25］ BRAVEMAN J M, SCHOETZ D J JR, MARCELLO P W, et al. The fate of the ileal pouch in patients developing Crohn's disease ［J］. Dis Colon Rectum, 2004, 47: 1613-1619.

［26］ WARREN B F, SHEPHERD N A. Surgical pathology of the intestines: the pelvic ileal reservoir and diversion proctocolitis. In: LOWE D G, UNDERWOOD J C E (eds) Recent Advances in Histopathology ［M］. Vol. 18, 1999. Churchill Livingstone, Edinburgh, 63-88.

［27］ GULLBERG K, STAHLBERG D, LILJEQVIST L, et al. Neoplastic transformation of the pelvic pouch mucosa in patients with ulcerative colitis ［J］. Gastroenterology, 1997, 112: 1487-1492.

［28］ THOMPSON-FAWCETT M W, MORTENSEN N J, WARREN B F. "Cuffitis" and inflammatory changes in the columnar cuff, anal transitional zone, and ileal reservoir after stapled pouch-anal anastomosis ［J］. Dis Colon Rectum, 1999, 42: 348-355.

［29］ LINDSTROM C G. "Collagenous colitis" with watery diarrhea-a new entity? ［J］. Pathol Eur, 1976, 11: 87-89.

［30］ KINGHAM J G, LEVISON D A, BALL J A, et al. Microscopic colitis—a cause of chronic watery diarrhoea ［J］. BR MED J (Clin Res Ed), 1982, 285: 1601-1604.

［31］ JESSURUN J, YARDLEY J H, GIARDIELLO F M, et al. Chronic colitis with thickening of the subepithelial collagen layer (collagenous colitis): histopathologic findings in 15 patients ［J］. Hum Pathol, 1987, 18: 839-848.

［32］ WARREN B F, EDWARDS C M, TRAVIS S P. "Microscopic colitis": classification and terminology ［J］. Histopathology, 2002, 40: 374-376.

［33］ WILLIAMS G, SLOAN J, WARREN B, et al. Morson and Dawson's Gastrointestinal Pathology ［M］, 4th edn. Blackwell Science, Massachusetts, 2003: 712.

［34］ LIBBRECHT L, CROES R, ECTORS N, et al. Microscopic colitis with giant cells ［J］. Histopathology, 2002, 40: 335-338.

［35］ SAURINE T J, BREWER J M, ECKSTEIN R P. Microscopic colitis with granulomatous inflammation ［J］. Histopathology, 2004, 45: 82-86.

［36］ MAKAPUGAY L M, DEAN P J. Diverticular disease-associated chronic colitis ［J］. Am J Surg Pathol, 1996, 20: 94-102.

［37］ GORE S, SHEPHERD N A, WILKINSON S P. Endoscopic crescentic fold disease of the sigmoid colon: the clinical and histopathological spectrum of a distinctive endoscopic appearance ［J］. Int J Colorectal Dis, 1992, 7: 76-81.

［38］ CLEMENTS D, WILLIAMS G T, RHODES J. Colitis associated with ibuprofen ［J］. BMJ, 1990, 301: 987.

［39］ BYERS R J, MARSH P, PARKINSON D, et al. Melanosis coli is associated with an increase in colonic epithelial apoptosis and not with laxative use ［J］. Histopathology, 1997, 30: 160-164.

［40］ LEE F D. Importance of apoptosis in the histopathology of drug related lesions in the large intestine ［J］. J Clin Pathol, 1993, 46: 118-122.

［41］ GIZZI G, VILLANI V, BRANDI G, et al. Ano-rectal lesions in patients taking suppositories containing non-steroidal anti-inflammatory drugs (NSAID) ［J］. Endoscopy, 1990, 22: 146-148.

［42］ LEVY N, GASPAR E. Letter: rectal bleeding and indomethacin suppositories ［J］. Lancet, 1975, 1: 577.

［43］ SPARANO J A, DUTCHER J P, KALEYA R, et al. Colonic ischemia complicating immunotherapy with interleukin-2 and interferon-alpha ［J］. Cancer, 1991, 68: 1538-1544.

［44］ DEANA D G, DEAN P J. Reversible ischemic colitis in young women. Association with oral contraceptive use ［J］. Am J Surg Pathol, 1995, 19: 454-462.

［45］ GREENSON J K, STERN R A, CARPENTER S L, et al. The clinical significance of focal active colitis ［J］. Hum Pathol, 1997, 28: 729-1333.

［46］ XIN W, BROWN P I, GREENSON J K. The clinical significance of focal active colitis in pediatric patients ［J］. Am J Surg Pathol, 2003, 27: 1134-1138.

［47］ GELFAND M D, TEPPER M, KATZ L A, et al. Acute irradiation proctitis in man: development of eosinophilic crypt abscesses ［J］. Gastroenterology, 1968, 54: 401-411.

［48］ HASLETON P S, CARR N, SCHOFIELD P F. Vascular changes in radiation bowel disease ［J］. Histopathology, 1985, 9: 517-934.

［49］ MURRAY F E, O'BRIEN M J, BIRKETT D H, et al. Diversion colitis. Pathologic findings in a resected sigmoid colon and rectum ［J］. Gastroenterology, 1987, 93: 1404-1408.

［50］ HARPER P H, LEE E C, KETTLEWELL M G, et al. Role of the faecal stream in the maintenance of Crohn's colitis ［J］. Gut, 1985, 26: 279-284.

［51］ MAPSTONE N P, DIXON M F. Vasculitis in ileocaecal tuberculosis: similarities to Crohn's disease ［J］. Histopathology, 1992, 21:

477–479.

[52] WHITEHEAD R. The pathology of ischemia of the intestines [J] . Pathol Annu, 1976, 11: 1–52.

[53] DU BOULAY C E, FAIRBROTHER J, ISAACSON P G. Mucosal prolapse syndrome—a unifying concept for solitary ulcer syndrome and related disorders [J] . J Clin Pathol, 1983, 36: 1264–1268.

[54] RUTTER K R, RIDDELL R H. The solitary ulcer syndrome of the rectum [J] . Clin Gastroenterol, 1975, 4: 505–530.

[55] WARREN B F, DANKWA E K, DAVIES J D. 'Diamondshaped' crypts and mucosal elastin: helpful diagnostic features in biopsies of rectal prolapse [J] . Histopathology, 1990, 17: 129–134.

[56] MADIGAN M R, MORSON B C. Solitary ulcer of the rectum [J] . Gut, 1969, 10: 871–881.

[57] EPSTEIN S E, ASCARI W Q, ABLOW R C, et al. Colitis cystica profunda [J] . Am J Clin Pathol, 1966, 45: 186–201.

[58] BOLEY S J, SAMMARTANO R, ADAMS A, et al. On the nature and etiology of vascular ectasias of the colon. Degenerative lesions of aging [J] . Gastro-enterology, 1977, 72: 650–660.

[59] STAMM B, HEER M, BUHLER H, et al. Mucosal biopsy of vascular ectasia（angiodysplasia）of the large bowel detected during routine colonoscopic examination [J] . Histo-pathology, 1985, 9: 639–646.

[60] PRICE A B. Angiodysplasia of the colon [J] . Int J Colorectal Dis, 1986, 1: 121–128.

[61] CAMILLERI M, PUSEY C D, CHADWICK V S, et al. Gastrointestinal manifestations of systemic vasculitis [J] . Q J Med, 1983, 52: 141–149.

[62] TAN S Y, PEPYS M B. Amyloidosis [J] . Histopathology, 1994, 25: 403–414.

[63] DEANS G T, HALE R J, MCMAHON R F, et al. Amy-loid tumour of the colon [J] . J Clin Pathol, 1995, 48: 592–593.

[64] WALKER N I, BENNETT R E, AXELSEN R A. Melanosis coli. A consequence of anthraquinone-induced apoptosis of colonic epithelial cells [J] . Am J Pathol, 1988, 131: 465–476.

[65] MUTO T, BUSSEY H J, MORSON B C. Pseudo-carcinomatous invasion in adenomatous polyps of the colon and rectum [J] . J Clin Pathol, 1973, 26: 25–31.

[66] GREENE F L. Epithelial misplacement in adenomatous polyps of the colon and rectum [J] . Cancer, 1974, 33: 206–217.

[67] GILL P, PIRIS J, WARREN B F. Bizarre stromal cells in the oesophagus [J] . Histopathology, 2003, 42: 88–90.

[68] O'BRIAIN D S, DAYAL Y, DELELLIS R A, et al. Rectal carcinoids as tumors of the hindgut endocrine cells: a morphological and immunohistochemical analysis [J] . Am J Surg Pathol, 1982, 6: 131–142.

[69] MINKOWITZ S. Primary squamous cell carcinoma of the rectosigmoid portion of the colon [J] . Arch Pathol, 1967, 84: 77–80.

[70] REYNOLDS P, SAUNDERS L D, LAYEFSKY M E, et al. The spectrum of acquired immunodeficiency syndrome（AIDS）-associated malignancies in San Francisco, 1980–1987 [J] . Am J Epidemiol, 1993, 137: 19–30.

[71] PARKS A G. Pathogenesis and treatment of fistula-in-ano [J] . Br Med J, 1961, 1: 463–469.

[72] GROISMAN G M, POLAK-CHARCON S. Fibroepithelial polyps of the anus: a histologic, immunohistochemical, and ultrastructural study, including comparison with the normal anal subepithelial layer [J] . Am J Surg Pathol, 1998, 22: 70–76.

[73] LEE S H, MCGREGOR D H, KUZIEZ M N. Malignant transformation of perianal condyloma acuminatum: a case report with review of the literature [J] . Dis Colon Rectum, 1981, 24: 462–467.

[74] GRASSEGGER A, HOPFL R, HUSSL H, et al. Buschke-Loewenstein tumour infiltrating pelvic organs [J] . Br J Dermatol, 1994, 130: 221–225.

[75] BOGOMOLETZ W V, POTET F, MOLAS G. Condylomata acuminata, giant condyloma acuminatum（Buschke-Loewenstein tumour）and verrucous squamous carcinoma of the perianal and anorectal region: a continuous precancerous spectrum? [J] . Histopathology, 1985, 9: 155–169.

[76] SCOMA J A, LEVY E I. Bowen's disease of the anus: report of two cases [J] . Dis Colon Rectum, 1975, 18: 137–140.

[77] KLOTZ R G JR, PAMUKCOGLU T, SOUILLIARD D H. Transitional cloacogenic carcinoma of the anal canal. Clinicopathologic study of three hundred seventy-three cases [J] . Cancer, 1967, 20: 1727–1745.

[78] SCHOLEFIELD J H, CASTLE M T, WATSON N F. Malignant transformation of high-grade anal intraepithelial neoplasia [J] . Br J Surg, 2005, 92: 1133–1136.

[79] WILLIAMS G R, TALBOT I C. Anal carcinoma-a histological review [J] . Histopathology, 1994, 25: 507–516.

[80] LONE F, BERG J W, STEARNS M W JR. Basaloid tumors of the anus [J] . Cancer, 1960, 13: 907–913.

[81] WELLMAN K F. Adenocarcinoma of anal duct origin [J] . Can J Surg, 1962, 5: 311–318.

［82］ MAZOUJIAN G，PINKUS G S，HAAGENSEN D E JR. Extramammary Paget's disease-evidence for an apocrine origin. An immunoperoxidase study of gross cystic disease fluid protein-15，carcinoembryonic antigen，and keratin proteins ［J］. Am J Surg Pathol，1984，8：43-50.

［83］ ORDONEZ N G，AWALT H，MACKAY B. Mammary and extramammary Paget's disease. An immunocytochemical and ultrastructural study ［J］. Cancer，1987，59：1173-1183.

［84］ ARMITAGE N C，JASS J R，RICHMAN P I，et al. Paget's disease of the anus：a clinicopathological study ［J］. Br J Surg，1989，76：60-63.

［85］ WILLIAMS G T，ARTHUR J F，BUSSEY H J，et al. Metaplastic polyps and polyposis of the colorectum ［J］. Histopathology，1980，4：155-170.

［86］ IINO H，JASS J R，SIMMS L A，et al. DNA microsatellite instability in hyperplastic polyps，serrated adenomas，and mixed polyps：a mild mutator pathway for colorectal cancer? ［J］. J Clin Pathol，1999，52：5-9.

［87］ JENNE D E，REIMANN H，NEZU J，et al. Peutz-Jeghers syndrome is caused by mutations in a novel serine threonine kinase ［J］. Nat Genet，1998，18：38-43.

［88］ HIZAWA K，IIDA M，MATSUMOTO T，et al. Neoplastic transformation arising in PeutzJeghers polyposis ［J］. Dis Colon Rectum，1993，36：953-957.

［89］ TRAU H，SCHEWACH-MILLET M，FISHER B K，et al. Peutz Jeghers syndrome and bilateral breast carcinoma ［J］. Cancer，1982，50：788-792.

［90］ RILEY E，SWIFT M. A family with Peutz-Jeghers syndrome and bilateral breast cancer ［J］. Cancer，1980，46：815-817.

［91］ YOUNG R H，WELCH W R，DICKERSIN G R，et al. Ovarian sex cord tumor with annular tubules：review of 74 cases including 27 with Peutz-Jeghers syndrome and four with adenoma malignum of the cervix ［J］. Cancer，1982，50：1384-1402.

［92］ YOUNG S，GOONERATNE S，STRAUS F H 2ND，et al. Feminizing Sertoli cell tumors in boys with Peutz-Jeghers syndrome ［J］. Am J Surg Pathol，1995，19：50-58.

［93］ CANTU J M，RIVERA H，OCAMPO-CAMPOS R，et al. Peutz-Jeghers syndrome with feminizing sertoli cell tumor ［J］. Cancer，1980，46：223-228.

［94］ MCCOLL I，BUSXEY H J，VEALE A M，et al. Juvenile Polyposis Coli ［J］. Proc R Soc Med，1964，57：896-897.

［95］ JASS J R，WILLIAMS C B，BUSSEY H J，et al. Juvenile polyposis-a precancerous condition ［J］. Histopathology，1988，13：619-630.

［96］ BUSSEY H J，EYERS A A，RITCHIE S M，et al. The rectum in adenomatous polyposis：the St. Mark's policy ［J］. Br J Surg，1985，72：S29-S31.

［97］ Genetically determined syndromes of the gastrointestinal tract ［J］. Pathol Int，2004，54：S193-S203.

［98］ THYRESSON H N，DOYLE J A. Cowden's disease（multiple hamartoma syndrome）［J］. Mayo Clin Proc，1981，56：179-184.

［99］ CARLSON G J，NIVATVONGS S，SNOVER D C. Colorectal polyps in Cowden's disease（multiple hamartoma syndrome）［J］. Am J Surg Pathol，1984，8：763-770.

［100］ CRONKHITE L W JR，CANADA W J. Generalized gastrointestinal polyposis；an unusual syndrome of polyposis，pigmentation，alopecia and onychotrophia ［J］. N Engl J Med，1955，252：1011-1015.

［101］ WHITELAW S C，MURDAY V A，TOMLINSON I P，et al. Clinical and molecular features of the hereditary mixed polyposis syndrome ［J］. Gastroenterology，1997，112：327-334.

［102］ BUSSEY H J. Familial polyposis coli ［J］. Pathol Annu，1979，14：61-81.

［103］ WHITEWAY J，MORSON B C. Pathology of the ageing-diverticular disease ［J］. Clin Gastroenterol，1985，14：829-846.

［104］ DAVISON A M，DIXON M F. The appendix as a 'skip lesion' in ulcerative colitis ［J］. Histopathology，1990，16：93-95.

［105］ D'HAENS G，GEBOES K，PEETERS M，et al. Patchy cecal inflammation associated with distal ulcerative colitis：a prospective endoscopic study ［J］. Am J Gastroenterol，1997，92：1275-1279.

［106］ BLACKSTONE M O，RIDDELL R H，ROGERS B H，et al. Dysplasia-associated lesion or mass（DALM）detected by colonoscopy in long-standing ulcerative colitis：an indication for colectomy ［J］. Gastroenterology，1981，80：366-374.

［107］ LOCKHART-MUMMERY H E，MORSON B C. Crohn's disease（regional enteritis）of the large intestine and its distinction from ulcerative colitis ［J］. Gut，1960，1：87-105.

［108］ SHEEHAN A L，WARREN B F，GEAR M W，et al. Fat-wrapping in Crohn's disease：pathological basis and relevance to surgical practice ［J］. Br J Surg，1992，79：955-958.

［109］ BORLEY N R，MORTENSEN N J，JEWELL D P，et al. The relationship between inflammatory and serosal connective tissue changes in ileal Crohn's disease: evidence for a possible causative link [J]. J Pathol, 2000, 190: 196–202.

[110] BURROUGHS S H, BOWREY D J, MORRIS–STIFF G J, et al. Granulomatous inflammation in sigmoid diverticulitis: two diseases or one [J]? Histopathology, 1998, 33: 349–353.

[111] WAKEFIELD A J, SANKEY E A, DHILLON A P, et al. Granulomatous vasculitis in Crohn's disease [J]. Gastroenterology, 1991, 100: 1279–1287.

[112] RICE A J, ABBOTT C R, MAPSTONE N M. Granulomatous vasculitis in diversion procto–colitis [J]. Histopathology, 1999, 34: 276–277.

[113] PARENTE F, CUCINO C, BOLLANI S, et al. Focal gastric inflammatory infiltrates in inflammatory bowel diseases: prevalence, immunohistochemical characteristics, and diagnostic role [J]. Am J Gastroenterol, 2000, 95: 705–711.

[114] LEVINE T S, PRICE A B. Obstructive enterocolitis: a clinico–pathological discussion [J]. Histopathology, 1994, 25: 57–64.

[115] MUTO T, BUSSEY H J, MORSON B C. The evolution of cancer of the colon and rectum [J]. Cancer, 1975, 36: 2251–2270.

[116] MORSON B C, WHITEWAY J E, JONES E A, et al. Histopathology and prognosis of malignant colorectal polyps treated by endoscopic polypectomy [J]. Gut, 1984, 25: 437–444.

[117] BURROUGHS S H, WILLIAMS G T. ACP best practice no 159. Examination of large intestine resection specimens [J]. J Clin Pathol, 2000, 53: 344–349.

[118] KUDO S. Endoscopic mucosal resection of flat and depressed types of early colorectal cancer [J]. Endoscopy, 1993, 25: 455–461.

[119] KIKUCHI R, TAKANO M, TAKAGI K, et al. Management of early invasive colorectal cancer. Risk of recurrence and clinical guidelines [J]. Dis Colon Rectum, 1995, 38: 1286–1295.

[120] OKABE S, KANENOBU M, MATSUMOTO A, et al. Controversy on therapeutic modality to early colorectal carcinomas from the viewpoint of histopathological features [J]. Nippon Geka Gakkai Zasshi, 1992, 93: 1079–1082.

[121] DANIEL J R, BRYAN F W, NUSKO G, et al. Risk of invasive carcinoma in colorectal adenomas assessed by size and site [J]. Int J Colorectal Dis, 1997, 12: 267–271.

[122] SOBIN L, WITTEKIND C. TNM Classification of Malignant Tumours [M]. 2002, Wiley–Liss, New York.

[123] MAINPRIZE K S, MORTENSEN N J, WARREN B F. Early colorectal cancer: recognition, classification and treatment [J]. Br J Surg, 1998, 85: 469–476.

[124] HAGGITT R C, GLOTZBACH R E, SOFFER E E, et al. Prognostic factors in colorectal carcinomas arising in adenomas: implications for lesions removed by endoscopic polypectomy [J]. Gastroenterology, 1985, 89: 328–336.

[125] HABOUBI N, SCOTT N. Clinicopathological management of the patient with a malignant colorectal adenoma [J]. Colorectal Dis, 2000, 3: 2–7.

[126] COOPER H S, DEPPISCH L M, KAHN E I, et al. Pathology of the malignant colorectal polyp [J]. Hum Pathol, 1998, 29: 15–26.

[127] WILLIAMS C, MUTO T, RUTTER K R. Removal of polyps with fibreoptic colonoscope: a new approach to colonic polypectomy [J]. Br Med J, 1973, 1: 451–452.

[128] COVERLIZZA S, RISIO M, FERRARI A, et al. Colorectal adenomas containing invasive carcinoma. Pathologic assessment of lymph node metastatic potential [J]. Cancer, 1989, 64: 1937–1947.

[129] COOPER H S, DEPPISCH L M, GOURLEY W K, et al. Endoscopically removed malignant colorectal polyps: clinicopathologic correlations [J]. Gastroenterology, 1995, 108: 1657–1665.

[130] VOLK E E, GOLDBLUM J R, PETRAS R E, et al. Management and outcome of patients with invasive carcinoma arising in colorectal polyps [J]. Gastroenterology, 1995, 109: 1801–1807.

[131] HASE K, SHATNEY C H, MOCHIZUKI H, et al. Long–term results of curative resection of "minimally invasive" colorectal cancer [J]. Dis Colon Rectum, 1995, 38: 19–26.

[132] NASCIMBENI R, BURGART L J, NIVATVONGS S, et al. Risk of lymph node metastasis in T1 carcinoma of the colon and rectum [J]. Dis Colon Rectum, 2002, 45: 200–206.

[133] COUTSOFTIDES T, SIVAK M V JR, BENJAMIN S P, et al. Colonoscopy and the management of polyps containing invasive carcinoma [J]. Ann Surg, 1978, 188: 638–641.

[134] HASE K, SHATNEY C, JOHNSON D, et al. Prognostic value of tumor "budding" in patients with colorectal cancer [J]. Dis Colon Rectum, 1993, 36: 627–635.

[135] WILCOX G M, ANDERSON P B, COLACCHIO T A. Early invasive carcinoma in colonic polyps. A review of the literature with emphasis

on the assessment of the risk of metastasis [J]. Cancer, 1986, 57: 160–171.

[136] Japanese Research Society for Cancer of the Colon and Rectum. General Rules for Clinical and Pathological Studies on Cancer of the Colon, Rectum and Anus [M]. Kinbura Shuppan, Tokyo, 1985.

[137] ADAM I J, MOHAMDEE M O, MARTIN I G, et al. Role of circumferential margin involvement in the local recurrence of rectal cancer [J]. Lancet, 1994, 344: 707–711.

[138] HAMILTON S, AALTONEN L. WHO Classification of Tumours. Pathology and Genetics [M]. IARC, Lyons, 2000.

[139] JASS J R, ATKIN W S, CUZICK J, et al. The grading of rectal cancer: historical perspectives and a multivariate analysis of 447 cases [J]. Histopathology, 1986, 10: 437–459.

[140] NAGTEGAAL I D, VAN DE VELDE C J, VAN DER WORP E, et al. Macroscopic evaluation of rectal cancer resection specimen: clinical significance of the pathologist in quality control [J]. J Clin Oncol, 2002, 20: 1729–1734.

[141] QUIRKE P. Training and quality assurance for rectal cancer: 20 years of data is enough [J]. Lancet Oncol, 2003, 4: 695–702.

[142] QUIRKE P, DURDEY P, DIXON M F, et al. Local recurrence of rectal adenocarcinoma due to inadequate surgical resection. Histopathological study of lateral tumour spread and surgical excision [J]. Lancet, 1986, 2: 996–999.

[143] SHEPHERD N A, BAXTER K J, LOVE S B. Influence of local peritoneal involvement on pelvic recurrence and prognosis in rectal cancer [J]. J Clin Pathol, 1995, 48: 849–855.

[144] SHEPHERD N A, BAXTER K J, LOVE S B. The prognostic importance of peritoneal involvement in colonic cancer: a prospective evaluation [J]. Gastroenterology, 1997, 112: 1096–1102.

[145] SHEPHERD N A, QUIRKE P. Colorectal cancer reporting: are we failing the patient? [J]. J Clin Pathol, 1997, 50: 266–267.

[146] GOLDSTEIN N S. Lymph node recoveries from 2427 pT3 colorectal resection specimens spanning 45 years: recommendations for a minimum number of recovered lymph nodes based on predictive probabilities [J]. Am J Surg Pathol, 2002, 26: 179–189.

[147] SCOTT K W, GRACE R H. Detection of lymph node metastases in colorectal carcinoma before and after fat clearance [J]. Br J Surg, 1989, 76: 1165–1167.

[148] TALBOT I C, RITCHIE S, LEIGHTON M, et al. Invasion of veins by carcinoma of rectum: method of detection, histological features and significance [J]. Histopathology, 1981, 5: 141–163.

[149] BATEMAN A C, CARR N J, WARREN B F. The retroperitoneal surface in distal caecal and proximal ascending colon carcinoma: the Cinderella surgical margin? [J]. J Clin Pathol, 2005, 58: 426–428.

[150] Howarth S, Morgan J, Williams G. The new (6th edition) TNM classification of colorectal cancer-a stage too far [J]? 2004, Gut, 53: A21151.

[151] MAINPRIZE K S, MORTENSEN N J, WARREN B F. Dukes' staging is poorly understood by doctors managing colorectal cancer [J]. Ann R Coll Surg Engl, 2002, 84: 23–25.

[152] WHEELER J M, WARREN B F, JONES A C, et al. Preoperative radiotherapy for rectal cancer: implications for surgeons, pathologists and radiologists [J]. Br J Surg, 1999, 86: 1108–1120.

[153] PASKI S C, WIGHTMAN R, ROBERT M E, et al. The importance of recognizing increased cecal inflammation in health and avoiding the misdiagnosis of nonspecific colitis [J]. Am J Gastroenterol, 2007, 102: 2294–2299.

[154] LEE K S, MEDLINE A, SHOCKEY S. Indeterminate colitis in the spectrum of inflammatory bowel disease [J]. Arch Pathol Lab Med, 1979, 103: 173–176.

[155] IINO H, JASS J R, SIMMS L A, et al. DNA microsatellite instability in hyperplastic polyps, serrated adenomas, and mixed polyps: a mild mutator pathway for colorectal cancer? [J]. J Clin Pathol, 1999, 52: 5–9.

第八章　结直肠肛管和盆底影像学

第一节　引　言

自从威廉·康拉德·伦琴于1895年发现X射线后，下消化道放射学研究领域便处于医学影像学发展的前沿。多年来，影像学检查局限于X线平片和对比成像检查，这些检查方法至今在结直肠肛管疾病的诊断中仍然扮演着重要的角色，但断层成像包括计算机断层成像（CT）、磁共振成像（MRI）和超声的出现给放射学带来革新。此外，计算机处理能力的飞速提高，进一步促进了成像技术创新，包括功能性成像技术如正电子发射断层扫描（PET）/CT的开拓，从而为21世纪医学成像发展注入活力。

本章简要概述目前的成像方法及其在结直肠肛管及盆底疾病诊断中的应用价值。有关肛管和直肠超声诊断内容另在第九章阐述。

第二节　X 线 平 片

X线平片是腹部疾病诊断常规的影像学检查方法。尽管有些以往的腹部X线平片检查适应证已被其他影像学方法所代替，但X线平片在许多腹部疾病诊断中仍能提供有价值的信息。

适应证

许多有循证依据的著作包括皇家放射科医学院出版的《善用临床放射科》[1]，均将X线平片作为诊断急腹症的首选手段。

（一）穿孔

站立位胸部X线平片和仰卧位腹部X线平片可显示少量的游离气体，气体量可少至2mL。腹腔内游离气体存在的征象包括肝周新月形透亮影、肠管内外侧壁的显影（Rigler征）、腹膜和韧带的显示[2]。

（二）肠梗阻

空肠和回肠扩张，管径分别＞2.5cm和3.5cm并非是诊断小肠梗阻的特异性X线征象。单纯X线平片表现并不能准确区分机械性肠梗阻和麻痹性肠梗阻，必须结合临床病史和体格检查。小肠襻内不同比例的积气、积液是急性小肠梗阻较为特异性的X线征象。急性小肠梗阻时，小肠内气体随着小肠肠管逆蠕动返回胃内，积气的小肠肠襻相对减少。

不同原因的结直肠梗阻均引起结肠扩张。肠扭转引起结直肠梗阻时，具有特征性的X线表现。肠扭转是闭襻性肠梗阻，表现为扩张的结直肠呈C形，扭转的肠管聚拢交汇于梗阻点，对应于肠系膜扭转部位。典型的乙状结肠扭转指向右上腹，肠扭转基底部位于左骶髂关节部位。典型的盲肠扭转指向左上腹，肠扭转基底部位于右髂窝。腹部X线平片区分结直肠梗阻和假性梗阻的价值有限，在许多情况下，需要借助CT或水溶性对比成像检查来协助诊断（图8-1）。

（三）炎症

腹部X线平片的作用在于评价结肠炎症的并发症和病情进展，而非诊断黏膜的早期改变，黏膜早期病变的观察要借助内镜检查。黏膜炎症引起受累肠段粪便内容物减少，随着病情进展，受累肠壁增厚和黏膜水肿，可见黏膜岛。黏膜岛在X线平片上显示为拇指印外观，尤其在横结肠炎症易见。黏膜岛的存在明显加大了需手术治疗的可能性。肠腔扩张尤其是横结肠扩张管径超过6cm，提示中毒性巨结肠，与后者相关的并发症如穿孔的

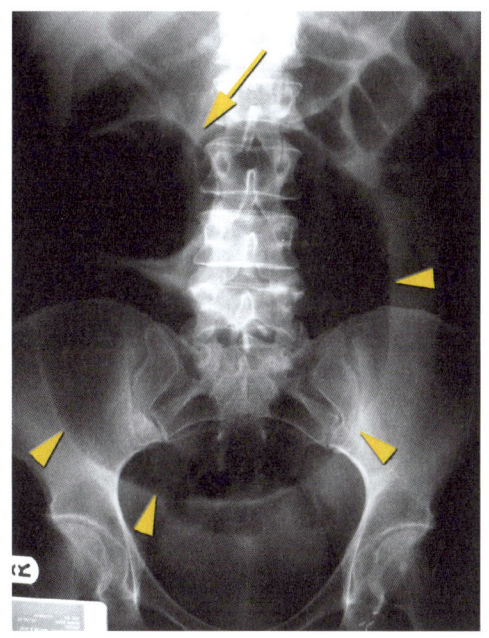
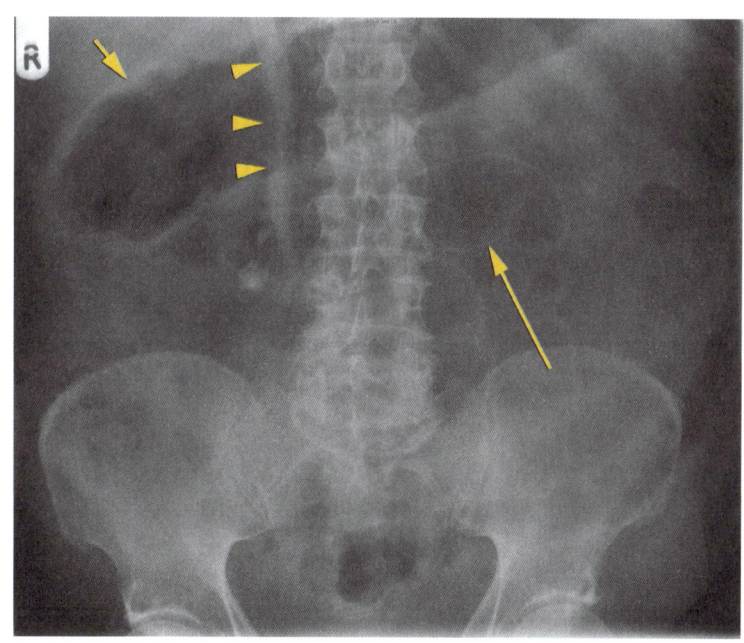

图8-1　腹部X线平片显示盲肠扭转，明显扩张的盲肠（箭头）和扭转的肠系膜（长箭）

图8-2　腹部X线平片显示中毒性巨结肠穿孔，镰状韧带（箭头），Rigler征（长箭）和明显增厚的结肠（短箭）

风险增加（图8-2）。

第三节　对比成像

胃肠道对比成像出现于1896年。早期的单对比成像提供的诊断信息有限，主要用于观察胃肠道的蠕动有无异常。随着检查设备和钡剂的改进，现行的双对比检查出现于20世纪20年代，并逐渐成为结肠检查的主要手段。虽然其他的检查方法包括结肠镜已取代了钡灌肠检查，但大量患者需要一个结肠黏膜完整的评价，而这并不能依靠内镜完成。对比成像检查在结肠疾病诊断中发挥着有限但重要的作用。

一、对比灌肠检查

钡灌肠检查前要求进行充分的肠道准备，最好使用泻药和静脉注射平滑肌松弛剂以获得最佳的黏膜面和结肠管腔适当舒张。对于无法进行充分肠道准备患者，可考虑选择其他检查方法（包括CT）。钡灌肠检查的质量也取决于放射科医生的专业知识，具有良好专业知识或技能的放射科医生对结直肠肿瘤和息肉诊断的敏感性高（图8-3）[3-4]。

钡灌肠检查也可以显示黏膜炎症，被用来评估结肠憩室病变的严重程度及其并发症（瘘管形成或结肠周围脓肿）。但是，严重的憩室病变反而限制了黏膜病变检查的敏感性。

致命性的硬化性腹膜炎的发生率随着钡剂质量改进而显著下降，但怀疑肠穿孔患者仍禁行钡灌肠检查，此时可采用水溶性对比剂进行灌肠检查。泛影葡胺溶液是最常用的水溶性对比剂，是一种内含泛影酸钠和纯泛影葡胺的高渗性溶

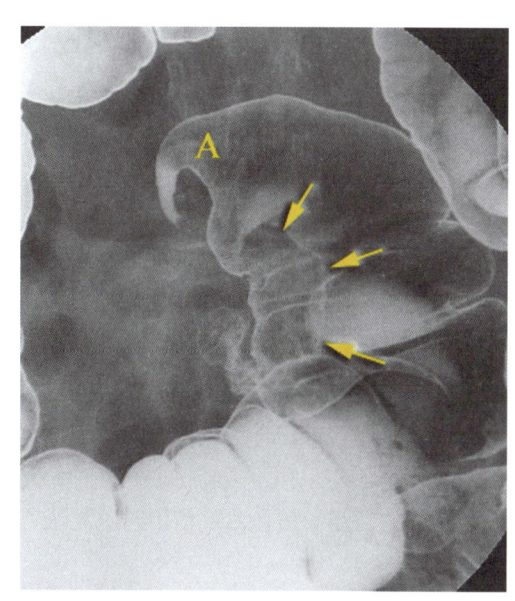

图8-3　双对比钡灌肠检查显示回盲部肿瘤（短箭）邻近阑尾开口（A）

液。泛影葡胺溶液也可用于治疗顽固性便秘的治疗性灌肠。水溶性灌肠剂是用于结肠吻合口完整性评估的常规手段（图8-4）。

二、结肠传输实验

结肠传输时间的评估对于慢传输型便秘患者的检查颇为重要。腹部X线平片在便秘诊断中没有价值或价值非常有限，仅用于儿童和老年患者借助固体粪便在结肠分布来反映结肠传输情况。然而，结肠内粪便存在与否并不与结肠传输时间确切相关，因此需要借助更准确的影像学方法，包括口服不透X线标记物观察（结肠传输实验）或核素显像。

接受结肠传输实验患者不能服用轻泻剂或能改变肠蠕动的其他药物，也不能灌肠。在结肠传输实验第1天，患者口服已知数量的不透X线的标记物，随后间隔一定时间拍摄一系列腹部X线平片或在实验第6天拍摄一张腹部X线平片。肠道内滞留的不透X线标记物的数量和分布，可反映整个肠道运输情况（图8-5）[5]。

肠道核素显像需要口服一种放射性同位素，同位素通过肠道时发射γ射线而被体外的γ照相机接收[6]。该成像方法改良后一次检查可完成对胃、小肠和结直肠传输情况的观察。

三、排粪造影

盆底功能性疾病的发病率逐步上升，而该类疾病与盆底肌肉薄弱或功能障碍相关。盆底功能性疾病的诊断必须要结合临床病史、体格检查和影像学检查。影像学检查包括动态观察排粪过程的排粪造影和静态经直肠超声检查的括约肌复合体（后者参见第九章有关内容）。排粪造影尤其适用于出口梗阻型排粪障碍患者，用于评估直肠排粪及其周围器官的活动情况。

排粪造影需要在X线透视检查房间并借助改进的马桶完成。检查开始前约1h口服钡剂以使盆腔组小肠显影，以便观察小肠与盆底在排粪造影过程中的位置关系。检查前需采用不透X线的灌肠剂充盈直肠，常采用黏稠的钡剂。另外，可使用阴道乳浊液来使阴道显影。

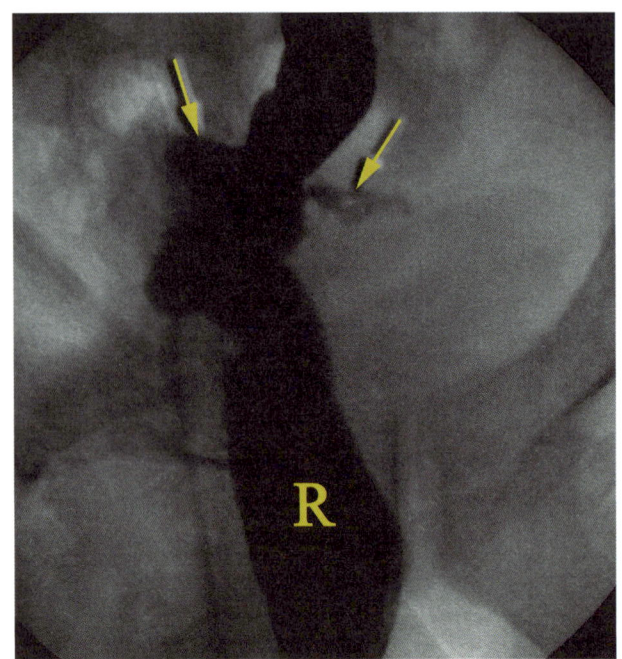

图8-4 水溶性对比剂灌肠图像显示结肠切除术后吻合口漏（箭头），R直肠

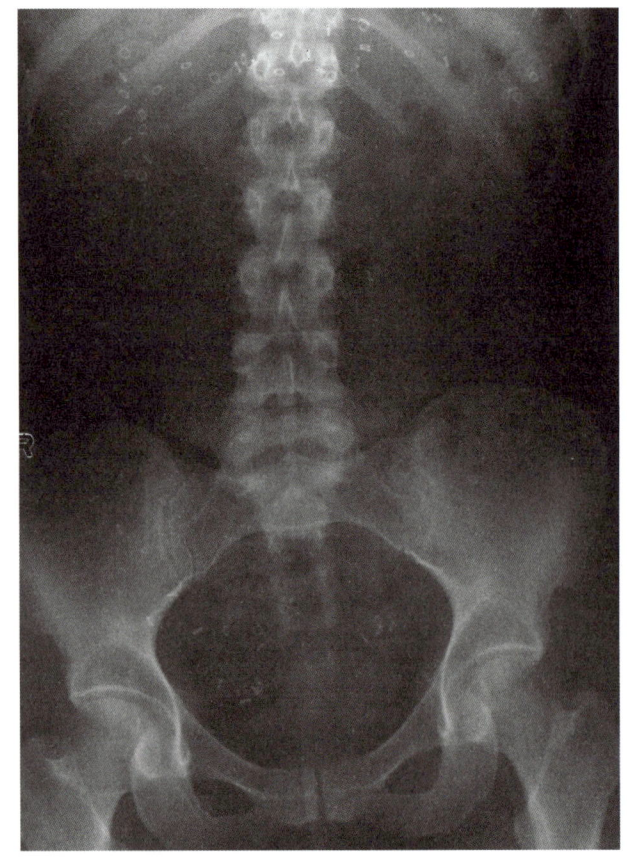

图8-5 结肠传输实验第6天腹部X线平片显示结肠内均匀分布的多发不透X线标记物，与结肠的传输情况一致

标准的排粪造影需要观察排粪前、排粪中和排粪后三个时期的直肠及其邻近解剖结构的变化。排粪造影检查记录了排粪过程中的直肠结构和直肠排空功能的变化信息（图8-6、图8-7）[7]。

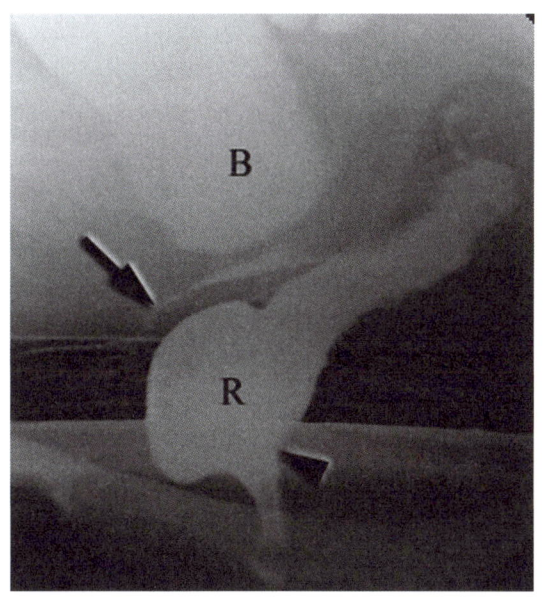

图8-6 直肠排粪造影显示直肠（R）、膀胱（B）、阴道（长箭）和耻骨直肠肌压迹（箭头）

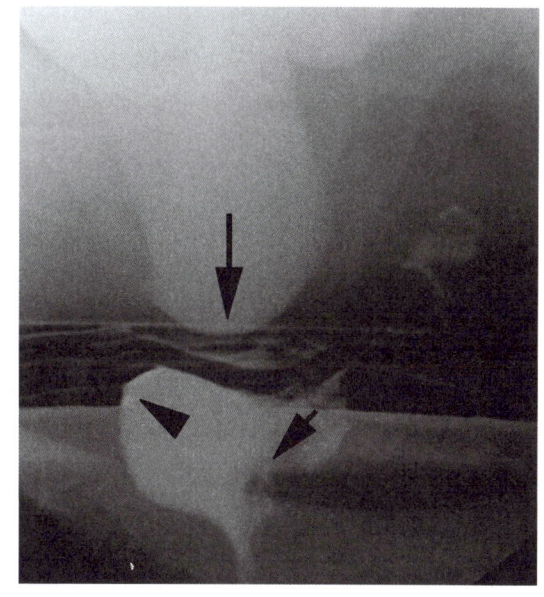

图8-7 同图8-6患者的直肠排粪末期图像显示膀胱膨突（长箭）、直肠前突（箭头）和肛管直肠角变小（短箭）

第四节 断 层 成 像

一、计算机断层扫描（CT）

CT技术的迅速发展已促使CT广泛应用于腹盆腔疾病诊断。多排CT（MDCT）最初于1998年推出，进一步缩短了CT扫描时间，改善了图像的空间分辨率，目前可进行多期增强CT扫描[8-9]。与此同时，图像数据采集后处理技术的进步提供了快速的二维和三维多平面重建技术，增加了诊断信息量[10]。尽管取得了一些喜人的进展，但CT仍是一个具有高辐射危害的成像技术，一次腹部或盆部的CT检查所接受的辐射剂量约相当于500张胸片的等效剂量[1]。

（一）普通检查

腹盆腔CT检查常规要求同时口服和静脉注射对比剂。口服对比剂包括水溶性对比剂和钡剂，大多数情况下在检查前12～24h和1h口服对比剂。口服阳性对比剂（高密度对比剂）使小肠和结直肠充盈显影为高密度影。在特殊情况下可通过肛管灌入对比剂来充盈远段结直肠和直肠，同样在某些情况下可采用水和气体等阴性对比剂（低密度对比剂）来充盈肠道。

腹盆腔CT检查常规采用静脉注射非离子型对比剂，对比剂注射的速率和总量是提高CT病变显示率和定性诊断水平的两个基本因素。多层CT可在静脉注射对比剂后于动脉期、静脉期或动静脉两个时期采集信息。CT扫描软件包可保证心脏疾病患者或患有影响血液循环的其他疾病患者多期扫描时间的准确性。

腹盆腔CT检查在各种疾病诊断和治疗中起着核

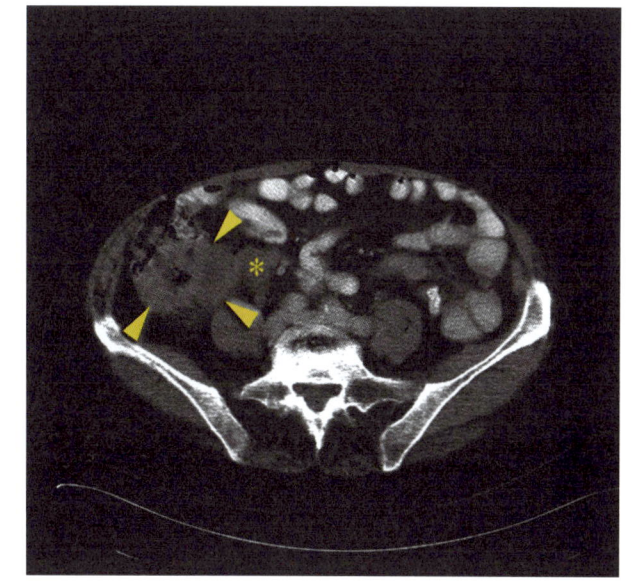

图8-8 下腹部CT显示，升结肠癌表现为右髂窝肿块（箭头），邻近亦见一结节（星号）

心作用，包括腹腔内复杂疾病的评估和术后并发症的诊断。另外，CT常规用于怀疑或已知结直肠恶性肿瘤的诊断和分期。CT较低的软组织分辨率虽会降低CT对肿瘤侵犯范围（T分期）和淋巴结转移浸润（N分期）诊断的准确性，但CT在诊断肿瘤远处转移（M分期）和指导临床治疗恶性肿瘤复发方面发挥着重要作用（图8-8）。

（二）CT结肠造影

CT结肠造影（CT colonography，CTC）或虚拟结肠镜检查已迅速成为一种显示结肠疾病敏感且微创的检查手段，可以在门诊完成而不需要静脉镇静。检查的准确性取决于检查前肠道清洁是否充分。清洁结肠方法类似于钡剂灌肠，采用干法制备泻药（磷酸钠或柠檬酸镁）以避免肠内残留的液体掩盖黏膜病变。近来，粪便标记法越来越多地应用于CT结肠造影检查，这些标记物包括硫酸钡或水溶性对比剂可提高残留粪便和液体的密度，然后通过图像减影进行数据分析[11-12]。早期的著作还提及不采用泻药准备肠道的CTC，会增加患者的依从性，从而有望成为未来标准的检查方法[13]。

CTC检查需要借助小的直肠导管向结肠内注入二氧化碳或空气使其扩张。自动泵充气器的使用则便于使结肠充气扩张。常规静脉使用解痉剂包括溴丁东莨菪碱（20mg）可减轻结肠痉挛，有助于提高CTC检查质量。CTC检查时受检患者需要仰卧和俯卧。CTC是一种安全检查技术，极少发生严重的不良事件。研究表明CTC检查总的并发症发生率为0.02%～0.08%，肠穿孔率为0.005%～0.03%[14-15]。

常规CTC检查会获得1 000多幅图像，总的有效辐射剂量为5～10mSv[16]。采用低剂量算法的CTC检查会减少辐射剂量，总的有效剂量可降低至2mSv[17]。专用软件算法可提供二维和三维处理重建图像，3D技术可实现虚拟结肠镜检查。虽然计算机辅助检测软件有所进步，但CTC诊断仍然耗时较长，希望日后能进一步提高诊断的准确性和速度[18]。

相对于结肠镜检查或钡剂灌肠，CTC在结肠疾病评估中具有许多优点。CTC具有微创、安全、快速、价廉和患者耐受性好的优点[19-20]。此外，CTC可诊断结肠病变患者中约15%的结肠外病变。许多著作包括荟萃分析已证实CTC诊断结肠疾病的准确性[21-23]，目前CTC技术在临床广泛应用，其适应证包括：

（1）结肠镜检查后需要全结肠的完整检查评估（图8-9）。

（2）严重结肠憩室疾病或明显结肠狭窄的评价。

（3）结肠息肉或恶性肿瘤患者不愿接受结肠镜检查或结肠镜检查有禁忌证。

此外，CTC作为一种结直肠癌筛查的微创手段而引起普遍关注。虽然CTC的使用目前并不被整个欧洲所认可，但美国癌症协会与美国放射学会于2008年3月发表支持CTC使用的联合准则。美国放射学会影像网络最近发表的著作已证实，在普通风险的无症

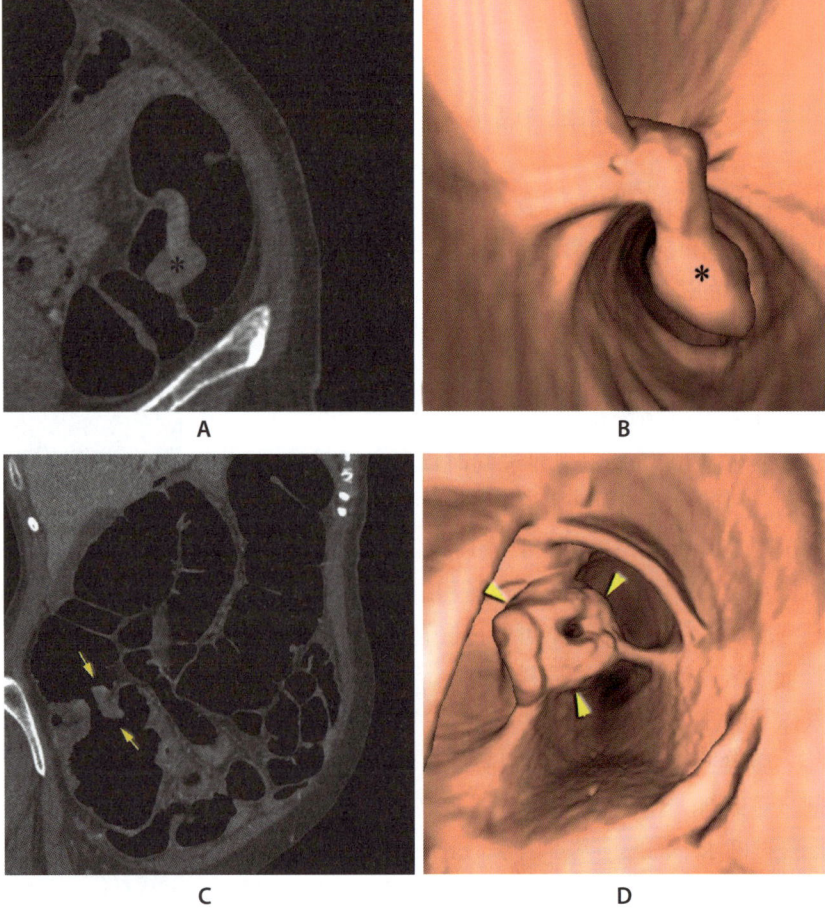

图8-9　CT 结肠造影（CTC）显示结肠带蒂息肉（星号）的二维（A）和三维（B虚拟结肠镜检查）的表现。CTC图像显示环形盲肠癌（箭头）的二维（C）和三维（D虚拟结肠镜检查）的表现

状患者中，CTC诊断大息肉的总敏感性为90%[24]。

二、磁共振成像

人类第一次MRI检查是在1977年7月3日耗费了约5h才获得一幅MR图像。相对于当时CT检查，MRI因检查时间太长而应用受限。然而，近年来的技术发展明显缩短了MRI检查时间，现代的MRI机可在一次屏住呼吸时间内完成多种序列的MRI扫描。与CT相比，MRI明显的优势在于无电离辐射损伤并具有非常高的软组织对比分辨率，从而提高了对疾病的诊断和鉴别诊断水平[25]。

MRI检查需要将患者置于强大的磁场内，这个磁场由一整块磁铁或多组线圈产生。向患者检查部位发射间歇性的射频脉冲，引起人体内原子水平上的能量积聚，继而关闭射频脉冲，使集聚的能量释放出来转变为信号，这个信号被接收并进行处理后重建获得MR图像。静脉对比剂的使用提高了MRI对疾病诊断和鉴别诊断的准确性。有关MRI扫描序列的详细内容不在本章阐述范围之内。

虽然MRI检查是非常安全的，但利用高场MRI（例如1~1.5特斯拉）检查时应注意检查禁忌证，包括金属植入物，如心脏起搏器、颅内动脉夹、眼内植入物和耳蜗内的植入物。骨科植入物，如髋关节假体通常不作为MRI检查的禁忌证。目前肛管直肠、盆腔和结肠疾病患者的MRI适应证包括直肠癌的分期、肛瘘和肛管括约肌损伤的评估及盆底疾病的诊断。另外，MR结肠造影（MR colonography，MRC）技术发展迅速，扩大了MRI检查适应证的范围。

（一）直肠癌

直肠癌是常见的恶性肿瘤，尽管治疗方法有所进步，但手术切除效果不尽人意，特别是局部肿瘤复发率仍然较高。术前MRI在直肠癌多学科综合治疗中扮演着重要的角色。首先，术前MRI可提供准确的肿瘤部位及其邻近结构的关系。其次，MRI可预测预后，指导临床合理选择治疗方案，以降低术后局部复发率。

MRI可作为辅助CT和超声评估直肠恶性肿瘤的重要手段。CT较低的软组织分辨率会降低CT对肿瘤局部分期的准确性[26]，因此，CT常主要用于肿瘤术前M分期。多年来，经直肠超声已常规用于直肠癌的局部分期[27]，对局限于肠黏膜和黏膜下层的肿瘤分期准确性很高（T1/T2分期，参见第九章有关内容）。

MRI在临床广泛应用，原因在于检查前无需肠道准备、直肠扩张或静脉注射对比剂。MRI检查大多使用高分辨率相控阵表面线圈，部分可选择性使用直肠腔内线圈。多平面T2加权高分辨序列可在三个成像方位上使用，薄层横轴位图像尤为重要，横轴位图像定位线应与肿瘤的长轴垂直。标准MRI检查大约需要30min才能完成。

早期的研究结果显示高分辨率薄层MRI图像具有较高的T分期预测敏感性[28]，然而亦有学者对术前MRI的T分期准确性提出质疑。Beets-Tan等报道观察者之间存在中等程度的分歧[29]。然而，最近的研究表明MRI可准确显示直肠固有筋膜、肿瘤前缘与环周切缘（CRM）的关系[30]。Mercury报道高分辨率MRI预测手术切缘的特异性达92%[31]。此外，MRI还可提供详细的预后指标，包括肿瘤周围的静脉内播散、局部腹腔浸润和淋巴结情况[32]。

高分辨MRI成像在直肠癌术前分期中起着主要作用，特别是协助临床筛选适合单纯手术治疗和需要新辅助化疗患者，以改善手术效果和降低肿瘤复发率（图8-10、图8-11）。

（二）肛瘘

肛瘘大多经临床病史和体格检查就可很容易地评估，进而通过外科手术获得良好的治疗结果[33]。然而，5%~15%的瘘道走行复杂，并与坐骨直肠窝和肛提肌间隙相通。临床对这些复杂性肛瘘难以进行术前评估，具有较高的术后复发率。各种诊断方法已用于复杂性肛瘘的术前评估，X线造影和CT对复杂性肛瘘解剖结构的显示不佳。经直肠超声可以提供高分辨率图像来显示肛瘘及其与肛管括约肌的关系，但其较小的观察视野降低了该诊断的敏感性[34]。高分辨率MRI现已经成为一个精确的成像技术，可为盆腔病变特别是克罗恩病的诊断带来其他有用的信息。直肠MRI检查可采用腔内线圈或体部相控阵表面线圈。直肠腔内线圈获得的MRI图像分辨率高，但其显示视野有限，而且直肠腔内线圈多见于欧洲医疗中心。标准表面线圈MRI成像技术要结合多平面T1和T2加权脂肪饱和序列的平扫或增强图像。

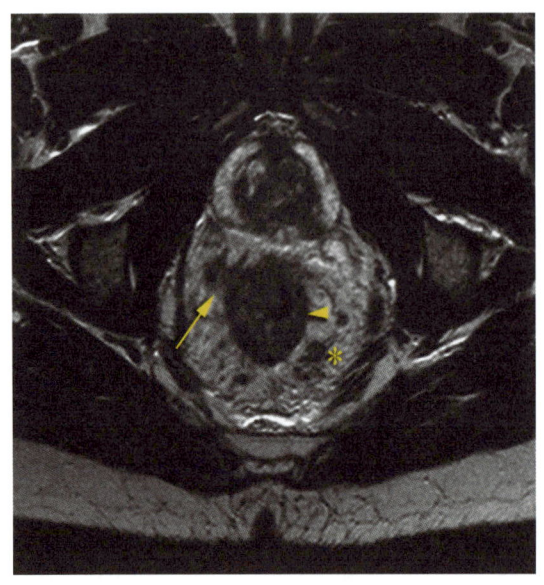

图8-10　直肠下段横轴位T2加权高分辨率MRI显示直肠癌已突破固有肌层（箭头），浸润直肠系膜（箭），直肠系膜内可见肿大淋巴结（星号）

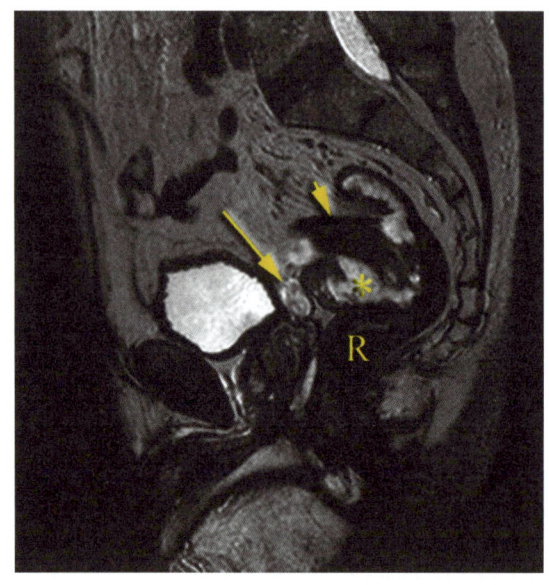

图8-11　矢状位T2加权MRI显示乙状结肠黏液癌（高信号，星号）并套叠入直肠（R）；肠系膜根部清晰可见（短箭）。精囊腺上方可见一黏液性腹膜种植结节（手术证实；长箭）

　　在MRI与手术结果对比的最初研究报告中，MRI对肛瘘显示和分类的准确度为86%~88%。最近的研究表明，MRI显示瘘管和脓肿的敏感性有所提高，其诊断准确度接近100%。在复发和复杂性的肛周疾病诊断中，MRI可为20%患者提供额外重要的信息[35]。研究还表明，基于术前MRI检查的手术治疗可减少肛瘘的复发，其复发率可降低约75%（图8-12）[36]。

（三）MR结肠造影

　　MRI扫描及其图像后处理技术的发展促使MR结肠造影（MRC）有望取代CT结肠造影。MRI检查前可采用传统洗肠方法或粪便标记方法完成肠道清洁，借助液体灌肠和静脉注射解痉药来实现结肠舒张。腔内灌肠对比剂种类的选择决定MRI图像的信号强度，根据结肠腔在MRI上的信号强度描述为结肠腔"亮"或"黑"的MRC。结肠腔"亮"的MRC图像显示黏膜病变为充盈缺损。相反地，采用水灌肠和动态静脉对比增强的MRC图像将强化的黏膜病变如息肉清晰显示在

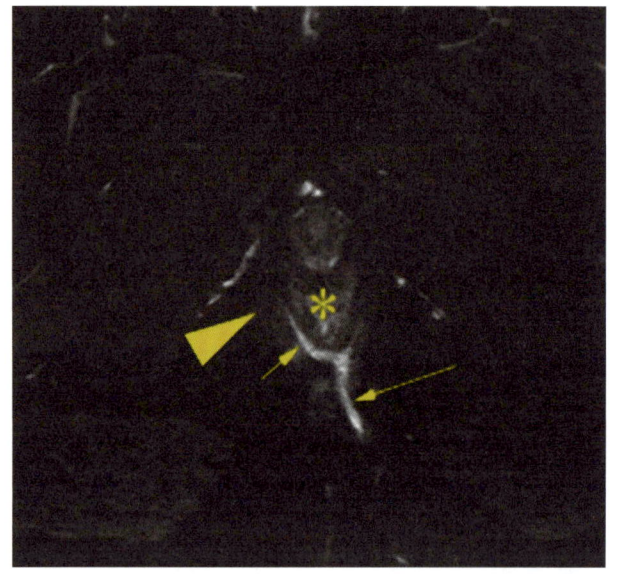

图8-12　肛周横轴位短T1反转恢复MRI显示括约肌间瘘（短箭），在外括约肌（大箭头）左后方（长箭）穿过，肛管上段管腔（星号）

"黑"的肠腔背景。最近有关结肠腔"黑"的MRC与常规结肠镜检查的对比研究结果显示，MRC检查患者满意度较高，MRC检测结直肠肿块的总敏感度和特异度分别为90%和96%。MRC检测直径>10mm肠息肉的敏感度是100%，而检测直径6~9mm肠息肉的敏感度为84%[37]。Ajaj等[38]报道MRC检测直径>5mm肠息肉的总敏感度和特异度分别为93%和100%。

（四）MR排粪成像

　　MRI在许多放射科被用于评估盆底解剖结构的形态变化，包括直肠前突、会阴下降和肠套叠[39]。常规MR机要求患者采用水平体位配合检查，而评估排粪过程的动态MRI检查需要在开放式的MR机下完成，以满足患者采用坐位进行排粪检查。直肠排粪MR成像能在无电离辐射环境下准确地评估直肠肛管形态和功能[40-41]，但

需要开放式MR机。

第五节　正电子发射断层扫描/CT（PET/CT）

　　PET是一种基于正电子发射放射性同位素标记的分子在体内分布的生理性或功能性成像技术。正电子来自于放射性药物的衰减，目前最广泛应用的是氟（^{18}F）和葡萄糖分子相结合的氟脱氧葡萄糖（^{18}FDG）分子。^{18}FDG分子在代谢活跃细胞区聚集并转化为磷酸化分子，不容易通过细胞膜，此过程大约需要1h。1h后，借助PET扫描仪检测放射性的分解产物，呈现影像上的"热点"区。PET与CT结合可精确定位体内病变。

　　PET/CT的主要适应证在于恶性肿瘤的检测和分期。虽然PET/CT目前对原发性结直肠癌的诊断和早期分期价值有限，但对于可疑肿瘤复发的再分期及隐匿性转移瘤的诊断仍有帮助[42-44]。在一个大型的前瞻性研究报道中，PET改变了59%患者的临床治疗方案[45]。此外，PET/CT可用来鉴别术后改变和局部肿瘤复发，也越来越多地用于肛管癌分期和治疗后评估[46]。

　　PET可用于炎症性疾病的诊断，包括克罗恩病活动的评估[47]。PET因具有电离辐射损伤，临床极少将其作为常规检查手段（图8-13、图8-14）。

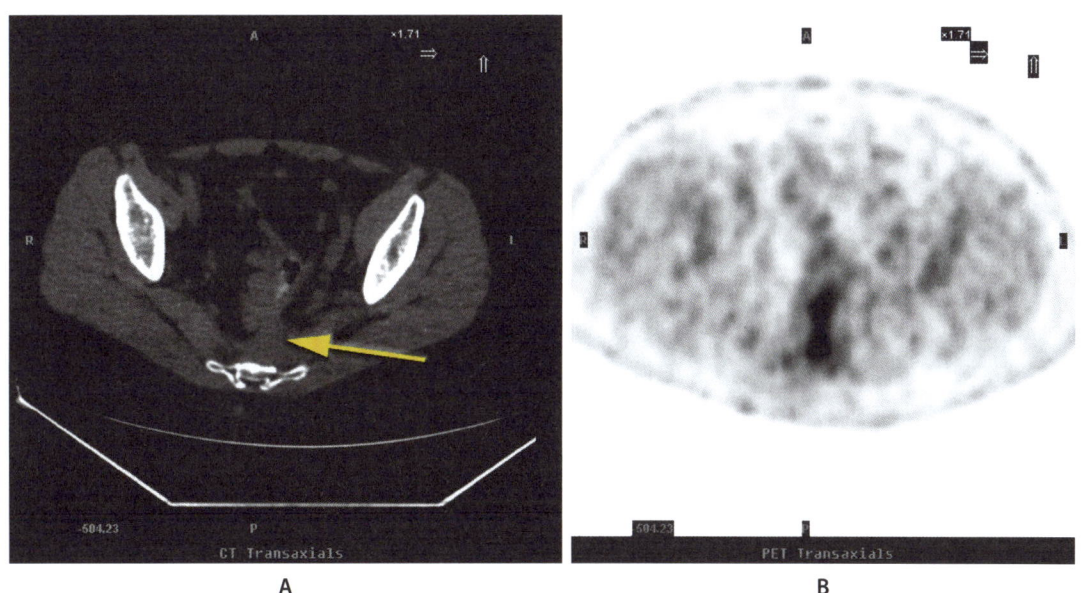

图8-13　PET/CT显示直肠切除术后吻合口周围软组织增厚（长箭）

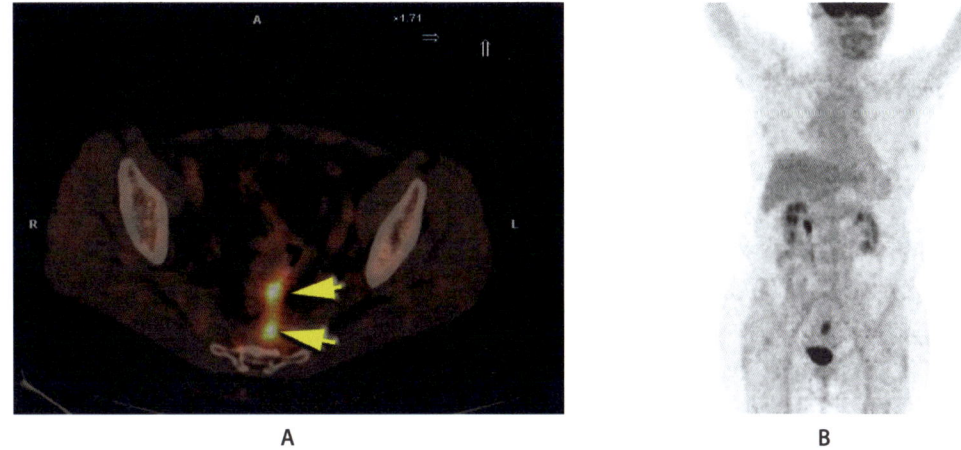

图8-14　PET/CT融合图像确定增厚的软组织代谢活动增加，活检证实肿瘤复发（箭头）

第六节　小　　结

随着科学技术的飞速发展，临床医生可选择的医学成像技术和方法越来越多，借助影像学检查手段并结合临床病史和体格检查可准确地评估临床疾病。影像学在肛管直肠、盆底和结肠疾病多学科诊治中具有重要作用。此外，分子影像学和功能影像学相结合可确保影像学在21世纪医疗工作中的核心地位。

第七节　自 我 测 试

1. 关于腹部平片检查，下列叙述正确的是：

a. 游离气体至少10mL才得以腹部平片显示。

b. 正常空肠管径可达4cm。

c. 典型的盲肠扭转指向右上腹部。

d. 急性结肠炎中黏膜岛的出现增大了手术的可能性。

e. 横结肠管径达8cm是正常的。

2. 关于对比影像，下列叙述正确的是：

a. 钡灌肠检查用来评价术后吻合口情况。

b. 钡剂溢出会增加致命的硬化性腹膜炎的发生率。

c. 碘过敏是水溶性对比剂灌肠的禁忌证。

d. 排粪造影检查患者取仰卧体位。

e. 排粪造影检查无法评估小肠情况。

3. 关于CT，下列叙述正确的是：

a. 腹部/盆腔CT检查的X线辐射剂量约相当于200张胸部X线平片。

b. CT需要口服阴性对比剂才能清楚地显示结肠病变。

c. 静脉对比剂的使用提高了CT空间分辨率。

d. CT结肠造影需要在充分的肠道清洁和气体灌肠下才能进行。

e. 肿瘤引起的部分性肠梗阻不是CT结肠造影的禁忌证。

4. 关于MRI，下列叙述正确的是：

a. 磁场强度的衡量单位是特斯拉。

b. 括约肌可疑损伤是MRI检查的禁忌证。

c. 高分辨率MRI评价直肠癌的价值主要在于区别T1和T2期肿瘤。

d. MRI几乎不能评估直肠癌中腹膜的受累情况。

e. 淋巴结转移的MRI诊断唯一标准是其大小。

5. 关于PET/CT成像，下列叙述正确的是：

a. PET扫描不依赖于电离辐射。

b. PET药物最常用的螯合物是重水。

c. 患者在接受PET扫描前1h不能进行体育活动。

d. 目前PET/CT的主要作用是进行肿瘤T分期。

e. 肿瘤的清楚显示需要示踪剂的快速注射和图像的快速采集。

答案与解析

1. 答案：d

解析：腹部X线平片是检测游离气体敏感的方法，气体量最少可至2mL。正常空肠直径应<2.5cm，直径达4cm的空肠是异常的。横结肠直径达6cm是正常的，而直径达8cm是异常的。典型的盲肠扭转指向左上腹，肠系膜在盲肠扭转的基底部，位于右髂窝。

2. 答案：c

解析：水溶性对比剂中含有碘，因此应避免用于碘过敏患者。钡剂因存在漏入腹腔的风险，应避免将钡剂用于术后吻合口情况的评估。钡剂漏出引起硬化性腹膜炎的发生率随着钡剂生产技术的改进而降低。排粪造影患者应取坐位，模拟自然排粪的生理状态。排粪造影前口服对比剂充盈小肠，可显示小肠下垂或小肠疝。

3. 答案：e

解析：腹盆腔CT检查的X线辐射剂量约相当于500张胸部X线平片。口服阳性对比剂和阴性对比剂都可以用来勾勒出肠壁。静脉注射对比剂仅能提高CT图像对比度。CT结肠造影可在充分的肠道清洁准备下进行，也可借助粪便标记物来完成。

4. 答案：a

解析：括约肌可疑损伤时，采用直肠内线圈进行MRI检查是相对禁忌证，但却是常规MRI检查的适应证。MRI在评估T3期和T4期肿瘤中起着重要作用，但对早期肿瘤的评价却以经直肠超声检查最好。MRI可显示直肠固有筋膜浸润及邻近结构包括腹膜的受累情况。大小仅是判断淋巴结转移的指标之一，其内部信号和边缘轮廓也是重要的评价指标。

5. 答案：c

解析：^{18}FDG摄取过程中，大量的肌肉活动会促进示踪剂进入肌肉而非靶区，从而降低检查的敏感性。

（Simon A. Jackson，Bruce M. Fox 著

高振华 译，尹红军 校）

参考文献

[1] RCR Working Party. Making the Best Use of Department of Clinical Radiology: Guidelines for Doctors [M]. 5th ed. London: The Royal College of Radiologists, 2003.

[2] LEVINE M S, SCHEINER J D, RUBESIN S E, et al. Diagnosis of pneumoperitoneum on supine abdominal radiographs [J]. AJR Am J Roentgenol, 1991, 156: 731-735.

[3] CONNOLLY D J, TRAILL Z C, REID H S, et al. The double contrast barium enema: a retrospective single centre audit of the detection of colorectal carcinomas [J]. Clin Radiol, 2002, 57: 29-32.

[4] DE ZWART I M, GRIFFIOEN G, SHAW M P, et al. Barium enema and endoscopy for the detection of colorectal neoplasia: sensitivity, specificity, complications and its determinants [J]. Clin Radiol, 2001, 56: 401-409.

[5] EVANS R C, KAMM M A, HINTON J M, et al. The normal range and a simple diagram for determining whole gut transit time [J]. Int J Colorectal Dis, 1992, 7: 15-17.

[6] VAN DER SIJP J R M, KAMM M A, NIGHTINGALE J, et al. Radioisotope determination of regional colonic transit in severe constipation: comparison with radio-opaque markers [J]. Gut, 1993, 34: 402-408.

[7] STOKER J, HALLIGAN S, BARTRAM C I. Pelvic floor imaging [J]. Radiology, 2001, 218: 621-641.

[8] LINGENBECK-REGAN K, SCHALLER S, FLOHR T, et al. Subsecond multi-slice computed tomography: basics and applications [J]. Eur J Radiol, 1999, 31: 110-124.

[9] RUBIN G D, SHIAU M C, SCHMIDT A J, et al. Computed tomographic angiography: Historical perspective and new state-of-the art using multidetector row helical computed tomography [J]. J Comput Assist Tomogr, 1999, 23: S83-90.

[10] HU H, HE H D, FOLEY W D, et al. Four multidetectorrow helical CT: image quality and volume coverage speed [J]. Radiology, 2000, 215: 55-62.

[11] MCFARLAND E G. Reader strategies for CT colonography [J]. Abdom Imaging, 2002, 27: 275.

[12] ZALIS M E, PERUMPILLICHIRA J, DEL FRATE C, et al. CT colonography: digital subtraction bowel cleansing with mucosal reconstruction initial observations [J]. Radiology, 2003, 226: 911-917.

［13］ IANNACCONE R，LAGHI A，CATALANO C，et al. Computed tomographic colonography without cathartic preparation for the detection of colorectal polyps［J］. Gastroenterology，2004，127：1300-1311.

［14］ BURLING D，HALLIGAN S，SLATER A，et al. Potentially serious adverse events at CT colonography in symptomatic patients：national survey of the United Kingdom［J］. Radiology，2006，239：464-471.

［15］ PICKHARDT P J. Incidence of colonic perforation at CT colonography：review of existing data and implications for screening asymptomatic adults［J］. Radiology，2006，239：313-316.

［16］ LIEDENBAUM M H，VENEMA H W，STOKER J，et al. Radiation dose in CT colonography-trends in time and differences between daily practice and screening protocols［J］. Eur Radiol，2008，18：2222-2230.

［17］ IANNACONNE R，LAGHI A，CATALANO C，et al. Feasibility of ultra-low-dose multislice CT colonography for the detection of colorectal lesions：preliminary experience［J］. Eur Radiol，2003，13：1297-1302.

［18］ HALLIGAN S，ALTMAN D G，MALLETT S，et al. Computed tomographic colonography：assessment of radiologist performance with and without computer-aided detection［J］. Gastroenterology，2006，131：1690-1699.

［19］ TAYLOR S A，HALLIGAN S，BURLING D，et al. Intra-individual comparison of patient acceptability of multidetectorrow CT colonography and double-contrast barium enema［J］. Clin Radiol，2005，60：207-214.

［20］ TAYLOR S A，HALLIGAN S，SAUNDERS B P，et al. Acceptance by patients of multidetector CT colonography compared with barium enema examinations，flexible sigmoidoscopy，and colonoscopy［J］. AJR Am J Roentgenol，2003，181：913-921.

［21］ PICKHARDT P J，CHOI J R，HWANG I，et al. Computed tomographic virtual colonoscopy to screen for colorectal neoplasia in asymptomatic adults［J］. N Engl J Med，2003，349：2191-2200.

［22］ FENLON H M，NUNES D P，SCHROY P C 3RD，et al. A comparison of virtual and conventional colonoscopy for the detection of colorectal polyps［J］. N Engl J Med，1999，341：1496-1503.

［23］ HALLIGAN S，ALTMAN D G，TAYLOR S A，et al. CT colonography in the detection of colorectal polyps and cancer：systematic review，meta-analysis，and proposed minimum data set for study level reporting［J］. Radiology，2005，237：893-904.

［24］ JOHNSON C D，CHEN M H，TOLEDANO A Y，et al. Accuracy of CT colonography for detection of large adenomas and cancers［J］. N Engl J Med，2008，359：1207-1217.

［25］ JACKSON S A，THOMAS R M. Cross-Sectional Imaging Made Easy［M］. Philadelphia：Elsevier，2005.

［26］ WOLBERINK S V，BEETS-TAN R G，DE HAAS-KOCK D F. Conventional CT for the prediction of an involved circumferential resection margin in primary rectal cancer［J］. Dig Dis，2007，25：80-85.

［27］ BEYNON J，FEIFEL G，HILDEBRANDT U，et al. An atlas of rectal endosonography［M］. New York：Springer，1991.

［28］ BROWN G，RICHARDS C J，NEWCOMBE R G，et al. Rectal carcinoma：thin section MR imaging for staging in 28 patients［J］. Radiology，1999，211：215-222.

［29］ BEETS-TAN R G H，BEETS G L，VLIEGEN R F A，et al. Accuracy of magnetic resonance imaging in the prediction of tumour-free resection margin in rectal cancer surgery［J］. Lancet，2001，357：497-504.

［30］ BROWN G，RICHARDS C J，NEWCOMBE R G，et al. Preoperative assessment of prognostic factors in rectal cancer using high resolution magnetic resonance imaging［J］. Br J Surg，2003，90：355-364.

［31］ Mercury Study Group. Diagnostic accuracy of preoperative magnetic resonance imaging in predicting curative resection of rectal cancer：prospective observational study［J］. BMJ，2006，333：779.

［32］ BROWN G，RICHARDS C J，BOURNE M W，et al. Morphological predictors of lymph node status in rectal cancer using high spatial resolution magnetic resonance imaging with histo-pathological correlation［J］. Radiology，2003，227：371-377.

［33］ SHOULER P J，GRIMLEY R P，KEIGHLEY M R，et al. Fistulainano is usually simple to manage surgically［J］. Int J Colorectal Dis，1986，1：113-115.

［34］ BUCHANAN G，HALLIGAN S，BARTRAM C I，et al. Clinical examination，endosonography and MR imaging in pre-operative assessment of fistula in ano：comparison with outcome-based reference standard［J］. Radiology，2004，233：674-681.

［35］ BEETS-TAN R G，BEETS G L，VAN DER HOOP A G，et al. Preoperative MR imaging of anal fistulas：does it really help the surgeon？［J］. Radiology，2001，218：75-84.

［36］ HALLIGAN S，BUCHANAN G. MR imaging of fistula-inano［J］. Eur J Radiol，2003，47：98-107.

［37］ HARTMANN D，BASSLER B，SCHILLING D，et al. Colorectal polyps：detection with dark-lumen MR colonography versus conventional colonoscopy［J］. Radiology，2006，238：143-149.

［38］AJAJ W，PELSTER G，SCHLUP M T. Dark lumen magnetic resonance colonography：comparison with conventional colonoscopy for the detection of colorectal pathology［J］. Gut，2003，52：1738-1743.

［39］PANNU H K，KAUFMAN H S，CUNDIFF G W，et al. Dynamic MR imaging of pelvic organ prolapse：spectrum of abnormalities［J］. Radiographics，2000，20：1567-1582.

［40］ROOS J E，WEISHAUPT D，WILDERMUTH S，et al. Experience of 4 years with open MR defecography：pictorial review of anorectal anatomy and disease［J］. Radiographics，2002，22：817-832.

［41］HUBNER M，HETZER F，WEISHAUPT D，et al. A prospective comparison between clinical outcome and openconfiguration magnetic resonance defecography findings before and after surgery for symptomatic rectocele［J］. Colorectal Dis，2006，8：605-611.

［42］NAKAMOTO Y，SAKAMOTO S，OKADA T，et al. Clinical value of manual fusion of PET and CT images in patients with suspected recurrent colorectal cancer［J］. Am J Roentgenol，2007，188：257-267.

［43］HUEBNER R H，PARK K C，SHEPHERD J E，et al. A metaanalysis of the literature for whole-body FDG PET detection of recurrent colorectal cancer［J］. J Nucl Med，2000，41：1177-1189.

［44］VIKRAM R，IYER R B. PET/CT in the diagnosis，staging，and follow-up of colorectal cancer［J］. Cancer Imaging，2008，8A：S46-51.

［45］KALFF V，HICKS R J，WARE R E，et al. The clinical impact of（18）F-FDG PET in patients with suspected or confirmed recurrence of colorectal cancer：a prospective study［J］. J Nucl Med，2002，43：492-499.

［46］NGUYEN B T，JOON D L，KHOO V，et al. Assessing the impact of FDG-PET in the management of anal cancer［J］. Radiother Oncol，2008，87：376-382.

［47］LOUIS E，ANCION G，COLARD A，et al. Noninvasive assessment of Crohn's disease intestinal lesions with（18）F-FDG PET/CT［J］. J Nucl Med，2007，48：1053-1059.

第九章　直肠和肛管超声检查

第一节　引　　言

在过去的十年中，再次兴起将腔内超声检查（endoluminal ultrasonography，EUS）用于各种肛管直肠疾病的兴趣。EUS可实时360°辐向扫描肛管直肠及周围结构，肇始腔内成像新时代。使用这种新方法的第一个优势即为直肠癌术前准确分期；其次在结直肠手术领域的其他用处也显而易见。

第二节　概　　述

了解超声波的物理特性是必要的，可在每次检查时收集最多的信息，避免诊断失误。超声检查是一种成像技术，其原理基于传输中的声波和遇到的身体不同密度组织之间的相互作用。

什么是超声波

超声波是一种频率高于人类听觉上限（即20kHz以上）的声波。许多动物，如海豚和狗，都能够听到特定频率的超声波。弗朗西斯·高尔顿先生曾研究过这种现象，并在1876年开发了高尔顿哨（狗哨或无声哨子），可产生频率为1.6~22kHz的声音，用于测试不同的听觉能力。超声波的其他应用包括工业、渔业、战争和药品。

超声诊断是基于检测和显示从身体内交界面反射的声能。这种机械能以波的形式通过介质，引起其中的颗粒振动。用于诊断的声波频率通常介于2~15MHz。超声波的特点是：

（1）频率（f）：>20kHz。

（2）波长（λ）：曲线上对应两点的距离。

（3）传播速度（m/s）：传播速度（c）取决于组织（图9-1）。在医疗诊断的应用中，一般认为传播速度恒定为1 540m/s。

发射器为换能器提供能量；换能器则将由发射器提供的电能转换成机械能，反之亦然。发射器包含一个可在电场作用下改变形状和振动的陶瓷晶振，这种现象叫作压电效应。

换能器可发射一定组织穿透深度的特定频率脉冲波。超声波脉冲必须间隔足够的时间，以保证声波传播到感兴趣的器官，并在下一个脉冲发送前返回到换能器。声波传播和接收之间的时间差是可以计算的，

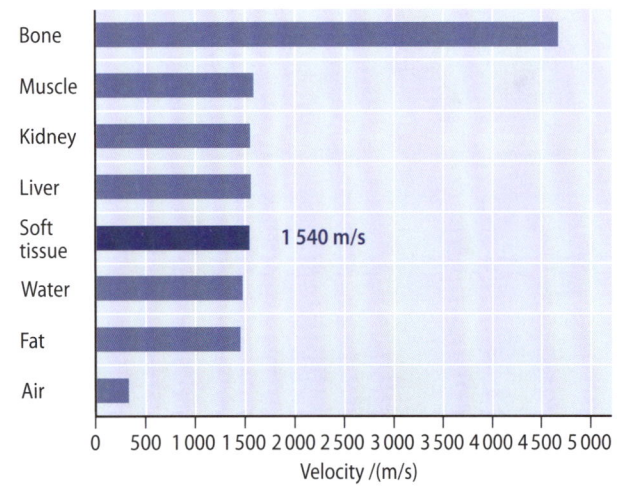

图9-1　取决于组织密度的超声波传播速度

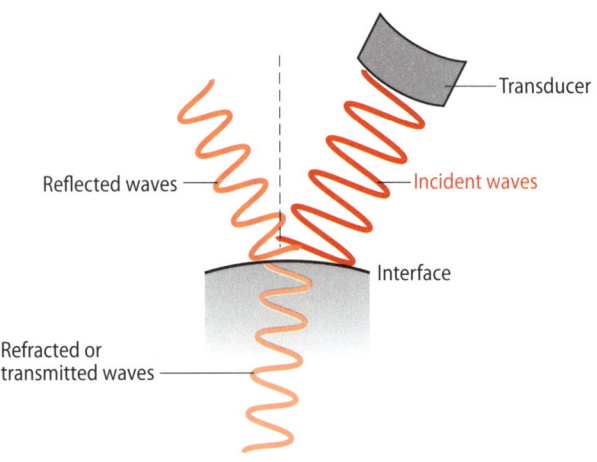

图9-2　传播到体内的超声波被反射、折射、传播或吸收

对一批超声波的数字化顺序处理即可产生图像[19]。当超声波脉冲在体内传播时，发生分子振动及在组织内将声能转换为热能，进而再将能量以纵波的形式（反射或反向散射、折射和吸收）逐级传播（图9-2）。声波穿过组织平面，在每个不同的组织密度和声阻抗的交界面，一些声波被反射回换能器。这些反射波刺激换能器，将该信号转换成电压。这种放大形成了屏幕上的图像。在超声波诊断中，入射能量穿过的不同媒界以其声阻抗为特征（$Z = \rho C$）。

当超声波从一种组织传播到另一中组织时，由于声阻抗的差异决定不同量的入射波能量的反射亦不同。如果声阻抗差异很大（软组织/骨或空气），则入射波能量几乎完全被反射，该界面后的结构则不能被分析（图9-3）。最强的信号是白色的，无信号是黑色的，中等强度的信号则为灰影。每个像素至少有256个灰影。基于其反射率，被分析的结构按其回声反射性分为低回声、等或高回声，其回波图形是均匀的或不均匀的。

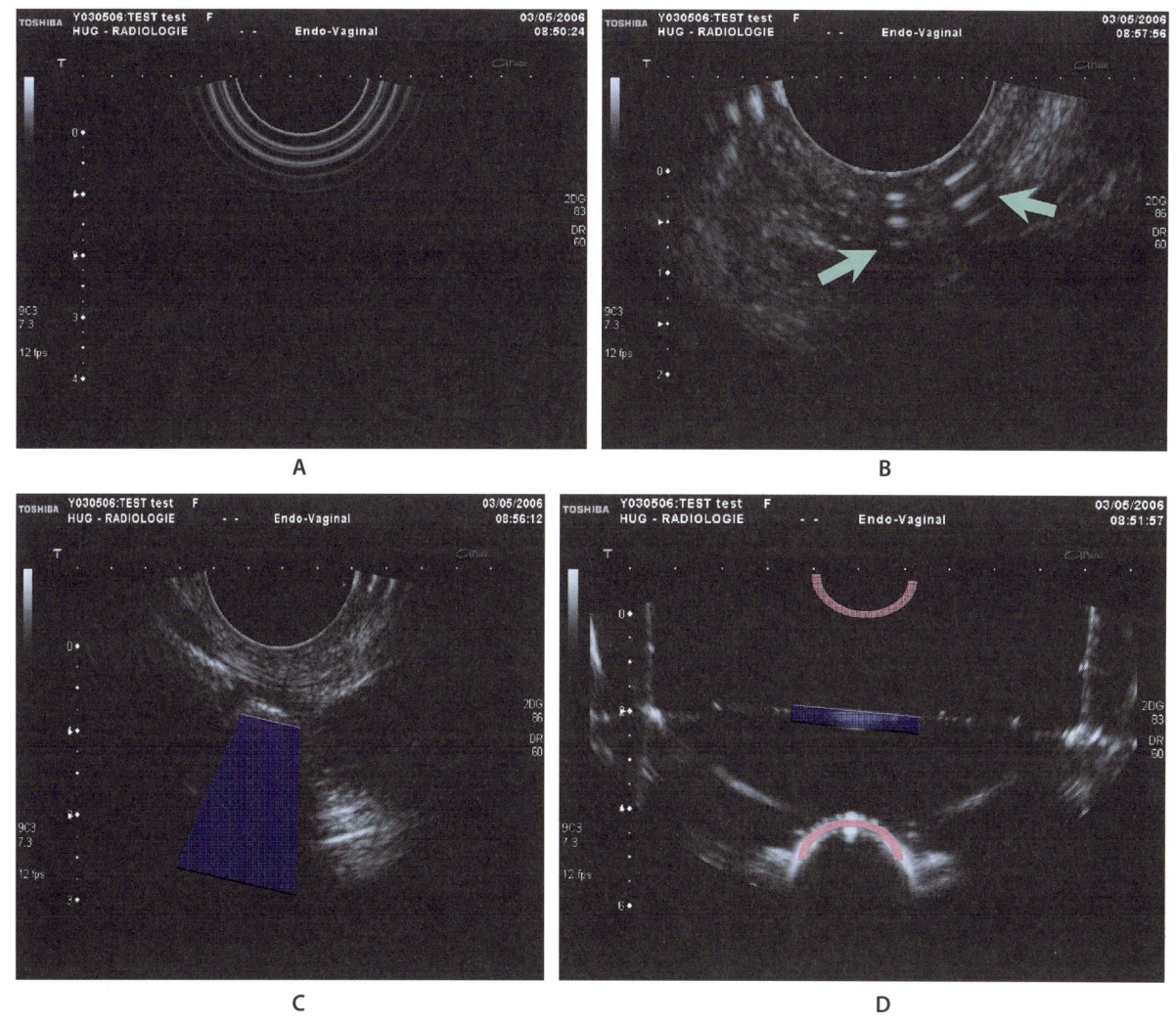

A. 探头被空气包绕；B. 气体或反射；C. 阴影；D. 反射伪影

图9-3　超声波图像伪影示例

根据待分析的部位选择合适的探头。需要达到的超声频率取决于传播中的晶体厚度。对于肛管直肠检查，笔者通常会使用一个可旋转的频率介于6~16MHz的内探头，可提供全方位360°横向视图。直肠和肛管不同组织密度界面均在超声可到达的范围，因此非常适合进行超声检查。

超声检查与其他成像方法，如磁共振成像（MRI）和计算机断层扫描（CT）相比，更便宜，相对快速且患者耐受性好。而且，在检查中，患者未暴露于辐射。此外，该检查可在术中进行，对发现脓腔、瘘道或内口可能有帮助。

EUS已经成为一种新的诊断手段，可以补充临床检查，因此能提供对治疗计划有直接影响的相关信息。新的旋转探头三维（3D）技术的产生为准确诊断提供了新的可能性。这项新技术是利用一系列二维（2D）图像重建的，这基于大量的平行横断面图像。通常相邻的横断图像之间设置为0.2～0.3mm。平均175张平行图像数据可结合成一个3D体积，显示为一个立方体。这个立方体可以自由旋转、着色、倾斜和切片，以从数据中获得最多信息（图9-4）。

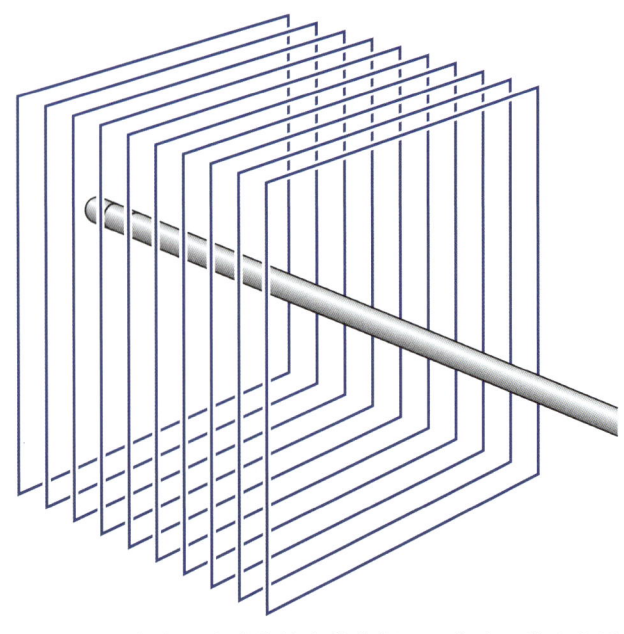

图9-4　三维（3D）成像技术的获得：3D超声图像由大量平行横向二维（2D）图像合成而构建

第三节　直肠超声检查

在直肠超声（endorectal ultrasonography，ERUS）检查前没有必要清洁肠道或摄入造影剂。患者在检查前1h使用1个或2个快速灌肠剂。这些灌肠剂可以在检查前在检查室中使用。镇静是不必要的，因此，也不需要特别的监测。患者取妇科检查的姿势。直肠指检可排除明显的肛管狭窄及润滑肛管。

笔者目前使用的是1846Brüel和Kjaer（丹麦Naerum市）的扫描仪和一个焦距2～5cm的7.0MHz的8539换能器。在换能器上面有一个小型的指套/气球，被固定在合适的位置。只要所有的气泡都从水中消失，就没有必要使用昂贵的脱气盐水。自从2006年以来，笔者使用Brüel和Kjaer研制的带有2050型肛管直肠换能器的Hawk 2102 EX扫描仪，可以获得3D图像重建。

按照惯例，超声波探头与轴颈保持在垂直位置，并保持处于管腔的中央。解剖学上，前位象位于图像的上部，后位象位于下部。

第四节　肛管超声检查

在1846 Brüel和Kjaer扫描仪和一个7.0 MHz的8539换能器的基础上，一个可透过超声的锥形塑料帽放于换能器上面。然后，这个塑料帽充满水，且去除所有的气泡。可进行3D图像重建的带有肛管直肠换能器2050型的Brüel和Kjaer的医疗扫描仪Hawk 2102 EX则不需要水。这两种情况下，含超声导电膏的避孕套包裹探头，并用一种水溶性润滑剂润滑。

第五节　图　像　释　义

一、直肠超声检查

（一）正常图像

由高回声和低回声带交替形成的同心圆代表了正常的直肠壁。大多数的研究者同意直肠壁的五层模型（图9-5），Hildebrandt和Feifel[22]认为三条白线代表界面，而内部的黑线代表实际的解剖层。在这个模型中，第一条白线代表气囊和黏膜之间的界面，第一条黑线代表黏膜层和黏膜肌层，随后是中间的白线，研究者认为这代表黏膜下层。外侧的黑线代表固有肌层，其后是与直肠周围脂肪的界面，即外侧的白线（表9-1）。

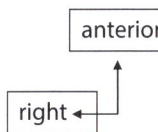

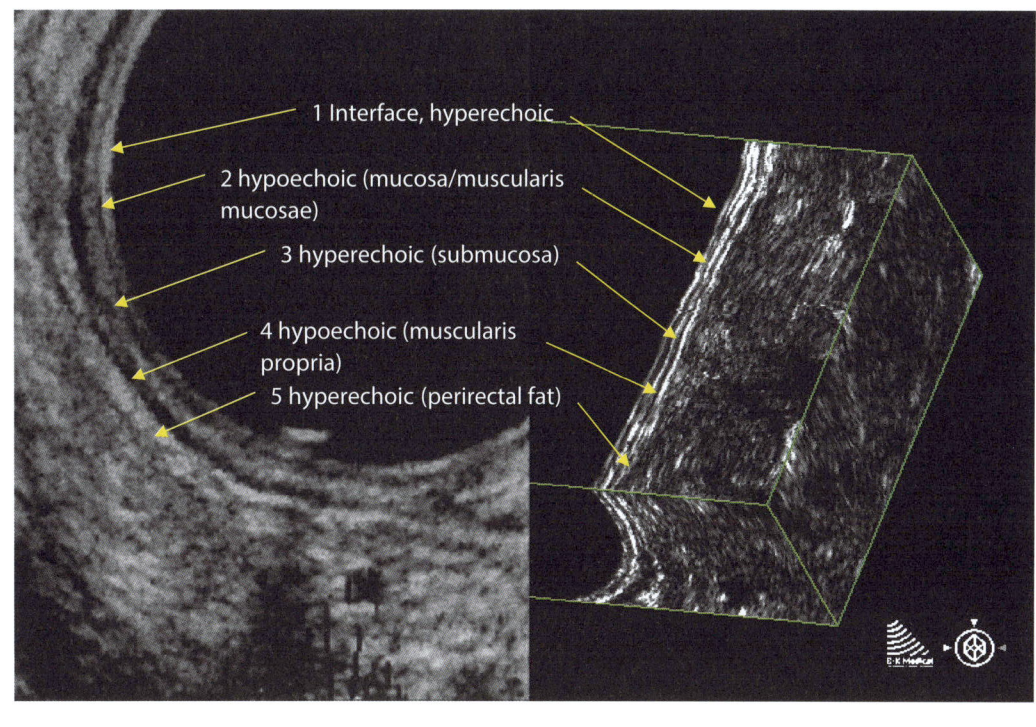

(2D)   (3D)

图9-5　在2D和3D超声图像上直肠壁的五层模型：1 界面，高回声；2 低回声，黏膜层/黏膜肌层；3 高回声，黏膜下层；4 低回声，固有肌层；5 高回声，直肠周围脂肪

表9-1　直肠壁的超声五层结构和解剖对应关系

系列	线1（白）	线2（黑）	线3（白）	线4（黑）	线5（白）
Hildebrandt和Feifel[22]	界面 气囊/黏膜	黏膜层/ 黏膜下层	界面 黏膜下层/ 固有肌层	固有肌层	界面 直肠壁/ 直肠周围脂肪
Beynon等[4]	界面 （气囊/黏膜）	黏膜层/ 黏膜肌层	黏膜下层	固有肌层	直肠周围脂肪
Saitoh等[36]	界面 气囊/黏膜	黏膜层	黏膜下层	固有肌层	直肠周围脂肪

（二）用直肠超声进行直肠肿瘤的术前分期

最重要的一层是中间的白线，如果被破坏了，则提示肿瘤由黏膜肌层侵犯到黏膜下层（T1）。如果外部黑线增宽，但外部白线无破坏，则肿瘤局限于固有肌层（T2）；如果外部白线被破坏了，则肿瘤已侵及直肠周围脂肪（T3）（表9-2）。

表9-2　使用直肠超声检查评估肠壁浸润深度的可行性

作者	年份	患者数	准确性	分期过度	分期不足
Hildebrandt和Feifel[22]	1986	76	88%	11%	9%
Beynon等[4]	1987	49	90%	6%	4%
Holdsworth等[24]	1988	36	86%	11%	39%
Zainea等[46]	1989	30	90%	3%	7%

续表

作者	年份	患者数	准确性	分期过度	分期不足
Katsura等[25]	1992	120	92%	4%	4%
Lindmark等[28]	1992	63	81%	8%	8%
Mikon和Graffner[29]	1993	67	85%	12%	3%
Herzog等[21]	1993	118	89%	10%	19%
Santoro等[37]	2001	61	89%	8%	3%

　　超声检查可实现对直肠周围组织的即时观察，因此在评估直肠肿瘤时，寻找肿大的淋巴结应是常规的步骤。医生必须小心，不要把血管与肿大的淋巴结相混淆。

　　炎症性淋巴结和转移性淋巴结的鉴别有时困难。但是，邻近肿瘤或在肿瘤上方的圆形、边缘不规则、与原发肿瘤具有相同低回声特性的肿大淋巴结，应考虑为转移性淋巴结[23]。

　　精囊可以清楚显示，并必须与淋巴结区分。前列腺易于识别，任何侵及Denonvilliers筋膜的肿瘤也易于诊断（图9-6）。

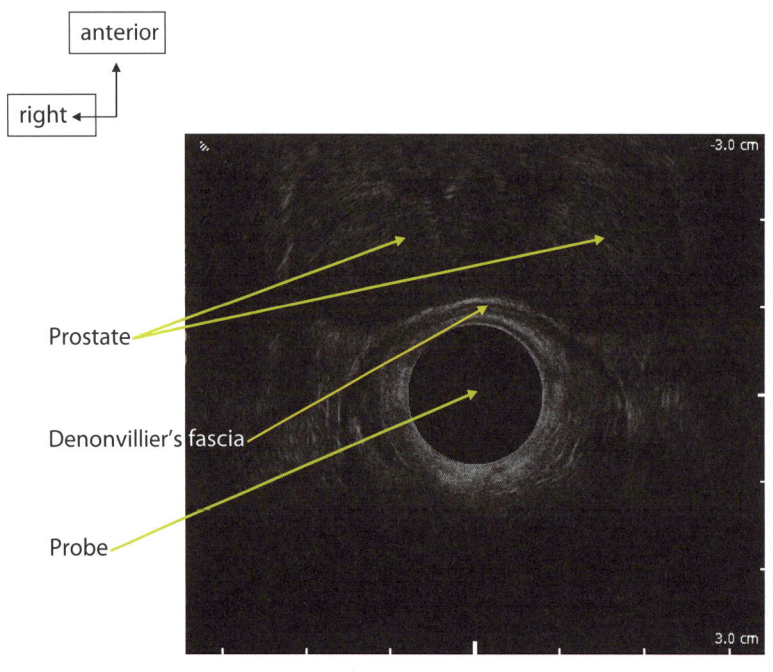

图9-6　2D超声检查显示直肠和前列腺的关系

　　淋巴结的大小在鉴别恶性和反应性淋巴结肿大几乎没有价值[5]。为了准确定性淋巴结转移，可以进行超声引导下活检术。

（三）评估肠壁浸润深度

　　Hildebrandt和Feifel提出的直肠癌的超声分期与TNM分期是符合的，因为直肠的所有解剖层都可以成像[22]。

- uT0：绒毛状腺瘤。
- uT1：肿瘤局限于黏膜下层，具有完整的中间高回声层。
- uT2：肿瘤侵及固有肌层且未破坏第三高回声层。
- uT3：肿瘤穿透固有肌层累及直肠周围脂肪。肿瘤边缘通常不规则且破坏了第三高回声层。
- uT4：肿瘤侵犯邻近的结构。
- uN0：无淋巴结转移。

·uN1：有淋巴结转移。

1. 良性绒毛性病变（uT0）　使用ERUS可获得大的绒毛状病变恶变的可靠证据，从而帮助制定确定性治疗计划。超声上看到的中间白线（高回声）是诊断良性病变的关键。这条线对应于黏膜下层，如果完整（图9-7），则表明没有侵入性恶性肿瘤。

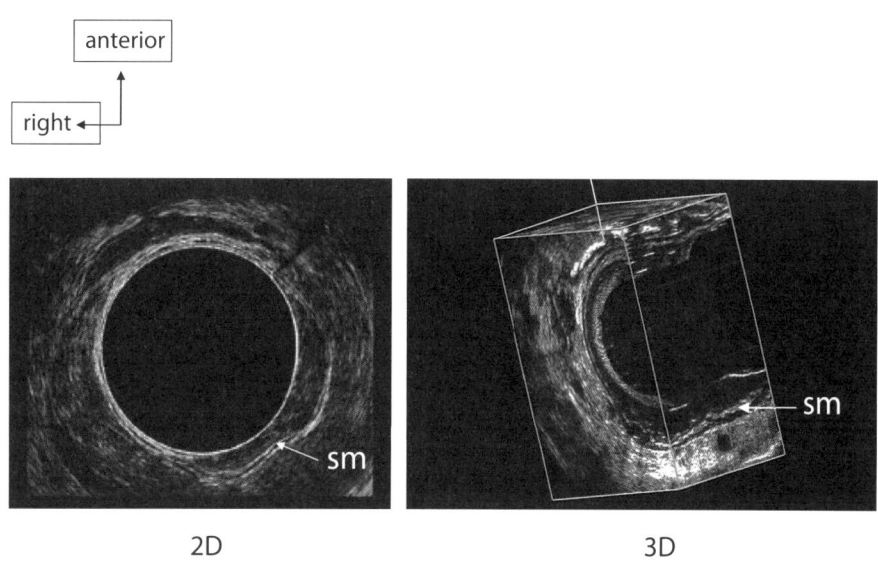

图9-7　良性uT0直肠肿瘤：病变延伸至代表黏膜层的内侧低回声线，并被均匀的中间高回声的黏膜下层包绕（sm）

2. 局限于黏膜下层的病变（uT1）　如果在ERUS上见到中间的白线（黏膜下层）被恶性病变破坏，这相当于侵犯黏膜下层。病变局限于黏膜下层则为uT1肿瘤（图9-8）。据报道，这种肿瘤的淋巴结转移率介于6%～11%（图9-8）[20-30]。

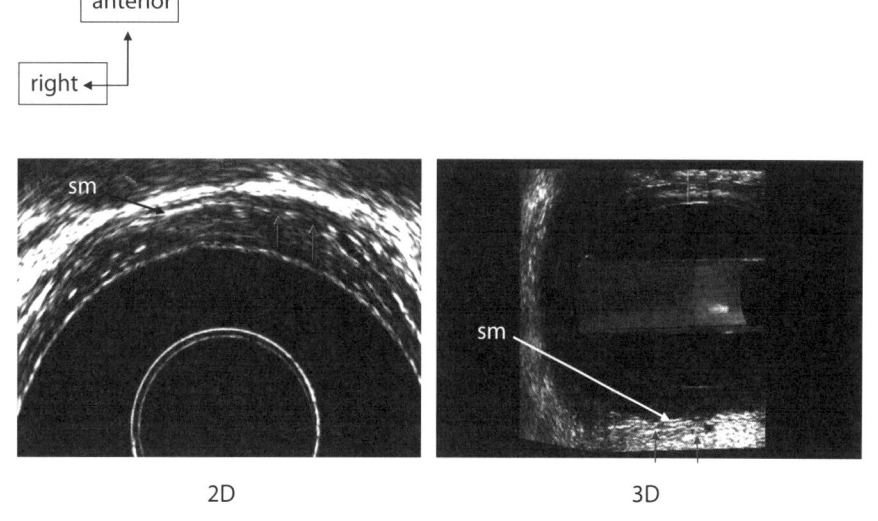

图9-8　早期直肠癌（uT1）：肿瘤侵犯至高回声的黏膜下层的中间或下三分之一（sm；红色的箭头）

3. 累及固有肌层但局限于肠壁的病变（uT2）　中间白线破坏、外侧黑线（固有肌层）受侵但外侧白线（直肠周围脂肪）豁免则构成了T2病变（图9-9）。当累及固有肌层时，区域性淋巴结转移率为10%～35%[34-39]。

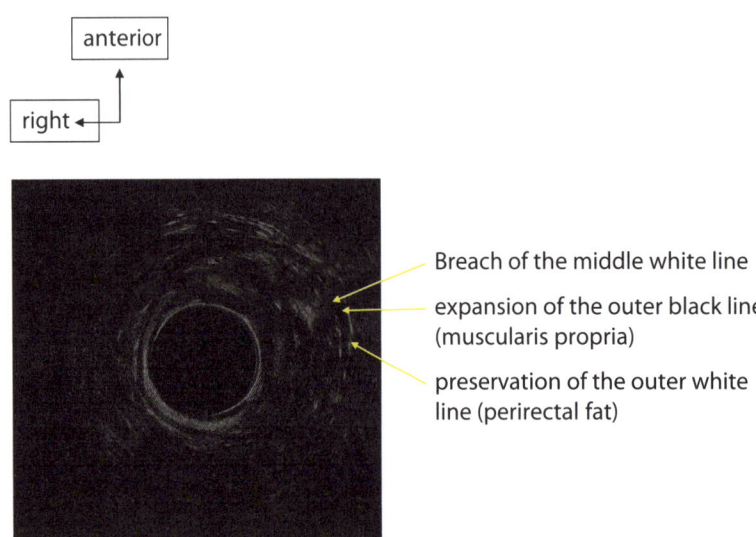

图9-9　uT2直肠癌：肿瘤侵犯固有肌层且未破坏第三条高回声白线

4. 病变侵及直肠周围脂肪（uT3）　在ERUS描述的uT3的病变可见最外侧白线（直肠周围脂肪）被破坏，通常是低回声肿瘤不规则延伸入直肠周围脂肪（图9-10）。

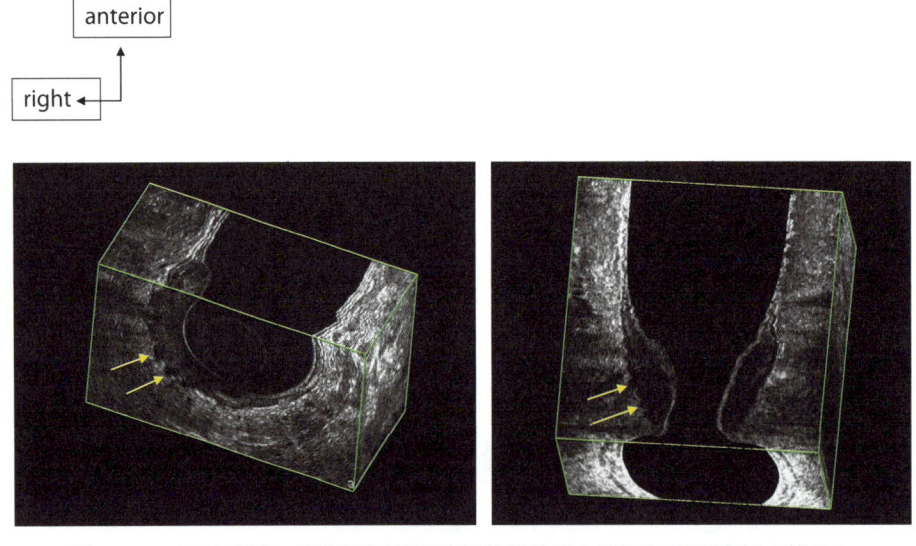

图9-10　uT3直肠癌：直肠周围脂肪受累依据外侧白线不规则而诊断（箭头）

5. 病变入侵邻近器官（uT4）　肿瘤浸润邻近器官则构成T4病变。可通过超声观察靠近直肠的数个结构。在女性中，可观察到阴道、子宫和膀胱。在男性中，Denonvilliers筋膜（位于直肠与前列腺和精囊之间的白线）中断提示肿瘤侵犯这些结构。

在大多数研究中，EURS在评估直肠肿瘤浸润的准确率波动于81%～94%；高估及低估率均为5%。最近一项研究表明直肠壁受侵的整体准确度为69%，伴18%的肿瘤分期过度及13%的分期不足。阳性预测值为72%，阴性预测值为93%[15]。超声数据解释的准确性程度取决于操作者，这也许可以解释不同结果。其他错误的原因总结如下：

（1）肿瘤相关性：腺瘤和极早期癌鉴别困难。

（2）累及黏膜：

a. 由于在ERUS中炎症细胞浸润和血管增多类似于肿瘤浸润而导致分期过度。

b. 肿瘤的位置靠近肛管。

c. 狭窄型肿瘤。

（3）设备依赖性：

a. 换能器的焦距有限。

b. 探头与肿瘤的轴线成角情况；只有成90°角时，才能正确评估结构。

c. 阴影或镜像。

d. 气囊的压力过大。

许多研究表明ERUS与CT扫描相比有较高的准确性和可靠性，ERUS是微创的，且比CT更便宜[16-33]。

MRI和ERUS在直肠肿瘤的术前分期中效果相当。据报道总体准确率为70%～90%。MRI的一个优点是可以在多个扫描平面观察正常和病变的结构；但是，考虑到扫描平面，三维ERUS与MRI优势相当。该技术能够准确确定病变的部位和范围（图9-11）。在一项关于3D和常规（2D）ERUS准确率的前瞻性比较研究中，Kim等人[26]证实3D ERUS较常规ERUS没有优势。3D ERUS可准确预测84.8%患者的淋巴结转移，而2D（常规）ERUS的准确预测率为66.7%。二者差异无统计学意义。

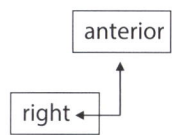

– 淋巴结直径 > 5mm
– 与原发肿瘤相似的低回声或等回声
– 邻近肿瘤或位于肿瘤的近端
– 圆形而非椭圆形
– 边界不连续

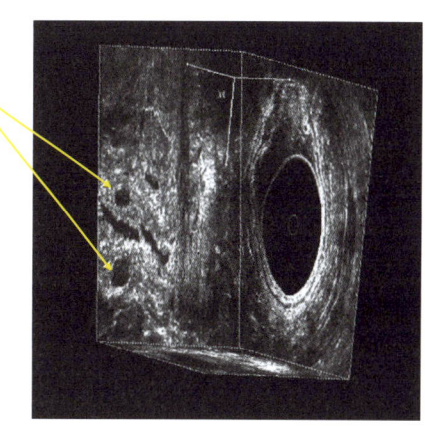

图9-11 3D超声检查显示淋巴结转移示例

（四）评估淋巴结转移情况

目前已公布的数据支持ERUS在评估直肠周围淋巴结受累方面优于其他检查手段。淋巴结评估需要操作者有更丰富的实践经验。ERUS评估淋巴结转移的准确性介于58%～86%（表9-3）。

检测不到的或良性外观的淋巴结归为uN0。恶性外观的淋巴结归为uN1（图9-11）。用于确定淋巴结转移的标准：

表9-3 淋巴结分期的比较

作者	年份	患者数	准确性	敏感性	特异性	PPV*	NPV*
Holdsworth等[24]	1988	36	61%	59%	64%	50%	70%
Beynon等[5]	1989	95	83%	88%	79%	78%	89%
Milsom和Gaffner[29]	1993	61	77%	64%	87%	74%	81%
Herzog等[38]	1993	111	80%	89%	73%	71%	90%
Solomon等[38]	1993	517	58%	79%	80%	74%	84%
Santoro等[37]	2001	61	74%	70%	79%	72%	84%

*PPV 阳性预测值，NPV 阴性预测值。译者注：总的准确率为66.1%（582/881）。

（1）淋巴结直径＞5mm。

（2）与原发肿瘤相似的低回声或等回声。

（3）邻近肿瘤或位于肿瘤的近端。

（4）圆形而非椭圆形。

（5）边界不连续。

（五）小结

ERUS使我们能够区分浸润局限于黏膜层和浸润到黏膜下层的肿瘤。在浸润性肿瘤中，那些局限于黏膜下层（T1）的肿瘤非常适合局部切除，而某些累及固有肌层但未穿透该层（T2）的肿瘤也适合局部治疗。对于熟练的操作者，该技术是可靠的，早期癌症患者的治疗方法的改变要多于晚期癌症患者[38]。与CT扫描相比，ERUS对肠壁浸润和肠旁淋巴结受累的预测性较好[46]。但是，需要进一步的研究来评估超声相对于MRI的准确性。因此在2007年，ERUS仍然是直肠肿瘤患者术前评估的首选方法（译者注：目前直肠癌术前首选MRI检查，肿瘤前缘和直肠固有筋膜间距小于1mm者，需行术前放疗、化疗）。

二、肛管超声检查

盆底结构的成像相当有趣，在过去的二十年里，已经有很多致力于更好地理解盆底结构的生理和病理生理研究。EUS和MRI已成为诊断盆底功能障碍的一个重要部分[40-41]。

肛管超声检查（endoanal ultrasonography，EAUS）的优点是便宜、应用广泛及和其他的超声方法操作类似。EAUS是操作者依赖性的，在文献中已观察到即使重复测量同一肛管结构也得不到同样的形态测定结果[3-12]。相信，与EAUS结果准确性最相关的因素是操作者的经验。

（一）正常图像

Tjandra等人[44]完成了出色的尸验和临床研究，并明确肛管的解剖层次与肛管超声图像是一致的。Bartram和他的小组也证实这些研究结果[1]。黏膜及黏膜下层复合体通常表现为靠近换能器和塑料帽的高回声带。

肛管内括约肌（IAS）为低回声圈，平均厚度2~4mm，似乎随着年龄增加而增厚[7]。超声确定的IAS的厚度和平均最大静息压无关[14]。

肛管外括约肌（EAS）是一种横纹肌，在超声成像中为一种位于低回声IAS之外的混合回声带。EAS外侧边界与直肠周围脂肪的分界不清[42]。

基于解剖标志，很容易将肛管分为上、中、下三部分。在肛管上部，耻骨直肠肌为环绕直肠后方的混合回声的U形带（图9-12）。由于耻骨直肠肌的悬吊解剖，直肠前方有一个低回声间隙，易误认为前括约肌缺损。

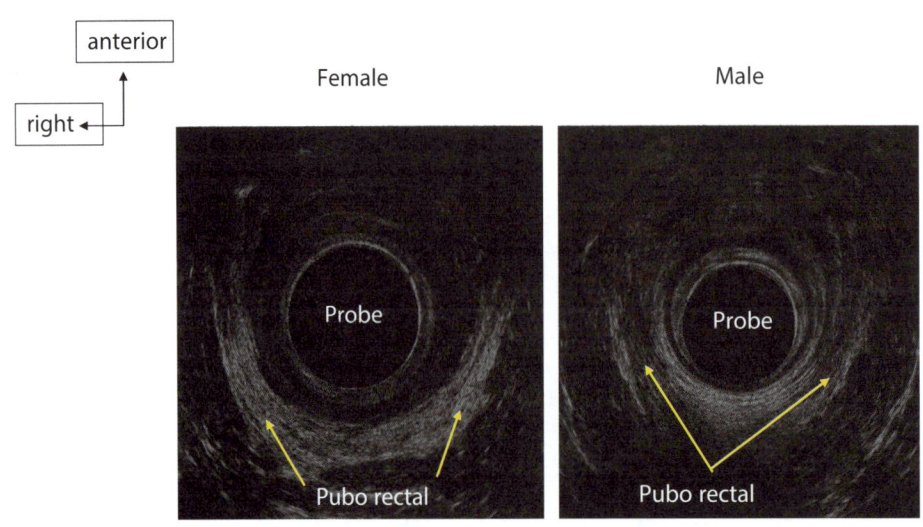

图9-12   肛管上段的肛管超声检查：耻骨直肠肌包绕直肠后方。在女性解剖中该肌前部的相对缺乏是正常结构

用水填充乳胶气球或将手指插入阴道可以避免这种伪影，可正确测量直肠前壁的厚度。

　　在肛管中部，低回声的IAS是较主要的结构，前四分之一为EAS的环状混合回声纤维。肛管中部是IAS最宽的地方（图9-13），在这个部位可发现大部分括约肌缺陷。在肛管下部，大部分的肌肉组织表现为EAS皮下部的混合回声（图9-14）。3D超声内镜重建表明肛管前方的括约肌通常在女性比男性为短（图9-15）。

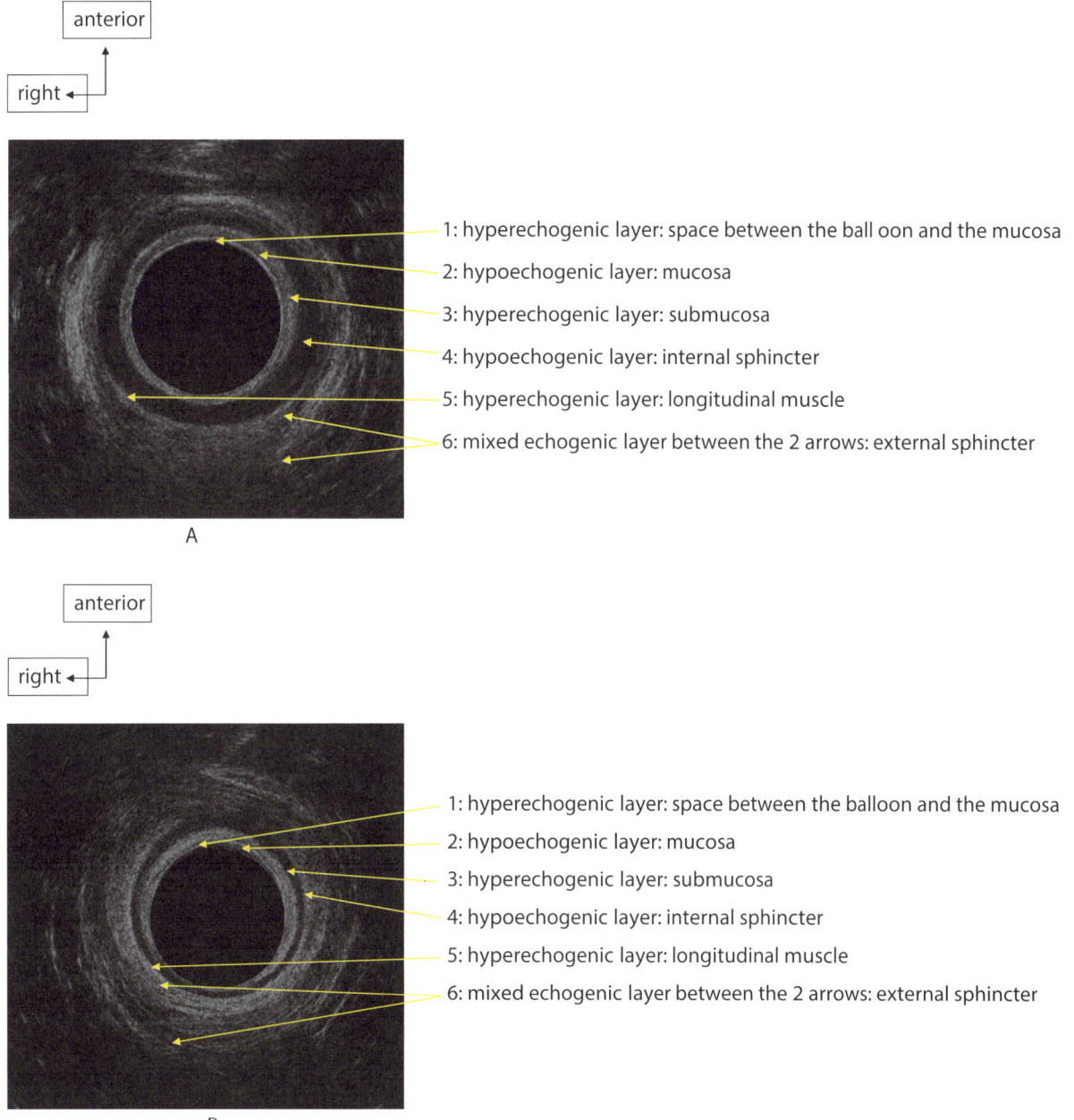

A. 女性肛管中部的正常超声内镜图（1：高回声层，气囊和黏膜之间的区域；2：低回声层，黏膜；3：高回声层，黏膜下层；4：低回声层，内括约肌；5：高回声层，纵行肌；6：2个箭头之间的混合回声，外括约肌）；B. 男性肛管中部的正常超声内镜图（1：高回声层，气囊和黏膜之间的区域；2：低回声层，黏膜；3：高回声层，黏膜下层；4：低回声层，内括约肌；5：高回声层，纵行肌；6：2个箭头之间的混合回声，外括约肌）

图9-13　肛管中部的正常超声内镜图

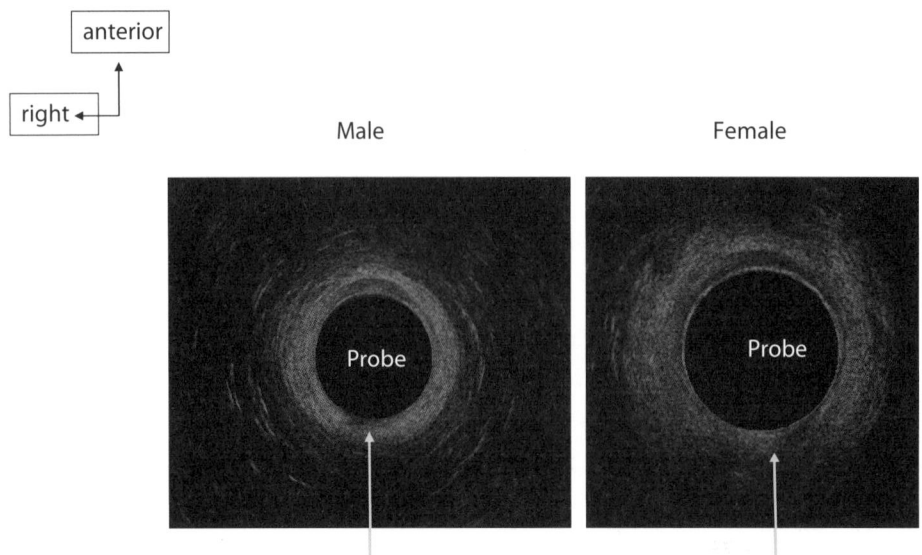

图9-14　男性和女性肛管下部结构

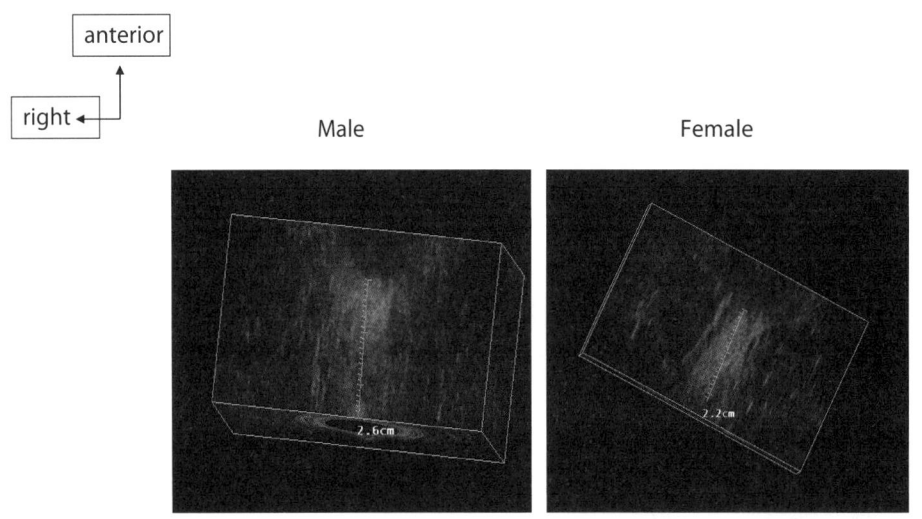

图9-15　3D超声内镜重建表明肛管前方的括约肌通常女性较男性为短

（二）产科损伤

当患者处于截石位时，产科损伤患者超声检查通常显示前部病变在10点～2点方向。EAS通常会受累，IAS可受到破坏或表现为疤痕组织（图9-16）。

动态检查可确认病变部位并可非常准确地显示肌间隙。大便失禁患者要接受外科手术修复（参见第二十六章有关内容）。笔者比较了术中临床发现和术前EAUS，发现EAUS疑似诊断与术中诊断完全相同[34]。括约肌成形术后，超声波可以用来确认重叠缝合的大小，括约肌重叠者预示手术成功。

（三）创伤后大便失禁

在这种情况下，病变通常是多发病灶，往往同时累及全部的IAS和EAS，病变界限清楚。

（四）术后大便失禁

这种类型的损伤可同时累及IAS和EAS。病变可单发或多发，通常界限清楚。在肛管扩张的情况下，IAS则表现为碎片状（图9-17）。EAUS能够很容易地评价IAS和EAS的术后损伤（图9-18）。

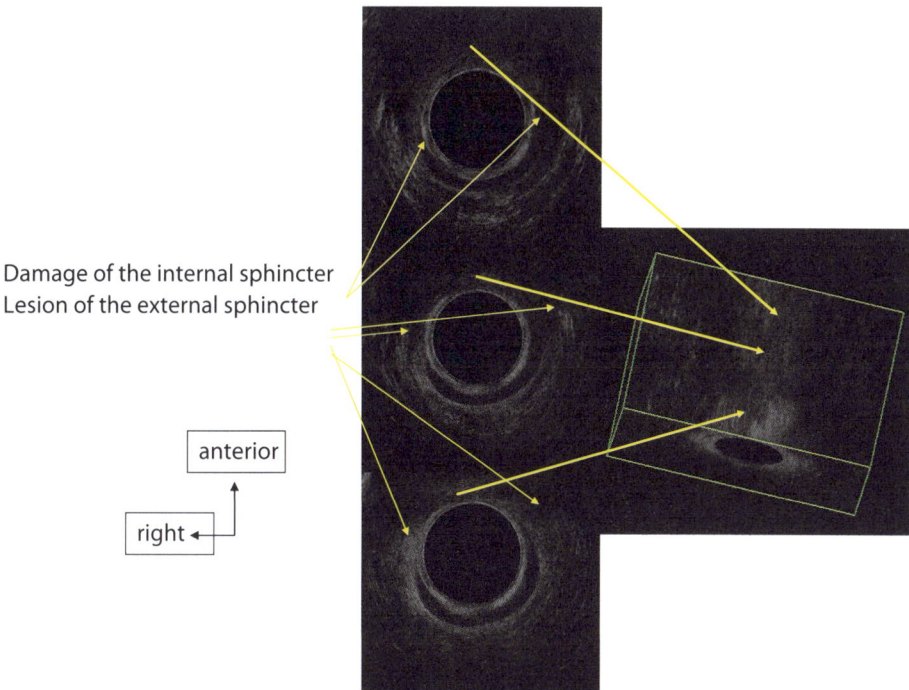

Damage of the internal sphincter
Lesion of the external sphincter

anterior

right

图9-16 分娩导致肛管内、外括约肌损伤的2D和3D图像

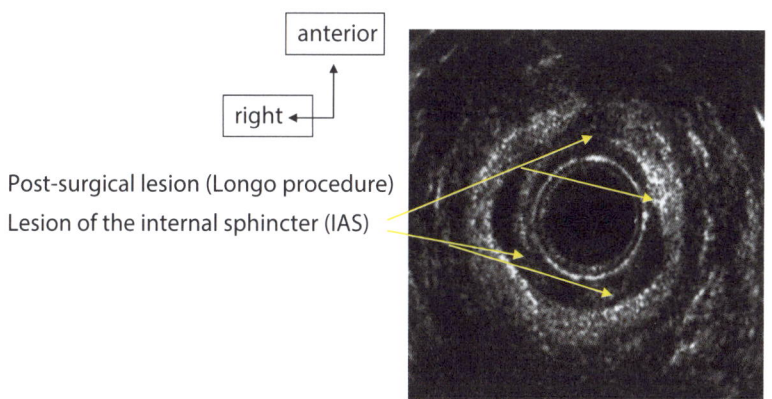

anterior

right

Post-surgical lesion (Longo procedure)
Lesion of the internal sphincter (IAS)

图9-17 Longo（PPH）手术后IAS损伤

Post-surgical lesion (Longo procedure)
Anterior lesion of the external (EAS) and internal (IAS) sphincter

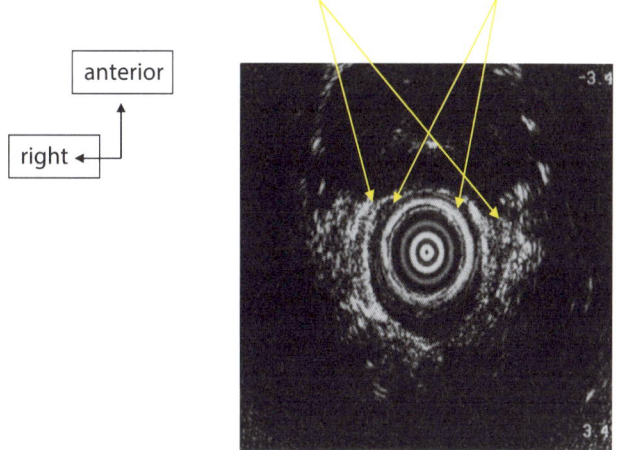

anterior

right

图9-18 Longo（PPH）手术后IAS和EAS同时损伤

许多研究者已将EAUS评估大便失禁的准确性和手术所见相比，发现EURS评估肛管缺陷的灵敏度为90%~100%[12-16, 18]。3D EAUS在纵向范围上可提高检测括约肌复合体损伤的诊断可信度（图9-19）[9-18]。

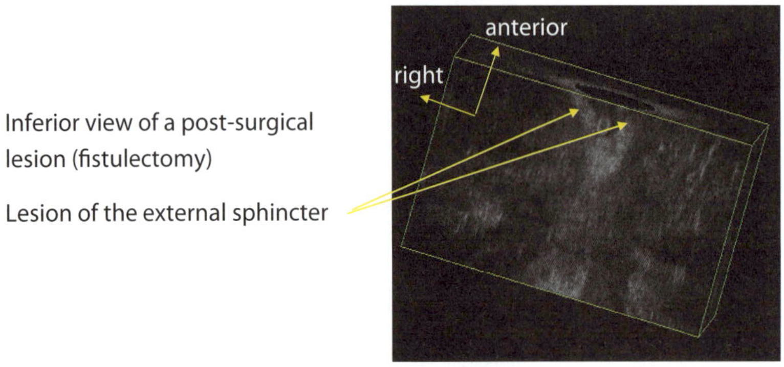

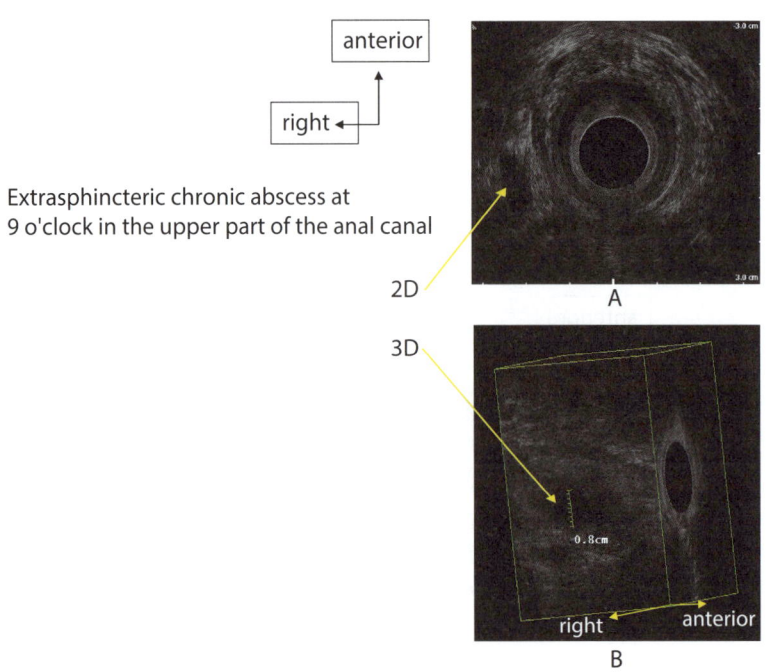

图9-19　瘘管切除术后EAS的纵向损伤

三、肛管超声成像在诊治肛管直肠周围脓肿和肛瘘中的应用

大多数肛管脓肿和肛瘘有相似的隐窝腺体起源。感染是起源于位于肛管IAS和EAS之间的肛腺[31-32]。大多数肛管直肠周围脓肿可通过脓液引流和开放浅表的瘘管而治愈。在少数患者中，肛管直肠周围脓肿因其位置较深且临床检查不明显而致诊断困难。

（一）方法学

EAUS带给患者的痛苦和肛门指检相当。通过在肛管内外轻轻地移动探头而实现在不同水平的扫描。常规肛管检查是为了寻找任何明显的括约肌缺损。括约肌缺损可能起源于脓肿、括约肌手术或挂线切开。EAUS可辨认出瘘管和脓液聚集区，它们可能位于肛管括约肌外（图9-20）、外括约肌上方或自其中间穿过（图9-21）、括约肌间隙（图9-22）。

同一水平的瘘管和小脓肿鉴别较困难，因为两者往往均是低回声，但是在瘘管的中央通常有代表瘘管的气体高回声阴影。

图9-20　肛管上方括约肌外脓肿的2D（A）和3D（B）图像

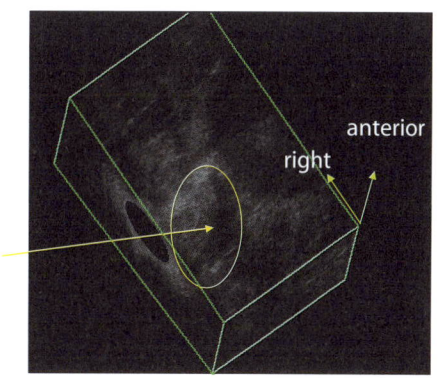

图9-21 括约肌上方瘘管的3D图像

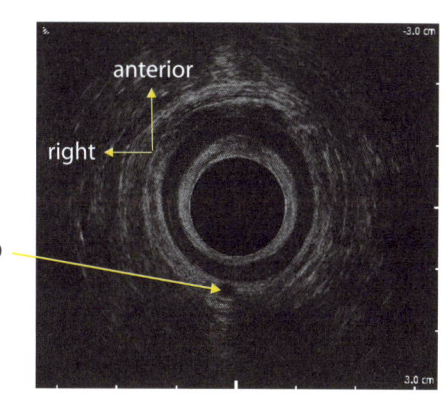

图9-22 括约肌间瘘管的2D图像

　　自外口注入稀释的过氧化氢可使瘘管和周围组织间的界面更明显，从而在超声扫描上形成强回声图像[6]，该技术特别适合于反复发作的瘘管。

（二）结果

　　使用旋转探头[43]或线性扇状探头[45]的EAUS已用于克罗恩病、脓肿和瘘管的检查。当临床查体不能发现这些病变时，可使用EAUS在肛管和直肠下段周围予以检查而确诊。

　　已有几项研究调查EAUS在隐窝腺体和肛管脓肿检查中的作用[10-27]。Deen等人[10]报道了Bermingham连续收治的21例复杂肛瘘患者的临床资料。他们将患者的超声结果与手术发现进行比较（表9-4），发现超声检出的所有瘘管和脓肿都是正确。在大多数患者中，很难有信心地确定内口。来自St Mark医院团队也报道了关于EAUS在肛瘘评估中具有相似的诊断价值（表9-4）[27]。

表9-4 肛瘘的超声（US）和手术评估结果

研究	组成	手术	US正确	US错误	准确率
Bermingham研究[10]	内口	20	2	0	10%
	马蹄形瘘管	11	10	1*	91%
	脓肿	8	8	0	100%
	瘘管	37	37	0	100%
St Mark研究[27]	内口	12	8	8	66%
	马蹄形瘘管	5	5	0	100%
	脓肿	16	12	3	75%
	瘘管	12	11	0	92%

*超声遗漏了一个在肛管边缘的马蹄形瘘管。

确定内口的新标准包括上皮下层低回声缺损、IAS缺陷和括约肌间隙中的低回声病变。目前使用这些标准可使内口定位的准确率达到80%以上。

EAUS扫描有助于肛周脓肿鉴别诊断，可排除由化脓性汗腺炎或藏毛窦发展而来的肛周脓肿。

（三）小结

术前准确评估肛瘘是手术治疗成功的基础。EAUS可给外科医生提供许多有用的相关信息。

四、肛管上皮样癌的超声分类

大多数肛管鳞状细胞癌的治疗是联合放疗、化疗。超声检查可以在治疗前、中及后进行分期和观察。

为了避免混淆，医生必须明白，肛管病变的TNM分期系统不同于超声的分期系统。表9-5比较了超声（UT）标准和临床（T）分期系统的差异[2]。

表9-5　超声（UT）标准和临床（T）分期系统区别

分期	超声分期	临床分期
T1	肿瘤局限于黏膜下层	肿瘤≤2cm
T2	肿瘤侵犯肌层	肿瘤>2cm但≤5cm
T3	肿瘤累及直肠周围脂肪	肿瘤>5cm
T4	肿瘤侵犯邻近器官	肿瘤侵犯邻近器官

五、会阴超声检查

（一）技术

超声检查时患者处于膀胱截石位的姿势，通过将探头放在肛管和阴道口之间的会阴而获得横断面图像。探头逐步倾斜直到可以观察到肛管括约肌同心圆肌肉层。可通过改变施加压力和探头倾斜度观察整个肛管。当可以见到括约肌时，将扫描平面旋转90°以获得纵向图像，这时可见到整个肛管和直肠后方位于肛管直肠交界处的耻骨直肠肌[35]。

为了确定耻骨直肠肌的运动，让患者处于静息位并将第一个测径器固定在耻骨直肠肌的前缘。将探头保持在恒定的位置，再让患者提肛或用力排便。然后冻结图像，将第二个测径器放置在耻骨直肠肌新位置的前缘，测量两个测径器之间的距离，可判断耻骨直肠肌的运动情况。

（二）图像

利用5-MHz的线性探头可记录耻骨直肠肌、IAS和EAS的横向和纵向图像并将之打印出来。在纵向平面上，IAS是直肠壁肌层的延长部分。EAS则在横向和纵向平面上均可见到，为环状回声。在IAS的外部，腔内超声可系统地研究EAS横向平面三个的图像（图9-23）。EAS平均厚度为4.7mm（范围3.5~6.1mm）。在肛管的

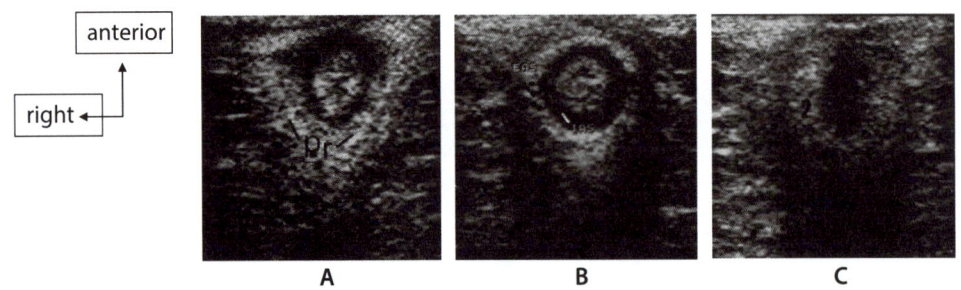

A. 肛管上部超声图像；B. 肛管中部超声图像；C. 肛管下部超声图像。IAS在B图中为低回声环。无法区分黏膜层和黏膜下层，二者位于IAS的内侧。EAS在肛管中部（B）为圆形回声团，在肛管下部（C）为椭圆形回声团。耻骨直肠肌（PR）在肛管直肠交界处为一条V形悬带

图9-23　肛管括约肌的会阴部超声横向图像（前方为anterior）

上部（图9-23A），EAS在前方是不存在的，在后方和直肠后方则与位于肛管直肠交界处的耻骨直肠肌紧密相邻，但二者难以分开。在肛管中部（图9-23B），EAS为回声均匀的圆环状，其外部界限没有明确界线。在肛管的下部，即皮下部，仅EAS可见，为椭圆形的回声结构（图9-23C）。

在横向平面上可以看到耻骨直肠肌，为位于肛管直肠交界处环绕直肠后方的U形带（图9-23A）。在纵向的图像上，直肠后方的耻骨直肠肌在肛管直肠交界处较易观察，表现为较难区分的回声区（图9-24）。然而，在提肛和用力排便时可非常准确地记录到耻骨直肠肌相对于肛管和直肠远端的运动情况（图9-24）。

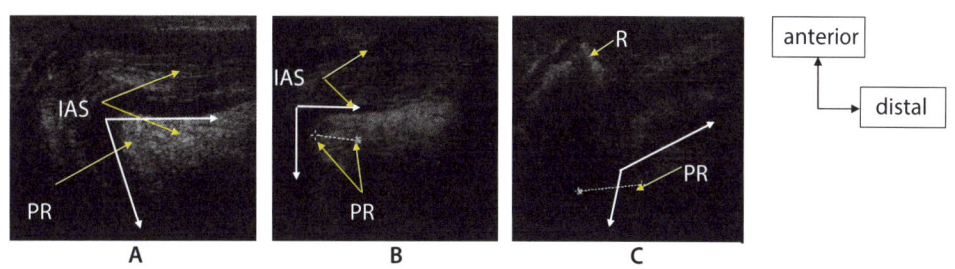

A. 在提肛时耻骨直肠肌（PR）收缩，肛管直肠角（白色箭头）变小；B. 静息位时肛管直肠角为90°（白色箭头）；C. 在用力排便时PR松弛，向后方移位导致肛管直肠角开放（白色箭头）。R为直肠前突

图9-24　会阴部肛管括约肌的超声纵向图像

（三）结果

在一项研究中[13]，笔者比较了一组健康志愿者和盆底功能障碍患者的耻骨直肠肌运动情况。在提肛时，耻骨直肠肌向前方平均移动15.5mm ± 2.2mm；所有健康志愿者的向前位移均超过7mm；盆底功能障碍患者的向前位移为7.4mm ± 2.0mm，显著少于正常志愿者（P=0.001）。

在用力排便时，健康志愿者中耻骨直肠肌向后方平均移动16.5mm ± 1.4mm，所有受试者的向后位移均超过6mm；在盆底功能障碍患者中，平均向后位移为2.1mm ± 1.6mm；健康志愿者和盆底功能障碍患者之间的向后位移有显著差异（P<0.001）。

在对109例因产后大便失禁而于1999—2004年在瑞士教学医院行肛管括约肌重叠术妇女的前瞻性研究中，笔者通过会阴超声检测术前在肛管括约肌自主收缩时耻骨直肠肌向前方移动距离。在术后第3个月，使用Miller大便失禁评分进行手术效果评估。

术前Miller评分平均值（标准差）为13.3（4.2），术后3个月为2.6（4.3）（P<0.001）。在随访中，60例（55.0%）患者无症状，89例（81.7%）患者Miller评分≤3（无症状或肛管排气失禁）。Miller评分≤3的患者比例在术前耻骨直肠肌向前方移动距离≤4mm者为16.7%，介于4.1~8mm的为48.1%，>8mm者为98.7%（P<0.001）。将≤8mm定义为异常缩短的灵敏度为0.95（95%置信区间0.75~1.00），特异度为0.84（95%置信区间0.75~0.91）（图9-25）。耻骨

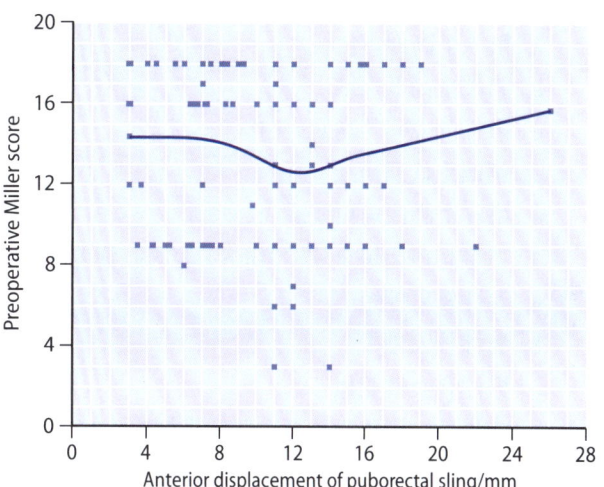

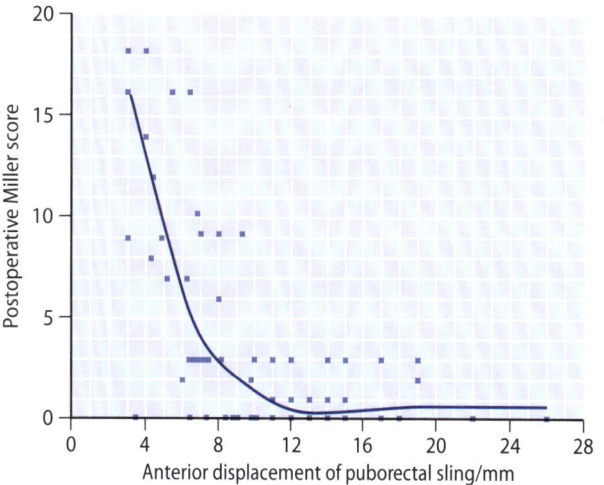

图9-25　在109例因产后大便失禁行手术修复的女性中，耻骨直肠肌向前移动距离与术前Miller评分的关系（上图）及与术后Miller评分的关系（下图）。叠加了非参数回归线

直肠肌向前方移动距离超过8mm可作为区分因产后大便失禁行修复手术效果是否理想的界值。

（四）小结

会阴超声检查使用标准超声探头，操作简单。可动态评估耻骨直肠肌的向前和向后运动。这项技术的可行性和良好的耐受性使其可能应用于排便功能紊乱的筛查，并可作为因产后大便失禁而行括约肌修复手术临床结局的预测方法。

第六节　自 我 测 试

1. 直肠超声检查在什么情况下进行：

a. 在全麻下。

b. 在预防性使用抗生素时。

c. 由于无菌应在手术室进行。

d. 只能由放射科医生做。

e. 使用旋转的内探头。

2. 在肛管直肠检查中，通常会使用频率为6~16MHz，可以360°横向观察的螺旋形内探头。在直肠壁的分期中，最重要的一层是：

a. 第一个高回声白线。

b. 第二个高低声线。

c. 第三个中间的高回声白线。

d. 第四个低回声线。

e. 第五个高回声白线。

3. 三维超声内镜重建（3DUS）表明肛管前括约肌通常是：

a. 女性较男性短。

b. 男性较女性短。

c. 男性和女性相似。

d. 在男性中仅仅由外括约肌纤维构成。

e. 在女性中仅仅由外括约肌纤维构成。

4. 在产科损伤中，超声检查可发现：

a. 臀部损伤。

b. 内括约肌常受累。

c. 外括约肌常受累。

d. 内括约肌和外括约肌常受累。

e. 阴部神经的损伤。

5. 会阴部超声检查有如下优势：

a. 对内括约肌显像更好。

b. 对外括约肌显像更好。

c. 对括约肌损伤显像更好。

d. 动态评估耻骨直肠肌。

e. 测量肛管内压。

答案与解析

1. 答案：e

解析：直肠超声检查是可以由非放射科医生操作的简单且侵入性小的操作。

2. 答案：c

解析：最重要的一层是中间的白线，如果损伤了，则表明病变由黏膜肌层侵入到黏膜下层。

3. 答案：a

解析：3DUS表明肛管前括约肌通常是女性较男性短，尤其是在多产的妇女中。

4. 答案：c

解析：产科损伤是由于分娩中婴儿对EAS的压力导致括约肌的前部伸长所致。

5. 答案：d

解析：会阴超声检查使用标准超声探头，操作简单。可动态评估耻骨直肠肌的向前和向后运动。这项技术的可行性和良好的耐受性使其可能应用于排便功能紊乱的筛查，并可作为因产后大便失禁而行括约肌修复手术临床结局的预测方法。

（Bruno Roche，Joan Robert-Yap，Nicolas C. Buchs 著

陈白莉　美林 译，崔毅 校）

参考文献

［1］ BARTRAM C I. Endoanal Ultrasound［M］//BARTRAM C I, DeLancy JOL Imaging Pelvic Floor Disorders. Berlin Heidelberg：Springer, 2003：101-114.

［2］ BEAHRS O, HENSON D, HUTTER R. Manual for Staging Cancer. American Joint Committee on Cancer［M］. 5th ed. Philadelphia：Lippincott, 1992：84.

［3］ BEETS-TAN R G H, MORREN G L, BETTS G L, et al. Measurement of anal sphincter muscles：endoanal US endoanal MR imaging, or passed-array MR imaging? A study with healthy volunteers［J］. Radiology, 2001, 220：81-89.

［4］ BEYNON J, FOY D M A, ROE A M, et al. Endoluminal ultrasound in the assessment of local invasion of rectal cancer［J］. Br J Surg, 1986, 73：474-477.

［5］ BEYNON J, MORTENSEN N J M, FOY D M A, et al. Preoperative assessment of mesorectal lymph node involvement in rectal cancer［J］. Br J Surg, 1989, 76：276-279.

［6］ BILLINGHAM R P. Conservative treatment of rectal cancer：Extending the indication［J］. Cancer, 1992, 70：1355-1363.

［7］ BURNETT S S D, BARTRAM C I. Endosonographic variations in the normal internal anal sphincter［J］. Int J Colorect Dis, 1991, 6：2-4.

［8］ CHEONG D M, NOGUERAS J J, WEXNER S D, et al. Anal endosonography for recurrent anal fistulas：image enhancement with hydrogen peroxide［J］. Dis Colon Rectum, 1993, 36：1158-1160.

［9］ CHRISTENSEN A F, NYHUUS B, NIELSEN M B, et al. Three-dimensional anal endosonography may improve diagnostic confidence of detecting damage to the anal sphincter complex［J］. Br J Radiol, 2005, 78：308-311.

［10］ DEEN K I, WILLIAMS J G, HUTCHINSON R, et al. Fistulas in ano：endoanal ultrasonographic assessment assists decision making for surgery［J］. Gut, 1994, 35：391-394.

［11］ DEEN K L, MADOFF R D, BELMONTE C, et al. Preoperative staging of rectal neoplasms with endorectal ultrasonography［J］. Semin Colon Rectal Surg, 1995, 2：78-85.

［12］ ENCK P, HEYER T, GANTKE B, et al. How reproducible are measures of the anal sphincter muscle diameter by endoanal ultrasound?［J］. Am J Gastroenterol, 1997, 92：293-296.

［13］ FRANSIOLI A, WEBER B, CUNNINGHAM M, et al. A dynamic evaluation of puborectalis muscle function by external perineal sonography［J］. Tech Coloproctol, 1996, 3：125-129.

［14］ GANTKE B, SCHAFER A, ENCK P, et al. Sonographic, manometric, and myographic evaluation of the anal sphincters morphology and function［J］. Dis Colon Rectum, 1993, 36：1037-1041.

［15］ GARCIA-AGUILAR J, POLLACK J, LEE S-H, et al. Accuracy of Endorectal ultrasonography in preoperative staging of rectal tumours［J］. Dis Colon Rectum, 2002, 45：10-15.

［16］ GOLD D M, HALLIGAN S, KMIOT W A, et al. Intraobserver and interobserver agreement in anal endosonography［J］. Br J Surg, 1999, 86：371-375.

［17］ GOLD D M, BARTRAM C L, HALLIGAN S, et al. Three-dimensional endoanal Sonography in assessing anal canal injury ［J］. Br J Surg, 1999, 86: 365-370.

［18］ GOLDMAN S, ARVIDSON H, NORMING U, et al. Transrectal ultrasound and computed tomography in preoperative staging of lower rectal adenocarcinoma ［J］. Gastrointest Radiol, 1991, 16: 259-263.

［19］ GOULD R G. Fundamental physics of CT, MR, and ultrasound imaging ［J］. Perspect Colon Rectal Surg, 1989, 2: 115-130.

［20］ HAGER T, GALL F P, HERMANEK P. Local Excision of cancer of the rectum ［J］. Dis Colon Rectum, 1983, 26: 149-151.

［21］ HERZOG U, VON FLUE M, TONDELLI P, et al. How accurate is endorectal ultrasound in the preoperative staging rectal cancer? ［J］. Dis Colon Rectum, 1993, 36: 127-134.

［22］ HILDEBRANDT U, FEIFEL G. Preoperative staging of rectal cancer by intrarectal ultrasound ［J］. Dis Colon Rectum, 1985, 28: 42-46.

［23］ HILDEBRANDT U, KLEIN T, FEIFEL G, et al. Endosonography of pararectal lymphnodes: in vitro and in vivo evaluation ［J］. Dis Colon Rectum, 1990, 33: 863-868.

［24］ HOLDSWORTH P J, JOHNSTON D, CHALMERS A G, et al. Endoluminal ultrasound and computed tomography in the staging of rectal cancer ［J］. Br J Surg, 1988, 75: 1019-1022.

［25］ KATSURA Y, YAMADA K, ISHIZAWA T, et al. Endorectal ultrasonography for the assessment of wall invasion and lymph node metastasis in rectal cancer ［J］. Dis Colon Rectum, 1992, 35: 362-368.

［26］ KIM J C, CHO Y K, KIM S Y, et al. Comparative study of three-dimensional and conventional Endorectal ultrasonography used in rectal cancer staging ［J］. Surg Endosc, 2002, 16: 1280-1285.

［27］ LAW P J, TALBOT R W, BARTRAM C I, et al. Anal endosonography in the evaluation of perianal sepsis and fistula in ano ［J］. Br J Surg, 1989, 76: 752-755.

［28］ LINDMARK G, ELVIN A, PAHLMAN L, et al. The value of endosonography in preoperative staging of rectal cancer ［J］. Int J Colorect Dis, 1992, 7: 162-166.

［29］ MILSOM J W, GRAFFNER H. Intrarectal ultrasonography in rectal cancer staging and in the evaluation of pelvic disease. Clinical uses of intrarectal ultrasound ［J］. Ann Surg, 1990, 212: 602-606.

［30］ MORSON B C X. Factors influencing the prognosis of early carcinoma of the rectum ［J］. Proc R Soc Med, 1996, 59: 35-36.

［31］ PARKS A G. Pathogenesis and treatment of fistula-inano ［J］. Br Med J, 1961, 1: 463-469.

［32］ PARKS A G, MORSON B C. Fistula-in-ano ［J］. Proc R Soc Med, 1962, 55: 751-758.

［33］ RIFKIN M D, EHRLICH S M, MARKS G. Staging of rectal carcinoma: prospective comparison of endorectal US and CT ［J］. Radiology, 1989, 170: 319-322.

［34］ ROCHE B, MARTI M C. Interet de l'echographie endoanale dans le bilan d'une incontinence anale ［J］. Schweiz Med Wochenschr, 1996, 126: 645-695.

［35］ ROCHE B, DELEAVAL J, FRANCIOLI A, et al. Comparison of transanal and external perineal ultrasonography ［J］. Eur Radiol, 2001, 11: 1165-1170.

［36］ SAITOH N, OKUI K, SARASHINA H, et al. Evaluation of echographic diagnosis of rectal cancer using intrarectal ultrasonic examination ［J］. Dis Colon Rectum, 1986, 29: 234-242.

［37］ SANTORO G A, PASTORE C, BARBAN M, et al. Role of endorectal ultrasound in the management of rectal cancers ［J］. Hepatogastroenterology, 2001, (SI): CXIX.

［38］ SOLOMON M J, MCLEOD R S, COHEN E K, et al. Reliability and validity studies of endoluminal ultrasonography for anorectal disorders ［J］. Dis Colon Rectum, 1994, 37: 546-551.

［39］ STEARNS M W, STERNBERG S S, DECOSSE J J. Treatment alternatives localised rectal cancer ［J］. Cancer, 1984, 54: 2691-2694.

［40］ STOKER J, ROCIU E, ZWAMBORN A W. Endoluminal MR imaging of the rectum and anus: technique, application and pitfalls ［J］. Radiographics, 1999, 19: 383-398.

［41］ STOKER J, HALLIGAN S, BARTRAM C I. Pelvic floor imaging ［J］. Radiology, 2001, 218: 621-641.

［42］ SULTAN A H, KAMM M A, TALBOT I C, et al. Anal endosonography for identifying external sphincter defects confirmed histologically ［J］. Br J Surg, 1994, 81: 463-465.

［43］ TIO T L, MULDER C J J, WIJERS O B, et al. Endosonography of peri-anal and peri-colorectal fistula and/or abscess in Crohn's disease ［J］. Gastrointest Endosc, 1990, 36: 331-336.

［44］ TJANDRA J J, MILSOM J W, STOLFI V M, et al. Endoluminal ultrasound defines anatomy of the anal canal and pelvic floor ［J］. Dis

Colon Rectum, 1992, 35: 465-470.

[45] VAN OUTRYVE M J, PELCKMANS P A, MICHIELSEN P P, et al. Value of transrectal ultrasonography in Crohn's disease [J].
Gastroenterology, 1991, 101: 1171-1177.

[46] ZAINEA G G, LEE F, MCLEARY R D, et al. Transrectal ultrasonography in the evaluation of rectal and extrarectal disease [J]. Surg
Gynecol Obstet, 1989, 169: 153-156.

第十章　肛管直肠测压

第一节　引　言

利用测压法评估肛管直肠压力对于排便障碍的诊治非常重要，现已广泛应用。目前有不同测压导管和测压系统，但没有工业化的标准。尽管测压技术应用很普遍，多样化的测压导管系统意味着每个实验室都要建立自己的标准值，不同实验室之间难以对比。

测压法可以评估肛管静息压、收缩压、高压区功能长度、是否存在抑制反射及直肠充盈时肛管和直肠的压力。

第二节　测　压　技　术

临床一直在使用微球囊、袖套、水灌注及微传感器导管等测压设备[1]。微球囊导管不太受欢迎。虽然也使用袖套导管，但是在测量肛管功能长度时只能得到单一压力值，而不是利用牵拉技术得到的标准结果。

目前，在很多中心使用水灌注测压导管，在一条导管上有多个出水孔，每个出水孔恒速灌注。水流可以有效地保持出水孔开放，并且所记录到的压力实际上是出水孔液体的阻力。多通道导管比微型通道导管出水孔大，因此广泛应用于临床。应用水灌注系统的其他一些潜在的问题是，出水孔会影响直肠充盈或直肠肛管反射，灌注液体到直肠肛管，影响肛管括约肌收缩升高压力值。尽管这样，水灌注系统应用广泛且相对便宜。

目前，大多数测压系统采用多通道电脑测试，因此水灌注测压导管是一个选择，这些导管也是3D肛管直肠测压系统选择的一个工具。肛肠的3D压力或矢量测压仪，可根据肛管周围八个点的径向压力制作压力图，用来指示哪个地方是低压区，此处意味着括约肌缺陷[2]。目前，此项技术大部分已被肛管直肠超声所取代。

微型传感器的压力感受器可以避免使用令人讨厌的水灌注测压系统及其液体渗漏的缺陷。微型传感器具有单向、昂贵和容易损害的不足，但比多通道导管更容易消毒，可重复利用。在健康安全变得越来越重要情况下，杀菌消毒颇受重视。这些压力传感器的单向特征，可以通过空气充胀微球囊，覆盖传感器而转换成全向系统。微型传感器具有更高的消毒和杀菌需求，某种程度上抵消了小直径微传感器探头的优势。微传感器探头是唯一一种适合动态测压的技术。

第三节　肛管直肠测压

测压技术被用来测量肛管的静息压和收缩压。标准技术是[3]站点式牵拉技术，测压记录系统每次沿着肛管拉出5mm，记录每个位置的压力。每次拉出以后，保持30s，使压力值均一化，以防止肛管刺激造成的过高或过低的误差。通常情况下，记录到的最大压力值即是肛管最大静息压。记录完标准静息压力以后，将测压导管插回，并且以同样的方式拉出肛管，但是在每个位置令患者用力收缩肛管括约肌。最大值常在肛管远端，此为肛管最大收缩压。很多学者将从静息压到收缩压之间的增量归为肛管外括约肌（EAS）收缩的结果。

人类生理指标的测量是动态的，测量技术的可重复性非常重要。Rogers et al[4]通过让患者在不同的两天或者两个不同的研究者来研究肛管直肠测压的可重复性。两次测量之间，肛管静息压平均相差10cm H_2O，收缩压相差9cm H_2O。进一步研究[5-6]同样证实测压法可重复性不高。

第四节　肛管直肠测压的应用

肛管测压提供有关肛管内、外括约肌功能信息，牵拉式测压技术可以用来测量肛管区高压带的长度。肛管内括约肌（IAS）是紧张性活跃的平滑肌，由它贡献85%的静息压。EAS的紧张性收缩贡献静息压力的剩余部分，但是仍有小部分靠肛垫维持。肛管压力本身受年龄和性别影响，静息压力在睡眠时下降并且受体位变化影响，如坐位或站立位。尽管这样，必须注意基础静息压并不是一个恒定的数值。肛管呈现出正弦曲线压力变化的趋势。在不同个体上，上述高压现象会被超慢波压力记录所掩盖。在痔疮和肛裂患者，这种肛管高压现象颇为常见。慢波活动频率可高达20cycles/min，压力变化幅度为10~20cmH₂O。超慢波频率≤/min（译者注：原文如此，文献报道内痔患者超慢波频率为≤0.9~1.6cycles/min），但是压力变化幅度可以增大至50~75cmH₂O。

压力增加的最大自主收缩力强度取决于外括约肌的自主收缩，据报道，最大收缩力通常是静息压力的1.5~2倍。当测最大收缩压时，最好记录咳嗽时的压力[1]。收缩压反应的是EAS最大收缩时的压力。用咳嗽诱发盆底反射，外括约肌收缩压力明显高于正常肛管收缩产生的压力（图10-1）。在一些情况下，比如大便失禁，上述反射的存在，意味着可应用生物反馈技术提高收缩力。最大收缩力降低可以出现大便失禁，可能源于括约肌的物理损伤或阴部神经损伤。压力降低通常也见于很多系统性疾病比如糖尿病和多发性硬化，这些疾病可以影响排便调控机制。

肛管长度的测量需将测压导管插入直肠，再把它拉回肛管。一旦处在高压区（至少增加10cmH₂O），测压导管将以恒定速度从直肠拉出肛管外，即可测量肛管长度。这种连续慢速度的牵拉技术也可以用来测量压力面积。肛管长度通常是在2~4cm，平均长度男性长于女性（2.5cm vs.2cm）。

肛管压力的测试也与年龄相关。年龄相关的正常值可见于各种不同的刊物，但是应该根据不同实验室设备而定。静息压和收缩压都会随着年龄增大而降低，在人的一生中，男性的肛管压力比女性高[7-8]。

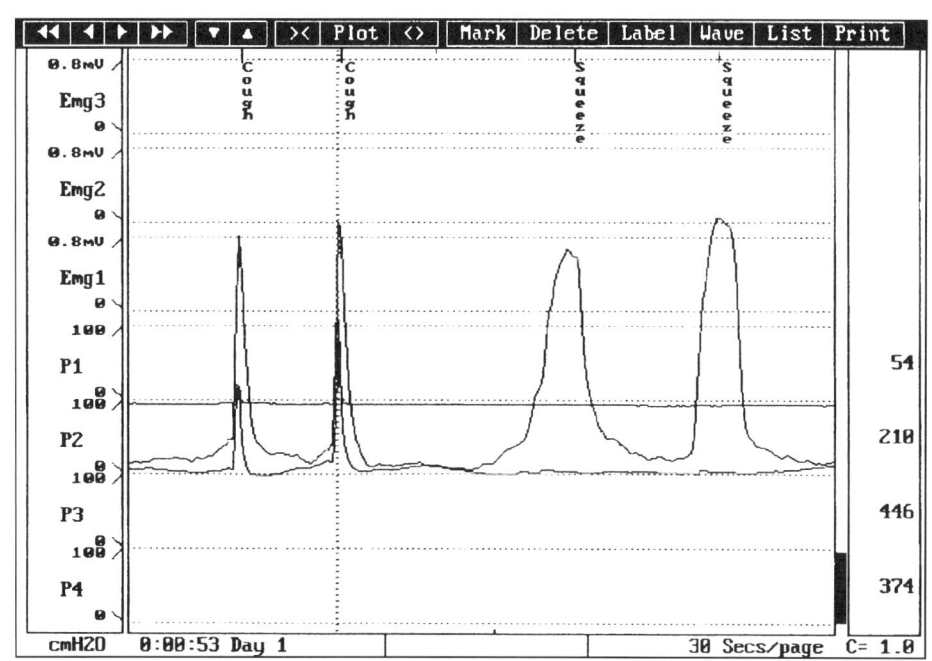

下面一条线代表直肠压力，第一次咳嗽时，可以见到直肠压力约100cmH₂O，第二次咳嗽时，约为200cmH₂O。在第三和第四点为肛管收缩时，直肠压力未见增加。上面一条线代表肛管括约肌记录，第一次和第二次咳嗽反射时，肛管压力为300cmH₂O；肛管收缩时，肛管压力波动在300cmH₂O左右

图10-1　微传感器系统肛管测压图

第五节 直肠肛管反射的评价

正常直肠肛管反射是直肠充盈时，直肠压力增加，IAS松弛，肛管压下降。这种现象在直肠容量达到最大时更常见。在未达到最大容量充盈时，肛管压力常迅速恢复。然而，确实存在一个节点，此时肛管压力不能恢复，而促使括约肌放松，在高直肠压力下，导致排便，除非外括约肌强力收缩以遏制排便（图10-2）[9]。

在先天性巨结肠（Hirschsprung病）丧失直肠肛管反射，如存在此反射则排除此病变。低位直肠癌肠切除或炎症性肠病新直肠替代术后，反射也可能消失，这是因为切除最下段1cm直肠，破坏了直肠和肛管括约肌之间的抑制性信号传导，借此推断这是一种局部壁内反射。

这种反射的检测技术需要一个静止的位置，将选择好的测压导管插进肛管，记录肛管压力，然后渐渐充盈直肠内球囊。传统上，引出反射（压力曲线显示下降10cmH$_2$O）的阈容积就是记录值。一些实验室记录到充盈容积导致的舒张反射可持续30s或1min。典型的直肠肛管反射如图10-2。

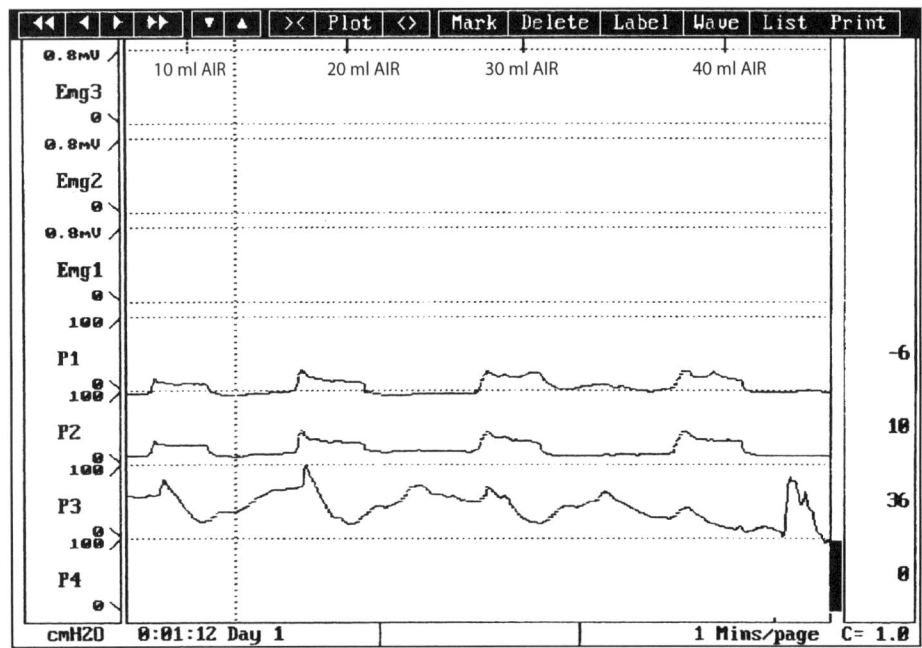

P3是肛管反应，P1、P2是直肠压力。在曲线顶端标记点位置以10mL/次递增的容量使直肠充盈。P1、P2通道代表导管球囊充盈空气时，直肠内压力曲线。P3通道代表直肠内充盈空气时，肛管压力的变化。直肠充盈时可以引出肛管压力明显的降低，并且随着充盈容积的增加，肛管压力恢复逐渐减少，直到充盈40mL后，肛管压力未再恢复。外括约肌收缩可使肛管内压上升（P3曲线的末端标记处）

图10-2 直肠肛管抑制反射

第六节 长期动态测压

便携式电脑系统已用于肛管直肠评估，可能还是实验性的，结果的解释也非常复杂。可以得到一些关于大便失禁患者功能的有用信息[10-11]，而且肛管和直肠记录通道的使用，也可以用来观察肛管张力和直肠运动之间的整合功能[12]。

第七节　　直肠功能评估

　　排便之前，直肠用来储存粪便。直肠储存功能就像膀胱和尿道一样具有容受舒张特性。在一些疾病中，直肠壁顺应性的变化具有非常重要的作用。炎症性肠病或放疗后，直肠顺应性降低，可能是便频或大便急迫的一个原因。先天性巨结肠患者具有较高的直肠顺应性，利用泵匀速灌注直肠可简单展示直肠充盈情况（标准是60mL空气或37℃水）。需要注意的是灌注空气或水时，由于所用介质本身的可压缩性不同，顺应性的意义不同。简单灌注产生的容积包括：直肠初始感觉容量、直肠初始排便感觉容量及直肠最大排便感觉容量。

　　除了直肠容量外，插入直肠内的压力导管可以评估直肠顺应性。利用定容输液实现容量倍增，同时记录直肠压力（图10-3）。直肠压力的变化与容量变化的比值用来评估顺应性。

　　通常情况下，直肠顺应性变化很大，并且认为用测压技术测试到的直肠顺应性比恒压技术测试到的直肠动力学价值更少[13-14]。因为直肠顺应性随着年龄、性别和评估时直肠充盈状态而变化[15]，更准确地反应直肠扩张有时肠壁肌张力可通过数学模型或增量弹性模量来计算[16]，然而，这些方法尚不能用于常规的直肠评估。

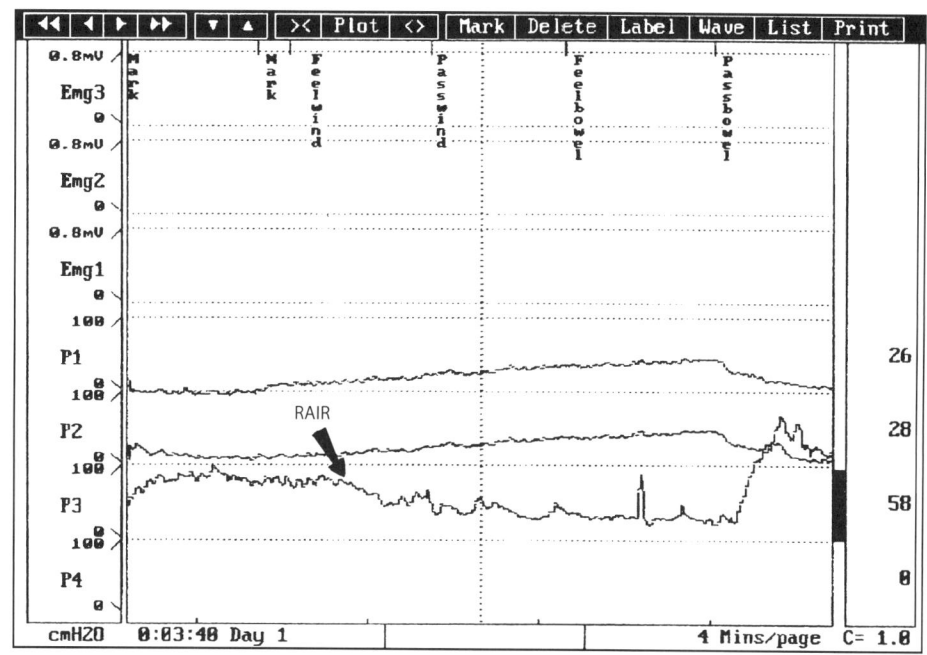

　　令患者描述何时开始有像风一样的感觉，何时有想要排气的感觉，何时第一次有强烈排便感，何时必须排便（例如最大耐受容量）。上面两条曲线代表直肠压力，随着灌注水体积增加而增加。下面一条曲线代表肛管压力，标注有"RAIR"的箭头代表足够引起直肠肛管反射的初始灌注容积。当灌注体积继续增加时，压力不能恢复，并且肛管压力继续下降，直到最大耐受体积。这些是直肠评估时记录到的正常感觉，顺应性可以通过直肠压力表计算，因为灌注体积和压力变化均为已知变量

　　图10-3　直肠生理学，以60mL/min的恒定速度灌注水的直肠扩张曲线

第八节　小　　结

　　肛管直肠测压可以用来检测肛管内、外括约肌功能及高压区的长度。可用来判断直肠肛管抑制反射是否存在，在直肠动力学评估中具有重要作用。可用来检查大便失禁患者，也可用在便秘患者中，尤其是出口梗阻便秘。肛管直肠测压对于盆底痉挛综合征（或盆底失迟缓）的诊断没有什么帮助，因为已经被证实[17]，这种病变在静态实验室的测压是不可信的。肛管直肠测压对肛管外伤患者的评估非常重要，并且可以帮助确定是否有

肛管内、外括约肌损伤或两者皆有。

肛管直肠测压只是全面评估肛管直肠功能的检查手段之一，其他方法包括直肠功能恒压评估、感觉和运动通路的神经生理学研究、造影或结肠传输的放射学研究，应基于患者病史及检查结果综合考量，进而正确诊治。

第九节　自　我　测　试

1. 关于肛管直肠测压，以下哪个是正确的？

a. 微球囊测压导管应用普遍并且在肛管直肠生理研究中具有重要位置。

b. 水灌注测压导管非常昂贵。

c. 水灌注测压导管将水渗漏进直肠或肛周皮肤会引起很多问题。

d. 微传感器的压力感受器非常便宜且无害。

e. 水灌注和微传感器测压导管都可以用来测试动态测压。

2. 有关肛管直肠测压法的叙述，以下哪个是正确的？

a. 牵拉定位系统每间隔1mm记录一次压力。

b. 每一次牵拉，肛管休息5min。

c. 最大静息压是在肛管最远端记录到的最大压力。

d. 最大收缩压是在肛管收缩时记录到的最大压力。

e. 测压法具有高重复性。

3. 以下关于肛管压力的叙述，哪个是正确的？

a. IAS对于静息压的贡献是30%。

b. 肛管静息压在任何个体都是永恒不变的。

c. 最大随意收缩压一般比静息压增加50% ~ 100%。

d. 肛管长度在男性和女性都是2.5cm左右。

e. 肛管静息压平均值在男性和女性是近似的。

4. 关于直肠肛管抑制反射的叙述，以下哪个是正确的？

a. 随着直肠充盈，肛管压力增加。

b. 先天性巨结肠患者直肠肛管反射是存在的。

c. 超低位直肠切除患者直肠肛管反射消失，推测此反射为直肠壁内反射。

d. 引起直肠肛管反射的阈值定义是使静息压力下降20cmH$_2$O或是更多的直肠容量。

e. 它不是一个取样反射的表现。

5. 关于直肠功能哪个是正确的？

a. 直肠不是和膀胱一样具有顺应储存的功能。

b. 糖尿病患者直肠顺应性降低。

c. 直肠顺应性测验是可靠的。

d. 恒压器测试的直肠动力学更准确。

e. 巨结肠患者直肠顺应性是正常的。

答案与解析

1. 答案：c

解析：水泄漏到直肠可以刺激直肠肛管抑制反射；刺激肛周皮肤，则可以引起肛管收缩。

2. 答案：d

解析：最大收缩压记录的是牵拉导管时，在肛管每个部位的收缩或随意收缩压力，和时间无关，记录到的是最大压力即为最大收缩压。

3. 答案：c

解析：最大随意收缩压力的增加幅度决定于EAS的收缩，通常情况下比静息压力增加50%～100%。

4. 答案：c

解析：大部分但不是所有低位直肠切除患者，直肠肛管抑制反射消失，意味着此反射是由壁内神经通路完成的。

5. 答案：d

解析：虽然正确，但恒压动态测压系统在日常的压力评估中极少应用。

（Graeme S. Duthie，Angela B. Gardiner 著

任东林 译，傅传刚 校）

参考文献

［1］ SIMPSON R R, KENNEDY M L, NGUYEN M H, et al. Anal manometry: a comparison of techniques ［J］. Dis Colon Rectum, 2006, 49: 1033–1038.

［2］ KAUR G, GARDINER A, DUTHIE G S. A new method of assessing anal sphincter integrity using inverted vectormanometry ［J］. Dis Colon Rectum, 2006, 49: 1160–1166.

［3］ American Gastroenterological Association. Medical position statement on anorectal testing techniques ［J］. Gastroenterology, 1999, 116: 732–760.

［4］ ROGERS J, LAURBERG S, MISIEWICZ J J, et al. Anorectal physiology validated, a repeatabilitystudy of the motor and sensory test of anorectal function ［J］. Br J Surg, 1989, 76: 607–609.

［5］ HALLAN R I, MARZOUK D E M M, WALDRON D J, et al. Comparison of digital and manometricassessment of anal sphincter function ［J］. Br J Surg, 1989, 76: 973–975.

［6］ MCHUGH S M, DIAMENT N E. Anal canal pressure profile: a reappraisal as determined by rapid pullthrough technique ［J］. Gut, 1987, 28: 1234–1241.

［7］ LOENING–BAUCKE V, ANURAS S. Effects of age and sexon anorectal manometry ［J］. Am J Gastroenterol, 1985, 80: 50–53.

［8］ MCHUGH S M, DIAMENT N E. Effect of age, gender, and parity on anal canal pressures. Contribution of impairedanal sphincter function to fecal incontinence ［J］. Dig Dis Sci, 1987, 32: 726–736.

［9］ KAUR G, GARDINER A, DUTHIE G S. Rectoanal reflex parameters in incontinence and constipation ［J］. Dis Colon Rectum, 2002, 45: 928–933.

［10］ KUMAR D, WALDRON D, WILLIAMS N S, et al. Prolonged anorectal manometryand external sphincter electromyography in ambulant human subjects ［J］. Dig Dis Sci, 1990, 35: 641–648.

［11］ FERRARA A, PEMBERTON J H, GROTZ R L, et al. Prolong ambulatory recording of anorectal motility in patients slow transit constipation ［J］. Am J Surg, 1994, 167: 73–79.

［12］ FERRARA A, PEMBERTON J H, LEVIN K E, et al. Relationship between anal canal tone and rectal motor activity ［J］. Dis Colon Rectum, 1993, 36: 337–342.

［13］ MEUNIER P D. Anorectal Manometry. A collective international experience ［J］. Gastroenterol Clin Biol, 1991, 15: 697–702.

［14］ SORENSON M, RAMUSSEN O, TETZSCHER T. Physiological variation in rectal compliance ［J］. Br J Surg, 1992, 19: 1106–1108.

［15］ RAO G N, DREW P J, MONSON J R T, et al. Physiology of rectal sensations. A mathematical approach ［J］. Dis Colon Rectum, 1997, 40: 298–306.

［16］ RAO G N, DREW P J, MONSON J R T, et al. Incremental elastic modules–a challenge to compliance ［J］. Int JColorectal Dis, 1997, 12: 33–36.

［17］ DUTHIE G S, BARTOLO D C C. Anismus–The cause of constipation and results of surgery and defecography ［J］. World J Surg, 1992, 16: 831.

第十一章　下消化道微生物学

第一节　引　言

有多种微生物能导致结直肠肛管感染，这些微生物可以依实用的目的、感染类型、感染解剖位置及宿主特性，分成五大类。现分别论述如下：①肛周脓肿与肛瘘；②肛周疾病；③直肠炎；④结直肠炎；⑤免疫抑制患者下消化道感染。谨依其高发病率、工业化国家偶然遇到的可能性及下消化道感染倾向，来选择论述少数的致病性寄生虫。表11-1简述有关这些微生物感染诊断的实用信息。

表11-1　诊断下消化道致病性微生物感染的实用信息

解剖位置/诊断/病况	频率	标本	实验室诊断	评语
肛周脓肿与肛瘘				
急性感染				
1. 标准好氧及厌氧菌 – "皮肤来源的细菌"（coagulase-negative staphylococci, *Corynebacterium* spp. , streptococci） – "肠道菌"（*Escheriachia coli*, enterococci）	常见	以针头及针筒吸取液体或手术引流（瘘管：取肉芽组织碎片）	标准有氧及无氧培养（直接检查及培养）	–液体标本或组织，比拭子更佳 –小标本加入数滴无菌生理盐水保湿
2. 淋球菌*Neisseria gonorrhoeae*	罕见	针筒或手术引流（瘘管：取肉芽组织碎片）	标准有氧及无氧培养（直接检查及培养）	–特别要求
慢性感染				
3. 放线菌*Actinomycetes* spp	罕见	针筒或手术引流（瘘管：取肉芽组织碎片）	标准有氧及无氧培养（直接检查及培养）	
4. 结核菌*Mycobacteria tuberculosis* complex	罕见	针筒或手术引流（瘘管：取肉芽组织碎片）	标准有氧及无氧培养（直接检查及培养）	–特别要求
肛周疾病				
5. 单纯疱疹病毒*Herpes simplex virus* 疱疹、脓肿、溃疡	常见	擦拭疱疹底部或溃疡收集细胞材料 使用病毒运送培养基	病毒培养：金标准 NAAT：最灵敏 （费用？）	–特别血清型检测法：特别要求（主要用于非典型症状HSV培养阴性者）
6. 梅毒菌*Treponema pallidum*	经常（STD）	活性病灶：收集渗出液（避免血或组织碎片污染）及血清	直接荧光抗梅毒菌抗体检验 血清诊断：非螺旋体与螺旋体实验	梅毒常处于潜伏期，血清实验是诊断最好的选择
7. 人类乳头状瘤病毒*Human Papilloma Virus* 尖锐湿疣*Condyloma acuminata*	常见	组织或剥落的上皮细胞标本	显微镜检查 DNA杂交，用或不用PCR	–对非典型症状及免疫抑制者推荐实验室诊断 –每年行肿瘤筛查
8. 化脓性链球菌*Streptococcus pyogenes* 儿童	偶尔	粪便或棉拭子拭肛管	有氧培养	–特别要求

续表

解剖位置/诊断/病况	频率	标本	实验室诊断	评语
直肠炎				
9. 奈瑟氏淋病双球菌 *N. gonorrhoeae* 里急后重、分泌物	经常（STD）	标本培养：直肠擦拭棒（避免粪便）。除了接种于特殊培养基或以Stuart及Amies培养基传送。需先联系实验室指示运送方式，以利标本行NAAT	显微镜检：直肠涂片不灵敏 培养：金标准 NAAT：最灵敏	
10. 沙眼衣原体*Chlamydia trachomatis*（包括LGV血清型）里急后重、分泌物 LGV晚期（罕见）：溃疡、狭窄、瘘管	经常（STD）	需先联系实验室指示收取及运送方式，以利标本行NAAT	NAAT：最佳选择 细胞培养分离：研究实验室	–LGV确诊需血清型检测（研究实验室） –血清学：急性期感染，一对血清标本，增高四倍的效价。能分辨LGV及非LGV型。
11. 单纯疱疹病毒*Herpes simplex virus* 里急后重、分泌物、肛管溃疡、疱疹病灶	经常（STD）	擦拭疱疹底部或溃疡收集细胞材料 使用病毒运送培养基	病毒培养：金标准 NAAT：最灵敏（费用？）	
结直肠炎				
12. 非伤寒沙门氏杆菌属 Nontyphoidal *Salmonella* spp. 腹泻、发热、腹痛	经常	标本培养：1~2g粪便 避免用擦拭棒	培养：金标准	–在标准实验室鉴定 *S. enterica*亚型
13. 志贺氏痢疾杆菌属 *Shigella* spp. 发热、腹痛、血便及里急后重	偶尔	标本培养：1~2g粪便 避免用擦拭棒	培养：金标准	NAAT：不普及
14. 弯曲杆菌属*Campylobacter* spp.（*C. jejuni*及*C. coli*）发热、腹绞痛、腹泻	经常	粪便，然后直肠拭棒，若预期耽搁，应使用运送液	显微镜检：低灵敏度–特殊显微形状 培养：金标准	
15. 肠道致病性大肠杆菌Colonic pathogenic *E. coli* STEC/EHEC出血性腹泻及溶血尿毒综合征，无发热（儿童）	偶尔（儿童）	标本培养：1~2g粪便 避免用擦拭棒	志贺毒素免疫分析：粪便及粪便培养分离 *E. coli* O157：H7（STEC/EHEC）特别培养	–特别要求 –NAAT：研究实验室
16. 肠道致病性大肠杆菌EIEC 发热、腹绞痛、里急后重及血便	偶尔（旅行）	标本培养：1~2g粪便 避免用擦拭棒	NAAT：研究实验室	培养：无测验法（排除其他感染源）
17. 艰难梭状芽孢杆菌 *Clostridium difficile* 抗生素相关性腹泻及结肠伪膜	经常	标本培养：1~2g粪便 避免用擦拭棒	培养：金标准	
18. 阿米巴*Entamoeba histolytica* 血便、结肠疼痛及里急后重	经常（旅行、高发病率区域）	粪便，阴性时须重复–排便30~60min后无法检查，应用保存液处理乙状结肠镜取样本及组织活检标本（当重复粪便检查阴性时）血清	显微镜检：常规使用 抗原检测：建议特别分析 血清学：适用于侵入性及肠外阿米巴	显微镜检查：低特异性，无法分辨*E. histolytica*及非致病*E. dispar* NAATs：最灵敏研究实验室血清学：高发病率区域，价值有限

续表

解剖位置/诊断/病况	频率	标本	实验室诊断	评语
19. 鞭形线虫*Trichuris trichiura* 腹泻、腹痛、贫血及脱肛（儿童）	经常（热带及亚热带地区病流行区）	粪便，阴性时须重复	显微镜：常规检查	
20. 血吸虫*Schistosoma mansoni* 及*S. japonicum* 腹痛、腹泻	经常（非洲、东地中海、南美及东亚的地方病流行区）	粪便，阴性时须重复	显微镜：常规检查 血清学：对旅客及未曾感染患者有用	Eosinophilia嗜酸性粒细胞增多
免疫抑制患者下消化道感染				
21. 巨细胞病毒Cytomegalovirus 腹泻、发热、腹痛	经常（HIV的CD4<100mm³；移植患者）	抗凝外周血液或组织活检标本、血清	NAAT：最灵敏 病毒分离(antigenemia, culture, shell vial assay)：金标准 活检标本组织学：镜检巨细胞。再以免疫组织学或杂交法确认。 酶免疫分析法	定量的NAATs（以前为antigenemia）适用于追踪高危（移植）患者。诊断初次感染。筛选血液及组织捐赠者及接受者
22. 人类疱疹病毒8型human herpesvirus8（卡波西肉瘤有关疹病毒） 通常无症状。罕见情形为肠梗阻及出血	偶尔（HIV、移植患者）	组织活检标本	组织病理检查	
23. 鸟分枝杆菌复合体（*M.avium*，*M.intracellulare*） 发热、体重减轻、夜间盗汗、腹痛、腹泻	经常（HIV的CD4<50mm³）	血液、粪便、组织活检标本	培养：分枝杆菌	
24. 粪小杆线虫（*Strongyloides stercoralis*） 免疫正常患者：无症状 免疫抑制患者（类固醇）：腹痛、腹泻及出血	经常（热带地区）	粪便-需要多次粪便 十二指肠吸取液 组织活检标本	显微镜：幼虫检查 显微镜：成虫及卵检查	免疫抑制严重患者，嗜酸性粒细胞不会增多

注: spp. 表示仅能分类到属，而具体何种不确定。STD: Sexually transmitted disease，性传染病。NAAT: nucleic-acid amplification test，核酸扩增实验。HSV: herpes simplex virus，单纯疱疹病毒。PCR: polymerase chain reaction，聚合酶链反应。LGV: lymphogranuloma venereum，性病淋巴肉芽肿。STEC/ EHEC: Shiga-toxin-producing E. coli/enterohemorrhagic E. coli，产志贺毒素/出血性大肠杆菌。HIV: human immunodeficiency virus，人类免疫缺陷病毒。EIEC: enteroinvasive E. coli，侵入性大肠杆菌。

第二节　肛周脓肿与肛瘘

　　肛管直肠周围脓肿与肛瘘代表在不同时期观察到的同一疾病过程，脓肿是急性期表现，而肛瘘则代表慢性阶段。肛管直肠周围脓肿是病菌在肛管腺体群聚，然后导致局部的皮层感染，沿着括约肌间产生脓肿，甚至可以穿出到肛管周围及坐骨直肠窝。肛瘘就是连接两个上皮层之间的窦道，其中一端是肛管或直肠。肛瘘是克罗恩病常见的并发症，这些患者因为肛管或直肠的深部溃疡或者肛腺炎而形成脓肿，产生局限性肛瘘。

　　会阴部疼痛、发热及无法排便是典型的会阴感染三要素。最常见的原因就是严重隐窝腺体感染导致会阴部坏死性病变。

一、微生物标本检验

在污染严重部位要取脓肿标本做微生物检验，最好是用针头及针筒抽出液或手术引流液。在肛瘘患者，应从瘘管以针头及针筒抽出液体或取肉芽组织碎片。若几小时内可以送达实验室，液体或组织标本比棉拭子更为理想。

二、微生物学

（一）急性感染

标准的培养可以检测好氧菌及厌氧菌。很多研究显示脓肿标本中，皮肤细菌（凝固酶阴性的葡萄球菌、棒状杆菌属、链球菌）多于肠道细菌（大肠杆菌、肠球菌）。此外，出现肠道细菌就有与肛管相通的可能性，正如在瘘管所见。大部分脓肿与肛瘘都是两类细菌混合感染[81]。有瘘管患者比无瘘管者，具有更多的好氧菌种类。然而在不同的研究，皮肤细菌与肠道细菌相对比例也有所差异。厌氧菌中，脓肿以消化道链球菌属为主，而瘘管则以类杆菌属为主。

应用抗生素时代之前，常见淋球菌性肛周脓肿，目前则相当罕见。若怀疑感染淋球菌，可将这些标本迅速送检[23]。

（二）慢性感染

慢性感染时，要积极地检查生长缓慢的细菌，例如放线菌或结核菌。初期肛隐窝腺体放线菌炎是罕见的脓肿疾病，在一系列的研究中，2 482名脓肿与肛瘘手术患者，仅有6例归属放线菌感染[7]。此病因的诊断相当困难，因为：①标准硫磺颗粒代表菌体和发炎碎片的混合物，然而，不一定会出现于病灶之中（有一研究发现所有放线菌感染患者的脓肿均未见硫磺颗粒[7]）；②放线菌属的族属共生菌也是正常的肠道菌，即使培养出来也不代表一定有感染。脓肿显微镜检查见多形性、珠状、分支、革兰氏阳性杆状菌体可视为放线菌属。人体最常见的病原菌是以色列放线菌，其次为麦氏放线菌。

最近法国一系列的研究发现，肛周脓肿与肛瘘有0.3%是肛管会阴结核病[78]，此发生率和发展中国家相比，相当的低。在印度的主要回顾性研究中，122个瘘管患者中，有9个（6%）属结核病[72]。肛周感染，常因吞咽含有大量结核杆菌的呼吸道分泌物而引起，而从血液或淋巴系统来源的则较少。肛管直肠结核病最常见的临床表现即为肛瘘（80%~90%的患者）。正确诊断肛管结核病，有赖组织学及细菌学分析。典型组织学的病灶是类上皮细胞及多核巨细胞围绕干酪样坏死的肉芽组织。但是干酪样的病变并非常态，因此造成诊断的困难，尤其与同样在肛管会阴区域发病的克罗恩病鉴别困难。也可以培养或直接检查肛周病灶的抗酸杆菌（*auramine*、*Ziehl-Neelsen*染色）。新的结核病诊断技术也可用来弥补费时的培养（需3~4周），特别是以聚合酶链反应（PCR）扩增基因后，在数小时内可以灵敏又特异性的检验细菌的核酸。

在罕见的肛周脓肿患者中，显微镜检查可以发现蛲虫及其虫卵[17]。

第三节 肛周疾病

肛管的鳞状上皮可感染单纯疱疹病毒、梅毒螺旋菌和人类乳头状瘤病毒。

一、单纯疱疹病毒

单纯疱疹病毒（Herpes Simplex Virus，HSV）可分为1型（HSV-1）及2型（HSV-2）。HSV-1是感染人类的重要病原之一，例如唇疱疹，但是大多数感染者都无临床症状。HSV-2大都是由性接触感染。生殖器疱疹可由1型病毒或2型病毒感染，成为慢性终生的病毒感染。大多数初次感染生殖器疱疹HSV-2病毒有症状的患者，再次发作并产生临床症状的概率较高，而初次感染生殖器疱疹HSV-1病毒患者，再次发病概率较低。

有症状的初次感染，可在肛周皮肤及肛管出现病灶，也可延展到直肠。疼痛严重，并可出现肛管分泌物、里急后重及便秘。有50%初次感染直肠疱疹病毒的患者会伴有骶椎S4～S5的触痛、骶椎感觉异常、尿潴留及暂时的性功能障碍[31]。肛周水泡为典型症状，脓疱与溃疡也很常见，这些可以引起臀部严重的皮肤病变。疱疹感染也许会呈现全身性的病毒感染症状例如发热、发冷和疲倦。

实验室诊断

临床上疱疹病毒感染须由实验检查确诊，包括病毒培养、PCR和特异性血清抗体测定。其他方法诸如直接免疫荧光法和Tzanck细胞涂片，缺乏准确度[69,75]。

1. 病毒培养　如果出现生殖器疱疹感染病灶，就可刺破水泡以获取标本。以棉拭子刮取病灶底的感染上皮细胞。样本需置于病毒传送培养液中保持在4℃。大体上生殖器病灶病毒培养的灵敏度约50%，此灵敏度会随着伤口愈合快速下降（水泡病灶为95%，溃疡病灶为70%，结痂病灶为30%）[48]。原发生殖器疱疹的病毒分离率也比复发者高。

2. 核酸扩增实验　单纯疱疹病毒的核酸扩增实验法（NAATs），已成为确认疱疹感染的高灵敏度方法，临床标本包括生殖器溃疡、黏膜表皮部位及脑脊髓液等标本。PCR方法对无症状HSV病毒播散的检测特别有用。到目前为止，HSV NAATs扩增检测最大的限制是检验的费用。此类特别的样本要用涤纶（Dacron）擦拭棒收取并置于病毒传送培养液中。NAATs标本在4℃时可保存72h，若需长期保存标本应保持在-20℃。此NAATs比病毒培养法检测单纯疱疹病毒的灵敏度高四倍。

3. 血清抗体测定　HSV血清测试在下列情形可能有价值：①HSV病毒培养阴性而有再发的生殖器官症状或非典型的疱疹症状；②临床诊断生殖器疱疹，而无实验诊断证据；③标本采集不足或运送不理想；④调查无症状患者（即生殖器疱疹患者的性伴侣）。

大部分的HSV-1和HSV-2有共同的抗原表位，因此很难区别HSV-1和HSV-2的抗体。只有糖蛋白G（gG）可以引起特异性的反应。由于HSV专一型及非专一型的抗体都会产生而且无限的持续，因此要精确的区别2型疱疹病毒要根据HSV-特异性的糖蛋白gG1及gG2，此种血清测验已于1999年问世。所以要行血清学测试HSV，应指定用此新式特异性血清型的gG法测验，测验灵敏度可达80%～98%，在初期感染可能常有假阴性。此方法的特异性高于96%[5]，假阳性也有可能出现于疱疹感染可能性低的患者。因此对怀疑新近患性器官疱疹的人，必须再做确认诊断测试[16]。

因为出现2型疱疹病毒抗体提示肛管生殖器疱疹感染（有症状或无症状），1型疱疹病毒抗体则代表肛管生殖器或口唇感染。因为生殖器疱疹患者也有感染其他性病的风险，单独血清抗体测定无法确定诊断HSV是目前感染的元凶。

二、梅毒螺旋菌

梅毒是由梅毒螺旋体所引起的慢性感染性疾病。此病变化多端，随着时间推移，患者常有不同期的病变交错[55]。

早期梅毒的定义为感染一年之内的一期梅毒患者：①主要表现为溃疡或下疳，见于感染部位；②次要表现包括皮肤与黏膜的皮疹及淋巴腺病灶；③早期潜伏梅毒。超过一年未治疗的梅毒患者，少数可发展为二期梅毒。晚期或三期梅毒的定义为继发于早期梅毒（一期或二期）或潜伏梅毒之后，特别涉及中枢神经与心血管系统，也可发展为慢性炎症病变如树胶肿，常见于皮肤与骨骼或身体任何器官。晚期梅毒最早发作于感染一年后，最迟则在25年之后发病。

梅毒也会造成肛周及直肠的溃疡及大面积的病灶。初级梅毒的下疳，也可表现为肛周的溃疡。这些溃疡的特点是无痛、界限分明、周围突起清洁的溃疡，通常接触后2～6周发生。次级梅毒则非常疼痛，且呈现肛管直肠块状及湿疣病灶。扁平湿疣发生于潮湿温暖部位，为单一或多个、突起的、白色或灰色的病灶。此病灶跟肛裂、肛瘘或脓肿类似，常会引起排便时疼痛。

实验室诊断

梅毒螺旋体无培养法，因此目前梅毒检验可分三类：①直接镜检，检测病灶渗出物或组织样本；②非螺旋体血清实验，用于检测抗心脂素抗体；③螺旋体实验，用于检测抗梅毒螺旋体之抗体。

1. 直接镜检 愈合期之前的活性病灶，最适合作为菌体来源检测。病灶区应以无菌纱布及盐水清洁擦拭，直到出现血清状渗出物，渗出液标本需去除红细胞及组织碎片。标本置于玻片上覆以盖玻片，以暗视野显微镜观察。因梅毒螺旋体对氧、热、干燥很敏感，故渗出液须尽早检查以保持其运动力。做直接荧光螺旋体抗体实验（direct fluorescent-antibody T. pallidum test，DFA-TP）时，将标本于玻片上风干。直肠病灶检查应检测抗梅毒螺旋体之抗体（DFA-TP实验或免疫化学法），因为非梅毒螺旋体也会定植于胃肠道中[52]。

2. 血清检测 抗体检测实验可以辅助直接检测菌体方法，也是对潜伏及晚期梅毒唯一有用的诊断方法。适用于梅毒血清检验方法有3种：①非螺旋体实验，快速血浆反应素实验（rapid plasma reagin，RPR）；②性病研究实验室方法（venereal disease research laboratory，VDRL）；③螺旋体实验，荧光抗体吸附螺旋体的血球凝集实验（T. palladium hemagglutination assay，TPHA）。

血清样本最适合非螺旋体与螺旋体实验。因为VDRL检测标本事前须加热，所以血浆无法用于此实验，而且血浆亦无法用于螺旋体实验。

非螺旋体实验检测所谓的反应素抗体，后者能与含心脂素的脂质微粒结合。此法常用于筛检及检验治疗的疗效，其限制为对早期梅毒缺乏敏感度（初期梅毒患者有20%初诊时没有反应）及可能有假阴性或假阳性的结果。螺旋体实验以梅毒螺旋菌体或其衍生物（重组蛋白）为抗原，来检测抗梅毒螺旋体之抗体。螺旋体实验最有价值之处，在于它能判定非螺旋体实验的阳性与假阳性，而且能确立潜伏及晚期梅毒的诊断。

基于非螺旋体实验的结果，将患者血清以二倍稀释直达到最终的效价。定量实验可建立基本的反应效价，测量此变化作为追踪治疗之依据。非螺旋体实验的结果须根据拟诊的梅毒分期解读，而且须经螺旋体实验确诊。

新的建议指出以梅毒螺旋菌抗体为基础的酶免疫分析法，能代替联合应用VDRL、RPR及TPHA检测[22]。多年前单用酶免疫分析法筛选效果，已经和联合应用VDRL、RPR及TPHA的检测结果相近[92]。

三、人类乳头状瘤病毒

人类乳头状瘤病毒（HPV）会形成湿疣，又名尖锐湿疣，是位于肛管内、外及性器官的典型突起的苍白病灶。湿疣呈现单独、小簇或大块的突出性肿块。外湿疣的症状是脆弱、搔痒、出血。内湿疣通常无症状。

在性活跃的人群中，人类乳状突病毒的DNA检出率约50%[53]。临床上有明显外生殖器疣者占美国性活跃人群（年龄15～49岁）的1%。肛内疣主要见于有肛交患者。

人类乳头状瘤病毒属于人类乳头状瘤病毒家族的DNA病毒。目前已知的乳头状瘤病毒总计有100余型，其中40种会感染肛管及性器官。大部分HPV感染是自限制性的，但某些生殖器HPV的感染可能演变成恶性肿瘤。肛管性器HPV的类型依伴发肿瘤的频率，又可分为高、中、低危险三亚型。最常见高危亚型有HPV16、HPV18、HPV 45及HPV 56；中危亚型为HPV 31、HPV 33及HPV 35；低危亚型为HPV 6、HPV 11、HPV 42、HPV 43及HPV 44，因为从未发现它们与恶性肿瘤有关。

尖锐湿疣患者有90%属于基因型HPV 6与HPV 11，大部分患者（>80%）在18月内可自行消退。有明显湿疣患者，也可能同时感染肿瘤高危险的HPV亚型，大都是以亚临床的病灶呈现。在肛周及直肠，尖锐湿疣和分化不良及表皮样癌有关，正如同HPV与子宫颈分化不良及癌症有关一样。在肛管尖锐湿疣患者，肛管鳞状细胞癌的发病率为3%～4%，而且可因艾滋病（HIV）阳性及HPV的感染流行而益行增高[65, 74]。由于此病灶与子宫颈病灶很类似，所以促使研究人员建议，特别是对免疫抑制患者，应每年行肛管区域细胞学筛检[25]。

（一）标本收集指征与方法

对于新发、多颗、尖锐的病灶不需活检标本，但是建议活检标本鉴别诊断用于非典型的患者或无明显的丘疹或呈平疹等良性特征的任何患者，如鲍文氏症（鳞状细胞癌）、鲍氏丘疹及巨大湿疣。鉴别肛管上皮细胞肿瘤，可以用涤纶拭子取样并涂片，已经证实此法有相当于子宫颈细胞学检查的灵敏度及特异性。此涂片和子宫颈涂片处理相同，行柏氏染色或液基细胞学涂片检查。可以用细胞学检查未知的标本涂片，以筛检肛管癌性病变[82]。

（二）实验室诊断

人类乳头状瘤病毒于细胞培养基无法生长，需用其他方法检测。

1. 显微镜检查　人类乳头状瘤病毒感染的鳞状细胞常有多样变化，有些特殊形状与专一的HPV亚型有关。在生殖道的感染，最特别的HPV变化为细胞核周围透明而细胞质外缘较密，表现这种变化的细胞称为中空细胞，可见于剥落的细胞标本及组织的活检标本。其他细微的变化包括细胞核及细胞质的形状与大小、核染色体及角质化异常。

2. 核酸杂交与核酸扩增实验　诊断HPV的标准方法，是基于不同的原位杂交技术检测HPV DNA的序列。NAATs通过特异性的杂交探针，结合特异性序列，以行靶基因的大量扩增[60]。

四、儿童肛周链球菌皮肤炎

肛周疾病可以由A群乙型溶血性链球菌引起；自1966年起，就有儿科文献报道化脓性链球菌。临床症状包括肛周皮肤炎（90%）、肛周瘙痒（78%）、直肠疼痛（52%）及便血（35%）。有些链球菌肛周疾病或直肠炎患者，也同时罹患链球菌咽喉炎。正常人肠道不易有A群乙型溶血性链球菌的定植，但高达6%罹患链球菌咽喉炎患者肛管培养可见A群乙型溶血性链球菌阳性。

有几个文献报道利用肛管棉棒做快速抗原实验，来检测A群乙型溶血性链球菌的肛周蜂窝组织炎。文献报道27例有症状患者中，此法检出阳性者24例（灵敏度为89%）[51]。

从肛管取得的粪便或棉棒培养也可检测A群乙型溶血性链球菌是否存在，但是须特别注明要求做A群乙型溶血性链球菌的培养，因为通常肠病菌的鉴定培养基不适合用来检测A群乙型溶血性链球菌。

第四节　直　肠　炎

直肠炎是局限于直肠的炎症（即踞肛管10～12cm以内的直肠）。其症状依感染形态或病理过程而异，典型症状为直肠不适、里急后重、直肠分泌物及便秘。其他症状还包括直肠黏液、黏脓液及血便。内镜可见典型的赤红及脆弱的黏膜。

淋球菌、沙眼衣原体（包括性病性淋巴肉芽肿，LGV）、梅毒螺旋体及单纯疱疹病毒都是常见的致病菌。

一、淋球菌

奈瑟氏淋病双球菌是人类特有的病菌。临床表现基于主要感染的位置而有所差异。有症状的病原携带者可见于两性患者，成为主要传染源。和男性相比，女性感染通常无症状，而仅有10%的男性没有症状。

男性最常见的临床表现是尿道炎，而女性可能是尿道炎、子宫颈炎或两者兼而有之。口咽喉部感染，则有发炎及分泌物，然而大部分是无症状的。播散性淋病感染的特性，是典型的皮肤病灶、肌腱滑膜炎及关节炎。很少见的心内膜炎或脑膜炎等并发症则和菌血症有关。妇女分娩时，也会感染新生儿，而引起新生儿眼炎。

妇女或男性同性恋者（men who have sex with men，MSM），直肠感染淋病最为普遍。肛周受到子宫颈感染的污染或肛交的直接感染，造成女性肛管直肠感染。MSM感染是直接经由肛交的结果。

有研究发现，约85%的直肠淋病感染是无症状的[47]。如果有症状，则包含肛管瘙痒及排便时有黏液性分泌物。MSM患者常有直肠疼痛、里急后重及出血。严重的直肠淋病感染，很难与炎症性肠病区分。

直肠肛门淋病感染须与其他因素的直肠炎分辨出来（即沙眼衣原体、HSV及梅毒）。回顾101例旧金山

MSM直肠肛门淋病感染患者用肛管镜取标本查验上述的病菌的结果显示[49]：55%患者被鉴定出的病原菌依序为淋病30%、沙眼19%、HSV16%及梅毒2%；这些患者当中，有45人（82%）只有一种感染，9人有2种感染，1人有4种感染。

（一）标本收集

需先联系实验室，请示运送样本的最合适方式，以确保理想地分离病原菌。标本以涤纶、人造纤维擦拭棒或含活性炭（去毒性物质）传送培养液收取。不建议使用海藻酸钙拭棒及某些棉棒来采取标本，因可能会抑制淋球菌，但可用来直接将其接种到培养液之中。用于帮助采集标本的器械，须以水、盐水润滑，因水及油基的润滑剂可能会抑制淋球菌生长。

Stuart及Amies缓冲半固体传送培养基，可用来运送淋球菌培养拭棒标本，但应保持环境温度，而非其他病原菌所建议的4℃。为了避免降低淋球菌的存活率，拭棒标本应于收取6h内，接种到培养液中。

从病床边接种标本到商业化选择性培养基，已经能获得最大的淋球菌分离率。接种拭棒标本的培养基，须放置在含碳酸氢酸柠檬酸锭不透气塑料袋中。此锭遇到培养基蒸发的湿气或打碎锭旁小水瓶流出的水，即产生大量CO_2，可充满塑料袋。

淋球菌感染的标本收集，须依患者性别、性接触史及临床表现来选择合适的标本。直肠标本可以盲目的或经肛管镜取得，后者适用于有症状者。盲目擦拭时，插入肛管2～3cm；侧压避免沾到粪便以取得柱状上皮细胞。若有明显的粪便污染，应抛弃再重新采取标本。

（二）实验室诊断

淋球菌可以用几种诊断方式予以鉴别诊断。

1．显微镜检查　淋球菌是革兰氏阴性细菌，常为双球菌。双球菌相邻处成扁平状，类似咖啡豆。显微镜检查载玻片上标本的革兰氏染色情况，特别适用于有症状男性尿道涂片（灵敏度为90%～95%），但对无症状男性及女性则不佳（灵敏度仅为50%～70%）。有经验者做革兰氏染色的直肠涂片检查淋球菌灵敏度虽然低（35%），但特异性高[33]。然而，对有症状的男性经肛门镜取样的直肠涂片做革兰氏染色检查，淋球菌阳性率及灵敏度均达79%，相对的擦拭棒标本只有53%[90]。在异性恋者，生殖器官分离出的革兰氏阴性双球菌中，不足1%的细菌为非淋球菌种属。

2．病菌培养　细菌培养对检测淋球菌具有很高的灵敏度与特异性，至今还是诊断的金标准。48h之内的性接触培养结果可能会阴性。推荐细菌培养的方法，因为还可以进行抗生素敏感测验。建议要对所有分离出的病菌做抗生素敏感测验，尤其是从治疗成功或失败后所分离的细菌。

在初期分离淋球菌时，必须要有CO_2且需要营养底物。许多不同选择性的培养基，能把淋球菌从身体不同部位的内生菌落之中分离出来。这些培养基均含有抗生素，可抑制许多其他细菌生长而选择性分离致病的淋球菌。

细菌培养对检测MSM的咽喉及直肠淋球菌却不灵敏。细菌培养对性器官之外的部位不灵敏的原因，可能是这些部位有广泛的其他菌种繁殖，包括其他奈瑟氏菌，干扰了淋球菌的分离。

3．核酸扩增实验　核酸检验法自1990年初就成为常规的方法，包括核酸杂交法及核酸扩增检验法（NAATs）。核酸扩增检验法含PCR方法、连接酶链反应（译者注：是继PCR之后，新出现的一种更加完善的DNA体外扩增和检测技术）、转录分析及单链置换扩增。当运送或保存条件不利淋球菌的存活时，非细菌培养方法就是理想的选择。除了市售的产品外，还有很多自行研发的核酸扩增实验法，主要是用PCR方法检测淋球菌不同的基因。

核酸扩增检测直肠拭棒标本中的淋球菌及沙眼衣原体，虽有潜力但是还需证实，写此文时，美国食品药物局还未通过用于直肠标本的非细菌培养方法[42]。

淋球菌核酸扩增检测比细菌培养方法灵敏度好。和NAATs比较，细菌培养方法在急性期灵敏度可达85%～95%，但是女性的慢性感染则降低至50%。NAATs检测灵敏度增加，有利于筛选及正确诊断有或无症状的淋病感染，对控制疾病有关键性的影响。为行NAATs而取的标本，不必考虑淋球菌是否存活，其运送的条件也比细菌培养方法宽松。NAATs也可用于非侵入性的标本，诸如尿液及自行收集的标本。然而淋球菌的NAATs

仍有一些局限性，包括使用NAAT的检验流程、高昂费用、残留污染、反应抑制、质量管理要求及缺乏抗生素抗药性数据。更重要的是淋球菌NAATs有特别的基因序列相关限制，会产生假阴性或假阳性的两类结果。这是因为某些扩增序列，可能在淋球菌的某亚型中缺如或者也存在于共生的奈瑟氏菌种之中。

因为有这些问题，所以建议性器官以外的标本淋球菌NAAT阳性结果，还须以不同的基因序列做NAAT检验来证实。

目前美国疾病管理局建议使用细菌培养法检测咽喉或直肠淋球菌，以确定诊断及做抗生素抗药性测验，这是因为淋球菌NAATs存在特异性低的问题，而且多有共生的奈瑟氏菌种[89]。

二、沙眼衣原体（包括性病淋巴肉芽肿LGV）

沙眼衣原体是很小的革兰氏阴性细菌，也是最常见的性传播疾病（STD）的致病菌。高达85%～90%的患者感染沙眼衣原体后无症状，因此会进一步加速疾病的传播。

沙眼衣原体依主要外膜蛋白的抗原性分类（A、B、Ba、C-K及L1-L3）有15个血清型。基因研究的证据显示，不同血清型的沙眼衣原体拥有超过99.6%相同的基因。虽然基因差异很小，但是沙眼衣原体血清型间的疾病表现却大不相同。沙眼衣原体分成沙眼型（血清型A-K）及LGV型（血清型L1-L3）。沙眼型又可再分成地区性流行种（血清型A-C）及眼球性器管种（血清型D-K）。

沙眼生物型（沙眼衣原体血清型D-K）可造成轻微结膜炎，但却是主要的性病细菌。沙眼衣原体在女性，会造成尿道、阴道、前庭腺炎、子宫颈、盆腔感染合并肝周围炎综合征和反应性关节炎。在男性最常见的临床症状是非淋球菌尿道炎。

相对的，衣原体直肠炎相对少见。症状包括肛管直肠疼痛、直肠分泌物、里急后重及便秘。除此之外，肛门内镜检查可以发现衣原体直肠炎还常有黏膜脆弱及黏脓分泌液。乙状结肠镜检，可见距肛缘10～12cm直肠出现正常或轻微的炎症变化，有小破损及囊泡。

性病淋巴肉芽肿生物型（LGV）是沙眼衣原体血清型L1、L2及L3引起的。此感染流行于热带地区，也可能在西方国家发生，最近也引起群体突发感染[63]。对照于沙眼衣原体血清型A-K造成尿道生殖器的温和或无症状感染，LGV具有更严重的发炎与侵袭力，通常有全身性的症状。依感染部位，LGV可以表现为腹股沟综合征，有单侧腹股沟淋巴腺病变或是肛直肠综合征，有出血结直肠炎及肠道肛周的淋巴组织增生。临床观察分成三期疾病，初期病灶是小的（2～3cm）、无痛的溃烂丘疹，因为LGV只持续几天，所以仅10%～30%患者找得到病灶。第二期特征为急性淋巴管炎，出现腹股沟综合征的淋巴结触痛及肿大。第三期，一小部分患者炎症持续，出现慢性溃疡、狭窄或瘘管，类似特异性的炎症性肠病。有研究报告LGV直肠炎和下列的内镜所见有关：黏液脓状分泌物（75%）、溃疡（35%）及红肿，还有一例出现炎性肿块。

（一）标本采集与运送

收集标本时要以拭子用力刮取。脓性分泌物不含感染的上皮细胞故不适合检查所需，所以标本收集前应该先清理病灶。涤纶及海藻酸钙拭棒都可使用。临床标本应该用特别的衣原体运送培养液送交实验室。

收取标本作核酸扩增检验法时，应该按产品说明书步骤进行。这包括使用的擦拭棒及厂商指示的传送培养液，以免影响检验的灵敏性及特异性。男女患者的第一次小便，是最佳的NAATs检测沙眼衣原体标本。然而身体检查还是必要的，而且某些有症状患者还要行侵入性的标本采集，以资诊断。

（二）实验室诊断

1. 细胞培养的分离　衣原体是专性的细胞内寄生细菌，需要活的细胞支持才能在试管内生长。培养24～72h后，行不同的技术以检测细胞质包涵体，发现后者相当于存在衣原体生长。

2. 核酸扩增实验　核酸扩增实验法（NAATs）已成为一般临床实验室确认沙眼衣原体感染的首选方法。有不同的商业及非商业方法，扩增所有沙眼衣原体血清型的隐藏于胞质的多拷贝基因序列。对LGV的确认诊断也须作复杂的血清型鉴定[39]。临床医生须特别指定做LGV的血清型诊断，因为大部分检验实验室并不会自动地进行LGV血清分型。由于核酸扩增实验法尚未正式用于直肠拭棒检查，所以建议还须重复检查来证实阳性实验。

3．血清学　补体固定法、微免疫荧光法及重组蛋白质免疫分析法，为常用的血清学方法。补体固定法是依据对特异性脂多醣的抗体反应，对诊断LGV很有用处。配对的血清标本抗体效价增加至少在四倍以上方可诊断急性感染期。因为患者大都在急性期过后才来就医，所以很难显示升高的抗体效价。在这些患者中，若有单一的血清标本抗体效价大于1：64，则支持合理的临床诊断。和培养方法相比较，补体固定法对于衣原体血清型D-K性器官感染不敏感。

目前，微免疫荧光法是急性衣原体血清诊断的首选方法。此技术不但灵敏，也能够分辨不同的衣原体和沙眼衣原体血清型，此法评估抗体对固定在玻片之上的衣原体抗原或包涵体的反应。升高的抗体并不常见，因为患者常常是慢性或重复性的感染，所以很难检测到新的血清变化。

血清检查对于非LGV急性性器官的衣原体感染没有用处。因为缺乏各种血清实验数据的比较，而且补体固定法以外的血清检验方法尚未明确其实用性。目前LGV血清的检查意义还未达标准化，临床直肠炎的认证检验方法也未建立，沙眼衣原体血清型特别检验尚未普及。

第五节　结 直 肠 炎

各种来源的微生物都会感染结肠，这些来源包括：①食入污染的食物及饮料，引起肠炎；②抗生素改变正常的肠道菌及艰难梭状芽孢杆菌过度生长。微生物还可以通过肛交或口肛接触进入直肠。

肠炎常导致痢疾及腹部绞痛。大多数感染者产生一种轻度的自限性感染。更严重的疾病特征为发热及血便，皆为痢疾的指标，也常见于肠道病菌造成局部炎症或侵犯其他组织器官。

最常见肠道致病菌包括弯曲杆菌属、沙门菌属、志贺氏痢疾杆菌属、腹泻性大肠杆菌、艰难梭状芽孢杆菌、小肠结肠耶氏菌及寄生虫阿米巴。

一、临床标本（概述）

粪便标本可以用干燥洁净的一次性床用便器或容器收集，以不渗漏的容器运送标本。容器切勿残留清洁剂或消毒剂，否则标本就不宜使用。1～2g的粪便量，就足够做常规培养。若是同一天采集一个以上的标本，就可以合并在一起。尽量避免使用拭棒采取标本。

二、采集标本适应证（概述）

结肠炎的可靠指标，是以乳铁蛋白实验或新鲜粪便涂片行革兰氏或甲基蓝染色方法，检查有无白细胞。专一性病菌诊断，要依赖粪便培养。大部分情形下不需要培养粪便，但是患者有严重腹泻、炎性腹泻及考虑使用抗生素时，可以考虑[35]。大部分实验室常规培养沙门菌、志贺菌及弯曲杆菌。培养大肠杆菌O157：H7，则须请求特别机构进行。实验室从粪便培养中分离沙门菌、志贺菌及弯曲杆菌，至少需培养48h。

三、沙门氏菌

沙门氏菌造成两种不同的疾病。伤寒由伤寒沙门氏菌或副伤寒沙门氏菌引起，由巨噬细胞侵入小肠黏膜扩散成系统性疾病，产生血液感染、发热、腹痛症状。非伤寒沙门氏菌引起的感染，特点是大量的白细胞侵入结直肠及小肠黏膜，常造成胃肠炎，为期1周或更久，伴随着腹泻、发热及腹绞痛[71]。非伤寒沙门氏菌感染，较为少见，特别在免疫功能不全患者易于引起菌血症或局限的感染（如骨髓炎）。

诊断伤寒，一般是依据从血液培养分离的致病微生物。从发展中国家返回的任何发热的旅客，特别是印度次大陆、菲律宾或拉丁美洲，都要考虑诊断是否有伤寒热[77]。80%患者感染第1周，血液培养呈阳性。未接受治疗患者，感染到了第3周，血液培养的阳性率会降至50%。诊断也可以依据取自粪便、尿液、玫瑰疹的活检标本、骨髓、胃肠分泌物的培养阳性结果。未治疗患者第一周感染的粪便60%～70%呈阴性，感染到了第3周则均呈阳性。

非伤寒性沙门氏菌的胃肠炎诊断，也由粪便培养沙门氏菌而确诊。在严重患者可并发菌血症，见于迁延不愈或一再发热者，就须做血液培养。

四、志贺氏痢疾杆菌

杆菌性痢疾（菌痢）又称志贺菌病，是由志贺菌属痢疾杆菌引起的一种具有传染性的急性结肠炎。大部分传染以人传人为主，也可由进食污染的食物与水而传染。男性同性恋者（MSM），也有性传染志贺菌发生[58]。研究显示，志愿受试者只要吞服10～100个细菌，就可致病。

志贺菌属侵入人或灵长类的结肠及直肠上皮细胞，造成急性肠黏膜炎的志贺菌痢。感染常限制于结肠黏膜的表层，该处组织受到严重的破坏，引起化脓和溃疡。破坏上皮细胞层，造成水泻、严重腹痛和绞痛及志贺菌痢的特征性血便。志贺菌感染可能自愈。未治疗的志贺菌胃肠炎，平均为期7天。极少数患者，可出现并发症，如菌血症、肺炎及溶血性尿血综合征。

痢疾杆菌属分为四个菌种：志贺氏痢疾杆菌、福氏痢疾杆菌、鲍氏痢疾杆菌及宋氏痢疾杆菌。这些菌种还可以依生化的差异及菌体O抗原的变化，细分不同的血清型。四个痢疾杆菌菌种都可引起痢疾，但是志贺氏痢疾杆菌血清1型特别易于引起严重的痢疾，可能与该菌所产生的志贺毒素有关。

确认鉴定感染的病菌只能基于粪便培养。志贺菌属是难养菌，所以必须快速处理。粪便培养标本比直肠拭棒培养标本检测结果更佳。

五、弯曲杆菌

弯曲杆菌属于革兰氏阴性、曲形、无芽孢杆菌，能引起多种感染[2]。虽然急性腹泻症状最常出现，也可引起全身其他任何部位的感染，特别是免疫缺陷患者，可引起迟发的非化脓性后遗症。空肠弯曲杆菌是引起痢疾的主要病原，占所有弯曲杆菌感染疾病患者的80%～90%。其他引起痢疾菌细菌包括：结肠弯曲杆菌、乌普萨拉弯曲杆菌、红嘴鸥弯曲杆菌及胎儿弯曲杆菌。胎儿弯曲杆菌是引起肠道外疾病的主要菌种，然而任何痢疾病原菌均可引起全身性或局部性的感染。

弯曲杆菌种属主要是动物传染病菌，多种动物都是传染的温床。多数人感染弯曲杆菌的途径，是经由生的或未煮熟食品或直接接触感染动物。历时3天的潜伏期（一般为1～7天），弯曲杆菌会侵入空肠、回肠、结肠和直肠。活检标本显示急性非特异的炎症反应，固有层出现中性白细胞、单核球及嗜酸性粒细胞，上皮细胞也同样受损，包括丧失黏液、腺体退化及肠道隐窝脓肿。症状通常为发热、腹绞痛、腹泻及头痛，持续1～7天。有些患者还有急性结肠炎及血痢。

空肠弯曲杆菌或结肠弯曲杆菌引起的弯曲杆菌肠炎，临床表现很难分辨，没有实验室检验诊断方法，也无法分辨其他病菌如沙门氏菌造成的腹泻。弯曲杆菌肠炎通常可以自愈，然而10%～20%患者症状超过一周以上需要医疗护理，5%～10%未治疗患者会复发。除了胎儿弯曲杆菌外，很少引起菌血症，后者多见于免疫缺陷或属于极端年龄患者。晚期弯曲杆菌肠炎感染后遗症，包括格林–巴利综合征（Guillain–Barre syndrome，GBS）及反应性关节炎。

（一）标本

诊断肠炎以患者粪便分离弯曲杆菌最为理想。然而直肠拭棒收取的标本，也可用于曲状杆菌培养。检察单一粪便标本，能高灵敏度地检测普通肠道病菌。当预期标本会耽误2h以上，就应该使用Cary-Blair氏运送培养液；如运送直肠拭棒标本，则须保持4℃直到处理为止。

（二）实验室诊断

由于显微镜检上的形状特性，可以要求实验室行革兰氏染色，检查急性肠炎患者粪便中的弯曲杆菌。直接镜检的灵敏度为70%～90%，而特异性为95%[87]。文献报道依不同的研究系列，粪便中的白细胞出现频率为25%～80%。

大部分弯曲杆菌种理想培养条件需要微量有氧环境。要得到粪便中的弯曲杆菌最多分离量，最佳的方法是使用选择性培养基。

六、肠道致病性大肠杆菌

大肠杆菌是人类正常肠道的菌丛，也是粪便培养最常分离出的细菌。正常人肠道的菌丛，很少发现有肠道致病性大肠杆菌，可说它是一种基本的专属病原菌。肠道致病性的大肠杆菌至少有六种：

（1）产志贺毒素的大肠杆菌（Shiga-toxin-producing *E. coli*，STEC）/出血性大肠杆菌（Enterohemorrhagic *E. coli*，EHEC）；

（2）侵袭性大肠杆菌（Enteroinvasive *E. coli*，EIEC）；

（3）产毒性大肠杆菌；

（4）致病性大肠杆菌；

（5）聚集性大肠杆菌；

（6）全面附着性大肠杆菌。

跟结肠有关的是STEC/EHEC及EIEC综合征，这些菌种与无致病性大肠杆菌不同，是因为获得致毒因子，此因子能导致疾病与并发症的发生。

出血性（EHEC）及侵袭性（EIEC）大肠杆菌种，是新兴的病菌，可引发出血性结肠炎及溶血性尿毒综合征（hemolytic uremic syndrome，HUS）。致病原因和产生一种或多种志贺毒素（Stx2及/或Stx1）或变异的毒素有关。此致病菌与其他大肠杆菌种，无法从培养皿上的形状或一般的生化反应区分。但这些大肠杆菌的菌种可以用血清型来分类，依据菌体O抗原及鞭毛H抗原。O157：H7是最著名的血清型，其他血清型也和此综合征有关[41]。超过90%的患者出现出血性腹泻。约70%的患者出现严重的腹痛和粪便中查见白细胞，而发热少见。6%～9%的STEC/EHEC感染会造成溶血尿毒综合征（HUS），其三个症状是急性肾衰竭、微血管病性溶血性贫血及血小板减少，通常于腹泻后5～10天开始。出现HUS并发症患者，有50%在急性期需要透析，死亡率为3%～5%，5%～10%患者会遗留永久性的严重肾脏及神经后遗症。

侵袭性大肠杆菌（EIEC）引起腹泻比较少见。初期时肠毒素引起分泌性的小肠腹泻。后期的定植及侵入结肠黏膜造成结肠炎，类似痢疾的症状，特征是发热、腹痛及里急后重，稀少的粪便中含血液、黏液及炎症细胞。一般临床实验室并不能常规诊断EIEC病菌。

实验室诊断STEC/EHEC的感染

所有出血性腹泻患者，都要怀疑是否有STEC/EHEC感染，尤其在有腹部触痛及无发热的情形之下。依据分离出的大肠杆菌种或免疫分析测出的志贺毒素而得出诊断。筛选用培养基是根据大肠杆菌O157：H7无法发酵山梨醇的原理而检测此致病菌种[45]。怀疑的菌种还须进一步鉴定血清型，也应该送交标准实验室来确认。新型的诊断方法是利用基因扩增检验法及免疫分析法，检测粪便中的志贺毒素。在STEC感染流行的地区，可以选择检测粪便志贺毒素的方法，因为无筛选非O157STEC大肠杆菌的培养基[28]。

七、艰难梭状芽孢杆菌

艰难梭状芽孢杆菌是革兰氏阳性产孢厌氧菌，常引起抗生素相关性腹泻（antibiotic associated diarrhea，AAD）。大约20%AAD患者是艰难梭状芽孢杆菌引起的。大部分ADD属于院内感染，但是也有社区感染的报道[54]。艰难梭状芽孢杆菌引起的AAD患者数量比产气荚膜杆菌及金黄色葡萄球菌病高4倍及60倍之多[4]。艰难梭状芽孢杆菌的致毒性是由毒素A和 毒素B产生。高达11%的致毒菌种，只产生毒素 B[66]。有些艰难梭状芽孢杆菌也产生第三种不相关的毒素（binary toxin CDT）[6, 85]。

艰难梭状芽孢杆菌引起很广泛的疾病，从轻微的腹部不适到暴发性的伪膜性结肠炎。疾病主要位于结直肠，并造成特殊的微小及巨大的病灶。结肠炎并非艰难梭状芽孢杆菌感染引起的唯一结果。其他症状还包括：菌血、肝脏及脾脏脓肿。造成艰难梭状芽孢杆菌腹泻的最主要诱因，就是抗生素治疗，包括头孢菌素、克林霉素及广效性青霉素类抗生素。成人的病原携带率约为3%，但是住院超过一周患者可增加到20%。仅有三分之一的感染患者出现腹泻，其他三分之二的则为无症状的带菌者。艰难梭状芽孢杆菌感染最常引起的症状是腹泻，但不会引起大量的血便，而是松软、不成形到水状或均匀的黏液状。临床与实验室所见包括：发热（28%）、腹痛（22%）及白细胞增加（50%）。艰难梭状芽孢杆菌感染主要的特征就是结肠黏膜的伪膜，最初以1~2mm黄白色的斑块出现。当疾病进展时，伪膜聚合形成更大斑块，最后铺满整个结肠。通常累及全部结肠，但有10%的患者直肠不受影响。

医院的群体突发感染可能与新发现的非典型艰难梭状芽孢杆菌菌种有关，与其毒性增加及对抗生素抗性增强有相当的关系[59]。

（一）标本

新鲜的粪便为最理想的标本。只有液状或不成形的粪便标本，才能用来处理。拭棒标本不适合，因为标本量太少。要达理想的回收率，应该尽快处理标本。不当的运送或处理，会使粪便标本中的毒素分解或减弱活性。

（二）实验室诊断

实验室诊断依据两种方法：粪便培养及毒素检测。使用选择性培养基，具有灵敏性但不具特异性，因为也可培养出其他无毒素的菌种。而且，培养至少需要 40~48h，属于相当缓慢的技术。毒素检测可将粪便标本滤出物置于组织培养皿中，若标本中含有艰难梭状芽孢杆菌毒素，则会产生细胞毒性反应，此毒素反应可以被抗毒素抗体中和。细胞培养毒性（毒素B）分析为诊断的金标准，但检查结果至少需要4天以上的时间，而且需要使用昂贵的细胞、培养液及耗费专业检测者的人力。免疫分析毒素测验可针对单独毒素A或毒素A及毒素B一起，其优点为操作快速，检查结果只需20~40min，但此法比细胞培养灵敏度差。大部分实验室已经开展免疫分析毒素法，也有很好的特异性，但至少毒素A或毒素B的量要达100~1 000pg，才能得到阳性的测验结果，因此毒素实验假阴性率为10%~20%。联合检测毒素A及毒素B的方法比较理想，因为3%~11%患者的艰难梭状芽孢杆菌菌种只产生毒素B。

少数的情形下，多个粪便标本有利于艰难梭状芽孢杆菌的毒素检测。若重复多次酶免疫分析法检验，也只能提高诊断结果5%~10%，但增加检查费用。聚合酶链反应（PCR）也可应用于粪便标本的毒素检测，但还需要行常规的检验室评估。

八、阿米巴

阿米巴性痢疾是为溶组织内阿米巴原虫所引起的胃肠道感染。阿米巴原虫可以侵入肠壁组织并累及其他器官。溶组织内阿米巴原虫引发广泛的临床症状，从阿米巴痢疾或血便到暴发性结肠炎、阿米巴阑尾炎及阿米巴瘤。最常见的肠外阿米巴病是阿米巴肝脓肿。有报道提及无临床症状的溶组织内阿米巴原虫感染，但是流行病学数据不明，可能是将迪斯帕内阿米巴及Moshkovskii内阿米巴误认为溶组织内阿米巴[76, 80]。

感染阿米巴痢疾通常由于进食受粪便污染带有溶组织内阿米巴原虫包囊的食物或水。阿米巴包囊进入肠道后，形成具有活动力和侵入性的滋养体。滋养体寄居于结直肠腔内，进行增殖分化成为包囊。包囊自粪便排出，再由新宿主食用污染的食物或水，摄入包囊而感染。肠道疾病是由滋养体侵入肠组织而使上皮细胞坏死。内镜可见分散的圆形溃疡覆盖着白色或黄色渗出液，累及整个结肠及直肠的正常黏膜。有痢疾患者，常有血便伴中度结肠疼痛及里急后重。

（一）标本

实验室诊断可使用液状粪便或溃疡活检标本。必须要新鲜排泄的粪便才能取到活动的滋养体。只有液状或不成形的粪便标本，才能用来检查。粪便标本一旦排出体外后，滋养体就无法形成包囊，若检查不够迅速，滋养体则会分解。若无法在建议的30min内进行，应该用市面上的固定液处理标本。当常规粪便检查（至少三次常规粪便检查）难以查出时，乙状结肠镜所取的样本有助于阿米巴性痢疾的诊断。要以吸取或刮掉方式从黏膜表面取得样本，但不能使用棉棒。其他引起痢疾的感染原，须做系统性的调查。

（二）实验室诊断

检验的方法包括显微镜、抗原检测、培养及NAATs。脓肿的吸取液及血清实验，对诊断肠外的阿米巴性痢疾也很有帮助。标准的显微镜检查，是基于滋养体与包囊的检测；然而，形态学无法分辨溶组织内阿米巴原虫及无致病性的迪斯帕内阿米巴。唯一的例外就是在滋养体的细胞质中找到红细胞，这支持溶组织内阿米巴原虫诊断[30]。

抗原检测能直接从粪便中特异性地找到溶组织内阿米巴原虫，这些检查比显微镜法更灵敏（90% vs.25%~60%）[36]。

NAATs虽有诊断潜力，但是目前还只限于研究之用。文献报道以PCR为参考方法，抗原检测法的灵敏度为60%~70%，而特异性为98%~100%[84]。

在低发病率地区，血清抗体检测相当有用，然而在高发病率地区，其效能则颇受质疑，因为感染多年后阿米巴抗体仍然阳性[80]。最近的系列研究以商用的酶免疫分析法，检测特异性IgG抗体，诊断侵入性阿米巴痢疾性肠炎的灵敏度为97.7%，阿米巴性肝脓肿的灵敏度为100%，总体的特异性为97.4%[50]。

九、鞭形线虫

引起鞭虫病的病原为毛首鞭形线虫，又称为鞭虫。此肠道线虫广布于全世界，尤其是热带及温带地区发病率特别高。传染是经粪口传播，与环境卫生差有关。一旦食入，卵就孵化释放幼虫。幼虫进入盲肠及升结肠则成熟为成虫。严重感染时，亦可于远侧结肠及直肠寄生。雌虫会产卵，随着粪便排出体外。成虫钻入肠壁黏膜，引发黏膜的轻微炎症变化。大部分的鞭虫感染无明显症状。严重感染时，可出现腹泻、腹痛和贫血。腹泻可能伴随大量的出血及类似炎症性肠病的症状[70]。鞭虫病典型的表现为直肠脱垂，这是由于许多成虫嵌入直肠所致。当粪便检查未见虫卵时，可应用内镜检来诊断鞭虫病。

实验室诊断

鞭虫病的诊断以粪便检查虫卵为依据。轻微感染时，可采用浓缩的方法及需检查多个粪便标本，以提高检出率。

十、曼森血吸虫及日本血吸虫

曼森血吸虫及日本血吸虫是人类肠道血吸虫病的主要病原。尿道血吸虫病是由埃及血吸虫引起[11]。肠道血吸虫病是由曼森血吸虫（非洲、东地中海、加勒比海及南美等地方病流行区）及日本血吸虫（主要在东亚地区）引起。

血吸虫有复杂的生活史，有确定的哺乳类（人类）宿主及一个或多个中间宿主。在地方病流行区，人类接触有寄生虫充斥的溪流而被感染。幼虫侵入皮肤，转移到宿主，然后成熟为成虫。日本血吸虫及曼森血吸虫雌雄成对地寄生于肠系膜静脉和痔疮静脉血管之中。雌虫会产卵，随着粪便排出体外。部分卵留在宿主组织，引发宿主的炎症反应。急性血吸虫病，又名片山热，症状为发热、咳嗽、头痛、广泛的肌肉疼痛及嗜酸性粒细胞增多[14, 19]。慢性血吸虫病并发症是留在宿主组织的虫卵引起的炎症反应。肝脏的症状是因虫卵沉积于肝脏，引起肉芽性的炎症反应，造成窦前性炎症及门脉周围纤维化[34]。肠道血吸虫病主要影响直肠乙状结肠。消化道的症状是下腹痛，腹泻多见并时有便秘发作。内镜可见黏膜发炎、溃疡、微脓肿形成及炎性息肉。

实验室诊断

血吸虫病的诊断以粪便查见虫卵为依据。建议以浓缩法及重复检查粪便标本，来提高镜检灵敏度。粪便中的虫卵定量，可用于流行病学调查。当患者有典型的临床表现而粪便标本未见虫卵时，需取直肠活检标本以资诊断。

现有不同的血清学方法（免疫荧光法、间接血球凝集法及酶免疫分析法）用来检测特异性抗体。这些实验特别适用于旅客或未曾暴露患者，因为他们无法分辨过去和现在的感染。基于虫卵抗原的免疫分析法，与其他蠕虫产生交叉反应的机会很小。

有一研究急性血吸虫病的文献报道，患者血清学诊断可达65%，而虫卵检查只有22%。

第六节　免疫抑制患者下消化道感染

免疫功能不全患者日益增加，两个主要的原因是艾滋病的流行及免疫抑制患者因并发癌症而行相应治疗或器官移植之后。免疫抑制患者的下消化道感染有很高的并发症与死亡率。而且，有些感染几乎或完全是仅见于免疫抑制患者。这些机会性致病菌，包括巨细胞病毒（cytomegalovirus，CMV）、人类疱疹病毒8型（human herpesvirus 8，HHV-8）、卡波西肉瘤（Kaposi's sarcoma，KS）相关疱病毒、严重艾滋病患者的鸟型结核分枝杆菌复合体（*M. avium* complex，MAC）及粪小杆线虫过度感染的粪小杆线虫。其他寄生虫如梨型鞭毛虫、孢球虫、隐孢子虫及微孢子虫等，促使免疫功能不全患者并发胃肠道疾病，但它们主要感染部位为小肠，所以不在此讲述。

一、巨细胞病毒结肠炎与直肠炎

巨细胞病毒（CMV）属于疱疹病毒家族成员。如其他疱疹病毒一样，CMV可引起初期感染及终生潜伏感染。初期感染及再活化感染都可导致CMV疾病。本病可经胎盘传播，也可传染给器官移植受体，但主要传染途径是通过反复及长期亲密接触无症状感染患者（唾液或性接触）。CMV引起很广泛的疾病，从健康人感染不明显到单核细胞增多症及免疫缺陷患者的弥漫性病变[27]。

免疫抑制患者因为器官或骨髓移植，或在艾滋病毒感染情况下，导致CMV胃肠道疾病。艾滋病毒（HIV）感染患者，CD4+淋巴细胞数少于100/mm³时，通常会发生CMV疾病。自从引进了高效的抗病毒逆转录治疗，结肠CMV发病率降低[21]；然而免疫抑制的情况不严重时，CMV疾病也会发生[91]。CMV疾病也和其他病变有关，例如炎症性肠病[43]或发生在有并发症的免疫功能不全患者[26]。整个肠道均可感染CMV，从食道炎到结直肠炎。

腹泻、发热及腹痛是常见的CMV结肠炎感染症状。也可以观察到难控制的下消化道出血及肠穿孔等并发症。

内镜可见病灶范围多变，可从红斑、分泌物、小溃疡到散发性的黏膜水肿、多重性黏膜破损、深的溃疡及伪肿瘤[57]。

CMV结肠炎的诊断仍有争议，感染和疾病的确诊标准不断发展[57]。目前作者建议综合运用下列3点：①临床症状；②内镜可见黏膜病灶；③采用不同技术证实活检标本CMV感染。

实验室诊断

CMV结直肠炎有许多不同的实验室诊断手段，包括抗原分析法、细胞（离心细胞培养法）、组织及细胞学检查、定性及定量NAATs。

1. 白细胞内病毒抗原分析法　对有症状的CMV感染患者检测白细胞内的CMV病毒，是很好的指标。收集有抗凝剂的新鲜血液后，经不同的步骤浓缩白细胞，4℃储藏。以免疫荧光法检测白细胞内CMV pp65抗原蛋白[13]，可以得到抗原阳性白细胞与白细胞总数比值的量化结果。此检测的敏感性优于细胞培养，但是耗费人力。

2. 细胞培养　到目前为止，虽然细胞培养或离心细胞培养法还是诊断CMV感染症的金标准，但比NAAT核酸检测效能低。人类纤维母细胞株可以用来增殖体内产生的CMV病毒。以纤维母细胞株来检测CMV细胞毒效果，依标本中的病毒浓度而定，大约需1周时间。离心细胞培养法可以加速诊断。此技术应用单株抗体检测CMV的早期蛋白，在细胞毒效果出现之前即可检测。

3. 核酸扩增实验　数种定性及定量的核酸检验法（NAATs）已经用于诊断CMV感染。定量核酸检验法优于定性核酸检验法，定性法通过检测血浆或血液白细胞中CMV DNA而诊断CMV，该方法缺乏特异性[88]。

定量的核酸检验法，对监控高危患者有重要的作用[13]。定性的核酸检验法对某些情形很有用，例如组织标本尤其是肠道的活检标本。单独以NAAT检测CMV不足以诊断CMV胃肠道感染。

4. 组织病理学　显微镜检查组织活检标本的切片，寻找"巨大细胞"，内有"猫头鹰眼睛"的核包涵体。免疫组织法利用抗CMV的单株抗体或原位杂交法来确认CMV感染。组织学诊断灵敏度为80%，特异性为95%[8]。

5. 血清学　酶免疫分析法是诊断CMV常用的血清学技术。对CMV的高危患者，需做基本数据及追踪实验。初次感染产生的血清转化是可靠的诊断依据。但复发或再感染CMV时，血清诊断就很困难。CMV IgM的检测对诊断新近的感染有用，但也需要谨慎解释，因为风湿热及EB病毒（人类疱疹病毒4型）感染也有假阳性的结果。

二、人类疱疹病毒8型

人类疱疹病毒8型（HHV-8）是与卡波西肉瘤（KS）有关的疱疹病毒，和其他疱疹病毒家族成员能见于广大普遍人群不同，HHV-8仅见于特定的地方病流行区（地中海盆地及非洲）及盛行于男性同性恋者中。在工业化的国家，HHV-8的血清发病率相当低（2%~8%）[38]。

KS有4种存在形式[1]。典型KS见于老年患者下肢，呈多处暗色的表皮病灶；非洲KS，除了皮肤还有淋巴结症状，常影响儿童及无HIV的人；医源性KS，在器官移植患者使用免疫抑制以后发生；艾滋病相关KS，影响皮肤及表皮外部位，具有侵袭性，会影响肠胃道。此外，HHV-8也与淋巴增生疾病有关[1]。

在地方病流行区的人群，传染途径主要由唾液或亲密接触，而男性同性恋者，则为性传染[37]。自从引进了高效的抗病毒逆转录治疗，KS发病率明显降低[15]。

艾滋病相关的KS型，最常见胃肠道症状。KS主要症状在上消化道，但是也可累及结肠及直肠的任何部分。胃肠道KS，极少出现症状。在某些患者，会发生肠梗阻及出血。内镜检查可见结节状满布血管的病灶。

实验室诊断

KS的诊断是依据组织病理学表现，包含梭形细胞增生、新生血管形成及炎性细胞。已经发展了几种针对HHV-8的NAATs，但只限于研究之用。从KS病灶分离病毒的可靠方法尚未成功。免疫荧光法及酶免疫分析法都是血清诊断。血清学实验可用于血清流行病研究，很少用于临床诊断。

三、鸟-胞内分枝杆菌复合体

在严重免疫抑制的艾滋患者，鸟-胞内分枝杆菌复合体（*M. avium-M. intracellulare* complex，MAC）可造成播散性感染。在HIV病毒感染的自然病史中，有15%HIV感染患者会受到MAC感染，通常在CD4+淋巴细胞<50/mm³时，易于发病。自从应用高效的抗逆转录治疗，HIV患者感染MAC的风险大幅度降低[67]。MAC播散性感染疾病也曾见于心脏或造血干细胞移植患者[20, 62]。

MAC借着吸入或误食环境中的病菌而进入人体。胃肠道是最常定植的地方，也是散播感染的来源。细菌进入肠壁黏膜后，被巨噬细胞吞噬。在艾滋病后期患者，MAC细菌在巨噬细胞中持续繁殖。于病菌复制的地方形成局部的病灶，内镜检查可见颗粒状病变[79]。主要病灶在十二指肠，但是也可累及肠道任何部分[40]。播散性

MAC感染的症状为发热、体重减轻、夜间盗汗、腹泻、腹痛、贫血及血清碱性磷酸酶升高。

实验室诊断

播散性MAC感染的诊断需分枝杆菌培养。外围血液接种到合适的液体培养基，培养时间可能长达42天。骨髓及肝的活检标本也用于诊断。粪便标本也可用于诊断MAC，但直接涂片的灵敏度很低[61]。结肠活检标本的培养是适宜的方法，但有一项系列研究发现，所有结肠活检标本培养MAC阳性的HIV感染者，其血液培养也呈阳性，所以质疑培养结肠活检标本的实用性。

四、粪小杆线虫

粪小杆线虫是一种寄生于人体肠道内的线虫，引起粪小杆线虫症。这种经泥土而感染的线虫主要流行于热带地区[73]。感染通常由旅客及移民带入非流行病区。寄生虫有复杂的生活史，有自由生活期及寄生期。人类皮肤接受寄生虫污染的泥土后，丝状幼虫侵入皮肤，移行到肺脏，然后寄生在肠道。幼虫在小肠蜕变为成虫。雌虫产卵后，孵化成杆状幼虫，随着粪便排出[46]。当肠道中粪小杆线虫的幼虫侵入肠道黏膜后，又移行到肠道引起自体感染。自体感染会造成慢性疾病，可持续数十年。

免疫功能正常患者，大部分人无症状，感染粪小杆线虫只会引起轻微的皮肤、肺脏及胃肠的症状。免疫功能不全患者，特别是接受糖皮质激素治疗者，会有两种严重情况。一种是大量的幼虫侵入肠道后再进入肺脏的过度感染；另一种为肠道及肺脏之外的播散性感染（指脑脊髓液、腹腔液及肝脏）[24]。偶然也看到线虫携带的消化道细菌及霉菌引起的菌血症[46]。

免疫抑制患者可有严重的粪小杆线虫症，任何肠道部位均可感染，包括结肠及直肠。可见到非典型的症状，特别是腹痛、腹泻和出血。溃疡主要在小肠，在结肠或直肠也可看到。严重感染患者，通常无嗜酸性粒细胞增多[24]。

实验室诊断

显微镜检验粪便可见粪小杆线虫幼虫即可确诊。免疫功能正常患者，因寄生虫的量很少，所以需要多次的粪便检验。免疫抑制患者，因寄生虫的量很多，有助于粪便检验。肠道组织的活检标本，也可用于粪小杆线虫症的诊断。检验十二指肠液，已用于补充粪便检验。有一研究报道有67%患者，幼虫只能在十二指肠液（不能在粪便）中找到[83]。

最近血清研究，有两种商品化的酶免疫分析法检测粪小杆线虫，显示高灵敏度（83%～89%）及高特异性（97%）[83]。

第七节　小　　结

有许多致病性的微生物能感染结直肠。临床症状与内镜检查特异性很低。微生物检查对确诊病因及指导专一治疗非常重要。医生与微生物专家之间良好的沟通颇为重要，由于人们旅行、HIV流行、移民及医疗导致免疫抑制，可能致病的微生物传播范围越来越广。大部分临床检验室无法检测所有可能有关的微生物，所以很重要的是使区域检验室能够及时联系标准实验室。要达到可靠的诊断检验，最重要的两项先决步骤就是收集合适的临床标本及适当的标本运送方法。本章已经叙述标准的诊断检验步骤，目前已建立核酸扩增实验（NAATs）的新检验法，提高了灵敏度及特异性。

虽然已经了解到新的下消化道感染病原微生物及其在高危患者如MSM及艾滋患者的发生率，但一般人的发病率尚未明确。需要前瞻性的研究，做广泛的微生物调查，以帮助医生了解在每种临床状况下所流行的感染原。

第八节 自 我 测 试

1. 选择最佳答案：

a. 超过80%的侵入性阿米巴疾病（如肠炎）血清抗体检测为阳性。

b. 形态学检查滋养体与包囊，可以分辨溶组织内阿米巴及无致病性的迪斯帕内阿米巴。

c. 系统性检查建议培养MAC采取结肠的活检标本。

d. 25%的免疫抑制患者有菌血症，是由线虫携带的肠道细菌及霉菌引起的。

e. 巨细胞病毒（CMV）内镜活检标本培养可诊断CMV肠炎。

2. 选择最佳答案：

a. 超过80%的沙眼衣原体的感染，两性都有症状。

b. 性病淋巴肉芽肿是由血清型A-K造成的。

c. 核酸扩增实验法（NAATs）是诊断沙眼衣原体感染的首选方法。

d. 当NAATs是阳性时，需系统性的比较LGV血清型与其他血清型。

e. 血清学对诊断急性性器官非LGV的感染是有用的。

3. 选择最佳答案：

a. 85%的直肠淋球菌的感染者没有症状。

b. 超过50%的男性与男性有性交的直肠炎患者，感染两种或更多的病菌。

c. 革兰氏染色对奈瑟氏淋病双球菌直肠涂片有高灵敏度。

d. 非培养的检验法NAATs对运送或保存条件不利淋球菌的存活时，是理想的选择方法。

e. 血清学对追踪患者的治疗是有用的。

4. 选择佳答案：

a. 在性病诊所患者，人类乳头状瘤病毒（HPV）的DNA发病率约为90%。

b. 对于新发、多颗、尖锐的病灶需采集活检标本。

c. 与男性有性交的男性，一般建议进行每年筛检HPV病灶。

d. 人类乳头状瘤病毒（HPV）易于在许多细胞培养基生长。

e. 肛管性器官的尖锐湿疣有超过90%患者属于低危险性。

5. 选择佳答案：

a. NAATs是诊断单纯疱疹病毒（HSV）感染的最灵敏方法。

b. 病毒培养是诊断HSV感染最灵敏的方法。

c. 对性器官的感染疱疹病毒血清HSV-1阳性者，建议要进行教育及辅导。

d. 血清测试HSV-1对调查无症状患者（即性疱疹患者之性伴侣）有用。

e. 第二型疱疹病毒阳性与诊断肛管性器官的感染不一致。

答案与解析

1. 答案：a

解析：在低发病率地区，有症状患者须做血清抗体检测 *E. histolytica*，因为大部分（＞80%）的结果为阳性。IgG抗体在患阿米巴性痢疾一周内，仍是阳性。在高发病率地区，大部分患者呈阳性，因为感染多年后阿米巴的抗体仍持续阳性。最好的方法是联合应用显微镜检查粪便阿米巴及血清抗体检测。

2. 答案：c

解析：沙眼衣原体是细胞内专属病原菌。试管的细胞培养很复杂，只能在研究检验室进行。核酸扩增实验法（NAATs）已被一般临床实验室视为金标准，因为比微免疫荧光法及酶免疫分析法灵敏。核酸扩增实验法尚未正式用于直肠拭棒检查，所以应重复检查来证实阳性结果。

3. 答案：d

解析：培养奈瑟氏淋病双球菌所需的理想运送条件（合适的转送培养液及CO_2）极难满足。淋病双球菌培养直肠拭棒标本也不理想。非培养的NAATs对运送或保存条件不利淋球菌存活时，是很好的方法。直肠NAATs阳性的结果，还须重复检查以确认诊断。为了避免病情发展，不要耽误合适的抗生素治疗。若怀疑抗药性或抗生素治疗失败，还须作培养检测抗药性。

4. 答案：e

解析：性器官的尖锐湿疣是由HPV引起。几乎所有的病灶NAATs检测均属于低危险性HPVs6与HPVs11基因型。这两型在不同人群中会有不同。30%的尖锐湿疣是具高危险性HPVs16型。同时感染高危险性HPV对尖锐湿疣病变发展的影响尚未可知。

5. 答案：a

解析：NAATs是诊断单纯疱疹病毒（HSV）感染的金标准。此方法不需活病毒，样本运送也不甚严格。有一系列研究把病毒培养法的灵敏度自10%提高到30%。此法还可以用于患者晚期不理想的标本（指结痂的病灶及性器官的溃疡）。其优点是可分辨HSV-1及HSV-2。将来大部分实验室会以NAATs取代细胞培养。

（Guy prod'hom，Jacques Bille 著

郑启清　张子明 译，王敏 校）

参考文献

[1] ABLASHI D V，CHATLYNNE L G，WHITMAN J E JR，et al. Spectrum of Kaposi's sarcoma-associated herpesvirus，or human herpesvirus 8，diseases [J]. Clin Microbiol Rev，2002，15：439-464.

[2] ALLOS B M. *Campylobacter jejuni* infections：update on emerging issues and trends [J]. Clin Infect Dis，2001，32：1201-1206.

[3] AMREN D P，ANDERSON A S，WANNAMAKER L W. Perianal cellulitis associated with group A streptococci [J]. Am J Dis Child，1966，112：546-552.

[4] ASHA N J，TOMPKINS D，WILCOX M H. Comparative analysis of prevalence，risk factors，and molecular epidemiology of antibiotic-associated diarrhea due to *Clostridium difficile*，*Clostridium perfringens*，and *Staphylococcus aureus* [J]. J Clin Microbiol，2006，44：2785-2791.

[5] ASHLEY R L，WALD A. Genital herpes：review of the epidemic and potential use of type-specific serology [J]. Clin Microbiol Rev，1999，12：1-8.

[6] BARBUT F，DECRE D，LALANDE V，et al. Clinical featuresof *Clostridium difficile*-associated diarrhoea due to binarytoxin （actin-specific ADP-ribosyltransferase）-producingstrains [J]. J Med Microbiol，2005，54：181-185.

[7] BAUER P，SULTAN S，ATIENZA P. Perianal actinomycosis：diagnostic and management considerations：a review of sixcases [J]. Gastroenterol Clin Biol，2006，30：29-32.

[8] BEAUGERIE L，CYWINER-GOLENZER C，MONFORT L，et al. Definition and diagnosis of cytomegalovirus colitis in patientsinfected by human immunodeficiency virus [J]. J AcquirImmune Defic Syndr Hum Retrovirol，1997，14：423-429.

[9] BEAUGERIE L，SALAUZE B，BURE A，et al. Results of cultureform colonoscopically obtained specimens for bacteriaand fungi in HIV-infected patients with diarrhea [J]. Gastrointest Endosc，1996，44：663-666.

[10] BETHONY J，BROOKER S，ALBONICO M，et al. Soil-transmittedhelminth infections：ascariasis，trichuriasis，andhookworm [J]. Lancet，2006，367：1521-1532.

[11] BICHLER K H，FEIL G，ZUMBRAGEL A，et al. Schistosomiasis：a critical review [J]. Curr Opin Urol，2001，11：97-101.

[12] BOBAK D A. Gastrointestinal infections caused by cytomegalovirus [J]. Curr Infect Dis Rep，2003，5：101-107.

[13] BOECKH M，BOIVIN G. Quantitation of cytomegalovirus：methodologic aspects and clinical applications [J]. Clin Microbiol Rev，1998，11：533-554.

[14] BOTTIEAU E，CLERINX J，DE VEGA M R，et al. ImportedKatayama fever：clinical and biological features at presentationand during treatment [J]. J Infect，2006，52：339-345.

[15] CATTELAN A M，CALABRO M L，GASPERINI P，et al. Acquiredimmunodeficiency syndrome-related Kaposi's sarcomaregression after highly active antiretroviral therapy：biologic correlates of clinical outcome [J]. J Natl Cancer Inst Monogr，2001，28：44-49.

［16］ COPAS A J, COWAN F M, CUNNINGHAM A L, et al. Anevidence based approach to testing for antibody to herpessimplex virus type 2 ［J］. Sex Transm Infect, 2002, 78: 430–434.

［17］ DAS D K, PATHAN S K, HIRA P R, et al. Pelvic abscessfrom enterobius vermicularis. Report of a case with cytologicd EHECtion of eggs and worms ［J］. Acta Cytol, 2001, 45: 425–429.

［18］ DOENHOFF M J, CHIODINI P L, HAMILTON J V. Specificand sensitive diagnosis of schistosome infection: can it bedone with antibodies? ［J］. Trends Parasitol, 2004, 20: 35–39.

［19］ DOHERTY J F, MOODY A H, WRIGHT S G. Katayamafever: an acute manifestation of schistosomiasis ［J］. BMJ, 1996, 313: 1071–1072.

［20］ DOUCETTE K, FISHMAN J A. Nontuberculous mycobacterialinfection in hematopoietic stem cell and solid organtransplant recipients ［J］. Clin Infect Dis, 2004, 38: 1428–1439.

［21］ DREW W L. Cytomegalovirus disease in the highlyactive antiretroviral therapy era ［J］. Curr Infect Dis Rep, 2003, 5: 257–265.

［22］ EGGLESTONE S I, TURNER A J. Serological diagnosis ofsyphilis. PHLS Syphilis Serology Working Group ［J］. CommunDis Public Health, 2000, 3: 158–162.

［23］ EL-DHUWAIB Y, AMMORI B J. Perianal abscess due to *Neisseria gonorrhoeae*: an unusual case in the post-antibioticera ［J］. Eur J Clin Microbiol Infect Dis, 2003, 22: 422–423.

［24］ FARDET L, GENEREAU T, CABANE J, et al. Severe strongyloidiasisin corticosteroid-treated patients ［J］. Clin Microbiol Infect, 2006, 12: 945–947.

［25］ FOX P A, SEET J E, STEBBING J, et al. The value of analcytology and human papillomavirus typing in the dEHECtion of anal intraepithelial neoplasia: a review of cases froman anoscopy clinic ［J］. Sex Transm Infect, 2005, 81: 142–146.

［26］ GALIATSATOS P, SHRIER I, LAMOUREUX E, et al. Metaanalysis of outcome of cytomegalovirus colitis in immunocompetenthosts ［J］. Dig Dis Sci, 2005, 50: 609–616.

［27］ GANDHI M K, KHANNA R. Human cytomegalovirus: clinical aspects, immune regulation, and emerging treatments ［J］. Lancet Infect Dis, 2004, 4: 725–738.

［28］ GAVIN P J, PETERSON L R, PASQUARIELLO A C, et al. Evaluationof performance and potential clinical impact of ProSpecT Shiga toxin *Escherichia coli* microplate assay ford EHECtion of Shiga toxin-producing *E. coli* in stool samples ［J］. J Clin Microbiol, 2004, 42: 1652–1656.

［29］ GOKA A K, ROLSTON D D, MATHAN V I, et al. Diagnosis of *Strongyloides* and hookworm infections: comparison offaecal and duodenal fluid microscopy ［J］. Trans R Soc Trop Med Hyg, 1990, 84: 829–831.

［30］ GONZALEZ-RUIZ A, HAQUE R, AGUIRRE A, et al. Valueof microscopy in the diagnosis of dysentery associated withinvasive *Entamoeba histolytica* ［J］. J Clin Pathol, 1994, 47: 236–239.

［31］ GOODELL S E, QUINN T C, MKRTICHIAN E, et al. Herpessimplex virus proctitis in homosexual men. Clinical, sigmoidoscopic, and histopathological features ［J］. N Engl J Med, 1983, 308: 868–871.

［32］ GRAY J R, RABENECK L. Atypical mycobacterial infectionof the gastrointestinal tract in AIDS patients ［J］. Am JGastroenterol, 1989, 84: 1521–1524.

［33］ GROVER D, PRIME K P, PRINCE M V, et al. Rectalgonorrhea in men-is microscopy still a useful tool? ［J］. Int J STDAIDS, 2006, 17: 277–279.

［34］ GRYSEELS B, POLMAN K, CLERINX J, et al. Human schistosomiasis ［J］. Lancet, 2006, 368: 1106–1118.

［35］ GUERRANT R L, VAN GILDER T, STEINER T S, et al. Practiceguidelines for the management of infectious diarrhea ［J］. ClinInfect Dis, 2001, 32: 331–351.

［36］ HAQUE R, HUSTON C D, HUGHES M, et al. Amebiasis ［J］. NEngl J Med, 2003, 348: 1565–1573.

［37］ HENGGE U R, RUZICKA T, TYRING S K, et al. Update on Kaposi's sarcoma and other HHV8 associated diseases. Part1: epidemiology, environmental predispositions, clinicalmanifestations, and therapy ［J］. Lancet Infect Dis, 2002, 2: 281–292.

［38］ HENKE-GENDO C, SCHULZ T F. Transmission and diseaseassociation of Kaposi's sarcoma-associated herpesvirus: recent developments ［J］. Curr Opin Infect Dis, 2004, 17: 53–57.

［39］ HERRING A, RICHENS J. Lymphogranuloma venereum ［J］. Sex Transm Infect, 2006, 82 (Suppl 4): iv23–iv25.

［40］ HORSBURGH C R JR. The pathophysiology of disseminated*Mycobacterium avium* complex disease in AIDS ［J］. J Infect Dis, 1999, 179 (Suppl 3): S461–465.

［41］JOHNSON K E，THORPE C M，SEARS C L. The emergingclinical importance of non-O157 Shiga toxin-producing*Escherichia coli*［J］. Clin Infect Dis，2006，43：1587-1595.

［42］JOHNSON R E，NEWHALL W J，PAPP J R，et al. Screeningtests to dEHECt Chlamydia trachomatis and *Neisseria gonorrhoeae*infections-2002［J］. MMWR Recomm Rep，2002，51：1-38.

［43］KANDIEL A，LASHNER B. Cytomegalovirus colitis complicatinginflammatory bowel disease［J］. Am J Gastroenterol，2006，101：2857-2865.

［44］KARAKOUSIS P C，MOORE R D，CHAISSON R E. *Mycobacteriumavium* complex in patients with HIV infection inthe era of highly active antiretroviral therapy［J］. Lancet Infect Dis，2004，4：557-565.

［45］KEHL S C. Role of the laboratory in the diagnosis ofenterohemorrhagic *Escherichia coli* infections［J］. J Clin Microbio，2002，40：2711-2715.

［46］KEISER P B，NUTMAN T B. *Strongyloides stercoralis* inthe immunocompromised population［J］. Clin Microbiol Rev，2004，17：208-217.

［47］KENT C K，CHAW J K，WONG W，et al. Prevalence ofrectal，urethral，and pharyngeal chlamydia and gonorrhead EHECted in 2 clinical settings among men who have sex with men：San Francisco，California，2003［J］. Clin Infect Dis，2005，41：67-74.

［48］KIMBERLIN D W，ROUSE D J. Clinical practice. Genitalherpes［J］. N Engl J Med，2004，350：1970-1977.

［49］KLAUSNER J D，KOHN R，KENT C. Etiology of clinicalproctitis among men who have sex with men［J］. Clin Infect Dis，2004，38：300-302.

［50］KNAPPIK M，BORNER U，JELINEK T. Sensitivity andspecificity of a new commercial enzyme-linked immunoassaykit for dEHECting *Entamoeba histolytica* IgG antibodiesin serum samples［J］. Eur J Clin Microbiol Infect Dis，2005，24：701-703.

［51］KOKX N P，COMSTOCK J A，FACKLAM R R. Streptococcalperianal disease in children［J］. Pediatrics，1987，80：659-663.

［52］KORNER M，GEBBERS J O. Clinical significance of humanintestinal spirochetosis-a morphologic approach［J］. Infection，2003，31：341-349.

［53］KOUTSKY L A，GALLOWAY D A，HOLMES K K. Epidemiology of genital human papillomavirus infection［J］. EpidemiolRev，1988，10：122-163.

［54］KYNE L，MERRY C，O'CONNELL B，et al. Community acquired *Clostridium difficile* infection［J］. J Infect，1998，36：287-288.

［55］LAFOND R E，LUKEHART S A. Biological basis for syphilis［J］. Clin Microbiol Rev，2006，19：29-49.

［56］LIN A T，LIN H H，CHEN C L. Colonoscopic diagnosisof whipworm infection［J］. J Gastroenterol Hepatol，2005，20：965-967.

［57］LJUNGMAN P，GRIFFITHS P，PAYA C. Definitions of cytomegalovirusinfection and disease in transplant recipients［J］. Clin Infect Dis，2002，34：1094-1097.

［58］MARCUS U，ZUCS P，BREMER V，et al. Shigellosis-a reemergingsexually transmitted infection：outbreak in menhaving sex with men in Berlin［J］. Int J STD AIDS，2004，15：533-537.

［59］MCDONALD L C，KILLGORE G E，THOMPSON A，et al. Anepidemic，toxin gene-variant strain of *Clostridium difficile*［J］. N Engl J Med，2005，353：2433-2441.

［60］MOLIJN A，KLETER B，QUINT W，et al. Molecular diagnosisof human papillomavirus（HPV）infections［J］. J Clin Virol，2005，32（Suppl 1）：S43-51.

［61］MORRIS A，RELLER L B，SALFINGER M，et al. Mycobacteriain stool specimens：the nonvalue of smears for predictingculture results［J］. J Clin Microbiol，1993，31：1385-1387.

［62］MUNOZ R M，ALONSO-PULPON L，YEBRA M，et al. Intestinalinvolvement by nontuberculous mycobacteria afterheart transplantation［J］. Clin Infect Dis，2000，30：603-605.

［63］NIEUWENHUIS R F，OSSEWAARDE J M，GOTZ H M，et al. Resurgence of lymphogranuloma venereum in WesternEurope：an outbreak of Chlamydia trachomatis serovar12 proctitis in The Netherlands among men who have sexwith men［J］. Clin Infect Dis，2004，39：996-1003.

［64］PAGE M J，DREESE J C，PORITZ L S，et al. Cytomegalovirusenteritis：a highly lethal condition requiring early dEHECtionand intervention［J］. Dis Colon Rectum，1998，41：619-623.

［65］PIKETTY C，DARRAGH T M，DA COSTA M，et al. Highprevalence of anal human papillomavirus infection andanal cancer precursors among HIV-infected persons in theabsence of anal intercourse［J］. Ann Intern Med，2003，138：453-459.

［66］PITUCH H，VAN DEN BRAAK N，VAN LEEUWEN W，et al. Clonal dissemination of a toxin-A-negative/toxin-B-positive*Clostridium difficile* strain from patients with antibiotic-associated diarrhea in Poland［J］. Clin Microbiol Infect，2001，7：442-446.

［67］ ROSSI M, FLEPP M, TELENTI A, et al. Disseminated *M. avium* complex infection in the Swiss HIV Cohort Study：declining incidence, improved prognosis and discontinuationof maintenance therapy ［J］. Swiss Med Wkly, 2001, 131：471–477.

［68］ RUBIN R H. Gastrointestinal infectious disease complicationsfollowing transplantation and their differentiationfrom immunosuppressant-induced gastrointestinaltoxicities ［J］. Clin Transplant, 2001, 15（Suppl 4）：11–22.

［69］ SANDERS C, NELSON C, HOVE M, et al. Cytospin-enhanceddirect immunofluorescence assay versus cell culturefor dEHECtion of herpes simplex virus in clinical specimens ［J］. Diagn Microbiol Infect Dis, 1998, 32：111–113.

［70］ SANDLER M. Whipworm infestation in the colon andrectum stimulating Crohn's colitis ［J］. Lancet, 1981, 2：210.

［71］ SANTOS R L, ZHANG S, TSOLIS R M, et al. Animal models of *Salmonella* infections：enteritis versus typhoid fever ［J］. MicrobesInfect, 2001, 3：1335–1344.

［72］ SHUKLA H S, GUPTA S C, SINGH G, et al. Tubercular fistulain ano ［J］. Br J Surg, 1988, 75：38–39.

［73］ SIDDIQUI A A, BERK S L. Diagnosis of *Strongyloidesstercoralis* infection ［J］. Clin Infect Dis, 2001, 33：1040–1047.

［74］ SOBHANI I, VUAGNAT A, WALKER F, et al. Prevalence of high-grade dysplasia and cancer in the anal canal in humanpapillomavirus-infected individuals ［J］. Gastroenterology, 2001, 120：857–866.

［75］ SOLOMON A R, RASMUSSEN J E, VARANI J, et al. The Tzanck smear in the diagnosis of cutaneous herpes simplex ［J］. JAMA, 1984, 251：633–635.

［76］ STANLEY S L JR. Amoebiasis ［J］. Lancet, 2003, 361：1025–1034.

［77］ STEINBERG E B, BISHOP R, HABER P, et al. Typhoid feverin travelers：who should be targeted for prevention? ［J］. ClinInfect Dis, 2004, 39：186–191.

［78］ SULTAN S, AZRIA F, BAUER P, et al. Anoperineal tuberculosis：diagnostic and management considerations inseven cases ［J］. Dis Colon Rectum, 2002, 45：407–410.

［79］ SUN H Y, CHEN M Y, WU M S, et al. Endoscopic appearanceof GI mycobacteriosis caused by the *Mycobacteriumavium* complex in a patient with AIDS：case reportand review ［J］. Gastrointest Endosc, 2005, 61：775–779.

［80］ TANYUKSEL M, PETRI W A JR. Laboratory diagnosis ofamebiasis ［J］. Clin Microbiol Rev, 2003, 16：713–729.

［81］ TOYONAGA T, MATSUSHIMA M, TANAKA Y, et al. Microbiologicalanalysis and endoanal ultrasonography for diagnosisof anal fistula in acute anorectal sepsis ［J］. Int J ColorectalDis, 2006, 22：209–213.

［82］ VAJDIC C M, ANDERSON J S, HILLMAN R J, et al. Blindsampling is superior to anoscope guided sampling forscreening for anal intraepithelial neoplasia ［J］. Sex Transm Infect, 2005, 81：415–418.

［83］ VAN DOORN H R, KOELEWIJN R, HOFWEGEN H, et al. Use of ELISA and dipstick-assay for dEHECtion of *Strongyloidesstercoralis* infection in humans ［J］. J Clin Microbiol, 2006, 45：438–442.

［84］ VISSER L G, VERWEIJ J J, VAN ESBROECK M, et al. Diagnosticmethods for differentiation of *Entamoeba histolytica*and *Entamoeba dispar* in carriers：performance and clinicalimplications in a non-endemic setting ［J］. Int J Med Microbiol, 2006, 296：397–403.

［85］ VOTH D E, BALLARD J D. *Clostridium difficile* toxins：mechanism of action and role in disease ［J］. Clin Microbiol Rev, 2005, 18：247–263.

［86］ WALD A, HUANG M L, CARRELL D, et al. Polymerasechain reaction for dEHECtion of herpes simplex virus （HSV）DNA on mucosal surfaces：comparison with HSV isolationin cell culture ［J］. J Infect Dis, 2003, 188：1345–1351.

［87］ WANG H, MURDOCH D R. DEHECtion of *Campylobacter* species in faecal samples by direct Gram stain microscopy ［J］. Pathology, 2004, 36：343–344.

［88］ WEBER B, NESTLER U, ERNST W, et al. Low correlationof human cytomegalovirus DNA amplification by polymerasechain reaction with cytomegalovirus disease in organtransplant recipients ［J］. J Med Virol, 1994, 43：187–193.

［89］ WHILEY D M, TAPSALL J W, SLOOTS T P. Nucleic acid amplificationtesting for *Neisseria gonorrhoeae*：an ongoingchallenge ［J］. J Mol Diagn, 2006, 8：3–15.

［90］ WILLIAM D C, FELMAN Y M, RICCARDI N B. The utility of anoscopy in the rapid diagnosis of symptomatic anorectalgonorrhea in men ［J］. Sex Transm Dis, 1981, 8：16–17.

［91］ WOLF T, BICKEL M, FAUST D, et al. A case of severe CMV-colitis in an HIV positive patient despite moderateimmunodeficiency ［J］. Scand J Infect Dis, 2003, 35：904–906.

［92］ YOUNG H, MOYES A, MCMILLAN A, et al. Screeningfor treponemal infection by a new enzyme immunoassay ［J］. Genitourin Med, 1989, 65：72–78.

第十二章　结直肠肛门疾病营养评估与处理

第一节　引　　言

在北美和欧洲，有30%～80%的住院患者存在蛋白质能量营养不良（protein calorie malnutrition，PCM）[9, 12, 16]，PCM通常首先是由于食物摄入不足，特别是在发展中国家；其次是与疾病相关，疾病导致能量与蛋白质的摄入量下降、营养素的丢失增加和（或）营养素的需要量增加。重度PCM对每个有机体的一般状况都有严重的影响。营养不良的外科患者，术后并发症发病率和死亡率均高于营养状况良好者（表12-1）。许多研究显示，重度消耗的手术患者，术前给予营养支持可减少主要并发症发生率，足以证实这些患者需要进行术前营养评估与支持[26, 33, 36]。

表12-1　改善蛋白质能量营养不良状态的临床效果*

·减少术后并发症（例如：瘘、切口不愈）
·增加机体的免疫代谢反应
·减少感染率
·改善治疗的耐受性
·缩短住院的时间
·改善生活质量
·减少治疗总费用

译者注：*原表题为"蛋白质能量营养不良相关的副作用"，应为原作者笔误。

第二节　病　理　生　理

一、单纯禁食

随着禁食的持续，在无应激状态下，机体除脂肪组织外，其他成分分解逐渐下降而出现代谢适应[3]。脂肪与脂肪源性的能源慢慢替代葡萄糖而作为能量的主要来源。在禁食早期阶段，葡萄糖的需要来源于糖原，但只能维持24h。随着血糖水平的下降，胰岛素水平也随之降低，糖原水平上升。骨骼肌释放氨基酸，并用于肝糖异生，向中枢神经系统提供葡萄糖。这种胰岛素与糖原的水平改变也导致脂肪分解并利用脂肪酸作为能源。完全禁食至第2周，脂肪酸转变为酮体，成为大脑的主要能量来源，同时，葡萄糖的需要降低。这样，肌肉分解下降，保存蛋白质的库存。能量消耗可以通过适应过程而降低，下降幅度可达35%[15]。

二、应激代谢改变

在急性疾病中，炎症和激素反应改变了上述适应反应，而导致蛋白质和能量的高分解状态，最终导致PCM[35]。PCM的发病机理与促炎细胞因子（白介素-1、白介素-6、肿瘤坏死因子-α、干扰素-γ）水平增高、胰岛素生长因子-1下降、促性腺激素分泌减少及糖皮质激素分泌增加有关。这些机制导致能量消耗增加，氮丢失和酮体调节紊乱。在急性疾病期间，如创伤和炎症，能量消耗增加幅度高达30%以上[15]。

第三节　蛋白质能量营养不良的后果

　　PCM有严重的生理后果，导致维持生命的各个器官系统在形态和功能上发生改变。当一个机体在正常的环境（无应激）下，减少蛋白质和能量的摄入，在起始阶段氮丢失保持原有的速度，并且超过目前的摄入量。然而，几天后，氮排泄的速度下降并达到平台期。随着禁食的继续，氮排出下降，部分是因脂肪供能的比例增加。当存在着应激（如创伤、炎症）时，这种适应反应随之改变，除脂肪组织优先进行分解代谢。机体的器官体积有不同程度的缩小，身体组分发生改变。例如，健康机体组分的研究显示，总体钾与总体氮的比例是一常数。然而，在营养不良患者，总体钾与总体氮的比例将有显著的下降[23]。因而，营养不良患者存在显著的器官功能下降，例如心输出量降低，影响呼吸功能后果的骨骼肌收缩特性下降[23]。虽然，切口愈合能力在轻度营养不良者得以保存，但在重度营养不良的状况下，切口愈合能力受损。在重度营养不良，免疫功能下降，表现为总淋巴细胞计数减少、B细胞和T细胞功能受到抑制[4]。其他非特异性的宿主防御机制，包括肠黏膜的完整性、干扰素的产生和免疫调理素等均将减少。所有这些免疫反应的异常，与机体的结构防御功能改变一起，均对感染危险性的增加具有重要影响。随后分解代谢及除脂肪组织丢失增加，如此恶性循环，使得PCM进一步加重，免疫功能抑制进一步加重（图12-1）。

　　由于黏膜的坏死和绒毛的丢失，小肠黏膜萎缩，消化系统对重度PCM具有重要的促进作用。在功能上，双糖酶活性及氨基酸吸收速率均下降。这些都是导致PCM恶性循环得以持续的另一重要因素。

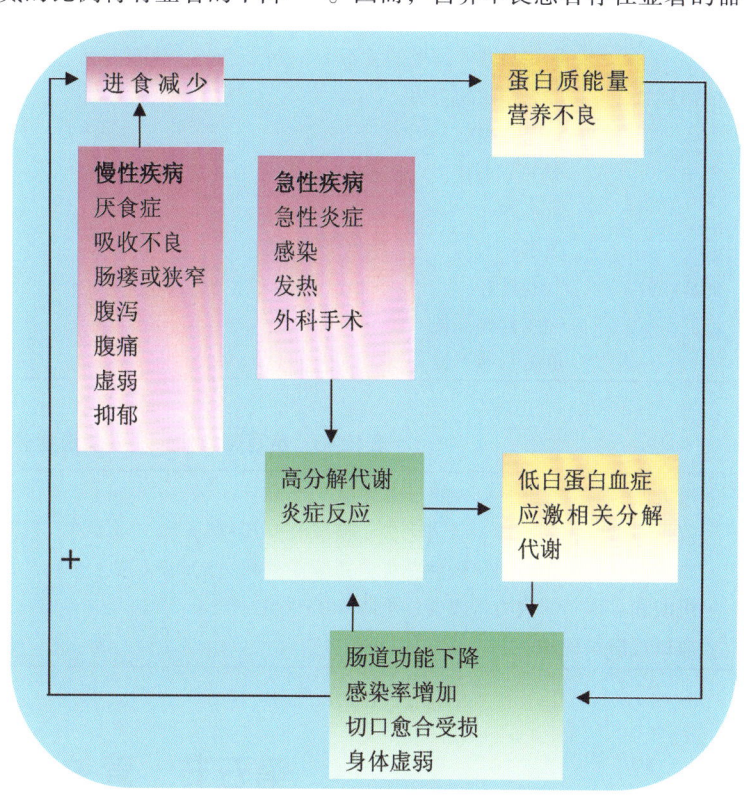

图12-1　慢性结直肠疾病因容易启动继发性因素而导致PCM。急性疾病导致高分解代谢，易出现PCM且导致恶性循环

第四节　患　者　评　估

　　进展期PCM很容易诊断，但早期的PCM在临床上很难确定，特别是在并发症导致不良后果之前，开始合理使用营养支持更为困难。有许多方法均依赖客观的人体测量数据（例如：皮褶厚度、臂围）和实验室检查结果，但这些结果缺乏相关预测临床不良结局的特异性，这往往导致错误的结论与治疗。最敏感的诊断方法是记录体重丢失，计算丢失体重占日常体重的百分比。在一段时间内反映PCM临床意义的体重下降数值仍然没有绝对标准。因此许多学者认为过去12周体重下降达到10%有临床意义。在实际临床实践中，PCM风险的评估方法是在床旁使用主观全面评估法（subjective global assessment，SGB）（表12-2）[5, 22, 30]或营养风险指数[14]。在PCM患者，许多实验室检查结果被用作评估营养状态指标。最常用的参数是人血白蛋白，低于26g/L与进展期PCM相关[2]。在儿科和老人群体，营养状态的评估需要特别细致，这些人群出现PCM的危险性增加并有较高的并发症发生率和死亡率。

总而言之，临床医生应该在常规的诊疗过程中，通过询问病史，判断患者原来的营养状况，依据体格和实验室检查结果，积极地寻找PCM的证据（表12-2、表12-3）。目的是确认营养不良的程度与决定是否需要立即给予营养支持。

表12-2　临床上床旁容易使用的主观全面营养评定（SGA）

病史	体重改变	过去6个月内体重下降的千克数及体重丢失百分比
		过去2周体重变动的千克数
	饮食摄入改变	持续周数；无改变到不能进食
	超过2周的胃肠道症状	无症状，恶心，呕吐，腹泻，食欲不振
	机体功能状态	功能良好，功能改变持续时间及类型（例如：工作、尚能下床走动、卧床）
	疾病与营养需要的关系	初步诊断，代谢需求（自无至高应激状态）
体格检查	皮下脂肪的丢失	
	肌肉耗竭	
	踝关节水肿	
	骶水肿	
	腹水	
SGA评分	营养良好	
	轻度营养不良	
	重度营养不良	

表12-3　结直肠疾病蛋白质能量营养不良的预警指征

- 过去2周内体重下降≥5%的日常体重
- 食欲不振、吞咽困难、肠道丢失：持续观察超过5天和（或）进行性加重
- 高代谢、持续的发热、慢性感染：持续观察超过5天和（或）进行性加重
- 机能和（或）肌肉力量改变：下降和/或恶化
- 血白蛋白≤30g/L

第五节　营养需要量

蛋白质与能量的利用是相互依赖的，但任何一种成分的供给不足，都不能通过其他成分供给量的增加而得以补偿。

一、能量需要量

对于一个禁食的个体，基础的能量需要依赖于患者体重、身高、年龄和性别，并且能通过Harris-Benedict公式来预测。当发热时应该增加需要量（例如，体温＞37℃，每升高1℃，能量需要增加10%）。在过去十年，在临床应用间接测热法已经成为可能，并能够在营养支持中方便地用于患者需要量的精确测量。但不幸的是，间接测热法耗费时间长，并且不能常规地应用到所有患者。从实用的角度看，可以体重为基础而计算能量需要量。当然，也应很清晰地认识到，这种方法准确性不足，但除患者有严重的肥胖或恶病质外，在大多数临床状态下该需要量预测方法已经足够。在实际工作中，最简单的评估方法是，在卧床状态下，男性需要30～35kcal/（kg·d），女性需要25～30kcal/（kg·d）[9]。大多数患者都使用实际体重。在瘦弱患者中，使用的体重是理想体重与实际体重的中间值；同时，对于肥胖患者，使用的体重是理想体重加上理想体重的20%，并使用能量供给的最大值35kcal/（kg·d）。过量的能量供给与严重的副作用相关，如急性肝脂肪变与高血糖[29, 32]。

二、蛋白质需要量

蛋白质需要量可以根据体重计算，1.2～1.5g/（kg·d），加上丢失量（腹部引流、胃肠道及尿液丢失蛋白量）。使用的体重值与上述计算能量需要量的标准相同。值得注意的是，蛋白质供给超过1.8g/（kg·d）无益于患者康复。

第六节　胃肠道疾病与蛋白质能量营养不良高风险的关系

有胃肠道疾病患者特别容易并发PCM [14, 25]。原因是经口摄入量减少、能量需要增加、吸收下降和（或）疾病状态下的肠道丢失蛋白质增加所致。当有活动性炎症性肠病或有感染并发症时，患者的分解代谢增加，加重PCM的危险性。有胃肠道疾病的患者处理方法包括对肠道生理有清晰的了解，有客观的检查以确定疾病的部位、种类和程度，这对克罗恩病患者尤为重要，因为克罗恩病患者存在全肠道的病理改变，易于导致PCM。许多因素如不良的营养习惯与PCM有关，这些因素包括自我在食物认知上的禁忌、心理上的问题、瘘、狭窄及吸收不良（包括胆盐吸收不良）、短肠、腹泻、感染和脓肿的形成。另外，住院患者还经常接受射线和内镜检查（例如结肠镜、CT扫描），这些检查经常需要胃肠道准备和禁食，二者均加重营养摄入减少的伤害。

第七节　特殊结直肠疾病状态下的营养问题

临床经常会面对基于不同种类疾病的病理问题而导致的特殊营养缺乏。这可能与食欲不振、食物不耐受（例如：乳糖、高纤维）或特别的食物禁忌相关，例如，患者相信某些食物可以引起疾病的急性损害而把这些食物排除在食谱之外。在应用皮质激素治疗的同时，时常回避牛奶和所有奶制品的摄入，会导致过早发生骨质疏松。腹痛和腹泻是导致食物摄入减少的两个重要因素，特别是在尝试控制餐后腹泻这个重要的社交障碍时，患者会因避免摄入某些食物而导致能量摄入减少。以往的胃肠外科手术或胃肠道某些肠段的病变能导致特殊的营养素缺乏或吸收不良。在急性炎症期间的营养评定，常用的实验室检查结果会发生很大的改变（例如白蛋白和转铁蛋白会下降）并且从营养方面难以解释。在这种状态下，疾病的慢性期及急性发作的程度也许是评估PCM和可能营养支持需要量的决定因素。最近，欧洲临床营养学会对围手术期的营养支持和对已公开发表的应用指南进行了回顾 [17, 34]。下面是对克罗恩病、溃疡性结肠炎、瘘与回肠造口和憩室炎分别回顾的简介。

一、克罗恩病

克罗恩病患者在营养上的处理是复杂的。在急性期阶段，腹泻导致丢失水、电解质和营养素，伴有应激、疼痛和发热诱发分解代谢增加，易于快速导致PCM并持续存在。在急性期，可能存在着小肠的炎性狭窄或者亚急性的梗阻。使用低渣的饮食可以减少这些患者的梗阻症状；然而如果是纤维素性粘连性肠梗阻，就需外科手术切除或狭窄成形术。有广泛小肠病变或外科手术患者，可因脂肪吸收不良而出现脂肪泻。如此导致严重的腹泻，由于羟基脂肪酸刺激结肠而继发腹泻，随之而导致钙、锌和镁的显著丢失。这些患者可通过减少膳食中的脂肪（约70g/d），使症状得到改善。如果推荐了低脂饮食，能量来源的补偿将通过碳水化合物或中链甘油三酯的形式提供。胆酸诱发腹泻患者，可使用胆酸结合剂考来烯胺，然而长期使用可引起脂肪吸收不良并致脂溶性维生素缺乏。对于这些患者，要素膳显示能减少胆酸在大便中的排出而缓解腹泻 [13]。合并瘘的克罗恩病的营养管理特别困难。愈合非常之慢，并且时常复发。在这种情况下，应该予以营养支持以促进康复和瘘的闭合；瘘的外科治疗危险性大，仅作为另一选择。给予营养支持既可经肠内途径，也可通过肠外途径。然而，通过这些方法，仅有15%～20%的瘘管闭合，并且当恢复经口进食时，瘘易于再次复发。据报道，可使用要素膳来改善甚至治愈肛瘘[31]。

在克罗恩病的治疗中，饮食疗法（特别是使用口服或肠内营养）是基础措施。一些样本量大且控制良好的研究显示，要素膳可以像氢化泼尼松在改善疾病活动期患者的总体情况一样获得同样疗效[11]。然而，在研究中要素饮食由于口味不佳而退组现象较高。使用多聚体配方则可以解决这问题，因为它有较好的口感，但并非是低变应原的配方。在最近的双盲研究中，对克罗恩病患者通过鼻胃管给予等热卡的多聚体配方与要素膳进行比较[18]，结果显示使用多聚体配方组，经过28天的治疗，更多患者得以缓解。虽然在追踪1年之后，获得缓解且得以维持的患者并不多见，但这控制良好的研究也表明，肠内营养的配方不仅是要素配方才可以让患者获益。笔者的经验，液体配方输注的速度比食物的成分对提高胃肠道的耐受性更为重要。在这一方面，笔者所在机构已经有仅用多聚体配方治疗10年以上的患者记录。

作为通则，肠内营养优于肠外营养，除非患者有阻塞、严重的肠梗阻或有瘘的脓肿而目前或即将进行外科治疗，这些情况下应选肠外营养。患者进行广泛的小肠切除或有近端的高流量瘘，应该仅用肠外营养或结合肠内营养的方法。如果可行，必须达到营养需要量。

克罗恩病患者在缓解期也应该特别关注。有20%～40%患者在缓解期，尽管没有发现吸收不良，体重依然持续下降，这是因大部分品种的食物摄入减少（特别是那些高脂肪和高能量的食物）、食欲比较差与部分因为情绪低落所致食之无味导致能量与蛋白质摄入有较大下降之故。对有炎症性肠病的大多数患者，建议他们摄入充足的均衡饮食，以维持体重。许多患者认为特殊的食物会加重腹痛或增加腹泻，后果是大量食物品种被排除在他们的饮食之外，这样导致营养不平衡。有些食物客观上确实会引起腹痛或比其他食物更频繁地发生。这些食物包括发酵的芝士、柠檬、橙子、葡萄柚和菠萝。尽管如此，患者应该仅剔除那些令他们重复出现症状和持续产生症状的食物。有肠道狭窄患者，应该避免高纤维饮食，而那些有乳糖不耐受患者应该避免使用含乳糖的产品。使用维生素D、钙和钴胺素的替代物对回肠末端病变或切除患者是必要的。另一方面，钾、镁和锌的替代物在腹泻患者应予以补充，因为这些离子会随粪便丢失（例如，10mg Zn/L大便，总量相当于每天的正常需要量）。

二、溃疡性结肠炎

与克罗恩病患者相比较，溃疡性结肠炎患者发生PCM的数量明显减少。在急性期，结肠炎症可导致显性失血、蛋白质和营养素一同丢失。在轻度到中度的疾病发作期间，通过稍微地饮食结构改变，例如口服低渣的高蛋白液体补充剂可以维持营养状况。铁与叶酸的补充是重要的，特别是注射氨基水杨酸时。这种处理需要贯穿整个临床处理并时常行内镜检查以确认是否缓解。这种情况与重度疾病发作不同，在重度疾病发作时，不能给予口服营养，必需依赖肠外营养。当患者对大量的药物治疗出现抵抗时，必须进行结肠切除术，使用肠外营养与较好的临床结局有关，并且直接影响到整个机体的保氮能力，恢复时间更短（图12-2）[27]。

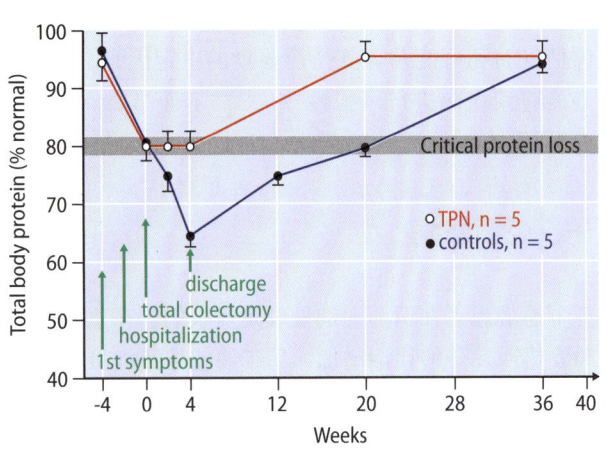

图12-2　机体蛋白质的变化，用体内中子激发分析仪测量。患者有急性结肠炎，从症状出现开始（术前4周）、结肠切除术（手术0周）、出院（术后4周）、直到完全恢复。在开始住院期间随机地使用全肠外营养或口服喂养。应用肠外营养组，机体在大约18周出现氮平衡，早于没有给予营养支持患者。灰色区域显示是机体蛋白质丢失的危险区域。引自Hill等[13]

三、瘘与回肠造口

在过去几十年，由于肠外营养的改善、水与电解质平衡的良好维持，同时有更新的广谱抗生素和外科技术，肠内瘘或外瘘的治疗有了很大的改善。让肠道休息以帮助肠瘘愈合的概念是错误的。即使在禁食状态，肠道也存在迁移性的运动复合波以诱发间断性的肠道蠕动，因此提出"要治愈瘘，必需喂养肠道"[6、20]的正确理念。有症状的肠内瘘需要营养支持。如果与炎症因素有关，例如肠内或肠外营养联合皮质激素以治疗克罗恩病。同时，在近端高流量瘘需要使用肠外营养并对水、电解质的丢失予以补偿；而对于远端瘘，肠内营养已经足够。使用肠内营养改善患者的营养状态在克罗恩病和非克罗恩病瘘的愈合率分别是15%和60%[7]。即使在肠内营养期间，注射生长抑素类似物可减少胃肠道液体的分泌，瘘的愈合率则进一步提高。不幸的，瘘愈合后也会时常复发，经常需要手术切除。

回肠造口患者，不需要特殊的营养处理，除非患者术前已存在PCM。因而，为使患者舒适，应该避免高产气的食物（如卷心菜、洋葱）和避免摄入过量液体，以避免产生大量气体和液体排泄过多，从而降低造口袋与皮肤分离的风险。

四、憩室炎

憩室炎的营养管理依赖于肠道炎性狭窄的广泛程度和是否存在严重的腹部体征。对于不存在梗阻、怀疑穿孔或脓肿形成的轻度患者，不需要住院，口服低渣饮食已经足够；如果能耐受，可以直接应用至所有炎性体征完全消失。其后，一旦有其他原因，例如潜在的恶性肿瘤或残端狭窄，需要切除，则推荐高渣饮食，因为这种患者将从促进粪便形成的饮食中获益，口服足够的水分可以加速肠道的转运[8]。如果憩室炎出现并发症，有严重的炎症狭窄或怀疑有脓肿形成，患者应该住院，禁饮食并应用肠外营养。这种患者有潜在的PCM的倾向，因为存在重度应激和感染而导致的高分解代谢状态。

第八节　结直肠疾病的营养管理

结直肠疾病与相关的治疗可导致瘦体组织因分解而下降。营养管理的初步目标是在PCM导致并发症之前，限制蛋白质的丢失或恢复正常水平（图12-3）。PCM易于预防，可限制进一步加重，但机体营养状况的恢复总是困难和耗时的。因此营养支持应尽可能在PCM出现之前或在它预期加重时就开始。根据患者的特殊需要与耐受性，口服、肠内或肠外营养均可采用。如果口服摄入不充分且肠道有功能，首先使用肠内营养。否则，应使用肠外营养。根据患者的耐受性，尽可能早地重新给予肠内或口服喂养。有时，口服摄入不足的患者可以在晚上给予补充肠内或肠外营养，直到口服摄入充分（图12-4）。

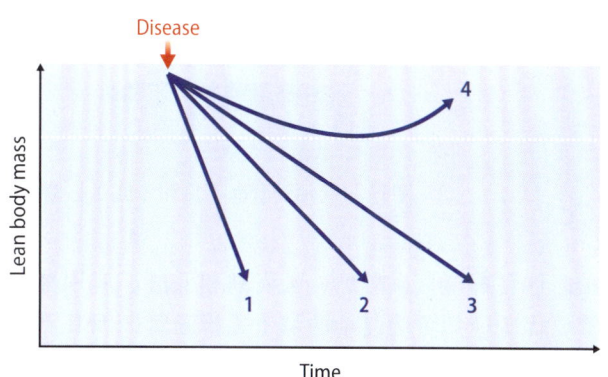

图12-3　疾病导致的机体蛋白下降（1）。营养支持和医学外科支持治疗减慢分解代谢（2，3）。尽管有疾病诱发的分解代谢，实验性的合成代谢治疗，例如予以睾酮或重组生长激素可以保护甚至恢复机体蛋白库（4）。虚线表示引起营养不良并发症的阈值

第九节　饮　食　管　理

经口进食和营养的管理很大程度依赖于潜在的胃肠道疾病[1, 17, 34]。除进食良好的均衡饮食外，补充液体食物有助于改善蛋白质平衡。这些液体补充剂对食欲不振患者特别有效，因为饮用比进食更容易接受，同时也因为在这种紊乱中，存在着蛋白质下降的失衡和总能量摄入的不足。这些补充剂应该像药物而不是像食物一样对待，按时间计划来使用（例如餐前与餐后2h内不使用），而不干扰常规的进餐。营养缺乏的治疗应该通过特殊的补充剂来处理，例如铁、维生素B$_{12}$、叶酸、钙、钾、镁和锌。

第十节　肠内和肠外营养支持

一般说来，如果胃肠道能耐受，肠内营养要优于肠外营养（图12-4）。即使在纤维素强化的饮食，所有

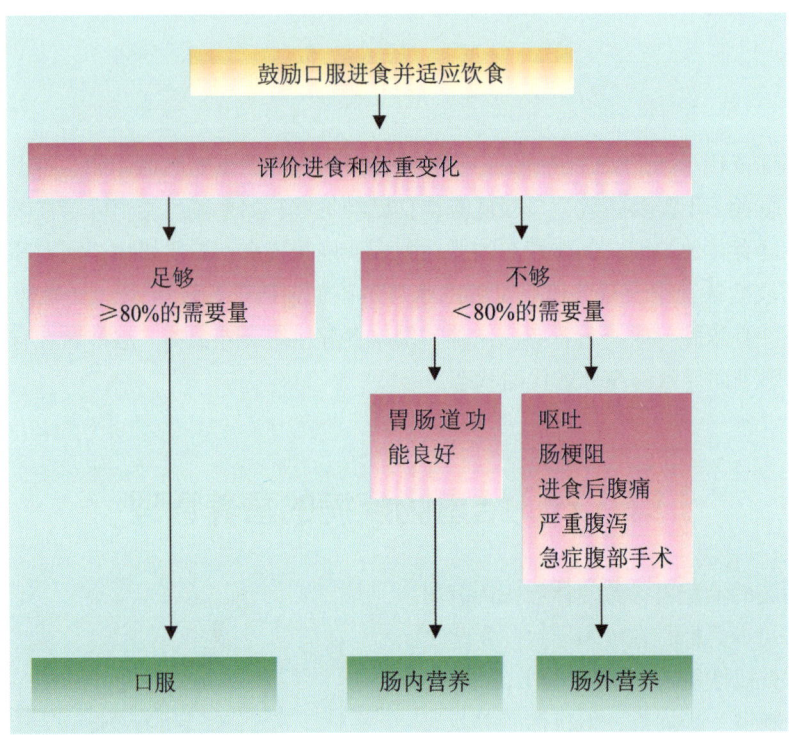

图12-4　预防营养不良和（或）恢复机体营养状态而予以理想的营养支持决策流程图

肠内饮食都应该去乳糖、去麦麸和低渣。应用鼻胃管要优于应用更为复杂的鼻十二指肠管，因其更容易摆放和费用更低[21, 28]。肠内喂养从小量开始（例如250mL/24h），根据患者的耐受性，每天逐渐增加250mL。如果之前已存在PCM和难以耐受肠内营养，应该使用肠外营养以补充肠内营养。有时，口服摄入不足部分可以通过在晚上补充肠内或肠外营养（图12-5）。如果肠内营养的时间较长（例如3～4周以上），目标为了使患者能更好地耐受，应考虑行胃造瘘术而避免使用鼻胃管[19]。

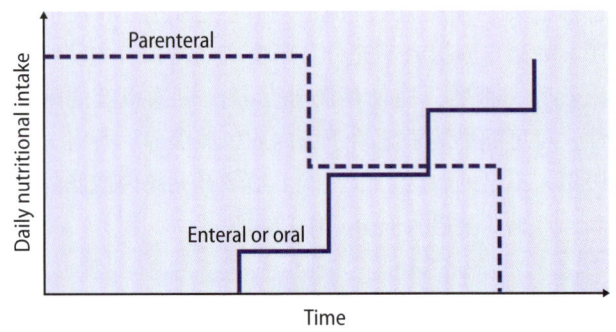

图12-5　全肠外营养过渡至肠内营养，再至经口进食，如此逐渐转换以预防营养需要量与摄入量之间的负平衡

在重度营养不良患者，要达到最大量肠内营养的实施也许困难。添加肠外营养，以补充最大耐受量的肠内营养依然不足的部分，以避免营养不良进一步加重。这对改善疾病的临床结局尤为重要。一旦能较好地耐受肠内营养，肠外营养即应逐渐停止，以避免过度喂养。当使用肠外营养时，最好是使用包含所有的宏量营养素的"全合一"模式，但多种维生素和微量营养素必须额外加入。这种方法的好处是避免血糖代谢障碍、在开始和停止使用全合一营养支持时不会存在代谢副作用、避免遗漏使用维生素与微量元素替代物及减少费用，后者源于使用更少的人力、材料及因监控而产生的实验室检查费用[10, 24]。肠外营养的输注存在感染相关并发症的风险，而肠内营养则无，应该保持均衡，以避免降低营养支持的益处。当能够耐受经口进食时，应及时开始口服。

第十一节 小 结

结直肠疾病患者的营养状况评估极为重要，因为PCM的改善和营养缺乏的纠正影响药物与外科干预的临床效果，从而提高疗效，降低医疗费用。因此临床医务人员应及时发现PCM，尽早地采取合适的饮食或予以营养支持，让患者尽可能早地重新恢复符合生理的经口进食。

第十二节 致 谢

感谢2000Plus营养基金的支持。

第十三节 自 我 测 试

1. 营养需要与摄入的负平衡导致营养不良，以下关于营养不良的后果，不正确的是：

a. 增加术后并发症（例如瘘、切口不愈合）。

b. 增加感染率。

c. 延长住院时间。

d. 降低肿瘤治疗的耐受性。

e. 增加癌症的危险性。

2. 成年住院患者的营养不良发生率是：

a. <5%。

b. 5%~10%。

c. 10%~20%。

d. 20%~30%。

e. >30%。

3. 结直肠疾病患者营养不良的发生率高的原因是：

a. 疾病的急性期导致食物摄入减少和高分解代谢。

b. 腹部疼痛。

c. 麸质不耐受。

d. 肝脏蛋白合成不足。

e. 胰腺外分泌不足。

4. 需要进行营养支持的指征是：

a. 患者年龄超过70岁。

b. 腹部疼痛。

c. 食物摄入减少80%且时间超过2周。

d. 慢性酗酒。

e. 卧床患者。

5. 在炎症性肠病期间，食物的持续摄入不充分，肠外营养的指征是：

a. 肠道没有功能。

b. 患者没有食欲。

c. 患者有腹痛。

d. 患者有腹泻。

e. 患者的体重下降超过10%。

答案与解释

1. 答案：e

解释：肿瘤的流行病学没有显示与营养不良相关。

2. 答案：e

解释：1979年，美国、欧洲和亚洲的数据显示，营养不良的流行病学发生率在成人为30%～50%，75岁以上老年患者为40%～80%。

3. 答案：a

解释：炎症与食欲减退及食物摄入减少相关，导致营养负平衡，表现为体重下降，加重吸收不良和高分解代谢。

4. 答案：c

解释：在营养不良中，食物摄入持续减少为营养支持的指征。其他的指征如年龄、腹痛和药物的副作用仅仅是营养不良的危险因素。

5. 答案：a

解释：如果炎症性肠病患者食物摄入不充分，最好予以口服营养补充或管饲；如果肠道无功能（持续的呕吐、腹膜炎、管饲失败），则需要肠外营养支持。

（Laurence Genton，Claude Pichard 著

叶文锋 译，石汉平 校）

参考文献

［1］ AREND J，BODOKY G，BOZZETTI F，et al. ESPEN Guidelines on Enteral Nutrition：on-surgical oncology［J］. Clin Nutr，2006，25：245-259.

［2］ BRINSON R，GRANGER D N. Hypoproteinemia-induced mucosal albumin leakage：influence of luminal nutrients［J］. Dig Dis Sci，1989，34：97-102.

［3］ CAHILL G F JR. Starvation in man［J］. N Engl J Med，1970，282：668-675.

［4］ CHANDRA R K. Nutrient regulation of immune functions［J］. Forum Nutr，2003，56：147-148.

［5］ DETSKY A S，MCLAUGHIN J R，BAKER J P，et al. What is subjective global assessment of nutritional status？［J］. JPEN J Parenter Enter Nutr，1987，11：8-13.

［6］ DUERKSEN D R，NEHRA V，BISTRIAN B R，et al. Appropriate nutritional support in acute and complicated Crohn's disease［J］. Nutrition，1998，14：462-465.

［7］ ELSON C O，LAYDEN T J，NEMCHAUSKY B A，et al. An evaluation of total parenteral nutrition in the management of inflammatory bowel disease［J］. Dig Dis Sci，1980，25：42-48.

［8］ FRIERI G，PIMPO M T，SCARPIGNATO C. Management of colonic diverticular disease［J］. Digestion，2006，73：58-66.

［9］ GENTON L, DUPERTUIS Y, ROMAND J A, et al. Higher calorie prescriptions improves nutrients delivery during the first five days of enteral nutrition ［J］. Clin Nutr, 2004, 23: 307–315.

［10］ GENTON L, DUPERTUIS Y M, MUHLEBACH S, et al. Ergonomic and economic aspects of total parenteral nutrition ［J］. Curr Opin Clin Nutr Metabol, 2006, 9: 149–154.

［11］ GREENBERG G R, FLEMING C R, JEEJEEBHOY K N, et al. Controlled trial of bowel rest and nutritional support in the management of Crohn's disease ［J］. Gut, 1988, 29: 1309–1315.

［12］ GUIGOZ Y, LAUQUE S, VELLAS B J. Identifying the elderly at risk for malnutrition. The Mini Nutritional Assessment ［J］. Clin Geriatr Med, 2002, 18: 737–757.

［13］ HILL G L, MAIR W S, EDWARDS J P, et al. Effect of a chemically defined liquid elemental diet on composition and volume of ileal fistula drainage ［J］. Gastroenterology, 1975, 68: 676–682.

［14］ KASTIN D A, BUCHMAN A L. Malnutrition and gastrointestinal disease ［J］. Curr Opin Gastroenterol, 2002, 18: 221–228.

［15］ KINNEY J M. Indirect calorimetry in malnutrition: nutritional assessment or therapeutic reference? ［J］. JPEN J Parenter Enteral Nutr, 1987, 11: 90–94.

［16］ KYLE U, PIRLICH M, SCHUETZ T, et al. Prevalence of malnutrition in 1760 patients at hospital admission: a controlled population study of body composition ［J］. Clin Nutr, 2003, 22: 473–481.

［17］ LOCHS H, DEJONG C, HAMMARQVIST F, et al. ESPEN Guidelines on Enteral Nutrition: Gastroenterology ［J］. Clin Nutr, 2006, 25: 260–274.

［18］ LOCHS H, STEINHARDT H J, KLAUS-WENDT B, et al. Comparison of enteral nutrition and drug treatment in active Crohn's disease ［J］. Gastroenterology, 1991, 101: 881–888.

［19］ LOSER C, ASCHL G, HEBUTERNE X, et al. ESPEN guidelines on artificial enteral nutrition-percutaneous endoscopic gastrostomy (PEG) ［J］. Clin Nutr, 2005, 24: 849–861.

［20］ NIGHTINGALE J M. The medical management of intestinal failure: methods to reduce the severity ［J］. Proc Nutr Soc, 2003, 62: 703–710.

［21］ PAYNE-JAMES J J, REES R G, DOHERTY J, et al. 7 g weighted versus unweighted polyurethane nasoenteral tubes-spontaneous transpyloric passage and clinical performance: a controlled randomised trial ［J］. Clin Nutr, 1990, 9: 109–112.

［22］ PERSSON M D, BRISMAR K E, KATZARSKI K S, et al. Nutritional status using mini nutritional assessment and subjective global assessment predict mortality in geriatric patients ［J］. J Am Geriatr Soc, 2002, 50: 1996–2002.

［23］ PICHARD C, JEEJEEBHOY K N. Muscle dysfunction in malnourished patients ［J］. Q J Med, 1988, 69: 1021–1045.

［24］ PICHARD C, SCHWARZ G, FREI A, et al. Economic investigation of the use of three-compartment total parenteral nutrition bag: a prospective randomized unblinded controlled study ［J］. Clin Nutr, 2000, 19: 245–251.

［25］ RIGAUD D, ANGEL L A, CERF M, et al. Mechanisms of decreased food intake during weight loss in adult Crohn's disease patients without obvious malabsoption ［J］. Am J Clin Nutr, 1994, 60: 775–781.

［26］ SANDSTROM R, DROTT C, HYLTANDER A, et al. The effect of postoperative intravenous feeding (TPN) on outcome following major surgery evaluated in a randomized study ［J］. Ann Surg, 1993, 217: 185–195.

［27］ SEO M, OKADA M, YAO T, et al. The role of total parenteral nutrition in the management of patients with acute attacks of inflammatory bowel disease ［J］. J Clin Gastroenterol, 1999, 29: 270–275.

［28］ SILK D B, REES R G, KEOHANE P P, et al. Clinical efficacy and design changes of "fine bore" nasogastric feeding tubes: a seven-year experience involving 809 intubations in 403 patients ［J］. JPEN J Parenter Enteral Nutr, 1987, 11: 378–383.

［29］ SOBOTKA L, CAMILO M E. Metabolic complications of parenteral nutrition ［M］//SOBOTAK L, ALLISON S P, FURST P, et al. Basics in Clinical Nutrition. Prague: Galen, 2004: 275–280.

［30］ STRATTON R J, HACKSTON A, LONGMORE D, et al. Malnutrition in hospital outpatients and inpatients: prevalence, concurrent validity and ease of use of the 'malnutrition universal screening tool' ('MUST') for adults ［J］. Br J Nutr, 2004, 92: 799–808.

［31］ TAKAZOE M, KONDOH K, HAMADA T, et al. Therapeutic efficacy of elemental enteral alimentation in Crohn's fistula ［J］. J Gastroenterol. 1995. 30: 88–90.

［32］ VAN DEN BERGHE G, WOUTERS P, WEEKERS F, et al. Intensive insulin therapy in critically ill patients ［J］. New Engl J Med, 2001, 345: 1359–1367.

［33］ VON MEYENFELDT M F, MEIJERINK W J, ROUFLART M M, et al. Perioperative nutritional support: a randomized clinical trial ［J］.

Clin Nutr, 1992, 11: 180-186.

[34] WEIMANN A, BRAGA M, HARSANYI L, et al. ESPEN Guidelines on enteral nutrition: surgery including organ transplantation [J]. Clin Nutr, 2006, 25: 224-244.

[35] WRAY C J, MAMMEN J M, HASSELGREN P O. Catabolic response to stress and potential benefits of nutrition support [J]. Nutrition, 2002, 18: 971-977.

[36] WU G H, LIU Z H, WU Z H, et al. Perioperative artificial nutrition in malnourished gastrointestinal cancer patients [J]. World J Gastroenterol, 2006, 12: 2441-2444.

第十三章　术前准备和手术体位

第一节　引　言

在结直肠肛门手术中，术前准备和手术体位的选择对于手术的实施至关重要。对于病情稳定患者，术前准备作为一种干预手段，可以最大限度地降低患者术后并发症发生率和病死率。目前，对于术前准备尽管有很多新的主张和见解，但其中大多数仅处于临床经验性应用阶段，尚有待循证医学的进一步论证[44]。术前准备包括机械肠道准备（bowel preparation，BP）、预防性应用抗菌药物及预防血栓的形成。此外，理想的手术体位也是确保手术安全实施的重要干预手段。术中确保患者安全的预防措施及术中患者麻醉的管理在此不作讨论，可参见本书第十二章和第十四章有关内容。

第二节　肠道准备

术前肠道准备早已广泛地应用于结直肠手术[23, 46]。2003年，Zmora等报道在美国超过99%的结直肠外科医生都会常规进行术前肠道准备[57]。2005年，Kristoffer等报道在北欧术前肠道准备也广泛应用于临床。尽管如此，三十多年来结直肠手术是否应该进行肠道准备这一话题一直存在争议，但越来越多的证据表明，结直肠手术可以不进行术前肠道准备。肠道准备主要有3个目的：①减少肠道内粪便，利于手术操作；②减少肠内容物的体积和肠管张力，降低术后吻合口漏的风险；③减少肠道内细菌含量，降低术后感染率。目前，口服缓泻药物是最为常见的术前肠道准备，常用的缓泻药物有聚乙二醇、磷酸钠、匹可硫酸钠[49]。在部分直肠手术中，也可以仅通过灌肠进行肠道准备[29, 35]。磷酸钠、番泻叶和聚乙二醇是最常用的泻药。此外，还包括聚乙烯吡咯酮碘和次氯酸盐灌肠剂等[48]。

肠道准备在择期结直肠手术中的应用

通过检索Medline和Cochrane Library两个数据库，搜索有关"结直肠手术肠道准备"的英文文献。入选标准：随机对照实验（randomized control trials，RCT）和Meta分析，参考文献扩展至所选资料相关文献。排除标准：个案报道和非随机实验。

共有7个RCT和4个Meta分析入选（表13-1），这些研究均发表于1994—2006年。其中有2篇Meta分析得出一致的结果[22, 54]。4篇Meta分析的方法学质量颇高，所引用文献的RCT设计具有同质性[9, 22, 41, 54]。

表13-1　机械性肠道准备：纳入研究的详细描述

作者	研究类型	机械性肠道准备患者数	非机械性肠道准备患者数	使用的方法
Santos et al.1994[41]	RCT	72	77	泻药，灌肠剂†和甘露醇‡
Burke et al.1994 [13]	RCT	82	87	匹可硫酸钠
Zmora et al.2003 [56]	RCT	187	193	PEG
Bucher et al.2005[11]	RCT	78	75	PEG
Ram et al.2005[36]	RCT	164	165	Sofodex
Fa-Si-Oen et al.2005[18]	RCT	125	125	PEG

续表

作者	研究类型	机械性肠道准备患者数	非机械性肠道准备患者数	使用的方法
Zmora et al.2006[58]	RCT，多中心	120	129	PEG
Slim et al.2004[40]	Meta分析	720	734	–
Bucher et al.2004[9]	Meta分析	642	655	–
Wille-Jorgensen et al.2005[54]¶ Guenaga et al.2005[22]¶	Meta分析	789	803	–

注：†水和100mL丙三醇。‡10%的溶液1L。¶资料相同。RCT为随机对照实验，PEG为聚乙烯二醇。

在BP组与非BP组之间，6个RCT的总体并发症发生率之间均无统计学差异[13, 18, 36, 38, 56, 59]；另一个RCT研究结果显示非BP组患者的总体并发症发生率较低[9]。上述研究的样本量大小差异没有统计学意义。RCT和Meta分析结果显示两组患者吻合口漏发生率无统计学差异（表13-2）。在直肠低位前切除术和结肠手术中，将非BP组患者的优势进行分层分析[22, 54]。在结肠和直肠手术之间比较未见差异。然而综合结果显示非BP组患者吻合口漏发生率有所下降（表13-3）。在两组患者中，切口感染率无统计学差异（表13-4）。

表13-2　机械性肠道准备：总的感染并发症（包括切口感染、吻合口漏、腹腔脓肿及腹膜炎）差别比较

作者	机械性肠道准备n/%	非机械性肠道准备n/%	P值
Santos et al.1994[41]	24（33）	11（18）	<0.5
Burke et al.1994[13]	7（9）	7（8）	–
Zmora et al.2003[56]	19（10.2）	17（8.8）	NS
Bucher et al.2005[11]	17（22）	6（8）	0.028
Ram et al.2005[36]	21（13）	15（9）	NS
Fa-Si-Oen et al.2005[18]	16（13）	13（10）	–
Zmora et al.2006[58]	NA（12.5）	NA（13.2）	NS

注：NS为不显著，NA为无法获取数据。

表13-3　机械性肠道准备：吻合口漏的差别比较

作者	机械性肠道准备n/%	非机械性肠道准备n/%	RR（RCT）/OR*（meta分析）	95%CI	P值
Santos et al.1994[41]	7（10）	4（5）	–	–	<0.5
Burke et al.1994[13]	3（4）	4（5）	–	–	0.91
Zmora et al.2003[56]	7（3.7）	4（2.1）	–	–	NS
Bucher et al.2005[11]	5（6）	1（1）	1.68	0.91 - 2.49	0.21
Ram et al.2005[36]	1（0.6）	2（1.2）	–	–	NS
Fa-Si-Oen et al.2005[18]	7（5.6）	6（4.8）	0.86	0.30 - 2.48	0.78
Zmora et al.2006[58]	NA（4.2）	NA（2.3）	–	–	NS
Slim et al.2004[40]	39（5.6）	23（3.2）	1.75	1.05 - 2.90	0.032
Bucher et al.2004[9]	36（5.6）	18（2.8）	1.85	1.06 - 3.22	0.03
Wille-Jorgensen et al.2005[54] Guenaga et al.2005[22]	48（6.2）	25（3.2）	2.03	1.276 - 3.26	0.003

*RR为相对危险度，OR为比值比，CI为可信区间。

表 13-4　机械性肠道准备：切口感染的差别比较

作者	机械性肠道准备 n/%	非机械性肠道准备 n/%	RR（RCT）/OR* （meta分析）	95%CI	P值
Santos et al.1994[38]	17（24）	9（12）	–	–	NA
Burke et al.1994[13]	4（5）	3（3）	–	–	NA
Zmora et al.2003[56]	12（6.4）	11（5.7）	–	–	NS
Bucher et al.2005[11]	10（13）	3（4）	1.58	0.97～2.34	0.07
Ram et al.2005[36]	16（9.8）	10（6.1）	–	–	NS
Fa-Si-Oen et al.2005[18]	9（7.2）	7（5.6）	0.78	0.30～2.02	0.61
Zmora et al.2006[58]	NA（6.6）	NA（10.0）	–	–	NS
Slim et al.2004[40]	53（7.3）	42（5.7）	1.34	0.88～2.04	0.175
Bucher et al.2004[9]	48（7.5）	36（5.5）	1.38	0.89～2.15	0.15
Wille-Jorgensen et al.2005[54] Guenaga et al.2005[22]	59（7.4）	43（5.4）	1.45	0.97～2.18	0.07

*RR为相对危险度，OR为比值比，CI可信区间。

　　除上述结果外，其他的研究结果缺少同质性。Zmora等[58]研究显示术前未进行肠道准备并没有影响患者的住院天数，而在Bucher等[10]的研究中显示未进行肠道准备会缩短患者的住院天数（P=0.024）。Fa-Si-Oen等[18]的研究结果显示在BP组和非BP组患者中，二次手术率不存在统计学差异；但是在其他两个研究中，BP组患者二次手术率有增加的趋势，结果分别为 4.4% vs.2.7%，OR=1.56，95%CI=0.68～3.59；5.2% vs.2.2%，OR=1.72，95%CI=0.81～3.65[9]。最后，仅有一项Meta分析累计"需治疗患者数量"：需32例BP患者才可预防1例术后单一吻合口漏（译者注：意即有32例患者术前不应该接受BP处理）[9]。

　　对于术前仅通过灌肠进行肠道准备，也有很多学者进行了相关的研究。在2006年，Platell等研究显示，通过磷酸钠灌肠患者吻合口漏发生的风险要高于口服聚乙二醇患者，这一结果表明术前灌肠可能存在一定的潜在风险[35]。聚乙烯吡咯酮碘和次氯酸盐这两种灌肠剂也具有抗菌和抗肿瘤活性[47]；然而即便应用这两种溶液，术后患者的切口感染率仍然较高，但聚乙烯吡咯酮碘具有更好的耐受性，也可以避免坏死性溃疡性结肠炎的发生。

　　尽管BP的应用非常广泛，但对于择期的开腹结直肠手术而言，并没有发现行BP患者明显受益。此外，BP会导致并发症的发生率增高，尤其是吻合口漏的发生。未进行BP的患者住院天数缩短[10]，有研究数据表明[58]对于腹腔镜下结肠切除术患者，未进行BP更能提高手术的安全性。

　　上述研究结果均得到了很多有关BP研究的支持。Holte等研究显示BP会导致患者运动耐量下降、体重减轻、血钾和血钙浓度降低[25]；血浆渗透压、磷酸盐及尿素氮浓度升高。也有两项研究表明术前进行BP并没有改变肠道内菌群的组成[32, 43]，这一结果也打破了术前BP会降低肠道菌群负荷的说法。Fa-Si-Oen等研究结果表明BP并没有降低患者术后腹腔感染的发生率[18-19]。此外，应用聚乙二醇进行BP后会导致肠黏膜结构改变及炎症反应[9]。还有研究表明BP后，残留在肠管内的液体会促进粪便进入腹腔[30]。

　　即便是使用了具有抗菌作用的灌肠液，比如聚乙烯吡咯酮碘[37]，术前灌肠仍会导致吻合口漏和切口感染的发生率增高，因此术前灌肠也应该尽量避免使用。

　　是不是BP应该在所有结直肠手术中均禁止呢？很多BP的适应证一直处于争议之中。当肠腔内病灶较小，进行BP有助于在触诊和术中结肠镜发现病灶[10, 37]。对于直肠手术前是否应该进行BP，因对此研究不足而尚无定论，因此医生要慎重选择。

第三节　预防性使用抗生素

结直肠外科有较高的切口感染率，后者亦称为手术部位感染，增加术后并发症发生率、死亡率和医疗费[8]。预防性使用抗生素不容置疑。手术部位感染发生率为15%，其中一半发生于出院之后[42]。结肠手术和直肠手术的感染率也有差别，分别为10%和20%[28]。

诊断切口感染的标准尚未统一，但是大部分研究包括不同指标：手术部位肿胀、充血和（或）体温高于38℃，或脓液溢出伴或不伴细菌学阳性结果[43]。结肠内存有大量的细菌，厌氧菌占绝对优势（$10^9 \sim 10^{10}$/g大便），其次为需氧大肠杆菌（$10^8 \sim 10^9$/g大便）[34]。甚至肠管的小裂孔，即可导致大量细菌进入腹腔。革兰氏阴性需氧菌、兼性厌氧菌（大肠杆菌）和专性厌氧菌（脆弱拟杆菌）是导致腹膜炎的罪魁祸首[34]。革兰氏阴性需氧菌通常导致致命性的急性感染，大部分患者出现败血症，急性期之后往往形成脓肿。

预防性抗生素的最佳使用方法

为预防感染，必须仔细考虑抗生素种类、给予途径、时机及其在可能感染部位的浓度。许多方案均可达到预防感染的目的[8, 43]。选择抗生素需基于体外实验证据、动物模型、RCT证据、药代动力学、作用原理、安全性、局部敏感性、给药方便和费用。为覆盖厌氧菌和需氧菌，需联合用药，比如第一代头孢菌素或庆大霉素联合甲硝唑[43]。新一代头孢菌素并未提高感染控制率。关于给药途径，一些医生喜欢口服、肠外或系统预防给药。口服不吸收的红霉素和新霉素已广为人知，但最近研究发现其耐受性较低，如恶心、呕吐、腹痛和伪膜性肠炎（艰难梭状芽孢杆菌结肠炎）发生率较高[17, 55]。最佳的给药时机为术前$30 \sim 60$min，确保切开皮肤时，组织内抗生素浓度足够[21]。随着麻醉和手术时间推移，抗生素浓度逐渐下降，需考虑追加抗生素。手术时间超过$3 \sim 4$h、失血、液体容量置换和输血是再次给予抗生素的适应证[21, 31, 45]。笔者所在机构做法如下：皮肤切开前$30 \sim 60$min，常规静脉给予1 500mg呋肟头孢菌素（第二代头孢菌素）联合500mg甲硝唑。呋肟头孢菌素溶于20mL生理盐水，于$3 \sim 5$min内静脉推注。甲硝唑溶于100mL生理盐水，静脉滴注，20min内滴完。与甲硝唑不同，呋肟头孢菌素浓度依赖于肾脏清除率（比如肾脏清除率为20mL/min，呋肟头孢菌素的用量应改为750mg）。呋肟头孢菌素过敏患者，给予阿米卡星（15mg/kg）+克林霉素（600mg）静脉注射。对于耐甲氧苯青霉素金黄色葡萄球菌，添加1g万古霉素，溶于250mL生理盐水，于60min内静脉滴注。无论哪一种给药方案，推荐联合应用预防性抗生素，充分考虑抗生素的疗效和副作用。

第四节　预防血栓形成

深静脉血栓（deep vein thrombosis，DVT）和肺栓塞（pulmonary embolism，PE）是普通外科较为常见的手术并发症，其发生率在15%～30%，而内科患者的发生率仅为10%～20%[20]。与普通外科手术相比，结直肠手术血栓栓塞的发生率更高[52]。大量研究表明血栓栓塞预防（thromboembolic prophylaxis，TEP）有着重要意义[2, 14, 16, 20, 53]。并且这些研究结果得到了学者们的一致认可[12, 20, 24]。TEP主要包括两种方法：器械（例如序贯加压弹力袜、间歇充气压缩泵）及应用药物。

一、血栓形成的危险因素

血栓栓塞的危险因素很多，因此在评价血栓栓塞的风险程度时，一定要进行综合评价。2004年，在第七届ACCP大会上，Geerts详细地阐述了有关血栓栓塞的危险因素（表13-5）。手术患者主要有三个危险因素：麻醉/手术、个体因素及一般因素。然而，个体因素更难控制，尤其是年龄，这本身就是一个危险因素。危险因素之间是可以相互累加的，这一点很重要。因此应该尽可能减少危险因素的数量[50]。

表13-5　结直肠手术的深静脉血栓（DVT）形成的危险因素

麻醉和手术因素
  ·麻醉方式：全麻风险较脊髓/硬膜外麻醉大
  ·手术时间：超过30min
  ·手术体位
  ·手术类型
  ·住院患者：非卧床的患者术后DVT风险低
个体因素
  ·年龄：独立危险因素
  ·肥胖
  ·孕妇
  ·癌症患者
  ·DVT病史
  ·静脉曲张
  ·雌激素治疗史
  ·高凝状态
一般因素
  ·围手术期处理
    下床活动强度
    体液状态
    输血

二、开腹结直肠手术

器械方法对于DVT的预防十分有效，该方法也可以与药物联合应用以预防高风险的手术后DVT发生[2, 4, 20]。此外，这两种方法也可以单独用于具有出血风险患者，直至出血减少[2, 20]。药物选择主要取决于DVT危险因素的种类（表13-5）。

第七届ACCP会议在抗血栓形成和血栓治疗方面进行了总结，这些方法也同样适用于结直肠手术（表13-6）[20, 53]。根据危险程度的不同，将患者分为三类：低危、中危及高危。该分类是基于危险因素出现的数量而定。

表13-6　开放和腹腔镜结直肠手术推荐预防DVT措施

血栓风险	危险因素	预防措施
低	·无危险因素（<40岁）* ·手术较小 ·脊髓/硬膜外麻醉或全麻<30min	·早期下床活动，增加活动时间
中	·危险因素为1~2个（40~60岁） ·小手术或大手术 ·脊髓/硬膜外麻醉或全麻<30min	·术前12h LDUH 5 000U或至少LMWH 3 400U ·术后12h至下床活动或术后3周，给予LDUH 5 000U bid或每日至少LMWH 3 400U
高	·多个危险因素 ·>60岁，手术较小，脊髓/硬膜外麻醉或全麻<30min ·>40岁，手术较大，全麻>30min	·术前12h LDUH 5 000U或LMWH 4 000U ·机械方法 ·术后12h至下床活动或术后3周，给予LDUH 5 000U tid或每天至少LMWH 4 000U

*危险因素参见表13-5（独立变量）；年龄（岁）是一个重要的独立参数。

注：LDUH，低剂量普通肝素；LMWH，低分子量肝素。bid，一天两次；tid，一天三次。

皮下注射小剂量肝素或低分子量肝素在安全性和疗效方面没有差别。二者在术前应用具有很好的抗血栓形成作用[26]。低分子量肝素更具实用性，因为该药只需每天注射一次，同时并发肝素诱导血小板减少症的风险很小。此外，一种新型的选择性Xa因子抑制剂磺达肝癸钠，其疗效及安全性与低分子量肝素相同，该药在术后6h首次注射，并且无肝素诱导的血小板减少症，因此有望逐渐被广泛应用[3, 24]。

对于DVT的中、高危患者出院后3周内仍要进行抗血栓治疗，因为有很多报道证实＞50%的血栓栓塞均发生在这一时期[6, 27, 51]。

三、腹腔镜结直肠手术

目前，有很多实验正在研究如何预防腹腔镜结直肠手术血栓栓塞的发生。其中，有两个随机对照实验和一个前瞻性研究表明抗血栓药物并没有很大的意义[7, 39]；单纯的梯度压力弹力袜与梯度压力弹力袜联合低分子量肝素相比并没有明显差别[5]。但是这些实验仅包括了腹腔镜胆囊切除术，并不包括结直肠手术。由于目前尚缺乏有效证据的支持，因此腹腔镜结直肠手术血栓栓塞的预防要参照开腹手术的标准进行（表13-6）[20]。

第五节　手术体位

所有的手术体位都可能引发患者出现不良事件，尤其是处于麻醉期间。如患者有共存病（心功不全、肥胖、慢性阻塞性肺疾病），其心血管和呼吸系统的并发症发生率会明显增高，尤其是手术台处于头低脚高位或患者处于全身麻醉和硬膜外麻醉时（由于患者自主神经反射消失）。神经和血管受压也会使并发症的发生率增加。血栓栓塞可能出现在身体的某一区域，主要是腿部，这主要是由于长时间的制动和血管受压所致。基于上述因素，务必重视手术体位的摆放与调整。

一、仰卧位

对于大多数右半结肠和横结肠手术，手术体位常常选择仰卧位[40]，然而，对于一些开腹或腹腔镜手术而言，也常有医生选择Lloyd-Davies体位。心肺并发症发生的主要危险因素就是手术体位和麻醉。

二、截石位

首先，患者平躺于手术台上，而后向下方移动患者，直到患者臀部超出手术台下缘，两腿分别用支架支撑（图13-1）。该体位主要用于直肠手术，尤其是腹会阴联合切除、盆腔和肛管部位的手术[40]。

该体位要尽量减轻患者臀部的屈曲，防止因腹股沟处皮肤过度打折而干扰腹部手术操作[40]。此外，要在患者腿部与支架之间放置软垫，防止发生褥疮、大隐静脉及股神经受压和筋膜室综合征等[1]。

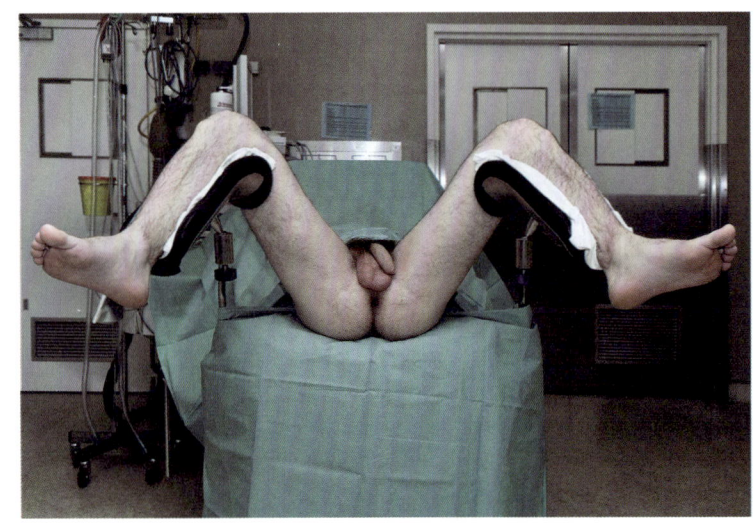

图13-1　截石位

三、Lloyd-Davies 体位

该体位与截石位非常相似，但与截石位不同的是该体位需要手术台头侧向下倾斜15°～20°，进而有利于充分暴露会阴部（图13-2）。此外，该体位也需要减小患者臀部屈曲程度。该体位非常适合腹部和会阴部均需手术操作的左半结肠、直肠及盆腔手术[40]。这个体位更加有利于第二助手的操作，术者和第一助手分别站在患者两侧。大多数腹腔镜手术均选择该体位。

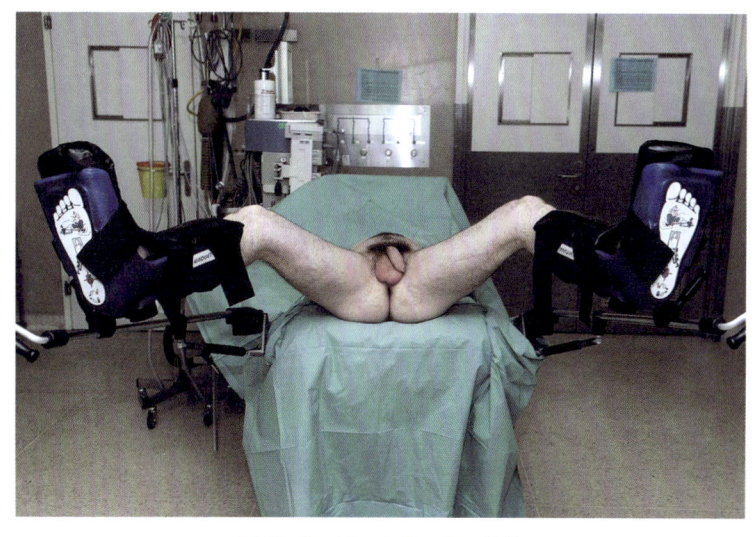

图13-2　Lloyd-Davies 体位

该体位的并发症与截石位相似，也有报道该体位可引起筋膜室综合征，尤其是当患者伴有腓肠肌过度充血的危险因素之时，例如周围静脉疾病、长时间的全身麻醉或硬膜外麻醉、头低足高体位[33, 47]。

四、折刀位

患者俯卧于手术台，躯体受压部位给予减压措施，将手术台中部分为两部分，或是在患者臀部下方放置柱状支持物，以垫高腹部和盆部[40]。肛管、直肠、骶尾部手术常选择该体位（图13-3）。

患者麻醉后，屈曲患者关节和脊柱可能会出现不良结果。此外，由于患者是俯卧位，胸腹部受压会导致患者通气储量下降。下腔静脉受压会导致术中出血量增加、心回血量减少及增加深静脉血栓的风险。

五、侧卧位（Sim 体位）

患者侧卧于手术台上，髋部和双膝轻度屈曲（图13-4）。骶尾部疾病的治疗主要选择该体位。该体位要避免双膝过度伸直，以免损伤腰骶部神经[40]。因为折刀位有很多潜在并发症，因此很多医生更愿意选择侧卧位进行骶尾部手术。

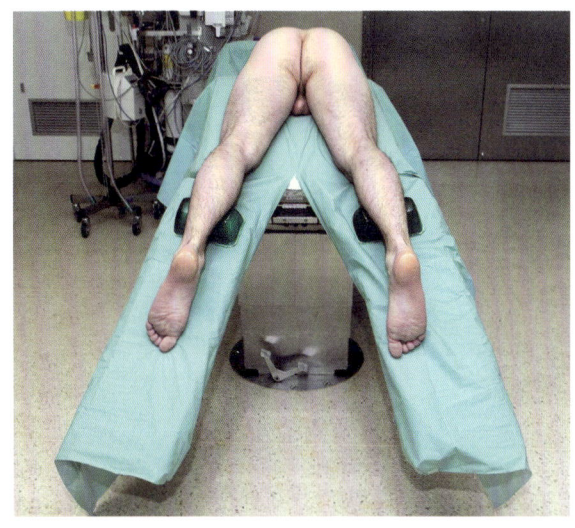

图13-3　折刀位

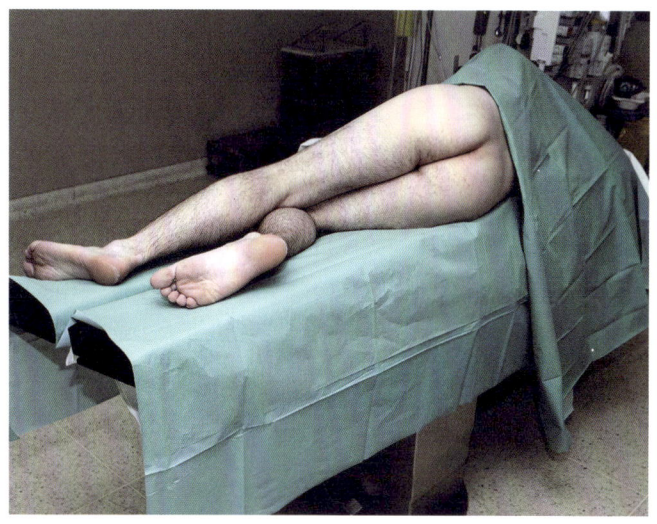

图13-4　侧卧位

第六节　小　结

　　无论是患者还是医生，都需要进行术前准备，充分的术前准备不仅可以保证手术成功，也可以降低术后并发症的发病率和病死率。

　　肠道准备的适应证应该尽量减少，推荐结肠肠道准备用于围手术期结肠镜检查和小病灶的探查。直肠手术是否进行肠道准备一直是一个有争议的问题，目前一直还没有充分的证据能定论这个问题。肠道准备对于患者而言存在一定的不良影响，但是因为直肠很容易进行肠道准备，这种不良影响会明显降低。因此要根据不同的手术方式，选择性地进行术前肠道准备。

　　对于具有感染风险的结直肠手术而言，术前预防性应用抗生素显得尤为必要。在术前1h以内给予抗生素，而后停止使用。整个手术过程中要保证抗生素的血药浓度，如果患者术中失血量较多、术中液体置换量较大或手术进行3～4h后均应追加一次抗生素。

　　如果患者具有血栓相关的危险因素（表13-5），应该进行预防性应用抗血栓药物。麻醉、手术、个体相关的危险因素均应仔细评估。对于低危患者，要给予适当的抗血栓治疗；而对于高危患者，要同时联合应用机械和药物治疗。

　　抗血栓预防用药的有效性与药物的应用时机有重要关系。术前12h开始应用普通肝素或低分子量肝素，直到术后3周。腹腔镜手术发生血栓的风险等同于开腹手术，因此预防血栓栓塞的方法也与开腹手术一样。

　　手术体位的摆放对于手术的实施至关重要，一个合适的手术体位既可以充分地显露术野，也能够预防潜在的手术并发症。

第七节　自　我　测　试

　　1. 结肠进行肠道准备的主要目的是什么？

　　a. 减少结肠内细菌量。

　　b. 进行结肠镜检查。

　　c. 减少术后吻合口漏风险。

　　d. 让患者更舒适。

　　e. 降低费用。

　　2. 结直肠手术使用预防性抗菌药物正确的是：

　　a. 口服非可吸收抗菌药物要优于胃肠外制剂。

　　b. 新一代头孢菌素类药物要优于第一代头孢菌素药物。

　　c. 切口感染概率低（<5%）不建议应用预防性抗菌药物。

　　d. 术后延长应用抗菌药物时间（至少5天）可以降低术后感染概率。

　　e. 术前30～60min应用预防性抗菌药物。

　　3. 高危患者应用预防性抗血栓药物的最佳时间是什么时候？

　　a. 术前不给药，术后立即给予最大剂量并持续10天。

　　b. 术前12h首次给药，术后12h开始给予小剂量并持续3周，不管患者是否进行大量活动。

　　c. 术前12h首次给药，术后12h开始给予小剂量并持续3周或直到进行大量运动时停药。

　　d. 术前12h首次给药，术后前3天继续给药。

　　e. 术前不给药，术后12h开始给予小剂量并持续3周。

　　4. 结直肠手术预防性应用抗血栓药物，下列哪一项是错误的？

　　a. 年龄是独立的危险因素。

b. 机械方法在预防深静脉血栓中有效，对于高危手术也可以结合抗血栓药物。

c. 小剂量肝素比低分子量肝素更方便，每天只需注射1次，并且并发肝素诱发的血小板减少症风险很小。

d. ＞50%的症状性血栓栓塞发生在出院后。

e. 腹腔镜手术患者的抗血栓治疗应与开腹手术患者一致。

5. 下列哪一项不是结直肠手术体位直接引起的并发症？

a. 腓神经受压。

b. 急性肾功能衰竭。

c. 深静脉血栓。

d. 筋膜室综合征。

e. 腓肠肌缺血坏死。

答案与解析

1. 答案：b

解析：一直推荐结肠肠道准备用于围手术期结肠镜检查和小病灶的探查。

2. 答案：e

解析：最有效的抗菌药物浓度依赖于药物分子量、给药途径和注射时间（术前30～60min）。

3. 答案：c

解析：预防性抗血栓药物需要在术前12h应用才有效，可以靶向调节血液凝固因子。术后也应该持续给药，因为大多数血栓栓塞均发生在术后，甚至＞50%的血栓栓塞发生出院以后。

4. 答案：c

解析：低分子量肝素每天只需注射1次，并且导致肝素诱发血小板减少症的风险很小。

5. 答案：b

解析：急性肾衰竭并不是由体位因素直接导致，而其他几项均是由体位直接引起。

（Julien Vaucher，Jean-Claude R. Givel 著

马天翼 译，王锡山 校）

参考文献

［1］ ADLER L M，LOUGHLIN J S，MORIN C J. Bilateral compartment syndrome after long gynaecologic operation in the lithotomy position［J］. Am J Obstet Gynecol，1990，162：1271.

［2］ AGNELLI G. Prevention of venous thromboembolism in surgical patients［J］. Circulation，2004，110：4-12.

［3］ AGNELLI G，BERGQVIST D，COHEN A T，et al. On the behalf of the PEGASUS investigators，Randomized clinical trial of postoperative fondaparinux versus perioperative deltaparin for prevention of venous thromboembolism in high-risk abdominal surgery［J］. Br J Surg，2005，92：1212-1220.

［4］ AMARAGIRI S V，LEES T A. Elastic compression stockings for prevention of deep vein thrombosis［J］. Cochrane Database Syst Rev，2000（3）：1484.

［5］ BACA I，SCHNEIDER B，KOLER T，et al. Thromboembolieprophylaxe bei minimal invasiven Eingriffen und kurzstationaer Behandlung［J］. Chirurg，1997，68：1275-1280.

［6］ BERGQVIST D，AGNELLI G，COHEN A T，et al. For ENOXACAN Ⅱ investigators，Duration of prophylaxis against venous thromboembolism with enoxaparin after surgery for cancer［J］. N Engl J Med，2002，346：975-980.

［7］ BOUNEMEAUX H，DIDIER D，POLAT O，et al. Antithrombotic prophylaxis in patients undergoing laparoscopic cholecystectomy［J］. Thromb Res，1997，86：271-273.

［8］ BRATZLER D W，HOUCK P M. Antimicrobial prophylaxis for surgery：an advisory statement from the National Surgical Infection Prevention Project［J］. Am J Surg，2005，189：395-404.

［9］ BUCHER P，MERMILLOD B，GERVAZ P，et al. Mechanical bowel preparation for elective colorectal surgery. A metaanalysis［J］. Arch

Surg, 2004, 139: 1359-1364.

[10] BUCHER P, GERVAZ P, EGGER J F, et al. Morphologic alterations associated with mechanical bowel preparation before elective colorectal surgery: a randomized trial [J]. Dis Colon Rectum, 2005, 49: 109-112.

[11] BUCHER P, GERVAZ P, SORAVIA C, et al. Randomized clinical trial of mechanical bowel preparation versus no preparation before elective left-sided colorectal surgery [J]. Br J Surg, 2005, 92: 409-414.

[12] BÜLLER H R, AGNELLI G, HULL R D, et al. Antithrombotic therapy for venous thromboembolic disease: the Seventh ACCP Conference on Antithrombotic and Thrombolytic Therapy [J]. Chest, 2004, 126: 401-428.

[13] BURKE P, MEALY K, GILLEN P, et al. Requirement for bowel preparation in colorectal surgery [J]. Br J Surg, 1994, 81: 907-910.

[14] CLAGETT G P, REISCH J S. Prevention of venous thromboembolism in general surgical patients: results of metaanalysis [J]. Ann Surg, 1988, 208: 227-240.

[15] CLASSEN D C, EVANS R S, PESTOTNIK S L, et al. The timing of prophylactic administration of antibiotics and the risks of surgical-wound infection [J]. N Engl J Med, 1992, 326: 281-286.

[16] COLLINS R, SCRIMGEOUR A, YUSUF S, et al. Reduction in fatal pulmonary embolism and venous thrombosis by perioperative administration of subcutaneous heparin: overview of results of randomized trials in general, orthopedic, and urologic surgery [J]. N Engl J Med, 1988, 318: 1162-1173.

[17] ESPIN-BASANY E, SANCHEZ-GARCIA J L, LOPEZ-CANO M, et al. Prospective, randomised study on antibiotic prophylaxis in colorectal surgery. Is it really necessary to use oral antibiotics? [J]. Int J Colorectal Dis, 2005, 20: 542-546.

[18] FA-SI-OEN P, ROUMEN R, BUITENWEG J, et al. Mechanical bowel preparation or not? Outcome of a multicenter, randomized trial in elective open colon surgery [J]. Dis Colon Rectum, 2005, 48: 1509-1516.

[19] FA-SI-OEN P R, VERWAEST C, BUITENWEG J, et al. Effect of mechanical bowel preparation with polyethyleneglycol on bacterial contamination and wound infection in patients undergoing elective open colon surgery [J]. Clin Microbiol Infect, 2005, 11: 158-160.

[20] GEERTS W H, PINEO G F, HEIT J A, et al. Prevention of venous thromboembolism: the Seventh ACCP Conference on Antithrombotic and Thrombolytic Therapy [J]. Chest, 2004, 126: 338-400.

[21] GLENNY A M, SONG F. Antimicrobial prophylaxis in colorectal surgery [J]. Qual Health Care, 1999, 8: 132-136.

[22] GUENEGA K, ATALLAH A N, CASTRO A A, et al. Mechanical bowel preparation for elective colorectal surgery [J]. Cochrane Database Syst Rev, 2005 (3): 1544.

[23] HALSTED W S. Circular suture of the intestine-an experimental study-classic articles in colonic and rectal surgery (reprinted) [J]. Dis Colon Rectum, 1984, 27: 838-841.

[24] HIRSH J. Recommandations Pour le Traitement Antithrombotique [M]. 5th ed. Hamilton London: BC Decker, 2004.

[25] HOLTE K, GRUBBE, NIELSEN K, et al. Physiologic effects of bowel preparation [J]. Dis Colon Rectum, 2004, 47: 1397-1402.

[26] HULL R D, PINEO G F, STEIN P D, et al. Timing of initial administration of low-molecular-weight heparin prophylaxis against deep vein thrombosis in patients following elective hip arthroplasty [J]. Arch Intern Med, 2001, 161: 1952-1960.

[27] KEARON C. Duration of venous thromboembolism prophylaxis after surgery [J]. Chest, 2003, 124: 386-392.

[28] KONISHI T, WATANABE T, KISHIMOTO J, et al. Elective colon and rectal surgery differ in risk factors for wound infection [J]. Ann Surg, 2006, 244: 758-763.

[29] KRISTOFFER L, HANNEMANN P, LJUNGQVIST O, et al. Patterns in current perioperative practice: survey of colorectal surgeons in five northern European countries [J]. BMJ, 2005, 330: 1420-1421.

[30] MAHAJNA A, KRAUSZ M, ROSIN D, et al. Bowel preparation is associated with spillage of bowel contents in colorectal surgery [J]. Dis Colon Rectum, 2005, 48: 1626-1631.

[31] MORITA S, NISHISHO I, NOMURA T, et al. The significance of intraoperative repeated dosing of antimicrobials for preventing surgical wound infection in colorectal surgery [J]. Surg Today, 2005, 35: 732-738.

[32] MOROTOMI M, GUILLEM J G, POCSIDIO J, et al. Effect of polyethylene glycol-electrolyte lavage solution on intestinal microflora [J]. Appl Environ Microbiol, 1989, 55: 1026-1028.

[33] PETERS P, BAKER S R, LEOPOLD P W, et al. Compartment syndrome following prolonged pelvic surgery [J]. Br J Surg, 1994, 81: 1128-1131.

[34] PLATELL C, HALL J C. The prevention of wound infection in patients undergoing colorectal surgery [J]. J Hosp Infect, 2001, 49: 233-238.

［35］ PLATELL C, BARWOOD N, MAKIN G. Randomized clinical trial of bowel preparation with a single phosphate enema or polyethylene glycol before colorectal surgery［J］. Br J Surg, 2006, 93: 427-433.

［36］ RAM E, SHERMAN Y, WEIL R, et al. Is mechanical bowel preparation mandatory for elective colon surgery?［J］. Arch Surg, 2005, 140: 285-288.

［37］ ROVERA F, DIONIGI G, BONI L, et al. Mechanical bowel preparation for colorectal surgery［J］. Surg Infect, 2006, 7: S61-S63.

［38］ SANTOS J C M, BATISTA J, SIRIMARCO M T, et al. Prospective randomized trial of mechanical bowel preparation in patients undergoing elective colorectal surgery［J］. Br J Surg, 1994, 81: 1673-1676.

［39］ SCHAEPKENS VAN RIEMPST J T H, VAN HEE R H G G, WEYLER J J J. Deep venous thrombosis after laparoscopic cholecystectomy and prevention with nadroparin［J］. Surg Endosc, 2002, 16: 184-187.

［40］ SERVANT C, PURKISS S. Positioning Patients for Surgery［M］. London: GMM, 2002.

［41］ SLIM K, VICAUT E, PANIS Y, et al. Meta-analysis of randomized clinical trials of colorectal surgery with or without mechanical bowel preparation［J］. Br J Surg, 2004, 91: 1125-1130.

［42］ SMITH R L, BOHL J K, MCELEARNEY S T, et al. Wound infection after elective colorectal resection［J］. Ann Surg, 2004, 239: 599-607.

［43］ SONG F, GLENNY A M. Antimicrobial prophylaxis in colorectal surgery: a systematic review of randomized controlled trials［J］. Br J Surg, 1998, 85: 1232-1241.

［44］ SOOP M, NYGREN J, LJUNGQVIST O. Optimizing perioperative management of patients undergoing colorectal surgery: what is new?［J］. Curr Opin Crit Care, 2006, 12: 166-170.

［45］ TANG R, CHEN H H, WANG Y L, et al. Risk factors for surgical site infection after elective resection of the colon and rectum: a single-center prospective study of 2 809 consecutive patients［J］. Ann Surg, 2001, 2: 181-189.

［46］ THORNTON F J, BARBUL A. Anastomotic healing in gastrointestinal surgery［J］. Surg Clin North Am, 1997, 3: 549-573.

［47］ TURNBULL D, MILLS G H. Compartment syndrome associated with the Lloyd Davies position. Three case reports and review of the literature［J］. Anaesthesia, 2001, 56: 980-987.

［48］ VALVERDE A, MSIKA S, KIANMANESH R, et al. Povidoneiodine vs sodium hypochlorite enema for mechanical preparation before elective open colonic or rectal resection with primary anastomosis［J］. Arch Surg, 2006, 141: 1168-1174.

［49］ WEXNER S D, BECK D E, BARON T H, et al. A consensus document on bowel preparation before colonoscopy: prepared by a task force from the American Society of Colon and Rectal Surgeons（ASCRS）, the American Society for Gastrointestinal Endoscopy（ASGE）, and the Society of American Gastrointestinal and Endoscopic Surgeons（SAGES）［J］. Surg Endosc, 2006, 20: 1147-1160.

［50］ WHEELER H B, ANDERSON F A JR, CARDULLO P A, et al. Suspected deep vein thrombosis. Management by impedance plethysmography［J］. Arch Surg, 1982, 117: 1206-1209.

［51］ WHITE R H, ZHOU H, ROMANO P S. Incidence of symptomatic venous thromboembolism after different elective or urgent surgical procedures［J］. Thromb Haemost, 1982, 90: 446-455.

［52］ WILLE-JORGENSEN P, KJAERGAARD J, JORGENSEN T, et al. Failure in prophylactic management of thromboembolic disease in colorectal surgery［J］. Dis Colon Rectum, 1988, 31: 384-386.

［53］ WILLE-JORGENSEN P, RASMUSSEN M S, ANDERSEN B R, et al. Heparins and mechanical methods for thromboprophylaxis in colorectal surgery［J］. Cochrane Database Syst Rev, 2003, 1: 1217.

［54］ WILLE-JORGENSEN P, GUENAGA K F, MATOS D, et al. Preoperative mechanical bowel cleansing or not? An updated meta-analysis［J］. Colorectal Disease, 2005, 7: 304-310.

［55］ WREN S M, AHMED N, JAMAL A, et al. Preoperative oral antibiotics in colorectal surgery increase the rate of *Clostridium difficile* colitis［J］. Arch Surg, 2005, 140: 752-756.

［56］ ZMORA O, MAHAJNA A, BAR-ZAKAI B, et al. Colon and rectal surgery without mechanical bowel preparation. A randomized control trial［J］. Ann Surg, 2003, 237: 363-367.

［57］ ZMORA O, WEXNER S D, HAJJAR L, et al. Trends in preparation for colorectal surgery: survey of the members of the American Society of Colon and Rectal Surgeons［J］. Am Surg, 2003, 69: 150-154.

［58］ ZMORA O, LEBEDYEV A, HOFFMAN A, et al. Laparoscopic colectomy without mechanical bowel preparation［J］. Int J Colorectal Dis, 2006, 21: 683-687.

［59］ ZMORA O, MAHAJNA A, BAR-ZAKAI B, et al. Is mechanical bowel preparation mandatory for left-sided colonic anastomosis? Results of a prospective randomized trial［J］. Tech Coloproctol, 2006, 10: 131-135.

第十四章　结直肠肛管外科麻醉和围手术期处理

第一节　引　言

本章目的是简介与结直肠手术麻醉相关的一些特殊问题。首先回忆一下麻醉相关的病理生理知识，然后讨论麻醉相关的特殊问题。对复合麻醉及腹腔镜手术相关的心肺功能改变也进行了深入探讨。文章最后将讨论一些与结直肠手术麻醉相关的并发症。

第二节　麻醉和结肠手术的病理生理特点

一、内脏微循环血流和脓毒血症

在评价升压药和强心药对脓毒症患者内脏灌注的影响之前，先简要回顾肠血流量分布及其机制。在禁食状态下，总的肠血流量占心输出量的20%～25%，其中70%～80%分布在黏膜层，15%～25%分布在肌层和浆膜层，小于5%分布在黏膜下层。现行的机制涉及氧（O_2）、氢离子、二氧化碳（CO_2）及代谢介质如乳酸及腺苷等参与代谢过程的各种物质[1]。餐后肠道充血，血流量增加到基线值的200%以上并转移到黏膜层。餐后肠道充血的机制包括肠神经的影响、胃肠道（gastrointestinal，GI）肽和激素、局部非代谢物质和血管活性物质，特别是一氧化氮（NO）在调节胃肠道功能方面起重要作用。各种合成酶产生的NO扩张黏膜血管，防止白细胞聚集和减少胃肠道对外来损伤的敏感性，防止细胞凋亡并减少炎症反应[1]。

肠内营养在心脏手术后患者耐受性良好，幽门后肠内营养对脓毒血症患者也无不良影响，但肠内营养对内脏灌注不良的脓毒症患者不利。随着肠内代谢需求的增加，肠缺血的发生率也增加并导致非梗阻性肠坏死[2]。

休克引起局部血流再分配，导致肠缺血，将减弱肠黏膜屏障功能并加速上皮细胞凋亡，从而导致有毒物质进入血液系统，继发器官衰竭。

纠正感染性休克的首要措施包括应用血管活性药和强心药，纠正低血容量、低血压及低心排血量的状态，但此措施无法改善局部循环或内脏灌注。应用多巴胺、多巴酚丁胺、多培沙明等血管活性药，可增加心输出量和循环血量，通常不影响胃肠道的微循环。血管加压素（vasopressin，VP）和肾上腺素因对内脏灌注有不良影响，应尽量避免使用[3-5]。

尚未明确规定脓毒血症患者首选去甲肾上腺素还是多巴胺。然而，笔者推荐联合应用去甲肾上腺素和多巴酚丁胺，因为此组合对肠道局部灌注具有良好影响。

二、中毒性巨结肠

中毒性巨结肠（toxic megacolon，TM）可发生在任何由炎症性及感染性原因而导致的急性结肠炎患者，可以定义为节段性结肠扩张伴急性结肠炎和全身炎症反应的综合征[6-7]。TM需与因麻醉药或抗胆碱药引起的肠蠕动减少鉴别。抗肿瘤坏死因子-α（tumor necrosis factor-α，TNF-α）抗体等新治疗方法问世前，有5%～10%的炎症性肠病并发TM。

TM的治疗措施包括肠道完全休息、补足血容量、纠正水电解质失衡、停用所有的麻醉药、止泻药及抗胆碱药。如果初始治疗措施失败，应积极安排手术。虽然TM患者的最佳手术时机仍然备受争议，但肠穿孔、进行性肠道扩张、无法控制的出血和进行性全身毒性反应是结肠次全切除+末端回肠造口+Hartmann手术的绝对适应证[6]。

伴有发热、心动过速、白细胞增多、贫血、低钾血症及低蛋白血症患者的围术期管理对麻醉医生们而言仍然是一个挑战。手术时机延迟导致肠穿孔、腹膜炎和脓毒血症，从而导致术后死亡率增加。

严重的脓毒血症和感染性休克患者需快速扩容、纠正低血容量、用血管加压素阻止外周血管扩张、用心肌抑制药防止或治疗组织缺血坏死[8]。早期纠正混合静脉血氧饱和度（通过肺动脉导管测量的数据）、乳酸和pH值异常均是提高严重脓毒血症或感染性休克患者疗效的关键措施[8]。

三、术后肠梗阻

术后肠梗阻（post-operative ileus，PI）的定义及其评估方法尚未明确。笔者所说的肠无力是指肠蠕动功能紊乱2天，而肠梗阻作为一种病理过程是指GI的蠕动受损3天或更久。临床体征包括腹胀、肠鸣音减弱、肠道内积气和积液。症状包括恶心、呕吐和上腹疼，也是术后不适的主要原因。尚未发现治疗PI的单个变量因素。根据正常进食和肠蠕动功能的恢复能力选择最适当的解决方法[9]。需特别注意是移行性肌电复合波（migrating myoelectric complex，MMC）或其他特定的MMC模式作为肠道电活动的评估方法，与PI治疗措施毫不相干。PI主要发生于腹腔手术后，也可发生在腹腔外或腹膜后手术。结肠手术后PI最常见，是延迟经口进食的主要原因，降低患者的满意度，增加术后恶心呕吐（post-operative nausea and vomiting，PONV）发生率。PI延长住院时间和浪费医疗资源，对社会经济有一定的影响[9-10]。

（一）发病机制

PI的发病机制较复杂[11]，包括：抑制反射的激活[12]、炎症介质[13]、外源性/内源性阿片类药[14]、术中液体超负荷与不足[15]、刺激肠道的操作[16]。

1. 抑制反射的激活 两种类型的反射途径分别为传入神经刺激脊髓（切口的躯体纤维和肠道的内脏纤维）和传出神经通过交感神经系统刺激肠道，而后者阻滞肠道蠕动。交感神经系统对PI的发生具有重要临床意义，这是因为硬膜外麻醉抑制了大部分反射。循环系统的儿茶酚胺对肠蠕动的贡献较少。似乎涉及不同的反射：超短反射（限于肠壁内）、短反射（包括椎前神经节）、长反射（包括脊髓）。长反射具有重要意义，因为有些研究表明椎管内麻醉、内脏神经切除术及其他交感神经切除术等可防止或减少PI的发生。相比之下，脊髓传入神经纤维切除及迷走神经切除等并不影响GI蠕动功能。传入神经反射起源于腹膜。

2. 炎症介质 随着手术操作刺激的增加，中性粒细胞、巨噬细胞、肥大细胞、T细胞、自然杀伤细胞和树突细胞的数量也增加。局部或手术刺激反应释放的炎症介质能促进PI的发生[13]。胃肠道局部释放的白细胞衍生的NO、血管活性肠肽（vasoactive intestinal peptides，VIP），P物质、降钙素基因相关肽（calcitonin gene-related peptide，CGRP）、促肾上腺皮质激素释放因子和前列腺素等均可促进PI的发生。VIP、P物质受体拮抗剂和NO合成抑制剂等均能改善术后胃肠道蠕动功能。

3. 外源性/内源性阿片类药物 外源性和内源性（脑啡肽、β-脑啡肽、强啡肽）阿片类药物在PI发病机制中起重要作用。自1972年以来，肠道内存在阿片受体已广为认知。它们分布在神经突触前神经末梢丛，可直接通过肠道受体起作用（μ_2、κ 和 δ）[14]，不仅影响肠道蠕动而且还影响分泌、吸收和肠道血液循环等。μ-阿片受体是调节胃肠蠕动和肠运输功能的关键受体。阿片类药物可增加肠道静息张力和减少肠道蠕动波。最初，阿片类药通过改变反射活动，在肠道高张力之后产生无张力反应，以协调节段性和非推进性的肠道运动。部分肠道比其余肠管更敏感，尤其是空肠。白鼠开腹手术所产生的刺激（开腹手术或小肠和盲肠的操作）诱导释放内源性阿片类药[17]。吗啡有效止痛和诱发便秘之间的比率几乎为4:1[18]。手术损伤升高血浆内源性吗啡水平，可能在PI发生过程中发挥一定的作用。肠道血流量自我调节功能似乎也发生变化。

4. 术中液体超负荷与禁食 围手术期血容量超负荷造成肠壁水肿，从而导致肠蠕动缓慢[15]。手术创伤及术后禁食，均使肠壁通透性增加，肠道内细菌产物回吸收也增强，从而促进PI的形成。

5. 肠道操作 肠道操作可暂时增加黏膜的通透性，使内源性细菌产物与炎症反应产生协同作用[16]。选择性小肠操作在未经处理的胃肠道肌层产生分子及细胞水平的胃肠道功能改变，从而促使PI的发生[19]。PI的持续时间是可变的，主要与手术种类和创伤程度等有关。前面提到结直肠手术后PI的持续时间最长。不同节段的胃肠道功能恢复时间也不同。术后一般小肠功能先恢复（术后4～8h，最多24h），胃功能第二个恢复（术后24～48h），结肠功能最后才恢复（48～72h）[9]。PI的持续时间主要依赖于左半结肠蠕动功能的恢复。对手术的麻痹性反应一般包含短期的初期麻痹，再经过NO的介导作用变成持久的肌肉活动损伤，此过程常伴有局部组织炎性细胞的聚集[20]。

（二）围术期处置、麻醉/镇痛

1. 经典的方法　如术中不用硬膜外或椎管内麻醉镇痛，则只能应用阿片类药物镇痛，而这可能影响术后胃肠蠕动功能的恢复。NO和挥发性麻醉药对肠蠕动功能的影响短暂，已证实不具有临床意义[21]。临床实验中没有相关的数据表明围手术期用瑞芬太尼影响术后胃肠道蠕动功能。阿片类药物只缓解腹部大手术后的静态疼痛。

鼻胃管减压一直是PI支持治疗的最传统方法。肺不张及肺部感染较为少见，但不用鼻胃管减压患者术后禁食时间明显减少，因此Meta分析文献不支持常规使用鼻胃管减压术[22]。

有关择期非肺部手术后肺部并发症的危险因素，Mitchel等人的多中心研究结果显示鼻胃管插管术是重要的危险因素，发生率为22%[23]。小肠择期手术患者插胃管将会导致胃食管反流并减少远端食管酸性物质清除能力。

2. 复合麻醉　上文提到，已确定腹部手术将激活对胃肠道蠕动起抑制作用的内脏交感神经反射。腹部大手术后，有效的镇痛主要靠持续硬膜外泵注局部麻醉药。节段性神经阻滞极为重要。腹部手术选硬膜外镇痛的优点是达到节段性传入/传出神经阻滞的目的，达到此目的需从胸段椎管内给予局部麻醉药。硬膜外镇痛从以下几个方面改善PI：超强的镇痛效果、阻滞从切口传入的有害神经刺激以缓解疼痛、抗炎效果[25]。

硬膜外神经阻滞通过直接兴奋副交感神经以改善肠蠕动。给予氨基化局部麻醉药后阻止化学性腹膜炎的发生[26]。鼠肠缺血后予以局部麻醉药处理，肠无力时间明显缩短[26-27]。与阿片类药物静注镇痛相比，持续胸段硬膜外镇痛（thoratic epidural anaesthesia，TEA）（＞24h）明显减少PI的发生率[28]。腰段硬膜外镇痛对肠梗阻无任何好处。一项包括261例患者的Meta分析结果显示单独硬膜外镇痛时，PI的持续时间比单独用阿片药静脉镇痛减少54h[29]。单纯硬膜外局部麻醉药阻滞较单纯硬膜外阿片药阻滞，PI持续时间减少21h。硬膜外阿片类药和局部麻醉药混合用，PI持续时间减少16h。阿片类药物为主的硬膜外镇痛与阿片类药静脉镇痛相比，PI持续时间缩短不明显[30]。

3. 阿片类药及阿片药拮抗剂　如上文所述，阿片类药物对胃肠蠕动的抑制作用很强。此作用常见于患者自控镇痛（patient-controlled analgesia，PCA）和传统的肌内、皮下或硬膜外的阿片类药物镇痛。PI的持续时间与围手术期阿片类药总用量成正比[31]，所以围术期需减少阿片类药的总量。现普遍认为围术期应用非甾体类抗炎药（non-steroidal anti-inflammatory drug，NSAID）可以节省15%～55%的阿片类药、减少PONV及促进GI蠕动[32-33]。NSAID的另一个优点是通过抑制前列腺素合成而具有抗炎作用。例如，大鼠模型实验中术前肠外给予NSAID可防止PI的发生[34]。

几种导致PI的可能发病机制中，内源阿片类药的释放加上外源性阿片类药的应用虽可有效控制围术期疼痛，但导致胃肠道蠕动明显缓慢。吗啡和其他阿片类药物激动胃肠道μ-受体从而导致胃肠道蠕动减慢。在大脑，同样的μ-受体可以被同样的药物激活而产生镇痛作用。通过增加阿片类药μ-受体激动剂或拮抗剂，以区分阿片药的治疗作用和不良反应。

爱维莫潘是外周竞争性μ-受体拮抗剂，对μ-受体的亲和力非常高[35]。与中枢受体相比，拮抗吗啡对肠道蠕动的抑制作用要强200倍。根据视觉模拟评分法（visual analogue scales，VAS）评分结果，爱维莫潘不拮抗中枢介导的阿片类药物的镇痛作用[36]。与其他短效拮抗剂（甲基纳曲酮、纳洛酮）相比，爱维莫潘和μ-受体的解离速率缓慢，口服后全身吸收率非常低（口服生物利用度仅0.03%），作用时间比较长。爱维莫潘对非阿片受体（肾上腺素受体、多巴胺受体、苯二氮受体、血清素激活受体、组胺受体及毒蕈碱受体）没有生物亲和力。爱维莫潘有效拮抗吗啡对胃肠蠕动的抑制作用，在用阿片类药之前应用也许更为有效。爱维莫潘μ-受体的解离率符合一级动力学，比甲基纳曲酮慢100倍。临床实验证明，用6mg或12mg的爱维莫潘，可以加快胃肠功能恢复时间。肠切除手术或部分肠切除手术患者，用爱维莫潘耐受性良好，可促进胃肠功能恢复，缩短住院时间[36-38]。

甲基纳曲酮是第一个外周阿片受体拮抗剂，是一种季铵盐衍生物纳曲酮，只是轻微的去甲基化，能逆转吗啡导致的剂量依赖性收缩反应。静脉注射甲基纳曲酮可防止吗啡导致的胃肠道蠕动缓慢。静脉给予0.45mg/kg甲基纳曲酮可防止吗啡0.05~0.1mg/kg导致的口-盲肠传输时间的延迟[39]。12名健康受试者重复静注甲基纳曲酮没有明显的副作用且耐受性良好。然而，重复给予甲基纳曲酮后，肠道传输时间显著减少，表明内源性阿片类药物调节肠道蠕动[18]。

外周κ-受体激动剂的应用无疑是一种很有前途的降低PI的方法。非多托秦能缓解肠易激综合征患者的结肠扩张[40]。

Lee等人发现胃大部切除术后硬膜外持续泵注纳洛酮〔0.208μg/（kg·h）〕48h明显降低吗啡引起的肠道蠕动的减弱，但并不拮抗其镇痛作用，静息与活动时视觉模拟评分法疼痛评分无差异[41]。

有必要进行大规模的关于新型阿片受体激动剂和拮抗剂的研究，以证明它们是否改善部分结肠切除术后患者的生活质量。

外周阿片受体拮抗剂治疗的禁忌证包括患者已接受阿片类药物治疗数天或治疗前持续阿片类药物治疗至少7天。阿片类药物可能会增加肠道的敏感性，而阿片受体拮抗剂可能导致阿片类药物戒断综合征的胃肠道症状[42]。

4. 促动力药物　心得安作为非选择性β-受体阻滞剂，常用来减少PI的持续时间，但最近的包括27例患者的随机实验未能证实此说法[43]。

近来12例结直肠癌手术后患者的研究表明新斯的明作为乙酰胆碱酯酶抑制剂也可以加快结直肠蠕动[44]，健康患者中的实验结果也一样。然而，吻合口漏的发生率为17%，高于直肠癌切除术后吻合口漏的正常发生率（3%~10%）。由于新斯的明的副作用（腹部绞痛、流涎、心动过缓），其在临床中的应用受到一定的限制，并需要澄清与吻合口漏相关的潜在危险。

实验研究表明VIP激动剂、P物质拮抗剂及降钙素基因相关肽（CGRP）可能会逆转PI，而奥曲肽可能改善胃肠道蠕动功能[45-46]。没有临床研究证明奥曲肽对PI的影响。不应该用VP来处理PI[47]。红霉素作为胃动素激动剂类似物，可促进肠道动力，但只在小肠起作用。前瞻性随机实验表明红霉素对PI的持续时间无明显影响[48]。甲氧氯普胺作为一种促动力药，结直肠术后对PI的持续时间无明显影响[49]。由于西沙必利可延长心电图Q-T间期甚至诱发室性心律失常，不推荐用于治疗PI[50]。新的促动力剂，如混合五羟色胺-4（5-HT4）受体激动剂普卢卡和新型5-羟色胺-2B（5-HT2B）受体激动剂替加色罗有望应用于危重患者的PI治疗[51-52]。临床上使用这些药物之前，尚需更进一步的研究。

5. 术后早期营养　过去提倡腹部大手术后禁食4~5天或半禁食，如此将加快机体分解代谢，从而导致身体疲倦[53]。早期营养可以提高免疫功能，降低术后的感染率。摄入富含纤维素的食物可以刺激胃肠道，因而可以改善PI。研究表明早期肠内营养是安全的，并可减少PI的发生率[9]。

6. 微创手术　实验研究表明，与开腹手术相比，腹腔镜结肠手术后胃肠蠕动和排便均较早恢复[9]，临床研究已明确腹腔镜结肠手术是PI的早期防治策略。

第三节　腹腔镜手术麻醉

腹腔镜结肠切除术相对于开放手术的优势在于它不仅缩短了住院时间，减少了麻醉药物用量，还能使患者术后较快恢复肠道功能和提高术后生活质量。一项回顾性对照研究[54-55]显示腹腔镜手术在年长者（＞75岁）左半结肠切除术较年轻者（＜75岁）更有优势。腹腔镜手术可导致气腹相关的病理生理改变。虽然腹腔镜手术认为是一种可以在门诊患者中实施的简易安全的治疗手段，但是其麻醉期的管理却需要极其谨慎小心。因此腹腔镜手术对于麻醉医生提出了一些挑战，需评估潜在的问题（如血流动力学、肺、肾脏、内脏和内分泌的病理生理改变），以提供最理想的麻醉效果。

一、气腹

理想的气腹灌注气体应具备来源充足、廉价、无色、血液中溶解度高、化学性质稳定、生理学上呈惰性和血管栓塞风险低的性质[56]。CO_2几乎接近于理想的灌注气体，它对血流动力学和酸碱变化的影响微不足道，临床上可以忽略不计。机体清除残留CO_2的速度要比清除其他灌注气体［一氧化二氮（N_2O）、氩气、氦气或氮气］快得多。应用N_2O在肺功能差或局部麻醉患者可能更具有优势，但N_2O的缺点是易燃。氩气则可能引起一些不必要的血流动力学改变，尤其是对于肝脏血流影响较大。氦气、空气和氮气虽没有对血流动力学和酸碱平衡的影响，但是它们溶解缓慢并有形成静脉血栓的潜在危险。随着气腹压的升高，CO_2渗透到血管导致高碳酸血症和血管内栓塞。因此必须监测患者呼气末CO_2浓度。无气体腹腔镜技术（腹壁悬吊）提供更好的心血管环境，更重要的是腹壁悬吊和低压灌注技术的结合对于老年和患有心肺疾病患者可能是一个理想的替代处理措施[57]。然而腹壁悬吊技术相对于低压（5～7mmHg）气腹没有临床相关优势。欧洲内镜手术协会指南推荐用尽可能低腹压（intra-abdominal pressure，IAP）达到术中的充分暴露而不是用常规压力。健康患者用低于14mmHg的IAP最为安全[58]。

加温加湿处理的气体在临床上无明显优势，尤其对时间短的小手术。术中不保温会造成严重的病理生理改变。围手术期低体温使外周血管收缩，甚至影响凝血功能。围手术期低体温是术后切口感染的独立危险因素[59]。

二、心血管病理生理改变

CO_2溶解度高，易造成高碳酸血症，可通过适当过度通气避免高碳酸血症的发生。这种代偿机制常受到头低脚高体位和高IAP的影响，使膈肌向头侧移动而致使肺容积缩小。IAP对高碳酸血症的发生起重要的作用。对于大多数健康患者而言，CO_2值上升和pH值下降在临床上无关紧要，但是对于一些机体储备能力低下的特殊群体，如慢性阻塞性肺疾病和心功能低下患者，则出现高碳酸血症和酸中毒的风险升高，而交感神经系统的激活将会导致血压升高、心率加快、心肌收缩增强和心律失常[60]。

由于IAP刺激神经体液血管紧张素系统和肾素-醛固酮-血管紧张素系统而造成血流动力学和心血管系统的改变，特别是高血压。腹腔镜胆囊切除术和妇科腹腔镜手术可导致心排指数（cardiac index，CI）的降低、平均动脉压（mean arterial pressure，MAP）和全身血管阻力指数（systemic vascular resistance index，SVRI）升高。腹腔镜胆囊切除术中气腹开始时VP的浓度将迅速上升，而气腹停止后迅速下降。机体对过量的VP的典型反应是CI降低、MAP及SVRI升高[61]。Joris等人的研究也得出相同的结果，创建气腹前给予可乐定，可减少释放儿茶酚胺，并减少腹腔镜手术引起的血流动力学改变[62]。

此外，体位的变化（头高位或头低脚高位）可调节这些因素的影响[63]。Gutt等人推荐适当降低IAP（<12mmHg）以限制内脏血流灌注的变化，从而降低器官功能衰竭的发生率，同时不影响预后[60]。美国麻醉医师学会（american society of anesthesiologists，ASA）评估为Ⅰ级和Ⅱ级患者可耐受12～14mmHgIAP下所产生的血流动力学和循环的变化[58]。对于ASA Ⅲ～Ⅳ级患者，应该考虑进行有创血压监测，此外，这类患者术前应补足血容量、用β-受体阻滞剂保护心脏并对下肢施行间歇序贯气压疗法。

腹腔内灌注气体可诱发心律失常，且其发生率要高于开腹手术[60]。儿茶酚胺的释放和高碳酸血症会引起窦性心动过速和室性期前收缩；而牵拉腹膜和血管内大量CO_2的栓塞[64]刺激迷走神经引起更加危及生命的心律失常（如缓慢性窦性心律失常、结性节律、房室分离和心脏停搏）。大多数的心律失常是短暂的，并可通过降低IAP和纯氧（100%）过度通气而逆转。

术前静脉补液（10mL/kg）、缓慢气体灌注速度、对下肢施行间接气压疗法及降低IAP是目前防治心血管并发症的有效措施。

三、腹腔镜手术期间呼吸系统的变化

呼吸系统的变化包括：肺容量减少、气道压峰值增加、因患者体位及气道压增加引起的肺顺应性降低（27%～40%）[65]。随着IAP的增加，膈肌向头侧移位，从而导致术中肺不张和功能残气量减少，进而导致通气/灌注量比例失调和肺内分流，最终导致低氧血症。可通过低呼吸末正压（positive end expiratory pressure，PEEP）（5cmH$_2$O）机械通气之后，手法控制呼吸10s，调整气道压至40cmH$_2$O以防止肺泡塌陷。随着IAP的增加，胸腔内压力也增加，从而导致心输出量明显减少。如果发生顽固型低氧血症、高碳酸血症或高气道压，则应该缓慢降低腹压，直至腹压适当下降；如果再次发生类似症状，必须中转开腹手术[57]。二氧化碳栓塞是一种腹腔镜手术的罕见并发症（<0.6%），但一旦发生致死率相当高（28%）。气体栓塞的主要原因是气腹穿刺针误入静脉或薄壁组织，60%的气体栓塞往往在开始注气时发生。主要表现为创建气腹时呼气末二氧化碳和血压突然急剧下降。二氧化碳的小栓子可能经常发生，但无任何临床症状。如果有可疑的气体栓塞存在，必须按以下步骤处理：

（1）停止气腹。

（2）将患者体位调整为头高脚低位或Durant体位（译者注：头低位+左侧斜坡卧位）。

（3）过度通气和供给纯氧（100%）。

（4）积极心肺复苏并置入中心静脉导管以便于吸出气体。

高IAP减少肺顺应性从而导致气胸和纵隔气肿[57]。发生气胸或皮下气肿（腹腔镜手术中发生率为0.3%～3%）应怀疑CO$_2$气胸。以上任一情况下，呼气末CO$_2$压力均会增加。只有中度到重度CO$_2$气胸才需要放置胸腔闭式引流管。

四、腹腔内脏器灌注

IAP为12～14mmHg时，肾脏、肝脏或内脏血流灌注变化对健康患者并没有任何影响。但已有灌注受损的情况下，应尽可能降低IAP，以减少微循环障碍。特别是肾功能随着IAP的升高而逐渐衰退。肾血流减少源于心输出量减少和抗利尿激素水平的增加和（或）肾血管收缩；也可能与肝门静脉循环随着IAP的增加而逐渐下降有关。所以保持低于12mmHg的IAP对于术后肝及肾功能的恢复均有所帮助[58]。Schilling等评估18例患者高CO$_2$气腹压下行常规的腹腔镜手术时的内脏微循环，结果显示，IAP从10mmHg上升到15mmHg时，内脏血流量降低60%、胃血流量减少40%～54%、结肠血流量减少44%、肝脏血流量减少39%、空肠血流量减少32%。

五、腹腔镜手术麻醉方法

应用速效和短效的挥发性麻醉药，如地氟醚和七氟醚，联合超短效阿片类药，如瑞芬太尼，有利于患者术后快速苏醒。对于非肥胖健康患者建议使用喉罩代替气管插管进行全身麻醉，但只限于低IAP且时间短的小手术[67]，故而不推荐用此方法。当然气管插管来控制通气肯定是最安全的。在手术过程中常调整通气参数以维持呼气末二氧化碳浓度在35mmHg左右，每分钟通气量相当于增加了15%～25%。区域麻醉也可以应用于腹腔镜手术，但应该由一个很熟练的外科及麻醉医生团队对选定患者进行手术麻醉。其潜在的优点为减少PONV、减轻术后疼痛、成本低、效益高及恢复快等。实施区域麻醉需要患者放松与合作、低IAP、手术室人员的协助与配合及精确轻柔的手术操作。然而，在日常的临床实践中，患者的安全性和舒适性超过了这些潜在的优势，完全采用气管插管控制呼吸仍然是金标准。区域麻醉下建立气腹后再进行镇静是危险的，因为会导致通气不足和动脉氧饱和度下降。事实上，清醒患者在区域麻醉下进行腹腔镜检查时，其呼吸变化不太明显并且动脉血气分析也正常，而且头低脚高位也无明显影响[68]。

广泛的硬膜外阻滞需要从T4到L5，这可能导致身体严重不适。与开放式手术相比，腹腔镜手术可以充分减少长期严重的术后不适。术后疼痛仍然值得关注，而多模式镇痛可以有效地缓解疼痛，可以联合应用阿片类药物、局部麻醉剂及非甾体类药物。腹腔镜手术PONV极为常见，异丙酚用于麻醉维持则可降低PONV的发生率。

六、腹腔镜手术的禁忌证

绝对禁忌证包括休克、颅内高压（头部外伤、脑积水和脑肿瘤）、严重近视和（或）视网膜脱离。相对禁忌证是肺大泡、肺气肿、危及生命的紧急情况和预计超过6h的腹腔镜手术，这与酸中毒和低温有关。

第四节　肛管直肠手术麻醉

肛管直肠手术麻醉的选择取决于手术和患者因素。最佳的麻醉方法提供清晰稳定的操作环境、恢复迅速、无任何术后并发症、高效率和患者满意度高。局部麻醉满足有条件的门诊手术所需（出院早、副作用少），骶麻和全身麻醉常应用于肛肠外科手术。区域麻醉技术具有许多优点（镇痛优势、降低PONV、减少术后住院时间及提高患者的满意度，主要是改善术后的睡眠、认知和免疫功能），这可能有利于患者接受门诊手术[69-70]。

一、局部麻醉与监护下麻醉管理

近年来，日益发展的镇静技术加局部麻醉增加了监护下麻醉管理（monitored anaesthesia care，MAC）手术量。局部麻醉下手术有许多优点（表14-1）。最常使用的局部麻醉药的药理学和用法见表14-2。利多卡因作为局部麻醉药，最常用于手术部位镇痛，但0.25%的罗哌卡因或布比卡因具有同样的镇痛效果。麻醉药在组织内围绕神经末梢浸润，其起效时间基于药物的解离常数，后者决定于相应组织pH值下局部麻醉药以活性离子形式存在的量。因此利多卡因的起效时间为3min，而布比卡因、罗哌卡因和左布比卡因的起效时间为15min。

表14-1　局部麻醉优点

·安全、简单、经济
·只影响手术区域
·康复快
·消除远侧肢体损害风险（因动力阻滞所致）
·无术后尿潴留
·无术后恶心、呕吐

表14-2　不同局部麻醉药药理学特点[121-124]

分类	效能	起效	浸润后作用时间/min	最大耐受剂量/（mg/kg）
普鲁卡因	1	慢	45～60	12
氯普鲁卡因	4	快	30～45	12
利多卡因	1	快	60～120	5（7*）
波瑞罗卡因	1	慢	60～120	8
甲哌卡因	1	慢	90～180	5（7*）
布比卡因	4	慢	240～480	3
左布比卡因	4	慢	240～480	3
罗哌卡因	4	慢	240～480	3

*加入1：200 000肾上腺素［0.5mg肾上腺素（1mg/mL）+100mL局部麻醉药］时的最大剂量。

局部麻醉药内加肾上腺素（α–肾上腺素能受体激动剂、β–肾上腺素能受体激动剂）的目的是延迟局部麻醉药物的吸收、延长并提高麻醉效果。肾上腺素可以通过外周α$_2$–受体激动剂发挥镇痛作用。肾上腺素剂量与局部麻醉持续时间成正比，其浓度最多为5μg/mL，更高浓度会导致血流动力学紊乱。在局部麻醉药中加入1∶200 000肾上腺素，局部麻醉药的持续时间可以延长近一倍[71-72]。皮下或肌内注射200~1 000μg肾上腺素单一剂量后，主要引起β–受体的反应。

在门诊进行肛管直肠手术，考虑到恢复时间、术后副作用、患者满意度及医疗机构成本，组合用短效局部麻醉药和长效局部麻醉药［如2%利多卡因15mL+0.5%的布比卡因15mL+0.15mL肾上腺素（1mg/mL）］联合异丙酚镇静麻醉是最经济有效的方法[69,73]。在Li等人的研究中，与30mg利多卡因加20μg芬太尼行椎管内麻醉与复合七氟醚全身麻醉组相比，局部麻醉/镇静组麻醉时间缩短44%~47%。此外，住院时间均减少一半以上。造成出院延迟的原因主要有PONV、头晕、疼痛及运动阻滞的延长，而所有这些问题都可以用局部麻醉联合MAC而得以改善。在门诊施行快速康复外科手术之前，要确定患者接受MAC技术至关重要。成功的局部麻醉/镇静可能与术后疼痛减轻和副作用的减少有关，如尿潴留和PONV，这基于外科医生充分的浸润麻醉和轻柔的外科操作。广泛的局部浸润麻醉可降低直肠括约肌痉挛并提供更好的术后镇痛。用肿胀技术皮下注射液体（组分为：200mL林格氏溶液+2%盐酸甲哌卡因50mL+2.5mL肾上腺素稀释至1∶10 000）进行局部麻醉的方法可用于日间直肠手术。局部缓慢滴注（近14min）局部麻醉药，18min后疼痛完全缓解。镇痛效果可以维持至术后14h。

二、椎管内麻醉

门诊患者中使用椎管内麻醉简单、有效且非常安全。能准确掌握神经阻滞起效和失效的时间，这是最大的优点。椎管内穿刺针［小号针（25~29G），钝铅笔头状］的设计可降低硬膜穿破后引起头痛的发生率（1%~2%）。

蛛网膜下给予小剂量利多卡因或卡波卡因加或不加12.5μg芬太尼，此配方是门诊小手术最佳的麻醉方案[75]。由于高比重利多卡因（5%）具有神经毒性（马尾神经综合征），临床上应避免使用。不推荐局部麻醉药（利多卡因或卡波卡因）中添加肾上腺素，因添加肾上腺素可延迟神经功能恢复时间。7.5mg的布比卡因是蛛网膜下腔麻醉的最佳剂量，此剂量不仅可达到提早出院的目的，还可降低术后神经症状的发生率。低比重布比卡因（0.1%）蛛网膜下腔麻醉可选择性阻滞肛管直肠的感觉神经且不影响运动感觉，从而提供最佳的术后镇痛[76]。

三、骶管内麻醉

骶管内麻醉属于硬膜外麻醉，适应证包括肛管手术如痔切除术、括约肌修复术和肛管扩张术等。骶管内麻醉的阻滞范围局限于骶和低腰段，对机体生理功能的扰乱最小。膀胱和结肠脾曲的运动感觉也被阻滞。交感神经阻滞也常见。骶管麻醉尚有许多方面仍需要大量的前瞻性随机对照研究予以证实。骶管内麻醉在儿童患者极易操作且成功率很高，但在成年人的失败率高于腰椎硬膜外麻醉。

第五节　结直肠手术麻醉

一、胸段硬膜外镇痛

越来越多的TEA应用于大型腹部手术的联合麻醉。TEA后患者苏醒早，利于深呼吸及自由咳嗽，从而改善患者预后。硬膜外镇痛不仅阻滞来自手术部位的有害的传入神经冲动，而且选择性阻滞双侧交感神经结。由于自主神经纤维的节后神经为C型纤维，薄而无髓鞘，因此相对于躯体感觉和运动神经纤维，更容易受到局部麻醉药物的影响。这就解释了为什么局部麻醉药硬膜外或脊髓麻醉后，向头侧的交感神经阻滞平面与躯体感觉或运动神经阻滞平面相同。

腰段硬膜外镇痛对腹部手术是不合适的，因为它在交感神经区内引起交感神经活动增强，并且与TEA相比，Bezold-Jarish反射（心动过缓、低血压与心肌收缩性增强）的发生率增加，引起了头侧脏器的反射性血管收缩，使冠状动脉血管收缩及心肌缺血的可能性增加。在TEA期间，较低的心血流量似乎通过减少心肌氧需求量及减少心脏做功而得到补偿。只能通过T12以上的位置置入硬膜外导管，才能达到交感神经阻滞的效果。为达到术后有效镇痛和快速解除肠梗阻，硬膜外导管的放置必须与切口水平一致。

（一）胸段硬膜外镇痛对肠道功能的影响

肠道的收缩活动受体液和神经因素的调节，副交感神经的刺激使胃肠道蠕动增强，而交感神经则主要为抑制作用，开腹及刺激肠道的操作将会增强胃肠道收缩并显著抑制肠道传输功能。

TEA可能通过以下的机制促进肠道蠕动：

（1）阻滞伤害性刺激[79]。

（2）阻滞胸腰部传出交感神经[79]。

（3）副交感传出神经系统不受干扰[79]。

（4）对阿片类药物的需求减少[79]。

（5）胃肠道血流量增加[79]。

（6）局部麻醉药全身性吸收[80]。

腹部大手术术中及术后用局部麻醉药维持TEA，可防止微血管灌注减少，加快胃肠道功能恢复正常，对肠道起保护作用[81]。TEA对失血造成的低血压期间及复苏后的大鼠肠道微血管灌注有益[82]。TEA通过阻滞T5~T10实现脏器交感神经的阻滞。尽管MAP降低，毛细血管灌注压仍保持正常。由于TEA的使用，手术应激反应减弱使得局部组织灌注及新陈代谢的损伤减少[83]。结直肠手术后TEA通过其对全身性脂类分解的抑制作用，可刺激内分泌及代谢反应[84]。

总之，TEA可通过以下几种方式改善腹部手术后胃肠道功能：

（1）抑制胸腰椎段肠道交感传出神经（增加肠道蠕动和肠道血流量）。

（2）抑制躯体及内脏伤害性传入刺激（围手术期阿片类药物的用量减少，促进患者术后早期活动）。

（3）局部麻醉药的全身作用（抑制介导术后肠梗阻的神经反射弧）和阿片类药用量减少。

（二）胸段硬膜外镇痛和吻合口漏

TEA对胃肠动力的刺激作用，也可能导致吻合口漏的风险增加，有关TEA导致吻合口漏的报到极少，2001年发表了TEA（局部麻醉药或局部麻醉药联合阿片类药）与阿片类药物静脉镇痛或纯粹阿片类药物TEA的随机对照实验的综述[85]。术后TEA局部麻醉药或局部麻醉药联合阿片类药物组6%的患者发生了吻合口漏，与此相比，阿片类药物静脉镇痛或纯粹阿片类药物TEA组吻合口漏的发生率为3.4%，然而，研究结果无明显差异。因为入组患者数量太少，因此有必要继续进行类似的研究以达成共识。

（三）胸段硬膜外镇痛和术后镇痛

术后镇痛的目的是为了让患者免受疼痛，利于自由呼吸和咳嗽，副作用降到最低，从而改善患者的预后。腹部大手术的常用术后镇痛技术包括：患者自控静脉镇痛和患者自控硬膜外镇痛（patient-controlled epidural analgesia，PCEA）。

局部麻醉药和阿片药物混合的硬膜外镇痛可以提供最好的动态镇痛。硬膜外腔的药物必须达到足够的浓度和量才可阻滞切口传入的伤害性刺激。局部麻醉药和阿片类药物的组合似乎最理想，可用可乐定或肾上腺素代替，通过本身的脊髓α₂-受体激动作用，增强感觉阻滞及减少阿片类药物的血药浓度。Cochrane包含9个项目（711名患者）的大型研究结果表明阿片类药物用于PCEA，镇痛效果可持续72h[86]。然而，PCEA后瘙痒发生率较高。澳大利亚一项关于硬膜外镇痛的多中心研究表明，与对照组相比，硬膜外镇痛组术后第1天静息状态下和第1~3天咳嗽时的视觉模拟评分法疼痛程度评分明显降低、镇痛效果改善和呼吸衰竭减少。作者的结论提示全麻复合硬膜外麻醉下行开腹手术并术后硬膜外镇痛使得许多高危患者获益颇多[87]。然而，在亚组分析中，他们发现硬膜外镇痛组和对照组在呼吸或心脏并发症上无显著差异[88]。年龄＞70岁患者腹部大手术后5天，PCEA能缓解患者休息和咳嗽时的疼痛及改善精神状态，但并不影响谵妄的发生率[89]。

（四）胸段硬膜外镇痛与手术后分解代谢及氧耗量

TEA可减少手术后能源的消耗，腹部大手术时氧耗量增加至正常值的1.5倍，可用TEA联合全身麻醉来防止氧耗量的增加。患者用TEA仍然能增加他们的氧提取，从而增加氧耗。未行TEA的患者，在氧耗量增加时，通过增加心输出量以维持足够的组织氧合。

围手术期应激反应的特点是高代谢、皮质醇释放、葡萄糖水平升高、胰岛素抵抗和蛋白质转换加速。TEA抑制术中血糖和皮质醇水平升高。感觉阻滞达T_4时，结直肠手术中和术后24h，蛋白质分解降到最低[90]。全麻下乙状结肠和直肠手术后，有近40%患者肌肉蛋白质合成率显著减少，而TEA复合麻醉阻止此现象的发生[91]。

二、全身麻醉和多模式麻醉

（一）围手术期液体管理

内脏手术的围手术期液体管理是仍具有争论的话题，而现有的液体治疗标准无循证医学依据。医生应遵循最优化方案，以减少术后的并发症（心肺、胃肠道蠕动、切口愈合、住院时间）。血容量不足可导致血流的重新分布、炎症及内脏灌注不足，从而最终导致多器官衰竭，尤其是肾衰竭。相反，容量超负荷会导致心脏功能障碍、组织和间质水肿、毛细血管通透性增加和低氧张力，这也会导致器官功能障碍，因此纠正血容量可改善预后。

水占总体重的60%，其中1/3是细胞外液（组织间液和血浆），另2/3是细胞内液。手术过程中，血清胶体压力减少，主要是因为毛细血管的渗透性增加，液体从血管移向细胞间隙。输注晶体液引起的血液稀释也是其中一个因素。尽管已研究了30年，围手术期细胞外液的变化仍未明确。围术期由于抗利尿激素、醛固酮、皮质醇和肾素-血管紧张素Ⅱ的分泌增加，内分泌系统的反应往往是保钠、保水和排钾。炎症介质如白介素6（IL-6）、肿瘤坏死因子和P物质作为血管舒张药，增加毛细血管渗透性。激素分泌导致水钠潴留，加快钾排泄并增加分解代谢。

1. 液体治疗　标准液体治疗包括生理需要量、术中失血量、失液（汗水）等引起的累积损失量及第三间隙液体量等。用晶体液补充禁食及汗水等所引起的损失量似乎合乎逻辑。术前补充葡萄糖液可减少术后胰岛素抵抗，改善健康状况和术后肌力[92]。术前口服或静脉注射葡萄糖液可改善预后。应避免禁食引起的血容量不足。术中预防性输注含糖液体仍有争议。

2. "过度补液"和"脱水疗法"　目前标准的液体疗法是否有循证依据和神经阻滞前预防性输注液体是否有效仍受挑战[93]。关于围术期"高血容量"的综述表明，围术期高血容量导致液体过多，对心肺功能（Starling心肌功能曲线严重右移、肺炎、呼吸衰竭）、胃肠道蠕动功能、组织氧合功能及切口愈合（吻合口漏）十分不利。择期大手术后患者增重3～7kg说明患者液体超负荷[15]。一项随机、盲法、多中心研究发现结直肠手术期间限制性液体治疗可减少术后并发症（硬膜外麻醉前不预防性扩容、不补充第三间隙液体，禁食期间不口服液体，血容量丢失等量替换），总的目的是不改变体重。减少容量相关性术后并发症（心肺功能及组织愈合功能）[94]。限制性液体治疗方案并没有导致血流动力学的不稳定，升压药用量也未增加。术后第1天和第6天，尿量无显著差异。然而，一项新的临床实验结果表明，以16～18mL/（kg·h）与8～10mL/（kg·h）的速度补充液体都不影响切口感染率（两组结果相似）[95]。此结果表明腹部手术中限制性液体治疗不完全支持"脱水手段"。应强调脊髓麻醉前或硬膜外麻醉后预防性扩容是临床上比较实用的方法。

测量体重是评估围术期患者液体总量及指导术中补液量的最可靠工具。记录术中所失去的液体量做成记录表，根据记录表指导需补充的液体种类。然而临床判断是必不可少的，不能仅根据体重评估失血量。若出现尿量减少和低血压表明血容量不足，应及时补足液体。若血管扩张引起的血容量相对不足，那应该根据诱发因素（吻合口漏导致的败血症、TEA后交感神经的阻滞及常用的抗高血压药），做出相应处理，以纠正血容量。

（二）吸入麻醉药和诱导药对肠蠕动功能的影响

麻醉药物影响肠道生理功能。通过间接方式影响血流动力学从而减少内脏灌注和氧输送量或直接影响肠道蠕动功能。

研究发现硫喷妥钠增加狗结肠壁活动而稍微延长小鼠肠道传输时间。氯胺酮和异丙酚对肠蠕动没有显著的影响[96-97]，然而尚未明确长期输注异丙酚对肠道蠕动的影响。临床研究比较异丙酚–N_2O复合麻醉、异丙酚–氯胺酮复合麻醉或异氟烷麻醉对肠道蠕动的影响，结果显示无显著差异[97]。

N_2O麻醉延长患者结肠术后肠道功能的恢复[98]。异氟烷麻醉喂饲木炭的大鼠2h后，肠道木炭转运率下降50%[99]。一项关于异氟烷研究发现狗吸入1.3倍最小肺泡麻醉浓度的异氟烷4.5h，胃蠕动指数明显降低，胃肌电活动也明显减弱[100]。Jensen等人三组实验（异氟烷–N_2O、异丙酚–N_2O及异丙酚–空气）发现类似的肠道功能的损伤，但术后并发症的发生率和住院时间没有变化[101]。

（三）围手术期最佳氧合

围手术期氧合功能常因手术和麻醉本身或术后恢复期而受损。手术中常规给患者吸30%的氧气（根据需要可以调至100%）。现没有特定的关于吸氧浓度的临床指南，但围手术期如有气体栓塞的风险、切口感染及严重出血的情况时，必须高流量吸氧。近期已有研究表明吸高浓度氧无风险且能改善预后[102-104]，业已明确围手术期处置措施可影响感染的发生率。

氧气对组织修复和切口愈合至关重要，也是中性粒细胞氧化杀伤的重要底物。吸烟、肥胖、手术疼痛和血管活性药均可降低组织氧合。满足组织足够氧合，需保持正常体温、足够的血容量及轻度高碳酸血症，硬膜外麻醉也起到协同作用。Greif等人研究500例结肠手术患者临床资料，术中及术后2h均吸FiO_2为80%的氧气，将明显增加组织氧合，切口感染率降低一半[102]。Belda等人在291例患者的一项随机对照实验的结果表明，结肠手术中给予FiO_2为80%的氧气，手术部位感染的发生率减少39%[105]。两项研究80%的FiO_2组的ASEPSIS评分均显著降低［译者注：Points are given for the need for additional treatment, the presence of serous discharge, erythema, purulent exudate, and separation of the deep tissues, the isolation of bacteria, and the duration of inpatient stay（ASEPSIS），该评分系统是一个分数的加权和，评定内容包括：额外治疗时间、浆液性渗出、红肿、脓性渗出物、深部组织分离、无菌隔离及住院时间，评分越高感染的可能性越大］。Pryor等人并没在其他腹部大手术，包括胃大部分切除术、胰腺手术和妇科肿瘤切除等手术中得出同样的结论，但此研究没有考虑液体管理、保持正常血碳酸、手术时间、术中血糖和术后疼痛控制等因素[106]。动脉血氧分压为150mmHg的肥胖患者（体质指数＞30）术中及术后即刻的皮下组织氧张力明显减低或极低（约40mmHg）。皮下组织氧分压为40mmHg时，感染风险很大[107]。

吸入充足的氧气可促进炎性细胞因子的表达，从而刺激肺泡巨噬细胞的吞噬和氧化杀伤能力。白细胞常见于感染的切口，低氧张力时白细胞杀菌能力降低，可通过测量O_2消耗量和过氧化物产物评估白细胞杀伤能力[108]。机械通气可损害肺泡巨噬细胞的吞噬能力和杀伤能力。与吸入氧浓度为30%的患者相比，吸100%纯氧患者的细胞吞噬和氧化杀伤能力更强。

正如本章所讨论的，吸入充足氧气可减少PONV的发生率。Greif等人的一项研究表示吸入氧浓度为80%的231（结肠切除术）例患者，PONV的发生率降低了一半[103]。一项包含240例腹腔镜妇科手术的随机临床实验，术中持续吸FiO_2为80%的氧气组与FiO_2为30%组相比，PONV的发生率下降一半（22% vs. 44%），与预防性应用8mg昂丹司琼产生同等效果[104]。吸氧浓度FiO_2为30%（PONV总发生率44%）组与昂丹司琼组（30%）之间无显著差异。

尽管供氧充足的好处很多，但也有一些相关的风险。暴露于100%纯氧5h后可导致肺毒性（黏膜纤毛功能减弱、IL-6和IL-8的合成减少），暴露几天会导致肺纤维化、肺和肠水肿（肺泡毛细血管渗透性增加）。高浓度吸氧相关的主要并发症为肺不张，肺不张可以导致肺炎。然而，结肠手术围手术期FiO_2为80%时对患者术后肺功能及肺不张的发生率没有影响[109]。氧自由基是导致O_2毒性病理生理学的重要因素，过氧化可加重自由基损伤。现仍然缺乏关于组织缺血之前、期间、之后吸氧浓度的大型随机实验。80%吸氧浓度至少24h以内是安全的，耐受性良好，有利于结直肠手术患者。这是一个简单廉价且又能改善患者预后的最好方法。

（四）快速康复外科手术麻醉

多通道快速康复外科的主要目的是减少手术产生的生理、心理应激反应和其他并发症。多通道快速康复外科是现代麻醉、镇痛技术和微创外科技术的结合。目前结肠手术主张无需术前肠道准备，保留术后1～2天硬膜外麻醉镇痛，无需术后鼻胃管减压，避免水钠潴留，术后第1天开始饮水[110]。限制性输液〔4mL/（kg·h）乳酸林格液体〕可改善腹部手术患者的预后[111]，减少术后并发症和缩短住院时间。

术中或术后第一个24h静注利多卡因，可改善术后镇痛效果，也有效地缩短腹腔镜结肠切除术后PI的持续时间[112]。

行经腹直肠手术的ASA Ⅲ～Ⅳ级患者经多通道快速康复外科处置（胸段硬膜外镇痛48h，早期下床活动和早期营养），平均住院时间可减少3天[113]。"48h结肠切除术"方案[114]：右半结肠切除术，T_6～T_7置入硬膜外导管；左半结肠切除术，T_8～T_{10}置入硬膜外导管，每小时硬膜外给予布比卡因；术中补1 500mL等张盐水和500mL的6%羟乙基淀粉；手术结束前30min给予30mg酮洛酸和4～8mg昂丹司琼并注意术中保温。术后用扑热息痛（对乙酰氨基酚）止痛或连续硬膜外镇痛（布比卡因+吗啡48h）。对60名患者施行此方案，没发现心肺并发症，平均住院时间缩短2d，但再次住院率为15%。

多通道快速康复外科可显著减少结肠切除术后住院时间和相关并发症。

第六节　麻醉相关的术后并发症

一、术后尿潴留

良性直肠肛门疾病手术后尿潴留是最常见的并发症，有关的风险因素有术中补液过多、术后疼痛、麻醉方式等。回顾椎管内麻醉下行直肠肛管手术的2 000例患者，术后尿潴留的发生率如下：痔切除术22%，瘘管切除术6%，脓肿切开减压术2%，植皮术/内括约肌切开术17%[115]。尿潴留的独立风险因素有：痔疮切除术、女性患者、术前即有泌尿道症状、糖尿病及需要术后镇痛患者。

有关各种麻醉药对泌尿动力学影响的研究罕见。副交感神经阻滞药物增加膀胱容量、减少膀胱收缩率及降低尿道阻力。巴比妥类药对尿道阻力也产生相似的作用。麻醉药降低IAP和抑制排尿反射，这是阿片类药物的主要副作用，尤其经鞘内或硬膜外给药时易于发生。椎管内给予阿片类药可直接作用于骶髓疼痛神经和自主神经纤维，而主要影响下尿道功能。与长效局部麻醉药（布比卡因0.5%）相比，短效局部麻醉药（利多卡因）尿潴留的发生率较少。目前还没有防止术后尿潴留的最佳方案。1 448名患者的前瞻性随机实验结果显示尿潴留的总体发生率为4.1%[116]，术后尿潴留的主要危险因素包括年龄、肛管直肠手术及脊麻，两组之间没有统计学差异，可通过导尿术解决尿潴留问题。

二、麻醉期间的过敏反应和类过敏反应

麻醉期间发生的IgE介导的过敏反应或非IgE介导的类过敏反应，仍然是麻醉医生最关心的问题。过敏反应往往不可预测，即使适当治疗仍可能威胁生命。麻醉诱导期间速发型过敏反应的发生率估计在1∶10 000～1∶20 000，围术期任何用药均可能产生免疫介导的过敏反应而危及生命。神经肌肉阻滞剂、胶体和抗生素是围术期最常见的过敏原[117]。然而，临床上很难鉴别过敏反应和非免疫介导的反应（占超过敏反应的30%～40%）。胶体过敏的常见表现为特异性反应、痉挛、食物过敏等。法国的一项研究表明诊断过敏的类胰蛋白酶实验阳性预测值为92.6%，阴性预测值为54.3%[117]。

三、术后恶心呕吐

尽管临床上有很多种新的止吐药物，PONV的发生率仍维持在20%～35%[118]。近年来发现多种改善PONV的方法。预防PONV的3个步骤包括：识别高危患者、风险降到最低、高危患者常规预防性予以止吐药。对高危患者需同时应用所有预防措施（多模式止吐方案）[119]。Tramer所描述的三步骤处置策略可作为减少或改善术后PONV的方案。

首先，识别高危患者（不吸烟的女性伴有PONV既往史患者、围手术期用阿片类药物、泌尿科、妇科、腹部手术患者）。

其次，恶心呕吐风险降到最低，避免用致吐药物（N_2O、阿片类药物、新斯的明）。

第三，用最有效的止吐药，如5-HT_3受体拮抗剂、多巴胺D_2受体拮抗剂（氟哌利多）和类固醇（地塞米松），必要时多种药联合应用。

第七节　小　　结

高危患者术后并发症发生率和死亡率与麻醉密切相关。改进麻醉技术，可提高患者术后康复质量和减少大手术后住院时间。有研究证明，局部麻醉术后可延续用神经阻滞镇痛，因此有时局部麻醉比全身麻醉效果更好。持续硬膜外麻醉将缩短PI时间并促进正常肠道蠕动功能恢复。当硬膜外导管置在T_{12}或更高位置，效果更明显。开腹结肠手术后，硬膜外镇痛可保留良好的通气功能并提高短期生活质量（表14-3）。结直肠手术可运用多模式的快速康复外科临床路径（包括硬膜外镇痛等）以减少住院时间。

表14-3　术后胸段硬膜外镇痛与阿片类药镇痛的比较

	胸段硬膜外镇痛	阿片类药镇痛
活动时止痛效果（下床活动）	↑↑	↓
静止时止痛效果（休息）	↑↑	↑
术后肠梗阻	↓↓	↑
呼吸系统并发症	↓	↔
心血管系统并发症	↓	↔
术后恶心、呕吐	↓	↑
瘙痒	↔	↑
尿潴留	↑	↔
术后分解代谢	↓↓	↑
术后嗜睡	↓	↑

第八节　自 我 测 试

1. 下列哪个不是一个硬膜外麻醉的并发症？

a. 脑膜炎。

b. 低血压。

c. 背痛。

d. 麻痹性肠梗阻。

e. 椎管内麻醉。

2. 0.5mg的肾上腺素添加到100mL利多卡因做浸润麻醉，下列哪个是正确浓度？

a. 1：200。

b. 1：2 000。

c. 1：20 000。

d. 1：200 000。

e. 1：50 000。

3. 比起蛛网膜下腔麻醉，硬膜外麻醉需要更高浓度的局部麻醉药，因为：

a. 硬膜外神经纤维的C_m比脊神经根的大。

b. 脊髓神经根漂浮在水介质中。

c. 蛛网膜下腔有充足的灌注液。

d. 硬膜外腔有一个恒定的空间。

e. 蛛网膜下腔有丰富的血供。

4. 局部麻醉药在胸段硬膜外腔扩散，以下哪一项是正确的？

a. 在老年患者比较快。

b. 遵循线性剂量的关系。

c. 低位与高位胸段硬膜外一样。

d. 尽量避免阻断心脏交感神经支配。

e. 需要插尿管。

5. 胸段硬膜外镇痛以下哪项正确？

a. 优于吗啡自控镇痛泵或术后动态镇痛。

b. 可以安全用于正接受抗凝治疗患者。

c. 提供最理想的阿片类药物镇痛。

d. 给予阿片类药物时，呼吸抑制发病率相对高。

e. 不能改善术后肺功能。

答案与解析

1. 答案：d

解析：硬膜外或脊髓麻醉引起的交感神经阻滞可能导致胃肠蠕动加快和肌张力增加。

2. 答案：d

解析：肾上腺素浓度正常范围：1：150 000～1：300 000。

3. 答案：b

解析：神经根被轻薄的组织包围并漂浮在水介质中，使得局部麻醉药更容易扩散。

4. 答案：a

解析：局部麻醉药在老年人胸段硬膜外扩散更快。由于颈段硬膜外腔较小，所以高位硬膜外比低位硬膜外更容易往尾端扩散。如果硬膜外神经阻滞只限于胸段，不需要插尿管。

5. 答案：a

解析：目前硬膜外镇痛是可以提供动态镇痛的唯一方法。考虑有硬膜外血肿的风险，接受抗凝治疗患者不应置入硬膜外导管。最佳的镇痛配方由局部麻醉和阿片药物组成。胸椎硬膜外镇痛已被证实有利于术后肺功能。

（Patrick Yves Wuthrich，Jean-Patrice Gardaz 著

阿依巴拉 译，黄文起 校）

参考文献

［1］ MATHESON P J, WILSON M A, GARRISON R N. Regulation of intestinal blood flow［J］. J Surg Res, 2000, 93: 182-196.

［2］ DE AGUILAR-NASCIMENTO, J E. The role of macronutrients in gastrointestinal blood flow［J］. Curr Opin Clin Nutr Metab Care, 2005, 8: 552-556.

［3］ KREJCI V, HILTEBRAND L B, SIGURDSSON G H. Effects of epinephrine, norepinephrine, and phenylephrine on microcirculatory blood flow in the gastrointestinal tract in sepsis［J］. Crit Care Med, 2006, 34: 1456-1463.

［4］ HILTEBRAND L B, KREJCI V, SIGURDSSON G H. Effects of dopamine, dobutamine, and dopexamine on microcirculatory blood flow in the gastrointestinal tract during sepsis and anesthesia［J］. Anesthesiology, 2004, 100: 1188-1197.

［5］ WOOLSEY C A, COOPERSMITH C M. Vasoactive drugs and the gut: is there anything new?［J］. Curr Opin Crit Care, 2006, 12: 155-159.

［6］ AUSCH C, MADOFF R D, GNANT M, et al. Aetiology and surgical management of toxic megacolon［J］. Colorectal Dis, 2006, 8: 195-201.

［7］ GAN S I, BECK P L. A new look at toxic megacolon: an update and review of incidence, etiology, pathogenesis, and management［J］. Am J Gastroenterol, 2003, 98: 2363-2371.

［8］ RIVERS E, NGUYEN B, HAVSTAD S, et al. Early goal-directed therapy in the treatment of severe sepsis and septic shock［J］. N Engl J Med, 2001, 345: 1368-1377.

［9］ HOLTE K, KEHLET H. Postoperative ileus: a preventable event［J］. Br J Surg, 2000, 87: 1480-1493.

［10］ KEHLET H, HOLTE K. Review of postoperative ileus［J］. Am J Surg, 2001, 182: 3-10.

［11］ HOLTE K, KEHLET H. Postoperative ileus: progress towards effective management［J］. Drugs, 2002, 62: 2603-2615.

［12］ LIVINGSTON E H, PASSARO E P JR. Postoperative ileus［J］. Dig Dis Sci, 1990, 35: 121-132.

［13］ KALFF J C, SCHRAUT W H, SIMMONS R L, et al. Surgical manipulation of the gut elicits an intestinal muscularis inflammatory response resulting in postsurgical ileus［J］. Ann Surg, 1998, 228: 652-663.

［14］ PAPPAGALLO M. Incidence, prevalence, and management of opioid bowel dysfunction［J］. Am J Surg, 2001, 182: 11-18.

［15］ HOLTE K, SHARROCK N E, KEHLET H. Pathophysiology and clinical implications of perioperative fluid excess［J］. Br J Anaesth, 2002, 89: 622-632.

［16］ SCHWARZ N T, BEER-STOLZ D, SIMMONS R L, et al. Pathogenesis of paralytic ileus: intestinal manipulation opens a transient pathway between the intestinal lumen and the leukocytic infiltrate of the jejunal muscularis［J］. Ann Surg, 2002, 235: 31-40.

［17］ PATIERNO S, RAYBOULD H E, STERNINI C. Abdominal surgery induces mu opioid receptor endocytosis in enteric neurons of the guinea-pig ileum［J］. Neuroscience, 2004, 123: 101-109.

［18］ YUAN C S, FOSS J F. Antagonism of gastrointestinal opioid effects［J］. Reg Anesth Pain Med, 2000, 25: 639-642.

［19］ SCHWARZ N T, KALFF J C, TÜRLER A, et al. Selective jejunal manipulation causes postoperative pan-enteric inflammation and dysmotility［J］. Gastroenterology, 2004, 126: 159-169.

［20］ KALFF J C, BUCHHOLZ B M, ESKANDARI M K, et al. Biphasic response to gut manipulation and temporal correlation of cellular infiltrates and muscle dysfunction in rat［J］. Surgery, 1999, 126: 498-509.

［21］ KROGH B, JØRN JENSEN P, HENNEBERG S W, et al. Nitrous oxide does not influence operating conditions or postoperative course in colonic surgery［J］. Br J Anaesth, 1994, 72: 55-57.

［22］ CHEATHAM M L, CHAPMAN W C, KEY S P, et al. A meta-analysis of selective versus routine nasogastric decompression after elective laparotomy［J］. Ann Surg, 1995, 221: 469-476.

［23］ MITCHELL C K, SMOGER S H, PFEIFER M P, et al. Multivariate analysis of factors associated with postoperative pulmonary complications following general elective surgery［J］. Arch Surg, 1998, 133: 194-198.

［24］ MANNING B J, WINTER D C, MCGREAL G, et al. Nasogastric intubation causes gastroesophageal reflux in patients undergoing elective laparotomy［J］. Surgery, 2001, 130: 788-791.

［25］ STEINBROOK R A. Epidural anesthesia and gastrointestinal motility［J］. Anesth Analg, 1998, 86: 837-844.

［26］ RIMBACK G, CASSUTO J, WALLIN G, et al. Inhibition of peritonitis by amide local anesthetics［J］. Anesthesiology, 1988, 69: 881-886.

［27］ UDASSIN R, EIMERL D, SCHIFFMAN J, et al. Epidural anesthesia accelerates the recovery of postischemic bowel motility in the rat［J］.

Anesthesiology, 1994, 80: 832–836.

［28］ LIU S, CARPENTER R L, NEAL J M. Epidural anesthesia and analgesia. Their role in postoperative outcome［J］. Anesthesiology, 1995, 82: 1474–1506.

［29］ JORGENSEN H, WETTERSLEV J, MOINICHE S, et al. Epidural local anaesthetics versus opioid–based analgesic regimens on postoperative gastrointestinal paralysis, PONV and pain after abdominal surgery［J］. Cochrane Database Syst Rev, 2000, 4: 893.

［30］ PAULSEN E K, PORTER M G, HELMER S D, et al. Thoracic epidural versus patient controlled analgesia in elective bowel resections［J］. Am J Surg, 2001, 182: 570–577.

［31］ CALI R L, MEADE P G, SWANSON M S, et al. Effect of Morphine and incision length on bowel function after colectomy［J］. Dis Colon Rectum, 2000, 43: 163–168.

［32］ MARRET E, KURDI O, ZUFFEREY P, et al. Effects of nonsteroidal anti–inflammatory drugs on patient–controlled analgesia morphine side effects: meta–analysis of randomized controlled trials［J］. Anesthesiology, 2005, 102: 1249–1260.

［33］ ELIA N, LYSAKOWSKI C, TRAMER M R. Does multimodal analgesia with acetaminophen, nonsteroidal antiinflammatory drugs, or selective cyclooxygenase–2 inhibitors and patient–controlled analgesia morphine offer advantages over morphine alone? Meta–analyses of randomized trials［J］. Anesthesiology, 2005, 103: 1296–1304.

［34］ KELLEY M C, HOCKING M P, MARCHAND S D, et al. Ketorolac prevents postoperative small intestinal ileus in rats［J］. Am J Surg, 1993, 165: 107–111.

［35］ CASSEL J A, DAUBERT J D, DEHAVEN R N. Alvimopan binding to the micro opioid receptor: comparative binding kinetics of opioid antagonists［J］. Eur J Pharmacol, 2005, 520: 29–36.

［36］ DELANEY C P, WEESE J L, HYMAN N H, et al. Phase Ⅲ trial of alvimopan, a novel, peripherally acting, mu opioid antagonist, for postoperative ileus after major abdominal surgery［J］. Dis ColonRectum, 2005, 48: 1114–1125.

［37］ WOLFF B G, MICHELASSI F, GERKIN T M, et al. Alvimopan, a novel, peripherally acting mu opioid antagonist: results of a multicenter, randomized, double–blind, placebo–controlled, phase Ⅲ trial of major abdominal surgery and postoperative ileus［J］. AnnSurg, 2004, 240: 728–734.

［38］ VISCUSI E R, GOLDSTEIN S, WITKOWSKI T, et al. Alvimopan, a peripherally acting mu–opioid receptor antagonist, compared with placebo in postoperative ileus after major abdominal surgery: results of a randomized, double–blind, controlled study［J］. Surg Endosc, 2006, 20: 64–70.

［39］ YUAN C S, FOSS J F, O'CONNOR M, et al. Methylnaltrexone prevents morphine–induced delay in oral–cecal transit time without affecting analgesia: a double–blind randomized placebocontrolled trial［J］. Clin Pharmacol Ther, 1996, 59: 469–475.

［40］ DELVAUX M, LOUVEL D, LAGIER E, et al. The kappa agonist fedotozine relieves hypersensitivity to colonic distention in patients with irritable bowel syndrome［J］. Gastroenterology, 1999, 116: 38–45.

［41］ LEE J, SHIM J Y, CHOI J H, et al. Epidural naloxone reduces intestinal hypomotility but not analgesia of epidural morphine［J］. Can J Anaesth, 2001, 48: 54–58.

［42］ LESLIE J B. Alvimopan for the management of postoperative ileus［J］. Ann Pharmacother, 2005, 39: 1502–1510.

［43］ HALLERBACK B, CARLSEN E, CARLSSON K, et al. Beta–adrenoceptor blockade in the treatment of postoperative a dynamic ileus［J］. Scand J Gastroenterol, 1987, 22: 149–155.

［44］ KREIS M E, KASPAREK M, ZITTEL T T, et al. Neostigmine increases postoperative colonic motility in patients undergoing colorectal surgery［J］. Surgery, 2001, 130: 449–456.

［45］ CONDON R E, COWLES V E, FERRAZ A A, et al. Human colonic smooth muscle electrical activity during and after recovery from postoperative ileus［J］. Am J Physiol, 1995, 269: G408–417.

［46］ CULLEN J J, EAGON J C, KELLY K A. Gastrointestinal peptide hormones during postoperative ileus. Effect of octreotide［J］. Dig Dis Sci, 1994, 39: 1179–1184.

［47］ HAKANSSON T, WATT–BOOLSEN S, OLSEN O, et al. Postoperative intestinal atony and vasopressin. A randomized study of the effect of administration of vasopressin on the duration of postoperative intestinal atony［J］. Ugeskr Laeger, 1985, 147: 3069–3070.

［48］ SMITH A J, NISSAN A, LANOUETTE N M, et al. Prokinetic effect of erythromycin after colorectal surgery: randomized, placebo-controlled, double–blind study［J］. Dis Colon Rectum, 2000, 43: 333–337.

［49］ CHEAPE J D, WEXNER S D, JAMES K, et al. Does metoclopramide reduce the length of ileus after colorectal surgery? A prospective randomized trial［J］. Dis Colon Rectum, 1991, 34: 437–441.

［50］ TONINI M, DE PONTI F, DI NUCCI A, et al. Review article: cardiac adverse effects of gastrointestinal prokinetics［J］. Aliment Pharmacol Ther, 1999, 13: 1585-1591.

［51］ DE WINTER B Y, BOECKXSTAENS G E, DE MAN J G, et al. Effect of different prokinetic agents and a novel enterokinetic agent on postoperative ileus in rats［J］. Gut, 1999, 45: 713-718.

［52］ GALLIGAN J J, VANNER S. Basic and clinical pharmacology of new motility promoting agents［J］. Neurogastroenterol Motil, 2005, 17: 643-653.

［53］ KEHLET H. Multimodal approach to control postoperative pathophysiology and rehabilitation［J］. Br J Anaesth, 1997, 78: 606-617.

［54］ SKLOW B, READ T, BIRNBAUM E, et al. Age and type of procedure influence the choice of patients for laparoscopic colectomy［J］. Surg Endosc, 2003, 17: 923-929.

［55］ DANELLI G, BERTI M, PEROTTI V, et al. Temperature control and recovery of bowel function after laparoscopic or laparotomic colorectal surgery in patients receiving combined epidural/general anesthesia and postoperative epidural analgesia［J］. Anesth Analg, 2002, 95: 467-471.

［56］ MENES T, SPIVAK H. Laparoscopy: searching for the proper insufflation gas［J］. Surg Endosc, 2000, 14: 1050-1056.

［57］ GERGES F J, KANAZI G E, JABBOUR-KHOURY S I. Anesthesia for laparoscopy: a review［J］. J Clin Anesth, 2006, 18: 67-78.

［58］ NEUDECKER J, SAUERLAND S, NEUGEBAUER E, et al. The European Association for Endoscopic Surgery clinical practice guideline on the pneumoperitoneum for laparoscopic surgery［J］. Surg Endosc, 2002, 16: 1121-1143.

［59］ KURZ A, SESSLER D I, LENHARDT R. Perioperative normothermia to reduce the incidence of surgicalwound infection and shorten hospitalization. Study of Wound Infection and Temperature Group［J］. N Engl J Med, 1996, 334: 1209-1215.

［60］ GUTT C N, ONIU T, MEHRABI A, et al. Circulatory and respiratory complications of carbon dioxide insufflation［J］. Dig Surg, 2004, 21: 95-105.

［61］ WALDER A D, AITKENHEAD A R. Role of vasopressin in the haemodynamic response to laparoscopic cholecystectomy［J］. Br J Anaesth, 1997, 78: 264-266.

［62］ JORIS J L, CHICHE J D, CANIVET J L, et al. Hemodynamic changes induced by laparoscopy and their endocrine correlates: effects of clonidine［J］. J Am Coll Cardiol, 1998, 32: 1389-1396.

［63］ ODEBERG S, LJUNGQVIST O, SVENBERG T, et al. Haemodynamic effects of pneumoperitoneum and the influence of posture during anaesthesia for laparoscopic surgery［J］. Acta Anaesthesiol Scand, 1994, 38: 276-283.

［64］ MAGRINA J F. Complications of laparoscopic surgery［J］. Clin Obstet Gynecol, 2002, 45: 469-480.

［65］ RAUH R, HEMMERLING T M, RIST M, et al. Influence of pneumoperitoneum and patient positioning on respiratory system compliance［J］. J Clin Anesth, 2001, 13: 361-365.

［66］ SCHILLING M R, REDAELLI C, KRÄHENBÜHL L, et al. Splanchnic microcirculatory changes during CO_2 laparoscopy［J］. J Am Coll Surg, 1997, 184: 378-382.

［67］ MALTBY J R, BERIAULT M T, WATSON N C, et al. The LMA-ProSeal is an effective alternative to tracheal intubation for laparoscopic cholecystectomy［J］. Can J Anaesth, 2002, 49: 857-862.

［68］ CIOFOLO M J, CLERGUE F, SEEBACHER J, et al. Ventilatory effects of laparoscopy under epidural anesthesia［J］. Anesth Analg, 1990, 70: 357-361.

［69］ LI S, COLOMA M, WHITE P F, et al. Comparison of the costs and recovery profiles of three anesthetic techniques for ambulatory anorectal surgery［J］. Anesthesiology, 2000, 93: 1225-1230.

［70］ READ T E, HENRY S E, HOVIS R M, et al. Prospective evaluation of anesthetic technique for anorectal surgery［J］. Dis Colon Rectum, 2002, 45: 1553-1558.

［71］ NIVATVONGS S. Technique of local anesthesia for anorectal surgery［J］. Dis Colon Rectum, 1997, 40: 1128-1129.

［72］ NIVATVONGS S. An improved technique of local anesthesia for anorectal surgery［J］. Dis Colon Rectum, 1982, 25: 259-260.

［73］ SUNGURTEKIN H, SUNGURTEKIN U, ERDEM E. Local anesthesia and midazolam versus spinal anesthesia in ambulatory pilonidal surgery［J］. J Clin Anesth, 2003, 15: 201-205.

［74］ BUSSEN D, SAILER M, FUCHS K H, et al. Tumescent local anesthesia in proctologic surgery［J］. Chirurg, 2003, 74: 839-843.

［75］ URMEY W F. Spinal anaesthesia for outpatient surgery［J］. Best Pract Res Clin Anaesthesiol, 2003, 17: 335-346.

［76］ MAROOF M, KHAN R M, SIDDIQUE M, et al. Hypobaric spinal anaesthesia with bupivacaine（0.1%）gives selective sensory block for anorectal surgery［J］. Can J Anaesth, 1995, 42: 691-694.

［77］ VAN ELSTRAETE A C，LEBRUN T，PASTUREAU F. Costs and recovery profiles of caudal anesthesia for anorectal surgery in adults［J］. Anesthesiology，2001，95：813-814.

［78］ RAHMAN S，SIDDIQUI M A，HAQUE M，et al. Caudal anesthesia in pediatric surgical practice［J］. Mymensingh Med J，2006，15：197-203.

［79］ AHN H，BRONGE A，JOHANSSON K，et al. Effect of continuous postoperative epidural analgesia on intestinal motility［J］. Br J Surg，1988，75：1176-1178.

［80］ RIMBACK G，CASSUTO J，TOLLESSON P O. Treatment of postoperative paralytic ileus by intravenous lidocaine infusion［J］. Anesth Analg，1990，70：414-419.

［81］ Kozian A，Schilling T，Hachenberg T. Nonanalgetic effects of thoracic epidural anaesthesia［J］. CurrOpin Anaesthesiol，2005，18：29-34.

［82］ ADOLPHS J，SCHMIDT D K，MOUSA S A，et al. Thoracic epidural anesthesia attenuates hemorrhage-induced impairment of intestinal perfusion in rats［J］. Anesthesiology，2003，99：685-692.

［83］ KAPRAL S，GOLLMANN G，BACHMANN D，et al. The effects of thoracic epidural anesthesia on intraoperative visceral perfusion and metabolism［J］. Anesth Analg，1999，88：402-406.

［84］ LATTERMANN R，CARLI F，SCHRICKER T. Epidural blockade suppresses lipolysis during major abdominal surgery［J］. Reg Anesth Pain Med，2002，27：469-475.

［85］ HOLTE K，KEHLET H. Epidural analgesia and risk of anastomotic leakage［J］. Reg Anesth Pain Med，2001，26：111-117.

［86］ WERAWATGANON T，CHARULUXANUN S. Patient controlled intravenous opioid analgesia versus continuous epidural analgesia for pain after intra-abdominal surgery［J］. The Cochrane Database of Syst Rev，2005，1：4088.

［87］ RIGG J R，JAMROZIK K，MYLES P S，et al. Epidural anaesthesia and analgesia and outcome of major surgery：a randomised trial［J］. Lancet，2002，359：1276-1282.

［88］ PEYTON P J，MYLES P S，SILBERT B S，et al. Perioperative epidural analgesia and outcome after major abdominal surgery in high-risk patients［J］. Anesth Analg，2003，96：548-，table of contents.

［89］ MANN C，POUZERATTE Y，BOCCARA G，et al. Comparison of intravenous or epidural patient-controlled analgesia in the elderly after major abdominal surgery［J］. Anesthesiology，2000，92：433-441.

［90］ CARLI F，WEBSTER J，PEARSON M，et al. Protein metabolism after abdominal surgery：effect of 24-h extradural block with local anaesthetic［J］. Br J Anaesth，1991，67：729-734.

［91］ CARLI F，HALLIDAY D. Continuous epidural blockade arrests the postoperative decrease in muscle protein fractional synthetic rate in surgical patients［J］. Anesthesiology，1997，86：1033-1040.

［92］ BRANDSTRUP B. Fluid therapy for the surgical patient［J］. Best Pract Res Clin Anaesthesiol，2006，20：265-283.

［93］ BOLDT J. Fluid management of patients undergoing abdominal surgery-more questions than answers［J］. Eur J Anaesthesiol，2006，23：631-240.

［94］ BRANDSTRUP B，T0NNESEN H，BEIER-HOLGERSEN R，et al. Effects of intravenous fluid restriction on postoperative complications：comparison of two perioperative fluid regimens［J］. Ann Surg，2003，238：641.

［95］ KABON B，AKÇA O，TAGUCHI A，et al. Supplemental intravenous crystalloid administration does not reduce the risk of surgical wound infection［J］. Anesth Analg，2005，101：1546-1553.

［96］ KAKINOHANA M，HASEGAWA A，MATSUDA S，et al. Comparison between total intravenous anesthesia and inhalation anesthesia in the surgery of acute cholecystitis［J］. Masui，2000，49：1005-1010.

［97］ FREYE E，SUNDERMANN S，WILDER-SMITH O H. No inhibition of gastro-intestinal propulsion after propofol-or propofol/ketamine-N2O/O2 anaesthesia. A comparison of gastro-caecal transit after isoflurane anaesthesia［J］. Acta Anaesthesiol Scand，1998 42：664-669.

［98］ SCHEININ B，LINDGREN L，SCHEININ T M. Peroperative nitrous oxide delays bowel function after colonic surgery［J］. Br J Anaesth，1990，64：154-158.

［99］ TORJMAN M C，JOSEPH J I，MUNSICK C，et al. Effects of isoflurane on gastrointestinal motility after brief exposure in rats［J］. Int J Pharm，2005，294：65-71.

［100］ HALL J A，DUNLOP C I，SOLIE T N，et al. Gastric myoelectric and motor activity in dogs after isoflurane anesthesia［J］. Vet Surg，1995，24：456-463.

［101］ JENSEN A G，KALMAN S H，NYSTRÖM P O，et al. Anaesthetic technique does not influence postoperative bowel function：a comparison of propofol, nitrous oxide and isoflurane [J]. Can J Anaesth, 1992, 39: 938-943.

[102] GREIF R, AKÇA O, HORN E P, et al. Supplemental perioperative oxygen to reduce the incidence of surgical-wound infection. Outcomes Research Group [J]. N Engl J Med, 2000, 342: 161-167.

[103] GREIF R, LACINY S, RAPF B, et al. Supplemental oxygen reduces the incidence of postoperative nausea and vomiting [J]. Anesthesiology, 1999, 91: 1246-1252.

[104] GOLL V, AKÇA O, GREIF R, et al. Ondansetron is no more effective than supplemental intraoperative oxygen for prevention of postoperative nausea and vomiting [J]. Anesth Analg, 2001, 92: 112-117.

[105] BELDA F J, AGUILERA L, GARCÍA DE LA ASUNCIÓN J, et al. Supplemental perioperative oxygen and the risk of surgical wound infection: a randomized controlled trial [J]. JAMA, 2005, 294: 2035-2042.

[106] PRYOR K O, FAHEY T J 3RD, LIEN C A, et al. Surgical site infection and the routine use of perioperative hyperoxia in a general surgical population: a randomized controlled trial [J]. JAMA, 2004, 291: 79-87.

[107] KABON B, NAGELE A, REDDY D, et al. Obesity decreases perioperative tissue oxygenation [J]. Anesthesiology, 2004, 100: 274-280.

[108] ALLEN D B, MAGUIRE J J, MAHDAVIAN M, et al. Wound hypoxia and acidosis limit neutrophil bacterial killing mechanisms [J]. Arch Surg, 1997, 132: 991-996.

[109] AKCA O, PODOLSKY A, EISENHUBER E, et al. Comparable postoperative pulmonary atelectasis in patients given 30% or 80% oxygen during and 2 hours after colon resection [J]. Anesthesiology, 1999, 91: 991-998.

[110] LASSEN K, HANNEMANN P, LJUNGQVIST O, et al. Patterns in current perioperative practice: survey of colorectal surgeons in five northern European countries [J]. BMJ, 2005, 330: 1420-1421.

[111] NISANEVICH V, FELSENSTEIN I, ALMOGY G, et al. Effect of intraoperative fluid management on outcome after intraabdominal surgery [J]. Anesthesiology, 2005, 103: 25-32.

[112] KABA A, LAURENT S R, DETROZ B J, et al. Intravenous lidocaine infusion facilitates acute rehabilitation after laparoscopic colectomy [J]. Anesthesiology, 2007, 106: 11-18.

[113] BASSE L, BILLESBOLLE P, KEHLET H. Early recovery after abdominal rectopexy with multimodal rehabilitation [J]. Dis Colon Rectum, 2002, 45: 195-199.

[114] BASSE L, HJORT JAKOBSEN D, BILLESBØLLE P, et al. A clinical pathway to accelerate recovery after colonic resection [J]. Ann Surg, 2000, 232: 51-57.

[115] TOYONAGA T, MATSUSHIMA M, SOGAWA N, et al. Postoperative urinary retention after surgery for benign anorectal disease: potential risk factors and strategy for [J]. Int J Colorectal Dis, 2006, 21: 676-682.

[116] LAU H, LAM B. Management of postoperative urinary retention: a randomized trial of in-out versus overnight catheterization [J]. ANZ J Surg, 2004, 74: 658-661.

[117] MERTES P M, LAXENAIRE M C, ALLA F. Anaphylactic and anaphylactoid reactions occurring during anesthesia in France in 1999-2000 [J]. Anesthesiology, 2003, 99: 536-545.

[118] TRAMER M R. A rational approach to the control of postoperative nausea and vomiting: evidence from systematic reviews. Part I. Efficacy and harm of antiemetic interventions, and methodological issues [J]. Acta Anaesthesiol Scand, 2001, 45: 4-13.

[119] TRAMER M R. Strategies for postoperative nausea and vomiting [J]. Best Pract Res Clin Anaesthesiol, 2004, 18: 693-701.

[120] TRAMER M R. Rational control of PONV-the rule of three [J]. Can J Anaesth, 2004, 51: 283-285.

[121] SCOT D B. Evaluation of clinical tolerance of local anaesthetic agents [J]. Br J Anaesth, 1975, 47: S328-S331.

[122] SCOT D B. Evaluation of the toxicity of local anaesthetic agents in man [J]. Br J Anaesth, 1975, 47: 56-61.

[123] MCCLURE J H. Ropivacaine [J]. Br J Anaesth, 1996, 76: 300-307.

[124] BROCKWAY M S, BANNISTER J, MCCLURE J H, et al. Comparison of extradural ropivacaine and bupivacaine [J]. Br J Anaesth, 1991, 66: 31-37.

第十五章　经肛管内镜微创切除术

第一节　引　言

在专用的直肠镜和成像系统的帮助下，经肛管内镜微创切除术（transanal endoscopic microsurgery，TEM）可以实现对直肠肿瘤的局部微创治疗。TEM适用于距肛缘4~18cm的直肠肿瘤。由于需要必要的、专门的器械和工具，非常规的操作步骤和严格患者选择标准，这项技术还没有得到广泛开展（图15-1）。

和传统的经肛切除手术相比，TEM可以更好地显露距肛缘较远的直肠肿瘤（例如可以达到距肛缘上18cm）。在严格选择患者的基础上，同开腹手术或腹腔镜下的低位前切除术相比，TEM切除精准度高，与前切除相比并发症发生率低（5%~10%）及住院时间短，保证了TEM更加可靠，在一些患者中更为有效。

TEM不能和全直肠系膜切除（total mesorectal excision，TME）混淆，二者手术方法和适应证有着很大的不同。

第二节　经肛管内镜微创切除术的历史和发展

TEM切除术可能是得到应用的第一种经自然腔道内镜手术（natural orifice transluminal endoscopic surgery，NOTES）。1983年，德国的Gerhard Buess发明了TEM手术，他和同事在进行经肛直肠手术时，开始TEM手术。当时腹腔镜手术尚未出现[4]。

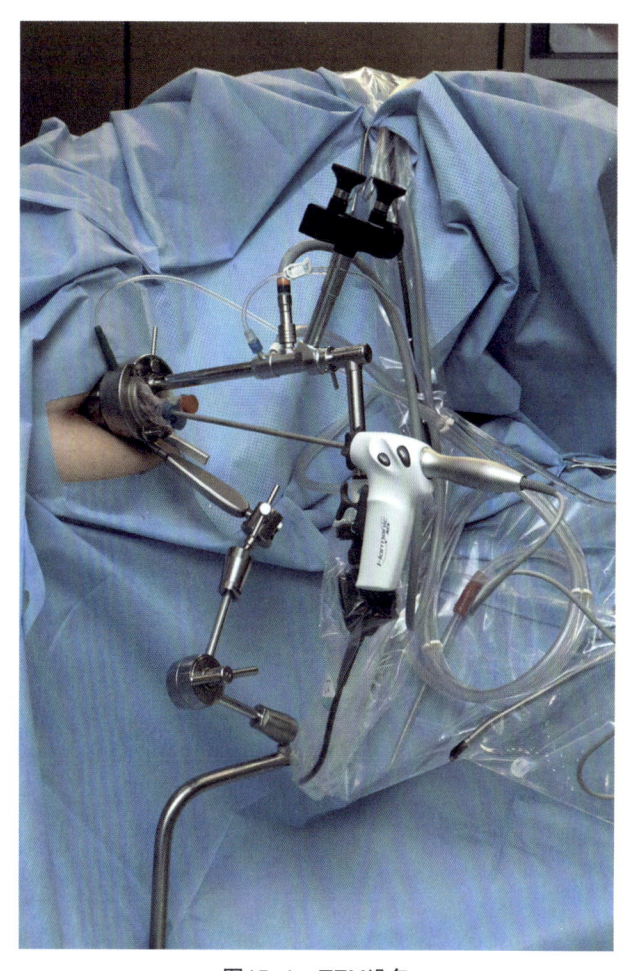

图15-1　TEM设备

在Medline上可以找到大约300篇关于TEM的文献，阐述了在外科领域为数不多的TEM手术。

Buess发明了一种带有双目直接放大成像系统的直肠镜，可以清楚地看到充气扩张的直肠内深度视野。最开始认为这项技术可以用于黏膜切除，但是人们很快发现，应用这项技术可以安全地进行全层切除，而且可重复性高，有很重要的外科学意义。Buess最初甚至想用TEM来治疗直肠脱垂，但是除了实验性的手术外，在此领域尚未应用。因此目前认为TEM主要应用于内镜下不可切除的良性肿瘤、低风险的T1期直肠癌、瘘管和吻合口狭窄的治疗。

现在仍然使用最初Buess发明的设备来进行TEM手术，只有很小的改进。最近另外一个公司发明了一些简单便宜的工具，使用方法可能相同。非常有趣的是，在过去的30年，TEM的基本原则和所用的设备基本没有变化，而腹腔镜手术已经得到了长足的发展，并且应用在如食管或胰腺切除术中。最近腹腔镜器械的发展，如超声刀或一些吻合钉也已经应用于TEM之中。未来TEM的发展可能包括一些机器人手术，但是这只是理论上的可能性，因为TEM的应用潜力有限，适应证较严格，而且技术比较专业。

第三节 经肛管内镜微创切除术适应证和术前诊断

一、适应证

TEM理想的适应证是所有类型的距肛缘4~18cm的不能被结肠镜切除的腺瘤。理想的肿瘤大小从直径20mm至肿瘤充满整个管腔（图15-2）。距肛缘2~4cm的肿瘤不适合行TEM，因为不利于使用40mm的直肠镜。这些患者必须使用Lone Star拉钩（Lone Star Medical Product，Houston Texas USA）行传统的局部手术治疗。

为了保证合适的切缘安全性，推荐行全层切除。另外，这种操作在技术上比肌层切除更简单，而且降低了遗漏位于绒毛状腺瘤内微小直肠癌的风险（图15-3）。据报道，这些小的、被包裹的癌灶发病率为31%[34]。在全层切除后，缝合直肠壁，文献报道并发症发生率较低，因此切除大段直肠不会有太大风险。

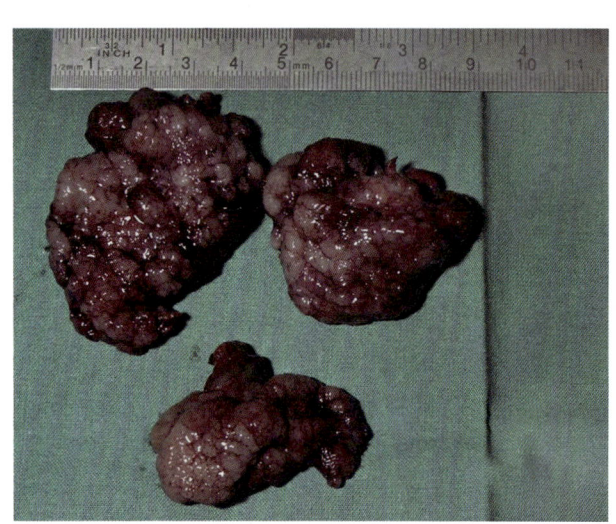

图15-2 管状绒毛状腺瘤：充满整个管腔

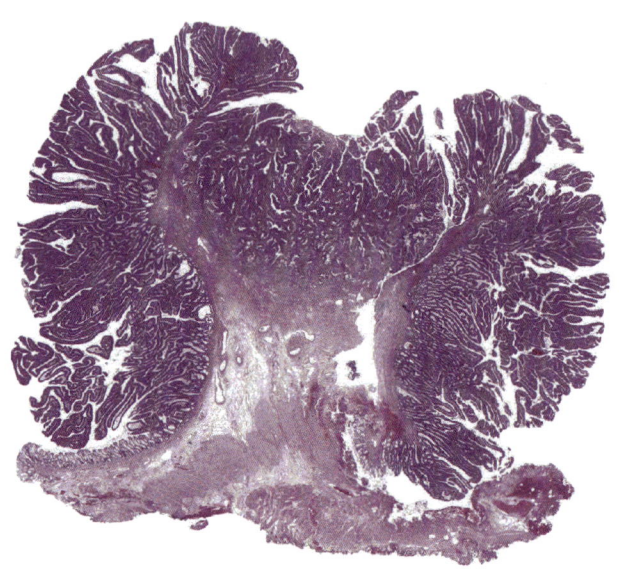

图15-3 腺瘤内T1期癌

对于T1期低风险肿瘤，TEM可能是合适的术式[22]。TEM术后复发率在4%~8%[5, 13-15, 22, 24, 35]，与良性肿瘤切除术后的复发率相似，而T1期高风险肿瘤术后局部复发率高达30%[1, 6]。因此患者的选择和合适的肿瘤类型对于良好的手术结果至关重要。

如果TEM主要适应证仍然为绒毛状或所有种类的腺瘤[24]，那么现在TEM可能是切除直肠内狭窄（如高位瘘后的炎症性狭窄）[3, 5]或者结直肠吻合口狭窄[9]的一个合适的方法。

虽然最初Buess建议使用TEM行经肛直肠固定[26]，但是后续没有相关的文献报道。表15-1总结了现在认可的TEM适应证，表15-2和表15-3总结了低风险T1期直肠癌的手术标准。

表15-1 TEM适应证

适应证：
· 任何位于齿状线以上4~18cm的良性肿瘤（直径>2cm）
· 腺瘤复发
· 低风险T1期直肠癌（表15-2）
· 瘘和狭窄
相对适应证：
· 高危患者的T2期直肠癌
· 进展期直肠癌的姑息治疗

表 15-2　低风险直肠癌

·T1 sm1或T1 sm2（参见第七章）
·高、中分化的T1期肿瘤
·没有淋巴管、血管浸润

表15-3　直肠癌淋巴结转移的预测因素[23]

·浸润黏膜深层
　$P=0.001$
·淋巴管、血管浸润
　$P=0.005$
·直肠下1/3
　$P=0.007$
·低分化（G_3）
　$P=0.001$（恒定变量）

二、术前诊断

为了保证手术的安全性和理想的手术结果，必须认真选择合适患者。局部检查非常重要，应该包括外科医生的直肠指诊、内镜检查、使用360°内置探头（7MHz）的腔内超声检查和盆腔薄层IRM（译者注：应为MRI）。为了选择合适的手术体位和直肠镜（12cm或者20cm长），肿瘤与齿状线的距离、肿瘤在直肠内的位置和象限应该在术前得以确认。在局部检查前应该进行全结肠镜检查。表15-4总结了患者应做的检查项目。

表15-4　患者检查项目

全结肠镜
·临床检查：直肠指诊及直肠镜检查
·使用360°内探头（7 MHz）的直肠超声
·患者括约肌功能和控便能力的评价
·盆腔薄层IRM（译者注：应为MRI）

术前诊断的目的是为了确定肿瘤的良恶性或者是否为T₁期肿瘤（图15-4、图15-5）。虽然现在有一些作者

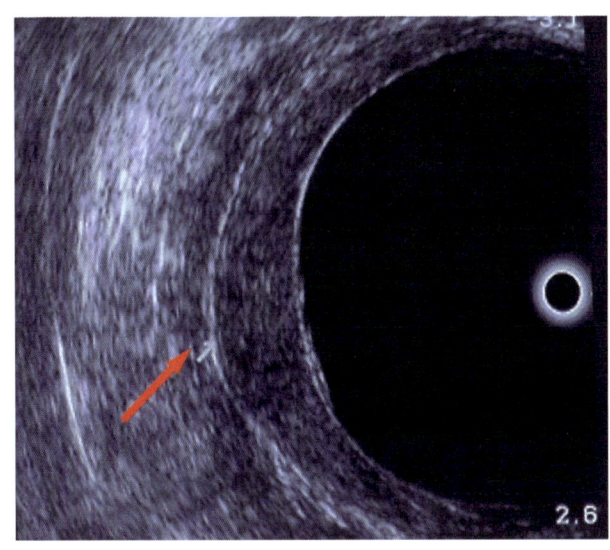

图15-4　腔内超声：良性肿瘤（红箭头），黏膜完整

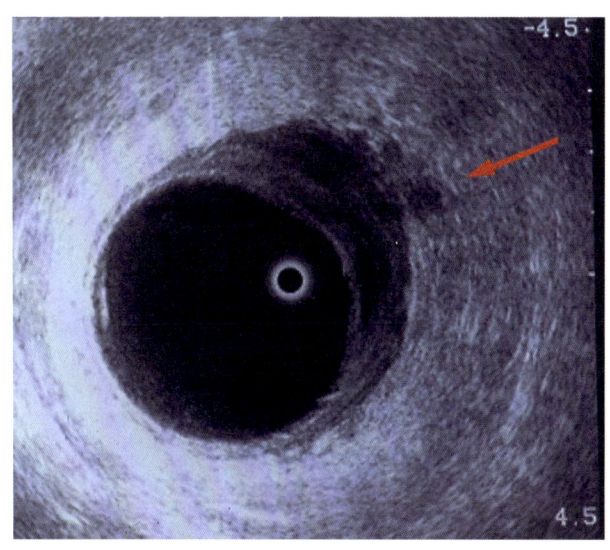

图15-5　腔内超声：黏膜下浸润（T2期癌；红箭头）

发表了一些初期的结果，T2及以上分期肿瘤仍然不是适应证。为缓解症状而使用TEM可能是合理的[1]；但是因为存在可能的局部生长发展和潜在的出血风险，应引起足够的重视。

<h1 style="text-align:center">第四节　经肛管内镜微创切除技术</h1>

一、患者准备

直到近期，常规的开腹手术前才进行完全的肠道准备，方法为使用3～4L聚乙烯乙二醇溶液进行超过4h灌肠。对于择期的结肠手术，已经不推荐这种方法，笔者建议术前使用250mL灌肠剂来进行直肠准备。更重要的是，一旦患者麻醉后，经肛灌洗应在手术台上进行。

对于这种手术，局部麻醉是可行的；但是，考虑到手术的体位和手术时间，为了患者的舒适，笔者更倾向于全麻。患者的体位取决于肿瘤的位置。

应在诱导麻醉阶段预防性的给予单剂量抗革兰阴性杆菌和厌氧菌的抗生素。

二、手术器械

根据Buess描述的技术，使用原始的直径为40mm，长度为120mm或者200mm的直肠镜（图15-6A），带有可放大六倍的成像系统（图15-6B）。直肠镜的末端应斜向下放置，以便获得合适的操作角度（图15-7）。附加的相机可以使其他人员从TV显示器上观察手术。直肠内充气是由腹腔镜CO_2供气系统和TEM泵共同完成，同时使用了持续的抽吸装置以便排除液体和烟雾（图15-8）。直肠镜通过一个U形臂固定于手术床；这种臂可以调节松紧，以便外科医生在术中调整直肠镜的位置。这种最初的装置是由Richard Wolf（德国）制造的，2007年，整套装备花费大约60 000欧元。2005年，德国Karl Stortz发明了一种类似的工具，设备重量较轻，没有双目视野，而是基于一个标准的腹腔镜平台来工作（图15-9）。

术中和直肠镜配合使用的手术设备与腹腔镜手术使用的设备类似。但是，这些设备的末端有一个40°的角度，以改善肿瘤视野（图15-10）。两种设备（比如抓持器和双极电凝钳或抽吸装置或持针器）被同时插入到直肠镜中。虽然经常使用标准的腹腔镜设备，但是TEM术或许可以使用弯曲的TEM设备（Stortz或Wolf）来进行。

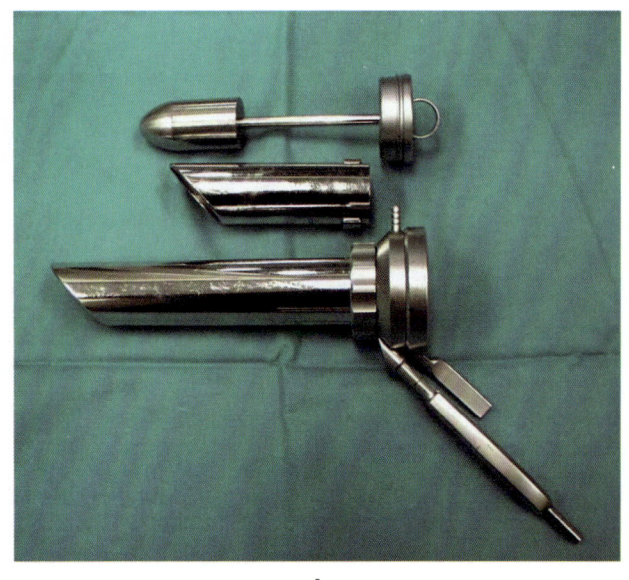
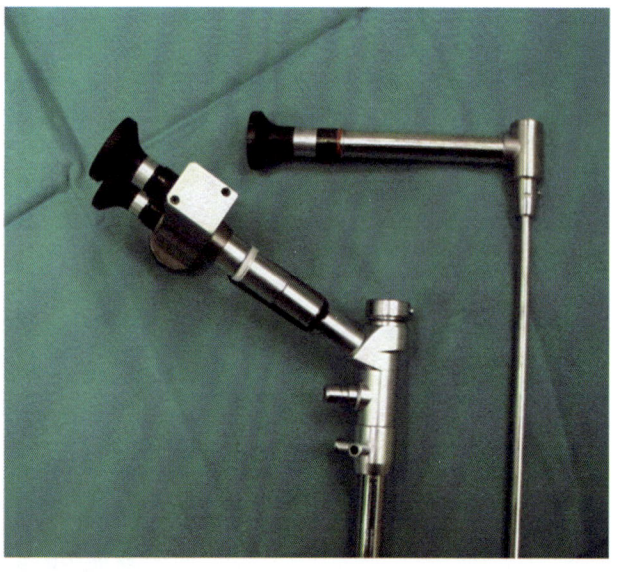

A　　　　　　　　　　　　　　　B

图15-6　A. 直肠镜；B. 双目镜

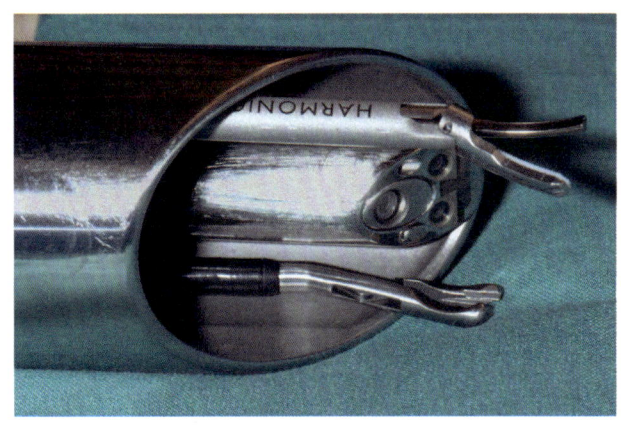

图15-7　斜面向下的直肠镜（可见摄像头和手术器械）

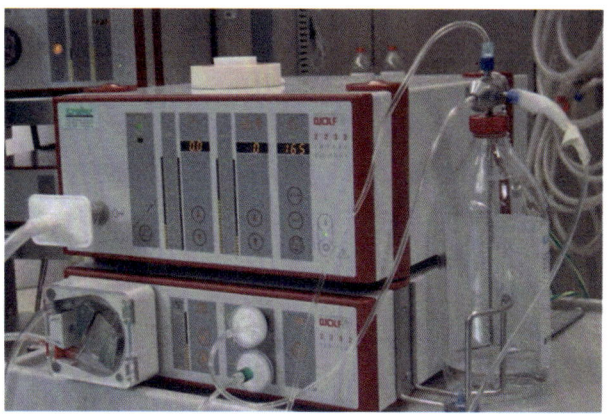

图15-8　TEM泵（Richard Wolf，Germany）

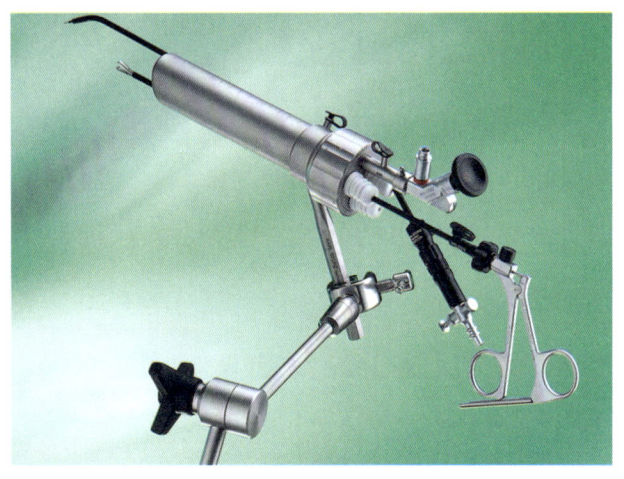

图15-9　TEM设备："光学系统"（Karl Stortz，Germany）

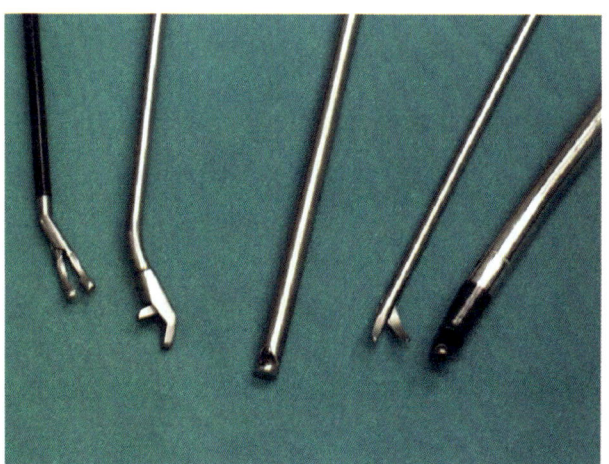

图15-10　手术设备（Richard Wolf，Germany）

三、手术技巧

为了辨别肿瘤和黏膜的解剖关系，使用CO_2来扩张直肠内空间，以便实现精准的切除。在病变周围放置小的凝血夹，标记切除部位，以获得5mm的安全切缘。对于体积较大的肿瘤尤为重要。使用合适的器械轻柔地抓住肿瘤基底部，然后使用高频电刀切除。超声刀效果更好，因为止血可靠，加快手术过程。

控制出血后，使用3-0可吸收单股合成聚乙二醇缝合线连续缝合直肠壁，用银夹固定线尾，因为操作空间太小，不可能在直肠内打结（图15-11）。

为了最优化切除肿瘤的路径和易化连续缝合，直肠镜的方向必须经常改变以弥补有限的操作空间和手术设备长度的不足，对于较大的肿瘤尤为重要。U形多角度支持臂使得这种频繁的角度调整变得可能。

最后，标本固定在事先准备好的平板之上，以便病理学家可以精确地检查包含5mm的正常组织切缘（图15-12）。

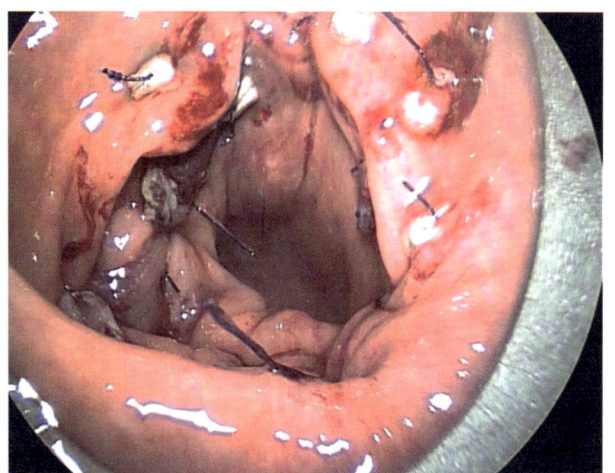

图15-11　全层切除后吻合（标本见图15-2）

四、术后管理

术后患者一旦麻醉苏醒就可以坐立或行走。手术当天晚上可以进食流食，从术后1天开始可以正常饮食。患者一般在术后2天或3天排便。术后随访从术后6周开始，最后的临床检查包括直肠镜及直肠超声，根据组织学不同结果分别在术后3个月、6个月和12个月结束随访。

五、个人经验

TEM和其他内镜或腹腔镜手术在很多方面均有不同，而且TEM尤其具有独特之处：

（1）手术设备是嵌入式的，只能在平行的平面移动，操作空间较小，直径仅为4cm，如图15-6所示。因此如果没有经过专门的训练，全面的暴露肿瘤

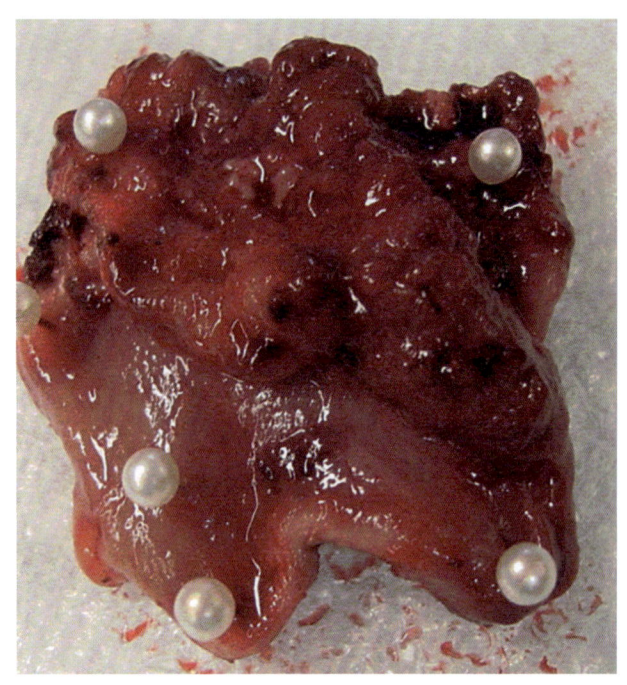

图15-12　平铺固定标本

比较困难。腹腔镜手术的经验和参加TEM的培训课程会易化TEM的应用，缩短学习曲线（大约25次手术后，术者才会对TEM建立自信）。

（2）双目立体成像放大设备的使用易化了操作的学习：与用单目设备或摄像机得到的图像相比，TEM设备得到的操作视野拓展了视野深度，而且质量很高。随着经验的增加，可能不再需要上述设备，而且可以使用简单的腹腔镜工具进行手术。

（3）和普通的腹腔镜手术相比，TEM手术获得的病理资料迄今为止较少。因为TEM设备较昂贵，全世界范围的推广只局限在很少的几个团队。

第五节　手 术 结 果

TEM比较明确的优势是术后并发症很少，术后镇痛药少用，一般仅用很少量的扑热息痛即可，而且住院时间短。现有的前瞻性随机对照试验比较了T1期肿瘤TEM和TME术的住院时间：TEM为5.7天vs. 开腹手术和前位切除手术为14.5天（$P<0.000\ 1$）[35]。报道的并发症发生率为8%～21%[5, 35]，显著低于前位切除术，甚至是腹腔镜前切除术。总之，经肛切除相关的局部并发症发生率为4%～8.3%[22, 25]，全身性并发症为14%～21%[1, 28, 30, 35]。

笔者收治的患者术后结果如下：住院时间为5.5天，局部和系统并发症分别为4%和11%，没有死亡患者[5]。实际上，死亡罕见，全国范围内的数据显示死亡率低于2%[1]。一篇文献报道了TEM术后因腹膜后蜂窝织炎导致死亡一例，该患者55岁患者，腺瘤位于肛缘上7cm，于术后28天死于感染性休克[10]。

第六节　经肛管内镜微创切除术在肿瘤治疗中的局限性

第一个制约早期直肠癌局部治疗有效率或成功率的是淋巴结转移。根据肿瘤分级不同，T1期直肠癌的淋巴转移率在0～15.5%[6, 18, 27]，年龄<45岁是淋巴结转移的高风险因素[23, 27]。

第二个重要的因素是局部复发率，T1期低风险癌与良性肿瘤类似，复发率均为8.3%左右[1, 5]。所有的T1

期癌的局部复发率大概为20%[1]，说明了直肠癌局部切除的局限性，同时表明术前区分低风险和高风险T1期癌的重要性（表15-5）。

表15-5 不同类型肿瘤的复发率

肿瘤性质	复发率
良性	0～8.8%
恶性	
T1 低风险	0～8.3%
T1 高风险	3%～31%
T2	5%～75%

因为切缘阴性非常重要，所以一个重要的影响局部复发的因素似乎是手术技术[33]。如果不清楚TEM切除是否是根治性的，那么追加前切除就是必需的。

尽管如此，局部切除仍有显著的优势。对TEM切除的T1期肿瘤随访13个月的结果表明复发率为3.8%[22]，而传统的经肛手术复发率为23%[31]。最近的一些单中心数据研究报道T1期肿瘤切除40个月后的患者未见有任何复发[19]。迄今为止，只有一篇前瞻性的随机实验，包含52例患者，比较了TEM和前位切除术[35]。结果表明两者没有明显的差异：TEM的5年生存率为96%，局部复发率为4.1%；前位切除局部复发率为0；TEM和前位切除的转移率分别为0和4.1%。因此对于T1期直肠癌，在肿瘤学结果相似的前提下，TEM和前位切除术相比似乎有一些优势[35-36]。

第七节　经肛管内镜微创切除术与新辅助治疗和辅助治疗

传统的治疗直肠癌的放疗或者腔内接触性放疗失败率高达30%[17, 21]。所以，TEM局部切除后的直肠癌新辅助或辅助放化疗的适应证有很大争议。但是，Lezoche团队最近发表的一项队列研究表明55个月后局部复发率为5%，这项队列研究纳入了100例行新辅助放疗的TEM切除患者[13-15]。如果能得到更多研究的证实，那么此结果则极为理想。一项大型的荷兰研究发现，新辅助放化疗后全直肠系膜切除术2年后局部复发率为1%，而单纯的T_2期直肠癌切除复发率为5.7%[8]。

术者应该认识到，现阶段大部分这方面的报道都是单中心的，对于T_1期高风险及更高分期的肿瘤使用TEM应谨慎。

第八节　经肛管内镜微创切除术的风险

TEM不是一项高风险的手术，术后出血或感染非常罕见。术后第1天偶见发热，但是和TEM本身并不相关，大部分患者最终可康复。

对括约肌功能的影响

曾有报道术后轻微的大便失禁，但是没有长期影响。令人惊奇的是直径为4cm的直肠镜于肛管内长时间的扩张对肛管括约肌功能几乎没有影响。笔者患者中，约有15%出现了术后暂时的II级大便失禁，但是术后3个月即全部恢复（只有一例患有慢性失禁的老年患者除外，手术没有解决大便失禁问题）[5]，可跟其他报道相媲美[2, 7, 11]。实际上，现有的肛管扩张后的压力分析表明，与术前肛管括约肌压力相比下降了25%～37%，术后6~16周肛管括约肌控便能力可以恢复正常^[2, 7, 11]。

第九节　展　　望

TEM可能是开展的第一种NOTES术，已经成为这种新技术的一部分。TEM有其相应的适应证，而且术者使用硬质设备也利于操作。目前大部分NOTES使用的是可弯曲的内镜，失去了触觉及操作时的反馈。

未来几年可以看到NOTES的发展，但是已经进行了第一种体现NOTES本意的TEM结肠部分切除。

第十节　小　　结

TEM不仅是经肛切除直肠肿瘤的一种新方法，而且是一种可切除低位、中位和高位直肠的微创技术。和传统的经肛切除相比，TEM暴露的视野更大（可达直肠上18cm）、复发率更低、并发症更少^[12]、更好地精准切除、低死亡率5%（和前切除相比）、更短的住院时间（2~5d）、效果更可靠，而且对于一些患者而言比开腹或腹腔镜低位前切除术更为有效。

在严格的患者选择和准确的术前分期前提下，TEM是一种安全、可重复、低风险的T1期肿瘤切除技术。

根据文献报道和笔者的经验，所有其他种类的直肠癌都应该行全直肠系膜切除^[16]。辅助治疗对于直肠癌局部治疗的作用仍在评估之中^[13-15, 32]，但是目前只能对患者实施有保障的手术方式。

第十一节　自　我　测　试

1. 下列关于局部切除和TEM的描述哪项是正确的：

a. TEM发明于50年前。

b. TEM不局限于直肠下1/3。

c. TEM系统可以将原病灶放大2倍。

d. TEM使用的镜子直径为2cm。

e. TEM使用传统的腹腔镜设备。

2. 下列哪项不可以使用TEM进行操作：

a. 绒毛状瘤的黏膜切除。

b. 绒毛状瘤的全层切除。

c. 低风险T1期直肠癌的全层切除。

d. 吻合口狭窄的切开和拓宽。

e. 盆腔侧壁的淋巴结切除。

3. 关于TEM患者的检查和准备哪项是正确的：

a. 直肠指诊、结肠镜、病变高度和位置的评价是强制性的。

b. TEM术前全肠道准备是必要的。

c. 局部麻醉是合适的麻醉选择。

d. 患者在手术台上的体位不重要。

e. 腔内超声不是评价早期浸润最好的影像技术。

4. 关于TEM的应用，哪项是正确的：

a. 对于腺瘤或癌，5mm的切缘是足够的。

b. 直肠壁的缺失可以通过常规缝合来闭合。

c. 肛缘上10~15cm的直肠前壁没有穿孔的风险。

d. 标本不需要固定。

e. 二氧化碳气腹可以引起致死性的高碳酸血症。

5. 关于TEM的并发症和手术结果哪项是正确的:

a. 未见术后出血、狭窄和轻微的术后大便失禁的文献报道。

b. 并发症发生率较开腹高。

c. 根据侵入黏膜下的深度不同,局部切除的T1期肿瘤复发率在2%~10%。

d. 大型随机实验表明,辅助放、化疗可以减少复发率。

e. 经典切除后马上使用TEM进行不适宜的"大块组织活检"和不良预后有关。

答案与解析

1. 答案:b

解析:TEM不仅限于直肠下1/3,中段1/3也可以到达。

2. 答案:e

解析:技术上不可能。

3. 答案:a

解析:直肠指诊对于判断癌性病灶的增厚区域及其硬度是必需的。结肠镜对于排除同时性的息肉、癌灶及进一步的息肉切除是很重要的。评价直肠内肿瘤的高度和位置对于选择长度合适的直肠镜及患者的体位是必需的。

4. 答案:a

解析:最少5mm,最好是10mm的切缘。

5. 答案:c

解析:黏膜下浸润的深度可以推测是否有淋巴结转移。

（Nicolas Demartines 著

陈瑛罡 译,王锡山 校）

参考文献

［1］ BACH S, MORTENSEN N. Analysis of national database for TEM resected rectal cancer［J］. Colorectal Dis, 2007, 79: 187–188.

［2］ BANERJEE A K, JEHLE E C, KREIS M E, et al. Prospective study of the proctographic and functional consequences of transanal endoscopic microsurgery［J］. Br J Surg, 1996, 83: 211–213.

［3］ BOCHOVE-OVERGAAUW D M, BEERLKAGE H P, BOSSCHA K, et al. Transanal endoscopic microsurgery for correction of rectourethral fistulae［J］. J Endourol, 2006, 20: 1087–1090.

［4］ BUESS G, HUTTERER F, THEISS J, et al. Das System fur die transanale endoskopische Rectumoperation［J］. Chirurg, 1984, 55: 677–680.

［5］ DEMARTINES N, VON FLUE M O, HARDER F H. Transanal endoscopic microsurgical excision of rectal tumors: indications and results ［J］. World J Surg, 2001, 25: 870–875.

［6］ HEINTZ A, MORSCHEL M, JUNGINGER T. Comparison of results after transanal endoscopic microsurgery and radical resection for T1 carcinoma of the rectum［J］. Surg Endosc, 1998, 12: 1145–1148.

［7］ HEMINGWAY D, FLETT M, MCKEE R F, et al. Sphincter function after transanal endoscopic microsurgical excision of rectal tumours ［J］. Br J Surg, 1996, 83: 51–52.

［8］ KAPITEIJN E, MARIJNEN C A, NAGTEGAAL I D, et al. Preoperative radiotherapy combined with total mesorectal excision for resectable rectal cancer［J］. N Engl J Med, 2001, 345: 638–646.

［9］ KATO K, SAITO T, MATSUDA M, et al. Successful treatment of a rectal anastomotic stenosis by transanal endoscopic microsurgery（TEM）using the contact Nd: YAG laser［J］. Surg Endosc, 1997, 11: 485–487.

［10］ KLAUE H J，BAUER E. Retroperitoneal phlegmon after transanal endoscopic microsurgical excision of rectal adenoma［J］. Chirurg，1997，68：84-86.

［11］ KREIS M E，JEHLE E C，HAUG V，et al. Functional results after transanal endoscopic microsurgery［J］. Dis Colon Rectum，1996，39：1116-1121.

［12］ LANGER C，LIERSCH T，SUSS M，et al. Surgical cure for early rectal carcinoma and large adenoma：transanal endoscopic microsurgery （using ultrasound or electrosurgery） compared to conventional local and radical resection［J］. Int J Colorectal Dis，2003，18：222-229.

［13］ LEZOCHE E，GUERRIERI M，PAGANINI A，et al. Is transanal endoscopic microsurgery （TEM） a valid treatment for rectal tumors?［J］. Surg Endosc，1996，10：736-741.

［14］ LEZOCHE E，GUERRIERI M，PAGANINI A M，et al. Transanal endoscopic microsurgical excision of irradiated and nonirradiated rectal cancer［J］. A 5-year experience. Surg Laparosc Endosc，1998，8：249-256.

［15］ LEZOCHE E，GUERRIERI M，PAGANINI A M，et al. Long-term results in patients with T2-3 N0 distal rectal cancer undergoing radiotherapy before transanal endoscopic microsurgery［J］. Br J Surg，2005，92：1546-1552.

［16］ MACFARLANE J，RYALL R，HEALD R. Mesorectal excision for rectal cancer［J］. Lancet，1993，341：457-460.

［17］ MAINGON P，GUERIF S，DARSOUNI R，et al. Conservative management of rectal adenocarcinoma by radiotherapy［J］. Int J Radiat Oncol Biol Phys，1998，40：1077-1085.

［18］ MAINPRIZE K，MORTENSEN N，WARREN B. Early colorectal cancer：recognition，classification and treatment［J］. Br J Surg，1998，85：469-476.

［19］ MASLEKAR S，PILLINGER S H，MONSON J R. Transanal endoscopic microsurgery for carcinoma of the rectum［J］. Surg Endosc，200，21：97-102.

［20］ MASSARI M，DE SIMONE M，CIOFFI U，et al. Value and limits of endorectal ultrasonography for preoperative staging of rectal carcinoma［J］. Surg Laparosc Endosc，1998，8：438-444.

［21］ MENDENHALL W M，ROUT W R，VAUTHEY J N，et al. Conservative treatment of rectal adenocarcinoma with endocavitary irradiation or wide local excision and postoperative irradiation［J］. J Clin Oncol，1997，15：3241-3248.

［22］ MENTGES B，BUESS G，EFFINGER G，et al. Indications and results of local treatment of rectal cancer［J］. Br J Surg，1997，84：348-351.

［23］ NASCIMBENI R，BURGART L J，NIVATVONGS S，et al. Risk of lymph node metastasis in T1 carcinoma of the colon and rectum［J］. Dis Colon Rectum，2002，45：200-206.

［24］ SACLARIDES T J. Transanal endoscopic microsurgery：a single surgeon's experience［J］. Arch Surg，1998，133：595-598.

［25］ SAID S，STIPPEL D. 10 years experiences with transanal endoscopic microsurgery. Histopathologic and clinical analysis［J］. Chirurg，1996，67：139-144.

［26］ SALM R，LAMPE H，BUSTOS A，et al. Experience with TEM in Germany［J］. Endosc Surg Allied Technol，1994，2：251-254.

［27］ SIZLER P J，SEOW-CHEON F，HO Y H，et al. Lymph node involvement and tumor depth in rectal cancers. An Analysis of 805 patients［J］. Dis Col Rectum，1997，40：1472-1476.

［28］ SMITH L E，KO S T，SACLARIDES T，et al. Transanal endoscopic microsurgery. Initial registry results［J］. Dis Colon Rectum，1996，39：S79-84.

［29］ SYLLA P，WILLINGHAM F F，SOHN D K，et al. NOTES rectosigmoid resection using transanal endoscopic microsurgery （TEM） with transgastric endoscopic assistance：a pilot study in swine［J］. J Gastrointest Surg，2008（in press）.

［30］ TURLER A，SCHAFER H，PICHLMAIER H. Role of transanal endoscopic microsurgery in the palliative treatment of rectal cancer［J］. Scand J Gastroenterol，1997，32：58-61.

［31］ WARNEKE J，PETRELLI N J，HERRERA L. Local recurrence after sphincter-saving resection for rectal adenocarcinoma［J］. Am J Surg，1989，158：3-5.

［32］ WEBER T K，PETRELLI N J. Local excision for rectal cancer：an uncertain future［J］. Oncology （Huntingt），1998，12：933-943.

［33］ WHITEHOUSE P A，TILNEY H S，ARMITAGE J N，et al. Transanal endoscopic microsurgery：risk factors for local recurrence of benign rectal adenomas［J］. Colorectal Dis，2006，8：795-799.

［34］ WINBURN G B. Surgical resection of villous adenomas of the rectum［J］. Am Surg，1998，64：1170-1173.

［35］ WINDE G. Outcome following transanal endoscopic microsurgery［J］. Dis colon Rectum，1998，41：526-527.

［36］ WINDE G，NOTTBERG H，KELLER R，et al. Surgical cure for early rectal carcinomas （T1） Transanal endoscopic microsurgery vs. anterior resection［J］. Dis Colon Rectum，1996，39：969-976.

第十六章　腹腔镜结直肠手术

第一节　引　言

腹腔镜技术的引入可能是外科近几十年来最重要的发展。它改变了外科的格局，以前许多需要剖腹的手术，现在已经常规采用微创手术。腹腔镜已成为胆囊切除、肝肾捐赠、胃底折叠、Heller食管肌层切开、脾切除、肾上腺切除、腹腔镜检查+阑尾切除及直肠固定术的标准术式。

与上述腹腔镜手术相比，腹腔镜结直肠手术推广应用的进程显得缓慢且困难重重。许多外科医生满怀热忱地投身于腹腔镜结直肠手术实践之中，但均因多方面的原因而停下探索的脚步。这些原因包括手术时间的限制、等候手术患者的激增、缺少微创手术优势的证据、与快速康复外科疗效相当、增加手术费用及漫长的学习曲线，这些都是缺乏规范化培训的体现。

此外，一时出现的切口种植转移问题也阻碍了腹腔镜结直肠癌手术在前瞻性随机对照临床试验以外的应用。但是，仍有一些外科医生坚持尝试并克服了手术的难点，建立起腹腔镜结直肠手术规范。自第一台腹腔镜结肠切除术以来，虽然经过15年的发展，腹腔镜结直肠手术也仅能由少数医疗中心的少数专科医生开展。

众所周知，临床上安全推广高难度的新技术，需要外科医生接受广泛的培训，包括从开始的实践到之后长期考核的完整培训体系。然而，培训教师及赞助基金等因素的缺乏，阻碍了亲身指导的培训模式在腹腔镜结直肠手术教学中应用。

正所谓眼见为实，流畅的腹腔镜手术比开放手术更让人赏心悦目，因为创伤小、视野良好、止血分离确切。然而，失败的腹腔镜手术也降低了开放手术中已取得的成绩。本文的目的是通过总结腹腔镜结直肠手术的证据及提供该技术的指南，以便更安全有效地推广腹腔镜结直肠手术。

第二节　腹腔镜技术

一、概述

复杂的腹腔镜手术需要全面的术前计划。术前患者准备、影像学检查，术中患者体位及手术团队的站位、腹腔镜设备齐全及专家现场指导都是保证高质量腹腔镜手术成功的关键。手术策略的选择不仅取决于手术指征（例如良性 vs. 恶性疾病），还取决于是否有熟练的助手（例如全腹腔镜 vs. 手辅助腹腔镜）。

二、围手术期处理及操作步骤

（一）术前病变的定位
术者首先需要评估肿瘤是否易于在腔镜下定位。如果不能确定，则需在术前标记需要切除病变的远、近端，或者用术中内镜进行定位，后者需要充分的肠道准备。因为缺少直接的触觉反馈，腹腔镜下定位小的、非透壁浸润的肿瘤十分困难。肠道X线平片可作为定位的参考。

术中肠镜尤其适合左半结肠病变的定位，而如果一直进镜到右半结肠，充气的肠管将影响下一步的腹腔镜操作。

（二）快速康复计划
在择期结直肠手术中，围手术期引入一项近期的进展，以促进患者快速康复，即"快速康复外科"[1-2]。

快速康复外科的理念包含了许多元素，旨在加快康复及减轻术后应激。Kehlet 等[2-8]为择期结直肠手术设计了多种模式的快速康复计划，目的在于加速术后康复，避免出现常见的影响早期出院的因素，如非口服的镇痛药及补液、下床活动延迟及缺乏家庭护理。与这个计划相似，结肠手术的主要快速康复的元素是多方面的，包括充分的术前指导；无须术前机械性的肠道准备、术前用药及静脉抗生素；无须长时间的术前禁食，而是进食富含糖的流质直到术前2h；个体化的麻醉方案如胸椎硬膜外麻醉及短效的麻醉剂；术中高浓度吸氧，避免围手术期过度补液；缩小切口（横切口）；非阿片类镇痛药的应用；无须常规放置腹腔引流及鼻胃管；早期拔除尿管；标准的泻药及胃肠动力药；早期的术后进食及下床活动。基于6个单中心的对照研究，快速康复计划对于主要的腹部手术而言可减少住院时间且安全可行。

既然快速康复计划及腹腔镜手术都是为了术后早期康复，两种方式应该结合起来。所以，若仅仅比较在快速康复方案中腹腔镜手术与开腹手术的恢复差别，倒不如把微创的腹腔镜因素归为快速康复方案的主要组成元素。微创手术完全契合快速康复外科的理念，旨在降低围手术期患者的应激水平；同时，只有联合快速康复计划的腹腔镜手术才能取得最佳的疗效。

（三）手术概述

腹腔镜结直肠手术指的是在术中部分或者全部应用腔镜完成手术操作。腹腔镜手术可以采取腹腔镜协助的方式进行，即腹腔镜下完成肠管的游离，而血管结扎、肠管横断及消化道重建在开放的情况下完成。例如为克罗恩病（CD）设计的腹腔镜协助的回盲部切除。腹腔镜辅助手术通常包含腔镜下游离肠管及结扎血管，在体外离断肠管及重建。全腹腔镜手术指所有的操作，包括肠管游离、血管结扎、肠管横断、消化道重建都在腹腔镜下进行，但是仍需作一小切口取出标本。在手辅助腹腔镜手术中，需建立一个手通道，以利于用非惯用手完成触诊及牵拉。外侧入路表示先解剖侧腹膜的粘连然后游离肠管，接着分离血管（与开放结直肠手术程序相似）；而中间入路表示先结扎离断血管，然后再游离系膜及肠管。

（四）器械及体位

由于预算的原因，大部分的医院缺乏特定的腹腔镜设备，在个别时候可能都无法获得相应手术器械（例如因为故障、未消毒或者正在使用中）。因此在开始腹腔镜手术前，术者必须保证所需的腹腔镜设备包括一次性耗材的齐备。

患者在手术床上的体位是最重要的。一个合适的体位可以让术者方便到达需解剖的部位而无须增加不必要的穿刺孔。部分显露需要依靠重力作用来实现。良好的固定可以调整为更大幅度的头低脚高位或者侧卧位，这可以帮助术者将小肠移至非手术区域。高难度的腹腔镜手术可能需要数小时的手术时间。在全结直肠切除或者低位前切除的手术患者中，患者双腿长时间架于马蹬上，增加了诱发骨筋膜室综合征的风险。

对于绝大多数腹腔镜手术患者适用的体位是French体位。双手固定于身体两侧，身体由伸缩性良好的带子固定；双腿分开固定，平放于手术台，避免压迫与牵扯。这样做可以避免术中大腿影响腹腔镜设备的操作，而叉开的双腿可以让术者方便行肛管指诊或者吻合。手术团队可以站立于患者身体两侧及双腿之间。唯一例外的情况是行腹会阴联合切除术，需要一个完全的头低脚高位以便评估会阴情况。

最近，有报道显示俯卧位可以帮助腹会阴联合切除更彻底地切除肿瘤，降低肿瘤残余及肠管穿孔的风险。这种情况下，腹腔镜手术部分（包括缝合穿刺口）必须全部完成后才能改变患者体位。

（五）中央入路及外侧入路

在开放手术中，大部分术者首先解剖侧腹膜与肠管的连接处（Toldt白线），断离肠管后结扎切断血管。这种方式同样可用于腹腔镜手术。由于技术方面的原因，这种入路方式一般用于手辅助腹腔镜手术。其优点是手术方式同开放手术相似，解剖标志相同。缺点则是受累肠管需要牵拉帮助显露，这在腹腔镜下操作具有潜在风险。

中央入路旨在手术一开始就控制血管（图16-1）。肠管仍然连接于侧腹，血管在其根部处理。结扎血管后，通常钝性松解系膜，形成肠系膜下平面。最后，切开Toldt白线。这些都是无接触技术的体现。受累肠段一直保持非接触状态，直到血管结扎及系膜游离后。其理论优势在于可以避免切除过程中促进肿瘤细胞进入血液循环，因为滋养血管已经在其根部结扎，并可获得合适的肠系膜淋巴结清扫。另一个优点是可以通过提起系膜显露，而非牵拉肠管及系膜，避免了撕裂的风险。从人体工程学的角度而言中央入路也具有优势。这种技术的缺点在于实施有难度，而且手术解剖也有异于我们习惯的开放手术。

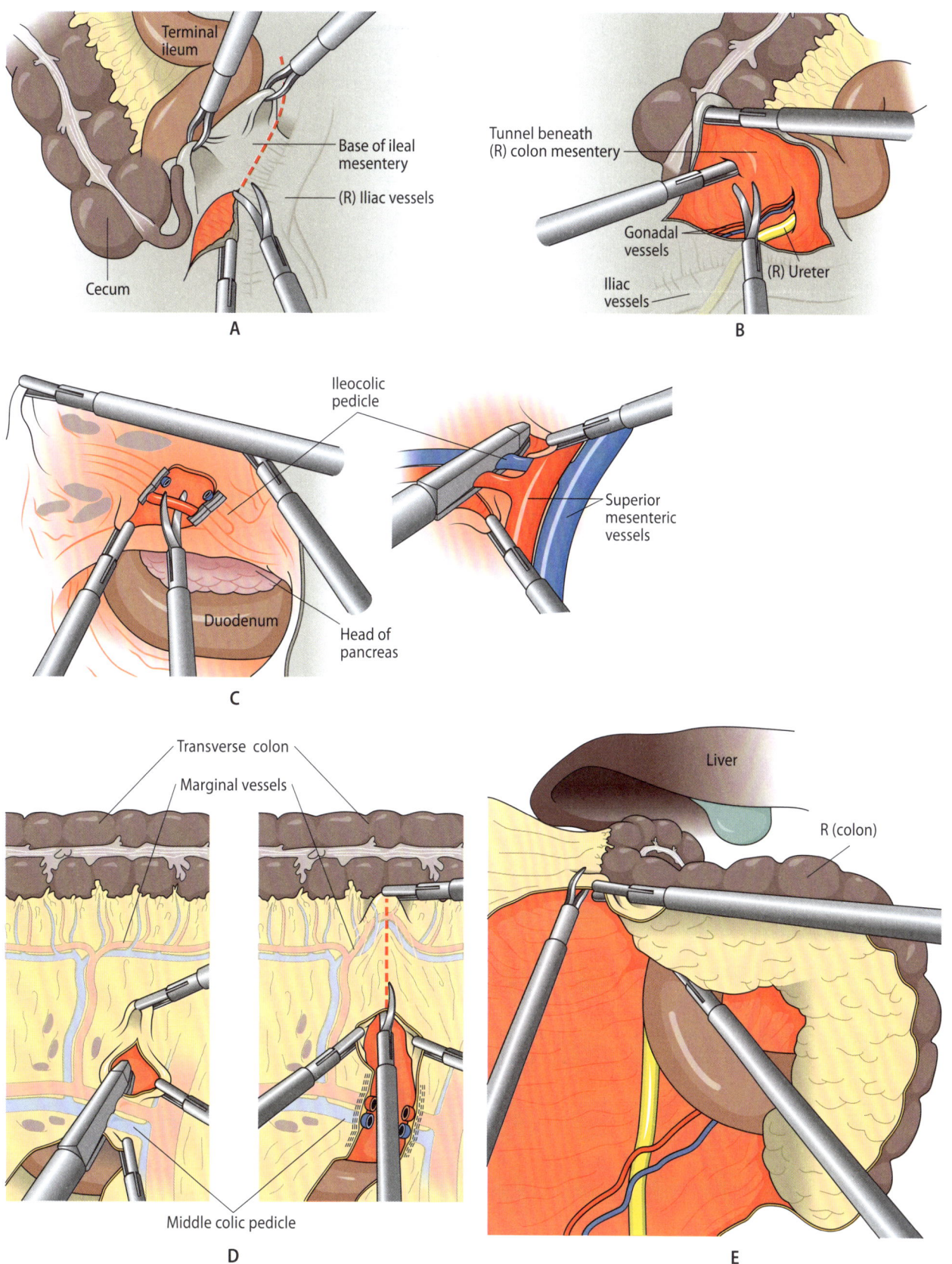

图 16-1　中央入路右半结肠切除术的操作步骤

Liang等[14]比较了腹腔镜直肠前切除术中央入路与外侧入路两种手术途径的差别，结果显示中央入路要快1h、更经济且术后炎症反应较轻。

（六）手辅助腹腔镜手术

为了解决学习曲线及手术时间长的问题，引进腔镜手辅助器。在保证气腹的同时，术者将手通过腔镜手辅助器伸入腹腔（图16-2）。需要经切口移除标本或者器官的手术，最适于手辅助腹腔镜手术（hand-assisted laparoscopic surgery，HALS）。HALS最重要的优点是术者有触觉的反馈。术中主刀的手可以完成触诊、钝性游离、牵拉显露、控制出血及移除标本的工作。这种改良的微创术式可能对术者及患者均有利：患者享受了微创手术的所有优势，包括术后更快的恢复[15-18]；借助手辅助器术者可以像开放手术操作，从而更容易完成复杂的腹腔镜操作。相较于全腹腔镜手术，HALS的缺点是切口较大、不符合人体工程学原理、手术空间缩小及由于漏气有

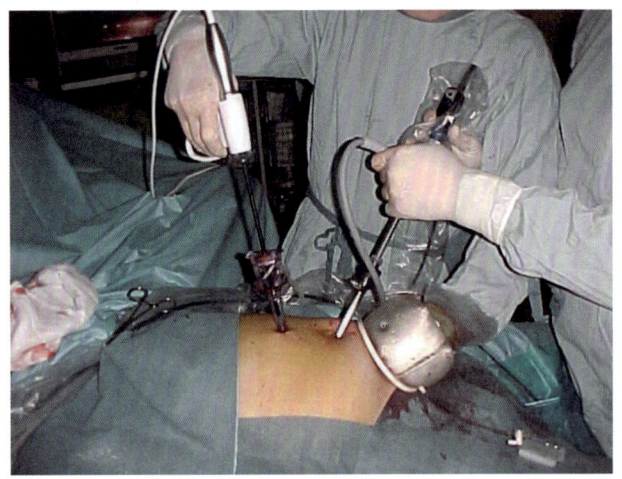

图16-2　手辅助器切口位置

损于气腹的维持[19]。市面上有多种腔镜手辅助器可供选择（如 Omniport-Covidien，Boulder，USA；Lapdisc-Johnson Medical，Arlington，USA；GelPort-Applied Medical General Surgery，Margarita，USA；HandPort-Smith & Nephew，Andover，USA；Dexterity Device-Dexterity，Roswell，USA）。并不是所有的外科医生都支持HALS，部分术者用其来作为开展腹腔镜手术的过渡。

（七）标本取出

为取出标本，需在腹壁做辅助小切口。虽然一些报道称标本可通过直肠残端取出，但真实的情况是这种方式仅适用于腹腔镜下腹会阴联合直肠切除术，标本通过会阴切口取出。

不同的因素会影响到取标本切口的选择，其中最重要的是腹腔镜手术方式。首要的原则是腔镜下游离的越多，切口位置及长度的选择越自由。如果手术是采用腹腔镜协助的方式进行，则切口须选在靠近游离肠管的位置，这样才能在体外完成结扎血管、离断肠管及吻合重建。切口一般垂直于血管根部，以避免张力过大及形成肠管系膜血肿。

如果采用全腹腔镜手术的方式，则切口仅仅用来取出标本，可以在腹壁的任何位置。手辅助方式的切口取决于手术类型、术者的灵巧程度及中转开腹而扩大切口的可能性。

最常应用的切口是纵行经脐切口、左下或者右下经腹直肌切口及下腹横切口。切口周缘需用切口保护套保护，以避免切口肿瘤种植及细菌污染。虽然缺少科学研究证据，采取这种措施是合理且重要的。

（八）血管闭合设备

腹腔镜技术的普及促进了新腹腔镜器械的发展。能安全、快速、简易、有效地闭合血管的器械尤其引人注目，避免了腔镜专用血管夹的使用。目前已设计出数种超声能量切割及血管闭合设备（例如：Endoshears-Covidien；Ultracision-Johnson & Johnson Endosurgery，Cincinnati，USA；Sonosurg-Olympus Optical，Tokyo，Japan）。直径4mm以内的血管可以通过这些设备安全控制。精巧的双极止血钳同时用于闭合及切断血管（Ligasure-Valleylab，Boulder，USA），可以处理7mm以下的血管[20]。这些设备的应用可能减少单极能量设备带来的热能副损伤。

然而，与生产商最初宣传不同的是，这些血管闭合设备确实产热。有报道称，重复地激发超声设备可使温度达到140℃[21]。术者需要注意可能产生的热能副损伤。

（九）中转开腹

中转开腹定义为术中改变原计划的微创方式，而通过扩大切口或者改变切口位置的方式进行。这本身是一个睿智的行为，但有时也反映草率的手术计划或者术者自我过高的估计。所有的腹部手术均可先进行腹腔镜检

查。如果腹腔镜方式并不安全可靠，则早期中转开腹是必要的。很多研究报道中转开腹患者的恢复较腹腔镜及开放手术患者差，过晚的中转开腹可能是此种不良结果的重要原因[22]。

早期中转开腹可能避免了漫长且不必要的危险解剖操作。而且，腹腔镜可以用来探查肿瘤的分期（包括术中超声），帮助术者判断是否可在合理的时间范围内通过腔镜手段安全切除肿瘤。

（十）学习曲线

腹腔镜手术的广泛应用证实了学习曲线的存在，这与手术技术不熟练有关，可能导致手术时间的延长、手术费用及损伤的明显增加。一些人试图通过中转开腹率、手术时间、并发症发生率等结局指标来评估学习曲线。不同的外科医生有不同的学习曲线，这取决于腹腔镜基础操作的熟练程度及在其他高级腹腔镜手术中的经验。度过学习曲线需要大量的患者例数来实践操作，表明一定手术量是让术者度过学习曲线的先决条件。例如，左半结肠切除术或者右半结肠切除术需要至少50~60例才能度过学习曲线阶段，这种情况可能是腹腔镜结直肠手术应用缓慢的原因之一。

三、右半结肠切除术

右半结肠切除术包括治疗克罗恩病的回盲部切除术及治疗结肠恶性肿瘤的右半结肠切除术。

（一）治疗克罗恩病的回盲部切除术

完善的术前小肠评估用以发现靠近回盲部的其他狭窄小肠段。必须行肠镜检查以明确克罗恩结肠炎及结肠狭窄存在与否。如果怀疑脓肿形成，则需完善CT检查。在任何手术处理前，需经皮引流处理脓肿及治疗炎性包块。CD的手术时机非常重要，需同专业的胃肠病学专家讨论决定。

手术相对禁忌证包括：既往正中剖腹手术史（粘连可能）、固定的腹部包块（巨大的包块很难游离，且需要大切口来取出标本）、肠内瘘、肠道膀胱瘘、肠道阴道瘘、肠道腹壁瘘及肠管乙状结肠瘘、多发肠管狭窄需成形术或肠段切除者。

术前无须肠道准备，仅仅需要1~2次灌肠。患者可采取French体位或者双腿并拢平卧位。French体位可以让术者站立于手术台两侧及患者双腿之间。而且，如果存在肠道乙状结肠瘘，在完成直肠前切除后，French体位还可以让术者从肛管置入圆形吻合器完成吻合。根据局部情况决定是否预防性应用抗生素。

治疗CD的腹腔镜回盲部切除实际上是腹腔镜协助的手术方式。先在腹腔镜下完成右侧结肠的游离，然后通过小切口取出标本。切口位置取决于右侧结肠游离的长度。如果炎性包块较小，可通过小的经脐纵切口取出（图16-3）。考虑到美容效果，当肿物较大，需要大切口取出标本时，下腹横切口可能是更好的选择，此时需要完全游离右侧结肠，包括结肠肝曲。尤其注意不要过度牵拉中结肠血管。上述操作同样适用于肠道膀胱瘘、肠道阴道瘘及肠道乙状结肠瘘患者。

有三种方式游离右侧结肠：外侧入路、中央入路及手辅助的方式。取标本切口及穿刺口位置取决于不同的术式。如果选择下腹横切口取出标本，则须完全游离右侧结肠，此时采用中央入路或者手辅助技术可以很好地完成。若合并肠道膀胱瘘、肠道阴道瘘及肠道乙状结肠瘘，则可利用下腹横切口先处理这些瘘道，然后游离右侧结肠。可通过此切口置入腔镜手辅助器帮助游离右侧结肠或者用切口保护套关闭，在腔镜下游离。

一旦肠管被充分游离，可将其拖出，开放状态下

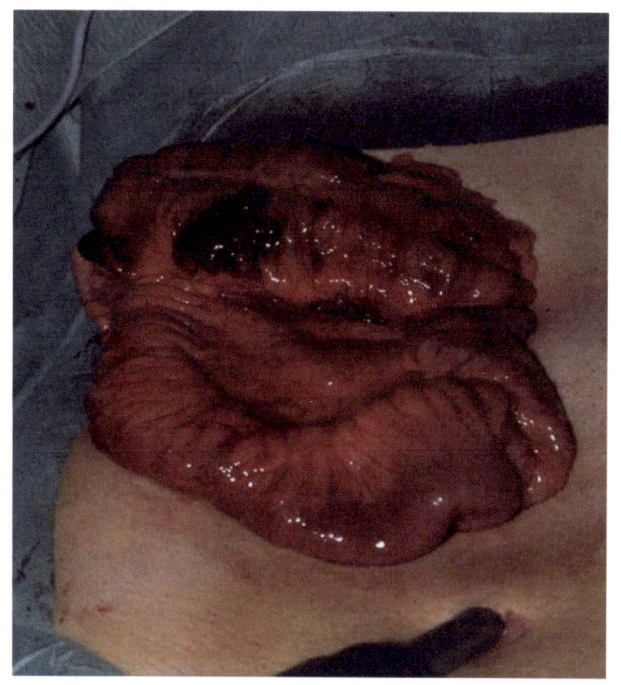

图16-3　脐部纵切口取出标本

结扎切断血管，断离肠管及完成吻合。

经脐切口因为小而常常很紧，取出标本时可能较困难。当受累肠管及增厚的系膜经脐拖出后，系膜应拥有一定的自由度。在取标本及结扎系膜血管的时候，需要肌肉良好放松以保证静脉不受压。

完成结扎血管、离断肠管及吻合重建后，将吻合口小心送入腹腔；分层重建脐窝。大部分的切口瘢痕将隐藏在脐部皱褶之中（图16-4）。

下腹横切口可适当延长以取出相对较大的炎性肿物而不会影响美观，此切口需对层缝合，尤其需要缝合Scarpa筋膜以对齐皮肤切缘。

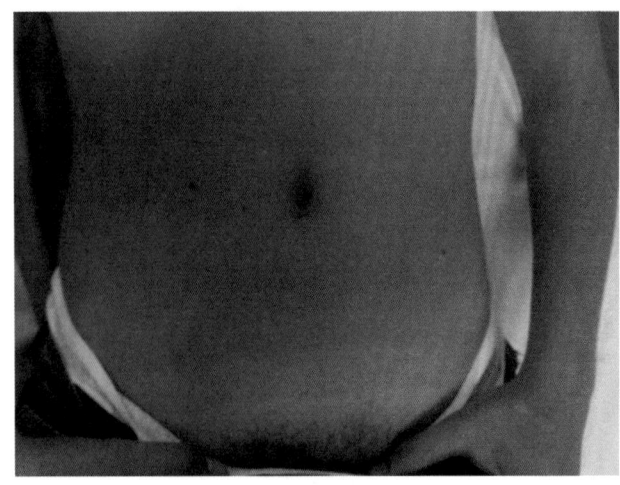

图16-4　脐部纵切口愈合后

（二）根治性右半结肠切除术

已有相当证据表明腹腔镜结肠部分切除治疗肿瘤是安全可靠的，同开放手术相比具有相似的肿瘤学结果。临床研究表明腹腔镜手术可能有更好的效果。手术相对禁忌证包括既往正中剖腹手术史（粘连可能）及触诊发现固定的腹部包块。巨大固定的包块提示腹壁受侵（sT_4）或者肿瘤穿孔合并炎性包块。如果取出肿瘤或包块需要较大的切口，采用腹腔镜技术可能不会使患者获益。

结肠癌的精确定位至关重要。如果依靠结肠镜定位肿瘤，则必须保证进镜到盲肠；如果没有，则肠镜定位并不可靠。在这种情况下，需进行钡灌肠造影或者CT检查。若肿瘤相对较小，则需术前标记定位或者联合使用术中肠镜定位。肿瘤转移方面的评估例如超声或者腹部CT评估肝脏及胸片评估肺部在大部分医院都常规进行。CT由于可以评估局部分期而优先选择。术前CEA检查可以为术后随诊提供参考。

右半结肠根治术可通过腹腔镜辅助、手辅助或者全腹腔镜三种方式进行。在腹腔镜辅助的手术中，腔镜下完成血管及肠管离断，标本拖出后，在体外完成吻合。手辅助手术中，仅在腔镜下完成肠管游离，断血供及肠管吻合均在体外进行。全腹腔镜方式指吻合也在腔镜下完成，但这并无必要，因为可通过经脐切口轻易拖出肠管吻合。

在处理肿瘤时，大部分外科医生更喜欢采用中央入路的方式，遵循先断血供、非接触的无瘤原则。手术过程可以是先扩展系膜下平面（系膜下方式）或者结扎回结肠血管弓（系膜上方式）。术中最难的部分为结扎切断中结肠动脉的右侧分支。可以通过中央入路的方式从系膜下一直游离或者通过打开小网膜囊后从上方直接结扎。过度牵拉可能导致静脉连接部的出血，常需中转开腹以控制出血。

在切口保护套的保护下，经脐纵行切口将已完成血管结扎及离断的标本拖出，体外完成末段回肠及横结肠的吻合。既可以手工缝合，也可以用吻合器吻合。在将吻合口送入腹腔前，需保证肠管未发生扭转。关腹前再次腹腔镜检查可以探查血管弓的结扎情况及吻合口的位置。

四、左半结肠切除术

左半结肠切除术常用于治疗结直肠癌。良性疾病包括复杂的憩室炎和CD。在处理结肠癌时，需将受累肠管及相应系膜血管整块切除；而对于良性疾病，仅需要在靠近肠管的地方结扎血管，保留血管网（可同时避免伤及自主神经）。

一般的原则是脾曲需要游离。保证足够的游离长度是十分重要的，不仅可以使吻合口无张力，也可以保证在拉出肠管后有安全的近切缘。如果没有足够的长度，受累肠管系膜也容易在拖出标本的过程中撕裂；而且一旦完成吻合，进一步游离将更为困难。

（一）游离结肠脾曲

结肠脾曲的游离可以分为部分或者完全游离。切断左侧侧腹膜、胃结肠、脾结肠韧带并不能使结肠脾曲完全下降。只有于胰腺下缘解剖显露肠系膜下静脉并向内侧游离至腹主动脉时，横结肠才能绕中结肠血管旋转，结肠脾曲方可充分下降（译者注：脾曲完全游离需连续切开肾结肠韧带、膈结肠韧带、脾结肠韧带和胰结肠韧带，后者为胰腺下缘的横结肠系膜）。

（二）乙状结肠切除术

乙状结肠癌根治术常采用中央入路的方式进行，首先分离结扎直肠上动脉近端。而对于良性疾病的乙状结肠切除术，外侧入路或者手辅助的方式均可采用，保留肠系膜下动脉及其分支血管（直肠上动脉及左结肠动脉）。游离部分左侧结肠以满足结直肠无张力吻合。Tocchi 等[24]对比研究了两种不同的乙状结肠憩室炎切除术，一种为保留肠系膜下动脉，而另一种于其根部结扎。结果显示切断肠系膜下动脉组具有较高的吻合口漏发生率。因为技术上的原因，大部分术者在采用腹腔镜技术治疗憩室炎或者CD时，手术方式与结肠癌相同。中央入路的游离方式更简便，而且切断近端直肠可以方便吻合器吻合。标本经常通过左下腹经腹直肌切口或者下腹横切口取出（切口保护套保护）。而且，可以密封的切口保护套能帮助封闭切口，重新建立气腹。手术步骤在第十六章有更详细的描述。

（三）直肠前切除术

直肠前切除术主要适用于直肠恶性肿瘤、克罗恩病和子宫内膜异位症侵犯直肠者。

直肠癌的常规术前检查包括磁共振成像（MRI）确定局部分期，肝脏超声或CT扫描及胸部X线片以明确有无远处转移。尤其是磁共振显像可明确是否可行保肛手术并判断患者是否需行短疗程新辅助放疗或长疗程新辅助放化疗。

已有证据表明，对于结肠切除手术而言，不行肠道准备反而降低吻合口漏和切口感染率[25]。而对于直肠手术，双吻合器技术需直肠空虚清洁，因此患者至少需行灌肠处理。如患者需行保护性回肠造口，应行全肠道灌洗以清除造口以远肠道内容物。

患者平卧于手术台上，取Lloyd-Davis体位。术前尿管经尿道置入（女性）或经耻骨上膀胱造瘘管（男性）置入，术者和扶镜手站于患者右侧，第二助手站于患者左侧。开放式建立气腹，另外置入3~4个套管。腹腔镜采用30°镜，患者取头低足高体位，稍往右倾斜。将大网膜推移至上腹部，良好显露横结肠和屈氏韧带，并将小肠置于右上腹。助手提起乙状结肠血管根部，显露直肠上动脉弓，平行于右侧髂动脉、并以直肠上动脉起始和中下段为边界打开后腹膜，沿直肠后间隙钝性分离。沿直肠上动脉向根部分离，清晰地分离肠系膜下动脉，期间注意保护盆腔自主神经。于肠系膜下动脉或直肠上动脉根部结扎血管，结扎方法可采用血管夹夹闭、超声刀横断或血管闭合器。

沿结肠系膜后间隙（Toldt间隙）向胰腺下缘和结肠脾曲方向拓展，在胰腺下缘或左结肠静脉属支远端结扎肠系膜下静脉。助手提起中结肠动脉根部，进入网膜囊，看到中结肠血管左半时，打开横结肠系膜，继而打开网膜囊并与结肠系膜后间隙贯通，进而分离附着于左侧结肠大网膜。

在直肠乙状结肠移行处切开侧腹膜，向上拓展以游离左半结肠。助手提起直肠上动脉结扎处，向前方牵拉直肠上段并根据操作顺序将直肠向左、右方向牵拉。采用电剪进入全直肠系膜切除的平面，也就是环绕该平面进行切除。肿瘤下方5cm处，用超声刀环形切断直肠系膜；接着，用直线切割闭合器（绿钉）离断直肠。小切口开腹有两种位置选择：即左下腹经腹直肌切口或Pfannenstiel切口（译者注：下腹部横切口）。通常，Pfannenstiel切口需要充分游离近侧结肠；在近侧结肠游离和结直肠吻合受限的情况下，左下腹经腹直肌切口更为适合，但该切口的最大缺陷是不能很好地显露近端直肠。

切口保护器保护切口，将肠管提出切口外，检查闭合端闭合完整性；分段结扎肠系膜、游离节段结肠，移走标本并送病理检查，近侧结肠以2-0 Prolene线荷包缝合并置入吻合器钉砧后放回腹腔，切口保护套闭合并建立气腹。检查确认近端肠管无扭曲，管型吻合器经远端直肠闭合端伸入并与钉砧对合，击发后完成结直肠吻合。吻合完成后，盆腔注入生理盐水，经直肠注气测漏以保证吻合口安全可靠。注意防止小肠疝入结肠系膜下方，以免造成肠梗阻。

五、全结肠切除术

几种手术方式可以选择：如腹腔镜辅助全结肠切除术、手辅助腹腔镜全结肠切除术和全腹腔镜下全结肠切除术。手术涵盖了全腹腔镜下中间至侧方结肠游离和血管结扎，最后标本经腹部正中切口或Pfannenstiel切口提出体外。腹腔镜辅助或手辅助腹腔镜途径常采用Pfannenstiel切口完成直肠切除、贮袋成形及其与肛管吻合。全腹腔镜途径行全结肠直肠切除需要在完全腹腔镜下游离结直肠，最终通过小切口取出标本和构建贮袋。有报道通过肛管将标本拖出并采用手工缝合法完成回肠肛管吻合，以避免腹部小切口。

六、经腹会阴联合直肠切除术

如MRI显示肿瘤浸润肛管括约肌复合体，应采用经腹会阴联合直肠切除术。盆底水平几乎无直肠系膜，故连同肛提肌整块切除可增加肿瘤与环周切缘的距离。柱状切除导致的盆底肌缺损可能使切口愈合的相关并发症及会阴切口疝发生率增高，尤其是放（化）疗后。这一缺损可用成形的网膜予以填充修补。

患者体位、术者站位和穿刺口位置布局均同腹腔镜低位直肠前切除术。预造口部位也选择在下腹穿刺口处，患者腿部放置在脚蹬上以保证会阴部良好显露。

首先，采用超声刀将大网膜从横结肠上分离下来，然后在幽门环水平结扎胃网膜右动脉，离断网膜血管向胃大弯侧的分支，保留胃网膜左血管以形成长条状大网膜组织。经左下腹穿刺口提起乙状结肠及直肠血管根部，沿肠系膜后间隙（Toldt间隙）解剖，游离乙状结肠和直肠。结扎直肠上动脉，松解侧腹膜，于乙状结肠中段用切割闭合器离断，按照TME原则进行直肠切除，包括Denonviliers筋膜前间隙的分离。直肠后方用超声刀切除肛提肌直至尾骨尖水平，并向直肠两侧拓展。

充分利用超声刀的止血效果，会阴部手术也采用超声刀完成。标本经会阴部切口移除，其缺损采用已备好的网膜成形修补。最后将预造口部位的穿刺口扩大，提出结肠进行造口。

众多证据证明了柱状切除的重要性，而俯卧位更能满足良好的柱状直肠切除。因此直肠后方分离至尾骨处、前方分离至精囊腺水平或直肠阴道膈上部，腹腔镜下操作即应终止。

七、造口术

造口手术可采用2孔或3孔法进行，腹腔镜手术的优势在于可直视下造口和腹腔镜下游离拟定造口肠管[26-28]。

八、腹腔镜再次手术

通常，腹腔镜手术后恢复较快，但如果患者术后几天仍无法耐受正常饮食合并有脓毒症征象，应考虑发生吻合口漏。CT扫描常可明确诊断，再次腹腔镜探查优于再次剖腹手术，由于前者可避免剖腹探查及其相关并发症（如切口感染或切口裂开）。

建立气腹时，应采用钝性穿刺套管经原穿刺切口置入，以避免胀气肠管损伤；其余穿刺套管均应经原穿刺口钝性置入。再次干预的第一步应在腹腔镜下进行彻底腹腔冲洗，清除炎性渗液，并借助气腹压力逐渐显露破裂处。右半结肠切除术后吻合口漏，应将漏口两端肠管提出，行回肠末端和结肠近端双腔造口；这一操作可在腹腔镜下完成而避免开放原腹部切口。左半结肠切除术后吻合口漏，应拆开吻合口行近端造口及远端封闭术；如漏口较小亦可采用襻式回肠造口，但应在术中确保结肠彻底灌洗以避免粪便经吻合口缺损继续漏入腹腔。可采用回肠造口输出襻置入Foley导尿管注入生理盐水，经肛管置入引流管进行灌洗。经吻合口缺损漏出的少量液体务必用吸引器在腹腔镜下清除。

第三节　腹腔镜结直肠癌切除术

1991年，Jacobs首次报道腹腔镜结直肠癌切除术，在随后的较长时间里，腹腔镜结肠切除术在结肠癌中的应用备受争议。穿刺口肿瘤转移和技术难度的限制使很多外科医生在选择腹腔镜结肠癌切除术时更加谨慎。一系列的研究表明腹腔镜结直肠癌切除术的优势在于患者术后疼痛轻、住院时间短及并发症少。第一个评价腹腔镜技术在结直肠癌中应用价值的多中心临床试验始于1994年。随着技术成熟和经验积累，穿刺口种植转移的发生率逐渐下降至和开腹手术相同的水平。

一、适应证和禁忌证

（一）结肠

腹腔镜结肠切除术的适应证包括结肠息肉和结肠癌。术前染色或术前内镜检查定位对于腹腔镜下定位困难的患者是必要的。结肠肿瘤侵犯临近脏器是腹腔镜手术的禁忌证，如术前不能确定应先行腹腔镜检查。如肿瘤较大，取标本的切口足以行开放手术，腹腔镜手术的价值不大。其他手术禁忌证包括术者经验不足、患者一般情况难以耐受气腹及既往腹部手术史。

（二）直肠

理论上讲，腹腔镜手术对于直肠恶性肿瘤存在优势。上段直肠恶性肿瘤需要部分直肠系膜切除及结直肠吻合；而对于远端2/3直肠恶性肿瘤，需要全直肠系膜切除结肠肛管吻合。如肿瘤侵犯肛管括约肌应行腹会阴联合直肠切除术。保留肛管括约肌的直肠癌开放手术需要长的腹部正中切口，而腹腔镜手术仅需4~6cm耻骨上区切口。腹腔镜腹会阴联合直肠癌根治术，可以将标本经会阴切口去除，而无须腹部切口。

由于直肠癌手术的主要目的是肿瘤的局部控制，肿瘤的根治效果不能让步于所采用的手术方式。直肠癌术前必须通过MRI进行详细评估，以明确术前放、化疗是否必要及确定手术方式。

如果MRI评价能保证直肠环周切缘阴性，所有的直肠恶性肿瘤和癌前病变均可作为腹腔镜直肠癌手术的适应证。肿块较大的T_3/T_4期直肠癌是腹腔镜手术的禁忌证，其他禁忌证包括术者经验不足、患者一般情况难以耐受气腹及既往腹部手术史（相对禁忌证）。

二、循证医学证据

（一）结肠

结肠癌腹腔镜手术的循证医学证据主要依据三个大样本、多中心随机对照研究，即外科治疗临床结果（COST）、医学研究委员会开展的传统与腹腔镜辅助手术治疗结直肠癌的临床研究（MRC-CLASSIC）和腹腔镜与开放结肠癌手术临床对照研究（COLOR）I[30-32]以及数个系统回顾/荟萃分析。近来Reza的回顾分析表明腹腔镜手术具有减少术中出血量（70mL）、缓解术后疼痛、肠功能恢复较快及住院时间缩短2天的优势；但手术时间延长30~60min，纳入的4项研究结果显示吻合口漏的相对危险度为1.27［90%置信区间为（0.70~2.31）］[31-32, 34-35]；总体并发症发生率两组间无明显区别。

所有研究的局限性在于根据现代家庭治疗原则，围手术期治疗并非最优化。针对远期结果，一项纳入6个研究[30-31, 34, 36-38]的荟萃分析结果显示，两组在总体生存率和无病生存率上均无明显差异。

来自7项研究的结果显示总体复发相对危险度无明显统计学差异（RR 0.92，95%CI 0.74~1.14）。3项研究[31, 36, 39]分别报道中转开腹患者资料显示：相对于腹腔镜或开放组，中转开腹患者多存在术中出血多、手术时间长、住院时间长和高复发风险。

（二）直肠

近期，Breukink的一项循证医学综述纳入48组直肠癌腹腔镜治疗的资料显示，多数研究方法学质量不高，只有3项随机临床实验纳入研究，并且总体患者数量有限。对于获取淋巴结数目、并发症发生率、死亡率和切缘长度，两组间均无明显差异。腹腔镜手术患者恢复加速的代价为手术时间延长及住院费用增多。最大的随机研究（MRC-CLASSIC）显示较高的中转开腹率，虽无显著统计学差异，但腹腔镜组具有较高的环周切缘阳性率和更多的泌尿生殖系统并发症发生率。

第四节　炎症性疾病腹腔镜手术

结直肠恶性肿瘤的腹腔镜手术备受争议，尤其在首例穿刺口转移患者报道后。腹腔镜结直肠手术在良性疾病中的应用并无争议，因此在良性疾病中腹腔镜手术获得更好地推广并被普遍接受。尽管多种腹腔镜小肠手术已在临床广泛应用，但多数外科医生不愿将腹腔镜技术应用于炎症性肠病（IBD），小肠系膜增厚、炎性粘连和肿块、不可预料的内瘘和脓肿都使本已充满技术挑战的手术更趋复杂化。相对于肿瘤而言，腹腔镜手术在憩室炎和IBD中的应用证据毋庸置疑。腹腔镜技术在良性疾病中应用更容易被接受是原因之一；另一原因是施行憩室炎和IBD手术的操作步骤明显少于结直肠癌。

一、憩室炎

憩室病多由于结肠黏膜疝出肌层所致，西方发达国家发病率较高，原因在于少纤维素饮食和缺乏锻炼。憩室炎又分为单纯性憩室炎（80%）和复杂性憩室炎（20%），复杂性憩室炎常合并憩室出血、憩室脓肿、憩室游离穿孔、憩室狭窄及憩室与阴道、膀胱、皮肤、临近小肠之间的内瘘。

（一）适应证和禁忌证

有关憩室炎的外科处理，美国结直肠外科医生协会规范化学组的指导意见于1995年出版，并于2000年更新[41-42]。复杂性憩室炎的外科处理指南主要针对有明显症状的肠瘘、狭窄性憩室炎和憩室穿孔。指南对于复发性憩室炎或其他促成因素如低龄和免疫缺陷的外科处理并不强烈推荐。2005年，Janes[43]对憩室炎的手术适应证的科学依据提出质疑，尤其是非复杂性憩室炎。作为临床实践指南，选择性外科手术适用于有症状的憩室炎患者。对于有症状的憩室与阴道、膀胱、皮肤或小肠内瘘、狭窄性憩室炎、复发性憩室脓肿难以经皮穿刺置管治疗，或反复憩室出血，只要患者能耐受手术，均应采取手术治疗。而对于有一次或多次非手术治疗经历患者是否存在手术适应证，目前尚不明确。手术与否主要有赖于患者发作次数、发作间隔、合并症、年龄、居住地、并存病及其治疗情况等。由于缺乏证据，手术与否应由患者和外科主治医生充分协商后决定。所有针对复杂性或非复杂性憩室炎的手术均适合腹腔镜手术。

游离憩室穿孔通常行急症剖腹探查手术，最常施行的手术方式为Hartmann术、乙状结肠切除术（同时行远侧结肠造口或不造口）。所有术式均可使用腹腔镜完成。Mutter[44]报道一组Hinchey Ⅱb～Ⅲ级患者，采用腹腔镜冲洗联合抗生素治疗获得成功，而这一治疗方式仅适用于无明显游离穿孔患者。

憩室炎腹腔镜手术禁忌证包括无法耐受气腹、既往腹部大手术史、急症患者高度腹胀及术者腹腔镜经验不足等。

（二）乙状结肠切除术的循证医学证据

目前尚无比较开放与腹腔镜乙状结肠切除术对憩室炎疗效的随机对照研究。近来有两项随机对照研究正在开展，一个是荷兰SIGMA实验[45]，一个是德国的LAPDIV-CAMIC研究[46]。多位作者报道回顾性和前瞻性队列研究表明，中转开腹率低于10%，手术时间在2.5～3h，并发症发生率在10%～20%，住院天数4～14天（表16-1）。中转开腹与憩室狭窄、内瘘、严重感染和术者经验不足有关[47]。少数对照研究[48-52]显示，腹腔镜手术的手术时间延长、住院时间缩短、并发症发生率低（表16-2）。相对于结肠癌，憩室炎的腹腔镜手术中转开腹率较低。除少数报道外，住院时间相对较长，提示现代围手术期处理（例如强化术后康复）仍需改进。尤其值得注意的是，仅有一篇来自南斯拉夫的系统分析文献[53]。

有研究比较了手辅助腹腔镜手术和腹腔镜手术[54-56]，结论是手辅助腹腔镜乙状结肠切除术治疗憩室炎可降低中转开腹率及缩短手术时间。通过防止中转开腹和提高手术速度，手辅助腹腔镜手术更适用于憩室炎合并炎性粘连和内瘘者。

表16-1　腹腔镜手术治疗憩室炎

作者	患者数/n	中转率/%	手术时间/min	术后住院天数/d	发病率/%
Stevenson[114]	100	8	180	4	21
Kockerling[115]	304	7.2	–	–	17
Bouillot[116]	179	14	223	9.3	14.9
Trebuchet[117]	170	4	141	8.5	8.2
Schwandner[118]	396	6.8	193	11.8	7.6
Le Moine[119]	168	14.3	–	–	21
Reissfelder[120]	203	5	160	13.5	21
Pugliesi[121]	103	3	190	9.6	10
Scheidbach[122]	1 545	4.4 ~ 7.7	152 ~ 184	?	15.9 ~ 18.6
Blake[123]	100	16	296	4.6	–

表16-2　憩室炎腹腔镜（L）与开腹乙状结肠切除术（O）的对照研究

作者		患者数/n	中转率/%	手术时间/min	术后住院天数/d	并发症发生率/%
Dwivedi[48]	L	88	19.7	143	8.8	23
	OS	66		212	4.8	16
Senagore[49]	L	71	6.6	101	6.8	30
	OS	61		109	3.1	8
Gonzalez[50]	L	80	?	156	12	32
	OS	95		170	7	19
Lawrence[51]	L	215	7.1	140	9	27
	OS	56		170	4.1	9
Alves[52]	L	169	15	166	18	31
	OS	163		204	10	16

二、炎症性肠病

在西方国家的慢性炎症性疾病中，涵盖了溃疡性结肠炎（UC）和克罗恩病（CD）的炎症性肠病的发病率位列第二。在欧洲UC和CD的发病率分别为10.4/100 000和5.6/100 000[57]。

尽管药物治疗有了很大进步，外科手术在IBD的治疗中仍然具有重要作用，30% ~ 40%的UC患者在其病变发展过程中需要接受手术治疗；而70%的CD患者需要手术治疗，其中1/3需要多次手术。多数患者由于生活质量（QOL）受到明显影响，需要在年轻时即接受手术治疗，而术后患者的生活质量可以改善至普通人群[58-62]。

（一）溃疡性结肠炎

二十世纪九十年代初，报道了首例腹腔镜根治性全结直肠切除术[63-64]，其近期优势为降低疼痛、减少并发症、加快术后恢复及缩短住院时间，远期优势包括美容效果、粘连较轻、降低了小肠梗阻和生育障碍的发生率，同时切口疝发生率降低。

1. 适应证与禁忌证　全结直肠切除术为UC患者的可选择术式。全结肠切除回肠直肠吻合术和全结肠直肠切除末端回肠造口术适用于高龄患者和无保肛要求患者。少部分UC患者如果结肠炎症严重对药物治疗无反应，有必要行急症结肠切除术，首选结肠次全切除+末端回肠造口术；第二阶段应行全结直肠切除回肠贮袋肛管吻合术。所有术式均在腹腔镜下完成。腹腔镜手术相对禁忌证为肥胖、既往腹部手术史和急症结肠切除术。患者通常年轻，多可耐受气腹。

2. 循证医学证据

（1）腹腔镜结直肠切除术的短期疗效：早期文献报道腹腔镜结直肠切除术显著增加手术时间、并发症发生率、中转开腹率及输血概率[63-64]。这些研究都没有描述理论上腹腔镜结直肠切除术具备的早期恢复的优势。然而，随着腹腔镜手术经验的增加和器械的进步，由一些经验丰富的腹腔镜手术医生开展的腹腔镜结直肠切除术显示出更好的效果[65-68]。关于效果的报道，虽然有所差异，但一致的是腹腔镜结直肠切除术会增加手术时间。目前仅有一个比较开腹及手辅助腹腔镜结直肠切除术的RCT研究[69]，且该研究中无中转开腹的患者。这个RCT研究结果表明，与开放手术相比，手辅助腹腔镜结直肠切除术在早期恢复情况、并发症发生率及术后住院天数（10天vs.11天）方面并没有表现出优势，而手术时间显著延长了81min。术后生存质量评分同样没有差异。最近Tilney等人[70]发表了一篇Meta分析研究，共有纳入10篇关于比较开腹及腹腔镜结直肠切除术的文章，结果表明仅有的RCT研究是有代表意义的。研究纳入329例患者，结果表明腹腔镜手术减少术中出血（84mL）、恢复进食时间提前（1.3天）、住院天数减少但不明显（1.66天）；中转开腹率低（仅1例），而手术时间显著增加（86min）。有趣的是，研究表明2001年后施行的腹腔镜结直肠切除术，与开腹手术相比平均住院天数可减少3天，提示腹腔镜手术经验的积累和器械的进步，对腹腔镜结直肠切除术的顺利实施有着重要作用。

目前暂时没有证据表明哪一种手术方式在术后恢复方面更有优势。Polle[71]等人比较了35例接受全腹腔镜结直肠切除术和30例接受手辅助腹腔镜结直肠切除术患者的临床资料，结果表明，与手辅助腹腔镜结直肠切除术相比，全腹腔镜结直肠切除术的手术时间更长（298min vs. 215min，$P<0.001$），术后并发症发生率及恢复过程基本相似，然而有更多患者需要再次手术。传统腹腔镜手术与手辅助腹腔镜手术应用于其他类型的部分结肠切除术（如乙状结肠切除及左半结肠切除术）的研究表明，手辅助腹腔镜手术减少了手术时间和中转开腹率，术后恢复情况则没有差异性[25, 29-30]。

（2）腹腔镜与开腹结直肠切除术的远期疗效比较：目前大多数研究都仅比较了腹腔镜与开腹结直肠切除术的短期疗效，很少比较远期效果。仅有一篇回顾性分析的文章比较了两种术式的远期效果及术后生存质量情况，结果表明这些指标并没有统计学差异。最近，前面提及的RCT研究前瞻性的比较了平均2.7年的远期效果，结果表明手辅助腹腔镜结直肠切除术与开腹结直肠切除术相比，在术后生存质量及机体功能方面均没有差异。

远期效果评价指标，包括术后女性生育能力、腹壁切口疝发生率及严重的粘连性肠梗阻等传统开腹手术常见的并发症（13%～35%），在腹腔镜结直肠切除术方面的研究很少[72-73]。现有的关于这些指标的研究中纳入的患者数太少，无法得出令人信服的结论，需要纳入大样本量的足够随访时间的高质量研究来得出相关的结论。

与美容手术相比，身体形象（body image，BI）及美容效果在普外科手术中并不是常规关注的项目。然而，腹腔镜手术在这方面的优势仍然是长期存在的（图16-5），而这也是越来越多患者选择到有腹腔镜手术经验的治疗中心接受腹腔镜结直肠切除术的原因。仅有一个手术中心评估了这类患者的BI及美容效果。Dunker等人[74]制订了一个BI问卷调查表用于评估患者的BI和美容效果，共有60例接受开腹或手辅助腹腔镜结直肠切除术患者纳入研究。结果显示腹腔镜组美容评分更高。开腹手术对女性患者的BI评分有显著影响，而腹腔镜组术后与术前BI评分无明显改变。

（3）腹腔镜手术在（严重）急性结肠炎中的作

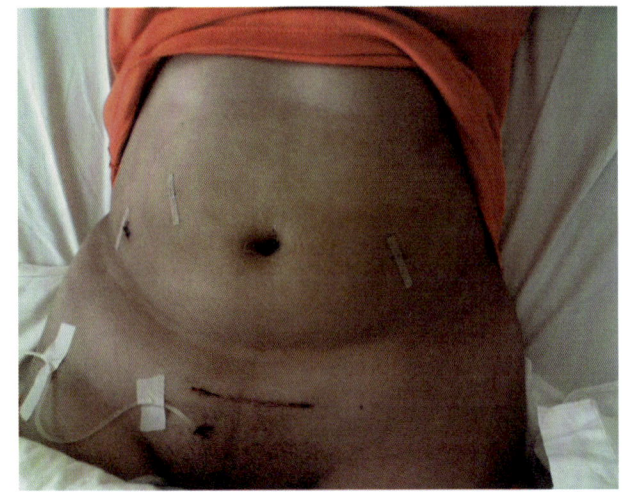

图16-5　腹腔镜贮袋术后的美容效果

用：仅有3篇文献报道了腹腔镜与开腹结肠切除术治疗急性结肠炎的差异[75-77]。这些研究结果表明腹腔镜手术时间更长，术后住院天数则明显下降，并发症发生率为16%～50%，与开腹组无明显差异。

（二）克罗恩病

1. 手术适应证及禁忌证　腹腔镜手术在克罗恩病的应用包括转流手术（回肠造口及结肠造口）、狭窄成形术、切除术（结肠部分切除或全切除、回结肠切除或再切除及部分小肠切除术）以及上述术式的联合应用。腹腔镜造口术可用于严重的肛周感染导致的败血症，有较多文献报道表明这是安全可行并且有效的[73-76]。结肠部分切除已证实是可行的，尽管暂时没有比较腹腔镜与开腹结肠部分切除术的文献。目前治疗克罗恩病应用最广泛的术式是回结肠切除术，且已有较多文献报道腹腔镜回结肠切除术治疗克罗恩病是安全的[78-86]，尤其适用于再次手术概率较高的年轻患者。手术的相对禁忌证为既往有腹部手术史并可能导致的腹腔粘连。应当注意的是需要在腹部正中建立辅助切口的腹腔镜回结肠切除术并不具备美容优势。比如当有较大固定的腹部包块时，一个较长的腹壁辅助切口是难以避免的。腹部包块经常提示腹腔脓肿或肠内瘘形成，需要进行引流及增加中转开腹的概率。

2. 循证医学证据

（1）腹腔镜回结肠切除术的短期疗效：有几篇文章比较了腹腔镜与开腹回结肠切除术的短期疗效[78-86]，其中仅有2篇为RCT研究[5, 57]。第一篇由Milsom等人报道，结果显示腹腔镜组减少了平均1天的住院天数及术后并发症发生率，然而手术时间延长了55min。Maartense等人[5]的后续报道亦提示腹腔镜手术组减少了1.5天的平均住院天数及并发症发生率，手术时间延长了25min。仅有3篇Meta分析文章比较了腹腔镜与开腹回结肠切除术的短期效果，表明确实需要对腹腔镜回结肠切除术的作用做出进一步结论[87-89]，这些研究纳入的患者均没有在术后继续强化治疗。仅有一篇Meta分析文章纳入了RCT研究，结果表明腹腔镜回结肠切除术具有术后住院时间短的优势（1.9天），并发症发生率无差异性，而中转开腹率也在可接受范围内（0～16.7%）。然而，目前并没有相关研究比较两种术式在诸如术后恢复全流质饮食时间、肠功能恢复时间、排气时间、术中出血量及术后早期再手术率等方面的差异性。

（2）腹腔镜回结肠切除术的远期疗效：目前有较多的研究比较腹腔镜与开腹回结肠切除术的短期疗效，但长期疗效的比较仍然较为匮乏。理论上腹腔镜回结肠切除术可能具备的优势包括减少腹腔粘连及肠梗阻、腹壁切口疝的发生率低及增加美容效果。

腹腔镜回结肠切除术对再手术率的影响情况并不清楚。3项平均随访20～60个月的研究表明腹腔镜回结肠切除术是可行的[80, 90-91]，与开腹手术相比，再手术率没有显著区别。然而，这些研究结果仍不足以得出有效的结论。Lowney等人[92]分别随访了60.4个月接受了腹腔镜回结肠切除术患者及81.2个月的接受开腹手术患者，结果表明开腹组再手术率更高（9.5% vs.24%）。然而，由于开腹手术组术中需追加额外手术操作，这种选择偏倚导致腹腔镜手术组患者的病情较轻，同时两组患者随访时间的差异也可能导致再手术率的差别。自1995—1998年，一项在荷兰两所公立医院进行的纳入78例患者（48例开腹及30例腹腔镜回结肠切除术）的研究表明，经平均随访8年后，两组患者的复发率并没有统计学区别（22%～23%）。同时，两组患者第一次手术至第一次再手术的时间间隔也没有区别。两组患者术后腹壁切口疝发生率没有区别，但开腹组仅有3例患者术后发生腹壁切口疝，但样本量不足。该研究也没有像之前的文献一样证实腹腔镜手术能降低术后严重粘连性肠梗阻的发生，因为区别手术粘连导致的梗阻并发症及疾病复发导致的梗阻是相当困难的。

尽管有几篇文章报道了克罗恩病患者接受开腹回结肠切除术后外生活质量，关于腹腔镜回结肠切除术的相关报道仍然较为匮乏。仅有关于腹腔镜回结肠切除术患者BI及美容效果更好的报道。Thaler等人[93]比较了开腹及腹腔镜回结肠切除术患者平均42.6个月的远期效果，结果显示两者术后生活质量评分没有统计学差异。然而，接受手术患者与健康人群相比，生活质量评分仍然有显著下降。笔者的研究结果表明，78例患者（48例开腹，30例腹腔镜）平均随访8年，术后生活质量评分没有显著差异。同样的，与Thaler等人的研究结果类似，这部分患者，与相同性别及年龄分层的健康人群相比，术后生活质量仍然是显著下降的。这部分的研究结果与之前的比较开腹手术与健康人群的术后生活质量评分的研究并不一致。评分的下降可能与克罗恩病长期迁延不愈并可能反复发作有关。同样发现，在随访8年以上患者中，腹腔镜手术组的BI及美容效果比开腹组更好。在此之前，Dunker等人[74]对患者随访7个月后亦得出了类似的结论。

　　总之，除了提高美容效果以外，腹腔镜回结肠切除术与开腹手术在其他远期疗效方面并没有表现出不同。然而，接受手术的克罗恩病患者术后远期的生活质量评分结果显然被夸大了。尽管腹腔镜回结肠切除术可能降低术后腹壁切口疝的发生，最终的结论仍然需要纳入更多患者及长时间随访的研究予以证实。

　　3. 腹腔镜手术治疗复发性及复杂性克罗恩病　探讨腹腔镜手术是否适用于治疗复发性及复杂性克罗恩病的研究不多。早期研究认为既往已有手术史是腹腔镜手术的禁忌证，然而最近Wu等人[94]研究认为克罗恩病患者在接受回结肠切除术后，选择腹腔镜手术行再次手术有更好的效果，表现为出血少、并发症发生率低及住院天数少。类似的研究需要有既往手术治疗克罗恩病的患者。Hasegawa等人[95]研究表明腹腔镜二次手术治疗再发性克罗恩病的效果与开腹一致，他们认为腹腔镜二次手术治疗复发性克罗恩病是安全可行的，但没有表现出优势。尽管有不同的研究表明腹腔镜二次手术治疗复发性克罗恩病会增加中转开腹的风险，但这并不会影响结果，提示必要时仍需中转开腹[96-100]。另有一项研究纳入17例复杂性克罗恩病患者，无一例中转开腹[101]。然而，目前对于中转开腹仍然没有清晰的定义，这也导致文献报道的中转开腹率波动很大。总之，现有的证据表明，由经验丰富的医生进行腹腔镜二次手术治疗复发性克罗恩病是安全的。

第五节　子宫内膜异位症腹腔镜手术

　　文献报道子宫内膜异位症的发病率波动较大[102-104]，育龄妇女普遍发病率为10%左右。子宫内膜异位症多发于未生育、月经期短及经量大的妇女，这个流行病学特点也支持月经逆流学说。5%~12%的子宫内膜异位症病灶位于肠道，最多见于直乙状结肠（74%）及直肠阴道膈（12%）。异位病灶由肠腔表面向内生长，导致大量的纤维增生。

一、适应证及禁忌证

　　手术指征包括出血及狭窄导致的梗阻。如果病灶局限于肠腔，部分肠段切除是足够的；如果病灶位于直肠阴道膈，则成为一个多学科问题。妇产科医生需进行阴道、子宫及输卵管异位病灶的切除或烧灼；泌尿外科医生需进行输尿管粘连松解和重建；普通外科医生需进行包括异位病灶在内的局部切除或直肠前切除术。这些手术操作都可以通过腹腔镜完成，但需要有多学科的专家相互合作。缺乏相应学科的专家是这类手术的禁忌证。

二、循证医学证据

　　探讨腹腔镜手术治疗结直肠子宫内膜异位症的研究，主要都是选择位于直肠阴道膈的病灶（表16-3）。文献报道的中转开腹率在10%~15%，疗效较好，直肠阴道瘘的发生率低且较为一致[105-110]。

表16-3　腹腔镜治疗结直肠子宫内膜异位症

作者	患者数/n	中转率/%	术式	并发症发生率
Campagnacci[105]	7	0	直肠乙状结肠切除术	14%
Darai[106]	43（7例RVS局部）	11	切除（40%），输尿管粘连松解，阴道部分切除术，子宫切除术（10%）	3（7%）RVF
Meuleman/D'Hoor（pers comm.）	56	-	切除术（43）	6/56（11%） 2/56（4%）RVF
Keckstein[107]	142	-	-	2.8%漏，5%狭窄
Chapron[108]	29	-	阴道部分切除术	1（3%）RVF

续表

作者	患者数/n	中转率/%	术式	并发症发生率
Donnez[109]	34		直肠低位前切除术	2/34（6%）漏
Jerby[110]	30	13	局部切除术	1（3%）RVF

注：RVS为直肠阴道膈；RVF为直肠阴道瘘；pers comm为个人通信。

第六节　小　　结

目前已有足够证据表明，腹腔镜手术治疗结直肠癌至少和开腹手术有相同的效果。与开腹手术相比，腹腔镜手术治疗炎症性肠病的效果至少相等，甚至更好，具有更好的美容效果，而这对年轻患者而言尤为重要。目前没有证据支持腹腔镜手术在直肠癌、憩室炎及子宫内膜异位症方面的应用。因此腹腔镜手术治疗直肠癌仅能在配对设计的临床试验研究中完成。

随着手术技术的进步，事实上每个患者都可以采用腹腔镜手术治疗。问题关键不在于腹腔镜手术是否可行，而在于是否值得推荐。既往有大的腹部切口手术史患者，接受腹腔镜手术并不会得到美容效果，而术后恢复速度也仅是轻度增加，特别是在应用快速康复外科的情况下。唯一明确的腹腔镜手术优势是术后BI评分及美容效果更好。腹腔镜结直肠手术对降低术后腹壁切口疝及严重的粘连性肠梗阻发生率方面的优势仍需要更多证据予以支持。

由经验丰富的快速康复外科医生施行微创手术是最佳的选择。然而，在腹腔镜结直肠手术得到广泛推广前，仍然有很多困难需要克服。最主要的困难在于腹腔镜手术较长的学习曲线及腹腔镜培训教师的缺乏。此外，需要由熟悉快速康复外科且具备腹腔镜及开腹手术同样经验的医生来证明腹腔镜手术的优势。最后，如果腹腔镜手术与开腹手术效果相当，甚至更具优势，患者则会要求选择腹腔镜手术。

无原则性开展腹腔镜手术，虽不会阻止腹腔镜手术的开展，但会因手术效果欠佳而使人们对该技术颇有微词。腹腔镜手术团队是乐观的，相信腹腔镜结直肠手术，必将手术方式选择"新的金标准"[111-113]。然而，在最终安全地施行该技术前，需要制定正确的指南、培训计划、资质认证审核及训练指导。

第七节　自 我 测 试

1. 下列哪项叙述正确？

a. 手辅助途径可以经由中间向外侧入路。

b. 目前通过腔镜下直线切割闭合器可完成远端直肠的切割闭合。

c. 中间向外侧入路可保证正确的淋巴结清扫范围。

d. 全腹腔镜下手术在短期效果上优于手辅助手术。

e. 关于腹腔镜全直肠系膜切除术，目前已有较多的远期资料。

2. 下列哪项叙述是不正确的？

a. 有证据表明，围手术期快速康复外科比腹腔镜手术更缩短住院时间。

b. 证据表明，腹腔镜结肠手术与开放手术同等安全。

c. 无证据表明腹腔镜直肠手术与开放手术同等安全。

d. 已有随机对照临床研究资料比较腹腔镜与开放手术对憩室炎的治疗效果。

e. 较之开放手术，腹腔镜全结肠直肠切除贮袋肛管吻合术能显著改善美容形体效果。

3. 下列哪项叙述是正确的？

a. 结肠部分切除术的学习曲线为20例。

b. 穿刺口转移是学习曲线的反映。

c. 穿刺口转移仍是难以解决的问题。

d. 学习曲线可以通过实践课程和训练器克服。

e. 学习曲线在腹腔镜手术中体现尤为突出。

4. 关于憩室炎最佳腹腔镜手术的叙述，下列哪项是正确的？

a. 保留肠系膜下动脉根部。

b. 横断近端直肠。

c. 可行中央入路。

d. 需要技术熟练的腹腔镜外科医生操作。

e. 以上都正确。

5. 下列哪项叙述是不正确的？

a. 腹腔镜全结直肠切除贮袋肛管吻合术的近期疗效优于开放手术。

b. 腹腔镜回结肠切除术的近期疗效优于开放手术。

c. 炎症性肠病腹腔镜手术的远期优势仅体现在美容和形体效果上。

d. 克罗恩病手术方式选择取决于炎性包块的大小。

e. 克罗恩病内瘘形成不是腹腔镜手术的禁忌证。

答案与解析：

1. 答案：c（译者注：应为b，c）

解析：选择中央入路时，血管均于根部结扎以保证最佳的淋巴结清扫范围。

2. 答案：a

解析：在降低住院时间方面，无证据表明快速康复外科优于腹腔镜手术。

3. 答案：b

解析：因为穿刺口转移的发生率随着开展手术时间的延长而降低，因此可以认为穿刺口转移是学习曲线的反映。

4. 答案：e

解析：为降低复发率，远切缘应在直肠；中央入路能够更清楚地显露和保护输尿管，已有一项研究表明，在肿瘤治疗方面中央入路优于外侧入路。

5. 答案：a

解析：腹腔镜全结肠直肠切除回肠贮袋肛管吻合术的短期疗效与开放手术相当。

（Willem A. Bemelman，Andre D'Hoore 著

魏波 译，王天宝 卫洪波 校）

参考文献

［1］ WILMORE D W，KEHLET H. Recent advances：management of patients in fast track surgery［J］. BMJ，2001，322：473–476.

［2］ FEARON K C，LJUNGQVIST O，VON MEYENFELDT M，et al. Enhanced recovery after surgery：a consensus review of clinical care for patients undergoingcolonic resection［J］. Clin Nutr，2005，24：466–477.

［3］ BASSE L，HJORT JAKOBSEN D，BILLESBOLLE P，et al. A clinical pathway to accelerate recovery after colonic resection［J］. Ann Surg，2000，232：51–57.

［4］ BASSE L，THORBOL J E，LOSSL K，et al. Colonic surgery with accelerated rehabilitation or conventional care［J］. Dis Colon Rectum，2004，47：271–278.

［5］ BASSE L，RASKOV H H，HJORT JAKOBSEN D，et al. Accelerated postoperative recovery programme after colonic resection improves physical performance，pulmonary function and body composition［J］. Br J Surg，2002，89：446–453.

［6］ KEHLET H, DAHL J B. Anaesthesia, surgery, and challenges in postoperative recovery ［J］. Lancet, 2003, 362: 1921-1928.

［7］ KEHLET H, WILMORE D W. Multimodal strategies to improve surgical outcome ［J］. Am J Surg, 2002, 183: 630-641.

［8］ HJORT JAKOBSEN D, SONNE E, BASSE L, et al. Convalescence after colonic resection with fast-track versus conventional care ［J］. Scand J Surg, 2004, 93: 24-28.

［9］ ANDERSON A D, MCNAUGHT C E, MACFIE J, et al. Randomized clinical trial of multimodal optimization and standard perioperative surgical care ［J］. Br J Surg, 2003, 90: 1497-1504.

［10］ DELANEY C P, ZUTSHI M, SENAGORE A J, et al. Prospective, randomized, controlled trial between a pathway of controlled rehabilitation with early ambulation and diet and traditional postoperative care after laparotomy and intestinal resection ［J］. Dis Colon Rectum, 2003, 46: 851-859.

［11］ DELANEY C P, FAZIO V W, SENAGORE A J, et al. Fast track postoperative management protocol for patients with high co-morbidity undergoing complex abdominal and pelvic colorectal surgery ［J］. Br J Surg, 2001, 88: 1533-1538.

［12］ SOOP M, CARLSON G L, HOPKINSON J, et al. Randomized clinical trial of the effects of immediate enteral nutrition on metabolic responses to major colorectal surgery in an enhanced recovery protocol ［J］. Br J Surg, 2004, 91: 1138-1145.

［13］ GATT M, ANDERSON A D, REDDY B S, et al. Randomized clinical trial of multimodal optimization of surgical care in patients undergoing major colonic resection ［J］. Br J Surg, 2005, 92: 1354-1362.

［14］ LIANG J T, LAI H S, HUANG K C, et al. Comparison of medial-to-lateral versus traditional lateral-to-medial laparoscopic dissection sequences for resection of rectosigmoid cancers: randomized controlled clinical trial ［J］. World J Surg, 2003, 27: 190-196.

［15］ MAARTENSE S, BEMELMAN W A, GERRITSEN VAN DER HOOP A, et al. Hand-assisted laparoscopic surgery （HALS）: a report of 150 procedures ［J］. Surg Endosc, 2004, 18: 397-401.

［16］ BEMELMAN W A, RINGERS J, MEIJER D W, et al. Laparoscopic-assisted colectomy with the dexterity pneumo sleeve ［J］. Dis Colon Rectum, 1996, 39: 59-61.

［17］ HALS Study Group. Hand-assisted laparoscopic surgery vs. standard laparoscopic surgery for colorectal disease: a prospective randomized trial ［J］. Surg Endosc, 2000, 14: 896-901.

［18］ LITWIN D E, DARZI A, JAKIMOWICZ J, et al. Hand-assisted laparoscopic surgery （HALS） with the HandPort system: initial experience with 68 patients ［J］. Ann Surg, 2000, 231: 715-723.

［19］ HANNA G B, ELAMASS M, CUSCHIERI A. Ergonomics of handassisted laparoscopic surgery ［J］. Semin Laparosc Surg, 2001, 8: 92-95.

［20］ CAMPBELL P A, CRESSWELL A B, FRANK T G, et al. Realtime thermography during energized vessel sealing and dissection ［J］. Surg Endosc, 2003, 17: 1640-1645.

［21］ EMAM T A, CUSCHIERI A. How safe is high-power ultrasonic dissection? ［J］. Ann Surg, 2003, 237: 186-191.

［22］ MURRAY A, LOURENCO T, DE VERTEUIL R, et al. Clinical effectiveness and cost-effectiveness of laparoscopic surgery for colorectal cancer: systematic reviews and economic evaluation ［J］. Health Technol Assess, 2006, 10: 1-160.

［23］ TEKKIS P P, SENAGORE A J, DELANEY C P, et al. Evaluation of the learning curve in laparoscopic colorectal surgery: comparison of right-sided and left-sided resections ［J］. Ann Surg, 2005, 242: 83-91.

［24］ TOCCHI A, MAZZONI G, FORNASARI V, et al. Preservation of the inferior mesenteric artery in colorectal resection for complicated diverticular disease ［J］. Am J Surg, 2001, 182: 162-167.

［25］ WILLE-JORGENSEN P, GUENAGA K F, MATOS D, et al. Preoperative mechanical bowel cleansing or not? an updated meta-analysis ［J］. Colorectal Dis, 2005, 7: 304-310.

［26］ HOLLYOAK M A, LUMLEY J, STITZ R W. Laparoscopic stoma formation for faecal diversion ［J］. Br J Surg, 1998, 85: 226-228.

［27］ LIU J, BRUCH H P, FARKE S, et al. Stoma formation for fecal diversion: a plea for the laparoscopic approach ［J］. Tech Coloproctol, 2005, 9: 9-14.

［28］ OLIVEIRA L, REISSMAN P, NOGUERAS J, et al. Laparoscopic creation of stomas ［J］. Surg Endosc, 1997, 11: 19-23.

［29］ JACOBS M, VERDEJA J C, GOLDSTEIN H S. Minimally invasive colon resection （laparoscopic colectomy）［J］. Surg Laparosc Endosc, 1999, 1: 144-150.

［30］ Clinical Outcomes of Surgical Therapy Study Group. Acomparison of laparoscopically assisted and open colectomy for colon cancer ［J］. N Engl J Med, 2004, 350: 2050-2059.

［31］ GUILLOU P. J, QUIRKE P, THORPE H, et al. Short-term endpoints of conventional versus laparoscopic-assisted surgery in patients with colorectal cancer （MRC CLASICC trial）: multicentre, randomized controlled trial ［J］. Lancet, 2005, 365: 1718-1726.

［32］ VELDKAMP R, KUHRY E, HOP W C, et al. Laparoscopic surgery versus open surgery for colon cancer: short-term outcomes of a randomised trial ［J］. Lancet Oncol, 2005, 6: 477-484.

［33］ REZA M M, BLASCO J A, ANDRADAS E, et al. Systematic review of laparoscopic versus open surgery for colorectal cancer ［J］. Br J Surg, 2006, 93: 921-928.

［34］ LACY A M, GARCIA-VALDECASAS J C, DELGADO S, et al. laparoscopy-assisted colectomy versus open colectomy for treatment of non-metastatic colon cancer: a randomised trial ［J］. Lancet, 2002, 359: 2224-2229.

［35］ TANG C L, EU K W, TAI B C, et al. Randomized clinical trial of the effect of open versus laparoscopically assisted colectomy on systemic immunity in patients with colorectal cancer ［J］. Br J Surg, 2001, 88: 801-807.

［36］ KAISER A M, KANG J C, CHAN L S, et al. Laparoscopic-assisted vs. open colectomy for colon cancer: a prospective randomized trial ［J］. J Laparoendosc Adv Surg Tech A, 2004, 14: 329-334.

［37］ LEUNG K L, KWOK S P, LAM S C, et al. Laparoscopic resection of rectosigmoid carcinoma: prospective randomised trial ［J］. Lancet, 2004, 363: 1187-1192.

［38］ ZHOU Z G, HU M, LI Y, et al. Laparoscopic versus open total mesorectal excision with anal sphincter preservation for low rectal cancer ［J］. Surg Endosc, 2004, 18: 1211-1215.

［39］ CURET M J, PUTRAKUL K, PITCHER D E, et al. Laparoscopically assisted colon resection for colon carcinoma: perioperative results and long-term outcome ［J］. Surg Endosc, 2004, 14: 1062-1066.

［40］ BREUKINK S, PIERIE J, WIGGERS T. Laparoscopic versus open total mesorectal excision for rectal cancer ［J］. Cochrane Database Syst Rev, 2006, 18（4）: CD005200.

［41］ WONG W D, WEXNER S D, LOWRY A, et al. Practice parameters for the treatment of sigmoid diverticulitis-supporting documentation. The Standards Task Force. The American Society of Colon and Rectal Surgeons ［J］. Dis Colon Rectum, 2000, 43: 290-297.

［42］ ROBERTS P, ABEL M, ROSEN L, et al. Practice parameters for sigmoid diverticulitis. The Standards Task Force American Society of Colon and Rectal Surgeons ［J］. Dis Colon Rectum, 1995, 38: 125-132.

［43］ JANES S, MEAGHER A, FRIZELLE F A. Elective surgery after acute diverticulitis ［J］. Br J Surg, 2005, 92: 133-142.

［44］ MUTTER D, BOURAS G, FORGIONE A, et al. Two-stage totally minimally invasive approach for acute complicated diverticulitis ［J］. Colorectal Dis, 2006, 8: 501-505.

［45］ KLARENBEEK B R, VEENHOF A A, DE LANGE E S, et al. The Sigma-trial protocol: a prospective double-blind multi-centre comparison of laparoscopic versus open elective sigmoid resection in patients with symptomatic diverticulitis ［J］. BMC Surg, 2007, 7: 16.

［46］ Schwenk W, LAPDIV-CAMIC-Studiengruppe. The LAPDIV-CAMIC Study. Multicenter prospective randomized study of short-term and intermediate-term outcome of laparoscopic and conventional sigmoid resection in diverticular disease ［J］. Chirurg, 2004, 75: 706-707.

［47］ SCHWANDNER O, FARKE S, FISCHER F, et al. Laparoscopic colectomy for recurrent and complicated diverticulitis: a prospective study of 396 patients ［J］. Langenbecks Arch Surg, 2004, 389: 97-103.

［48］ DWIVEDI A, CHAHIN F, AGRAWAL S, et al. Laparoscopic colectomy vs. open colectomy for sigmoid diverticular disease ［J］. Dis Colon Rectum, 2002, 45: 1309-1314.

［49］ SENAGORE A J, DUEPREE H J, DELANEY C P, et al. Cost structure of laparoscopic and open sigmoid colectomy for diverticular disease: similarities and differences ［J］. Dis Colon Rectum, 2002, 45: 485-490.

［50］ GONZALEZ R, SMITH C D, MATTAR S G, et al. Laparoscopic vs. open resection for the treatment of diverticular disease ［J］. Surg Endosc, 2004, 18（2）: 276-280.

［51］ LAWRENCE D M, PASQUALE M D, WASSER T E. Laparoscopic versus open sigmoid colectomy for diverticulitis ［J］. Am Surg, 2003, 69: 499-503.

［52］ ALVES A, PANIS Y, SLIM K, et al. Association Francais de Chirurgie. French multicentre prospective observational study of laparoscopic versus open colectomy for sigmoid diverticular disease ［J］. Br J Surg, 2005, 92: 1520-1525.

［53］ IGNJATOVIC D, ZIVANOVIC V, VASIC G, et al. Meta-analysis on minimally invasive surgical therapy of sigmoid diverticulitis ［J］. Acta Chir Iugosl, 2004, 51: 25-28.

［54］ SCHADDE E, SMITH D, ALKORAISHI A S, et al. Handassisted laparoscopic colorectal surgery （HALS） at a community hospital: a prospective analysis of 104 consecutive cases ［J］. Surg Endosc, 2006, 20: 1077-1082.

［55］ CHANG Y J, MARCELLO P W, RUSIN L C, et al. Hand-assisted laparoscopic sigmoid colectomy: helping hand or hindrance ［J］. Surg

Endosc，2005，19：656-661.

［56］ LEE S W，YOO J，DUJOVNY N，et al. Laparoscopic vs. hand-assisted laparoscopic sigmoidectomy for diverticulitis ［J］. Dis Colon Rectum，2006，49：464-469.

［57］ SHIVANANDA S，LENNARD-JONES J，LOGAN R，et al. Incidence of inflammatory bowel disease across Europe：is there a difference between north and south? Results of the European Collaborative Study on Inflammatory Bowel Disease （EC-IBD） ［J］. Gut，1996，39：690-697.

［58］ DUNKER M S，BEMELMAN W A，SLORS J F，et al. Functional outcome，quality of life，body image，and cosmesis in patients after laparoscopic-assisted and conventional restorative proctocolectomy：a comparative study ［J］. Dis Colon Rectum，2001，44：1800-1807.

［59］ MAARTENSE S，DUNKER M S，SLORS J F，et al. Laparoscopic-assisted versus open ileocolic resection for Crohn's disease：a randomized trial ［J］. Ann Surg，2006，243：143-149.

［60］ THIRLBY R C，SOBRINO M A，RANDALL J B. The long-term benefit of surgery on health-related quality of life in patients with inflammatory bowel disease ［J］. Arch Surg，2001，136：521-527.

［61］ TILLINGER W，MITTERMAIER C，LOCHS H，et al. Healthrelated quality of life in patients with Crohn's disease：influence of surgical operation-a prospective trial ［J］. Dig Dis Sci，1999，44：932-938.

［62］ DELANEY C P，FAZIO V W，REMZI F H，et al. Prospective，age-related analysis of surgical results，functional outcome，and quality of life after ileal pouch-anal anastomosis ［J］. Ann Surg，2003，238：221-228.

［63］ WEXNER S D，JOHANSEN O B，NOGUERAS J J，et al. Laparoscopic total abdominal colectomy. A prospective trial ［J］. Dis Colon Rectum，1992，35：651-655.

［64］ THIBAULT C，POULIN E C. Total laparoscopic proctocolectomy and laparoscopy assisted proctocolectomy for inflammatory bowel disease：operative technique and preliminary report ［J］. Surg Laparosc Endosc，1995，5：472-476.

［65］ KIENLE P，WEITZ J，BENNER A，et al. Laparoscopically assisted colectomy and ileoanal pouch procedure with and without protective ileostomy ［J］. Surg Endosc，2003，17：716-720.

［66］ KY A J，SONODA T，MILSOM J W. One-stage laparoscopic restorative proctocolectomy：an alternative to the conventional approach ［J］. Dis Colon Rectum，2002，45：207-210.

［67］ MARCELLO P W，MILSOM J W，WONG S K，et al. Laparoscopic restorative proctocolectomy：case-matched comparative study with open restorative proctocolectomy ［J］. Dis Colon Rectum，2000，43：604-608.

［68］ RIVADENEIRA D E，MARCELLO P W，ROBERTS P L，et al. Benefits of hand-assisted laparoscopic restorative proctocolectomy：a comparative study ［J］. Dis Colon Rectum，2004，47：1371-1376.

［69］ MAARTENSE S，DUNKER M S，SLORS J F，et al. Hand-assisted laparoscopic versus open restorative proctocolectomy with ileal pouch anal anastomosis：a randomized trial ［J］. Ann Surg，2004，240：984-991.

［70］ TILNEY H S，LOVEGROVE R E，HERIOT A G，et al. Comparison of shortterm outcomes of laparoscopic vs. open approaches to ileal pouch surgery ［J］. Int J Colorectal Dis，2007，22：531-542.

［71］ POLLE S W，VAN BERGE HENEGOUWEN M I，SLORS J F M CUESTA M A，et al. Total laparoscopic restorative proctocolectomy：are there any advantages compared to the hand-assisted approach? ［J］. Dis Colon Rectum，2007，51：541-548.

［72］ FAZIO V W，ZIV Y，CHURCH J M，et al. Ileal pouch-anal anastomoses complications and function in 1005 patients ［J］. Ann Surg，1995，222：120-127.

［73］ MACLEAN A R，COHEN Z，MACRAE H M，et al. Risk of small bowel obstruction after the ileal pouch-anal anastomosis ［J］. Ann Surg，2002，235：200-206.

［74］ DUNKER M S，STIGGELBOUT A M，VAN HOGEZAND R A，et al. Cosmesis and body image after laparoscopic-assisted and open ileocolic resection for Crohn's disease ［J］. Surg Endosc，1998，12：1334-1340.

［75］ BELL R L，SEYMOUR N E. Laparoscopic treatment of fulminant ulcerative colitis ［J］. Surg Endosc，2002，16：1778-1782.

［76］ DUNKER M S，BEMELMAN W A，SLORS J F，et al. Laparoscopic-assisted vs. open colectomy for severe acute colitis in patients with inflammatory bowel disease （IBD）：a retrospective study in 42 patients ［J］. Surg Endosc，2000，14：911-914.

［77］ MARCELLO P W，MILSOM J W，WONG S K，et al. Laparoscopic total colectomy for acute colitis：a case-control study ［J］. Dis Colon Rectum，2001，44：1441-1445.

［78］ SCHMIDT W U，MULLER F P，HESTERBERG R，et al. Laparoscopic ileostomy and colostomy in Crohn disease patients ［J］. Chirurg，1996，67：1261-1265.

［79］ BEMELMAN W A，SLORS J F，DUNKER M S，et al. Laparoscopic-assisted vs. open ileocolic resection for Crohn's disease. A comparative study ［J］. Surg Endosc，2000，14：721-725.

［80］ BERGAMASCHI R，PESSAUX P，ARNAUD J P. Comparison of conventional and laparoscopic ileocolic resection for Crohn's disease ［J］. Dis Colon Rectum，2003，46：1129-1133.

［81］ DIAMOND I R，LANGER J C. Laparoscopic-assisted versus open ileocolic resection for adolescent Crohn disease ［J］. J Pediatr Gastroenterol Nutr，2001，33：543-547.

［82］ DUEPREE H J，SENAGORE A J，DELANEY C P，et al. Advantages of laparoscopic resection for ileocecal Crohn's disease ［J］. Dis Colon Rectum，2002，45：605-610.

［83］ HILDEBRANDT U，KESSLER K，PLUSCZYK T，et al. Comparison of surgical stress between laparoscopic and open colonic resections ［J］. Surg Endosc，2003，17：242-246.

［84］ LUDWIG K A，MILSOM J W，CHURCH J M，et al. Preliminary experience with laparoscopic intestinal surgery for Crohn's disease ［J］. Am J Surg，1996，171：52-55.

［85］ MSIKA S，IANNELLI A，DEROIDE G，et al. Can laparoscopy reduce hospital stay in the treatment of Crohn's disease? ［J］. Dis Colon Rectum，2001，44：1661-1666.

［86］ SHORE G，GONZALEZ Q H，BONDORA A，et al. Laparoscopic vs. conventional ileocolectomy for primary Crohn disease ［J］. Arch Surg，2003，138：76-79.

［87］ ROSMAN A S，MELIS M，FICHERA A. Metaanalysis of trials comparing laparoscopic and open surgery for Crohn's disease ［J］. Surg Endosc，2005，19：1549-1555.

［88］ TILNEY H S，CONSTANTINIDES V A，HERIOT A G，et al. Comparison of laparoscopic and open ileocecal resection for Crohn's disease：a metaanalysis ［J］. Surg Endosc，2006，20：1036-1044.

［89］ ESHUIS E J，POLLE S W，SLORS J F，et al. Long-term surgical recurrence，morbidity，quality of life，and body image of laparoscopic-assisted vs. open ileocolic resection for Crohn's disease：a comparative study ［J］. Dis Colon Rectum，2008，51：858-867.

［90］ ALABAZ O，IROATULAM A J，NESSIM A，et al. Comparison of laparoscopically assisted and conventional ileocolic resection for Crohn's disease ［J］. Eur J Surg，2000，166：213-217.

［91］ TABET J，HONG D，KIM C W，et al. Laparoscopic versus open bowel resection for Crohn's disease ［J］. Can J Gastroenterol，2001，15：237-242.

［92］ LOWNEY J K，DIETZ D W，BIRNBAUM E H，et al. Is there any difference in recurrence rates in laparoscopic ileocolic resection for Crohn's disease compared with conventional surgery? A long-term，follow-up study ［J］. Dis Colon Rectum，2006，49：58-63.

［93］ THALER K，DINNEWITZER A，OBERWALDER M，et al. Assessment of long-term quality of life after laparoscopic and open surgery for Crohn's disease ［J］. Colorectal Dis，2005，7：375-381.

［94］ WU J S，BIRNBAUM E H，KODNER I J，et al. Laparoscopic-assisted ileocolic resections in patients with Crohn's disease：are abscesses，phlegmons，or recurrent disease contraindications ［J］. Surgery，1997，122：682-688.

［95］ HASEGAWA H，WATANABE M，NISHIBORI H，et al. Laparoscopic surgery for recurrent Crohn's disease ［J］. Br J Surg，2003，90：970-973.

［96］ CASILLAS S，DELANEY C P，SENAGORE A J，et al. Does conversion of a laparoscopic colectomy adversely affect patient outcome ［J］. Dis Colon Rectum，2004，47：1680-1685.

［97］ UCHIKOSHI F，ITO T，NEZU R，et al. Advantages of laparoscope-assisted surgery for recurrent Crohn's disease ［J］. Surg Endosc，2004，18：1675-1679.

［98］ MOORTHY K，SHAUL T，FOLEY R J. Factors that predict conversion in patients undergoing laparoscopic surgery for Crohn's disease ［J］. Am J Surg，2004，187：47-51.

［99］ ALVES A，PANIS Y，BOUHNIK Y，et al. Factors that predict conversion in 69 consecutive patients undergoing laparoscopic ileocecal resection for Crohn's disease：a prospective study ［J］. Dis Colon Rectum，2005，48：2302-2308.

［100］ SCHMIDT C M，TALAMINI M A，KAUFMAN H S，et al. Laparoscopic surgery for Crohn's disease：reasons for conversion ［J］. Ann Surg，2001，233：733-739.

［101］ SEYMOUR N E，KAVIC S M. Laparoscopic management of complex Crohn's disease ［J］. JSLS，2003，7：117-121.

［102］ VIGANO P，PARAZZINI F，SOMIGLIANA E，et al. Endometriosis：epidemiology and aetiological factors ［J］. Best Pract Res Clin Obstet Gynaecol，2004，18：177-200.

［103］ PRYSTOWSKY J B, STRYKER S J, UJIKI G T, et al. Gastrointestinal endometriosis. Incidence and indications for resection ［J］. Arch Surg, 1988, 123: 855-858.

［104］ CORONADO C, FRANKLIN R R, LOTZE E C, et al. Surgical treatment of symptomatic colorectal endometriosis ［J］. Fertil Steril, 1990, 53: 411-416.

［105］ CAMPAGNACCI R, PERRETTA S, GUERRIERI M, et al. Laparoscopic colorectal resection for endometriosis ［J］. Surg Endosc, 2005, 19: 662-664.

［106］ DARAI E, THOMASSIN I, BARRANGER E, et al. Feasibility and clinical outcome of laparoscopic colorectal resection for endometriosis ［J］. Am J Obstet Gynecol, 2005, 192: 394-400.

［107］ KECKSTEIN J, ULRICH U, KANDOLF O, et al. Laparoscopic therapy of intestinal endometriosis and the ranking of drug treatment ［J］. Zentralbl Gynakol, 2003, 125: 259-266.

［108］ CHAPRON C, JACOB S, DUBUISSON J B, et al. Laparoscopically assisted vaginal management of deep endometriosis infiltrating the rectovaginal septum ［J］. Acta Obstet Gynecol Scand, 2001, 80: 349-354.

［109］ DONNEZ J, SQUIFFLET J. Laparoscopic excision of deep endometriosis ［J］. Obstet Gynecol Clin North Am, 2004, 31: 567-580.

［110］ JERBY B L, KESSLER H, FALCONE T, et al. Laparoscopic management of colorectal endometriosis ［J］. Surg Endosc, 1999, 13: 1125-1128.

［111］ PAPPAS T N, JACOBS D O. Laparoscopic resection for colon cancer-the end of the beginning ［J］. N Engl J Med, 2004, 350: 2091-2092.

［112］ MOTSON R W. Laparoscopic surgery for colorectal cancer ［J］. Br J Surg, 2005, 92: 519-520.

［113］ CURET M J. Laparoscopic-assisted resection of colorectal carcinoma ［J］. Lancet, 2005, 365: 1666-1668.

［114］ STEVENSON A R, STITZ R W, LUMLEY J W, et al. Laparoscopically assisted anterior resection for diverticular disease: follow-up of 100 consecutive patients ［J］. Ann Surg, 1998, 227: 335-342.

［115］ KOCKERLING F, SCHNEIDER C, REYMOND M A, et al. Laparoscopic resection of sigmoid diverticulitis. Results of a multicenter study. Laparoscopic Colorectal Surgery Study Group ［J］. Surg Endosc, 1999, 13: 567-571.

［116］ BOUILLOT J L, BERTHOU J C, CHAMPAULT G, et al. Elective laparoscopic colonic resection for diverticular disease: results of a multicenter study in 179 patients ［J］. Surg Endosc, 2002, 16: 1320-1323.

［117］ TREBUCHET G, LECHAUX D, LECALVE J L. Laparoscopic left colon resection for diverticular disease ［J］. Surg Endosc, 2002, 16: 18-21.

［118］ SCHWANDNER O, FARKE S, FISCHER F, et al. Laparoscopic colectomy for recurrent and complicated diverticulitis: a prospective study of 396 patients ［J］. Langenbecks Arch Surg, 2004, 389: 97-103.

［119］ LE MOINE M C, FABRE J M, VACHER C, et al. Factors and consequences of conversion in laparoscopic sigmoidectomy for diverticular disease ［J］. Br J Surg, 2003, 90: 232-236.

［120］ REISSFELDER C, BUHR H J, RITZ J P. Can laparoscopically assisted sigmoid resection provide uncomplicated management even in cases of complicated diverticulitis ［J］. Surg Endosc, 2006, 20: 1055-1059.

［121］ PUGLIESE R, DI LERNIA S, SANSONNA F, et al. Laparoscopic treatment of sigmoid diverticulitis: a retrospective review of 103 cases ［J］. Surg Endosc, 2004, 18: 1344-1348.

［122］ SCHEIDBACH H, SCHNEIDER C, ROSE J, et al. Laparoscopic approach to treatment of sigmoid diverticulitis: changes in the spectrum of indications and results of a prospective, multicenter study on 1,545 patients ［J］. Dis Colon Rectum, 2004, 47: 1883-1888.

［123］ BLAKE M F, DWIVEDI A, TOOTLA A, et al. Laparoscopic sigmoid colectomy for chronic diverticular disease ［J］. JSLS, 2005, 9: 382-385.

［124］ MEULEMAN C, D'HOORE A, VAN CLEYNENBREUGEL B, et al. Outcome after multidisciplinary CO_2 laser laparoscopic excision of deep infiltrating colorectal endometriosis ［J］. Reprod Biomed Online, 2009, 18 (2): 282-289.

第十七章　肠造口及相关问题

第一节　引　　言

"Stoma"一词起源于希腊，有"口"的意思。用于外科手术中，表示空腔脏器于体表的一个开口。在用英文描述各种造口手术之时，如tracheostomy、oesophagostomy、ileostomy、colostomy及nephrostomy等，常会用后缀"–ostomy"来表示造口手术；前缀是指被拉出体外的器官。这一章节主要讲述肠管造口，包括回肠造口术和结肠造口术。

早在1710年，Littre最先描述了结肠造口术，当时该术式用于治疗结肠肿瘤引起的肠梗阻[1]。1913年，Brown首次描述了回肠造口术，该术式主要用于治疗重症溃疡性结肠炎，通过回肠造口转流粪便以缓解症状，该术式面临最主要问题就是回肠造口处周围皮肤感染、溃烂甚至坏死等问题。20世纪40年代，一位名叫Koernig的化学系学生进行了回肠造口手术，而后通过结合自身病情及所学知识，他设计了一种橡胶材质的装置，可以防止肠内容物接触腹壁皮肤[3]。在1952年，Brooke描述了一种装置，可以收集肠内容物，进而避免造口周围皮肤破损。

目前，尚缺少有关造口手术的流行病学资料及造口并发症的相关数据。在英格兰和威尔士，造口率约为百万分之一，平均每年需要1.3亿英镑用于造口的花费。

第二节　肠造口的分类

肠造口的命名可以根据很多因素进行分类，比如被提出体外肠管的名称、局部解剖、肠管预留体外时间及是否可以控制排便等（表17–1）。在描述一个造口时，必须要考虑被拉出体外肠管的名称和肠管的局部解剖位置（例如乙状结肠末端造口）。

表17–1　肠造口分类

按拉出肠管名称	回肠造口
	盲肠造口
	横结肠造口
	乙状结肠造口
按造口解剖形态分类	端式造口
	双腔造口
	襻式造口
按造口留置时间分类	永久性造口
	暂时性造口
按造口的可控性分类	不可控造口
	可控造口

第三节　肠造口适应证

肠造口适应证主要分为4类（表17–2），其中最常见的一个情况就是用于保护远侧肠道吻合口，在直肠前切除手术及回肠贮袋肛管吻合术中，常选择在吻合口近侧的肠管进行预防性造口，用于降低吻合口漏的发生。直肠前切除手术需要进行预防性造口的影响因素主要包括以下几方面：

（1）低位/超低位吻合。

（2）患者盆腔狭小。

（3）术中操作困难。

（4）术前进行新辅助治疗。

（5）全身影响因素（例如心肌缺血疾病、糖尿病及高胆固醇血症等）。

表17-2　造口适应证

・肛管括约肌障碍或切除
　①先天性肛管直肠闭锁
　②手术切除
　　经腹会阴直肠切除术（例如低位直肠癌）
　　全结直肠切除术（例如溃疡性结肠炎）
　③肛管括约肌功能障碍
　　肿瘤因素
　　疾病因素（例如克罗恩病）
　　严重大便失禁
・保护远侧吻合口
　①低位前切除术
　②回肠贮袋肛管吻合术
・不适合进行肠道吻合
　①Hartmann术后
　②暴发性结肠炎导致的全结肠切除术
・减少远端肠管疾病活性
　①重度肛管克罗恩病
　②重度克罗恩结肠炎

最近，瑞典一项随机试验结果表明，低位前切除术后进行预防造口患者，吻合口漏发生率由28%降至10.3%，二次手术率由25.44%降至8.6%[5]。目前，存在较大争议的一个问题就是低位前切除术后应该选择回肠造口还是横结肠造口。很多研究结果表明这两个术式总体而言无明显差异，但横结肠造口术后造口脱垂的发生率高[6]。

回肠贮袋肛管吻合术后是否应该进行预防造口，仍然存在较大争议。大多数医生认为预防性造口可以降低吻合口漏的发生率，而也有一部分医生反对该主张，认为预防造口将会导致术后造口并发症，预防造口的关闭也存在很多问题。此外，预防造口有可能导致患者出现小肠梗阻[7]。实际上，大多数医生都会根据具体情况选择性进行预防造口，当手术过程顺利同时患者状态良好时，多数术者不会进行预防造口。

第四节　术前评估

理论上，造口专科护理师应该在术前几周就开始对准备进行造口患者进行整体评估。评估的内容主要包括患者对造口的自我护理能力、目前的生活方式及患者在术后恢复过程中可能面临的问题。Chaudhri等[8]研究表明，与术后对患者进行造口教育相比，术前造口教育会使患者有更好的造口自我护理能力，更少发生造口并发症。术前造口患者的评估主要包括患者的反应能力、视力、心理状态调节/身体意象、文化背景及造口的位置。

一、患者反应能力

患者反应能力与患者术后造口的护理能力关系密切，因此术前很有必要对其予以评估。当患者伴有关节炎、帕金森氏病或中风等疾病时，造口的自我护理能力会明显下降。评价的内容主要是询问患者一些简单的问题，比如"你可以自己系鞋带吗？"，通过类似这样的问题，造口护理师可以获得患者的大量信息。

目前，市场有很多商品可供患者选择，这些商品对于改进患者的反应能力颇有裨益。

二、视力

戴眼镜患者，往往很难低头进行造口护理。因此很多视觉障碍或失明的造口患者，常常通过触觉进行造口护理；也有很多视觉障碍患者，会使用放大镜来帮助进行更换造口袋，这样就大大增加造口护理的难度。

三、心理状态调节/身体意象

造口患者的心理常常会受到巨大的打击，术前应该对造口患者进行疏导，告诉他如何发现及克服这种不良的心理障碍。造口患者术后应该与造口护理师长期保持联系，并且探讨如何调整好心态，能够正确地面对潜在的心理问题。

四、文化背景

文化背景因素能够影响患者认知、行为、对疾病的看法和态度。在造口之前，应该对患者进行一个全面的文化背景评估，包括患者的教育经历、宗教信仰及人生价值观，这些都会对患者术后的造口护理产生很大的影响。

五、造口位置

造口的位置应该选择在脐与髂前上棘连线的中点附近，走行于腹直肌之内。造口周围皮肤应该尽量平坦，以便造口用具能够更好地粘着。要尽量避免于皮肤褶皱、瘢痕、骨性突起及脐部等处进行造口。同时，要避免在腰带处进行造口，衣物对造口的长期摩擦将会导致造口并发症。

第五节　外科手术操作

造口手术涉及的主要外科技术是将相应的肠管缝合到皮肤上。理想的造口要求造口处肠管没有张力，并保证有足够血运。造口术主要包括单纯拉出造口手术、腹腔镜手术和开腹手术，三者如何选择应该结合患者的自身情况而定，比如患者体态、腹部肠管是否有粘连、是单纯拉出造口还是联合其他手术等（表17-3）。

表17-3　各种造口术式优缺点对比

	优点	缺点	评价
肠管拉出造口术	手术创伤小	不易松动肠管	体态较瘦患者
	术后肠道功能恢复快	不易分清肠管的远端或近端	无腹部手术史患者
	住院时间短	无法探查腹部其他脏器	
腹腔镜造口术	手术创伤小	戳孔疝	大多数患者
	术后肠道功能恢复快	肠梗阻	
	住院时间短	肠扭转	
	容易松动肠管		
	可以进行腹部探查		
开放造口术	很容易松动肠管	增加手术并发症	有腹部手术史患者

手术操作基本原则

在造口标记处环形切除皮肤，同时柱状切除皮下脂肪，暴露腹直肌鞘前层后，"十"字形切开前鞘，沿着腹直肌走行方向纵行切开腹直肌，避免损伤腹壁下血管，而后切开腹直肌后鞘。腹壁造口处保证能通过两指[10]。在腹直肌之外造口将会导致造口旁疝的发病率增高。进入腹腔后要通过腹腔内的解剖标志来确定肠管的位置，尤其是在进行单纯拉出造口手术和腹腔镜手术操作时。在回肠造口手术过程中，末端回肠需要从盆腔中游离，选择距回盲部10～20cm的回肠进行造口；使用无损伤抓钳将肠管移至体外，移出的肠管要保证没有张力，并且高于皮肤2～3cm。关于输入襻位于上方或下方无关紧要，关键是确保造口肠管系膜没有打折和屈曲。

乙状结肠和盆腔的无血管粘连需予以切开，乙状结肠襻顶部拉出腹壁造口，同样需保障造口肠襻务必没有张力。

在进行单腔造口时，需要在肠管近侧进行造口，封闭远侧肠管，外科医生一定要有100%的把握辨别肠管的近侧和远侧！稍有疏忽就可能铸成大错，尤其是选择单纯拉出造口者。判断肠管远、近端的主要方法有以下几方面：

（1）术中通过结肠镜来确定结肠远端。

（2）向肠管远端灌注液体，直到有液体从肛门流出。

如果不能确定肠管的远、近端，应中转为腹腔镜手术或开腹手术。在造口过程中，造口周围会留有潜在的空间，并有可能发展为造口旁疝。因此在手术过程中应将造口侧方确切缝合，避免留有空隙。尽管目前仍没有确切数据证实造口侧方缝合的优点，但很多医生都认为该操作会减少造口脱垂和造口旁疝的发病率。近期，有研究证实结肠造口术中，在腹膜之外放置补片会大大减少造口旁疝的发病率[11]。

在进行襻式造口时，很多外科医生会选择一个支撑杆防止肠管回缩，术后5～7天撤除支撑杆。最近有一个随机对照试验结果显示，是否应用支撑杆并不会对造口产生影响，但该试验结果显示肠管的活动度对保持造口活力而言至关重要[12]。

第六节　常规术后处理

一、观察造口活力

术后早期阶段，必须密切观察造口的活力情况，如果造口颜色变暗，表明可能存在造口血运障碍。当出现这种情况时，可以在早期阶段使用甘油三酯，以增加造口血运。术后早期尽量减少使用造口用具，确保不影响造口血运。

二、造口用具的选择

造口用具主要有两种，一种是可以引流排放排泄物，另一种是封闭的。前者主要用于回肠造口或伴有液体或半固体排泄物患者，在造口袋的末端有引流排泄装置。患者需要清理造口袋平均5次/天。最现代的方法是用Velcro收紧造口袋低端，而老式造口袋末端有个一塑料夹子或软绳，用于控制造口内容物的排出。封闭性造口袋主要用于结肠造口或成形大便患者，这种造口袋没有引流装置，患者需更换造口袋平均2～3次/天。

这两种造口袋均可为一件式或两件式，可按照造口的大小和形状予以裁剪或已经修剪完好。一件式则将造口袋（封闭或可引流）和水状胶体皮肤保护底板结合为一体，整个装置作为一个整体使用。造口底板需要根据造口大小修剪或者在造口为圆形时使用已经剪裁好的造口底板，这取决于使用的方便性。

两件式造口袋和底板是分离的，底板需修剪以适应造口大小，也可选用修剪好的底板，将其粘贴至造口周围皮肤，安装引流性或封闭性造口袋，末端用塑料环关闭，后者固定于底板之上。

最近的进展为使用一种新的混合型造口用具，其本质上是两件式。造口袋可是封闭式或引流式，可黏附于造口底板，类似于一件式。对调整造口用具困难的患者，混合型造口用具颇为方便。

三、出院后处置

造口患者出院后，造口护理会给患者带来很多问题和烦恼。当患者不能独立更换造口袋或当造口袋出现渗漏等问题时，患者常常会感到极大的痛苦和不安。此外，患者还常常会面临很多问题，比如对家人的排斥感、对任何事情都没有兴趣及厌倦日常活动等。因此造口患者出院后必须与造口护理师长期保持沟通，尤其是刚出院的前几周，以便及时发现解决患者遇到的问题和心理障碍。

造口患者应该经常与外界进行沟通和交流，一方面，造口患者之间应该经常沟通交流，探讨有关造口护理方面的经验；另一方面，如果条件允许的话，造口患者应该经常去参加一些与造口有关的社会活动或讲座，以获取更多的造口相关知识。在英国有很多与造口有关的组织，比如结肠造口协会、回肠造口协会、贮袋协作组、国家溃疡性肠炎和克罗恩病协会。

第七节　造口并发症

造口并发症是很常见的（表17-4）。其中，有一些并发症是暂时性的，有一些则需要特殊治疗和护理，而最严重者可能需要手术治疗。长期随访资料显示，至少15%～20%的造口患者需要二次手术[14-15]。这些需要手术治疗的造口并发症，大多数与外科医生的手术操作有关。因此在造口手术中，医生必须谨慎操作，最大限度地减小并发症的发生。

表17-4　造口并发症

心理障碍
早期造口功能障碍
　　造口停止排便
　　造口排泄物过多
早期造口渗漏/周围皮肤破溃
迟发的局部并发症
　　造口狭窄
　　造口脱垂
　　造口旁疝

续表

造口旁瘘
造口肉芽肿
晚期功能障碍
高排泄
代谢紊乱
其他并发症
坏疽性脓皮病
药物吸收不良
恶性肿瘤

一、心理障碍

McVey等[16]研究结果显示20%的造口患者会出现明显的心理障碍。心理障碍的严重性和类型与很多因素有关，包括：年龄、性别、婚姻状态、社会因素、造口前的性格特点、文化和社会因素、造口的原因、造口是临时的还是永久的、是否伴有其他疾病。Gooszen等[17]报道造口局部并发症，如渗漏和皮肤刺激与社会活动受限密切相关。

外科医生和造口护理师已经充分认识到造口患者心理障碍和性心理改变的重要性，改善与患者交流的技巧，全方位衡量评估患者的心理状态，而不仅仅是简单机械地进行造口护理，只有这样才能更好地解决上述各种并发症。

二、早期造口功能障碍

（一）造口停止排便

术后早期造口停止排便主要有两个原因，一个是术后腹腔内肠管功能障碍，另一个是造口本身的原因，比如造口在腹壁处出现梗阻、小肠肠襻出现造口旁疝或是造口回缩等。造口的初步评估主要包括造口视诊和指诊。当造口出现明显回缩或是明显缺血时，应尽早进行手术治疗。如果怀疑造口梗阻发生在腹壁处，可以从造口处放入大号导尿管，并使其穿过腹壁层，这一方法可以临时缓解梗阻症状。如果无法确定梗阻原因，可以行腹部CT检查，有助于发现机械性肠梗阻的病因（图17-1）。

造口旁疝可以在术后早期引起小肠梗阻，这种情况常常需要再次手术修补腹壁缺损。造口术后肠梗阻的治疗方案与其他手术一致。

（二）造口排泄物过多

很多回肠造口患者术后造口排泄物的量很大，常会引起患者体液的大量丢失，因此这些患者需要积极予以补液，主要选择经口途径，但如果患者不能经口

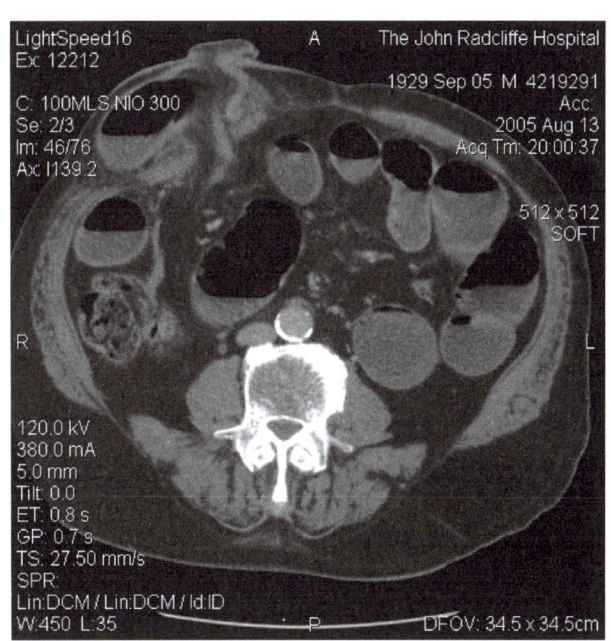

图17-1　造瘘口旁疝导致小肠梗阻

进食，也可以选择静脉补液，患者要限制富含咖啡因饮料的摄入。这类患者也可以进行药物治疗，常用的药物有H_2受体阻滞剂、质子泵抑制剂及止泻药物等。为了防止造口装置的渗漏，建议造口患者在造口周围放置防水软垫，以防止肠内容物经造口装置而漏出。

（三）早期造口渗漏和周围皮肤破溃

在造口术后早期，造口周围皮肤破溃是很常见的并发症，尤其是回肠造口。该并发症主要有以下几个原因：

（1）造口位于皮肤褶皱处。

（2）造口回缩。

（3）肠管黏膜和皮肤分离。

（4）造口装置损伤周围皮肤。

（5）对造口装置有过敏反应。

目前，有很多产品可治疗皮肤破溃，比如生物胶、保护粉、洗液等。然而，具体的治疗方案还要根据具体情况而定。在牛津大学，造口专科护理师设计了一个简单的流程图，以评估皮肤破溃、分析病因并提供可能的解决方案（图17-2）。

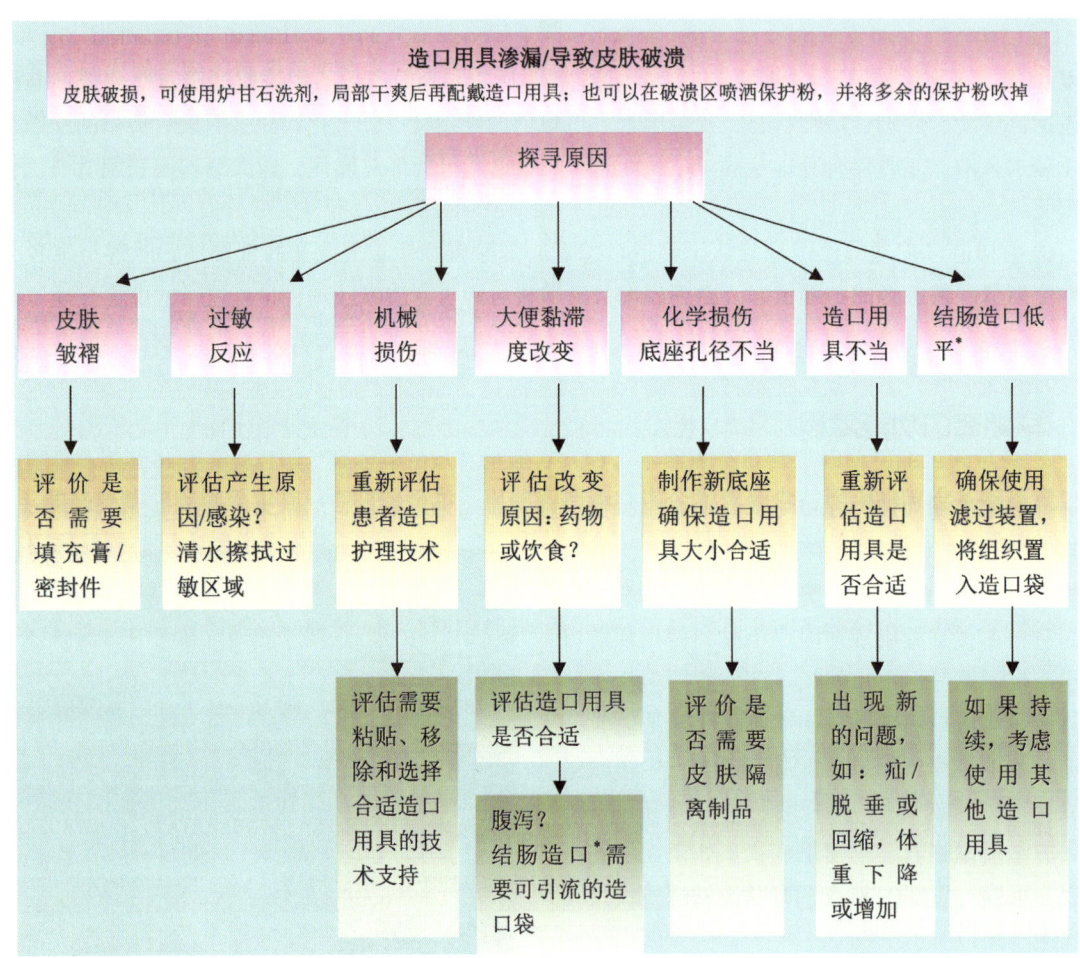

图17-2　造瘘口漏/皮肤破溃处置流程图

注：*译者认为应为回肠造口。

（四）造口黏膜与周围皮肤分离

这是术后较为常见的并发症，表现为造口黏膜和造口周围皮肤之间有较大缝隙或空腔（图17-3）。该并发症的危险因素主要包括急症手术、激素治疗、营养不良及辅助放、化疗等。该并发症的主要治疗方法是每天定期用生理盐水冲洗造口周围空腔，擦干后在空腔内填入生物固体胶或藻酸钙等，最后在上面覆盖一层无菌敷料。

（五）造口回缩

造口回缩主要表现为造口平面低于皮肤表面。回缩的主要原因是造口肠管存在一定的张力，这种张力一方面是来源于手术操作，另一方面是患者术后体重增加，导致肠管张力增大。肠造口回缩的治疗取决于回缩的程度，如轻度回缩，只需严密观察回缩进展情况，加强全身及局部护理；如已回缩进腹腔内，必须立即进行手术。

三、迟发的局部并发症

（一）造口脱垂

造口脱垂主要表现为肠管自内向外翻脱出来，最常见于横结肠襻式造口，造口的远、近侧肠管均可以脱出。造口脱垂经常会引起造口水肿、溃疡、甚至缺血坏死，极大地增加了造口护理的难度，也增加了患者的心理负担。造口可出现水肿并血供受损（图17-4）。血供不佳患者应收入院并密切观察，也可能需外科手术。然而，如果肠管仍有活力，调整造口用具的大小，以防止狭窄，保护软膏或Vaseline可防止造口损伤。未坏死的肠管或可回纳，但需要丰富的临床经验和谨慎操作，局部给予冰的高渗葡萄糖溶液，可因高渗透压而降低黏膜水肿，以利于脱垂肠管的治疗[18]。

持续存在的非手术治疗无效的脱垂需要手术治疗（合适者行关闭术）。修复通常需要切除过度脱垂的肠管和修补往往同时存在的造口旁疝（详见本章造口旁疝）。将襻式造口改为端式造口是合理的选择，关闭造口远侧肠管时务必确认清楚，以防错误关闭造口近侧肠管。

（二）造口狭窄

造口狭窄主要表现为造口内腔在皮肤和筋膜水平出现狭窄（图17-5）。常见的病因主要包括造口周围愈合不良、造口血运不佳及造口黏膜皮肤分离等。主要的临床表现是排便变细，同时伴有明显的排便疼痛。患者需要长期使用泻药，防止干结粪便引起梗阻。对于回肠造口出现造口狭窄的患者，部分梗阻病因与大的食物团块有关。

造口狭窄的治疗方法主要包括使用扩张器或指诊。经常扩张造口有助于防止造口狭窄加重。扩张器使用过程中要轻柔谨慎，防止出现副损伤。如果这些方法无效的话，患者需要手术治疗。如果狭窄长达1~2cm，应该重新选择造口。手术将狭窄部分肠段切除，而后将腹腔内的肠段提出腹壁外进行造口，确保造口无张力和血运良好。如果狭窄长度更为广泛，可以采用腹腔镜游离肠管，保证切除狭窄肠管后，仍有足够长度的肠管进行造口。

（三）造口旁疝

造口旁疝是造口术后的常见并发症，尤其是结肠造口（图17-1）。危险因素主要包括高龄、肥胖、咳嗽

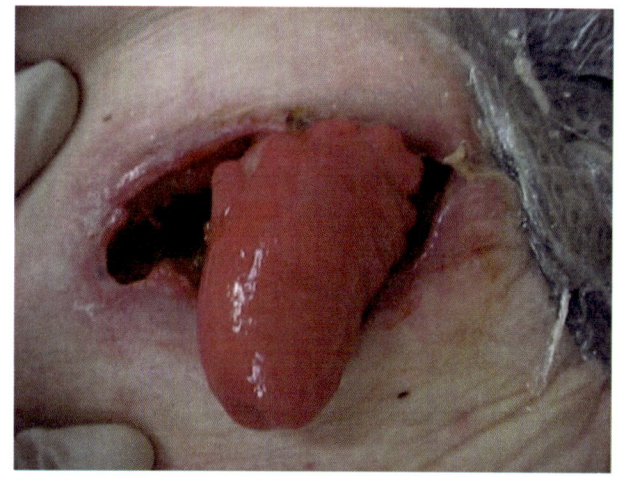

图17-3　造口黏膜与周围皮肤分离

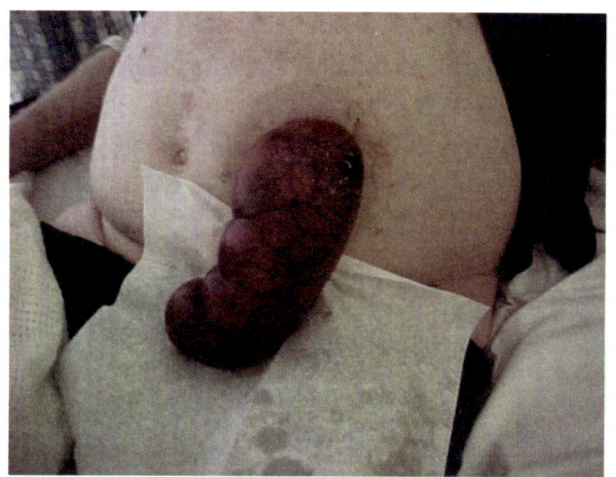

图17-4　造口脱垂

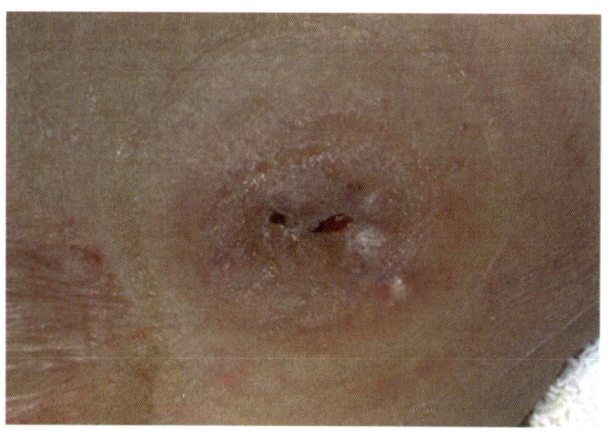

图17-5　造口狭窄

或打喷嚏导致腹压增加等。早期造口旁疝无明显临床症状，仅在造口旁出现向外突出的皮下包块，随着病情进展，包块会逐渐增大，部分患者可出现局部钝痛、坠胀感、饱胀感、消化不良及便秘等，严重影响了患者外观和生活质量。支持弹力绑带对腹壁肌肉具有不同程度的支持作用。造口旁疝的处理较为复杂。一些造口者应用一件式造口用具和皮肤保护板；另一些则使用两件式造口用具，保护板在皮肤保留2～3天。该并发症的诊断比较容易；如果不能确诊造口旁疝，亦可行局部CT检查，后者证实造口旁疝的发生率超过50%。

造口旁疝的治疗以非手术治疗为主，对于疝较小、无明显不适者，可用腹带、造口带加压包扎，亦可用环形压具固定于造口周围组织，防止内脏进一步疝出。非手术治疗无效，则行疝修补手术。目前，造口疝的修补手术有很多术式，但总体成功率仍然不足50%[19]。简单的局部修复的复发率非常高。最近，腹腔镜下修复，尤其是同时使用生物补片会有更好的疗效[20]。如果修补手术无效的话可以重新选择腹壁另行造口。

（四）造口旁瘘

造口旁瘘主要表现为在肠管和造口周围皮肤处出现瘘管，主要发生于伴有克罗恩病的回肠造口患者。诊治方法主要是采用造口造影和回肠镜进行仔细检查肠管内部，找到瘘口的确切部位，评价克罗恩病的病情。治疗方法可以采用药物和手术治疗，有效的药物是抗肿瘤坏死因子-α（TNF-α），手术治疗主要是将有瘘口的肠段切除。

局部造口旁瘘的形成也可源于造口时距离肠断端几厘米处的浆肌层缝合，以形成肠管外翻的宫颈样造口（译者注：误行全层缝合导致穿孔）。游离足够的肠管使得这种缝合必要性大大降低。手术治疗方法为重新设计造口。

（五）造口肉芽肿

造口肉芽肿好发于造口黏膜与皮肤交界处（图17-6）。肉芽肿主要是反复的刺激及外伤所引起，最常见于造口袋的反复摩擦。造口肉芽肿质地很脆，容易出血，患者会感到极度疼痛，并且容易反复发作。常用的治疗方法是用硝酸银在肉芽肿局部点灼。如肉芽肿较大并伴有明显的症状，常需要手术切除。

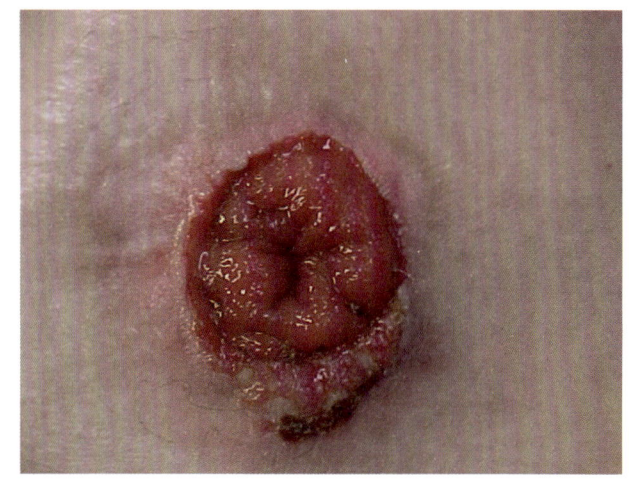

图17-6　造口肉芽肿

四、晚期功能障碍

回肠造口患者常常会处于一种慢性失盐失水状态。大部分患者都会通过肾小管的重吸收进行代偿。然而，当回肠造口患者出现发热或长期处于高热的环境下，患者则会出现明显的脱水。因此这类患者应该保证有足够的水和盐的摄入。

有部分回肠造口患者，会发展为持续的高排泄状态，当患者处于这种状态时，仅通过口服补液往往不能达到最佳效果，还需要结合其他途径进行补液。当患者长期处于这种状态，应该寻找是否存在其他病因。回肠造口患者也易于罹患肾结石，尤其是尿酸结石。因为很多回肠造口患者的尿酸含量要高于正常人，当患者尿酸含量高时，可以考虑别嘌呤醇治疗。

五、其他并发症

（一）坏疽性脓皮病

坏疽性脓皮病主要表现为皮肤出现溃疡及坏死，病变常累及深层皮肤，溃疡边界清楚，边缘隆起呈紫色[21]。这类患者常伴有炎症性肠病，尽管该病的具体机制仍然不清楚。造口周围坏疽性脓皮病（peristomal pyoderma gangrenosum，PPG）（图17-7）常伴有明显疼痛。该病的主要治疗方法是使用他克莫司软膏（一种免疫抑制剂）或其他糖皮质激素类药物；当病变较严重时，可选用抗TNG-α药物治疗。

（二）造口肿瘤

造口肿瘤主要发生在因结直肠恶性肿瘤进行造口患者，相当罕见，肿瘤常生长在皮肤黏膜结合处。主要表现为在造口周围出现异常肿物或溃疡，其诊断的主要方法是病理活检，用内镜活检钳很容易获得标本，无须镇静或肠镜检查。

（三）药物吸收障碍

有研究显示，回肠造口患者口服避孕药会出现吸收不良，尤其是低剂量，因此常常导致避孕失效[22]。

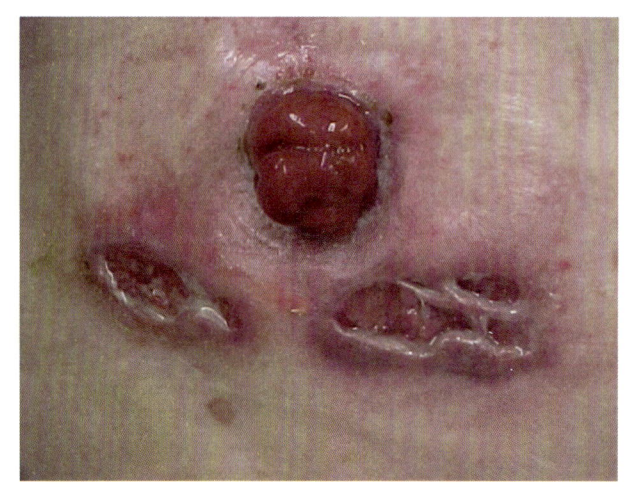

图17-7　造口周围坏疽性脓皮病

第八节　自我测试

1. 下面哪一项不是回肠造口的适应证？

a. 药物治疗无效的重度溃疡性结肠炎。

b. 药物治疗无效的重度克罗恩病。

c. 局部进展期直肠癌接受长期放、化疗以期缩小肿瘤体积之前。

d. 家族性腺瘤性息肉病回肠贮袋肛管吻合术。

e. 低位前切除术。

2. 肠内容物排量大的回肠造口，术后处理措施不包括下列哪一项？

a. 洛哌丁胺。

b. H_2受体阻滞剂。

c. 静脉补充硫酸镁。

d. 口服低渗液体。

e. 静脉补钾。

3. 造口皮肤与黏膜分离与下列哪一项无关？

a. 急症手术。

b. 使用大剂量激素。

c. 使用一件式造口袋。

d. 造口回缩。

e. 营养不良。

4. 下列哪一项是正确的？

a. 在英国约有一万造口患者。

b. 造口皮肤黏膜分离主要是由于手术操作引起。

c. 约有超过50%的造口患者会出现造口旁疝。

d. 造口周围皮肤化脓坏疽常见于复杂性憩室炎术后患者。

e. 回肠造口比横结肠造口更易发生脱垂。

5. 关于粪便转流术后结肠炎，下列哪一项说法是错误的？

a. 可以发生在正常的结肠。

b. 在多数患者中无临床意义。

c. 类似炎症性肠病组织学改变。

d. 较容易通过丁酸盐灌肠治疗。

e. 造口关闭后可治愈。

答案与解析

1. 答案：a

解析：造口转流粪便对克罗恩病有作用，但对重症溃疡性结肠炎无作用。

2. 答案：d

解析：增加低渗液体是高排量造口患者的禁忌证。对于病情严重患者口服液体应限制在500mL/d以内。患者应该使用含钠的等渗液体。

3. 答案：c

解析：使用一体式造口袋并不会引起皮肤黏膜分离。

4. 答案：c

解析：CT发现造口旁疝的发生率>50%，在英国约有十万造口患者，营养不良或使用激素容易引起造口皮肤黏膜分离，造口周围化脓坏疽常见于克罗恩病患者，横结肠造口患者更容易出现造口脱垂。

5. 答案：d

解析：正常的结直肠在造口粪便转流后常会出现病理性改变，但很少有临床意义，组织学改变比如淋巴滤泡增生、慢性炎症浸润等常会与炎症性肠病混淆。丁酸盐对于造口后出现的结肠炎是有效的，但患者常无法耐受该方法，因此临床很少使用。

（Bruce D. George, Angie Perrin 著

王锡山 译，王天宝 校）

参考文献

[1] BRYANT T A. Case of excision of a stricture of the descending colon through an incision made for a left lumbar colostomy: with remarks [J]. Proc R Med Chir Soc, 1882, 9: 149-153.

[2] BROWN J Y. The value of complete physiological rest of the large bowel in the treatment of certain ulcerative and obstructive lesions of this organ [J]. Surg Gynecol Obstet, 1913, 16: 610-613.

[3] STRAUSS A A, STRAUSS S F. Surgical treatment of UC [J]. Surg Clin North Am, 1944, 24: 211-224.

[4] BROOKE B N. The management of an ileostomy and its complications [J]. Lancet, 1952, ii: 102-104.

[5] MATTIESSEN P, HALLBOOK O, RUTEGARD J SIMERT G, et al. Defunctioning stoma reduces symptomatic anastomotic leakage after low anterior resection of the rectum for cancer: a randomised multicentre trial [J]. Ann Surg, 2007, 246: 207-214.

[6] GUENAGA K F, LUSTOSA S A S, SAAD S S, et al. Ileostomy or colostomy for temporary decompression of colorectal anastomosis [J]. Cochrane Database Syst Rev, 2007, 24: CD004647.

[7] MACLEAN A R, COHEN Z, MACRAE H M, et al. Risks of small bowel obstruction after the ileal pouch-anal anastomosis [J]. Ann Surg, 2002, 235: 200-206.

[8] CHAUDHRI S, BROWN L, HASSAN I, et al. Pre-operative intensive, community-based vs. traditional stoma education: a randomised, controlled trial [J]. Dis Colon Rectum, 2005, 48: 504-509.

[9] YOUNG C J, EYERS A A, SOLOMON M J. Defunctioning the anorectum [J]. Dis Colon Rectum, 1998, 41: 190-194.

[10] KEIGHLEY M R B, WILLIAMS N S. Surgery of the Anus, Rectum and Colon [M]. 2nd ed. London: WB Saunders, 2000: 191-307.

[11] JANES A, CENGIZ Y, ISRAELSSON L A. Randomised clinical trial of the use of a prosthetic mesh to prevent parastomal hernia [J]. Br J Surg, 200491: 280-282.

[12] SPEIRS M, LEUNG E, HUGHES D, et al. Ileostomy rod-is it a bridge too far [J]. Colorectal Dis, 2006, 8: 484-487.

[13] TANG C L, SEOW-CHOEN F, FOOK-CHONG S, et al. Bioresorbable adhesion barrier facilitates early closure of the defunctioning ileostomy after rectal excision: a prospective, randomized trial [J]. Dis Colon Rectum, 2003, 46: 1200-1207.

［14］ LEONG A P, LONDONO-SCHIMMER E E, PHILLIPS R K. Life table analysis of stomal complications following ileostomy ［J］. Br J Surg, 1994, 81: 727-729.

［15］ LONDONO-SCHIMMER E E, LEONG A P, PHILLIPS R K. Life table analysis of stomal complications following colostomy ［J］. Dis Colon Rectum, 1994, 37: 916-920.

［16］ MCVEY J, MADILL A, FIELDING D. The relevance of lowered personal control for patients who have had stoma surgery to treat cancer ［J］. Br J Clin Psychol, 2001, 40: 337-340.

［17］ GOOSZEN A W, GEELKERKEN R H, HERMANS J, et al. Quality of life with a temporary stoma: ileostomy vs. colostomy ［J］. Dis Colon Rectum, 2000, 43: 650-655.

［18］ STEPHENSON B M. Osmotic therapy for acute irreducible stoma prolapse ［J］. J Surg, 1997, 84: 1170-1179.

［19］ CARNE P W, ROBERTSON G M, FRIZELLE F A. Parastomal hernia ［J］. Br J Surg, 2003, 90: 784-793.

［20］ INAN I, GERVAZ P, HAGEN M, et al. Laparoscopic repair of parastomal hernia using a porcine dermal collagen （Permacol） implant ［J］. Dis Colon Rectum, 2007, 50: 1465.

［21］ LYON C, SMITH A. Abdominal Stomas and their Skin Disorders. An Atlas of Diagnosis and Management ［M］. London: Martin Dunitz, 2001.

［22］ HUDSON C N, LENNARD-JONES J E. Sexual relationships and childbirth. In: TODD I P （ed） Intestinal Stomas ［M］. London: Heinemann, 1978: 187-195.

［23］ EDWARDS C M, GEORGE B D, WARREN B F. Diversion colitis-new light through old windows ［J］. Histopathology, 1999, 34: 1-5.

［24］ EDWARDS C M, GEORGE B D, JEWELL D P, et al. Role of a defunctioning stoma in the management of large bowel Crohn's disease ［J］. Br J Surg, 2000, 87: 1063-1066.

第十八章　结直肠肛门疾病患者的心理评估

第一节　引　　言

　　本文将通过一些精心筛选的患者，向读者展示对结直肠肛门疾病患者进行精神及心理评估的要点。尽管传统观点认为，就诊于胃肠或肛肠专科的大多数患者并不需要此类评估，但是越来越多的研究发现，这样的评估对患者的诊疗大有裨益。在某些情况下，甚至能从根本上改变对患者的诊疗思路。

　　本文所述内容主要基于作者在英国圣·马克医院的临床工作经验，为保护患者隐私，文中所有患者均已进行必要修改。圣·马克医院将具有心理治疗师资格的精神医生及心理学专家引入结直肠肛门疾病患者的日常评估及临床诊疗工作，同时对临床医生进行指导已有20多年历史[3, 5-6, 10, 19, 43-46, 48-50]。

第二节　结直肠肛门疾病患者的心理及精神评估

　　对结直肠肛门疾病患者进行心理评估首先应建立和睦的氛围，应让患者得到应有的尊重，被认真对待，而非被草率敷衍。让患者意识到接诊他们的胃肠专科医生对他们病症十分重视，理解症状给他们带来的那些羞辱、尴尬及痛苦，将对后续的诊治提供帮助。患者对其他人对自己病症的反应十分敏感，同时他们害怕医生会像社会上其他人那样对他们的症状感到厌恶。

　　评估的第一步主要涉及对疾病及症状的了解，让患者诉说疾病的诱因、发病及对他们生活各方面的影响（如家庭、朋友、工作、职位、性、休闲及旅行等）。通常，患者倾诉后都会感到轻松及解脱，但有时他们也会感觉到沮丧或愤怒，尤其是当他们对医生、护士及医院心存不满时。所以从一开始就找出患者心情低落、怨恨、愤怒及那些潜在愤怒的特征就显得十分重要。在一些患者中还存在一种因为苦恼、失落、疼痛及耻辱感而表现出的狂躁态度。

　　完整采集个人史、家族史、人际关系、教育及职业情况十分重要。同时，了解患者的社会及性心理情况、就医史、精神病史及毒品、酒精依赖史，与患者症状存在可能关联的文化及宗教背景也不可或缺。此外，熟悉患者目前的生活环境也是必要的。患者独特的人格结构、面对和处理困境的习惯方式及人际关系都会影响到他（或她）面对疾病的态度。

　　为了更完整地了解疾病对每个患者的冲击及影响，我们还必须寻找出患者羞愧感、负罪感及耻辱感的表现。患者是否感到他（或她）因为其所处状况而受到责备？他（或她）是否觉得自己"活该"受到病痛折磨？是否存在任何疾病伴随的继发损伤？是否存在任何会导致病症恶化的行为或表现，如毫无益处的节食或任何自残行为[43-46, 48]？

　　另一些评估内容包含对患者的认知功能简要评价，对患者精神状况的检查以明确患者的心理状态，这些评估需要专业、耐心、热忱及时间。

第三节　已存在的精神状况/人格结构对患者及其消化道症状的影响

　　任何对患者的心理学评估都存在一个层次化的诊断方法，都需要排除或明确已存在的严重状况，如精神或脑器质性疾病。尽管这些情况相对少见，但它们都会显著影响到患者对其消化道症状的认知、判断及评价[33]。

一、精神性疾病

（一）影响消化道的精神疾病

一个35岁的中年女性（A女士）因"严重腹痛、便秘及吞咽困难3周"入院。胃镜及其他检查均未见异常。因为患者反复坚持行胃镜及食管测压检查，故要求她进行精神评估。患者是一个东南亚裔的瘦小女性［体质指数（body mass index，BMI）=17］。她感觉自己的食管被堵住，并坚定地认为任何食物或饮料都绕开她的消化道而是经过胸腔两侧掉到她身体的两边。她的"证据"是她可以听到"叮当"声和"潺潺"声。后来患者诊断明确，为重度精神抑郁伴躯体性妄想[35, 58]。转入精神科后，予以抗精神病及抗抑郁药物治疗，症状明显好转，不必要再进行其他医学干预。

（二）躯体畸形综合征

一个40岁男性患者，因"阳痿"于38岁行包皮环切术，之后两年持续表现出肛管症状。他坚信他的肛管总流出粪臭液体，每个靠近他的人都能闻到。他总是随身携带清洗工具，每天清洗会阴达5次，并且只要条件允许，随时洗澡。他要求对肛管行外科治疗，并为此看了4位专家。如同上述的A女士，他受到这种妄想的折磨且无法摆脱。他的这种妄想极有可能来源于包皮环切术，并从阴茎扩散到肛管及肛管括约肌。他为此已进行两年的心理治疗，期间发现了很多心理问题。最终他的诊断是"躯体畸形综合征"[39]。通过系统治疗，他妄想消失后，已经不再每天反复洗澡，再也没有感觉到其他人能闻到他肛管的臭味。他对这样的结果十分满意。然而，他宣称"找不到女朋友的原因"是他的牙齿，并且接下来一周预约了昂贵的牙科整形（症状代替现象）。

二、非精神病性的功能障碍

比精神性疾病更多见的是非精神病性的功能障碍，尤其是抑郁和焦虑。较常见的是合并抑郁/焦虑的功能性肠道失调（或其他功能性综合征）[16, 52, 55]。

（一）失落后抑郁状态

一个48岁的英国已婚男性患者，出现顽固性肛管及腹部疼痛，排便习惯改变，心情低落已有两年时间。所有的辅助检查均未见异常。他年轻时承受过许多感情刺激，如早年丧母。但是他将这一切都掩饰得很好，他结婚并养育了两个孩子，建立自己的公司。他尤其偏爱25岁女儿，然而女儿爱上了一个非洲男性，并随他移居非洲。这位患者感觉他与女儿逐渐疏远，他感觉自己"失去了她"。事实上，两年前，当女儿随她丈夫信教时，他们就再没有联系。在进行心理学评估中，笔者将他感情上的失落与他的症状建立了联系。"你的意思是"，他问道，"有什么东西绕过了我的大脑，直接影响我的肠道和肛管？"他对这次心理咨询印象深刻，接下来的随访中，他的症状逐渐减轻，但焦虑感逐渐加重，最后他决定再次和女儿建立联系。

（二）焦虑与惊恐障碍

一个28岁的西班牙裔女性患者因持续一年的大便急促、疼痛及害怕出现失禁前来就医。她主要的问题是，每天需要花费1h的路程去位于伦敦的单位上班，因为症状和恐惧心理，她选择一周中4天住在离岗位很近的旅馆（周一至周四），而不是每天乘火车上下班。正如同许多与她症状相似患者，她觉得这简直是一个灾难，尤其恐惧当她身陷公共场合（如火车或其他没有卫生间，不可逃避且没有隐私的地方）时发生大便失禁。她对这种其实根本就没有发生过的屈辱极为焦虑。实际上，她从来没有大便失禁，但是过去她曾有过类似糟糕的体验，当时她被一个暴力的且难以捉摸的男人困住，十分害怕自己遭到难以逃避的暴力侵犯。

她的这些症状始自度假时染上的急性肠炎之后，急性肠炎通常是肠易激综合征（IBS）的主要诱因[28]。当时仅表现为轻度腹泻及一些肠易激症状，但是这些症状持续困扰她很长时间。通过心理咨询，她认识到过去的创伤经历与目前症状是有联系的，并接受了认知行为疗法（cognitive behavioural therapy，CBT），这种疗法可以调节她的认知（如"灾难"）和行为（如避免旅行和总是限制自己的活动范围）。CBT结合一些放松疗法及催眠技术，使她获得了很好的恢复[37]。之后她进行了进一步的心理分析和治疗，以祛除过去的创伤给她带来的阴影[27, 46-47]。

（三）焦虑、抑郁及性侵犯

一个21岁的爱尔兰天主教护士因为腹胀[36]、腹痛、呕吐前来就医。所有的检查都是正常的。负责接诊她的胃肠科医生认为她极度沮丧和焦虑。建议她接受心理咨询。她紧张万分，但是还是接受了这个建议。她在8～12岁的时候曾受到她叔叔的性侵犯，她从来都将这件事藏在心底。成年后，她十分厌恶性行为，因此她十分担心不能维持与她那温柔体贴、年长她10岁的男朋友的关系。在度假的时候，她同意和她的男友发生性关系，但是性交过程中，她身体上感觉非常不舒服，并发生了阴道痉挛，同时，她从心底感觉自己肮脏，是一个"坏女孩"。性交后，她感觉到纳差，可以通过呕吐来缓解。她反复纳差、腹痛6个月，时好时坏，为此她于外科就诊，希望接受手术治疗。此外，她还进行了三次妊娠检测，尽管自从假期的那次经历后，她再也没有过性行为。

最后，她被诊断患有几种心理疾病的综合体，包含焦虑、抑郁及自主神经功能紊乱[51]。这一诊断的深层次含义是她存在长期的人格障碍，如高度不信任他人和自己的身体，性焦虑及相对于接受心理治疗，更渴望获得一种"彻底的解决方案"（如手术）。尽管她似乎认识到自己的心理评估结果，但她没有进行下一步的治疗。后来，她跑到其他胃肠医院（至少有一家）要求行结肠镜和结肠切除术。

除了抑郁、性焦虑及惊恐障碍患者外，强迫症（obsessive compulsive disorder，OCD）患者也可能表现出对（肠道）污染的恐惧，并会极度要求进行日常的清洁灌肠[30]。这种将注意力过度集中在消化道，急迫地要求清洁肠道的患者，在心理学分析的文献中已有多次记载，这在当今同样具有重要的临床意义。

创伤后应激障碍综合征（post-traumatic stress disorder，PTSD）是心理学中一个越来越流行的诊断，它拥有严格的诊断标准[58]。其定义为"个体受到严重的威胁或经历灾难后，延迟出现和持续存在的精神障碍，将导致个体出现普遍的抑郁表现"[59, p.167]。特征性的表现是头脑中反复地、不由自主地出现创伤性的记忆。总是出现以感觉麻木和感情迟钝的"闪回"和噩梦，自我封闭、对周围环境没有反应、缺乏快感、常常避免参加各种活动及总是回想起发生创伤的场景，这些也都是PTSD的表现。此外还有不由自主的反应过激、过度警觉、失眠、焦虑、抑郁等症状。

（四）创伤后应激障碍综合征、强迫症和抑郁

F女士，28岁，已婚。因极度频繁地清洁会阴，反复地强迫性地做家务清洁（尤其是厕所），厌恶并避免性行为，持续排便不尽感，总感觉身体"肮脏"前来就诊。她曾在其他医院接受过结肠切除术，目前排便8次/天，大便急促，偶尔出现不自主的大便失禁及气体失禁。

之前，她的童年过得很普通，直到15岁度假时受到暴力性侵犯。因为害怕被责备，她没有把这件事告诉父母，从那以后，她变得非常有洁癖。她的装饰打扮非常保守，只穿高领衣服和裤子，从来不穿裙子。总是避免出现在可能有男性注视她的聚会和工作场所，尝试与年长她很多的男性结婚，因为这样性生活会较少。她总回想起被强奸的场景，做噩梦并试图自杀。她那无意识的"解决方式"是做结肠切除，并计划30岁时切除子宫。

接诊她的医疗组建议继续抗腹泻治疗，不要再进行手术并接受心理康复。一个疗程后，她学会将痛苦通过愤怒、悲伤和诉说等方式进行表达，而不再将其转化为躯体症状。

三、人格障碍

在整个社会中，人格障碍的发生率估计在6%左右[40]。然而，这一数字在就医人群有所增加，而在满足躯体神经障碍诊断的患者中，有72%的人同时满足人格障碍的一项或几项诊断标准[51]。人格障碍的描述是"忍受并根深蒂固地接受某些明显异于常人的行为方式、想法、感觉和关系"[21]。这些会严重危及患者的个人及社会生活。人格障碍通常发病于青春期，并持续伴随患者终生[58]。

边界型人格障碍

G女士，40岁，葡萄牙裔，因慢性便秘20余年前来就诊。这位患者表现为消瘦（BMI=16），排便短暂、闭经并有厌食症症状。如同上文提到的F女士，她为了治疗便秘，要求行结肠切除术。医生对她进行了生物反应

性和心理学测试。

　　她过去经历过家庭暴力和吸毒，缺乏固定的人际关系。20岁时，有过两次吸毒过量史和自伤史。这位患者表现出了许多"情绪不稳定型人格障碍"的特征[58]。正如上文中那位将结肠切除术视为自我损害和自我惩罚的F女士，这位患者对手术的渴望可能将医患关系拖入一个复杂且十分不利的境地。

　　经过一系列生物反馈治疗后，其症状有所好转[11]，然而，当她与一位女性朋友绝交后，她开始大量酗酒，并再次计划回国行结肠切除术。

四、进食障碍

　　尽管绝大多数神经性厌食症患者经过家庭医生诊断后都会于精神卫生专科就诊，但仍存在一部分患者去了胃肠专科。在圣·马克医院举行的一个关于20名"不典型"厌食症患者的研究中，Emmanuel等人发现这些患者的预后普遍不好，他们过去都经历过多个不同的社区医生的诊治，多次住院，多次接受辅助检查而且都拒绝承认有厌食症的临床表现[20]。正是因为他们拒绝承认厌食行为，所以都没有被确诊！

（一）结肠疾病合并不典型厌食症

　　M女士，33岁，健康工作从业者，末端回肠轻度克罗恩病5年。她因为大便失禁、腹泻、腹胀前来就诊。此外，她还有其他一些临床症状和综合征，如慢性消瘦、弥漫性疼痛和厌食。她自述曾被诊断为甲状腺功能减退、未分类结缔组织病、哮喘及多囊卵巢综合征，但仔细翻阅她的病历后，发现病历中并未明确这些诊断。不仅如此，之前接诊她的医生都将她杜撰的那些诊断视作"事实"，还将它们一个接一个地记录在她的既往史中。

　　M女士被收住入院1周，在她住院期间，发现她藏匿食物，偷偷将食物倒入厕所，每天饮水达5L并不停地运动。她的体重持续很低，BMI=14，并且不遵医嘱擅自服用泻药。她的炎症指标是正常的，肠镜提示非常轻度的溃疡。

　　她希望增加体重，并认为体重不增加的原因就是腹胀和便秘。尽管她极度反对，但仍被诊断为"非典型性神经厌食症"，并接受进食障碍门诊小组的评估。

　　已经诊断克罗恩病（或其他临床病症）患者，并不能排除合并有心理疾病，如本案例中的神经性厌食症。事实上，正是由于如克罗恩病等情况的存在，使得厌食症的诊断变得更加困难，尤其是它们的临床表现存在重叠（如体重减轻、营养不良及乏力虚弱）。因此医生要警惕多种疾病同时存在的可能，并尽量予以适当的处理。

　　大部分前来胃肠专科就诊的饮食障碍患者都存在厌食症或贪食症（有时可能有两种病症同时存在），然而，随着近年来世界范围内肥胖病的发病率越来越高，越来越多的人接受了减肥手术，所以，出现减肥手术并发症的患者也越来越多[35]。

（二）减肥手术

　　K女士，47岁，苏格兰裔，公司高管。她成年后出现病理性肥胖。此外，她还存在严重抑郁，因肥胖而离婚，与2个孩子分居，每天吸烟达20余支。她接受了胃分流术，术后出现吻合口瘘，为此她转入病区接受营养支持治疗和手术修补。住院期间，她的行为十分"怪异"。她不停吸烟，不听医生劝阻，反复发作肺部感染，极度不讲卫生，完全不关心自己的身体。

　　这位患者的诊断为重度抑郁，故予以抗抑郁药物和心理咨询治疗。之后她的心态得以逐渐恢复，最终可以接受消化道重建手术。康复出院后，她继续接受心理咨询，并可以开始逐步认识到自己暴食、自我毁灭倾向及糟糕的人际关系的深层次原因，并开始加以克服。

五、自我伤害

　　有自伤倾向的患者虽然有胃肠道症状，但一般不存在胃肠道疾病（如只是吞服腐蚀性物质，或将异物插入直肠或肛管），也有可能他们之前就有一些胃肠道症状，而自伤行为使这些症状加重。

经由中心静脉导管自伤

L男士，42岁，爱尔兰裔，因6年前肠系膜上静脉广泛栓塞而出现短肠综合征，持续行全肠外营养治疗（total parenteral nutrition，TPN）。他的家庭生活十分复杂，他有一个妻子和4个子女。4年前住院时，他发现他妻子有外遇，并且至少有一个孩子不是他亲生的。他十分依赖他的妻子，她给他带来精神和经济上的支持，但是他又十分嫉妒，妻子常常穿着暴露地与旧情人私会。他至少3次将粪便注入自己的中心静脉导管中，并等待他妻子回家，让她送他去医院就诊。每一次患者都出现严重的败血症和休克，并需要长时间住院治疗。

M男士，60岁，威尔士人，因为小肠恶性疾病而切除大量肠管，同样进行长期的TPN治疗。他十分孤独并大量饮酒，很难限制他的液体摄入。住院期间的一天下午，他用剪刀剪断了他的中心静脉导管，并自己把它夹上。那天，他的胃管引流袋漏了3次，每一次都让他不得不换衣服。第三次时，他的衬衫弄脏了，为了方便更换，不得不剪开他的衬衣。当时他十分沮丧和愤怒，就剪断了中心静脉导管。他从未进行过自杀，但从他的就诊记录来看，他曾经频繁地因为各种各样奇怪的理由前来就医，其中至少提及三次损坏静脉导管，还对其饮酒进行了简单的描述。

尽管上述两人并没有表现出明显的自杀倾向，但是脆弱的精神状态加上他们所需严格的无菌操作及日常的精心照顾，提高了他们非正常死亡的风险。正是他们的精神因素，导致他们反复感染及反复进行中心静脉插管[56]，如果他们的心理问题得不到纠正，那预后将会十分糟糕。

尽管有上述两个存在故意破坏中心静脉导管行为的患者，但是证明心情低落和自我否定与静脉导管感染之间存在关联还有一定困难。但是不可否定，对于那些中心静脉插管的TPN患者，精神状态会在一定程度上影响他们的感染率和生存期。

六、其他情况

其他任何一种心理疾病均会影响医生对患者的关注及患者的康复。尤其是酒精和药物依赖，不仅有可能导致胃肠道症状的发生，还会对患者的心理、对药物的反应性、术后管理、康复训练等造成影响。大脑器质性疾病，如痴呆及记忆障碍等也会影响治疗的效果。

此外，还必须考虑抗精神病药物对胃肠道的反应，尤其是一些在全球范围内广泛应用的抗焦虑药。最常见的抗精神病药物的胃肠道反应见表18-1。

表18-1　常见精神病药物的胃肠道副反应

抗精神病药物	不良反应
选择性5-羟色胺再摄取阻滞剂 氟西汀（百忧解）、舍曲林、帕罗西汀	纳差、消化不良、腹痛、便秘、腹泻、厌食、体重减轻（也有报道提示部分人可能食欲增加，体重上升）
三环类抗抑郁药（TCAs）	
阿米替林、度硫平（也称作二苯噻庚因）、洛夫帕明（一种略带镇定效果的TCA）	口干、便秘 部分患者出现肝脏毒性
其他抗抑郁药	
米氮平	食欲增加、体重上升
文拉法辛	口干、纳差、便秘、腹痛、消化不良、厌食、呕吐
酚噻嗪类抗精神病药物	
氯丙嗪	口干、便秘、体重增加
新型抗精神病药物	
奥氮平（再普乐）、利培酮	体重增加、便秘、纳差、呕吐、消化不良、高血糖，部分患者表现为糖尿病（氯氮平、奥氮平）

续表

抗精神病药物	不良反应
情绪（心境）稳定剂	
锂剂	厌食、呕吐、腹泻
卡马西平	纳差、呕吐、便秘或腹泻、肝脏损害
丙戊酸钠	肝脏毒性、胃肠道刺激、纳差、呕吐、食欲及体重增加
单胺氧化酶抑制剂*	口干、便秘和其他消化道功能紊乱，体重增加，食欲异常[35]

注：*包含其他可能提高酪胺含量的含氨基酸食物及药物。

第四节　心理干预对消化道症状/疾病的影响（以大便失禁为例）

到现在为止，本章都在描述那些可能影响患者的症状、主诉、对药物或手术的反应及医患关系的各种心理及精神综合征。但是，这些心理疾病对消化道的影响到底可以达到什么程度呢？

到此为止，消化道受影响的程度，取决于患病前的人格和心理健康状态。本章中，将以大便失禁的意义及对患者的影响为例进行讨论。之后，还会针对TPN患者进行相应的讲解[48]。

一、自主意识控制下排尿及排便功能的形成

自主意识控制的排尿及排便功能的形成过程与孩子的成长密不可分。弗洛伊德曾经就这一观点写到：孩子权利欲、控制欲和自豪感逐步形成的表现就是能对便意进行自主控制[25]。所有文化习俗都认为，孩子能开始自主控制排便是他成长中的一大步，值得鼓励和表扬。孩子成长的一个非常重要的环节就是自我意识的出现，开始界定"自我"和"非我"。在成长中，孩子们会逐步意识到，在错误的地点（如公共场合）、错误的时间及向错误的地方（如裤子里）排便是应该受到惩罚的，是屈辱而尴尬的，他们就会竭力避免大便失禁。甚至"失禁"这个词本身就意味着"失去控制"，所以也就出现了如"情感失禁"及"言语失禁"这样的说法。

同时医生也认识到，继发性尿失禁和大便失禁（存在正常排尿、排便功能的人出现失禁表现）与儿童时期经历重大的情感及身体创伤有关，所以会理所应当地认为：即便失禁存在生理性病因，有时心理因素也会使其加重，至少对于部分患者，通过心理治疗可以使他们的失禁症状得到缓解。

二、个体化诊断

导致失禁的原因多种多样，加之每一个患者的个人经历均有所不同。并且每一个患者对于"失禁"的认识都是有差别的，所以他们对待这一病症的态度不仅取决于发病起因，还取决于人格、社会及医疗因素。失禁是怎么发生的？是因为治疗或手术的失误，还是因为为了挽救生命而不得不进行的切除？是自然发生的，还是人为的？是从小就存在，患者已经习惯如何处理，还是最近才出现的，患者对其手足无措，不知道怎么办才好？对患者而言什么样的医疗处置是合理的？什么样的心理支持（来自家人、伙伴、朋友还有同事）是可行的？他的朋友是支持理解还是讨厌怨恨？患者一般习惯如何对待和处理逆境和不幸，这些处置方法是有效的还是起相反作用？

上述问题是医生对于每一个就诊的失禁患者所要提出的诸多问题中的一小部分。换言之，对每一个患者宏观情况的了解：他是男性还是女性，是成人还是小孩，他的人格、家庭、医疗、心理及社会情况，他可以配合哪些治疗手段，哪些疗法他不能接受，这些对后续治疗大有裨益。

三、羞辱感与生活质量

存在大便失禁患者感觉生活处处受限，他们总将这种感觉描述为"坐牢"。之所以有这种感觉，是因为他们时时需要上厕所，总是需要准备更换的衣物，总是想办法向他们的家庭及朋友隐瞒他们的病症。

一个关于青少年大便失禁患者的研究[8]表明，正是因为社会对于失禁表现的严重歧视，导致失禁患者的家庭总受到厌恶、鄙视、嘲笑及轻视，他们对此甚至无从辩驳。一个基于社区的研究项目[34]致力于探讨因多发性硬化症（multiple sclerosis，MS）导致女性失禁患者的受排斥感状况。整个研究历时5年，研究发现患者中大部分人主要关心如何处理失禁，如何缓解MS与性生活的矛盾，并致力于解决如何在患有这种慢性病的情况下过好的生活。患者之间可以畅所欲言，他们彼此谈论因为失禁和性生活而面临的困难，他们彼此诉说他们先前因不得不保持沉默而感到的痛苦。

Norton和Chelvanayagam[9]对英国圣·马克医院的两组患者进行了一次名为"大便失禁对您的影响"的问卷调查。对于许多参与者，这是他们第一次可以对自己的失禁症状畅所欲言，并且笔者发现患者都十分愿意相互诉说自己曾经受的压力和屈辱感。上厕所与性生活都是讨论的焦点。但是关于生活方面的细节，如皮肤护理、购物、食物、工作、旅游、外貌及社会却较少提及。圣·马克医院对另一组失禁患者也进行了相似的研究，这组患者的谈话主题包含"症状对比"，他们嫉妒排便正常的人，偶尔对医护人员发脾气，抱怨自己的身体，对性生活不满意，同时彼此之间也相互嫉妒、竞争及怨恨[10]。

在Bharucha等人的研究之前[4]，大便失禁与生活质量（quality of life，QOL）之间的关系研究仅局限于临床，而未进入社区。这个研究中，23%的受访者指出失禁对他们生活质量的一个到多个方面具有中、重度的影响。另一个英国的研究也得出了相似的结论，这个研究中，32%患者认为失禁"极度严重地"影响了他们的生活。生活质量受影响的程度与大便失禁的程度密切相关。因此35%中度失禁患者与82%重度失禁患者认为他们的生活受到中到重度的影响[4]。

令人吃惊的是，因为屈辱感，去年仅有10%的女性大便失禁患者前去就医。Whitehead[54]对这一结果"十分吃惊"，尤其是一些轻度失禁患者只要及时就医，仅需非手术治疗即可治愈。Whitehead观察到"患者觉得去看医生太过于尴尬，而且他们对治疗效果都持有怀疑态度"[54, p.6]，并建议研究者需要探讨为什么失禁患者不愿意将他们的症状告诉医生，同时医生应该加强公众对于这方面的健康教育。

（一）性行为

很少有学者探讨肠道疾病和失禁对女性患者性心理功能的影响[53]。因而Collings和Norton[13]开展了对女性失禁患者的社会心理及性心理的研究。这是一个小规模的、采用半结构化访谈方法的实验性研究。参与者诉说一些关于自己性心理方面的问题，如缺乏性高潮或性渴望及性冷淡。令人吃惊的是，性在失禁患者中并不是一个普遍存在的问题，20个参与者中7人指出她们的性生活不存在障碍，除非性交中出现大便失禁。

（二）抑郁、耻辱和孤独感

在Collings和Norton[13]的研究中，羞辱感和尴尬非常常见，同时抑郁、焦虑、孤独感、私密感、自卑及性冷淡也都有过报道。这些患者口述的临床表现可以与其他研究结果很好地符合。

通过儿童评估表及青年行为自评量表，笔者发现儿童中的大便失禁患者的心理损伤通常比较严重[14]。而在一个对社区成年人的研究中，失禁对于成人的影响更多地体现在性及工作方面，个别案例中，部分失禁患者因为尴尬而出现社会隔离感。

Fisher等人[22]利用医院焦虑与抑郁量表对失禁患者进行评估。他们发现手术干预失败患者比成功患者评分要高。这一结果与其他一些关于评估尿失禁患者手术成功与否对心理影响的文献结论十分相似，这些文献都指出失败的手术会使尿失禁患者更加抑郁[7, 29, 36, 41]。之外，研究还指出，失禁通常还与焦虑、恐惧外出（需要与传统的心理学疾病，如广场恐惧症、惊恐发作等相鉴别）、失眠（尤其是那些夜间失禁患者）、酗酒及滥用药物（如安眠药或其他禁药）有关。

Collings与Norton同时通过问卷调查的形式对20名患者应对失禁的方法（包括生理和心理方面）进行了了

解[13]，其中：限制活动（5人）、外出时第一时间了解厕所的位置（5人）、节食及禁食（3人）、单独睡一间卧室（3人）、使用纸尿布（5人）、自我否定（5人）、心理咨询（5人）、寄托于宗教（1人）。

胃肠道功能障碍与其他器官的功能障碍有一些共同特征，所以说在其他病症中这些心理疾病同样常见，如抑郁、焦虑、自卑、饮食及睡眠功能紊乱。胃肠道疾病的特点是相对隐匿，在躯体及其功能上的表现并不明显，多不以视觉、嗅觉及听觉等方式呈现，所以说如果患者存在这方面的症状，多半是合并心理疾病。同样，当患者谈及他们常常为耻辱感、羞愧感及孤独感困扰时，不妨考虑是否存在胃肠道疾病。对于患者而言，有时愤怒和委屈难以宣泄[42]。

此外，对于存在窦道/瘘管患者，无论是否合并失禁，对个人生活还是家庭生活均是极大的挑战。如何处理粪便经腹壁"正常"排出（肠造口）？如何面对性交时的排便？如何处理粪便经阴道流出（直肠阴道瘘）？这些对患者的日常生活而言都是很大的难题。

四、误诊为马尾综合征

一个27岁的两个孩子的母亲，因为背痛6个月伴近期的鞍区麻木于家庭医生就诊。当时，她感觉自己被"搪塞"了。之后36h内，她的马尾受压症状加重，要求行急诊神经外科手术治疗，但是在此期间，因为不可避免的原因，手术被推延了。术后，她的排便功能、会阴区感觉及下肢肌力并没有恢复，误诊为马尾综合征而再次住院。她心情低落，并总表现出愤怒和抱怨。几个疗程后，笔者发现她的症状与她过去的经历有所关联，她总抱怨，多年前当她还是一个孩子时，母亲从不倾听她诉说其情感上的焦虑。她在就医时受到的委屈与她早年的经历产生共鸣，并滋生出沮丧和愤怒的情绪。这种想法难以纠正，而且不仅影响到她的院外人际关系（如孩子、父母、朋友及同事），也影响了医患沟通，她总是认为医生对她做得不够多。

第五节　治疗方案的选择

上文讲述了多种心理评估方案，接下来应该谈谈治疗方面的问题。治疗的具体方案，不仅取决于患者的心理状态，同时还取决于每个患者所能采用的手段。对于一些患者，应该采用正规的精神病治疗，尤其对于那些重度抑郁（或双向障碍、焦虑障碍）患者，予以药物干预十分重要。无论药物治疗与否，同时辅以心理治疗，对患者病情的好转都大有裨益。

一、心理治疗与肠功能训练

心理治疗可以针对个人、家庭或一个团体。对于个人的心理治疗及咨询可以有多种方式，但是大多数都来源于传统心理疗法，如心理动态/心理分析疗法[27, 43, 46]、认知行为治疗[17, 32]及催眠疗法[26]。上述方法已经超出了本章的讨论范围，不过有兴趣的读者可以通过标注的参考文献，来了解这些对肠道疾病患者有效的治疗方法。

事实证明，生物反馈/肠功能训练对于许多结直肠功能紊乱患者，如便秘[11]或失禁[38]，都有一定的疗效。这在本书中其他章节也会进行讨论。另外，护士与患者的关系在生物反馈治疗中所发挥的作用也不容低估，护士不仅负责教导患者生物反馈疗法的相关方法，更重要的是，还为患者提供一个可以畅所欲言的对象。这与心理学治疗中所说的"非特异性因素"基本上是一回事[23]。

并不是所有的心理治疗都是一对一的。最近已经有人提出了群体治疗及对失禁患者的群体心理教育[9-10]。其中，对女性失禁患者群体心理治疗的部分要点列举如下[9-10]：

（1）明确症状。

（2）揭示肠道及生理不适。

（3）就医的经验。

（4）倾诉。

（5）诉说失败感。

（6）性功能。

（7）残障及隐匿性残障。

（8）就业情况。

通过上述心理教育后，部分患者不仅对后续治疗更加充满信心，而且他们还觉得自己的症状得到了一定缓解，这更加说明心理性因素至少对部分症状的主观感觉存在影响。假如患者有可能存在严重的人格障碍，他们应该进行"部分住院治疗[3]"，或者说参加一个治疗团体。同样，关于这些治疗的具体方案，已经超出本章的讨论范围。

对于那些慢性疼痛患者，多学科疼痛治疗中心应该提供综合评估及康复治疗。针对一组慢性盆腔疼痛患者，有学者进行了一次关于接受多学科疼痛治疗计划的对照研究，治疗后6个月，这些患者的疼痛评分下降，焦虑及抑郁缓解，社会心理功能得到一定恢复[31]。

二、药物治疗

药物治疗是精神病治疗中的一个重要组成部分。在胃肠道相关的精神疾病中三环类抗抑郁药（TCAs：如阿米替林、度硫平、丙咪嗪）及选择性5-羟色胺再摄取阻滞剂［如氟西汀（百忧解）、舍曲林、帕罗西汀］都比较常用，同时，相对于其他抑郁患者的治疗，TCAs的用量一般较低。上述两种药物对功能性肠功能障碍患者一般有一定疗效[12, 17-18]，而药物的用量一般取决于患者的耐受性及副反应。患者一般不愿意服用这些药物，因为这会让他感觉受到了医生的"糊弄"，相当一部分患者更愿意在一开始时接受心理疗法。每一个开药的医生需要认真对待患者的焦虑，并明确患者拒绝服药是否具有合理性，是否可以更换治疗方案。Drossman认为上述评估更有益于患者的治疗[15]。

第六节　心理评估对医护人员及患者家属的影响

尽管到目前为止，本章的中心放在探讨患者的心理需求，但是医生也不能忘记另外两个群体：患者的主治医生及患者的家人。

医护人员，如外科医生、内科医生及护士，不管是在医院还是在社区照顾患者，都有他们自己的需求。面对失禁、绝症或慢性克罗恩病患者的抱怨和诉说造成的冲击不容低估。现实中并不是每个人对于那些负面情感，如厌恶、怜悯、刺激、麻木、悲伤及绝望，均具有免疫力。正是基于这种想法，笔者在圣·马克医院进行了这样一个项目，来缓解日常工作对于结直肠肛门科护士心理方面的影响，具体操作是让她们诉说自己的感觉（反向移情）[47, 57]，同时组织多学科医疗组周会，来讨论有问题患者及医患交流。这种"对医务人员的关怀"对于维持医护人员工作的积极性及主动性很有必要，而且可以有效降低医护人员"情感暴发"的风险。即便在条件最好的医院，大部分结直肠肛门科患者也没有接受专业的心理卫生评估。外科医生、内科医生、护士及其他工作人员（如营养师、社会工作人员、药剂师及心理治疗师）都不得不面对患者明显的或隐匿的需要、请求及压力，所以有必要为他们提供这样一个思考空间来考虑患者本人及他们与患者的交互影响，来减轻他们的孤独感及被错误高估而带来的不便，减少异常行为的发生，以更好地面对患者。

胃肠道疾病患者对他们的家庭、配偶及子女的冲击巨大。所以说无论是通过社区还是家庭治疗，对患者家属都是有必要的，且应时刻进行[48]。

第七节 小 结

本章讨论的主要内容是结直肠肛门疾病患者的心理学评估及治疗。医生应该认识到，对于每一个患者，他或她的疾病或症状可能都与他（她）独特的个人史、人际关系及心理状况存在关联。评估患者的心理需求不仅需要充足的时间，还需要丰富的经验。患者通过合理的心理治疗后，可有效减少孤独感、羞辱感及无助感，这对于他们的病情恢复大有裨益。医护人员也可以通过举行对患者心理状况的讨论而获益。如果医生忽视心理因素，可能看起来就这样被忽略掉了，但是不管是对患者还是医护人员，心理因素本质上还是客观存在的。

第八节 自 我 测 试

1. 一个前来就诊患者主诉感觉口干、便秘、嗜睡，她曾经服用抗抑郁药物。请问以下哪一种药物可能引发上述症状?

a. 地西泮。

b. 利培酮。

c. 度硫平。

d. 氟西汀（百忧解）。

e. 奥氮平。

2. 30岁男性患者，最近出现体重减轻，过度运动（2~3h/d）并且严重节食。他认为"商店中的食物有放射性，会损伤肠道"。他与父母居住，无业，4个月中体重下降20kg（从70kg下降至50kg），希望将体重回升至原来水平。合理的诊断是:

a. 阿尔茨海默病（Alzheimer's disease）。

b. 典型性神经性厌食症（Classic anorexia nervosa）。

c. 惊恐障碍（Panic disorder）。

d. 孟乔森综合征（Munchausen syndrome）。

e. 封闭性妄想状态（Encapsulated delusional state）。

3. 30岁女性患者，诉腹胀、便秘、腹痛及一些妇科症状（痛经、阴道痉挛、皮肤瘙痒）。所有检查结果都是正常的，包括肠蠕动检查、结肠镜、内镜。尽管如此，患者要求行结肠切除术。对这位患者应该如何处置?

a. 转诊行催眠疗法。

b. 转诊行生物反馈疗法。

c. 与她的家庭医生联系，以明确其既往史。

d. 抗抑郁药物。

e. 同时进行上述所有治疗。

4. 26岁男性患者，于今天中午外出时被一个持刀歹徒多次刺伤腹部。患者因十二指肠穿刺伤，被收入胃肠外科行营养支持治疗及创伤处理，并准备手术。笔者认为患者存在创伤后应激综合征（PTSD）。PTSD的主要特征是:

a. 欣快感。

b. 心情舒畅。

c. 过度睡眠，苏醒时神智清明。

d. 避免接触那些可能唤起创伤记忆的场景。

e. 无梦。

5. 儿童性侵犯（childhood sexual abuse，CSA）与以下哪种疾病的发生无明显关系？

a. 肠道肿瘤。

b. IBS。

c. 神经性贪食症。

d. 非器质性癫痫。

e. 神经性厌食症。

答案及解析

1. 答案：c

解析：度硫平（如阿米替林）是一种三环类抗抑郁药（TCAs），常表现出抗乙酰胆碱样副反应，如口干、便秘、嗜睡。无泪、排尿困难、性功能障碍、闭角型青光眼等也时有发生。地西泮是苯二氮䓬类抗精神病药而非抗焦虑药。氟西汀（百忧解）是SSRI类（选择性5-羟色胺再摄取阻滞剂）抗焦虑药。奥氮平和利培酮是抗精神病药。

2. 答案：e

解析：严重的体重减轻可能是因为患者的偏执信念（商店中的食物有放射性，会损伤肠道）所引发的。这一信念是一种妄想，并驱使他节食，所以诊断应该是"封闭性妄想状态"或者说广义上的精神分裂症。这一疾病可能是大脑器质性疾病（如肿瘤）所导致，可能存在其他表现和体征。阿尔茨海默病在30岁这个年龄段十分罕见！这也不像神经性厌食，因为神经性厌食症患者通常表现为对体重上升极其恐惧。孟乔森综合征的特点是患者为求临床检查和治疗，反复假装出有临床症状。本患者表现出的妄想信念及"怪异行为"与惊恐障碍不符（因为在精神病分层诊断标准中，相同临床症状通常诊断为较轻的疾病）。

3. 答案：e

解析：此患者极有可能接受过多种侵入性治疗方法及手术，如子宫切除术或结肠切除术，并且可能被诊断为"慢性病"。所以说与她的家庭医生沟通十分有必要，不仅是要全面了解病情，同时还要确保对她的治疗是恰当的而不是无意义的。心理治疗可以帮助她认识自己行为的驱动力，而催眠疗法和生物反馈疗法可以帮助她缓解症状。某些情况下，药物治疗（TCA或选择性5-羟色胺再摄取抑制剂SSRI抗抑郁药）对病情也有所帮助。这类患者基本上没有接受结肠切除术的必要。

4. 答案：d

解析：PTSD患者的睡眠一般较差，常出现失眠、多梦、噩梦，经常伴随睡眠苏醒时精神不振。此外，PTSD还存在其他一些典型特点，如反复不自主地回忆既往创伤记忆。"闪回"常伴随麻木感和情感迟钝出现。与他人不接触，对环境无反应性；缺乏快感，从不参加活动及尽量避免可能让人回想起受创记忆的场景等也都是PTSD的表现。此外，此类患者还出现自主性觉醒过度、过度警觉、失眠、焦虑及抑郁。上述这些特征对患者维持肠外营养、护理造口、腹部伤口处理及日后康复均造成不良影响。

5. 答案：a

解析：CSA的后遗症是多方面的，如情感及心理的冲击，性行为困难及人际关系和社会功能方面的问题。同时与正常人相比，经历CSA的患者出现躯体症状及综合征的可能性更高。如慢性盆腔疼痛、功能性肠道病变、非癫痫样抽搐及进食障碍（贪食或厌食），但CSA不会继发肠道肿瘤。

（Julian Stern 著

高纯 译，刘江彬 校）

参考文献

［1］　ABRAHAM K. The narcissistic evaluation of excretoryprocesses in dreams and neuroses. In：Collected Works［M］. London：Hogarth，1920：318-322.

［2］　ABRAHAM K. Contributions to the theory of theanal character. In：Collected Works［M］. London：Hogarth，1921：370-392.

［3］ BATEMAN A, FONAGY P. Psychotherapy for Borderline Personality Disorder: Mentalization Based Treatment ［M］. Oxford: Oxford University Press, 2004.

［4］ BHARUCHA A, ZINSMEISTER A, LOCKE R, et al. Prevalenceand burden of fecal incontinence: a population-basedstudy in women ［J］. Gastroenterology, 2005, 129: 42-49.

［5］ BROOK A. Bowel distress and emotional conflict ［J］. J RSoc Med, 1991, 84: 39-42.

［6］ BROOK A, BINGLEY J. The contribution of psychotherapyto patients with disorders of the gut ［J］. Health Trends, 1991, 23: 83-85.

［7］ BURGIO K L, LOCHER J, ROTH D, et al. Psychologicalimprovements associated with behavioural and drug treatmentof urge incontinence in older women ［J］. J Gerontol B Psychol Sci Soc, 2001, 56: 46-51.

［8］ CAVET J. People don't understand: children, youngpeople and their families living with a hidden disability ［M］. London: National Children's Bureau, 1998.

［9］ CHELVANAYAGAM S, NORTON C. Quality of life with faecalincontinence problems ［J］. Nurs Times, 2000, 96: 15-17.

［10］ CHELVANAYAGAM S, STERN J M. Using therapeuticgroups to support women with faecal incontinence ［J］. Br JNurs, 2007, 16: 214-218.

［11］ CHIOTAKAOU-FALAKIOU E, KAMM M, ROY A, et al. Biofeedback provides long term benefit for patients withintractable slow and normal transit constipation ［J］. Gut, 1998, 42: 517-521.

［12］ CLOUSE R E, LUSTMAN P J. Use of psychopharmacologicalagents forfunctional gastrointestinal disorders ［J］. Gut, 2005, 54: 1332-1341.

［13］ COLLINGS S, NORTON C. Women's experiences of faecalincontinence: a study ［J］. Br J Community Nurs, 2004, 9: 520-523.

［14］ DISETH T H, EMBLEM R. Somatic function, mentalhealth and psychological adjustment of adolescents withanorectal anomalies ［J］. J PediatrSurg, 1996, 31: 638-643.

［15］ DROSSMAN D A. Chronic functional abdominal pain ［J］. Am J Gastroenterol, 1996, 91: 2270-2281.

［16］ DROSSMAN D A, MCKEE D C, SANDLER R S, et al. Psychosocialfactors in the irritable bowel syndrome: a multivariatestudy of patients and non-patients with irritablebowel syndrome ［J］. Gastroenterology, 1988, 95: 701-708.

［17］ DROSSMAN D A, TONER B B, WHITEHEAD W, et al. Cognitive-behavioral therapy versus education and desipramineversus placebo for moderate to severe functionalbowel disorders ［J］. Gastroenterology, 2003, 125: 19-31.

［18］ EISENDRATH S J, KODAMA K T. Fluoxetine managementof chronic abdominal pain ［J］. Psychosomatics, 1992, 33: 227-229.

［19］ EMMANUEL A V, STERN J M. Eating disorders: what everygastroenterologist ought to know （part Ⅱ）［J］. CME J Gastroenterol Hepatol Nutr, 2001, 4: 51-54.

［20］ EMMANUEL A, STERN J, TREASURE J, et al. Anorexia nervosain gastrointestinal practice ［J］. Eur J Gastroenterol Hepatol, 2004, 16: 1-8.

［21］ FEAKINS M. Personality disorder. In: WRIGHT P, STERN J, PHELAN M （eds）Core Psychiatry ［M］. 2nd ed. London: Elsevier Saunders, 2005: 181-191.

［22］ FISHER S E, BRECKON K, ANDREWS H, et al. Psychiatricscreening for patients with faecal incontinence or chronicconstipation referred for surgical treatment ［J］. Br J Surg, 1989, 76: 352-355.

［23］ FRANK J. Persuasion and Healing ［M］. Baltimore: Johns Hopkins, 1961.

［24］ FREUD S. Character and anal erotism. In: StracheyJ （ed. and trans.）The Standard Edition of the Complete Psychological Works of Sigmund Freud ［M］. London: Hogarth, 1908: 169-175.

［25］ FREUD S. On narcissism: an introduction. In: StracheyJ （ed and trans）The Standard Edition of the Complete Psychological Works of Sigmund Freud. vol 14 ［M］. London: Hogarth, 1914: 73-102.

［26］ GONSALKORALE W M, MILLER V, AFZAL A, et al. Longterm benefits of hypnotherapy for irritable bowel syndrome ［J］. Gut, 2003, 52: 1623-1629.

［27］ GUTHRIE E, CREED F H, DAWSON D, et al. A controlledtrial of psychological treatment for irritable bowel syndrome ［J］. Gastroenterology, 1991, 100: 450-457.

［28］ GWEE K A, LEONG Y L, GRAHAM C, et al. The role ofpsychological and biological factors in post-infectious gutdysfunction ［J］. Gut, 1999, 44: 400-406.

［29］ HAGGLOF B, ANDREN O, BERGSTROM E, et al. Self-esteemin children with nocturnal enuresis and urinary incontinence ［J］. EurUrol, 1998, 33: 16-19.

［30］ JONES E. Anal erotic character traits. In: Papers on Psychoanalysis ［M］. 5th ed. Baltimore: Williams and Wilkins, 1950: 413-437.

［31］ KAMES L D，RAPKIN A J，NALIBOFF B D，et al. Effectivenessof aninterdisciplinary pain management program forthe treatment of chronic pelvic pain［J］. Pain，1990，41：41-46.

［32］ KENNEDY T，JONES R，DARNLEY S，et al. Cognitive behaviortherapy in addition to antispasmodic treatmentfor irritable bowel syndrome in primary care：randomizedcontrolled trial［J］. BMJ，2005，331：435.

［33］ KHAN Z，STERN J M，FORBES A. Abdominal pain of unusualorigin［J］. J R Soc Med，1997，90：221-222.

［34］ KOCH T，SELIM P，KRALIK D. Enhancing lives throughthe development of a community-based participatory actionresearch program［J］. J ClinNurs，2002，11：109-1177.

［35］ LEAN M，GRUER L，ALBERTI G，et al. Obesity-can weturn the tide？［J］. BMJ，2006，333：1261-1264.

［36］ LONGSTRETH G，THOMPSON W G，CHEY W D，et al. Functionalbowel disorders［J］. Gastroenterology，2006，130：1480-1491.

［37］ MOOREY S. Behavioural and cognitive psychotherapies. In：WRIGHT P，STERN J，PHELAN M（eds）Core Psychiatry［M］. 2nd ed. London：Elsevier Saunders，2005：565-578.

［38］ NORTON C，KAMM M A. Outcome of biofeedback forfaecal incontinence［J］. Br J Surg，1999，86：116-1159.

［39］ PHILLIPS K A. Body dysmorphic disorder：clinicalaspects and treatment strategies［J］. Bull Menninger Clin，1998，62：33-48.

［40］ REGIER D A，MYERS J K，KRAMER M，et al. The NIMH Epidemiological Catchment Area program. Historical context，major objectives，and study population characteristics［J］. Arch Gen Psychiatry，1984，41：934-941.

［41］ ROSENZWEIG B A，HISCHKE D，THOMAS S，et al. Stressincontinence in women：psychological status before andafter treatment［J］. J Reprod Med，1991，36：835-838.

［42］ STEINER J. Revenge and resentment in the Oedipalsituation［J］. Int J Psychoanal，1996，77：433-443.

［43］ STERN J M. Psychoanalytic psychotherapy in a medicalsetting［J］. Psychoanal Psychother，1999，13：51-68.

［44］ STERN J M. Psychiatry，psychotherapy and gastroenterology：bringing it all together［J］. Aliment Pharmacol Ther，2003，17：175-184.

［45］ STERN J M. Stomas，Sorrow and shame. Presented atthe International Conference on Stigma in Healthcare：Understandingthe Psychology of the Stigma of Incontinence［C］. Chicago，Illinois，2003.

［46］ STERN J M. Thirty years of abdominal pain［J］. Psychoanal Psychother，2003，4：300-311.

［47］ STERN J M. Psychotherapy-individual，family andgroup. In：WRIGHT P，STERN J，PHELAN M（eds）Core Psychiatry［M］. 2nd ed. London：Elsevier Saunders，2005：541-564.

［48］ STERN J M. Home parenteral nutrition and the psyche：psychological challenges for patient and family［J］. Proc Nutr Soc，2006，65：222-226.

［49］ STERN J M. Psychological aspects of faecal incontinence. In：RATTO C，DOGLIETTO G B（ed）Faecal Incontinence：Diagnosis and Treatment［M］. Italy：Springer，2007：67-72.

［50］ STERN J M，EMMANUEL A V. Eating Disorders：what everygastroenterologist ought to know（part I）［J］. CME J Gastroenterol Hepatol Nutr，2001，4：7-12.

［51］ STERN J，MURPHY M，BASS C. Personality disorder inpatients withsomatisation disorder：a controlled study［J］. Br J Psychiatry，1993，163：785-789.

［52］ TALLEY N J，PIPER D W. The association between nonulcerdyspepsia and other gastrointestinal disorders［J］. Scand J Gastroenterol，1985，20：896-900.

［53］ TOVIAN S M. Body image and urological disorders. In：CASH T，PRUZINSKY T（eds）Body Image：A Handbookof Theory，Research，and Clinical Practice［M］. NewYork：Guilford，2002：361-369.

［54］ WHITEHEAD W. Diagnosing and managing faecal incontinence：if you don't ask，they won't tell［J］. Gastroenterology，2005，129：6.

［55］ WHITEHEAD W，PALSSON O，JONES K. Systematic reviewof the co-morbidity of irritable bowel syndrome with otherdisorders：what are the causes and implications？［J］. Gastroenterology，2002，122：1140-1156.

［56］ WILLIAMS N，CARLSON G，SCOTT N. Incidence and managementofcatheter-related sepsis in patients receivinghome parenteral nutrition ［J］. Br J Surg，1994，81：392-394.

［57］ WINNICOTT D W. Hate in the countertransference［J］. Int J Psychoanal，1949，30：69-74.

［58］ World Health Organization（WHO）. The International Classification of Diseases，10th edition（ICD-10）Classification of Mental and Behavioural Disorders［M］. Geneva：Divisionof Mental Health，WHO，1992.

［59］ World Health Organization（WHO）. Pocket Guideto the ICD-10 Classification of Mental and Behavioural Disorders［M］. Edinburgh：Churchill-Livingstone，1994.

第二部分

肛门及肛周疾病

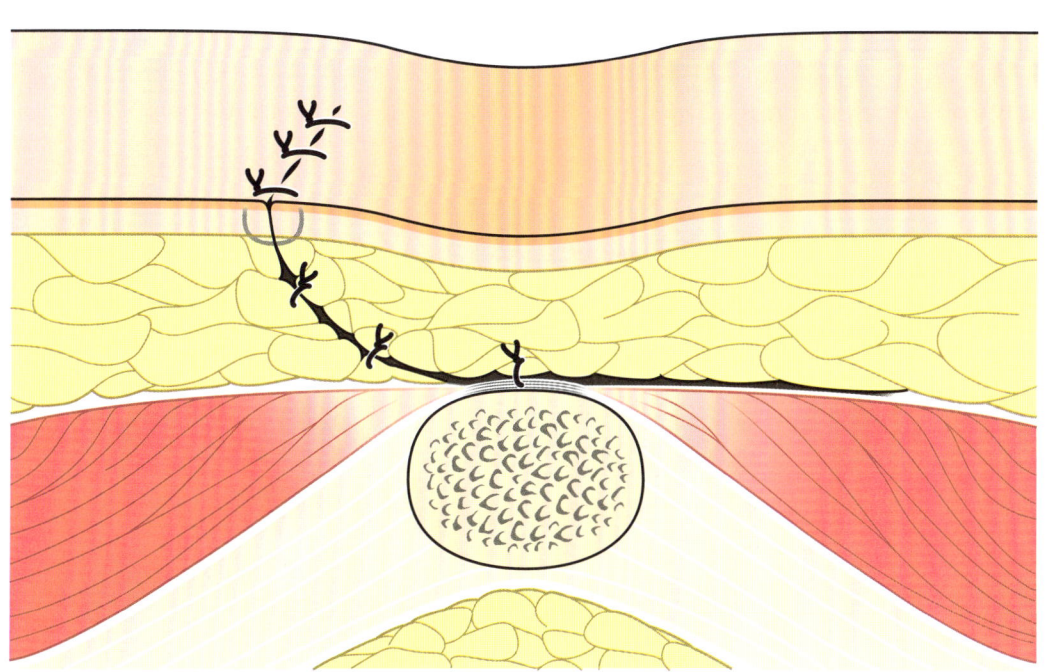

第十九章　痔

第一节　引　言

痔疮，或称为痔，自古以来就已得到确认和治疗。痔疮是最常见的肛管疾病，50%~90%的人一生中会罹患痔疮。尽管大多数人会出现症状，但有些人却并非如此，甚至一些人从未有过不适。痔疮的发生率似乎随着年龄的增长而增加，但是这种疾病绝不局限于老年人，而发生于所有年龄段患者中，即使在幼年时期[1-2]。男女发生率之比大概为2∶1。不论男性还是女性，患病的高峰年龄都是在45~65岁之间。西方的的生活方式容易罹患此病，该病患者属于异质群体，其中5%~10%需要手术治疗。

痔的基本特征是出血、肛门瘙痒、脱垂，如形成血栓则有疼痛。尽管这些症状高度提示痔的诊断，但是如果患者存在出血，需要系统地做肛门镜、乙状结肠镜或者直肠镜检查。

痔的诊断和治疗应当基于患者的症状而不是体检所见，应该遵循以下两个原则：

（1）必须排除结直肠其他疾病。

（2）无症状的痔疮不应治疗[3]。

治疗的目的不是让所有症状都消失。痔的治疗有很多非手术和手术方法，没有哪种单一的方法适合各种不同程度的痔疮。每个患者都应进行饮食规划。很多临床试验比较不同类型的治疗，得出结果要评估至少6个月。因为采用一些治疗方法时，在几个月内症状并没有得到改善，但一年后却减少了15%~30%[4]。

第二节　定　义

痔分为内痔和外痔（图19-1），内痔位于肛管的上部，在齿状线以上，它包括一层由血管、弹性纤维、结缔组织及被黏膜覆盖的平滑肌组成的较厚的黏膜下层组织。其中的血管呈小球状，主要由直肠上动脉和痔上动脉终端分支的动静脉交通支构成，还有（很小一部分）来自中、下痔动脉的分支和周围结缔组织。外痔常位于肛管低位三分之一的肛外缘，远离齿状线，它包含由皮肤覆盖的肛周皮下静脉丛的血管。内、外痔存在血液交通。上述痔定义指的是病变原发位置而不是经过检查之后发现的位置，因为它们出现一段时间之后就会增大，因此内痔也会出现在肛管之外。

痔应被视为存在于肛管上部的正常肛垫的肥大，由于它们位置并列，这些软垫负责肛管的精确关闭[5]。在齿状线水平，Parks韧带和Treitz肌将黏膜下层的空间分为两个部分，Treitz肌来源于直肠纵行的平滑肌并穿越IAS，其作用通过IAS纤维而增强，这些肌纤维止于黏膜下层，能够防止排便时黏膜脱垂[6]。

痔的好发部位恒定，与直肠上动脉的分支并没有联系。通常发生于截石位的左侧方向的3点钟位置，右后方向的7点钟位置，右前方向的11点钟位置[7]（译者注：膝胸位的1、5、9点），附属的小痔可能

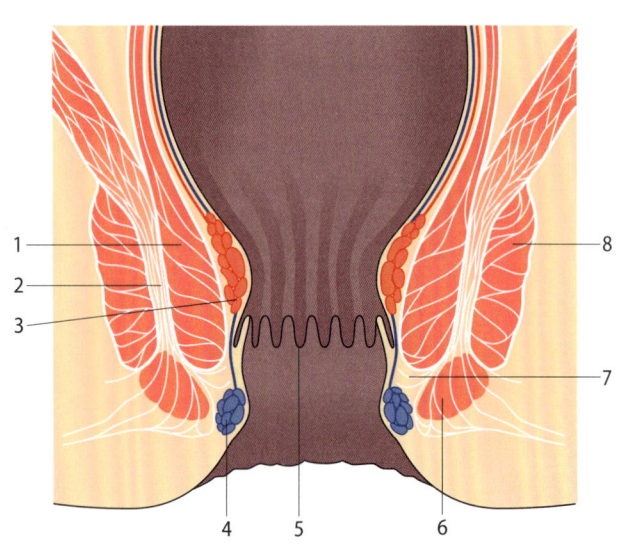

1. IAS；2. 肛管括约肌间隙；3. 内痔；4. 外痔；5. 齿状线；6. EAS皮下部；7. Parks韧带；8. EAS深部

图19-1　肛管直肠与痔解剖

发生在这些方位之间。

以往基于痔的病理对其进行描述的名称大部分很主观，并以症状为导向。"痔"应当描述为所有肛垫肥大同时出现症状者。

第三节　病理生理

内痔来源于齿状线以上的肛垫的充血和肥大，肛垫也称为"直肠海绵体"。有两个原因可以解释这些结构的扩大：静脉充血和肛管内层向肛门方向滑动[5, 9]。在用力大便时这些情况都会发生，静脉充血也可能是因为肛管括约肌的收缩或静脉回流受阻（例如盆腔肿块）。痔疮患者肛管静息压升高并有肛门外括约肌纤维肥大的组织学证据[10]。然而，肛管直肠的生理改变到底是痔发生的原因还是结果仍存在争议[11-12]。慢性或反复充血导致Parks韧带拉伸肥大，伴随Treitz肌断裂。随着黏膜不再固定于肌膜上，可能会出现间歇性的脱垂，之后会成为永久脱垂，外痔的增大是由于肛管低位内皮的半脱位。痔的发生可能有以下几种机制：

（1）血管小球形成水平的动静脉短路失调；

（2）直肠上静脉血流回流不畅，导致肛垫肿胀（肿块效应）；

（3）腹内压增加（便秘时用力排便、前列腺腺瘤患者用力排尿、妊娠）导致静脉压迫；

（4）长时间的肛管括约肌过度紧张，经肛管括约肌分流的血液回流减少；

（5）高静息压力导致了排便过程中不完全松弛和作用于肛垫的剪切力升高。

第四节　分　类

痔可根据脱垂程度分级（Ⅰ度、Ⅱ度、Ⅲ度及Ⅳ度）[13]，然而，这种传统分级方法的局限在于仅体现痔的某些方面，不能将偶尔有症状或有轻微症状患者与有持续症状患者予以区分。这种分类方法也没有考虑一个事实：那就是疾病的严重程度与失血量、患者的严重不适及肛垫脱垂的程度有关。更实用的脱垂分级是建立在对肛垫每天大小变化的检查和其脱垂倾向的基础之上。此外，同一患者在疾病不同的阶段肛垫的情况也可能有所不同。

Ⅰ度痔没有脱垂，即指直肠海绵体的单纯性肥大，只有通过直肠镜检查方可确诊，镜头进入肛管时即可发现。这常常导致排便时的无痛性出血。Ⅱ度痔在排便时有痔脱出，但是便后可自行还纳。在这一阶段，直肠海绵体失去了控制功能，患者自诉肛管间断性水样和黏液样渗出物。Ⅲ度痔可导致永久性脱垂，但可以用手还纳，凸出的肛垫由于表皮化生而硬化，并可伴随显著的疼痛。由于脱垂的血管不再处于肛管压之下，而是位于大气压之下，这种压力的减小可能导致表面静脉曲张。Ⅳ度痔导致的脱垂无法用手还纳，它们不再受控而出现硬化，且常伴皮肤硬结。另一个分类方法根据其临床症状和形态学特点，为患者提供了有用的治疗指南：

（1）偶尔出现的轻微症状（出血的首发症状）；

（2）严重的复发性出血；

（3）没有外痔的内痔脱出；

（4）内痔脱出+有症状的外痔。

第五节　诱发因素和病因

痔有不同的诱发因素，包括遗传、环境、年龄、性别、妊娠、便秘、滥用泻药、反复灌肠、黏膜刺激、久坐不动的生活方式、肥胖、长期使用栓剂和肝硬化[5, 14]。似乎没有特别容易得痔的特定群体，除了受到高重力压的军用飞机飞行员之外[15]。

痔的发生是由于许多因素之间的相互作用而非单一机制，在所有上述诱发因素中，肥胖似乎是主要的。在流行病学调查中，Burkitt已经证明了高度精致、低纤高糖饮食将显著增加腹内压和肛管压，这会导致大便量少而质硬，此为便秘的一个主要原因[16]。另外，富含纤维的食物能够刺激排便，可减少痔发生的风险。

这一假设无法完全让人满意。比如，它并不能解释那些没有经历过便秘或慢性腹泻患者为什么罹患此病。腹内压或门静脉压的增加不一定会导致肛垫的肥大。前列腺腺瘤或者骨盆内肿瘤可导致腹内压增加（尤其是在排尿时），但这并未经常导致痔的发生。伴有慢性咳嗽的呼吸衰竭常导致腹内压增加，但是似乎也并不常见痔疮病变。因此还应当考虑机械因素和饮食因素之外的原因，比如血管脆性及对雌激素的敏感性异常等。

第六节　症　　状

痔可能会引起几乎所有的肛管症状，但是最常见的症状是出血、脱垂引发的不适和肛门瘙痒。

出血经常是痔病发展过程中最早出现的症状，便后无痛性出血，色多鲜红，而且常常是质硬大便表面无血迹，而首先于手纸上发现而引起注意[9]。当然，出血也可能被掩盖。之后随着疾病的进展，出鲜血量可能会增多，就像水龙头滴水状甚至溅射样出血。长此以往，可能导致慢性缺铁性贫血，但应排除其他出血性原因[17]。

在排便时会发生脱垂，这标志痔发展到一个更严重阶段，脱垂易诱发疼痛、黏液便、大便失禁、瘙痒[18]、表皮脱落及继发霉菌感染等。如果外痔较大，维持肛管卫生可能非常困难。如果无法还纳，脱垂可能发生绞窄并坏死、继发瘘和坏疽。门静脉炎是一种可能出现的但罕见的并发症。脱垂可能与外痔引起的肛周肿胀相混淆。

肛管不适十分常见，尤其是出现脱垂时。患者可能会感到会阴部或者肛管满胀感，甚至类似想排便的感觉（译者注：患者多主诉排便次数增加但排便不尽）。患者为求缓解可能会过度排便，这会使痔的脱垂进一步恶化。

如果血栓形成伴严重水肿的脱垂或者发展为绞窄性，疼痛便会成为痔病的显著特征。剧烈的疼痛也提示可能还同时存在肛管病变，如肛裂、脓肿或其他肛周疾病。

痔也可能与功能性肠道症状相关[14]，其症状通常自发地加重或缓解。

第七节　检　　查

正确的检查方法是诊断的基础，用以评估疾病的阶段和排除任何其他有关病变。第一次视诊应该在患者休息时进行；下一次视诊在用力排便时，因为用力会暴露扩大的外痔和任何脱垂的内痔。

视诊检查之后，下一步是触诊，触诊必须在足够的润滑剂帮助下缓慢地进行。没有血栓形成时，急性肛管疼痛在非复杂性痔病中是较为罕见的，它的存在应该怀疑其他病变。

直肠镜检查应当和侧视肛镜一同进行，这比后视肛镜或灵活的乙状结肠镜更准确[20-21]，相对于正常肛垫而言，它会暴露肿胀的肛垫，但后者是否大到痔的诊断标准，有时还难以决定。痔表面的黏膜常发红且可能合并出血，有时表面会出现块状的白色菌斑，这是由创伤引起的黏膜鳞状上皮化生，对反复脱垂具诊断意义。

乙状结肠镜检查可以展现直肠黏膜的正常形态，以排除炎症性肠疾病或任何其他的主要病因。如果对诊断有所疑问，则应该对全结肠进行结肠镜检查[19]。当今，在这种情况下很少考虑钡剂灌肠检查，只有在无法行结肠镜检查时才会应用。

肛管测压和直肠超声检查对评估疑有括约肌受损而需行痔切除术患者具有重要作用。这些检查的结果会影响需采取的手术方式[22]。对痔病患者，简单的一般体检决不可省略，因为有时痔仅为另一更严重疾病的冰山一角。

第八节　治　疗

不是所有的痔患者都需要积极治疗，他们只需要从医生那里得知自己没有罹患肿瘤。医生不能强加治疗。治疗手段应当基于痔的严重程度、症状类型、脱垂程度、医生的专业程度和可用的医疗设备条件。作为一般原则，治疗的目标并非让所有病变都消失。因此对于结构仍正常，只有轻微症状者不应过度治疗。

首次就诊的痔脱出患者，如果不接受治疗，75%仍保持此症状或出现复发症状[23]。目前可用不同治疗方法达到以下治疗目标：

（1）调整饮食结构，以避免排便时用力和刺激，形成规律性排便，量多质软。

（2）减少黏膜下层和直肠海绵体的肿胀。

（3）通过减少肛管括约肌痉挛及降低腹内压，促进静脉回流。

（4）促进黏膜和黏膜肌层的附着。

（5）重建肛管正常的解剖和生理结构。

（6）避免瘢痕、皮赘、狭窄。

（7）治疗任何共存病。

一、非手术治疗

已经进行了正确的诊断，首要的非手术治疗方式是纠正只有轻微症状患者的不正确生活方式或卫生习惯。饮食行为，尤其是食用带渣食物，最后使用泻药在这一阶段治疗中起重要作用。如果患者对手术共同准则反应不佳，试着改变不适当的排便习惯也是合理的。很多患者从各种途径买来药物或其他各种制剂来进行自我治疗，包括局部治疗和栓剂、vasotopic（译者注：可能为作用于局部血管的药物）。

（一）肠道调理

调节痔病患者的排便至关重要，便秘和腹泻都应当避免，坚硬的大便通过时导致直肠海绵体充血，腹泻会刺激黏膜，这会降低肠壁抵抗力，从而促进痔的发展或加重已经存在的病变。

正规的一线治疗方法是鼓励患者多饮水，增加蔬菜和粗纤维摄入量，比如米糠。即使是在术后，为避免复发，这样的治疗方法应当一直坚持下去。一项包括7个对照实验的荟萃分析表明了补充纤维在改善症状（尤其是出血）方面起着重要的作用[24]。

可以使用各种纤维补充剂，最重要的是含有亚麻籽和甲基纤维素，通常随液体摄入$20\sim30$ g/d是安全有效的。

（二）排便习惯

痔病患者普遍有三个错误的排便习惯：

（1）坚持每天至少排便1次。

（2）忽视清晨首次排便的冲动。

（3）为了避免大便存留或不适感，坚持将大便排净。

拟定一个详细的排便记录是有价值的，并且根据其行为建议患者改掉不良习惯，应当着重强调避免在排便时过度用力和看书。

（三）局部治疗

只要有效，任何局部治疗方法都可用于肛管，而不是应用于皮肤表面或者进入直肠。通过光滑的套管或者手套使用乳膏剂，栓剂如置入直肠太远，则没有局部功效，其主要作用是润滑肛管并软化大便，现行的所有商业治疗方法包括在基质、乳膏剂或胶状物中，添加杀菌剂、麻醉剂、甾体或非甾体抗炎药、血管活性药物及抗血栓形成药物。局部治疗在任何阶段的急性进展痔病中都有效果，但是无助于减少痔下垂或者改变病变的阶段。过敏反应可能由于应用赋形剂或者任何其他的成分，因为相同的药物成分可能由不同的供应商提供，一些患者在使用药物时出现交叉过敏反应。

皮质激素可能会减少局部肛周炎症反应，但没有数据表明它们能够缓解痔的肿胀、出血或者突出，由于强效类固醇乳霜对机体有害，可能会诱发接触性皮炎、腺瘤和皮肤黏膜萎缩，并且有可能导致霉菌感染和慢性湿疹病变，所以应当避免使用。

大部分的局部治疗能够帮助患者保持个人卫生，可能会减轻肛门瘙痒和不适的症状，没有前瞻性随机试验表明局部治疗能够减轻出血和痔下垂的症状[25-26]。

（四）温水坐浴

温水坐浴能够有助于缓解刺激、肛管皮肤瘙痒和疼痛，同时也有利于维护肛管卫生，这一方法之所以有效可能与肛管内括约肌松弛有关，坐浴用品在药店随处可见，加入温水中，每天使用2~3次[27-28]。

（五）口服血管靶向药物

2,5-二羟苯磺酸钙和半合成微粒纯化黄酮应用于治疗下肢慢性静脉功能不全，由于其在非盲、安慰剂对照研究的试验中表明同样能够改善痔急性期的症状，所以目前二者也是痔病常用的治疗药物[29-30]。

2,5-二羟苯磺酸钙调节受损的功能性毛细血管壁的生理功能，对由原发或获得性代谢障碍引起的病变也有作用，通过恢复毛细血管壁阻力和通透性而发挥作用并能增加静脉血流。类黄酮的作用是提高静脉张力，增加淋巴引流和毛细血管阻力，使毛细血管通透性恢复正常，其适应证是急性或复发的痔病[31]。作为辅助治疗方法，已经证明能够减轻急性症状和痔切除术后的出血[32]，最近的一项荟萃分析证实了在减轻症状（出血、疼痛和瘙痒）和降低复发方面具有明显的效果。当然，这些结论还需要进一步高质量研究的支持。

二、侵入性治疗方法

（一）硬化剂注射治疗

硬化性治疗是在19世纪下半叶发展起来的技术，也是痔的非手术治疗中最古老的形式之一。其原理是利用纤维化原理将黏膜和黏膜下层固定于深部的肌肉层，这样能够避免进一步的脱垂和充血。炎症和后续的血管纤维化导致血流量的下降和黏膜固定，这主要适用于有症状但无不能自行回纳脱垂的Ⅰ~Ⅱ度痔病患者[25]。硬化剂注射有两种不同的方法，肛管直肠交界处痔血管蒂的黏膜下注射和将药物直接注射到肛垫的黏膜下层。

1. Bensaude黏膜下注射技术　这种方法最为常用[34]。在肛管直肠交界处的传出神经血管蒂部位，硬化剂溶液注入到肛垫黏膜下层的间质组织中（不是注入静脉）（图19-2）。黏膜层和肌层由于瘢痕粘连而固定，肛垫变小而固缩，防止进一步下垂。

最常用的溶液是5%的酚植物油（杏仁油或花生油），用几滴薄荷醇消除难闻的气味，薄荷醇是无毒无味的，在单独的区域注射2~5mL产生良好的间质纤维化作用而不会发生坏死。

通过在肛管内上下滑动内窥镜来识别肛管直肠环，注射针刺入黏膜进入肛垫黏膜下层，一次注射三个肛垫区域。如果患者感到疼痛，那么应停止注射，因为疼痛意味着针头进入的位置不当，应更换位置，在正确部位予以注射。很多操作者不用酚溶液，而是利用少量的（0.5~1mL）奎宁尿素、碘化物或者0.5~1mL的聚乙二醇单十二醚（30mg/mL），也获得同样的效果。如果症状复发，可再给予小剂量注射，但是应当避开之前硬化的部位。

硬化疗法的并发症很罕见，其主要原因是操作技术不正确。注射过于表面可能会导致坏死和直肠溃疡，结果导致疼痛、出血和愈合延迟；注射过深可能

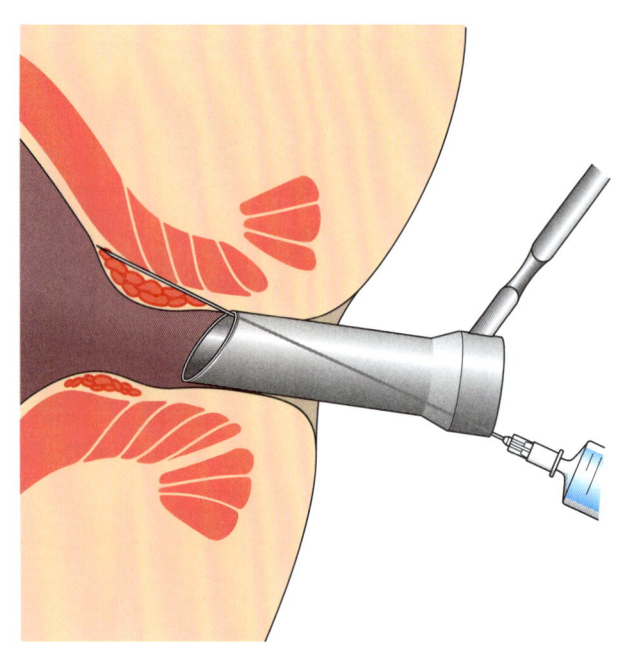

图19-2　黏膜下硬化剂注射疗法

有害，尤其是在男性右前部痔丛注射之后，会直接损伤尿道和前列腺，结果导致血尿；如损伤前列腺副交感神经则可引起勃起功能障碍[35]，亦有报道注射疗法引起致命的败血症和直肠、乙状结肠坏死[36, 37]，过多的直肠注射会因瘢痕而导致狭窄，可能会发生肛管脓肿和肛瘘，约4%的患者可能会对奎宁溶液有轻微或中度的过敏反应。

2. Blond注射技术　Blond和Hoff描述了一种直接注射入肛垫黏膜的技术[38]，利用带有侧窗的直肠镜和特殊的注射针，将0.2mL20%的奎宁溶液注入肛垫的两到三个不同层次的黏膜下层，在每个区段只能治疗一个肛垫。即使在Ⅲ度脱垂痔的治疗中，Stein[39]也获得了成功。

这种技术的并发症比Bensaude方法多，注射太多的溶液可能会导致坏死和出血，过敏反应取决于药物的应用：奎宁盐酸盐比溶于50%乙醇的10%聚乙二醇单十二醚溶液的并发症更多，有报道意外注射入痔血管后发生直肠和乙状结肠坏死。

硬化剂注射疗法禁用于Ⅳ度内痔、处于妊娠期、患有凝血障碍、炎症性肠病、脓肿或任何伴随的肛管疾病患者。

注射治疗的结果似乎更多地依赖于痔病的程度，许多接受过注射治疗的患者，如果只是给予简单的饮食建议而不是注射治疗，也会得到同样好的结果[40]，然而，如果注射治疗用于I度或Ⅱ度痔，尤其是那些以出血为主要症状患者，超过70%患者会感到非常满意。

（二）红外线凝固法

红外线凝固黏膜和黏膜下层由Neiger[41]创始，其机制是组织热变性坏死，继而引发溃疡，2～3周之后愈合。瘢痕可将黏膜固定至其下层组织，因此防止脱垂，红外线凝固的止血效果优于通常的硬化剂注射疗法。

整个装置包括一个连接到手枪的电源（图19-3），钨卤素灯通过触发扳机开关打开，红外线照射集中在一个石英纤维轴尖端，开关电源可调节暴露时间在0.5～2.0 s之间。

通过肛管镜进行激光凝固，在一次凝固手术时，于2、4、8和10点位置的3～4个区域操作，恰好位于肛垫的上方和肛管直肠环上缘。第二次凝固可位于

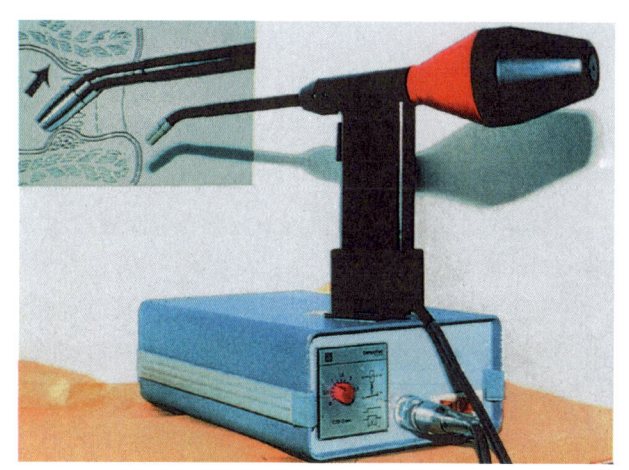

图19-3　红外线凝固疗法

3、6、9、12点位置。红外线凝固器尖端表面涂有聚合物层以防止与组织产生粘连，作用时间为1～1.5s，以确保足够的凝固效应。

红外线凝固是一种简单、快速而又有效的治疗方法，它比硬化注射或橡胶圈套扎法的并发症少。术后疼痛和继发性出血很罕见，相比橡胶圈套扎手术，患者术后休养时间相对少，治疗12个月后，能够控制75%的Ⅰ～Ⅱ度痔病患者，50%患者在三年内有复发症状，所以可能需要重复治疗。Ambrose等发现在Ⅰ～Ⅱ度痔病的治疗中，红外凝固疗法与硬化剂疗法相比没有什么差异[42]。根据一项基于5项前瞻性试验的数据分析，862名Ⅰ～Ⅱ度痔病患者接受红外凝固疗法、橡胶圈套扎或者硬化剂治疗，研究者得出结论：红外线凝固疗法是痔治疗中最为患者欢迎的非手术治疗方法[43]。

（三）橡胶圈套扎法

此法是在痔的基底部放置一个橡胶圈，这样首先能够通过结扎出血的血管而减少血流；其次分散了痔的体积；再次它可以引起套扎点的纤维化，这样能够固定黏膜并防止脱垂。现已经设计出了结扎内痔的专用仪器。Barron[44]用橡胶圈结扎黏膜和黏膜下层改进了这一方法（图19-4），普遍认为这种方法适用于肛周皮肤正常或接近正常的Ⅱ度痔的选择性治疗方法，而伴有静脉充血的Ⅲ度和Ⅳ度痔最好采用手术治疗，但可以通过结扎以缓解症状。

该仪器由两个同心圆筒组成，通过使用一个装有触发开关的手柄，一个可在另一个里面移动，一个或两个

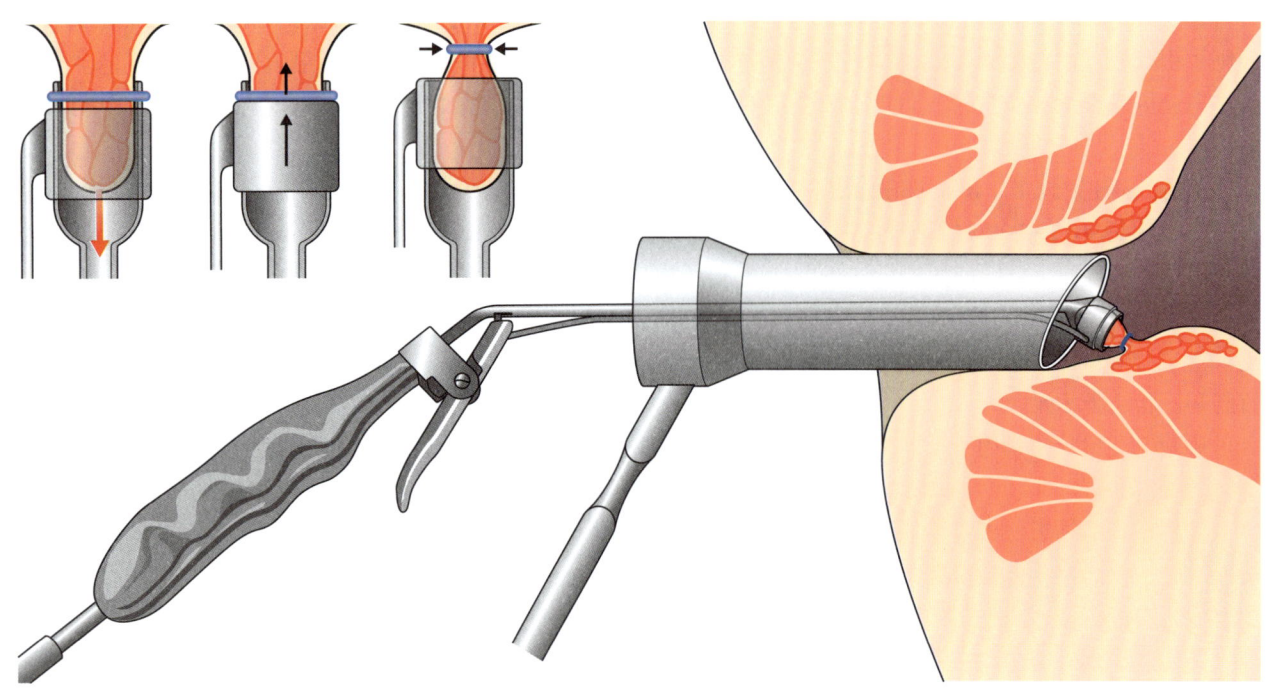

图19-4　橡胶圈套扎疗法

橡胶圈可以通过一个锥形装置装入内筒，将特制的钳子插入内筒并钳夹内痔。击发触发开关，外筒就可将橡胶圈套扎于内痔基底部。

目前，这种钳子已经被内筒放置吸引器的方法所取代[45]，内筒的直径通常在8～10mm，而直径更大者如14mm的仪器也已经面世。

只需一位操作者即可在门诊完成操作，除了常规内镜检查，通常不需要麻醉或其他准备。

仪器直接插入至直肠肛管连接处内痔上直肠黏膜最冗长的部分，吸入的黏膜决定套扎组织的大小，并应确保无痛。位置过低靠近齿状线或者套扎到深层的肌肉组织均会引起剧烈疼痛。

一条橡胶圈在此装置上滚动的时候可能会破损，因此可能需要使用两条。突然断裂或一条橡胶圈滑落都有可能发生，进而会导致不完全收缩。在瘢痕形成之前，破损处会发生出血。

应用橡胶圈的首要准则是确保套扎的组织无硬化，因此这个操作程序在多数患者是无痛的。然而，也有患者存在或多或少不适、满胀感及虚假便意等主诉。这种感觉可能持续几天，患者应该意识到这个事实并开具足够的止痛药。在橡胶圈套扎部位下的痔基底部[46]可注入局部麻醉药（1～2mL）；如果疼痛剧烈难忍，应该通过直肠镜用手术刀直接移除橡胶圈。

绞窄组织在7～14天脱落，留下发炎的局限区域，进而形成一个小瘢痕，这种瘢痕修复深层黏膜并且防止脱垂。在组织脱落过程中会有少量出血，有时出血可能较严重，在出血点处需要新的橡胶圈套扎、红外线凝固或者在最初的橡胶圈套扎后7～14天行电凝止血。

为防止严重的不适，每次只能套扎1～2个病变区域，在一个病变区域套扎三次不仅会导致频繁的疼痛，而且会导致具有狭窄风险的大面积溃疡。在第一次套扎之后的3～6周可以进行进一步治疗。当在单一区域进行多次套扎时，这种方法的并发症发生率较高，即使是轻微的症状[47]。然而，一些外科医生认为于痔病好发的3个部位可同时结扎[48]。

套扎可能导致急性血栓形成，在血栓性外痔形成情况下，可作单纯手术切除，伴有脱垂的急性内痔和外痔血栓需要行痔切除手术。

橡胶圈套扎可以很好地缓解症状，这个结果似乎可以持续很长时间，有时可重复套扎。如果症状复发的话，可能仍然需要手术治疗，后者可使症状得到永久缓解。橡胶圈套扎是痔病患者可选择的理想治疗方法，随机对照试验的系统评价将这种方法和痔切除方法做对比，结果表明对Ⅲ度痔而言，痔切除比橡胶圈套扎具有更好的长期疗效，但是前者的代价是术后疼痛、并发症和长期休养[49]。一项回顾性研究评估了硬化剂注射疗法和橡胶圈套扎相结合的长期疗效，结果显示这种联合治疗方法对早期痔和黏膜不完全脱垂是有效的，复发率和并发症的发生率低，而且易于重复应用[50]。

外痔不能通过橡胶圈套扎的方法治疗，但是可以部分地缩小体积，套扎不如手术获得的外观效果好，皮赘可能会持续存在，如果患者对此不满意，应该在局部麻醉下切除。

橡胶圈套扎方法并发症的发生率很低，但也有报道一些严重的甚至致命的并发症，比如破伤风、肝脓肿、艰难梭状芽孢杆菌感染、软组织感染、菌血症或脓毒血症[51]。

（四）冷冻手术

痔可以经冷冻引起坏死和脱落，此后继发创面可逐渐愈合。冷冻探针通过肛管镜放置于肛垫上，通过快速降温而形成一个冰球，这个过程即导致组织脱落。在一个病变区域内破坏三处肛垫，必要时保留痔之间的黏膜和肛膜以避免狭窄[52]。

这个过程是耗时、让人不适而且疼痛的。冰冻手术的另一个缺点是它导致大量的液体排出，这在术后3h之内开始并且可能持续4周[53]，可能还会残留大的皮赘，必须行后续手术切除。

在这个技术应用的早期，尽管有积极效果的报道，但是与其不同的甚至令人失望的结果亦见诸文献[53-55]，Smith等人在同一组患者中比较了痔切除手术和冰冻手术：术后2天，痔切除术比冰冻手术患者感觉更痛苦；而之后的时间，冰冻手术则导致更长久而持续的疼痛，但仍有75%患者倾向于选择冰冻手术。

总之，这种治疗方法并不比其他物理疗法有更多的优势，所以现在很少应用[25-26]。

（五）部分肛管内括约肌切开术

部分肛管内括约肌（IAS）切开术（参见本书第二十章有关内容）是IAS张力增高而导致肛裂的有价值的治疗方法[57]，这种方法也为一些外科医生所倡导来治疗与痔相关的IAS高张状态。这种方法要求精确区分IAS而且不能损伤肛管外括约肌（EAS），后者在扩张肛管过程中可能会发生损伤。如果在全麻下实施手术，可以直视肛管括约肌，与黏膜下肛管括约肌侧方切开术的盲目性不同，可以获得最好的效果。

急性IV度痔用黏膜下肛管括约肌侧方切开术已经取得成功[58]，25%患者有不同程度的大便失禁。加做黏膜下肛管括约肌侧方切开术相比单纯痔切除术在减少一些患者术后疼痛方面有积极的作用，而且并不影响术后并发症的发生率[59]。另外，痔切除术后的疼痛感在进行IAS切开术和未行切开术的患者之间并无差异，两组患者在控制排气和排便方面同样存在困难[60]。平均11个月的随访发现任何一组都没有其他的并发症，因此，有人得出结论，没有必要在常规痔切除的基础上增加黏膜下肛管括约肌侧方切开术，因其增加大便失禁的风险[61]。

总而言之，从经验出发，笔者并不建议联合使用黏膜下肛管括约肌侧方切开术与痔切除术。

（六）其他侵入性治疗方法

1. 人工扩张肛管　Lord描述了一种通过肛管扩张治疗急性III度痔的治疗方法[62]，其基本原理是减少肛管压力，这种压力在痔病中增加并且是一个始动因素，因此这一方法的目的是降低IAS的压力。

这种方法受到广泛的批评[63]，利用肛管超声已经证明肛管扩张对IAS造成多方面和广泛性损害[64]，这些损害不能通过手术修复，此点可解释剩余肛管的减少和失禁的高发生率[65]，鉴于上述原因，这一方法难以应用长久。

2. 肛部热疗　应用肛管内塞子，加热30～41℃，15min，2次/天，以减少痔引起的疼痛和出血，目前还不清楚这种治疗方法的基本原理[66-67]。加热和肛垫的局部压缩可能会减少IAS的收缩，使静脉回流畅通，痔充血好转，短期效果很明显，然而，这种治疗方法需要2～3次/天，每次15～25min，持续至少一个月。

三、手术治疗

手术仍然是痔病最有效的治疗方法[25]，但是常并发疼痛和其他并发症，5%～10%有并发症的患者需要手术治疗[68-69]。手术适应证包括非手术治疗和侵入性治疗方法失败患者、III～IV度混合痔患者、有较大外痔

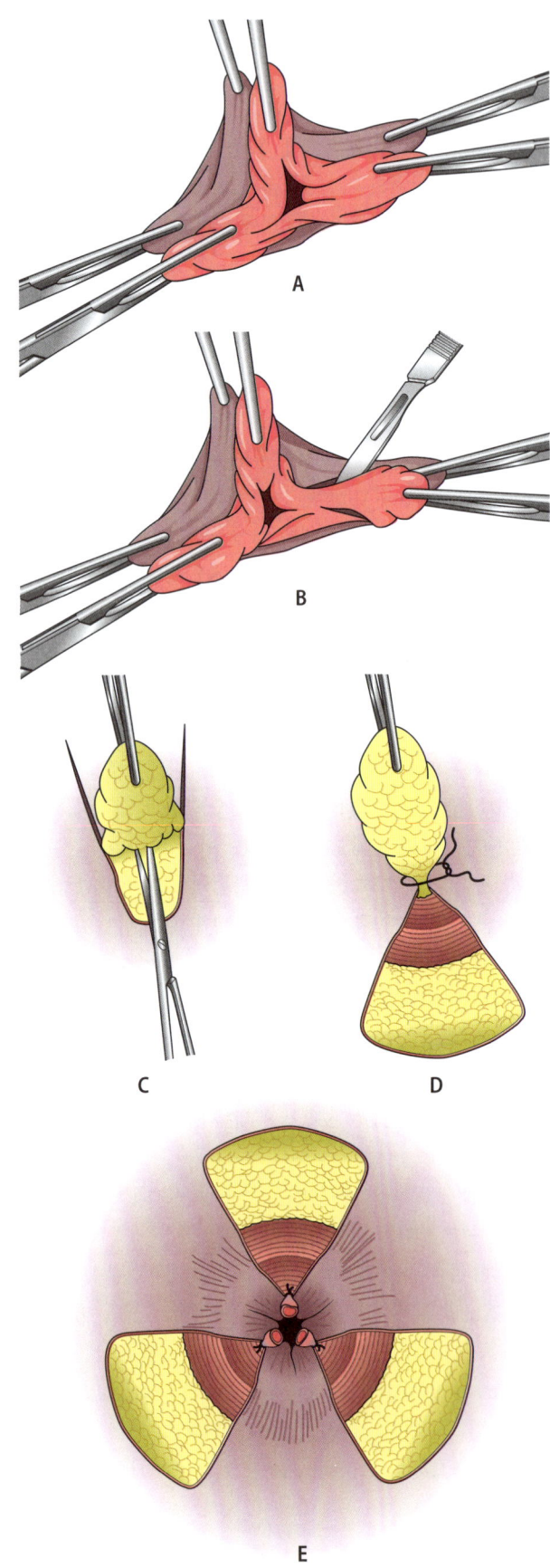

A. 血管钳牵拉3个肛垫组织；B. 采用小切口以保留皮肤黏膜桥；C. 解剖分离；D. 结扎；E. 效果图

图 19-5　痔结扎切除术

患者及具有共存病手术指征患者，如肛裂或肛瘘[70]。外科痔切除手术禁用于克罗恩病、门静脉高压、白血病、淋巴瘤、出血、易感染体质和严重肾衰竭需要透析患者（译者注：腹透患者必须改为血透，前者易于并发腹腔感染）。

（一）术前处理原则

痔切除术之前的术前处理依然是一个争论的话题（参见本书第十三章有关内容），大多数指导意见均没有循证依据[71]，所以都是根据外科医生的喜好和经验来选择。患者无须饮食限制，也没必要进行顺行肠道准备，通常仅在手术当天的早上进行一次性的磷酸盐灌肠[72]，没有必要备皮，仅为高危患者进行配血，推荐予以短期的预防性抗生素[73]。

（二）麻醉和定位

一般而言，考虑应用脊髓麻醉或肛周阻滞麻醉（参见本书第十四章有关内容），肛周局部麻醉下行痔切除术可作为一天手术，节省医疗资源，和全麻具有相似的耐受性和临床效果[74]。当进行全麻或脊髓麻醉时，可联合应用局部麻醉（比如混有肾上腺素的1%的利多卡因）以减少术后疼痛，全麻和脊髓麻醉具有相似的急性炎性反应[75]，应当限制静脉输液量。

麻醉后患者置于截石位或折刀位，一些研究者更偏爱后者，手术者和助手站在患者两腿之间，面向会阴部。

（三）痔切除手术

已有超过100个与痔相关的手术方式被报道。几个世纪以来，手术的基本原理都是利用不同的方法切除痔的内、外组成部分。基本上，这些手术方式根据解剖分离方法和手术结束时伤口是否缝合关闭而进行分类。

1. 开放性痔切除术　开放性痔切除术，也称为痔结扎切除术。这一方法已经应用几百年了，然而，直到1937年Milligan和Morgan才首次发表了标准的手术过程[76]。在这一技术中，痔的内、外组成部分被切除，留下像三叶草一样开放的皮肤和黏膜（如果切除3个肛垫；图19-5）[76]，4~8周内自然痊愈。

血管钳置于3个主要肛垫的肛周皮肤位置，它们分别放置在截石位的3、7、11点钟方向，温和地牵引血管钳可以对内痔进行更好的检查，为了确保切开后保存足够的肛膜连接，它们的界限由小的纵切口决定。应当从大的痔开始切，如果痔的大小相当，先切除3点钟位置的痔，通过血管钳将痔轻轻地向外拉，在痔外面部分的肛周皮肤末端作一椭圆形的切口，切口向近端延伸，在肛管之上并穿过Treitz肌，将过度增大的痔从内括约肌中分离出来。切口在到达顶端时应变狭窄。依靠这种技术，通常在切除痔之前，用2-0可吸收线缝合蒂的顶端或者利用电凝进行简单的横断。同样的手术过程可应用于其他2点钟方向的痔，皮下出血通常自行停止，但也可能需要电凝。在手术结束时，切口开放，肛管内塞入纱布以控制出血（译者注：肛管内留置纱布将导致患者不适及尿潴留，可将明胶海绵置入肛管，可起到同样的止血效果而并发症少见）。

任何的皮赘都应切除，只留下平坦的切口，在3处主要痔之间可能会有附属痔，它们可以单独地纵行切除或者进一步纵行切除部分肛管黏膜桥而去除，但如果切除太多肛管黏膜桥，则有肛管狭窄的风险。

有很多手术改进方法，通过电热疗法[77]、激光[78-79]、射频消融（LigaSure）[80-81]和超声解剖器（超声刀）[82]以改进此技术。激光切除不比传统手术切除效果更好[79]，就手术时间和失血而言，结扎术具有短期优势[83-85]，但是对于术后疼痛和恢复时间[86]，并没有差异。超声刀与电热疗相比，在并发症、失血、生活质量和手术时间方面并无优势[82, 87-89]，然而三组随机对照试验表明该方法疼痛较轻[87-88, 90]。

总之，激光治疗相比手术和电热疗法并没有优势，射频消融和超声刀是有前景的替代治疗方法，但是尚需要大量的随机对照试验来评估，实验应基于并发症、手术时间、成本效率、术后疼痛和长期效果。

切除的标本是否行组织病理检查仍然是个有争议的话题，很多研究者建议做选择性的病理检查而不是常规病理检查[91-92]，1%～2%的患者确认为恶性肿瘤[91, 93]。任何可疑的病变，基于术前评估、麻醉时的检查或对切除组织的检查，都应当送大体和显微镜下标本检查。

2. 闭合性痔切除术　闭合性痔切除术起源于美国，在1959年由Ferguson和Heaton报道（图19-6）[94]，他们力图避免开放性手术的常见缺点或使其最小化，这种手术方式有3个主要目标：

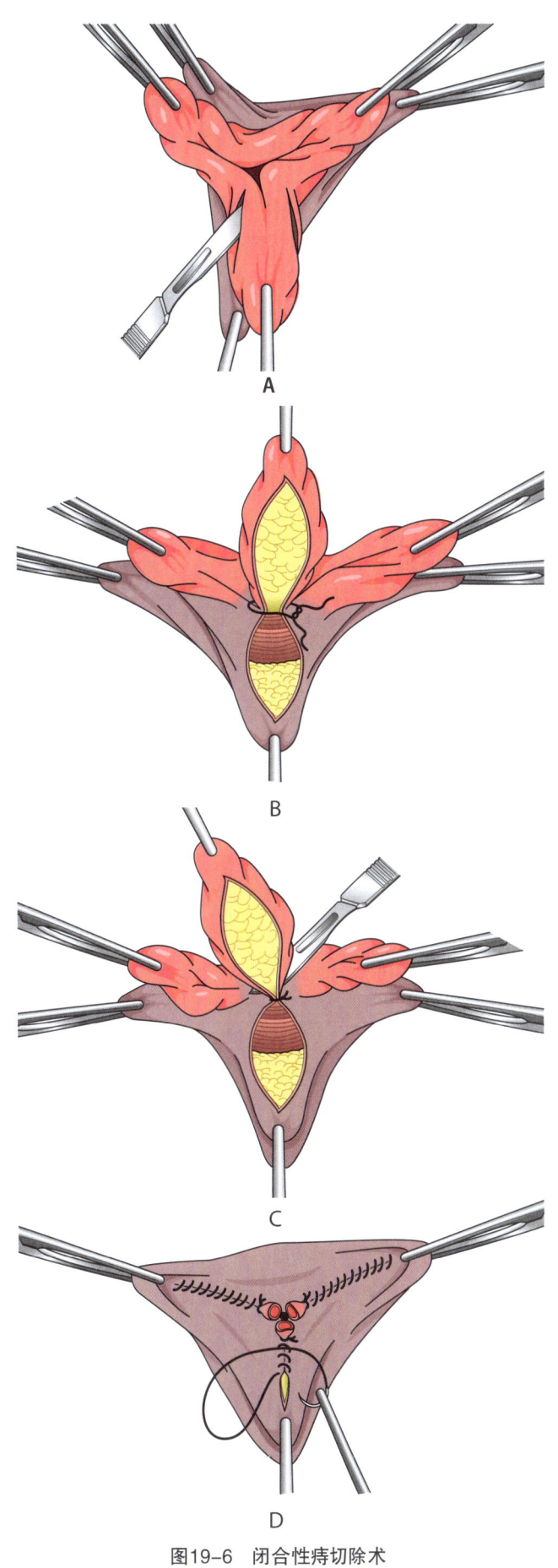

图19-6　闭合性痔切除术

（1）尽可能地切除血管组织而并不破坏肛膜；

（2）通过及时治疗，使术后分泌物最少；

（3）避免因新鲜切口而可能导致的肛管狭窄。

这种手术通常在门诊患者中实施，在全麻或脊髓麻醉联合局部麻醉和少量的肾上腺素的作用下，出血减少。

许多设备可以用来切除过度增大的痔，这一技术是否具有并发症少和疼痛轻微的优势尚无定论。Ferguson痔切除术与Milligan‑Morgan术基本相同，除外肛膜和黏膜用可吸收缝合线自顶端连续缝合。本术式切除的仅是脱垂的组织，把黏膜缝合在内括约肌上以防止进一步的脱垂。

Whitehead痔切除术在1882年首次报道[95]，在这个手术中，把肛垫圆周式切除，直肠黏膜直接吻合到肛膜上，这种方法被遗弃多年主要是因为并发症发生率高，包括过度出血、狭窄、感觉消失和黏膜外翻[26]。然而，时至今日，一些外科医生仍然使用这一技术并取得长期满意的效果[96]。

许多随机对照实验比较了开放性和闭合性痔切除术的结果，Ferguson痔切除术比Milligan‑Morgan手术切口愈合更快[97-98, 100]，术后疼痛情况则有争议，开放性手术的手术时间更短[98]，闭合性手术之后继发出血的危险因素也见诸文献[102]。

3. 半开放和半闭合手术　许多混合的技术基于切除后切口部分关闭而实现，这些技术的基本原理是局部关闭可以减少引流、分泌物和术后不适、简化治疗方式，因此能在肛管留下最少量的瘢痕。在半开放手术中，将过度增大的痔切除之后的切口边缘与下方的括约肌由内而外的方式缝合固定；在半关闭手术中，缝合切口边缘直达齿状线的位置，但是外面的部分均是开放的。

4. 黏膜下痔切除术　Park的黏膜下痔切除术[103]包括切开肛管黏膜和切除内痔部分。外痔部分由血管钳钳夹，周围皮肤呈圆周式切除，肛管黏膜切口向上延续至肛管直肠交界处。黏膜下切除需要松解黏膜瓣，所有的痔都切除，蒂结扎。电凝止血之后，肛管皮肤和黏膜交界处通过单一缝合重建，将其固定于内括约肌，切除过多的黏膜，但肛管皮肤切口不予缝合。据称此技术可保护体壁的神经束[104]，然而，现在很少进行这种手术，因为该术式对外痔的疗效不佳，并且不能去除疾病中常见的过多黏膜。Park的黏膜下痔切除术的疗效仍存争议，特别是在与传统的开放性或闭合性手术相比较之时[105-106]。

（四）吻合器痔上黏膜环切钉合术

吻合器痔上黏膜环切钉合术［译者注：也称为PPH术（procedure for prolapsed and hemorrhoids，PPH）］，是1997年由Antonio Longo创始，该术式在痔组织没必要切除时不应使用[107]。在Longo的手术过程中，一个改良的圆形吻合器经肛管插入，在齿状线以上的一圈黏膜组织被切除，吻合术使大量的、脱垂的痔组织回归至其原来的解剖位置（图19-7）。术者必须注意操作细节，因为从手术技巧方面而言，会有好的效果并且可以防止病变部位的并发症。

吻合器痔上黏膜环切钉合术是痔切除手术的替代治疗方法，除了一些缺点[108]，其适应证是相似的。Ⅳ度痔不能用这种方法治疗，因为很难实现将其充分还纳到肛管中（译者注：临床实践中，Ⅳ度内痔往往已形成混合痔或环状痔，此时行PPH+混合痔切除术，临床效果甚佳。）血栓痔应当行痔切除术，因为吻合器痔上黏膜环切钉合术不需要移除血栓。曾有肛直肠手术史的患者是相对禁忌证，因为肛管的瘢痕可能会干扰吻合器的使用[109-110]。肛周脓肿或坏疽、全层脱垂及与肛管括约肌病变有关或无关的大便失禁都是潜在的禁忌证。

患者可取折刀位、截石位或者左侧卧位，这取决于外科医生的个人喜好及应用的麻醉方式：全麻、脊椎麻醉或局部麻醉（肛周阻滞）[111]。必须仔细检查肛管，寻找应送病理的病变。在肛管扩张到可容纳三指后，将扩张器插入到肛管（图19-7A），半圆形的肛镜通过扩张器插入，留有荷包缝合的缝隙，远离齿状线，距离痔顶端约2cm（图19-7B）。荷包缝合的顶点很重要，应避免术后复发（吻合口太高）或是疼痛（吻合口太低），只能缝合黏膜和黏膜下层，这很重要，因为如果直肠壁全层都被缝合，击发吻合器时，则导致直肠穿孔或直肠阴道瘘等并发症。另一方面，如果荷包缝合太浅，可能会发生吻合口裂开。一旦荷包缝合位置适当，置入已打开的圆形吻合器，于吻合器中心杆周围收紧荷包线；也可先将开放的吻合器头端置于此缝线的近端（图19-7C）。将需要切除的缝线两侧组织拉入吻合器组织仓（图19-7D），当头端关闭时，击发吻合器（图

19-7E）。30s之后，轻轻打开吻合器头端，将其取出。之后，完整地检查切除的黏膜标本，观察圆形吻合口是否出血（图19-7F），用间断的"8"字缝合法进行最后止血。

　　近年来的一项研究分析比较吻合器痔上黏膜环切钉合术和传统的痔切除术，包括2 056例患者在内的29个随机临床试验。当用圆形吻合器时疼痛明显减少，PPH手术具有手术时间短、住院时间少和术后恢复快等优点，但在并发症发生率上二者并无差异，在吻合器痔上黏膜环切钉合术中复发更为明显可见，似乎其获得的长

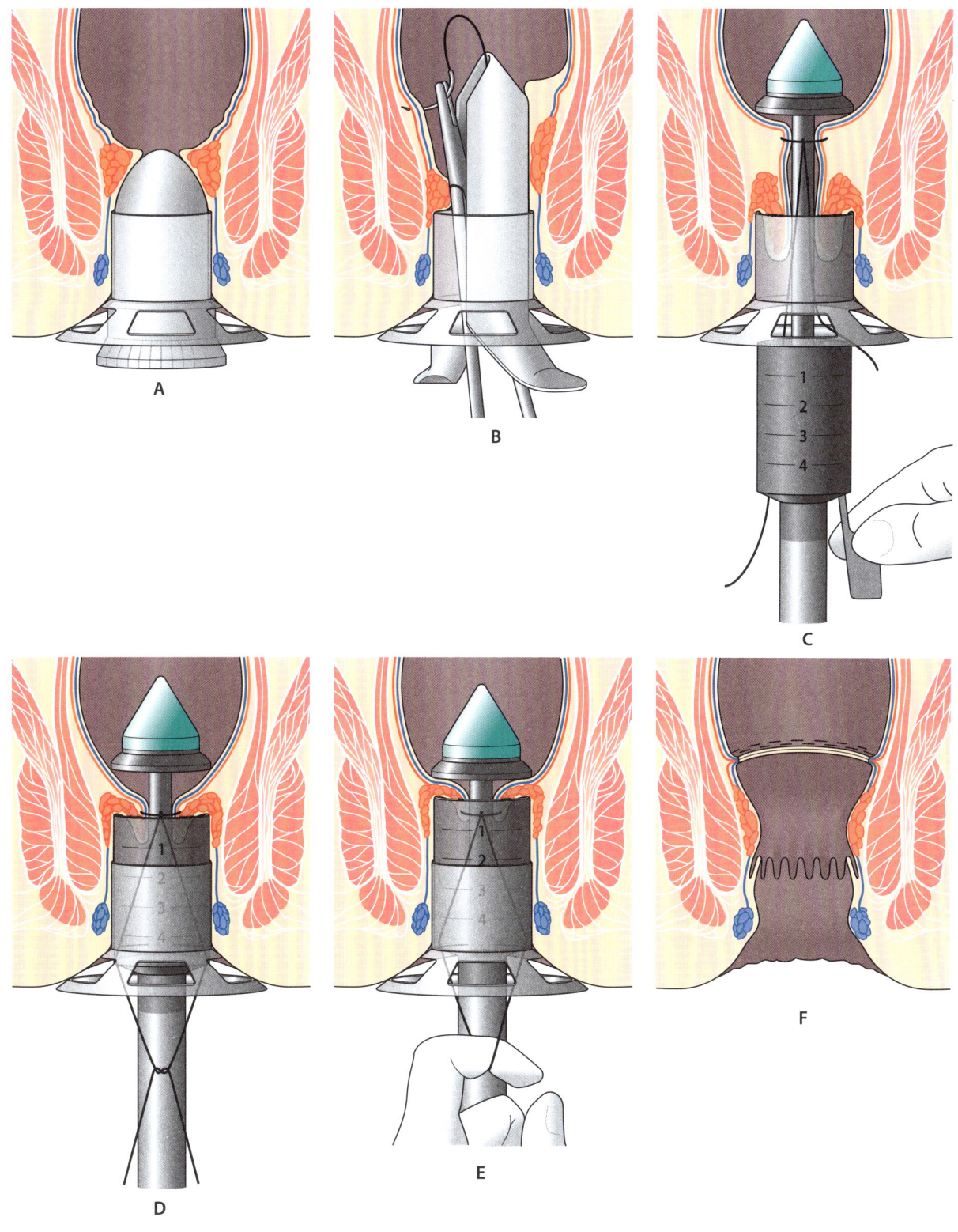

图19-7　PPH术操作步骤

期效果没有痔切除术令人满意。经过至少5年的随访，只有65%患者没有症状，18%出现复发[113]。

对接受吻合器痔上黏膜环切钉合术治疗的3711例患者进行单中心回顾性调查报告显示有12.3%的患者出现轻微并发症，包括尿潴留（4.9%）、出血（4.3%）、需要再住院的术后疼痛（1.6%）、肛管直肠狭窄（1.4%）、肛周血肿（0.05%）和显著的残余皮赘（0.05%），有3例患者发生吻合口裂开（0.08%），5~45个月之后，12个患者复发（0.3%）[114]。也有报道其他罕见的术后并发症[115-116]，包括直肠穿孔[117]、梗阻[118]、腹膜后脓毒症[119-120]、腹腔积气[121]、需要低位前切除的直肠出血[122]、直肠阴道瘘[123-125]，但死亡极其罕见[119]。

（五）超声引导下痔动脉结扎术

随着微创手术的发展趋势，侵入性较低的门诊技术正逐步取代成熟的切除手术金标准，在1995年，Morinag等首次报道痔动脉结扎术的经验，需用一种专门设计的耦合到多普勒流量计的肛镜[126]。

将患者置于截石位，首先从识别痔动脉分支开始，之后结扎可以通过安放在多普勒传感器上方的侧窗进行，用2-0可吸收缝线在每个分支周围行八字缝合，当缝合妥当后，多普勒远端回波即消失。

令人鼓舞的初步治疗效果促使更多临床试验[127-132]；其中只有一组是关于痔动脉结扎术和闭合痔切除术的随机对照[127]，所有结论都指出痔动脉结扎术是一种安全有效的方法，应当视为Ⅱ~Ⅳ度痔的替代治疗方法。

由于是微创手术，与痔动脉结扎术有关的并发症很少见，Faucheron和Gangner综述所有发表的并发症和复发率[132]：疼痛发生率为1.5%~8%，出血为4%~18%，血栓形成是3%~7%，痔动脉结扎术导致1.5%~3%患者出现肛裂，一年内复发率为3%~22%，最长的随访时间是36个月，复发率为12%。

Dal Monte开发了一种改进的痔动脉结扎技术，称为经肛管痔供血中断术，他们将动脉结扎和锚定深层肛垫结合在一起，由直肠固定术减少黏膜脱垂[133]。

总之，痔动脉结扎术是最引人注目的传统切除术替代治疗方法，但是需要长期随访和精心设计的随机对照试验，以得出更确切的结论，尽管痔动脉结扎术的复发率很高，但可以重复进行，而且与其他手术常常亦可联合应用。

（六）术后处理

所有的痔侵入性手术都可以在门诊进行，不论应用哪种技术，外科手术都是痛苦的。患者应知围手术期疼痛加重是治疗过程的正常部分，当粪便通过肛管时疼痛加剧，并且会持续3~5天，通常之后痛感会降低。可通过多次使用局部麻醉药渗透（用20mL 0.5%的布比卡因行肛周阻滞）减少疼痛，非甾体类抗炎药也通常足以减轻患者的疼痛。考虑到阿片类制剂的副作用，不推荐全身使用。另外，已证实乳果糖[134]、口服[135]或外用[136]甲硝唑在控制术后疼痛方面有效。硝酸甘油衍生物通过产生一种可逆的化学性肛管括约肌松弛而起作用。不幸的是，频繁的头痛限制了这些药物的使用。

第一次排便发生在术后24~48h之内，应用石蜡油可促进其发生。如果发生便秘，可使用植物凝胶、麦麸或泻药，与泻药相比，麦麸似乎能够缩短住院时间[137]，建议碘伏或洋甘菊坐浴。这些方法有助于保持肛管卫生并放松肌肉收缩，应当在每次大便后进行2~3次。

当没有并发症时，患者可于手术当天出院，医生应当告知他们任何可能发生的并发症及发生时应如何处理，在10~12天之内安排门诊复查。

（七）术后并发症

痔切除术不是小手术，因为如果操作不当，最后会发生很多并发症，这一问题将在本书第二十九章详细讨论，在此不再赘述。

第九节　特殊情况下发生的痔

一、瘘和瘢痕

以前，任何肛管手术或放疗都会导致瘢痕的产生，例如，切除瘘道可能会产生凹陷性的瘢痕，凹陷对侧的肛垫肥大，阻塞肛管。为了避免术后大便失禁，不应切除这种肥大的组织。

二、妊娠

痔病是妊娠期间最常见的肛肠疾病，主要是由于肛周静脉丛的短暂充血导致。此外，痔疮的一个已知危险因素便秘，也和妊娠频繁相关，是痔病的发病机制之一。妊娠期的症状通常很轻微，而且在产后自然消退。当有出血或疼痛影响患者日常活动时考虑治疗，主要为非手术治疗，如调整饮食、泻药或局部治疗。2005年的一项系统回顾评价了像局部血管药物等口服药物在缓解孕妇症状中的疗效，即使证明是有效的，几名参加研究的妇女也不同意安全资料的结论，研究者建议既然证据不足，不要让孕妇接触这些药物[138]。如果必须行手术的话，应当推迟到分娩之后。更激进的观点认为手术应当局限于痔并发症发生时，比如血栓形成或肛周血肿。

三、炎症性肠病

痔病可能与炎症性肠病相关，尽管痔在克罗恩病中相对少见[139-140]，一些研究中报告的发生率达7%[141]，其发展过程通常是无症状的，但是会因为腹泻而加剧。应该采用非手术治疗方法，目的是减少腹泻次数；应避免手术治疗，因为常常会有延迟愈合并且可能会发生重要并发症。然而，在溃疡性结肠炎，Jeffery等人指出与痔切除术有关的并发症发生率很低[142]。

四、门静脉高压

已有报道门静脉高压引起的直肠静脉系统的改变，常用"直肠静脉曲张"和"充血性直肠疾病"来描述[143]，这些应当与痔相区别，因为静脉曲张的发生部位远高于肛垫。如果这些血管发生急性出血，可以像处理食管静脉曲张一样使用急诊结扎和硬化剂治疗。

门静脉高压患者中，痔的患病率仍存在争议，但与健康受试者相比并未见增长[144]。在没有凝血功能障碍患者中，可安全地进行闭合性痔切除手术。

五、免疫缺陷

伴有症状痔病的免疫缺陷患者（比如患有白血病、淋巴瘤或人类免疫缺陷病毒），并发脓毒症、局部感染、坏疽和坏死的风险增加。只有排除了凝血功能低下及应用抗生素的前提下才可进行手术。即使这样，切口也常延迟愈合，使患者感染的风险增加[145]。在获得性免疫缺陷综合征患者中，切口的愈合似乎更加延迟，尤其是那些CD4水平低于$50/\mu L$的患者[146]。在淋巴瘤患者中，对直肠肿瘤浸润的放疗和随之而来的瘢痕应列为手术禁忌证，白血病合并痔疮患者通常采用非手术治疗效果良好[147]。一般说来，非手术治疗是免疫功能低下的有症状痔疮患者的首选治疗方法。

第十节　血栓性外痔

血栓性外痔很常见，通常源于外痔血管的充血和肿胀，诱发血液郁积和随后的血管内凝血，"肛周血肿"是指由于血管破裂导致的另一种不同病变。

急性血栓通常具有剧烈的持续性疼痛和肿胀包块，常常发生在运动或大便用力时，因为排便而加重。当栓塞肿块增大时，疼痛加重，引起局部炎症反应。视诊和轻触诊即可确诊，视诊见并非从肛管脱出的病变。直肠指检和乙状结肠镜等进一步检查方法不应在急性期进行。

血栓病变通常在几周内自行消退，可能会留下纤维结节，如果患者在疼痛最严重的时候就医（48h之内），血凝块的疏散可使疼痛立刻得到缓解，局部切除是一种替代技术，其优势是缝合可确保止血。

疼痛治疗的主要方法是对症治疗，局部应用醋酸铅洗液、泻药、坐浴、镇痛都是必要的。

Greenspon等人[148]比较了血栓性外痔非手术治疗和手术治疗的效果，对231例患者平均随访7.6个月，48.5%患者接受手术治疗，大多数是采用切除的方式。非手术治疗一组的复发率为25.4%，采用手术治疗为6.3%；前者复发平均时间为7.1个月，而后者为25个月。

在大多数情况下，经手术治疗患者比非手术治疗复发率低[149]、复发间期长。然而，首次急性发作患者可首先选择非手术治疗，那些复发性疾病应考虑尽快手术，因为其再次复发风险逐渐攀升。

第十一节 小 结

痔是最常见的肛管疾病，患者属于异质群体，诊断和治疗是基于症状而非外观。痔的治疗方法有很多，但是没有任何单一的治疗方法适用于所有不同严重程度的痔病。

医生应当建议患者增加高纤维饮食，避免排便时用力。对于那些最初就有出血症状和Ⅰ～Ⅱ度痔患者，应早期采取临床干预。如果症状反复，可采用橡胶圈套扎或红外线凝固治疗，当脱垂为主要症状时，应首先考虑橡胶圈套扎的治疗方法。不论是开放性还是闭合性痔切除术及痛苦相对小的吻合器痔上黏膜环切钉合术应该在非手术治疗失败后才考虑应用。新兴的微创技术如痔动脉结扎术正在起步中，需要进一步的试验证明其真正的实用性和适应证。

还有关于痔的病因和治疗的几个悬而未决的问题，文献往往是基于有限的试验，伴有界定不够明确的实施过程。因此笔者强烈建议通过合理的前瞻性随机试验，评估新的治疗方法。

第十二节 自 我 测 试

1. 下列哪种机制不在痔病的病理生理过程中发挥作用？
a. 直肠上静脉的回流不畅。
b. 腹内压增加。
c. 肛管静息压高。
d. 不完全松弛。
e. 门静脉高压症。
2. 下列哪个出血的特征在痔疮中是错误的？
a. 通常是疾病的早期症状。
b. 大多数与排便有关。
c. 可能被掩盖。
d. 可能会造成慢性缺铁性贫血。
e. 常常和疼痛有关。
3. 以下所列痔的治疗目标中，哪一个是不正确的？
a. 为了刺激规律排出大量软便。
b. 为了减少黏膜下层和直肠海绵体的肿胀。
c. 为了刺激黏膜和肌层之间的粘附性。
d. 为了手术切除所有可见的病变。

e. 为了治疗伴随疾病。

4. 一名45岁的健康男性反复肛管出血为唯一症状，会阴部视诊无明显病变，直肠指检提示有新鲜出血，他还需要进行哪项检查？

a. 直肠超声检查。

b. 磁共振成像。

c. 内镜检查。

d. 钡剂灌肠。

e. 血液检测。

5. 吻合器痔上黏膜环切钉合术：

a. 与痔切除术有相似的适应证。

b. 所有Ⅳ度痔均为适应证（译者注：原文作者认为该术式不适宜Ⅳ度内痔）。

c. 切除了大部分痔组织。

d. 禁用于有血栓形成的痔。

e. 不需要特殊训练。

答案及解析

1. 答案：e

解析：前4项发病机制都在痔的病理生理过程中发挥作用，门静脉高压虽不增加痔病的风险，但它与直肠静脉曲张的发展有关。

2. 答案：e

解析：无痛性出血通常是痔病最早期和最常见的症状，相反地，疼痛是进展期疾病、血栓形成或其他共存直肠病变的标志性特征。

3. 答案：d

解析：不是所有的痔病患者都需要积极的治疗，此外，治疗的目标不是使所有的病变都消失，因此有轻微症状的正常结构不应过度治疗。

4. 答案：c

解析：为明确诊断和排除其他相关疾病或偶然的病变，有必要进行局部检查，在进行直肠指检之后，应行乙状直肠镜检查。

5. 答案：d

解释：血栓性外痔应当手术切除，因为吻合器痔上黏膜环切钉合术不能去除血栓。

（Jean-Claude R. Givel，Yannick Cerantola 著

高纯译，王天宝校）

参考文献

［1］ JOHANSON J F，SONNENBERG A. The prevalence of hemor-rhoids and chronic constipation. An epidemiologic study［J］. Gastroenterology，1990，98（2）：380-386.

［2］ JOHANSON J F，SONNENBERG A. Temporal changes in the occurrence of hemorrhoids in the United States and England［J］. Dis Colon Rectum，1991，34（7）：585-591.

［3］ HULME-MOIR M，BARTOLO D C. Hemorrhoids［J］. Gastroenterol Clin North Am，2001，30（1）：183-197.

［4］ NICHOLLS R J G R. Coloproctology［M］. Berlin：Springer，1985.

［5］ LODER P B，KAMM M A，NICHOLLS R J，et al. Haemorrhoids：pathology，pathophysiology and aetiology［J］. Br J Surg，1994，81（7）：946-954.

［6］ THOMSON H. Piles：their nature and management［J］. Lancet，1975，2（7933）：494-495.

［7］ THOMSON W H. The nature of haemorrhoids［J］. Br J Surg, 1975, 62（7）: 542-552.

［8］ STELZNER F, STAUBESAND J, MACHLEIDT H. The corpus cavernosum rectibasis of internal hemorrhoids［J］. Langenbecks Arch Klin Chir Ver Dtsch Z Chir, 1962, 299: 302-312.

［9］ HANCOCK B D. ABC of colorectal diseases Haemorrhoids［J］. BMJ 1992, 304（6833）: 1042-1044.

［10］ DEUTSCH A A, MOSHKOVITZ M, NUDELMAN I, et al. Anal pressure measurements in the study of hemorrhoid etiology and their relation to treatment［J］. Dis Colon Rectum, 1987, 30（11）: 855-857.

［11］ CHAUHAN A, THOMAS S, BISHNOI P K, et al. Randomized controlled trial to assess the role of raised anal pressures in the pathogenesis of symptomatic early hemorrhoids［J］. Dig Surg, 2007, 24（1）: 28-32.

［12］ SARDINHA T C, CORMAN M L. Hemorrhoids［J］. Surg Clin North Am, 2002, 82（6）: 1153-1167.

［13］ MILES W E. Observations upon internal piles［J］. Surg Gynecol Obstet, 1919, 29: 497-506.

［14］ JOHANNSSON H O, GRAF W, PAHLMAN L. Bowel habits in hemorrhoid patients and normal subjects［J］. Am J Gastroenterol, 2005, 100（2）: 401-406.

［15］ MARTI M-C, GIVEL J-C. Hemorrhoids. In: Surgical Management of Anorectal and Colonic Diseases［M］. Heidelberg: Springer, 1998.

［16］ BURKITT D P. Varicose veins, deep vein thrombosis, and haemorrhoids: epidemiology and suggested aetiology［J］. Br Med J, 1972, 2（5813）: 556-561.

［17］ KLUIBER R M, WOLFF B G. Evaluation of anemia caused by hemorrhoidal bleeding［J］. Dis Colon Rectum, 1994, 37（10）: 1006-1007.

［18］ ZUCCATI G, LOTTI T, MASTROLORENZO A, et al. Pruritus ani［J］. Dermatol Ther, 2005, 18（4）: 355-362.

［19］ KAIDAR-PERSON O, PERSON B, WEXNER S D. Hemorrhoidal disease: A comprehensive review［J］. J Am Coll Surg, 2007, 204（1）: 102-117.

［20］ ALONSO-COELLO P, CASTILLEJO M M. Office evaluation and treatment of hemorrhoids［J］. J Fam Pract, 2003, 52（5）: 366-374.

［21］ KORKIS A M, MCDOUGALL C J. Rectal bleeding in patients less than 50 years of age［J］. Dig Dis Sci, 1995, 40（7）: 1520-1523.

［22］ JORGE J M, WEXNER S D. Anorectal manometry: techniques and clinical applications［J］. South Med J, 1993, 86（8）: 924-931.

［23］ JENSEN S L, HARLING H, ARSETH-HANSEN P, et al. The natural history of symptomatic haemorrhoids［J］. Int J Colorectal Dis, 1989, 4（1）: 41-44.

［24］ ALONSO-COELLO P, MILLS E, HEELS-ANSDELL D, et al. Fiber for the treatment of hemorrhoids complications: a systematic review and metaanalysis［J］. Am J Gastroenterol, 2006, 101（1）: 181-188.

［25］ MADOFF R D, FLESHMAN J W. American Gastroenterological Association technical review on the diagnosis and treatment of hemorrhoids［J］. Gastroenterology, 2004, 126（5）: 1463-1473.

［26］ CORMAN M L. Hemorrhoids. In: Colon and Rectal Surgery［M］. 5th ed. Philadelphia: Lippincott Williams and Wilkins, 2004.

［27］ DODI G, BOGONI F, INFANTINO A, et al. Hot or cold in anal pain? A study of the changes in internal anal sphincter pressure profiles［J］. Dis Colon Rectum, 1986, 29（4）: 248-251.

［28］ SHAFIK A. Role of warm-water bath in anorectal conditions. The "thermosphincteric reflex"［J］. J Clin Gastroenterol, 1993, 16（4）: 304-308.

［29］ JIANG Z M, CAO J D. The impact of micronized purified flavonoid fraction on the treatment of acute haemorrhoidal episodes［J］. Curr Med Res Opin, 2006, 22（6）: 1141-1147.

［30］ MISRA M C, IMLITEMSU. Drug treatment of haemorrhoids［J］. Drugs, 2005, 65（11）: 1481-1491.

［31］ MISRA M C, PARSHAD R. Randomized clinical trial of micronized flavonoids in the early control of bleeding from acute internal haemorrhoids［J］. Br J Surg, 2000, 87（7）: 868-872.

［32］ HO Y H, FOO C L, SEOW-CHOEN F, et al. Prospective randomized controlled trial of a micronized flavonidic fraction to reduce bleeding after haemorrhoidectomy［J］. Br J Surg, 1995, 82（8）: 1034-1035.

［33］ ALONSO-COELLO P, ZHOU Q, MARTINEZ-ZAPATA M J, et al. Meta-analysis of flavonoids for the treatment of haemorrhoids［J］. Br J Surg, 2006, 93（8）: 909-920.

［34］ BENSAUDE A. Les Hémorroïdes et Affections Courantes de la Région Anale［M］. Paris: Maloine, 1967.

［35］ PILKINGTON S A, BATEMAN A C, WOMBWELL S, et al. Anatomical basis for impotence following haemorrhoid sclerotherapy［J］. Ann R Coll Surg Engl, 2000, 82（5）: 303-306.

［36］ KAMAN L, AGGARWAL S, KUMAR R, et al. Necrotizing fascitis after injection sclerotherapy for hemorrhoids: report of a case［J］. Dis

Colon Rectum, 1999, 42（3）：419-420.

［37］ SCHULTE T, FANDRICH F, KAHLKE V. Life-threatening rectal necrosis after injection sclerotherapy for haemorrhoids［J］. Int J Colorect Dis, 2008, 23（7）：725-726.

［38］ BLOND H. Das Hämorrhoidalleiden［M］. Leipzig：Denicke, 1936.

［39］ STEIN E. Proktologie［M］. Heidelberg：Springer, 1986.

［40］ SENAPATI A, NICHOLLS R J. A randomised trial to compare the results of injection sclerotherapy with a bulk laxative alone in the treatment of bleeding haemorrhoids［J］. Int J Colorect Dis, 1988, 3（2）：124-126.

［41］ NEIGER A. Experiences with the strangler, a ligature anoscope（proceedings）［J］. Zeitschr Gastroenterol, 1977, 15（10）：602-603.

［42］ AMBROSE N S, MORRIS D, ALEXANDER-WILLIAMS J, et al. A randomized trial of photocoagulation or injection sclerotherapy for the treatment of first-and second-degree hemorrhoids［J］. Dis Colon Rectum, 1985, 28（4）：238-240.

［43］ JOHANSON J F, RIMM A. Optimal nonsurgical treatment of hemorrhoids：a comparative analysis of infrared coagulation, rubber band ligation, and injection sclerotherapy［J］. Am J Gastroenterol, 1992, 87（11）：1600-1606.

［44］ BARRON J. Office ligation of internal hemorrhoids［J］. Am J Surg, 1963, 105：563-570.

［45］ SOULLARD J, CONTOU J F. Rubber band ligation. Ambulatory treatment of hemorrhoids（author's transl）［J］. Nouv Presse Med, 1979, 8（20）：1681-1682.

［46］ TCHIRKOW G, HAAS P A, FOX T A JR. Injection of a local anesthetic solution into hemorrhoidal bundles following rubber band ligation［J］. Dis Colon Rectum, 1982, 25（1）：62-63.

［47］ MATTANA C, MARIA G, PESCATORI M. Rubber band ligation of hemorrhoids and rectal mucosal prolapse in constipated patients［J］. Dis Colon Rectum, 1989, 32（5）：372-375.

［48］ POON G P, CHU K W, LAU W Y, et al. Conventional vs. triple rubber band ligation for hemorrhoids. A prospective, randomized trial［J］. Dis Colon Rectum, 1986, 29（12）：836-838.

［49］ SHANMUGAM V, THAHA M A, RABINDRANATH K S, et al. Systematic review of randomized trials comparing rubber band ligation with excisional haemorrhoidectomy［J］. Br J Surg, 2005, 92（12）：1481-1487.

［50］ CHEW S S, MARSHALL L, KALISH L, et al. Short-term and long-term results of combined sclerotherapy and rubber band ligation of hemorrhoids and mucosal prolapse［J］. Dis Colon Rectum, 2003, 46（9）：1232-1237.

［51］ MCCLOUD J M, JAMESON J S, SCOTT A N. Life-threatening sepsis following treatment for haemorrhoids：a systematic review［J］. Colorectal Dis, 2006, 8（9）：748-755.

［52］ OH C. The role of cryosurgery in management of anorectal disease：cryohemorrhoidectomy evaluated［J］. Dis Colon Rectum, 1975, 18（4）：289-291.

［53］ GOLIGHER J C. Cryosurgery for hemorrhoids［J］. Dis Colon Rectum, 1976, 19（3）：213-218.

［54］ O'CALLAGHAN J D, MATHESON T S, HALL R. Inpatient treatment of prolapsing piles：cryosurgery versus Milligan-Morgan haemorrhoidectomy［J］. Br J Surg, 1982, 69（3）：157-159.

［55］ To tie；to stab；to stretch；perchance to freeze［J］. Lancet, 1975, 2：645-646.

［56］ SMITH L E, GOODREAU J J, FOUTY W J. Operative hemorrhoidectomy versus cryodestruction［J］. Dis Colon Rectum, 1979, 22（1）：10-16.

［57］ ABCARIAN H. Lateral internal sphincterotomy：a new technique for treatment of chronic fissure-in-ano［J］. Surg Clin North Am, 1975, 55（1）：143-150.

［58］ DE ROOVER D M, HOOFWIJK A G, VAN VROONHOVEN T J. Lateral internal sphincterotomy in the treatment of fourth degree haemorrhoids［J］. Br J Surg, 1989, 76（11）：1181-1183.

［59］ KANELLOS I, ZACHARAKIS E, CHRISTOFORIDIS E, et al. Usefulness of lateral internal sphincterotomy in reducing postoperative pain after open hemorrhoidectomy［J］. World J Surg, 2005, 29（4）：464-468.

［60］ KHUBCHANDANI I T. Internal sphincterotomy with hemorrhoidectomy does not relieve pain：a prospective, randomized study［J］. Dis Colon Rectum, 2002, 45（11）：1452-1457.

［61］ MATHAI V, ONG B C, HO Y H. Randomized controlled trial of lateral internal sphincterotomy with haemorrhoidectomy［J］. Br J Surg, 1996, 83（3）：380-382.

［62］ LORD P H. A day-case procedure for the cure of third-degree haemorrhoids［J］. Br J Surg, 1969, 56（10）：747-749.

［63］ MACINTYRE I M, BALFOUR T W. Results of the Lord non-operative treatment for haemorrhoids［J］. Lancet, 1972, 1（7760）：

1094-1095.

[64] SPEAKMAN C T, BURNETT S J, KAMM M A, et al. Sphincter injury after anal dilatation demonstrated by anal endosonography [J]. Br J Surg, 1991, 78 (12): 1429-1430.

[65] SNOOKS S, HENRY M M, SWASH M. Faecal incontinence after anal dilatation [J]. Br J Surg, 1984, 71 (8): 617-618.

[66] BUCHMANN P, HODEL T. Proctotherm, a new principle for the treatment of haemorrhoids (author's transl) [J]. Schweiz Rundsch Med Prax, 1980, 69 (49): 1836-1838.

[67] BUCHMANN P, SCHWAB R, BRUGGER J J. Proctotherm therapy or conventional therapy for internal hemorrhoids? [J]. Schweiz Rundsch Med Prax, 1982, 71 (5): 186-192.

[68] BLEDAY R, PENA J P, ROTHENBERGER D A, et al. Symptomatic hemorrhoids: current incidence and complications of operative therapy [J]. Dis Colon Rectum, 1992, 35 (5): 477-481.

[69] DENNISON A R, WHISTON R J, ROONEY S, et al. The management of hemorrhoids [J]. Am J Gastroenterol, 1989, 84 (5): 475-481.

[70] CATALDO P, ELLIS C N, GREGORCYK S, et al. Practice parameters for the management of hemorrhoids (revised) [J]. Dis Colon Rectum, 2005, 48 (2): 189-194.

[71] CHEETHAM M J, PHILLIPS R K. Evidence-based practice in haemorrhoidectomy [J]. Colorectal Dis, 2001, 3 (2): 126, 134.

[72] MEHIGAN B J, MONSON J R, HARTLEY J E. Stapling procedure for haemorrhoids versus Milligan-Morgan hae-morrhoidectomy: randomised controlled trial [J]. Lancet, 2000, 355 (9206): 782-785.

[73] DAJANI A S, TAUBERT K A, WILSON W, et al. Prevention of bacterial endocarditis: recommendations by the American Heart Association [J]. Clin Infect Dis, 1997, 25 (6): 1448-1458.

[74] KUSHWAHA R, HUTCHINGS W, DAVIES C, et al. Randomized clinical trial comparing day-care open haemorrhoidectomy under local versus general anaesthesia [J]. Br J Surg, 2008, 95 (5): 555-563.

[75] BUYUKKOCAK U, CAGLAYAN O, DAPHAN C, et al. Similar effects of general and spinal anaesthesia on perioperative stress response in patients undergoing haemorrhoidectomy [J]. Mediat Inflamm, 2006, 2006 (1): 97257.

[76] MILLIGAN E T C, MORGAN C N, JONES L E, et al. Surgical anatomy of the anal canal and the treatment of haemorrhoids [J]. Lancet, 1937, 2: 1119-1124.

[77] ANDREWS B T, LAYER G T, JACKSON B T, et al. Randomized trial comparing diathermy hemorrhoidectomy with the scissor dissection Milligan-Morgan operation [J]. Dis Colon Rectum, 1993, 36 (6): 580-583.

[78] WANG J Y, CHANG-CHIEN C R, CHEN J S, et al. The role of lasers in hemorrhoidectomy [J]. Dis Colon Rectum, 1991, 34 (1): 78-82.

[79] SENAGORE A, MAZIER W P, LUCHTEFELD M A, et al. Treatment of advanced hemorrhoidal disease: a prospective, randomized comparison of cold scalpel vs. contact Nd: YAG laser [J]. Dis Colon Rectum, 1993, 36 (11): 1042-1049.

[80] JAYNE D G, BOTTERILL I, AMBROSE N S, et al. Randomized clinical trial of Ligasure versus conventional diathermy for day-case haemorrhoidectomy [J]. Br J Surg, 2002, 89 (4): 428-432.

[81] PETERS C J, BOTTERILL I, AMBROSE N S, et al. Ligasure trademark vs conventional diathermy haemorrhoidectomy: long-term follow-up of a randomised clinical trial [J]. Colorectal Dis, 2005, 7 (4): 350-353.

[82] TAN J J, SEOW-CHOEN F. Prospective, randomized trial comparing diathermy and Harmonic Scalpel hemorrhoidectomy [J]. Dis Colon Rectum, 2001, 44 (5): 677-679.

[83] PALAZZO F F, FRANCIS D L, CLIFTON M A. Randomized clinical trial of Ligasure versus open haemorrhoidectomy [J]. Br J Surg, 2002, 89 (2): 154-157.

[84] ALTOMARE D F, MILITO G, ANDREOLI R, et al. Ligasure Precise vs. conventional diathermy for Milligan-Morgan hemorrhoidectomy: a prospective, randomized, multicenter trial [J]. Dis Colon Rectum, 2008, 51 (5): 514-519.

[85] BESSA S S. Ligasuretrade mark vs. Conventional diathermy in excisional hemorrhoidectomy: a prospective, randomized study [J]. Dis Colon Rectum, 2008, 51 (6): 940-944.

[86] TAN E K, CORNISH J, DARZI A W, et al. Meta-analysis of short-term outcomes of randomized controlled trials of LigaSure vs conventional hemorrhoidectomy [J]. Arch Surg, 2007, 142 (12): 1209-1218.

[87] ARMSTRONG D N, AMBROZE W L, SCHERTZER M E, et al. Harmonic Scalpel vs. electrocautery hemorrhoidectomy: a prospective evaluation [J]. Dis Colon Rectum, 2001, 44 (4): 558-564.

［88］ CHUNG C C, HA J P, TAI Y P, et al. Double-blind, randomized trial comparing Harmonic Scalpel hemorrhoidectomy, bipolar scissors hemorrhoidectomy, and scissors excision: ligation technique［J］. Dis Colon Rectum, 2002, 45（6）: 789-794.

［89］ KHAN S, PAWLAK S E, EGGENBERGER J C, et al. Surgical treatment of hemorrhoids: prospective, randomized trial comparing closed excisional hemorrhoidectomy and the Harmonic Scalpel technique of excisional hemorrhoidectomy［J］. Dis Colon Rectum, 2001, 44（6）: 845-849.

［90］ RAMADAN E, VISHNE T, DREZNIK Z. Harmonic scalpel hemorrhoidectomy: preliminary results of a new alternative method［J］. Tech Coloproctol, 2002, 6（2）: 89-92.

［91］ CATALDO P A, MACKEIGAN J M. The necessity of routine pathologic evaluation of hemorrhoidectomy specimens［J］. Surg Gynecol Obstet, 1992, 174（4）: 302-304.

［92］ LEMARCHAND N, TANNE F, AUBERT M, et al. Is routine pathologic evaluation of hemorrhoidectomy specimens necessary? ［J］. Gastroenterol Clin Biol, 2004, 28（8-9）: 659-661.

［93］ MATTHYSSENS L E, ZIOL M, BARRAT C, et al. Rou-tine surgical pathology in general surgery［J］. Br J Surg, 2006, 93（3）: 362-368.

［94］ FERGUSON J A, HEATON J R. Closed hemorrhoidectomy［J］. Dis Colon Rectum, 1959, 2（2）: 176-179.

［95］ WHITEHEAD W. The surgical treatment of hemorrhoids［J］. BMJ, 1882, 1: 148-150.

［96］ MARIA G, ALFONSI G, NIGRO C, et al. Whitehead's hemorrhoidectomy. A useful surgical procedure in selected cases［J］. Tech Coloproctol, 2001, 5（2）: 93-96.

［97］ ARBMAN G, KROOK H, HAAPANIEMI S. Closed vs. open hemorrhoidectomy-is there any difference［J］. Dis Colon Rectum, 2000, 43（1）: 31-34.

［98］ GENCOSMANOGLU R, SAD O, KOC D, et al. Hemorrhoidectomy: open or closed technique? A prospective, randomized clinical trial ［J］. Dis Colon Rectum, 2002, 45（1）: 70-75.

［99］ HO Y H, SEOW-CHOEN F, TAN M, et al. Randomized controlled trial of open and closed haemorrhoidectomy［J］. Br J Surg, 1997, 84（12）: 1729-1730.

［100］ YOU S Y, KIM S H, CHUNG C S, et al. Open vs. closed hemorrhoidectomy［J］. Dis Colon Rectum, 2005, 48（1）: 108-113.

［101］ CARAPETI E A, KAMM M A, MCDONALD P J, et al. Randomized trial of open versus closed day case haemorrhoidectomy［J］. Br J Surg, 1999, 86（5）: 612-613.

［102］ CHEN H H, WANG J Y, CHANGCHIEN C R, et al. Risk factors associated with posthemorrhoidectomy secondary hemorrhage: a single-institution prospective study of 4,880 consecutive closed hemorrhoidectomies［J］. Dis Colon Rectum, 2002, 45（8）: 1096-1099.

［103］ PARKS A G. Haemorrhoidectomy［J］. Surg Clin North Am, 1965, 45（5）: 1305-1315.

［104］ PARKS A G. The surgical treatment of haemorrhoids［J］. Br J Surg, 1956, 43（180）: 337-351.

［105］ HOSCH S B, KNOEFEL W T, PICHLMEIER U, et al. Surgical treatment of piles: prospective, randomized study of Parks vs. Milligan-Morgan hemorrhoidectomy［J］. Dis Colon Rectum, 1998, 41（2）: 159-164.

［106］ ROE A M, BARTOLO D C, VELLACOTT K D, et al. Submucosal versus ligation excision haemorrhoidectomy: a comparison of anal sensation, anal sphincter manometry and postoperative pain and function［J］. Br J Surg, 1987, 74（10）: 948-951.

［107］ CORMAN M L, GRAVIE J F, HAGER T, et al. Stapled haemorrhoidopexy: a consensus position paper by an international working party-indications, contra-indications and technique［J］. Colorectal Dis, 2003, 5（4）: 304-310.

［108］ SINGER M, CINTRON J. New techniques in the treatment of common perianal diseases: stapled hemorrhoidopexy, botulinum toxin, and fibrin sealant［J］. Surg Clin North Am, 2006, 86（4）: 937-967.

［109］ SENAGORE A J, SINGER M, ABCARIAN H, et al. A prospective, randomized, controlled multicenter trial comparing stapled hemorrhoidopexy and Ferguson hemorrhoidectomy: perioperative and one-year results［J］. Dis Colon Rectum, 2004, 47（11）: 1824-1836.

［110］ SINGER M A, CINTRON J R, FLESHMAN J W, et al. Early experience with stapled hemorrhoidectomy in the United States［J］. Dis Colon Rectum, 2002, 45（3）: 360-367.

［111］ GERJY R, DERWINGER K, NYSTROM P O. Perianal local block for stapled anopexy［J］. Dis Colon Rectum, 2006, 49（12）: 1914-1921.

［112］ SHAO W J, LI G C, ZHANG Z H, et al. Systematic review and meta-analysis of randomized controlled trials comparing stapled haemorrhoidopexy with conventional haemorrhoidectomy［J］. Br J Surg, 2008, 95（2）: 147-160.

［113］ CECI F，PICCHIO M，PALIMENTO D，et al. Long-term outcome of stapled hemorrhoidopexy for grade Ⅲ and grade Ⅳ hemorrhoids ［J］. Dis Colon Rectum，2008，51（7）：1107-1112.

［114］ NG K H，HO K S，OOI B S，et al. Experience of 3711 stapled haemorrhoidectomy operations ［J］. Br J Surg，2006，93（2）：226-230.

［115］ PERSON B，WEXNER S D. Novel technology and innovations in colorectal surgery：the circular stapler for treatment of hemorrhoids and fibrin glue for treatment of perianal fis-tulae ［J］. Surg Innov，2004，11（4）：241-252.

［116］ PESCATORI M. PPH stapled hemorrhoidectomy-a cautionary note ［J］. Dis Colon Rectum，2003，46（1）：131.

［117］ WONG L Y，JIANG J K，CHANG S C，et al. Rectal perforation：a life-threatening complication of stapled hemorrhoidectomy：report of a case ［J］. Dis Colon Rectum，2003，46（1）：116-117.

［118］ CIPRIANI S，PESCATORI M. Acute rectal obstruction after PPH stapled haemorrhoidectomy ［J］. Colorectal Dis，2002，4（5）：367-370.

［119］ MAW A，EU K W，SEOW-CHOEN F. Retroperitoneal sepsis complicating stapled hemorrhoidectomy：report of a case and review of the literature ［J］. Dis Colon Rectum，2002，45（6）：826-828.

［120］ MOLLOY R G，KINGSMORE D. Life threatening pelvic sepsis after stapled haemorrhoidectomy ［J］. Lancet，2000，355（9206）：810.

［121］ RIPETTI V，CARICATO M，ARULLANI A. Rectal perforation，retropneumoperitoneum，and pneumomediastinum after stapling procedure for prolapsed hemorrhoids：report of a case and subsequent considerations ［J］. Dis Colon Rectum，2002，45（2）：268-270.

［122］ BLOUHOS K，VASILIADIS K，TSALIS K，et al. Uncontrollable intra-abdominal bleeding necessitating low anterior resection of the rectum after stapled hemorrhoidopexy：report of a case ［J］. Surg Today，2007，37（3）：254-257.

［123］ CORREA-ROVELO J M，TELLEZ O，OBREGON L，et al. Stapled rectal mucosectomy vs. closed hemorrhoidectomy：a randomized，clinical trial ［J］. Dis Colon Rectum，2002，45（10）：1367-1374.

［124］ PESCATORI M. Prospective randomized multicentre trial comparing stapled with open haemorrhoidectomy ［J］. Br J Surg，2002，89（1）：122.

［125］ ROOS P. Haemorrhoid surgery revised ［J］. Lancet，2000，355（9215）：1648.

［126］ MORINAGA K，HASUDA K，IKEDA T. A novel therapy for internal hemorrhoids：ligation of the hemorrhoidal artery with a newly devised instrument （Moricorn）in conjunction with a Doppler flowmeter ［J］. Am J Gastroenterol，1995，90（4）：610-613.

［127］ BURSICS A，MORVAY K，KUPCSULIK P，et al. Comparison of early and 1-year follow-up results of conventional hemorrhoidectomy and hemorrhoid artery ligation：a randomized study ［J］. Int J Colorect Dis，2004，19（2）：176-180.

［128］ FELICE G，PRIVITERA A，ELLUL E，et al. Doppler-guided hemorrhoidal artery ligation：an alternative to hemorrhoidectomy ［J］. Dis Colon Rectum，2005，48（11）：2090-2093.

［129］ SCHEYER M，ANTONIETTI E，ROLLINGER G，et al. Doppler-guided hemorrhoidal artery ligation ［J］. Am J Surg，2006，191（1）：89-93.

［130］ GREENBERG R，KARIN E，AVITAL S，et al. First 100 cases with Doppler-guided hemorrhoidal artery ligation ［J］. Dis Colon Rectum，2006，49（4）：485-489.

［131］ WALLIS DE VRIES B M，VAN DER BEEK E S，DE WIJKERSLOOTH L R，et al. Treatment of grade 2 and 3 hemorrhoids with Doppler-guided hemorrhoidal artery ligation ［J］. Dig Surg，2007，24（6）：436-440.

［132］ FAUCHERON J L，GANGNER Y. Doppler-guided hemorrhoidal artery ligation for the treatment of symptomatic hemorrhoids：early and three-year follow-up results in 100 consecutive patients ［J］. Dis Colon Rectum，2008，51（6）：945-949.

［133］ DAL MONTE P P，TAGARIELLO C，SARAGO M，et al. Transanal haemorrhoidal dearterialisation：nonexcisional surgery for the treatment of haemorrhoidal disease ［J］. Tech Coloproctol，2007，11（4）：333-338.

［134］ DI VITA G，PATTI R，ARCARA M，et al. A painless treatment for patients undergoing Milligan-Morgan haemorrhoidectomy ［J］. Ann Ital Chir，2004，75（4）：471-474.

［135］ AL-MULHIM A S，ALI A M，AL-MASUOD N，et al. Post hemorrhoidectomy pain. A randomized controlled trial ［J］. Saudi Med J，2006，27（10）：1538-1541.

［136］ NICHOLSON T J，ARMSTRONG D. Topical metronidazole （10 percent）decreases posthemorrhoidectomy pain and improves healing ［J］. Dis Colon Rectum，2004，47（5）：711-716.

［137］ JOHNSON C D，BUDD J，WARD A J. Laxatives after hemorrhoidectomy ［J］. Dis Colon Rectum，1987，30（10）：780-781.

[138] QUIJANO C E, ABALOS E. Conservative management of symptomatic and/or complicated haemorrhoids in pregnancy and the puerperium [J]. Cochrane Database Syst Rev, 2005 (3): 4077.

[139] VERMEIRE S, VAN ASSCHE G, RUTGEERTS P. Perianal Crohn's disease: classification and clinical evaluation [J]. Dig Liver Dis 2007; 39 (10): 959-962

[140] INGLE S B, LOFTUS E V JR. The natural history of perianal Crohn's disease [J]. Dig Liver Dis, 2007, 39 (10): 963-969.

[141] KEIGHLEY M R, ALLAN R N. Current status and influence of operation on perianal Crohn's disease [J]. Int J Colorect Dis, 1986, 1 (2): 104-107.

[142] JEFFERY P J, PARKS A G, RITCHIE J K. Treatment of haemorrhoids in patients with inflammatory bowel disease [J]. Lancet, 1977, 1 (8021): 1084-1085.

[143] DHIMAN R K, SARASWAT V A, CHOUDHURI G, et al. Endosonographic, endoscopic, and histologic evaluation of alterations in the rectal venous system in patients with portal hypertension [J]. Gastrointest Endosc, 1999, 49 (2): 218-227.

[144] MISRA S P, DWIVEDI M, MISRA V. Prevalence and factors influencing hemorrhoids, anorectal varices, and colopathy in patients with portal hypertension [J]. Endoscopy, 1996, 28 (4): 340-345.

[145] MORANDI E, MERLINI D, SALVAGGIO A, et al. Prospective study of healing time after hemorrhoidectomy: influence of HIV infection, acquired immunodeficiency syndrome, and anal wound infection [J]. Dis Colon Rectum, 1999, 42 (9): 1140-1144.

[146] LORD R V. Anorectal surgery in patients infected with human immunodeficiency virus: factors associated with delayed wound healing [J]. Ann Surg, 1997, 226 (1): 92-99.

[147] NORTH J H JR, WEBER T K, RODRIGUEZ-BIGAS M A, et al. The management of infectious and noninfectious anorectal complications in patients with leukemia [J]. J Am Coll Surg, 1996, 183 (4): 322-328.

[148] GREENSPON J, WILLIAMS S B, YOUNG H A, et al. Thrombosed external hemorrhoids: outcome after conservative or surgical management [J]. Dis Colon Rectum, 2004, 47 (9): 1493-1498.

[149] CAVCIC J, TURCIC J, MARTINAC P, et al. Comparison of topically applied 0.2% glyceryl trinitrate ointment, incision and excision in the treatment of perianal thrombosis [J]. Dig Liver Dis, 2001, 33 (4): 335-340.

第二十章　肛　　裂

第一节　引　　言

肛裂指远端肛管的疼痛性撕裂。绝大多数肛裂具有自愈倾向，但仍有一部分患者会出现慢性化趋势。本文着重介绍慢性肛裂的诊疗手段。慢性肛裂的定义主要包含时间和形态两个方面。时间方面，目前对慢性肛裂的定义相对宽松，但大多数外科医生认为，如果急性肛裂采用传统非手术治疗无效，且持续存在超过6周即可诊为慢性肛裂。形态方面，如果肛裂的基底部可见到横行的肛管内括约肌（IAS）纤维，可视为慢性化的标志。此外，慢性肛裂还存在一些特异性强但敏感性较低的外部特征，如边界质地坚硬、前哨痔及肛乳头肥大等。

正是由于两种肛裂对治疗的反应差别极大，所以在已发表的文献中，对慢性肛裂的定义及诊断标准就显得十分重要。尽管部分研究采用上述提到的时间与形态的双重诊断标准，但是，如果能找到一种可以被普遍认同及应用的诊断标准则具有重要意义。目前比较合理的慢性肛裂定义为："病程超过6周且于肛裂基底部看到横行的IAS纤维者"。

IAS痉挛是慢性肛裂的主要特征，而松弛IAS则是治疗肛裂的关键。肛裂的治疗近年来逐步由外科手术向药物疗法过渡[1]，而两种治疗方法的共同目标都是减轻IAS的紧张程度。同时解剖学[2]及生理学[3]的证据指出，肛管的血流灌注相对贫乏，尤其是在后正中线处，而这种已存在的相对缺血会因为肛裂所导致的IAS痉挛而加重[4]。

本文主要讨论慢性肛裂的生理学基础、外科及药物治疗方法，同时还包含对慢性肛裂患者恢复肛管括约肌功能的方法与建议。

第二节　肛管内括约肌的生理调节

影响IAS张力及其功能的因素主要有三个方面，均反映出括约肌的特殊性[5]。

其一是固有的肌源性张力，这种肌张力是自发产生的，主要取决于通过L型钙离子通道内流的细胞外钙离子浓度[6]，目前对这部分肌张力认识尚不明了。

其二是肠神经系统，通常将其视为自主神经系统的"第三个部分"[7]。这些神经通路主要存在于肠壁中的Auerbach和Meissner神经丛，主要功能是维持肠道蠕动及完成一些局部反射，比如直肠肛管的排便抑制反射。这些神经为非肾上腺素能及非胆碱能神经，因为它们不能被胍乙啶和阿托品所阻断，但却可以被河豚毒素阻断[8]。它们的神经递质已明确为一氧化氮，可以使IAS松弛[8]。这一活动可以被LG–氮–L–精氨酸（一种一氧化氮合酶NOS阻滞剂）阻断，并被L–精氨酸（一氧化氮前体）所加强。此结论已经得到证实，因为对直肠及肛管的神经丛进行免疫组化染色，可以发现NOS阳性的神经元[9]。

其三，自主神经系统可以通过交感及副交感神经节后纤维对IAS的舒张和收缩产生影响。目前对自主神经系统的具体作用机制并不十分清楚，但可以推测，它们可能直接作用于平滑肌或间接通过肠神经系统发挥作用，或者两者兼而有之。交感神经在维持IAS基础张力方面存在优势。副交感神经药物甲酰胆碱（相当于神经递质乙酰胆碱）作用于平滑肌上的毒蕈碱受体可使IAS松弛，这一过程可以被毒蕈碱受体阻滞剂阿托品阻断。交感神经递质去甲肾上腺素则通过作用于平滑肌上的α–受体使IAS收缩，后者可以被α–受体阻滞剂酚妥拉明阻断。

第三节　药 物 治 疗

非手术治疗方法，如局部应用甾体类药物、局部麻醉及容积性泻药可以成功治疗90%的急性肛裂[10]。尽管如此，即使它们与特殊疗法及外科联合应用，对慢性肛裂的疗效仍低于40%[10]。已有研究证实，存在前哨痔、肛乳头肥大等临床表现的慢性肛裂对非手术治疗的反应极差[11]。

目前，对慢性肛裂的药物治疗发展有两种推动力，其一是对慢性肛裂手术治疗易并发大便失禁的关注度升高；其二是对肛管括约肌药理学及生理学的认识逐步加深，允许医生采用更加有效的方法来调控括约肌张力[8]。

一、一氧化氮供体三硝酸甘油

随着对IAS生理学基础研究的深入，诞生了第一个用于肛裂治疗的药物，它就是一氧化氮供体三硝酸甘油（glyceryl trinitrate，GTN），用法是0.2%GTN局部外用，2～3次/天，持续8周。已发表多个关于GTN的随机对照研究。第一个设计完善的RCT研究来源于英国的诺丁汉，在这个研究中，80个患者被随机分为GTN组（2次/天，持续8周）和对照组[12]。GTN组的治愈率明显高于对照组（68% vs. 8%，$P < 0.000 1$），但是GTN组的头痛发生率十分明显（58% vs. 18%）。GTN使肛管括约肌松弛的有效率为35%。

另一个由Kenndy和Lubowski在澳大利亚悉尼进行的临床试验获得的疗效相对低一些。在此试验中GTN组的治疗相对保守（3次/天，持续4周），但尽管如此，GTN的治愈率仍明显高于对照组（46% vs. 16%）[13]。在长期观察组中，35%患者接受了IAS切开术。英国哈罗地区圣·马克医院的Carapeti等人试图通过增加GTN的用量（3次/天，持续8周）以提高治疗效果[14]。结果提示高剂量的用药并不能提高治愈率，有趣的是也不会增加头痛的发生率。意大利的一个为证明GTN（2次/天，持续4周）相对于对照组治疗优势的多中心研究也因为疗效不佳而受人关注（49% vs. 52%）[15]，本研究证实GTN可改善局部疼痛和肛周皮肤充血，降低肛管最大静息压（maximum resting pressure，MRP）。然而，本试验中对照组的高治疗反应也揭示了本试验对象不仅包含慢性肛裂，还包含急性肛裂。

GTN在慢性肛裂中的治疗地位还不是十分明确。尽管GTN软膏在治疗肛裂的过程中展现出了一定的作用，但是仍存在相当多的弊端，如中期复发、头痛及迅速耐药[14]。作为一种局部外用药，对药量的调整不可避免地存在困难，而且患者的依从性也较差。早期的临床研究即明确指出，尽管GTN的不良反应均可通过更加复杂和精确的给药系统进行改善，但患者对GTN的疗效及满意度依然比较差[16-17]。

正是由于GTN用量的多变、慢性肛裂与急性肛裂诊断标准不一及治疗前症状持续的时间长短的多样化，使得随机对照试验变得更加复杂。尽管如此，在多个治疗中心，GTN仍被视作一线用药。其治疗的有效性与安全性是不可争议的。不过，慢性肛裂患者中有20%～70%对GTN单药治疗无效[18-19]，而对于如何治疗这部分GTN耐药的慢性肛裂患者就显得尤为重要。遗憾的是，目前基本上没有研究探讨GTN治疗失败患者是否需要手术或者进一步药物治疗能否给他们带来益处。

最近有研究试图解释GTN治愈率下降的原因。英国诺丁汉的研究人员选取15名健康志愿者，实验开始前10min进行持续肛管测压，之后予以0.2%GTN外用，一直持续测压直至用药后120min[20]。可以观察到，在15min到90min之间，MRP出现明显下降，这说明GTN单次用药存在一个有限的作用期。结果说明仅按2～3次/天局部外用，IAS在一天内大部分时间仍处于紧张状态。此外，部分慢性肛裂患者在应用GTN后，MRP并未出现下降，这部分患者的GTN治疗均告失败。

一个对采用GTN治疗的64例慢性肛裂患者的回顾性研究发现，仅41%患者获得治愈，半数患者出现复发。治疗失败的两个独立危险因素包括：前哨痔（$P < 0.035$）及肛裂病程超过6个月（$P < 0.019$）。因此对于长久存在的慢性肛裂患者，药物治疗难以发挥作用。

二、钙通道阻滞剂

GTN有一些替代药物，如钙通道阻滞剂（口服或外用）。在一个小型开放性研究中，口服硝苯地平（20mg，2次/天）可使36%患者MRP下降；其治愈率与GTN相近（60%），但同时头痛（33%）与面色潮红（66%）也非常普遍[6]。另一个相似的研究中，MRP的下降率也较为接近（30%）[23]。外用硝苯地平使MRP下降的比率为11%，其对超过6周的慢性肛裂的治愈率明显超过对照组（95% vs. 16%，$P<0.001$）[24]，而且无明显副作用。

外用地尔硫卓同样是一种副作用较小且有效的治疗方法。在一个随机对照研究中，50个患者采用2%地尔硫卓外用比口服地尔硫卓更能有效地降低MRP（23% vs.15%），具有更高的治愈率（65% vs.38%）及更少的副作用（0 vs. 33%）[25]。外用地尔硫卓对于肛裂的治疗除了与GTN相似的治疗效果，同时其副作用更小[26, 27]。此外，对于48%～75%GTN治疗失败患者，外用地尔硫卓仍然有效[28, 29]。这种药物更加优于GTN，因为它的不良反应更小，但地尔硫卓的长期治疗效果仍有待观察[30]。

三、α-受体拮抗剂、氨基甲胆碱及磷酸二酯酶抑制剂

此外，还存在一些有潜在治疗价值的药物，如 α_1-肾上腺素能受体拮抗剂（吲哚拉明）[31-32]，胆碱能受体激动剂（氨基甲胆碱）[33]，外源性（硝酸异山梨醇-ISDN）[34]及内源性（L-精氨酸）[35]一氧化氮供体及磷酸二酯酶抑制剂[36-37]，只是上述药物均未进行完全性评估。

四、肉毒素A

肉毒素A（botulinum toxin A，BTX）是肉毒杆菌产生的外毒素，是一种有效的神经毒素，可以导致人类肉毒素中毒。因为多方面的原因，注射肉毒素逐渐成为治疗慢性肛裂的新方法。与传统的药物治疗相比，它有很多优势，也克服了传统治疗的许多缺点。BTX通常采用一次性注射，这样患者通常可以耐受，因此依从性好[38]。单次向IAS注射BTX可以达到与GTN相似的MRP下降率（25%～30%）[39]，然而BTX对MRP下降的维持时间可达2～3个月，这就意味着更好的治疗效果。其副作用有短期轻度大便失禁及尿急，但并不会持续很长时间。这种药物最大的缺点是费用昂贵，尽管与手术相比费用要便宜一些。

BTX已成为治疗慢性肛裂的有效方法[40-41]。一个最近开展的对比GTN与BTX疗效的随机双盲对照研究证实BTX为治疗肛裂的一线用药[42]。短、中期研究指出BTX是安全的，其不良反应如一过性腹胀、短期大便失禁及肛周血肿仅偶见报道[43]。目前没有资料表明BTX对IAS具有长期效应。

关于BTX作用机制及最佳注射点的推断如下。BTX最初是被注入EAS[40]，最近却更加倾向于注入括约肌间或直接注入IAS[38, 42]。BTX经典的作用机制是：作用于骨骼肌神经肌肉接头，与突触前神经末梢结合，抑制乙酰胆碱释放。但是这种机制应用到IAS却似乎说不通，因为抑制乙酰胆碱的释放会使IAS收缩。

最近的动物研究为揭示BTX治疗肛裂的机制提供方向。Jones等将试验动物（猪）分为两组，一组注射BTX，另一组设为对照[44]。之后取出IAS束置于体外器官浴槽，然后检测它们对电刺激及各种激动剂的反应。与对照组相比，注射BTX的IAS的肌源性张力更低，对电刺激的反应更弱。而这一现象是BTX作用于交感神经后引发的，因为可被胍乙啶抑制。没有证据表明BTX会影响一氧化氮的释放。这些发现都提示BTX可以作用于IAS，减小其肌源性张力，抑制交感神经引发的收缩反应，上述表现可能是BTX直接作用于平滑肌或间接作用于神经而引发的，后者可能是在神经节水平通过乙酰胆碱而起作用。

第四节　外科治疗

外科治疗的目标是通过各种方法来降低异常升高的肛管静息压，从而达到治疗肛裂的目的。传统观点认为，外科应该是治疗的主流，主要通过人工扩肛和IAS切开术来达到永久降低MRP的目的。

一、人工扩肛

多年来，人工扩肛是治疗慢性肛裂的主要方法。其目标是通过人工牵拉IAS来达到降低IAS张力的目的。具体做法是：插入Park内窥镜后，医生将2～4根手指插入肛管，横向扩张IAS并持续一段时间。实际操作中，这一做法常导致难以避免的IAS"撕裂"，从而导致大便失禁，后者可籍肛管内镜超声检查而得到证明[45-47]。

Speakman等人对人工扩肛后12例大便失禁患者进行调查，发现其中11人有严重的IAS撕裂（平均累积153°的肛周），3人存在EAS损伤[45]。Nielson等人通过超声内镜及问卷调查的方式，对32例接受过人工扩肛治疗的患者进行跟踪调查[46]，其中4名（13%）有轻度大便失禁；20名患者同意接受超声内镜，其中13人（65%）证实存在IAS损伤，有2人出现大便失禁，11人无明显症状〔9人（80%）为IAS损伤，1人（10%）为外括约肌损伤，1人（10%）为联合损伤〕。

在前瞻性[47-50]及回顾性研究[51-54]中，已证实人工扩肛可导致大便失禁，其发生率为0～25%（前瞻性）和18%～27%（回顾性）。也许对于大便失禁的定义和评级尚缺乏统一标准，但人工扩肛导致大便失禁的风险合理估计为20%～25%。

在一个通过肛管测压和超声检查对肛管小手术患者术后大便失禁的评估中，Lindsey等人报道27例因扩肛后IAS损伤导致大便失禁患者存在四个特征[55]：①失禁程度较为严重，63%患者表现为固体大便失禁；②所有27例患者都是IAS损伤；③10人（37%）为IAS后壁变薄，12人（44%）为IAS后壁缺损，5人（19%）为IAS断裂；④8名患者（30%）还合并EAS的外科损伤（7人破裂，1人撕裂）。

二、肛管内括约肌侧方切开术

EisenHammer最初于1951年开展"IAS切开术"[56]，最开始是于后正中线做切口，但这通常导致所谓的"钥匙孔"样缺损。之后Notaras推广"IAS侧方切开术"（最初报道是在1961年）[57]，这种术式中，IAS的尾端可向上分出相当长的距离，通常可达到齿状线。

相对于人工扩肛，IAS侧方切开术的优势在于其可以清晰明了地控制IAS的分离程度。尽管如此，这一手术仍然存在导致轻度的永久性大便失禁的风险，虽然其发生率文献记载较低，但仍然存在。其中，大便失禁发生率为0～36%，液体大便失禁发生率为0～21%，固体大便失禁发生率为0～5%[58-65]。

（一）肛管内括约肌侧方切开术后大便失禁的原因

已有多个研究小组正在探索为什么IAS侧方切开术会导致相当数量患者发生失禁。因为整个手术看起来是完全标准化的，而且完全处于医生的掌控之中。手术仅部分切断IAS，MRP下降控制在25%～35%[66]。

超声内镜证明，正如人工扩肛，IAS切开术是难以标准化的。Sultan通过肛管超声内镜评估IAS侧方切开术的手术范围[61]，有15个患者参加这一研究。Sultan在术前与术后对他们分别行超声内镜检查发现9名女性及1名男性接受了不精细的IAS全长分离，其中3名女性（30%）出现大便失禁。他们得出结论，对于女性患者，IAS的分离长度远超预计，部分原因是从解剖上看，女性的IAS较短，从而影响到手术操作。

Farouk等人注意到IAS切开术有时手术范围会扩展到EAS[67]。对那些IAS切开术后肛裂仍未好转的患者进行随访，肛管超声检查发现这些患者中有超过70%并未发现IAS缺损，而其中有几个患者却出现EAS损伤。

Lindsey对17名IAS切开术后出现失禁的患者进行肛管测压和超声检查[55]，发现其中15人（88%）接受了过度的IAS切开术，其中有8个女性（53%），7个男性。这些人中11人（64%）IAS分离超过2/3，4个人（24%）

被完全离断。这些失禁患者中仅有2人接受了适当长度的IAS切开术（但2人均存在外括约肌损伤）。另外有4个患者（24%）的IAS切开术损伤到EAS，90%的女性失禁患者都存在既往产科因素导致的EAS损伤。

过度的或不精确的IAS切开术会导致失禁，这在女性患者中尤为多见。女性中，因为较短的IAS及隐匿性的产科损伤都会增加手术的复杂性[68-69]，所以对女性患者行IAS切开术要尤为小心。

部分慢性肛裂与括约肌痉挛无关，对于这些患者，如果采用那些以减小MRP为主要思路的治疗方法，就显得既没有道理，又会增加术后大便失禁的风险。Corby等人发现分娩后肛裂的女性患者，产前与产后的MRP分别为58mmHg及49mmHg，这与正常人没有差别[70]。Jones等人经过对40名慢性肛裂患者持续肛管压力监测，发现其中19%的男性及42%的女性患者MRP比正常人低[71]，对这部分人施行降低MRP 25%的手术治疗就会存在潜在大便失禁的风险；同时研究也发现，外科医生在临床实践中很少对这部分高危患者进行鉴别。

（二）肛管内括约肌侧方切开术更加安全的技术方法

已有一些外科医生在致力于寻找更加安全的IAS侧方切开的手术方法。Littlejohn和Newstead报道对287个患者行简化的内括约肌侧方切开的手术经验[72]。这种手术与传统手术方式的不同点在于其对括约肌的切开更加保守，与传统手术分离内括约肌至齿状线相比，此手术仅分离到肛裂的头端。术后发生排气、稀便及干便失禁率分别为1.4%、0.4%及0，相对的复发率为1.7%。此术式虽然更加安全有效，但并没有得到广泛应用。

为了评估超声引导下的IAS切开术的疗效与安全性，Mylonakis等[73]随机挑选50名患者进行传统手术与超声引导手术。结果显示，超声引导下的IAS切开术对IAS的切开更加彻底，可以更加有效地降低MRP，但是两组的治疗效果与失禁发生率都是相近的。

Pescatori等依据MRP的测量结果来决定患者进行IAS切开术的具体手术方式[74]。40名患者被随机分为两组，一组进行常规的IAS切开直至齿状线，另一组的括约肌切开程度取决于他的MRP。与对照组相比，肛管测压引导下的IAS切开术明显降低失禁率（5% vs. 20%）和复发率（0 vs. 10%）。然而在另一个包括177例慢性肛裂患者的研究中，MRP指导下的IAS切开术并没有表现出明显优势[75]。

药物治疗的出现使人们开始重新关注IAS切开术的疗效及安全性。无论如何，手术治疗的疗效是毋庸置疑的，但最近几个试图说明术后失禁率低的研究都因为其随访率过于有限，而使得笔者不得不对其结果存有疑问[76-77]。笔者相信，提高手术安全性及减少长期并发症的核心在于"早期药物治疗"，这种方法可以让更多患者免受大便失禁之苦。

第五节　原发性慢性肛裂的治疗策略

一、药物治疗还是手术治疗

目前已发表多个对比药物疗法与手术疗法优劣的RCT研究，共计涵盖347名患者（其中4个研究对比GTN与IAS切开术，1个研究对比BTX与IAS切开术）。1个南非进行的RCT研究[78]随机将24名患者分入手术组和GTN组（0.5mg，外用，3次/天，持续4周）。结果显示两组患者都获得了较高的治愈率，都没出现复发和大便失禁。加拿大的一个多中心研究[19]将82名患者随机分为手术组与GTN组（0.25%GTN，3次/天，持续6周），结果显示手术组患者有更高的治愈率（90% vs. 30%），而且在6个月随访中没有发现失禁的情况。澳大利亚的一个包括60例患者的RCT研究[79]指出，手术组比GTN组（0.2%GTN，3次/天，持续8周）拥有更高的治愈率（97% vs. 61%），同样也未见术后大便失禁。英国的多中心研究[80]同样指出，手术组的短期治愈率及两年随访的治愈率均高于GTN组，分别为100% vs. 54%及94% vs. 46%。最近1个土耳其的RCT研究[81]随机将111名患者分入手术组和BTX组（20~30U）。观察12个月后，手术组的治愈率更高（94% vs. 75%），然而手术组术后大便失禁的发生率也明显较高（16% vs. 0，$P < 0.001$），肛管功能的恢复也较慢（15天 vs. 6天，$P < 0.000\,1$）。

基于加拿大和澳大利亚的科研机构的研究，可以得出这样的结论：手术疗效明显优于药物治疗，因为前者拥有更高的治愈率及更低的术后失禁风险。然而，这些研究的结果是存在疑问的。首先，这些研究并没有对比两组患者的控制排便的能力。其次，这些研究的随访时间太短，难以暴露出术后较长时间后才出现的大便失禁问题，而后者在一些随访时间较长的研究中是存在的[58、60、65]。加拿大的RCT研究虽然证明了手术在为期6年的随访期限中的安全性，但是入组患者中真正完成随访的仅占62%[82]。土耳其的研究虽然指出外科手术在术后12个月存在更高的大便失禁风险，但仍然得出手术治疗优于BTX的结论。英国的研究指出，手术可以作为药物治疗失败后的选择。再其次，对药物治疗与手术治疗的经济学研究表明，GTN拥有明显低廉的医疗成本（616英镑/人），手术成本则较为昂贵（840英镑/人），GTN的应用可以节约25%的医疗费用[83]，而BTX作为一线治疗在一定程度上增加治疗成本。

关于肛裂的首选治疗方法是手术还是药物，目前还没有定论。IAS切开术在快速缓解疼痛和维持患者的满意度方面，不失为一种很好的治疗手段。然而，手术缺乏标准化，部分患者术后长期存在大便失调或失禁的风险[58、60、65]，尤其是手术医生经验不足时，这些问题在药物治疗时是不存在的。

除非有进一步的结果表明，通过改良手术方式，如个体化的内括约肌切开术或术前更加准确地筛选出高危患者，能有效改善手术的安全性，否则药物治疗仍是所有患者最安全的首选治疗方案。有1/3～1/2的慢性肛裂患者药物治疗失败后，可选择手术。对那些高危患者术前最好行肛管测压和超声检查以更好地评估手术风险，同时也可以更好地让患者接受手术，因为在这些患者中，部分人希望避免手术而继续使用药物治疗。

最近一篇对比外科手术与药物疗效的Meta分析指出：药物治疗的效果只略微高于对照组，远低于手术组[84]。不过，这篇Meta分析中的研究大部分是没有说服力的，也没有足够长时间的随访以探讨手术组与对照组长期大便失禁发生率的差别。此外，这篇分析摒弃了几个设计相当优秀的对比GTN与对照组疗效的小型研究，其理由很奇怪，竟然是这些研究中对照组的治愈率过低，却收录了一篇意大利的研究[15]，但这篇研究中对照组的治愈率出奇的高，达52%（可能是研究人员把一些急性肛裂也当成了慢性肛裂）。正是这些对对照组治愈率被错误的高估，使上述Meta分析得出了错误的结论。

二、硝酸甘油还是肉毒碱

一个意大利开展的小型对照研究评估了对慢性肛裂予以GTN与BTX的疗效[42]。15个患者随机分为BTX组（20U）和GTN组（0.2%），治疗8周后，BTX组的疗效优于GTN组（96% vs.60%），而GTN治疗失败的患者换用BTX后，100%获得治愈。上述结果被本组研究人员最近开展的相似的研究所证实[85]。另一个瑞士开展的RCT研究则表明GTN疗效优于BTX，但与其他研究不同，本次试验对疗效的评估是在治疗后的第2周[86]。

尽管BTX克服了很多GTN治疗的缺点，但是因为价格昂贵，应用不便，使得BTX仅作为GTN治疗失败的二线用药。对于多数患者，GTN仍是他们的第一选择，其优点为价格便宜，使用方便及易于获取。但是在未来，GTN的治疗地位将受到地尔硫卓的挑战。

三、硝酸甘油还是地尔硫卓

外用地尔硫卓的治疗方案表现出了副作用小及疗效好的优点。一个包括50名患者，对比2%地尔硫卓与0.2%GTN疗效的研究表明，两种药物对于肛裂的治愈率相近（77% vs. 86%），但地尔硫卓的副作用更少（42% vs. 72%）[26]。另一个更加深入的研究选取了43名患者，对比2%地尔硫卓外用与0.5%GTN外用，地尔硫卓拥有相似的疗效（86% vs. 86%）和更少的副作用（0 vs. 33%）。上述实验充分说明，地尔硫卓是一种优于GTN的药物，可达到相同的疗效，其副作用更小。然而，在一个研究中，采用地尔硫卓患者两年后复发率60%，需要行再次治疗（手术或药物）[30]。

第六节　对耐药性慢性肛裂的治疗策略

一、进一步药物治疗还是外科手术

对于GTN治疗失败的肛裂，是采取手术还是进一步药物治疗，目前还没有定论，也没有这一方面的研究。患者采取的治疗方案主要取决于他们自己的选择。

二、继续使用硝酸甘油

有7个研究报道初期GTN治疗后复发患者（共60名），继续采用GTN疗法，短期缓解率为77%[32, 87]。但是，考虑到反复应用GTN易导致快速耐药，加重副反应，所以一般都推荐改变治疗方案，除非初次GTN治疗的疗程不足。

三、硝酸甘油治疗失败后改用地尔硫卓

有两个病例研究系列分析分别指出，2%外用地尔硫卓分别治愈了48%和75%GTN无效的慢性肛裂患者[28-29]。

四、硝酸甘油治疗失败后改用肉毒碱

一项关于BTX治疗GTN耐药患者疗效的研究，已得出一个相对合理的结果。在一个对40名患者行BTX治疗（Botox，20U）的开放性研究中，Lindsey等人发现，应用BTX治疗8周后，43%患者获得治愈，73%患者症状得到明显缓解，从而避免了手术[88]。尽管其中18%患者出现一过性腹泻，但如果考虑治疗效果的话，相对于GTN，患者更倾向于接受BTX治疗（愿意使用BTX者占71%，GTN占20%，9%患者模棱两可）。笔者可以得出结论，尽管BTX在治疗原发性慢性肛裂中取得了巨大成功，但是在GTN耐药患者的治疗效果却不是十分理想。研究人员推测，这是因为慢性肛裂的肌肉纤维化，这使得病灶对BTX失去反应性，从而影响BTX的治疗效果。这一观点开始逐渐为其他研究者所接受[89]。

最近一个关于BTX治疗GTN耐药患者的RCT研究指出，联合应用GTN和BTX可以获得较好的治疗效果[90]。该项研究得出一个差异不是十分明显的结论，GTN合用BTX可以提高治愈率（47% vs. 27%），改善症状（87% vs. 67%），从而避免手术。另一个研究则得出了一个相对更明显的结果：对那些使用一氧化氮供体治疗失败的患者，采用BTX后随访14个月，75%患者获得治愈[91]。以色列的一项大型研究指出，一氧化氮供体或者硝苯地平治疗失败后，换用BTX，一般可以获得不错的治疗效果，但远期复发非常普遍，其中29%患者还是最终接受了IAS切开术[92]。

五、硝酸甘油治疗失败后药物联合手术治疗（肉毒碱联合肛裂切除术）

Lindsey等人对30名GTN及BTX治疗失败患者采用了一种新的手术方式：肛裂切除术[93]。进行肛裂切除术联合应用25U的BTX，这样既可以缓解IAS痉挛，又可以去除慢性肛裂的纤维组织。随访16周后，有28名患者（93%）得到治愈，两名患者（7%）出现一过性失禁，没有患者需要行IAS切开术。

尤其需要注意的是，这种治疗方法肛裂的愈合通常较慢，尽管它们比较小也比较表浅，但基本上没有在8周内愈合的。但这一期间，患者感觉一般是比较舒服的，除了术后1～2周会感觉到较短暂的疼痛加剧。对40名接受肛裂切除术加10U BTX治疗的肛裂患者随访12个月的临床调查也证实上述结果[94]。

一个荷兰的小组采用了相似的治疗方案，他们对一氧化氮供体耐药的慢性肛裂患者采用肛裂切除术加一氧

化氮供体继续治疗[95]。所有17名患者均在10周内获得治愈，且随访29个月未出现复发。

对于儿童肛裂，仅单独采用肛裂切除术。其目的是避免对这个年龄段患者的IAS产生永久性损害[96]。20世纪80年代，进行肛裂切除术的同时常常将肛裂基底部的括约肌同时切开[97-100]，虽然可以达到治疗目的，但存在很多问题，如"钥匙孔样缺损"及术后大便失禁。因此该术式逐步被IAS侧方切开术所取代。所以在成年肛裂患者中，没用单独应用肛裂切除术的案例。

第七节　小　　结

尽管慢性肛裂的首选治疗方法还存在争议，但越来越多的人倾向于使用药物疗法，尤其是GTN投入应用之后。这种情况的产生，一方面是因为随着对IAS药理学及生理学认识的加深，使医生有更好的方法来调控括约肌张力；另一方面也是因为考虑IAS切开术有导致患者长期大便失禁的风险。

一线药物治疗既可以治愈大多数慢性肛裂，而且价格便宜，使用方便，可以避免传统手术，因此大便失禁的风险也较低。对于少数药物治疗失败患者，在进行传统手术前，最好先对IAS功能进行完整评估。如果能发明一种新的保留括约肌的手术方式，则可以从技术层面完全避免大便失禁，同时获得一个很好的治疗效果。

第八节　自　我　测　试

1. 三硝酸甘油作用于IAS的机制是：

a. 阻断钙通道。

b. 阻断交感神经节的乙酰胆碱释放。

c. 抑制磷酸二酯酶。

d. 作为一氧化氮前体。

e. 减少交感神经兴奋性。

2. 肛裂最容易发生的部位是：

a. 前壁。

b. 左壁。

c. 右壁。

d. 前/后壁。

e. 后壁。

3. 对于伴大便失禁的高危人群，肛裂的治疗方法是：

a. 人工扩肛。

b. 简化的IAS切开术。

c. 至齿状线的IAS切开术。

d. 肛裂切除术联合BTX。

e. 皮瓣修补术。

4. 以下哪一项不是肛裂慢性化与药物治疗失败的特征：

a. 前哨痔。

b. 肛管痉挛。

c. 肛裂纤维化。

d. 肛裂基底部肛管括约肌外露。

e. 长病程。

5. 以下哪一项不是慢性肛裂的临床症状：

a. 肛区疼痛。

b. 直肠肛管出血。

c. 肛管脱垂。

d. 便秘。

e. 腹泻。

答案

1. 答案：d

2. 答案：e

3. 答案：a（译者注：应为b。人工扩肛大便失禁的发生率为20%～25%，而简化的IAS切开术后发生排气、稀便及干便失禁率分别为1.4%、0.4%及0，相对的复发率为1.7%。另一选择为药物治疗。）

4. 答案：b

5. 答案：c

（Ian Lindsey 著

高纯 译，王天宝 校）

参考文献

[1] LUND J N, SCHOLEFIELD J H. Aetiology and treatment of anal fissure [J]. Br J Surg, 1996, 83：1335-1344.

[2] KLOSTERHALFEN B, VOGEL P, RIXEN H, et al. Topography of the inferior rectal artery：a possible cause of chronic primary anal fissure [J]. Dis Colon Rectum, 1989, 32：43-52.

[3] SCHOUTEN W R, BRIEL J W, AUWERDA J J. Relationship between anal pressure and anodermal blood flow. The vascular pathogenesis of anal fissures [J]. Dis Colon Rectum, 1994, 37：664-669.

[4] GIBBONS C P, READ N W. Anal hypertonia in fissures：cause or effect [J]. Br J Surg, 1986, 73：443-445.

[5] O'KELLY T J, BRADING A F, MORTENSEN NJMCC. In vitro response of the human anal canal longitudinal muscle layer to cholinergic and adrenergic stimulation：evidence of sphincter specialization [J]. Br J Surg, 1993, 80：1337-1341.

[6] COOK T A, BRADING A F, MORTENSEN NJMCC. Differences in contractile properties of anorectal smooth muscle and the effects of calcium channel blockade [J]. Br J Surg, 1999, 86：70-75.

[7] LANGLEY J N. The Autonomic Nervous System [M]. Cambridge：Heffer, 1921.

[8] O'KELLY T J, BRADING A F, MORTENSEN N J. Nerve mediated relaxation of the human internal anal sphincter：the role of nitric oxide [J]. Gut, 1993, 34：689-693.

[9] O'KELLY T J, DAVIES J R, BRADING A F, et al. Distribution of nitric oxide synthase containing neurons in the rectal myenteric plexus and anal canal. Morphological evidence that nitric oxide mediates the rectoanal inhibitory reflex [J]. Dis Colon Rectum, 1994, 37：350-357.

[10] KEIGHLEY M R, WILLIAMS N S. Fissure-in-ano. In：KEIGHLEY M R, WILLIAMS N S（eds）Surgery of the Anus, Rectum and Colon [M]. 2nd ed. London：WB Saunders, 1999：428-485.

[11] LOCK M R, THOMPSON J P. Fissure-in-ano：the initial management and prognosis [J]. Br J Surg, 1977, 64：355-358.

[12] LUND J N, SCHOLEFIELD J H. A randomised, prospective, double-blind, placebo-controlled trial of glycerytrinitrate ointment in the treatment of anal fissure [J]. Lance, 1997, 349：11-14.

[13] KENNEDY M L, SOWTER S, NGUYEN H, et al. Glyceryl trinitrate ointment for the treatment of chronic anal fissure [J]. Dis Colon Rectum, 1999, 42：1000-1006.

[14] CARAPETI E A, KAMM M A, MCDONALD P J, et al. Randomised controlledtrial shows that glyceryl trinitrate heals anal fissures, highedoses are not more effective, and there is a high recurrence rate [J]. Gut, 1999, 44：727-730.

[15] ALTOMARE D F, RINALDI M, MILITO G, et al. Glyceryl trinitrate for chronic anal fissure-healing or headache [J]. Results of a multicenter, randomised, placebo-controlled, double-blind trial. Dis Colon Rectum, 2000, 43：174-179.

[16] HYMAN N H, CATALDO P A. Nitroglycerin ointment foranal fissures：effective treatment or just a headache [J]. Dis Colon Rectum,

1999，42：383-385.

［17］ TORRABADELLA L, SALGADO G. Controlled dose delivery in topical treatment of anal fissure: pilot study of a new paradigm ［J］. Dis Colon Rectum, 2006, 49：865-868.

［18］ GORFINE S R. Treatment of benign anal disease with topical nitroglycerin ［J］. Dis Colon Rectum, 1995, 38：453-457.

［19］ RICHARD C S, GREGOIRE R, PLEWES E A, et al. Internal Sphincterotomy is superior to topical nitroglycerin in the treatment of chronic anal fissure ［J］. Dis Colon Rectum, 2000, 43：1048-1058.

［20］ JONAS M, WRIGHT J W, NEAL K R, et al. Topical 0.2% glyceryl trinitrate ointment has a short-lived effect on resting anal pressure ［J］. Dis Colon Rectum, 2001, 44：1640-1643.

［21］ LUND J, SCHOLEFIELD J H. Glyceryl trinitrate is an effective treatment for anal fissure ［J］. Dis Colon Rectum, 1997, 40：468-470.

［22］ PITT J, WILLIAMS S, DAWSON P M. Reasons for failureof glyceryl nitrate treatment of chronic fissure-in-ano ［J］. Dis Colon Rectum, 2001, 44：864-867.

［23］ CHRYZOS E, XYNOS E, TZOVARAS G, et al. Effect of nifedipine on rectoanal motility ［J］. Dis Colon Rectum, 1996, 39：212-216.

［24］ PERROTTI P, BOVE A, ANTROPOLI C, et al. Topical nifedipine with lidocaine ointment vs. active control for treatment of chronic anal fissure: results of a prospective, randomised, double-blind study ［J］. Dis Colon Rectum, 2002, 45：1468-1475.

［25］ JONAS M, NEAL K R, ABERCROMBIE J F, et al. A randomised trial of oral versus topical diltiazem for chronic anal fissures ［J］. Dis Colon Rectum, 2001, 44：1074-1078.

［26］ KOCHER H M, STEWARD M, LEATHER A J M, et al. Randomised clinical trial assessing the side-effects of glyceryl trinitrate and diltiazem hydrochloride in the treatment of chronic anal fissure ［J］. Br J Surg, 2002, 89：413-417.

［27］ BIELECKI K, KOLODZIEJCZAK M. A prospective randomized trial of diltiazem and glyceryltrinitrate ointment in the treatment of chronic anal fissure ［J］. Colorectal Dis, 2003, 5：256-257.

［28］ DASGUPTA R, FRANKLIN I, PITT J, et al. Successful treatment of chronic anal fissure with diltiazem gel ［J］. Colorectal Dis, 2002, 4：20-22.

［29］ GRIFFIN N, ACHESON A G, JONAS M, et al. The role of topical diltiazem in the treatment of chronic anal fissures that have failed glyceryl trinitrate therapy ［J］. Colorectal Dis, 2002, 4：430-435.

［30］ NASH G F, KAPOOR K, SAEB-PARSY K, et al. The long-term results of diltiazem treatment for anal fissure ［J］. Int J Clin Pract, 2006, 60：1411-1413.

［31］ PITT J, CRAGGS M M, HENRY M M, et al. Alpha-1 adrenoceptor blockade: potential new treatment for anal fissures ［J］. Dis Colon Rectum, 2000, 43：800-803.

［32］ PITT J, DAWSON P M, HALLAN R I, et al. A double-blind randomised placebo-controlled trial of oral indoramin to treat chronic anal fissure ［J］. Colorectal Dis, 2001, 3：165-168.

［33］ CARAPETI E A, KAMM M A, ENAVS B K, et al. Topical diltiazem and bethanechol decrease anal sphincter pressure without side effects ［J］. Gut, 1999, 45：719-722.

［34］ SONGUN I, BOUTKAN H, DELEMARRE J B, et al. Effect of isosorbide dinitrate ointment on anal fissure ［J］. Dig Surg, 2003, 20：122-126.

［35］ GRIFFIN N, ZIMMERMAN D D, BRIEL J W, et al. Topical L-arginine gel lowers resting anal pressure: possible treatment for anal fissure ［J］. Dis Colon Rectum, 2002, 45：1332-1336.

［36］ JONES O M, BRADING A F, MORTENSEN NJMCC. Phosphodiesterase inhibitors cause relaxation of the internal anal sphincter in vitro ［J］. Dis Colon Rectum, 2002, 45：530-536.

［37］ BALLESTER C, SARRIA B, GARCIA-GRANERO E, et al. Relaxation of the isolated human internal anal sphincter by sildenafil ［J］. Br J Surg, 2007, 94：894-902.

［38］ LINDSEY I, JONES O M, GEORGE B D, et al. Botulinum toxin therapy for chronic anal fissure: second-line therapy after failed GTN ［J］. Dis Colon Rectum, 2003, 46：361-366.

［39］ GUI D, CASSETTA E, ANASTASIO G, et al. Botulinum toxin for chronic anal fissure ［J］. Lancet, 1994, 344：1127-1128.

［40］ JOST W H, SCHIMRIGK K. Therapy of anal fissure using botulinum toxin ［J］. Dis Colon Rectum, 1993, 36：974.

［41］ MARIA G, CASSETTA E, GUI D, et al. A comparison of botulinum toxin andsaline for the treatment of chronic anal fissure ［J］. N Engl J Med, 1998, 338：217-220.

［42］ BRISINDA G, MARIA G, BENTIVOGLIO A R, et al. A comparison of injections of botulinum toxin and topical nitroglycerin ointment for the treatment of chronic anal fissure [J]. N Engl J Med, 1999, 341: 65-69.

[43] JOST W H, SCHANNE S, MLITZ H, et al. Perianal thrombosis following injection therapy into the external anal sphincter using botulinum toxin [J]. Dis Colon Rectum, 1995, 38: 781.

[44] JONES O M, BRADING A F, MORTENSEN NJMCC. The mechanism of action of botulinum toxin on the internal anal sphincter [J]. Br J Surg, 2004, 91: 224-228.

[45] SPEAKMAN C T, BURNETT S J, KAMM M A, et al. Sphincter injury after anal dilatation demonstrated by endosonography [J]. Br J Surg, 1991, 78: 1429-1430.

[46] NIELSEN M B, RASSMUSSEN O O, PEDERSEN J F, et al. Risk of sphincter damage and anal incontinence after anal dilatation for fissure-in-ano: an endosonographic study [J]. Dis Colon Rectum, 1993, 36: 677-680.

[47] SAAD A M, OMER A. Surgical treatment of chronic fissure-in-ano: a prospective randomised study [J]. East Afr Med J, 1992, 69: 613-615.

[48] OLSEN J, MORTENSEN P E, KROGH-PETERSEN I, et al. Anal sphincter function after treatment of fissurein-ano by lateral sphincterotomy versus anal dilatation. A randomised study [J]. Int J Colorectal Dis, 1987, 2: 155-157.

[49] JENSEN S L, LUND F, NIELSEN O V, et al. Lateral subcutaneous sphincterotomy versus anal dilatation in the treatment of fissure in ano in outpatients: a prospective randomised study [J]. BMJ, 1984, 289: 528-530.

[50] FISCHER M, THERMANN M, TROBISCH M, et al. Die Behandlung der primar-chronischenAnalfissur durch Dehnung des Analkanales oder Sphincterotomie [J]. Langenbecks Arch Chir, 1976, 343: 35-44.

[51] GIEBEL G D, HORCH R. Treatment of anal fissure: a comparison of three different forms of therapy [J]. Nippon Geka Hokan, 1989, 58: 126-133.

[52] COLLOPY B, RYAN P. Comparison of lateral subcutaneous sphincterotomy with anal dilatation in the treatment of fissure in ano [J]. Med J Aust, 1979, 2: 461-462.

[53] HAWLEY P. The treatment of chronic fissure in ano: a trial of methods [J]. Br J Surg, 1969, 56: 915-917.

[54] BEKHEIT F. Anal fissure: comparative study of various lines of treatment in 125 cases [J]. J Egypt Med Assoc, 1974, 57: 365-372.

[55] LINDSEY I, JONES O M, SMILGIN-HUMPHREYS M M, et al. Patterns of faecal incontinence after anal surgery [J]. Dis Colon Rectum, 2004, 47: 1643-1649.

[56] EISENHAMMER S. The surgical correction of chronic internal anal (sphincteric) contracture [J]. S Afr Med J, 1951, 25: 486-489.

[57] NOTARAS M J. Lateral subcutaneous sphincterotomy for anal fissure-a new technique [J]. J R Soc Med, 1969, 62: 713.

[58] NYAM D C, PEMBERTON J H. Long-term results of lateral sphincterotomy for chronic anal fissure with particular reference to incidence of faecal incontinence [J]. Dis Colon Rectum, 1999, 42: 1306-1310.

[59] ABCARIAN H. Surgical correction of chronic anal fissure: results of lateral internal sphincterotomy vs fissurectomy-midline sphincterotomy [J]. Dis Colon Rectum, 1980, 23: 31-36.

[60] KUBCHANDANI I T, REED J F. Sequelae of internal sphincterotomy for chronic fissure in ano [J]. Br J Surg, 1989, 76: 431-434.

[61] SULTAN A H, KAMM M A, NICHOLLS R J, et al. Prospective study of the extent of internal anal sphincter division during lateral sphincterotomy [J]. Dis Colon Rectum, 1994, 37: 1031-1033.

[62] PERNIKOFF B J, EISENSTAT T E, RUBIN R J, et al. Reappraisal of partial lateral internal sphincterotomy [J]. Dis Colon Rectum, 1994, 37: 1291-1295.

[63] BLESSING H. Late results after individualised lateral internal phincterotomy [J]. Helv Chir Acta, 1993, 59: 603-607.

[64] PFEIFER J, BERGER A, URANUS S. Surgical therapy of chronic anal fissure-do additional proctological operations impair continence [J]. Chirurg, 1994, 65: 630-633.

[65] USATOFF V, POLGLASE A. The longer term results of lateral anal sphincterotomy [J]. Aust N Z J Surg, 1997, 67: 45-46.

[66] WILLIAMS N, SCOTT N A, IRVING M H. Effect of lateral sphincterotomy on internal anal sphincter function [J]. Dis Colon Rectum, 1995, 38: 700-704.

[67] FAROUK R, MONSON J R T, DUTHIE G S. Technical failure of lateral sphincterotomy for the treatment of chronic anal fissure: a study using anal ultrasonography [J]. Br J Surg, 1997, 84: 84-85.

[68] TJANDRA J J, HAN W R, OOI B S, et al. Faecal incontinence after lateral sphincterotomy is often associated with coexisting occult sphincter defects: a study using endoanal ultrasonography [J]. Aus N Z J Surg, 2001, 71: 598-602.

[69] KAMM M A. Obstetric damage and faecal incontinence [J]. Lancet, 1994, 344: 730-733.

［70］ CORBY H，DONNELLY V S，O'HERLIHY C，et al. Anal canal pressures are low in women with postpartum anal fissure［J］. Br J Surg，1997，84：86-88.

［71］ JONES O M，RAMALINGAM T，LINDSEY I，et al. Digital assessment of internal sphincter spasm in chronic anal fissure is unreliable［J］. Dis Colon Rectum，2005，48：349-352.

［72］ LITTLEJOHN D R，NEWSTEAD G L. Tailored lateral sphincterotomy for anal fissure［J］. Dis Colon Rectum，1997，40：1439-1442.

［73］ MYLONAKIS E，MORTON D G，RADLEY S，et al. Closed lateral subcutaneous sphincterotomy under direct endosonographic control［J］. Colorectal Dis，2001，3：74.

［74］ PESCATORI M，MARIA G，ANASTASIO G. "Spasm-related" internal sphincter in the treatment of anal fissure. A randomised，prospective study［J］. Coloproctology，1990，1：20-22.

［75］ PROHM P，BONNER C. Is manometry essential forsurgery of chronic fissure-in-ano? ［J］. Dis Colon Rectum，1995，38：735-738.

［76］ MENTES B B，TEZCANER T，YILMAZ U，et al. Results of lateral internal sphincterotomy for chronic anal fissure with particular reference to quality of life［J］. Dis Colon Rectum，2006，49：1045-1051.

［77］ LIRATZOPOULOS N，EFREMIDOU E I，PAPAGEORGIOU M S，et al. Lateral subcutaneous internal sphincterotomy in the treatment of chronic anal fissure：our experience［J］. Gastrointest Liver Dis，2006，15：143-147.

［78］ OETTLE G J. Glyceryl trinitrate versus sphincterotomy for treatment of chronic fissure-in-ano. A randomised，controlled trial［J］. Dis Colon Rectum，1997，40：1318-1320.

［79］ EVANS J，LUCK A，HEWETT P. Glyceryl trinitrate versus lateral sphincterotomy for chronic anal fissure［J］. Dis Colon Rectum，2001，44：93-97.

［80］ LIBERTINY G，KNIGHT J S，FAROUK R. Randomised trial of 0.2% glyceryl nitrate and lateral internal sphincterotomy for the treatment of patients with chronic anal fissure：long-term follow-up［J］. Eur J Surg，2002，168：418-421.

［81］ MENTES B B，IRKORUCU O，AKIN M，et al. Comparison of Botulinum toxin injection and lateral internal sphincterotomy for the treatment of chronic anal fissure［J］. Dis Colon Rectum，2003，46：232-237.

［82］ BROWN C J，DUBREUIL D，SANTORO L，et al. Lateral internal sphincterotomy is superior to topical nitroglycerin for healing chronic anal fissure and does not compromise long-term fecal continence：six-year follow-up of a multicenter，randomized，controlled trial［J］. Dis Colon Rectum，2007，50：442-448.

［83］ CHRISTIE A，GUEST J F. Modelling the economic impact of managing a chronic anal fissure with a proprietary formulation of nitroglycerine （Rectogesic）compared tolateral internal sphincterotomy in the United Kingdom［J］. Int J Colorectal Dis，2002，17：259-267.

［84］ NELSON R. Non surgical therapy for anal fissure［J］. Cochrane Database Syst Rev，2006，4：3431.

［85］ BRISINDA G，CADEDDU F，BRANDARA F，et al. Randomized clinical trial comparing botulinum toxin injections with 0.2 per cent nitroglycerin ointment for chronic anal fissure［J］. Br J Surg，2007，94：162-167.

［86］ FRUEHAUF H，FRIED M，WEGMUELLER B，et al. Efficacy and safety of Botulinum toxin A injection compared with topical nitroglycerin ointment for the treatment of chronic anal fissure：a prospective randomized study［J］. J Gastroenterol，2006，101：2107-2112.

［87］ JONAS M，LUND J N，SCHOLEFIELD J H. Topical 0.2% glyceryl trinitrate ointment for anal fissures：long-term efficacy in routine clinical practice［J］. Colorectal Dis，2002，4：317-320.

［88］ LINDSEY I，JONES O M，GEORGE B D，et al. Botulinum toxin therapy for chronic anal fissure：second-line therapy after failed GTN［J］. Dis Colon Rectum，2003，46：361-366.

［89］ MADALINSKI M，CHODOROWSKI Z. Why the most potent toxin may heal anal fissure［J］. Adv Ther，2006，23：627-634.

［90］ JONES O M，RAMALINGAM T，MERRIE A，et al. Randomized clinical trial of botulinum toxin plus glyceryl trinitrate vs. botulinum toxin alone for medically resistant chronic anal fissure：overall poor healing rates［J］. Dis Colon Rectum，2006，49：1574-1580.

［91］ WITTE M E，KLAASE J M. Favourable results with local injections of botulinum-A toxin in patients with chronic isosorbide dinitrate ointment-resistant anal fissures［J］. Ned Tijdschr Geneeskd，2006，150：1513-1517.

［92］ LYSY J，ISRAELI E，LEVY S，et al. Long-term results of "chemical sphincterotomy" for chronic anal fissure：a prospective study［J］. Dis Colon Rectum，2006，49：858-864.

［93］ LINDSEY I，FRANCIS C，CUNNINGHAM C，et al. Fissurectomy plus Botulinum toxin：a novel sphincter-sparing procedure for medically resistant chronic anal fissure［J］. Dis Colon Rectum，2004，47：1947-1952.

［94］ SCHOLZ T，HETZER F H，DINDO D，et al. Long-term follow-up after combined fissurectomy and Botox injection for chronic anal fissures ［J］. Int J Colorectal Dis，2007，22：1077-1081.

［95］ ENGEL A F，EIJSBOUTS Q A. Fissurectomy and isosorbide dinitrate for chronic fissure not responding to conservative treatment［J］. Br J Surg, 2002, 89：79-83.

［96］ LAMBE G F，DRIVER C P，MORTON S，et al. Fissurectomy as a treatment for anal fissures in children［J］. Ann R Coll Surg Engl, 2000, 82：254-257.

［97］ ACARIAN H. Surgical correction of chronic anal fissure：results of lateral Internal sphincterotomy vs. fissurectomy-midline sphincterotomy ［J］. Dis Colon Rectum, 1980, 23：31-36.

［98］ BODE W E，CULP C E，SPENCER R J，et al. Fissurectomy with superficial midline sphincterotomy. A viable alternative for the correction of chronic fissure/ulcerin-ano［J］. Dis Colon Rectum, 1984, 27：93-95.

［99］ HSU T C，MACKEIGAN J M. Surgical treatment of chronic anal fissure. A retrospective study of 1753 cases［J］. Dis Colon Rectum, 1984, 27：475-478.

［100］ SAAD A M，OMER A. Surgical treatment of chronicfissure-in-ano：a prospective randomised study［J］. East AfrMed J, 1992, 69：613-615.

第二十一章　直肠肛管周围脓肿和肛瘘

第一节　引　　言

直肠肛管周围脓肿和肛瘘是最常见的直肠肛门疾病之一。直肠肛管周围脓肿常导致复杂而广泛的瘘道，依据病理所见，脓肿和肛瘘是瘘管性脓肿的两个阶段[21]。尽管两种疾病的病因和感染扩散途径相同，但为了治疗的原因，在临床表现和治疗方面应将脓肿和肛瘘区别开来。

第二节　病　　因

多种病因可引起肛周感染性病变[11, 84]，可将其分为隐窝腺原发性感染病变和继发性感染病变（表21-1），其中以原发性感染病变最为常见，肛周脓肿为隐窝腺源性病变。

1844年，Hermann和Desfosses[38]指出，肛腺位于括约肌间隙，腺管穿过IAS，开口于齿状线水平的肛隐窝底部（图21-1）。不是所有的肛隐窝都有肛腺，也可能有两个肛腺开口于同一个隐窝内。肛管后部肛腺较多。肛腺可有囊性扩张。粪便、异物或创伤，使腺管闭塞、压力增加，导致粪便积滞于腺管中，继发感染，形成括约肌间隙脓肿。脓液培养可分离出结肠需氧菌及脆弱拟杆菌等肠道特有的微生物，证实肛瘘来源于隐窝腺[23, 30]。

表21-1　不同类型直肠肛管周围脓肿的发生率/%

参考文献	脓肿类型					
	总数	肛门周围脓肿	括约肌间脓肿	坐骨直肠窝脓肿	肛提肌上脓肿	黏膜下、高位肌间脓肿
Goldberg[27]	50	26	16	54	4	—
Ramanujam[76]	1 023	42.7	21.4	22.8	7.3	5.8
Abcarian[1]	1 732	44.6	22.9	22.4	6.2	3.9

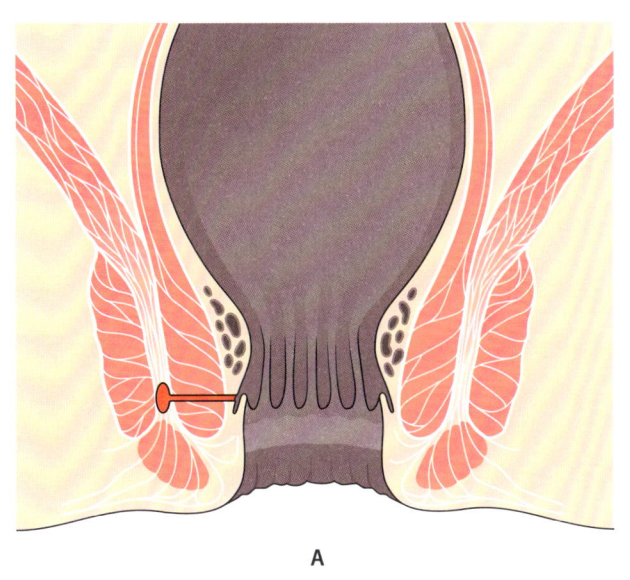
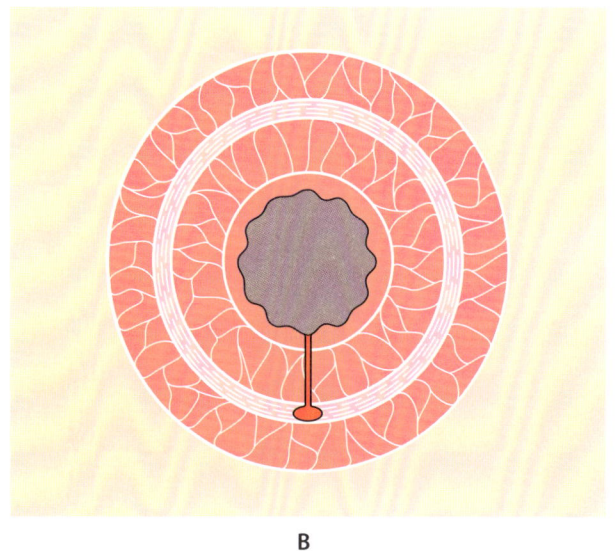

图21-1　括约肌间肛腺的位置（红色），冠状面（A）和水平面（B）

90%的肛瘘是隐窝腺源性的[1, 84]，仅有10%是由特殊病因引起（表21-2）。近1/3患者可能没有脓肿病史，这些患者是以流出分泌物为首发症状[37, 69, 77]。在一组562例连续瘘管性脓肿的研究中（数据未发表），190例（33.8%）在首次检查时即有明显的瘘道，101例（18.0%）在第二阶段发现瘘道。143例（25.4%）有瘘道但没有脓肿病史；209例（37.2%）有脓肿切开病史，但在第一阶段或之后5年内没有发现瘘道。[译者注：本资料共有310例脓肿患者，其中209例（67.4%）切开后未形成肛瘘，基于此，肛周脓肿应仅行切开术。同期行"瘘管"挂线或切开等手术，假道颇多，而且并不必要。]

特殊病因引起的肛瘘必须尽早识别，避免不适当的治疗。延伸至肛管内的藏毛窦是一种罕见情况[3]。尤其对于克罗恩病，或多或少会在结肠远端发现广泛的病变。1/3的肠道克罗恩病患者初次缓解后的5年内会出现肛瘘（参见本书第三十章有关内容）。

表21-2　特异性肛周脓肿和肛瘘的病因和鉴别诊断（占全部患者的10%）

病因分类	特殊病因	微生物
直肠肛管疾病	克罗恩病（或溃疡性结肠炎）	结肠菌群
结肠疾病	憩室性疾病	结肠菌群
	藏毛窦	皮肤菌群
	化脓性汗腺炎	
	皮脂腺囊肿	
	痈	
	脓皮病（局灶性）	
感染	结核	结核分枝杆菌
	放线菌病	放线菌
	性病性淋巴肉芽肿	衣原体
	软下疳	杜克雷嗜血杆菌
	淋病	淋病奈瑟菌
	坐骨滑囊炎	
	前列腺炎	
	前庭大腺炎	
创伤	穿透伤	
	外阴切开术	
	痔的硬化治疗	
	前列腺手术	
	异物	
	刺伤	
	灌肠导致的损伤	
恶性肿瘤	肛管肿瘤	
	低位直肠肿瘤	
	放疗后	
	皮样囊肿	
	畸胎瘤	
	脊索瘤	
	急性白血病	
全身性或系统性疾病	AIDS	
	糖尿病	
	血细胞减少	

第三节 感染扩散

感染循阻力最小的路径蔓延（图21-2）。向下至括约肌间隙，形成肛管周围脓肿；向上至肠壁的纵行肌层，形成肌间脓肿或向上至肠壁外，形成肛提肌上脓肿；向侧方穿过任何平面的外括约肌，形成坐骨直肠窝脓肿，后者也可向上或向下扩散。

除此之外，感染可在任何水平的括约肌间隙、坐骨直肠窝或肛提肌上间隙内环形扩散。感染可从一侧坐骨直肠窝经括约肌间隙或肛管后深间隙[32]扩散至对侧，形成所谓的马蹄形脓肿（图21-3）。

隐窝腺源性感染向上扩散至肛提肌之上，紧邻直肠壁和腹膜下形成肛提肌上骨盆直肠窝脓肿，这种情况十分罕见，骨盆直肠窝脓肿更多是继发于盆腔疾病。

直肠肛管周围脓肿按位置的分类见图21-4。关于不同部位脓肿的发生率（表21-1），不同的系列研究结果不同，出现这种情况有多种原因，包括不同机构所使用的分类方法不同，患者入选的标准也不相同。由链球菌、铜绿假单胞菌、需氧菌厌氧菌混合感染和单纯梭状芽孢杆菌感染[13, 63, 81, 85]引起的肛周脓肿可造成广泛的会阴坏疽，可能危及生命[10]。Fournier氏病是一种侵及阴囊和会阴的少见坏疽类型（参见第四十九章有关内容），可继发于肛周脓肿或瘘管性脓肿[19, 25, 78]，需要行广泛的皮肤切除。破伤风作为一种直肠肛管手术和肛周脓肿的并发症也见诸报道[59]。治疗不及时、检查不充分和初次引流不充分可能导致广泛感染，危及生命[10, 12, 54]。

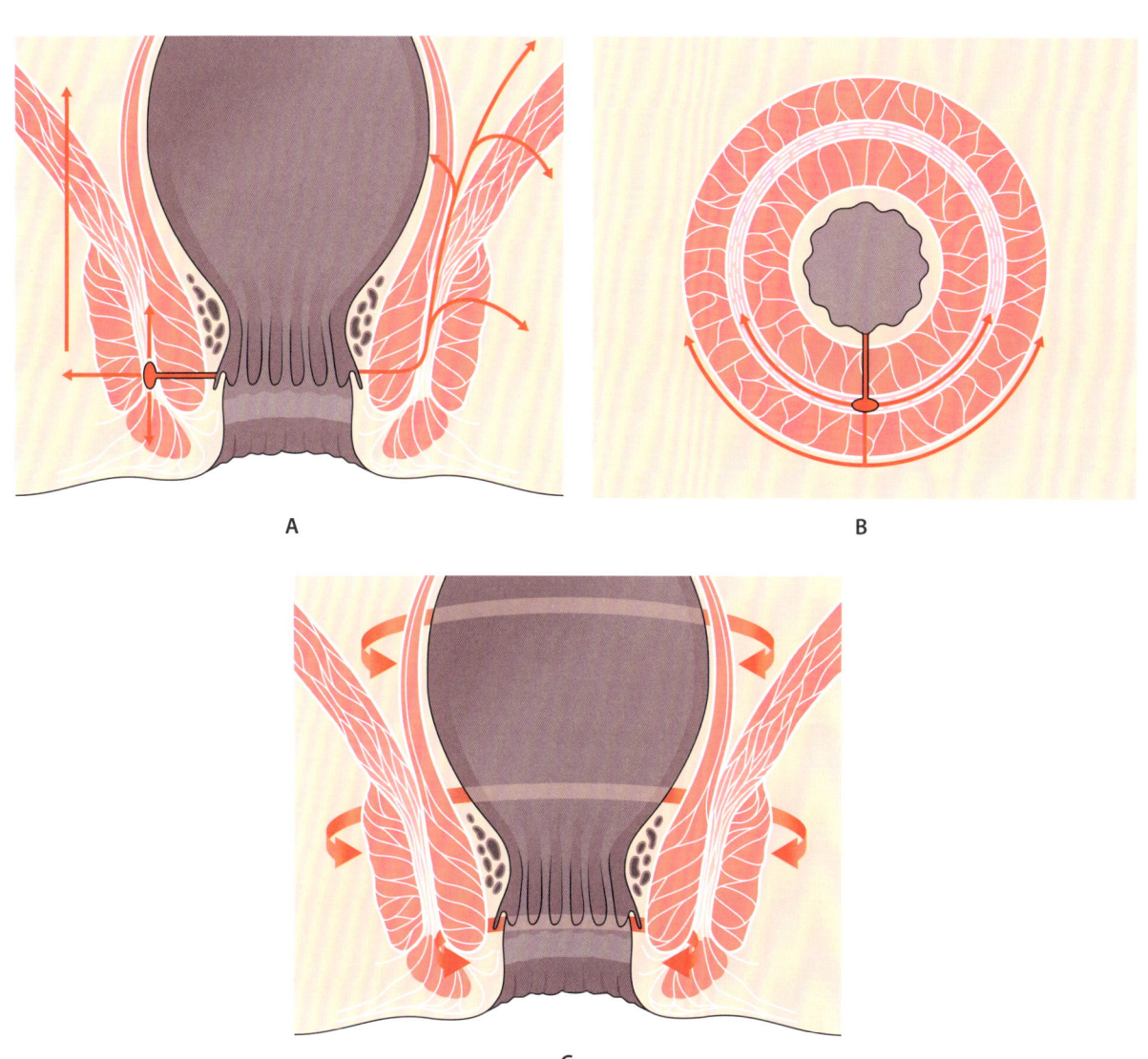

A

B

C

图21-2 肛周脓肿可能的扩散方向：向下、向上或沿会阴部不同脂肪间隙在不同平面扩散

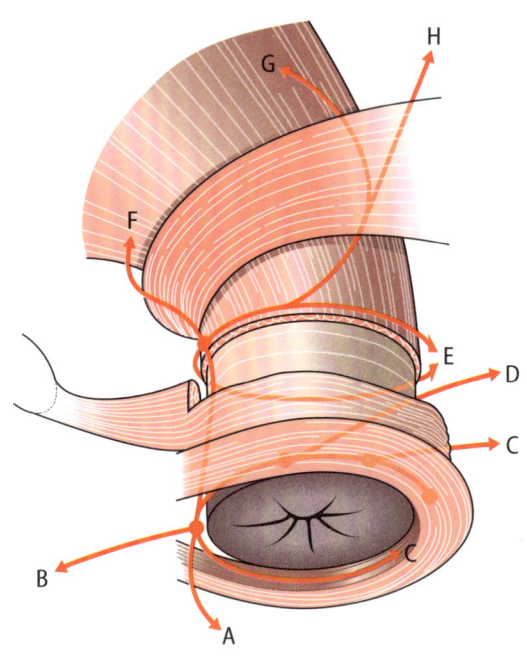

A. 括约肌间；B. 肛管旁；C. 马蹄形（浅部）；
D. 马蹄形（浅部）；E. 马蹄形（深部）；F. 坐骨
直肠窝；G. 骨盆直肠窝；H. 肛提肌上

图21-3　肛周脓肿的扩散

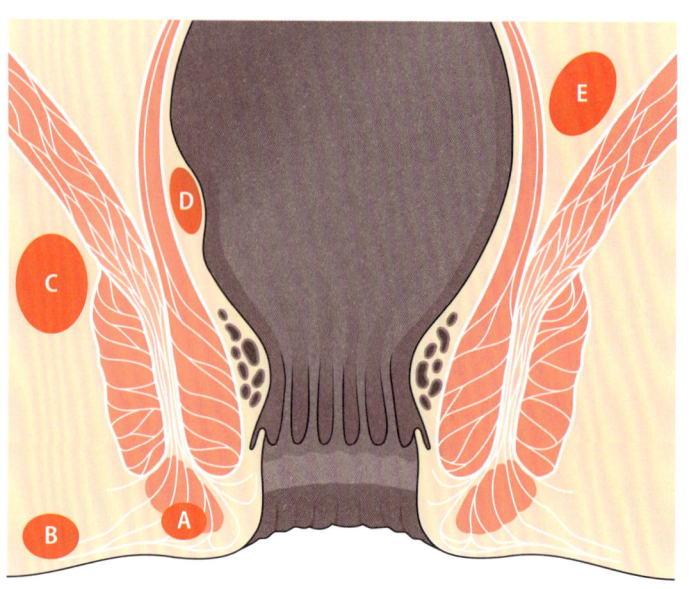

A. 肛门周围脓肿；B. 会阴脓肿；C. 坐骨直肠窝脓肿；D. 黏膜下
脓肿；E. 骨盆直肠窝脓肿（肛提肌上脓肿）

图21-4　肛周脓肿的分类

第四节　脓　　肿

一、症状、体征和诊断

直肠肛管周围脓肿的主要症状是肛周不适、疼痛和肿胀。症状会在数小时或数日内加速发展。坐下、行走或排便时症状加重。脓肿开口于肛管时可伴有少量出血和排脓。与此不同的是，克罗恩病患者症状常轻微，因此就诊时间较晚（参见第三十章有关内容）。通常能发现疼痛患者的明显病变（如病变处肿胀、有压痛和触诊质硬、双臀不对称、发红、浅表性蜂窝组织炎甚至皮肤坏疽），但很少会出现波动感，可伴有腹股沟淋巴结肿大。高位脓肿比低位脓肿更易出现发热、寒战、不适及心动过速等全身症状。严重者可因不明原因的高热或急性尿潴留住院，只有通过细致的直肠检查才能发现高位直肠肛管周围脓肿。

直肠双指诊能区分肛管后深间隙、坐骨直肠窝和（或）骨盆直肠窝内的硬结。小的括约肌间脓肿有时疼痛剧烈，可能与急性肛裂相混淆。触诊齿状线水平括约肌间隙内米粒大小的小结节，可能需要在全麻下检查[67]。以下三种原因必须行肛管直肠硬质仪器检查：

（1）识别引起感染的肛隐窝。

（2）确定是否存在潜在的感染性或炎症性直肠炎。

（3）判断是否存在肛管直肠癌穿孔。

男性肛管前方的脓肿需与尿道周围脓肿鉴别，女性肛管前方的脓肿需与前庭大腺感染鉴别。有30%~40%接受脓肿引流的患者通过细致的检查能发现瘘管内口[58, 76]（译者注：此时行肛瘘挂线或切开，形成假道的发生率为60%~70%）。由于组织变形、炎症或瘘口的自发闭合，初次引流脓肿可能难以发现瘘管开口[21]。1/3患者有脓肿自发破裂、手术切开引流或自发缓解的病史[77]。

脓肿确切的位置和大小可经肛管超声检查予以判断（参见第九章有关内容）。手术时不应忽略感染性憩室的存在，后者最好通过术前CT扫描予以确认[6]，鉴别诊断见表21-2。

二、直肠肛管周围脓肿的治疗

直肠肛管周围脓肿的治疗需遵循以下规则：

（1）不经过肛周蜂窝织炎化脓过程而自行吸收及完全消退的肛周脓肿非常罕见。

（2）单纯应用广谱抗生素治疗而不引流会延误手术时机，导致更复杂的病变。

（3）微生物检查可用于确定或排除瘘道的存在，并可获取某些特殊感染或性病相关病变的证据（见表21-2）。

（4）应及时切开引流。

（5）切开应达到理想的引流，不遗留任何脓腔，因此脓肿去顶术是最佳的选择。

（6）在脓肿切开时，由于病灶周围组织炎症，无法识别窦道，假道形成的风险很高。因此应在手术前告知患者需进一步超声探查有无肛瘘，并有再次手术的可能性。

三、手术治疗

（一）肛门周围脓肿

肛门周围脓肿的引流可在局部麻醉下进行。备皮、消毒，在压痛最明显的部位注射2mL 1%利多卡因。切去一个菱形或圆形的皮瓣，防止皮肤过早愈合，造成脓肿复发（图21-5）。尽可能不进行填塞止血，因为这样可能影响引流。如果手术在局部麻醉下进行，应该避免任何刮除或深部切除，防止菌血症和感染性休克的发生。若计划进行较为广泛的手术，应在术前静脉注射广谱抗生素，并考虑在全麻下手术。

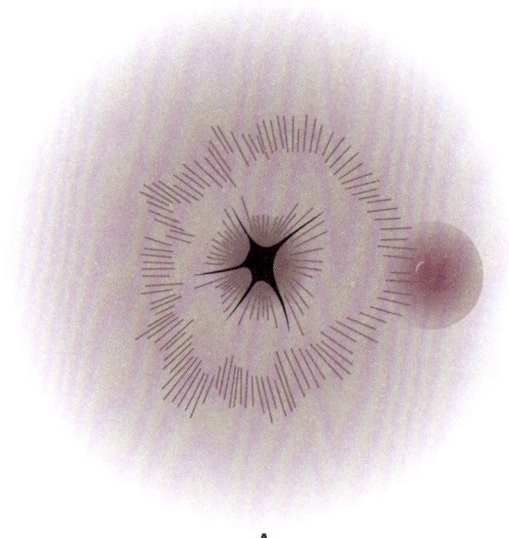

A

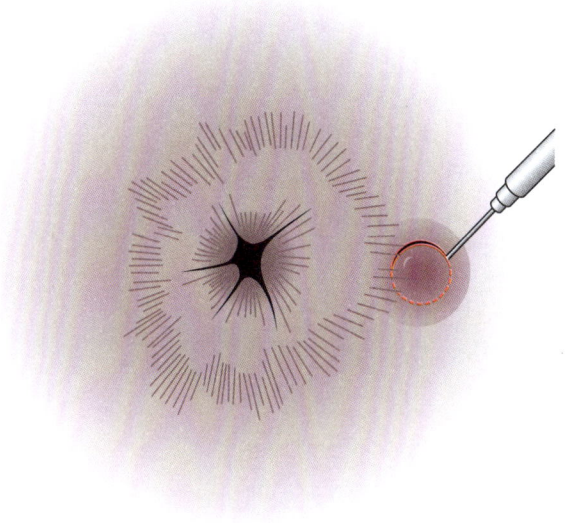

B

图21-5　肛周脓肿的切开引流

（二）括约肌间脓肿

区域麻醉或全麻下手术，可以充分检查和暴露病变。在肛管内括约肌（IAS）下缘的下方，括约肌间沟的位置，切开肛膜或切去一条皮瓣，向上切至齿状线水平（图21-6）。从切口下端开始切开IAS纤维，至脓腔的最高点水平。清理括约肌间隙，刮除全部有感染的肛腺组织。

（三）坐骨直肠窝脓肿和骨盆直肠窝脓肿

坐骨直肠窝和骨盆直肠窝脓肿病变较深，难以在局部麻醉下手术；需在骶麻、区域麻醉或全麻下进行手术。直肠镜检如能查找到病变的肛隐窝，则做一圆形切口，切开肛管周围组织，进入坐骨直肠窝。

易于明确辨认脓肿的内口且潜在的瘘管能轻易插入探针，可行挂线引流。切忌强行伸入探针，这样可能会形成假道。如果术前超声检查或直肠双指诊证实脓肿已扩散至肛提肌上间隙，则应分离肛提肌纤维，使脓腔最高点得以引流（图21-7）。橡胶管、蘑菇头管或软橡胶引流条插入瘘管中，用缝线将其固定于皮肤（图21-8）。轻轻刮除瘘道周围组织，切口内松弛填塞网状敷料24～48h。经括约肌瘘道需二期治疗。

由肛周瘘管扩散至盆腔的脓肿不能经直肠切开引流，因为会导致肛管括约肌外瘘，治疗难度更大。如为复杂性憩室、克罗恩病或阑尾炎等盆腔疾病引起的盆腔脓肿，应经腹部引流；如为Douglas窝脓肿，则经直肠

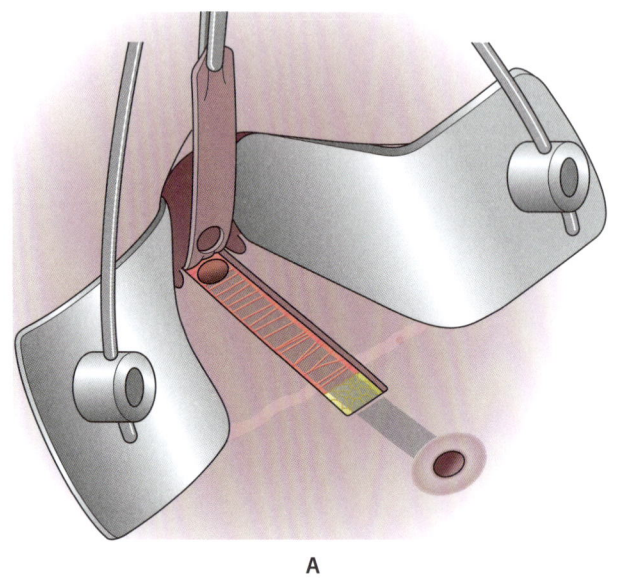

A

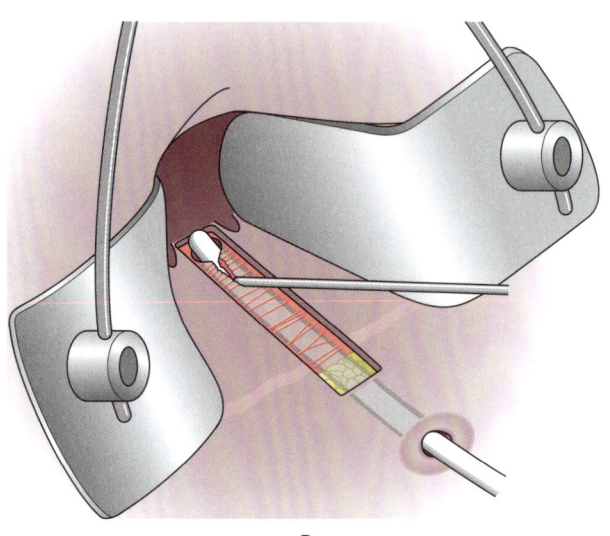

B

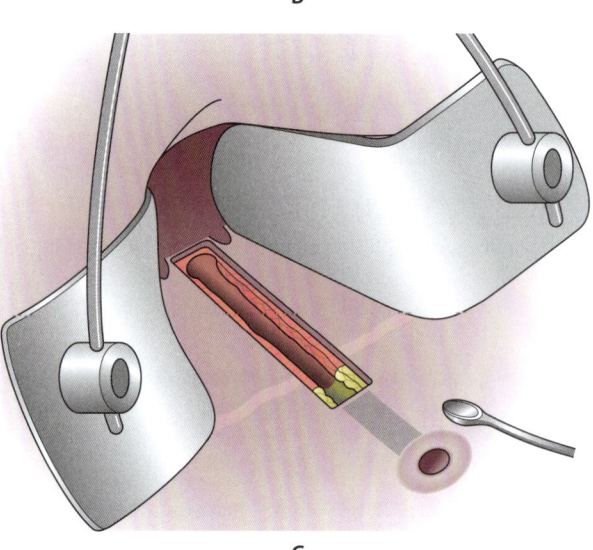

C

图21-6　括约肌间脓肿的治疗：切除一条肛膜皮瓣（A），切开IAS（B），刮除内括约肌间隙组织（C），若瘘道明确应一并刮除

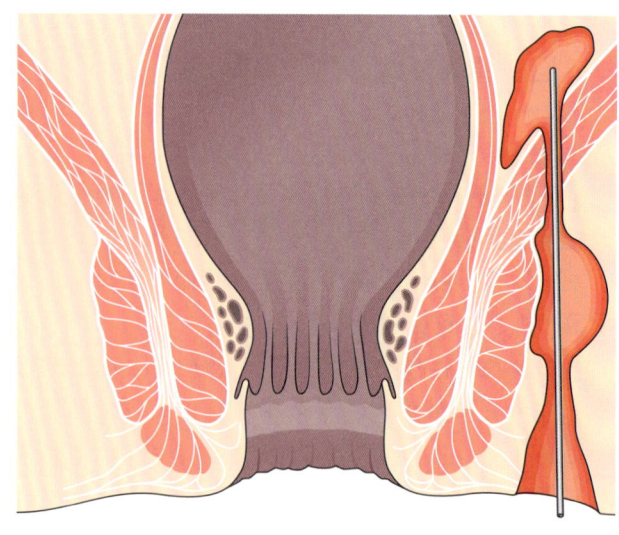

图21-7　骨盆直肠窝脓肿经坐骨直肠窝引流

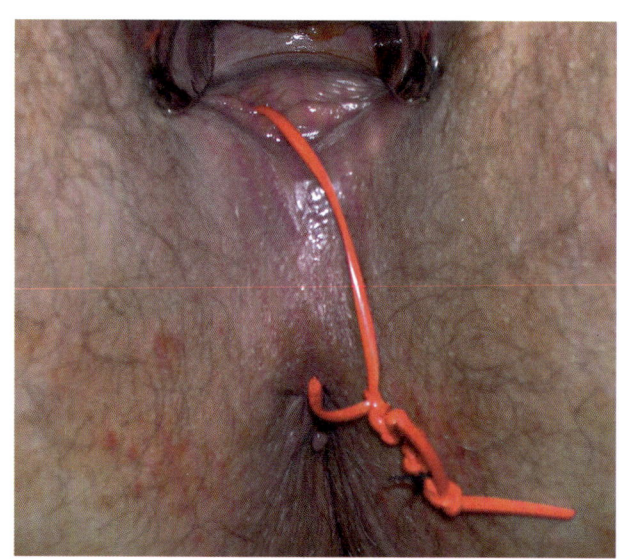

图21-8　肛周脓肿挂线引流

引流。

（四）肛管后间隙脓肿和马蹄形脓肿

肛管后深间隙脓肿应于肛管后正中线做放射状切口引流。原发内口通常位于后正中线的肛隐窝内[35-36]，通过观察脓液从中流出，可以很容易找到内口。将探针经内口插入瘘道中，进入肛管后间隙。在探针的顶端做一圆形切口，打开肛管后间隙通畅引流（图21-9）。不应立刻行瘘管切开术，避免过多的括约肌损伤。挂线（由血管吊带制成）引流（图21-8），使瘘管在后期治疗中容易辨认，也能达到更好的引流效果。马蹄形脓肿的两侧和前部通过每侧一个或更多独立的圆形切口进行引流。刮除马蹄形脓肿的脓腔壁，然后分别引流与包扎。

（五）全身抗生素支持下的一期缝合

经常有人尝试脓肿彻底引流后直接关闭同时应用大剂量抗生素的疗法，但因这种疗法不处理脓肿的隐窝腺来源，复发率高，所以不推荐这种疗法。

是否需要使用抗生素？抗生素并不能去除直肠肛管感染的病因，所以其在直肠肛管周围脓肿的治疗中作用甚微。但在弥漫性蜂窝组织炎患者中，抗生素可用于预防手术过程中的细菌播散。糖尿病、免疫抑制、心脏瓣膜病或有假体植入患者须使用抗生素。特殊感染患者也需使用相应的抗生素处理。

（六）一期手术和二期手术及挂线引流的价值

在治疗急性脓肿时可能发现隐窝内的原发开口，此时应考虑行一期手术或二期手术。括约肌间脓肿或低位经括约肌瘘道可试行一期手术。开放创面需有经验的肛肠科医生施行，并尽可能少的分离括约肌。

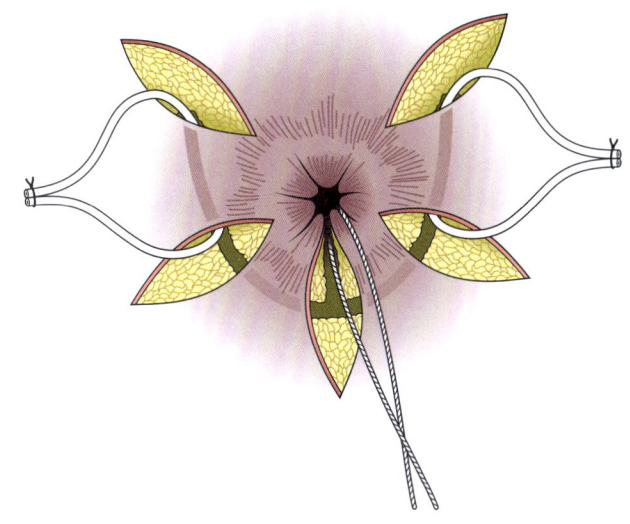

图21-9　马蹄形脓肿。开放肛管后间隙，经瘘道后部挂线引流。两侧瘘道和前部瘘道通过几个圆形切口引流

其他所有情况都应准备二期手术。脓肿的切开引流如前所述，可行瘘道挂线引流[75]。（译者注：此处指挂浮线，此线仅有引流作用，而不切割括约肌。）

挂线从脓肿的切口进入，沿瘘管走行，从原发隐窝引出，或从相反路径放置。松弛结扎挂线或用不可吸收缝线系住挂线（即挂浮线）。挂浮线疗法能通畅引流、促进瘘管周围纤维化。

四、脓肿引流术后处理

干纱布覆盖切口，不应使用凡士林纱布，它可能使少量残留脓液积聚，也不便于进一步的换药。患者每次排便后应沐浴或淋浴，每天至少清理切口3次，出院后每周复查切口，直至切口愈合。2~3周后应仔细寻找初次治疗可能未被发现的瘘管。二期手术应在切口充分愈合后立即进行，通常为一期手术后的3~6周。术前超声检查以获取下列相关信息是不可或缺的：

（1）瘘管穿过水平与肛管括约肌的关系。
（2）瘘管穿过肛管括约肌的路径。
（3）可能存在的分支管道。

了解这些细节是选择合理治疗方法的基础。

第五节　肛　瘘

一、症状和体征

肛瘘外口流出脓性、粪便或血性分泌物，并对周围皮肤产生刺激。分泌物积滞于瘘道内可引起间歇性肿胀、疼痛甚至发热，脓肿自发破裂或切开引流时症状有所好转。但更常见的是因为缺少急性化脓过程，肛瘘成为会阴区的引流窦道。长期肛瘘病史可能导致许多侧方的继发开口，形似"喷壶"。

二、检查

如果没有脓肿时触诊患处，无压痛感，可触到一质硬结构从流脓的外口放射状延伸至肛管。对于高位瘘管，肛管外括约肌（EAS）附近的会阴触诊是不够的。直肠双指诊可以用来鉴别经EAS的纤维性瘘管，并在肛隐窝水平可触及括约肌的回缩凹陷。若脓肿切开引流时没有确认内口，应在直肠指诊时确认。

Goodsall规律仍然非常有用（图21-10）[29]。患者取截石位，在肛管中间画一条假想的横形分隔线，外口在这条线前方者瘘管为直型，外口在这条线后方者瘘管呈弯型，内口通常在肛管中线上。横线前方距肛缘超过3cm的外口，其瘘管也呈后侧弯曲走形。然而，Goodsall规律只适用于约2/3患者[90]。

瘘道的最佳识别方法是从外口插入一个弯的、钝头的探针，探针检查非常疼痛，可能损伤瘘道，形成假道进入肛管，这项检查需在麻醉下进行。根据Goodsall规律，位于肛隐窝的内口可用钝性的隐窝钩确认。

从外口注入空气有助于确定内口，而且能一定程度上扩张瘘道。通过指诊感知气泡或肛管镜检查可确定空气进入肛管的路径。空气不使组织结构染色，所

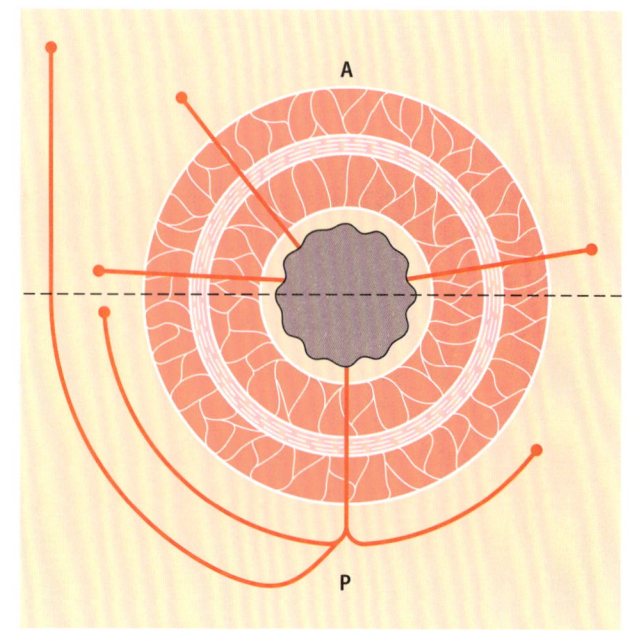

图21-10　Goodsall规律：横线前方（A）的瘘道为直型，后方（P）的瘘道为弯型。横线前方距肛缘超过3cm的外口，其瘘道呈弯型，与肛管后部的肛腺相通

以比盐水和染料更有用。过氧化氢既可在肛门指诊时应用，也可在肛管超声检查时做增强对比[14]。这项检查不像金属探针，是无痛的，可在无麻醉时使用。

对复杂性和（或）复发性肛瘘患者，瘘管造影有助于确认各种瘘管。拍摄仰卧位和侧卧位X线平片时，需将一探针放入肛管内做标记，标记外口和肛皮线对准确定位至关重要，但造影结果可能并不准确可靠[45, 74]。

外科医生通过肛管超声检查可精确识别任何可能触不到的瘘道和感染性憩室（参见第九章有关内容）[14-16, 28, 46]。

有人主张使用CT和MRI确定瘘管的位置，可准确获取高位肛瘘是否侵及邻近器官的信息。曾推荐使用肛管内线圈和增强扫描，但后来发现其在肛瘘检查中并不适用，现在这种技术在肛管直肠癌和前列腺检查中更为常用[34, 50, 60, 87]。

三、分类

隐窝腺源性瘘管经括约肌或沿脓肿扩散方向延伸[21, 49]（即：向上、向下或环绕肛管沿不同间隙），形成更复杂的病变（图21-2，图21-3）。必须识别各种瘘道的走行，以便予以最佳的治疗。

肛瘘有多种分类方法，最常用的是Parks等人的分类方法（图21-11）：

（1）括约肌间肛瘘：

a. 低位单纯性瘘。

b. 高位盲端。

c. 高位瘘伴直肠内口。

d. 直肠内口而无会阴外口。

e. 向直肠外延伸。

f. 继发于盆腔疾病。

（2）经括约肌肛瘘：

a. 简单肛瘘。

b. 高位盲端。

（3）括约肌上肛瘘：

a. 简单肛瘘。

b. 高位盲端。

（4）括约肌外肛瘘：

a. 继发于肛瘘。

b. 继发于创伤。

c. 继发于肛管直肠疾病。

d. 继发于盆腔炎。

这种分类方法与解剖学结构有很好的相关性，有助于手术方式的设计。括约肌间肛瘘和经括约肌肛瘘比括约肌外肛瘘和复杂性肛瘘更常见（表21-3）。

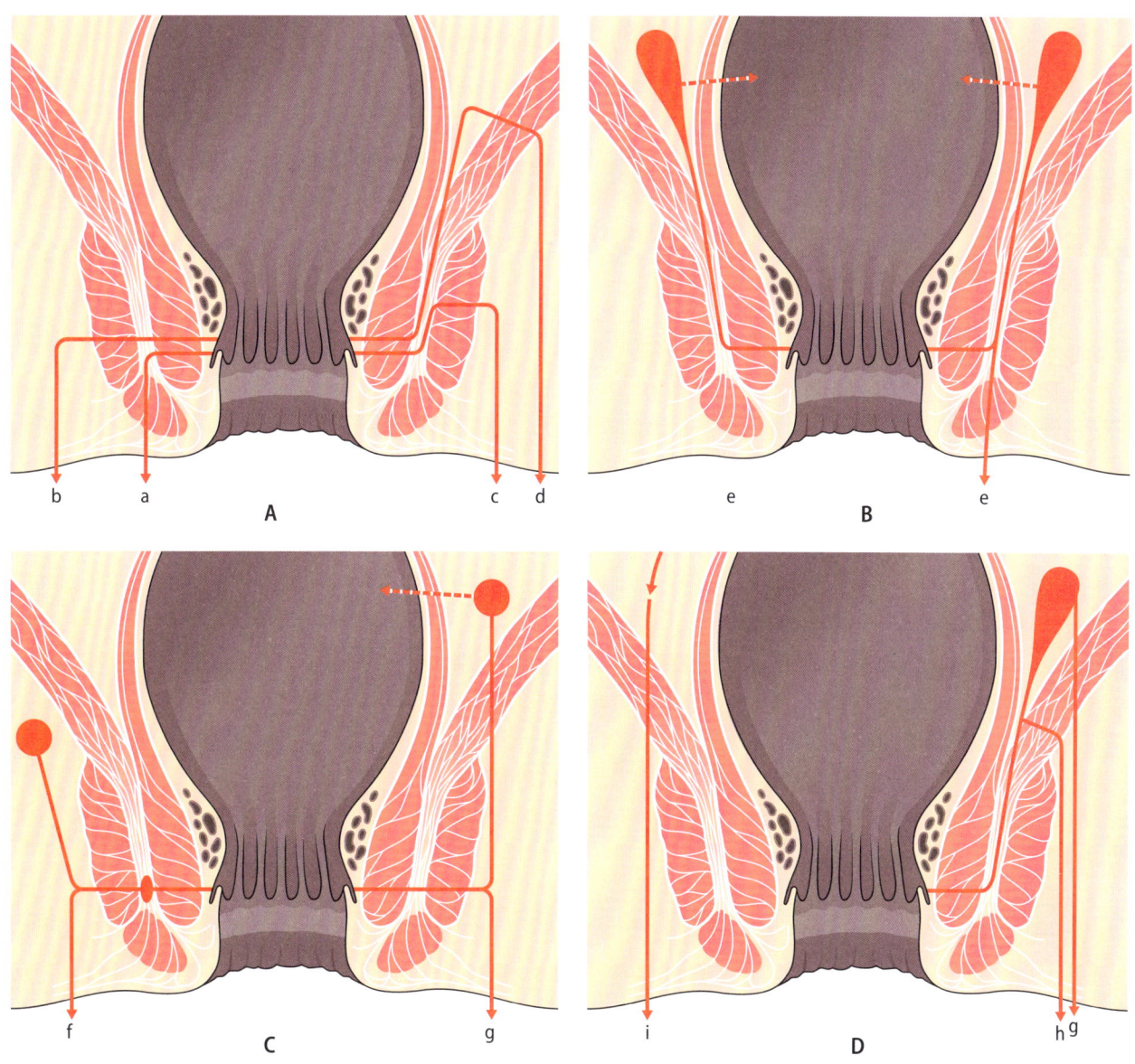

图21-11　Parks等人的肛瘘分类：a. 括约肌间肛瘘；b. 经括约肌低位肛瘘；c. 经括约肌高位肛瘘；d. 括约肌上肛瘘；e. 括约肌间高位肛瘘及可能的直肠内口；f. 经括约肌肛瘘伴高位盲瘘；g. 继发于肛瘘的括约肌外肛瘘；h. 括约肌上肛瘘；i. 括约肌外肛瘘

表21-3　不同类型肛瘘的发生率

参考文献	例数	肛瘘类型					
		浅表肛瘘/%	括约肌间肛瘘/%	经括约肌肛瘘/%	括约肌上肛瘘/%	括约肌外肛瘘/%	多发性和复杂性肛瘘/%
Parks[68]	397	—	45	30	20	5	—
Marks and Ritchie[53]	1 190	16	54	21	3	3	3
Rosa[80]	844	15	24	58	3	21	—

译者注：合计2 431例患者，浅表性肛瘘占13%，括约肌间肛瘘占42%，经括约肌肛瘘占35%，括约肌上肛瘘占6%，括约肌外肛瘘占10%，多发性和复杂性肛瘘占1.5%。

四、手术治疗

肛瘘不会自愈，必须手术治疗。肛瘘的病因是肛腺感染，90%患者需要将"感染源"（即肛腺及其导管）去除，肛瘘才能愈合。在治疗前应准确了解瘘管的确切走行，被认可的方法是超声检查。手术应达到以下目标：

（1）保留肛管的大便控制能力。

（2）瘢痕形成最小化。

前文已介绍过很多治疗方法。治疗方法的选择要依据瘘道的走行与括约肌的关系。为避免手术继发的大便失禁，术前应了解有无肛管括约肌损伤，这一点在女性患者中尤为重要，因此术前超声检查是必需的。即使肛管括约肌在手术时有完全节制能力，肌肉衰老退化也可能最终导致大便失禁。

（一）一期肛瘘切开术和肛瘘切除术

肛瘘切开术包括去顶或沿探针打开瘘管。肛瘘切除术包括切除所有瘘道、肉芽组织和致密纤维组织。肛瘘切除术创面更大，括约肌断端分开更远，愈合时间更长，术后失禁的风险增加。

会阴肛瘘、括约肌间肛瘘和低位经括约肌肛瘘比较容易施行肛瘘切除术或切开术。若瘘道穿过EAS，一期开放瘘管或肛瘘切开术会导致括约肌损伤，其损伤程度取决于括约肌被切断的多少[82, 88]。

（二）二期愈合

瘘道切除或切开，伴皮肤扩大切除，切除括约肌间的肛腺，开放创面待二期愈合（图21-12）。术后每天冲洗切口数次，并由护士或患者本人更换敷料。凡士林纱布、抗生素敷料和促进切口愈合的敷料均是不需要的。

（三）一期缝合

肛瘘切除术（图21-12）的切口不应一期缝合，有以下几点原因：

（1）可能形成血肿并污染，进而导致感染和肛瘘复发。

（2）可能会使继发瘘道或深部瘘道的探查变得困难。

（3）如果切除部分皮肤，切口缝合会有张力，增加术后缝线松脱的风险。

但是，内口切除后，部分缝合齿状线和肛膜可能会起到止血、加速愈合、预防肛管锁眼畸形的作用。外部切口敞开，保证引流通畅。

（四）二期肛瘘切除术

对于高位或低位的经括约肌瘘管，应该考虑二期手术。一期将原有脓肿切开，方法如前所述。必须确定原发瘘道与EAS及耻骨直肠肌的关系。若瘘道位置低、预计手术能保留足够的EAS，则可行一期肛瘘切开术，刮除或剔除瘘道，术后瘘道可自行闭合。

若对剩余的肛管括约肌量存在疑问，括约肌外和坐骨直肠窝内的瘘道应做广泛切除，保证通畅引流（图21-13）。显露1～2cmEAS。血管吊带制成引流用挂线，穿过瘘道（图21-8），经过外括约肌并松弛打结（挂浮线）。切开的肛管和坐骨直肠窝之间不应遗留桥形皮肤或肛膜。切口引流并覆盖敷料。患者清醒后评估挂线包围的有功能肌肉的量。

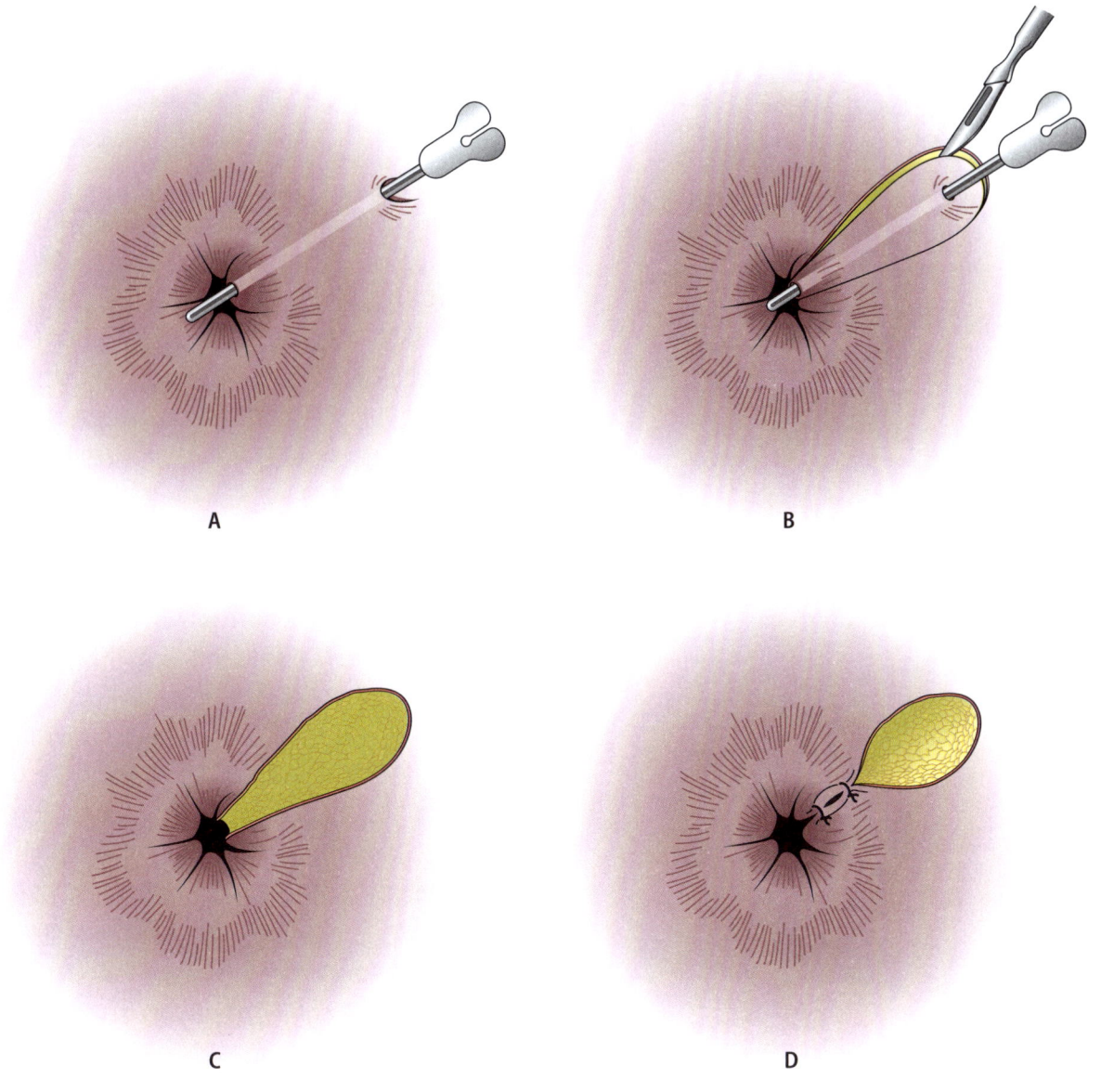

图21-12　肛瘘切除术切口的处理：开放切口，二期愈合（C）；切口部分关闭（D）

（五）长期挂浮线引流

挂浮线引流可留置数月，在克罗恩病肛瘘的治疗中具有肯定的疗效，预防复发性脓肿的形成。长期挂线引流对继发于AIDS的直肠肛管败血症也有效。

（六）挂浮线引流和二期（分期）肛瘘切开术

挂浮线引流可使外部切口愈合，纤维组织桥接瘘道外的EAS。当外部切口完全愈合后（数周至6个月），可行肛瘘切开术（译者注：切忌切除术），甚至可在耻骨直肠肌水平切开括约肌，防止括约肌边缘回缩，降低术后大便失禁的风险[66, 89, 93]。女性患者更需格外注意（见上文）。

（七）挂线切割

挂线切割有多种不同的方法：

（1）1号尼龙缝线系在橡皮筋上，穿过瘘管，用安全别针和胶带固定在大腿后内侧上。挂线松紧度的调节目标是最轻的不适和最大的功效。

（2）橡皮筋取代单丝挂线，每2～3周逐渐系紧一次，缓慢切开EAS和耻骨直肠肌。

（3）橡皮筋取代单丝挂线，用Barron结扎器每2～4周系紧一次。

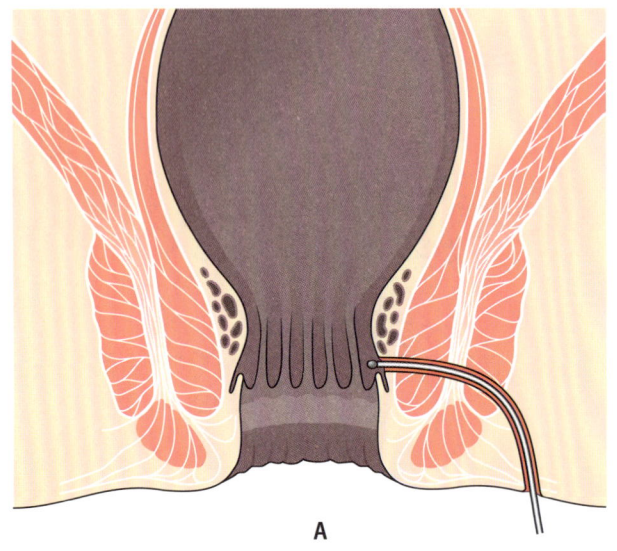

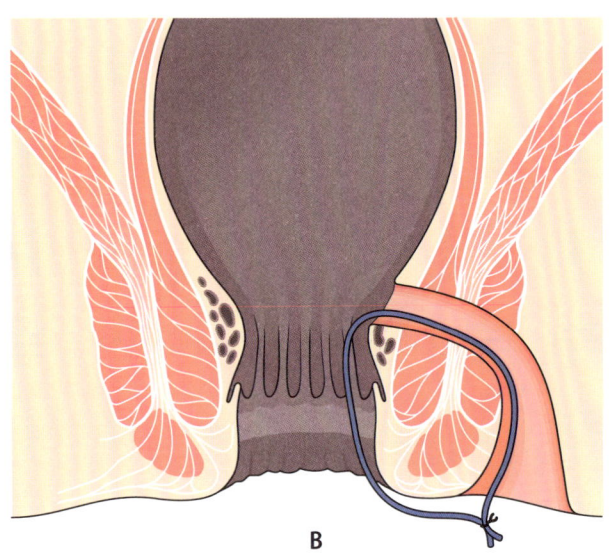

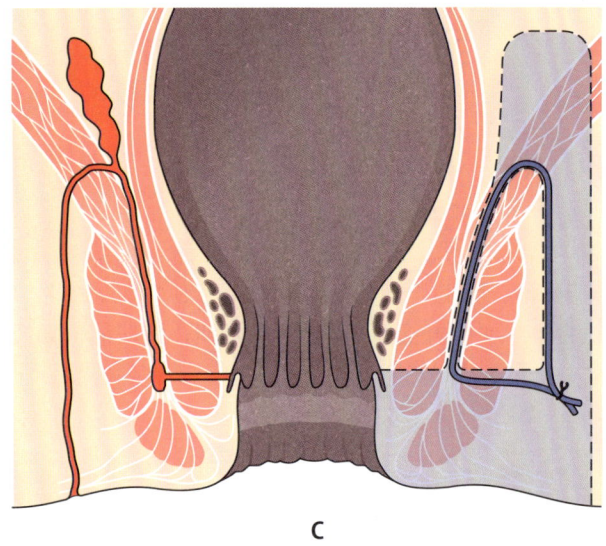

图21-13　挂线引流：经括约肌肛瘘（B）和括约肌上肛瘘（C）

切割挂线的目的是缓慢切开挂线结扎的肌肉，就像金属线缓慢切开冰块[7, 56-57, 71, 93]。切割挂线疗法所致的大便失禁发生率很高，所以不推荐使用这种方法[80]。此外，切割挂线对患者而言非常痛苦。

（八）肛瘘切开术和一期黏膜瓣下移内口闭合术

此法包括传统的肛瘘（译者注：内口）切除术、切除部分IAS、开放括约肌间隙及用黏膜瓣推进闭合肛瘘原发内口（图21-14）[8-9]。此法可用于经括约肌肛瘘和括约肌上肛瘘。并发症的发生率依然很高：黏膜瓣缝线裂开的发生率在9%～20%，复发率为8%～17%，21%～43%患者有显著的肛管控制力受损。大便失禁的原因是括约肌间隙的开放和IAS的部分切除。

（九）直肠黏膜瓣下移修补术

直肠黏膜瓣下移修补术是治疗经括约肌肛瘘和肛提肌上肛瘘的常用方法。肛周瘘道切除至EAS，形成一漏斗形。在内口远端横行切开肛管，理想的黏膜瓣应包括黏膜肌层。切除原发内口（图21-14）[4, 5, 18, 41, 47, 52, 63, 65, 91]。刮除括约肌间隙，内、外括约肌间隙于肛管内用可吸收线缝合。关于黏膜瓣的大小，不同作者的看法有所不同。其底部的宽度应为顶部的两倍，但长度要尽量短，以减少黏膜瓣缺血的发生。黏膜瓣缝到黏膜切口肛侧缘，缝合必须在肌肉闭合线的远端。外部切口敞开。若齿状线以下的切口不能完全闭合，则将黏膜瓣缝到内口下方的肌肉上[26]。术后不需要造瘘，但应使用软化粪便的药物。外部切口每天用生理盐水和消毒液清洗至少2次。此术式比任何其他术式保留了更多的括约肌，避免像锁眼畸形等解剖畸形的发生，而且不需要肠道转流。此法成功率非常高（表21-4），如果肛瘘复发，3～6个月之内不应重复手术。

肛管直肠功能测定的结果证实此术式不改变肛管中位最大静息压（MRP），原因为此术式保留了EAS，而且没有形成肛管锁眼畸形[24]。此法适用于慢性肛瘘，也可作为脓肿切开、挂线引流后的二期手术。笔者对一些病灶小、病变局限的坐骨直肠窝脓肿，也使用此法作一期手术治疗。

此术式也推荐用于克罗恩病并发肛瘘患者，若患者直肠肛管黏膜的炎症轻微，且克罗恩病在非甾体抗炎药减量或没减量的情况下得到控制，此法治疗成功率均超过60%。

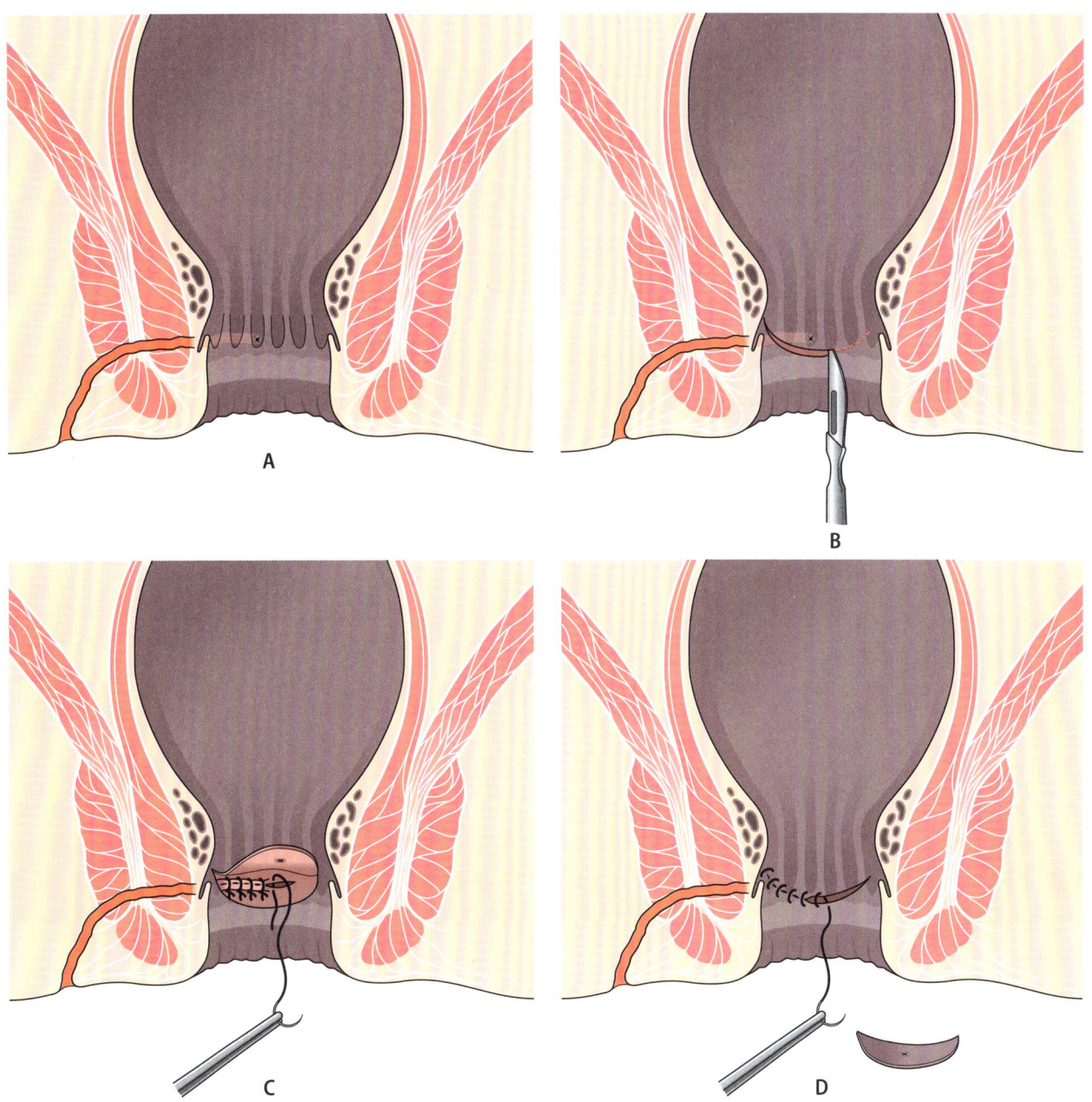

A. 瘘道；B. 剔除瘘道内口剜除术，游离黏膜瓣；C. 关闭肌肉间的空隙；D. 缝合黏膜

图21-14　黏膜瓣下移术

表21-4　黏膜瓣下移修补术治疗肛瘘的结果

参考文献	年份	治疗例数/n	成功率/%
Oh[62]	1983	15	87
Wedell[91]	1987	30	96
Jones[41]	1987	39	69.2
Koscinski and Marti[44]	1992	69	97
Oritz and Marzo[64]	2000	103	93

译者注：合计256例患者，成功率为90.6%（232/256）。

（十）肛管皮瓣前移修补术

直肠黏膜瓣下移术之后，出现了将肛周皮瓣前移的方法，代替直肠黏膜瓣下移。肛瘘内口切除后，必须切开括约肌间隙，外部瘘道必须切除到EAS。肛周皮肤的U形皮瓣需包括周围皮下脂肪，以防止皮瓣缺血。用可吸收性缝合材料关闭括约肌间的空隙，并将皮瓣插入空隙中。肛管周围皮肤二期愈合。复发率较高（20%~25%），且30%患者发生大便失禁[79，94]，因此仅适用于不能行直肠黏膜瓣下移术的复发性肛瘘患者。

（十一）肛瘘切开和一期肛管括约肌重建术

对于难治复发性肛瘘，因瘘道和肛管括约肌的关系不能行肛瘘切开术的患者，是再次手术并转流性造口，还是行肛瘘切开术的同时行肛管括约肌重建颇有争议。如果已挂线引流治疗了一段时间，可防止脓液积聚的产生，瘘管可能发生上皮化，局部炎症消退。这种情况下，肛瘘切开术加一期肛管括约肌重建是合适的选择。

笔者的技术：切开瘘道，横断邻近的肛管括约肌。精确切开瘘道的上皮层，向上切至肛管，为黏膜瓣做准备。横断的括约肌用可吸收性单结缝线重建。在早期，缝至肛膜的黏膜瓣覆盖住重建的括约肌，所以甚至在一些黏膜瓣坏死的患者中，重建的括约肌在愈合阶段仍可粘连在一起，复发的可能性很小。进而切除经肛管外括约的剩余瘘道，创面开放。

在一项小样本研究中，用肛瘘切开术联合二期的肛瘘切除术治疗肛瘘。二期手术将首次手术时用缝线作标记的肌肉断端用相互重叠的方式缝合，切口彻底关闭。术后应用肠道灌洗和预防性应用抗生素。16例中有1例复发。术后大便失禁的发生率取决于患者术前的情况。8例失禁患者中的2例为排气和排便失禁，所有失禁患者的Wexner评分从8.5改善至1.875[72]。

（十二）肠壁内或肌间肛瘘处理方法

肠壁内或肌间肛瘘可能由齿状线向上扩散至直肠。如果肛管直肠环以下的瘘道充分切除开放，那么余下肛管直肠环以上的瘘道会自行闭合。如果有脓肿存在，可在切开瘘道前挂线引流数日或数周。如果肠壁内脓肿形成经括约肌肛瘘的一个憩室样结构，必须行一期开放，二期肛瘘切除术[17]。

（十三）括约肌外肛瘘

此类肛瘘可能为隐窝腺源性，但更常见于克罗恩或手术引流脓肿时探针探入过深。对于克罗恩病患者，应留置长期挂浮线数月，防止脓肿形成，促进上皮层生长。如果患者对挂线治疗或甲硝唑、巯嘌呤治疗没有反应，必须考虑直肠切除术（参见第三十一章有关内容）。对于创伤性括约肌外肛瘘，可行直肠黏膜瓣下移术或直肠低位前切除加结肠肛管吻合术。

（十四）马蹄形肛瘘

马蹄形肛瘘是肛肠外科医生需面临的最困难的情况之一[32，69，73，86]。原发瘘管开口通常在后正中线上的隐窝内。若未行挂线引流，则在尾骨尖作一矢状切口，原发瘘管切开去顶。打开肛管后间隙。瘘道的Y形部分位于肛管后间隙内，肛尾缝之下，切除Y形部分，余下的经括约肌瘘道行挂线引流（图21-9）。继发的肛瘘外口作放射形切口并切除，切除或刮除瘘道，但不去顶，防止较大的瘢痕形成。两侧的切口愈合后，立即将原发瘘道切除或剔除，方法如前述。根据笔者的经验，马蹄形肛瘘是直肠黏膜瓣下移术的最佳适应证之一，可防止在后正中线造成医源性肛管括约肌损伤和肛管锁眼畸形。

五、肛瘘切除术后处理

肛瘘手术切口用抗菌药纱布覆盖。推荐每天盆浴、淋浴或切口冲洗3~4次。切口的皮肤边缘不能相互接触，促进从创面深部开始愈合，避免新的肛瘘形成。切口必须保持清洁。

应用抗生素能否改善预后尚有争议。手术前5天预先使用抗生素治疗可能会改善预后。术后非清洁状况下应用抗生素是合理的，但总疗程仍不确定。

术后应每周复查。避免残腔和切口早期桥形愈合。硝酸银可防止肉芽过度增生和早期桥形愈合。肛管括约肌的功能应在术后早期进行评估，尤其是留置挂线引流患者。直肠黏膜瓣下移手术后患者，需延迟恢复排便的时间。应用大剂量泻药，利于排便，减轻疼痛。非甾体类抗炎药可减轻局部疼痛。

六、手术效果和并发症

肛瘘治疗可能会获得满意的疗效，疗效取决于肛瘘的类型。切口愈合时间在低位肛瘘需6周，复杂性肛瘘需16周或更长。肛瘘手术应由有经验的外科医生进行，尽可能减少肛瘘复发和大便失禁的发生。肛瘘术后可能会出现以下三种主要并发症：复发、大便失禁和直肠黏膜脱垂。并发症的发生率见表21-5。

表21-5　肛瘘术后的结果和并发症

参考文献	例数/n	复发率/%	大便失禁发生率/%
Aguilar[5]	189	0.01	0
Bennett[11]	108	2	36
Hill[39]	626	1	4
Koscinski and Marti[44]	55	6	0
Kubchandani[42]	137	5.8	–
Lilius[49]	150	5.5	13.5
Marks and Ritchie[53]	793	–	17～31
Mazier[55]	1 000	3.9	0.01
McElwain[58]	1 000	3.6	7.0～3.2
Ortiz and Marzio[64]	103	7	8
Parks and Stitz[66]	400	9	–
Pearl[70]	1 732	1.8	–

译者注：复发率为3.2%（178/5 500），大便失禁发生率为3.6%（147/4 024）～4.9%（197/4 024）。

（一）复发

隐窝腺源性肛瘘复发的主要原因是未能去除病变的肛腺。可能是由于没有找到内口，也可能因为部分瘘道，包括残留的上皮埋在肉芽组织下面而难以发现[51, 83]。复发率高达10%。文献报道初始治疗是否充分很难评估。如果肛瘘经充分的治疗后仍然复发，必须要考虑克罗恩病的可能性。

（二）大便失禁

术后早期不完全性大便失禁是肛瘘手术的常见并发症。炎症、组织畸形、疼痛和敷料填塞可导致术后大便失禁[2, 88]。如果大便失禁是由于括约肌分离牵拉所致，随着时间推移，最初的括约肌无力可逐渐恢复，大便失禁在2～3周内完全恢复。1/3患者会遗留永久的某种程度的大便失禁，轻者仅表现为排气失禁，重者可发生严重的大便失禁。为避免大便失禁的发生，分期手术之间要留有足够长的间隔时间，肛管括约肌的切断必须尽可能少。对于经括约肌肛瘘，直肠黏膜瓣下移术要优于切口较长的高位肛瘘切开术。临床观察和肛管直肠压力测定证明直肠黏膜瓣下移术能减少括约肌功能改变的风险[48]。若肛管括约肌的切断造成了永久性大便失禁，必须要考虑肛管括约肌修补术。

（三）直肠脱垂

切断肛管直肠环以下的括约肌后经常出现直肠黏膜脱垂。肥厚的黏膜往往掩盖术后畸形。直肠脱垂通常无任何症状，不应手术切除。如果切断肛管直肠环，可能会发生直肠脱垂伴大便失禁，必须要考虑经腹直肠固定术。

七、肛瘘治疗的新方法

肛瘘手术具有挑战性，其治疗效果取决于瘘道与肛管括约肌的关系、肛瘘有无分支管道、是否存在可能的潜在疾病（如克罗恩病）及外科医生的技术水平。经括约肌肛瘘切开术会切断大量肛管括约肌，术后大便失禁的风险高，不主张用此法治疗经括约肌肛瘘，因此多种新的治疗方法试用于本病的治疗之中。

（一）局部抗生素胶原治疗

瘘管在上皮化前有慢性炎症，所以似乎有理由认为抗生素治疗能改善预后。在包括83例患者的随机研究中，42例在黏膜瓣下和瘘道中分别放入庆大霉素胶原海绵，其结果与单纯手术治疗组相比并无改善[31]。

（二）纤维蛋白胶

纤维蛋白胶关闭瘘管的方法引人注目。然而，瘘管愈合的前提是没有上皮化发生，瘘管上皮化可见于肛管阴道瘘或直肠阴道瘘的早期阶段。此外，炎症及其蛋白水解过程不能在瘘道愈合前使纤维蛋白胶溶解。此法操作技术简单，将细线穿入瘘道中，塑料套管放在内口附近的位置。拉出细线，缓慢拉套管的同时注射纤维蛋白胶。这种方法的疗效并不令人满意，尽管有报道称在某些患者中有100%的成功率，但其他一些作者报道成功率为0，后者与笔者经验相一致[33]。纤维蛋白胶不会致病，对后续的手术也没有影响，所以尚可试用。有人尝试用纤维蛋白胶作为黏膜瓣修补术的一种辅助治疗，随机研究显示这种方法并无优势[22]。

（三）肛瘘栓

使用冻干猪小肠黏膜下层制成的生物栓（Surgisis肛瘘栓）治疗肛瘘是一项新的研究进展。生物可吸收异种移植物具有天然的抗感染力，不引起异物反应或巨细胞反应，在3～6个月内宿主细胞组织可再定植[59]。美国食品药品管理局在2005年4月通过了这项技术。用消毒液冲洗瘘管，不用将瘘管扩大。连接锥形肛瘘栓尖端的线穿入瘘管中，将肛瘘栓从肛管拉入瘘管，使肛瘘栓的底部放在内口下面。在黏膜下固定肛瘘栓。修剪肛瘘栓突出皮肤的部分。切口外表面敞开。

初步结果显示成功率高达87%。一项随机研究显示其治愈率显著高于纤维蛋白胶[40]。甚至有文献报道在克罗恩病肛瘘中也有高达80%的治愈率[61]。不幸的是，最近的研究并没有显示出同样的令人振奋的结果。

第六节　肛瘘癌变

曾有报道瘘道内偶尔发生肿瘤，肿瘤生长在直肠肛管周围组织，病理为黏液腺癌[20, 92]。此外，直肠上段恶性肿瘤脱落下来的有活力肿瘤细胞，可能会种植于肛瘘表面的肉芽组织，久之发展为肿瘤病灶。

第七节　自我测试

1. 肛周感染最佳的治疗方法是：

a. 使用广谱抗生素。

b. 等待自然引流。

c. 坐浴。

d. 引流脓肿。

e. 在发硬的皮肤上做小切口。

2. 肛周感染治疗的时机和步骤为：

a. 等到化脓区域出现波动感。

b. 给予首剂广谱抗生素。

c. 手术是强制的，越快越好。

d. 急症手术时，通过窦道探针放置挂线。

e. 急诊治疗时最好同时行窦道治疗。

3. 脓肿去顶引流术后的处理包括：

a. 坐浴，6周后行超声内镜检查。

b. 真空辅助关闭治疗。

c. 广谱抗生素和6周后的内镜检查。

d. 如果操作适当不需进一步处理。

e. 肛瘘的治疗总需要两步走。

4. 对于肛瘘的治疗，下面说法中哪个正确？

a. 推进皮瓣治疗对所有类型的肛瘘都有最好的疗效。

b. 由手术造成的大便失禁是肛瘘治疗最担心的并发症。

c. 挂线切割疗法愈合后的大便失禁率很低。

d. 肛瘘的分类对治疗方法的选择没有大的影响。

e. 以上说法都不正确。

5. 括约肌外肛瘘：

a. 由奈瑟氏淋病双球菌引起。

b. 多数由直肠癌引起。

c. 与免疫缺陷有关。

d. 需要排查克罗恩病。

e. 是第二常见的肛瘘。

答案与解析

1. 答案：d

2. 答案：c

3. 答案：a

4. 答案：b

5. 答案：d

解析：淋病引起肛管和直肠炎症。会阴瘘管来源于尿道而不是肠管。

（Peter Buchmann，Marc-Claud Marti[+]著

贾文焯 译，王天宝 校）

参考文献

［1］ ABCARIAN H. Anorectal fistulae ［J］. Postgrad Adv Colorectal Surg, 1989, 1X：1-6.

［2］ ABCARIAN H, DODI G, GIRONA J, et al. Fistula in ano：symposium ［J］. Int J Colorectal Dis, 1987, 2：51-71.

［3］ ACCARPIO G, DAVINI M D, FAZIO A, et al. Pilonidalsinus with an anal canal fistula ［J］. Dis Colon Rectum, 1988, 31：965-967.

［4］ ACKERMANN C, TONDELLI P, HERZOG U. Sphinkterschonende Operation der transsphinkteren Analfistel ［J］. Chweiz Med Wochenschr, 1994, 124：1253-1256.

［5］ AGUILAR S P, PLASENCIA G, HARDY T G, et al. Mucosal advancement in the treatment of anal fistula ［J］. Dis Colon Rectum, 1985, 28：496-498.

［6］ AMBROSETTI P, JENNY A, BECKER C, et al. Acute left colonic diverticulitis compared performance of computed tomography and water-soluble contrast enema：prospective evaluation of 420 patients ［J］. Dis Colon Rectum, 2000, 43：1363-1367.

［7］ ARNOUS J, PARNAUD E, DENIS J. Quelques reflexionssur les abces et les fistules a l'anus ［J］. Rev Prat, 1972, 22：1793-1814.

［8］ ATHANASIADIS S, LUX N, FISCHBACH N, et al. One-stage surgery of high trans-and supra-sphincter anal fistula using primary fistulectomy and occlusion of the internal fistula ostium. A prospective study of 169 patients ［J］. Chirurg, 1991, 62：608-613.

［9］ ATHANASIADIS S, KBHLER A, NAFE M. Treatment of high anal fistulae by primary occlusion of the internal ostium, drainage of the intersphincteric space and mucosal advancement flap ［J］. Int J Colorectal Dis, 1994, 9：153-157.

［10］ BADRINATH K, JAIRAM N, RAVI H R. Spreading extraperitoneal cellulitis following perirectal sepsis ［J］. Br J Surg, 1994, 81：297-298.

［11］ BENNETT R C. A review of the results of orthodox treatment for anal fissure ［J］. Proc R Soc Med, 1962, 55: 756-757.

［12］ BEVANS D W, WESTBROOK K C, THOMPSON B W, et al. Perirectal abscess: a potentially fatal illness ［J］. Am J Surg, 1973, 126: 765-768.

［13］ BUBRICK M P, HITCHCOCK C R. Necrotizing anorectal and perineal infections ［J］. Surgery, 1979, 86: 655-662.

［14］ CHEONG D M, NOGUERAS J J, WEXNER S D. Anal endosonography for recurrent anal fistulas: image enhancement with hydrogen peroxide ［J］. Dis Colon Rectum, 1993, 36: 1158-1160.

［15］ CHOEN S, BURNETT S, BARTRAM C L, et al. Comparison between anal endosonography and digital examination in the evaluation of anal fistulae ［J］. Br J Surg, 1991, 78: 445-447.

［16］ CONTOU J F. Imagerie et suppurations anoperineales ［J］. Gastroenterol Clin Biol, 1993, 17: 159-161.

［17］ DENIS J, GANANSIA R, ARNOUS-DUBOIS N, et al. Les abces intramuraux du rectum ［J］. Presse Med, 1983, 12: 1285-1289.

［18］ DETRY R, KARTHEUSER A, REMACLE G. Treatment of deep anal fistulas using a flap from the rectal wall ［J］. Ann Chir, 1994, 48: 178-182.

［19］ DI FALCO G, GUCCIONE C, D'ANNIBALE A, et al. Fournier's gangrene following a perianal abscess ［J］. Dis Colon Rectum, 1986, 29: 582-585.

［20］ DUKES C E, GALVIN C. Colloid carcinoma arising within fistulae in the anorectal region ［J］. Ann R Coli Surg Engl, 1956, 18: 246-261.

［21］ EISENHAMMER S. The anorectal fistulous abscess and fistula ［J］. Dis Colon Rectum, 1966, 9: 91-106.

［22］ ELLIS C N, CLARK S. Fibrin glue as an adjuvant to flap repair of anal fistulas: a randomized, controlled study ［J］. Dis Colon Rectum, 2006, 49: 1736-1740.

［23］ EYKYN S J, GRACE R H. The relevance of microbiology in the management of anorectal sepsis ［J］. Ann R Coll Surg Engl, 1986, 68: 237-239.

［24］ FINAN P J. Management by advancement flap technique. In: PHILLIPS R K S, LUNISS P J（eds）. Anal Fistula ［M］. London: Chapman and Hall, 1996: 107-115.

［25］ FOURNIER A J. Gangrene foudroyante de la verge ［J］. Sem Med, 1883, 3: 345-348.

［26］ GIRONA J, DENKERS D. Fistel, Fissur, Abscess ［J］. Chirurg, 1996, 67: 222-228.

［27］ GOLDBERG S, GORDON P P, NIVATVONGS S. Essentials of Anorectal Surgery ［M］. Philadelphia: Lippincott, 1980.

［28］ GOLIGHER J-C, ELLIS A, PISSIDIS A G. A critique of anal glandular infection in the aetiology and treatment of idiopathic anorectal abscess and fistulas ［J］. Br J Surg, 1967, 54: 977-983.

［29］ GOODSALL D H, MILES W E. Diseases of the Anus and Rectum ［M］. London: Longmans Green, 1900: 92-173.

［30］ GRACE R H, HARPER I A, THOMPSON R G. Anorectal sepsis: microbiology in relation to fistula in ano ［J］. Br J Surg, 1982, 69: 401-403.

［31］ GUSTAFSSON U M, GRAF W. Randomized clinical trial of local gentamicin-collagen treatment in advancement flap repair for anal fistula ［J］. Br J Surg, 2006, 93: 1202-1207.

［32］ HAMILTON C H. Anorectal problems. The deep postanal space. Surgical significance in horseshoe fistula and abscess ［J］. Dis Colon Rectum, 1975, 18: 642-645.

［33］ HAMMOND T M, GRAHN M F, LUNISS P J. Fibrin glue in the management of anal fistulae ［J］. Colorectal Dis, 2004, 6: 308-319.

［34］ HANCKE E, HEINTZ A, JUST M. Diagnostik anorectaler Fisteln mit Hilfe der Magnetresonanztomographie ［J］. Chirurg, 1993, 64: 720-724.

［35］ HANLEY P H. Conservative surgical correction of horseshoe abscess and fistula ［J］. Dis Colon Rectum, 1965, 8: 364-368.

［36］ HELD D, KHUBCHANDANI I, SHEETS J, et al. Management of anorectal horseshoe abscess and fistula ［J］. Dis Colon Rectum, 1986, 29: 793-797.

［37］ HENRICHSEN S, CHRISTIANSEN J. Incidence of fistulain-ano complicating anorectal sepsis: a prospective study ［J］. Br J Surg, 1986, 73: 372.

［38］ HERMANN G, DESFOSSES L. Sur la muqueuse de la region cloacale du rectum ［J］. C R Seances Acad Sci, 1880, 90: 1301-1304.

［39］ HILL J R. Fistulas and fistulous abscesses in the anorectal region: personal experience in management ［J］. Dis Colon Rectum, 1967, 10: 421-434.

［40］ JOHNSON E K, GAW J U, ARMSTRONG D N. Efficacy of anal fistula plug vs. fibrin glue in closure of anorectal fistulas ［J］. Dis Colon Rectum, 2006, 49: 1569-1573.

［41］ JONES I T, FAZIO V W, JAGELMAN D G. The use of transanal rectal advancement flaps in the management of fistulas involving the anorectum［J］. Dis Colon Rectum, 1987, 30: 919-923.

［42］ JONES N A G, WILSON D H. The treatment of acute abscesses by incision, curettage and primary suture under antibiotic cover［J］. Br J Surg, 1976, 63: 499-501.

［43］ KHUBCHANDANI M. Comparison of results of treatment of fistula in ano［J］. J R Soc Med, 1984, 77: 369-371.

［44］ KILLINGBACK M, WILSON E, HUGHES E S R. Anal metastases from carcinoma of the rectum and colon［J］. Aust NZ J Surg, 1965, 34: 178-187.

［45］ KOSCINSKI T, MARTI M C. Mucosal flap in the treatment of anal fistula［J］. Helv Chir Acta, 1992, 58: 877-881.

［46］ KUIJPERS I I C, SCHULPEN T. Fistulography for fistulain-ano Is it useful?　［J］. Dis Colon Rectum, 1985, 28: 103-104.

［47］ KUNTZ C, GLASER F, BUHR H J, et al. Endoanal ultrasound［J］. Indications and results. Chirurg, 1994, 65: 352-357.

［48］ LECHNER P. The mucosal sliding flap in the treatment of supra and high trans-sphincteric anal fistula［J］. Chirurg, 1991, 62: 891-894.

［49］ LEWIS W G, FINAN P J, HOLDSWORTH P I, et al. Clinical results and manometric studies after rectal flap advancement for infra-levator trans-sphincteric fistula-in-ano［J］. Int J Colorectal Dis, 1995, 10: 189-192.

［50］ LILIUS H G. Fistula in ano: an investigation of human foetal anal ducts and intramuscular glands and a clinical study of 150 patients［J］. Acta Chir Scand, 1968, 383（Suppl）: 88

［51］ LUNISS P J, BARKER P G, SULTAN A H, et al. Magnetic resonance imaging of fistula-in-ano［J］. Dis Colon Rectum, 1994, 37: 708-718.

［52］ LUNISS P J, SHEFFIELD J P, TALBOT J C, et al. Persistence of idiopathic anal fistula may be related lo epithelialization［J］. Br J Surg, 1995, 82: 32-33.

［53］ MAKOWIEC F, JEHLE E C, BECKER H D, et al. Clinical course after transanal advancement flap repair of perianal fistula in patients with Crohn's disease［J］. Br J Surg, 1995, 82: 603-606.

［54］ MARKS C G, RITCHIE J K. Anal fistulae at St. Mark's Hospital［J］. Br J Surg, 1977, 64: 84-91.

［55］ MARKS G, CHASE W V, MERVIE T B. The fatal potential of fistula-in-ano with abscess［J］. Dis Colon Rectum, 1973, 16: 224-230.

［56］ MAZIER W P. The treatment and tare of anal fistulas. A study of 1000 patients［J］. Dis Colon Rectum, 1971, 14: 134-144.

［57］ MCCOURTNEY J S, FINLAY I G. Setons in the surgical management of fistula-in-ano［J］. Br J Surg, 1995, 82: 448-452.

［58］ MCCOURTNEY J S, FINLAY I G. Cutting seton without preliminary internal sphincterotomy in the management of complex high fistula-in-ano［J］. Dis Colon Rectum, 1996, 39: 55-58.

［59］ MCELWAIN J W, MCLEAN M D, ALEXANDER R M, et al. Experience with primary fistulectomy for anorectal abscess: a report of 1 000 cases［J］. Dis Colon Rectum, 1975, 18: 646-649.

［60］ MYERS K J, HEPPELL J, BODE W E, et al. Tetanus after anorectal abscess［J］. Mayo Clin Proc, 1984, 59: 429-430.

［61］ MYHR G E, MYRVOLD H E, NILSEN G, et al. Perianal fistulas: use of MR imaging for diagnosis［J］. Radiology, 1994, 191: 545-549.

［62］ O'CONNOR L, CHAMPAGNE B J, FERGUSON M A, et al. Efficacy of anal fistula plug in closure of Crohn's anorectal fistulas［J］. Dis Colon, Rectum, 2006, 49: 1569-1573.

［63］ OH C. Management of high recurrent anal fistula［J］. Surgery, 1983, 93: 330-332.

［64］ OH C, LEE C, JACOBSON J. Necrotizing fasciitis of the perineum［J］. Surgery, 1982, 91: 49-51.

［65］ ORTIZ H, MARZO J. Endorectal flap advancement repair and fistulectomy for high transsphincteric and suprasphincteric fistulas［J］. Br J Surg, 2000, 87: 1680-1683.

［66］ OZUNER G, HULL T L, CARTMILL J, et al. Long-term analysis of the use of transanal rectal advancement flaps for complicated anorectal/vaginal fistulas［J］. Dis Colon Rectum, 1996, 39: 10-14.

［67］ PARKS A G, STITZ R W. The treatment of high fistulain-ano［J］. Dis Colon Rectum, 1976, 19: 487-499.

［68］ PARKS A G, THOMSON J P S. Intersphincteric abscess［J］. Br Med J, 1973, 2: 537-539.

［69］ PARKS A G, GORDON P H, HARDCASTLE J D. A classification of fistula-in-ano［J］. Br J Surg, 1976, 63: 1-12.

［70］ PAUL M, FERNANDO M. Fistula-in-ano［J］. Med Press, 1957, 238: 557-562.

［71］ PEARL R K, NELSON R L, ORSAY C T, et al. Anorectal abscess: the importance of early surgical exploration. Scientific exhibit, American College of Surgeons Clinical Congress［C］, New Orleans, October 1986.

［72］ PEARL R K, ANDREWS J R, ORSAY C P, et al. Role of the seton in the management of anorectal fistulas［J］. Dis Colon Rectum,

1993，36：573-579.

［73］ PEREZ F，ARROYO A，SERRANO P，et al. Prospective clinical and manometric study of fistulotomy with primary sphincter reconstruction in the management of recurrent complex fistula-in-ano ［J］. Int J Colorectal Dis，2006，21：522-526.

［74］ PEZIM M E. Successful treatment of horseshoe fistula requires deroofing of deep postanal space ［J］. Am J Surg，1994，167：513-515.

［75］ POMERRI F，PITTARELLO F，DODI G，et al. Radiologie diagnosis of anal fistulae with radio-opaque markers ［J］. Radiol Med，1988，75：632-637.

［76］ RAMANUJAM P，PRASAD M L，ABCARIAN H. The role of seton in fistulotomy of the anus ［J］. Surg Gynecol Obstet，1983，57：419-422.

［77］ RAMANUJAM P，PRASAD M L，ABCARIAN H，et al. Perianal abscesses and fistulas. A study of 1 023 patients ［J］. Dis Colon Rectum，1984，27：593-597.

［78］ READ D R，ABCARIAN H. A prospective survey of 474 patients with anorectal abscess ［J］. Dis Colon Rectum，1979，22：566-568.

［79］ RIEGLES-NIELSEN P，HESSEFELDT-NIELSEN B，BANG-JENSEN E，et al. Fournier's gangrene：5 patients treated with hyperbaric oxygen ［J］. J Urol，1984，132：918-920.

［80］ ROBERTSON W G，MANGIONE J S. Cutaneous advancement flap closure. Alternative method for treatment of complicated anal fistulae ［J］. Dis Colon Rectum，1998，41：884-887.

［81］ ROSA G，LOLLI P，PICCINELLI D，et al. Fistula-in-ano：anatomoclinical aspects，surgical therapy and results in 844 patients ［J］. Tech Coloproctol，2006，10：215-221.

［82］ ROSENBERG P H，SHUCK J M，TEMPEST B D，et al. Diagnosis and therapy of necrotizing soft tissue infections of the perineum ［J］. Ann Surg，1978，187：430-434.

［83］ ROTHENBERGER D A. Role of the seton in the management of anorectal fistulas ［J］. Dis Colon Rectum，1993，36：578.

［84］ SAINIO P，HUSA A. Fistula-in-ano. Clinical features and long-term results of surgery in 199 adults ［J］. Acta Chir Scand，1985，151：169-176.

［85］ SANGWAN Y P，ROSEN L，RIETHER R D，et al. Is simple fistula-in-ano simple？ ［J］. Dis Colon Rectum，1994，37：885-889.

［86］ SEOW-CHOEN F，NICHOLLS R J. Anal fistula ［J］. Br J Surg，1992，79：197-205.

［87］ SLIM K，BEN SLIMENE T，LARGUECHE S，et al. Les gangrenes perineales secondaires aux abces de la marge anale ［J］. J Chir，1988，125：270-275.

［88］ STEGWART M P M，LAING M R，KRUKOWSKI Z H. Treatment of acute abscesses by incision，curettage and primary suture without antibiotics：a controlled clinical trial ［J］. Br J Surg，1985，72：66-67.

［89］ STELZNER F. Die anorektalen Fisteln ［M］. 3rd ed. Springer：Berlin Heidelberg New York，1981.

［90］ SOUZA DE N M，PUNI R，KMIOT W A，et al. MRI of the anal sphincter ［J］. J Comput Assist Tomogr，1995，19：745-751.

［91］ VAN TETS W F，KUIJPERS H C. Continence disorders after anal fistulotomy ［J］. Dis Colon Rectum，1994，37：1194-1197.

［92］ WALFISCH S，MENACHEM Y，KORETZ M. Double seton-a new modified approach to high transsphincteric anal fistula ［J］. Dis Colon Rectum，1997，40：731-732.

［93］ WEBER E，BUCHMANN P. Behandlung der Anorectalfistel：Ein immer noch aktuelles Problem ［J］. Chirurg，1984，55：657-660.

［94］ WEDELL J，MEIER ZU EISSEN P，BANZHAF G，et al. Sliding flap advancement for the treatment of high level fistulae ［J］. Br J Surg，1987，74：390-391.

［95］ WELCH G H，FINLAY I G. Neoplastic transformation in longstanding fistula-in-ano ［J］. Postgrad Med J，1987，63：503-504.

［96］ WILLIAMS J G，MACLEOD C A，ROTHENBERGER D A，et al. Seton treatment of high anal fistulae ［J］. Br J Surg，1991，78：1159-1161.

［97］ ZIMMERMANN D D E，BRIEL J W，GOSSELINK M P，et al. Anocutaneous advancement flap repair of transsphincteric fistulas ［J］. Dis Colon Rectum，2001，44：1474-1480.

第二十二章　肛管和肛周恶性肿瘤

第一节　引　言

　　肛管癌是一种不常见的恶性疾病，所占结直肠癌的比例不足4%。在英国和美国，每年分别有800人及3 400人罹患此病。肛管癌的发生率在世界范围内持续升高，但主要集中在美国，其中旧金山的发病率最高，这可能与这个地区有大量男同性恋者有关[1]。

第二节　解　剖

　　可扪及的耻骨直肠肌与肛管括约肌结合处上缘是肛管的起始处，远端止于齿状线下方2cm的括约肌间沟（图22-1）。肛周是指距括约肌间沟环周5cm的区域。

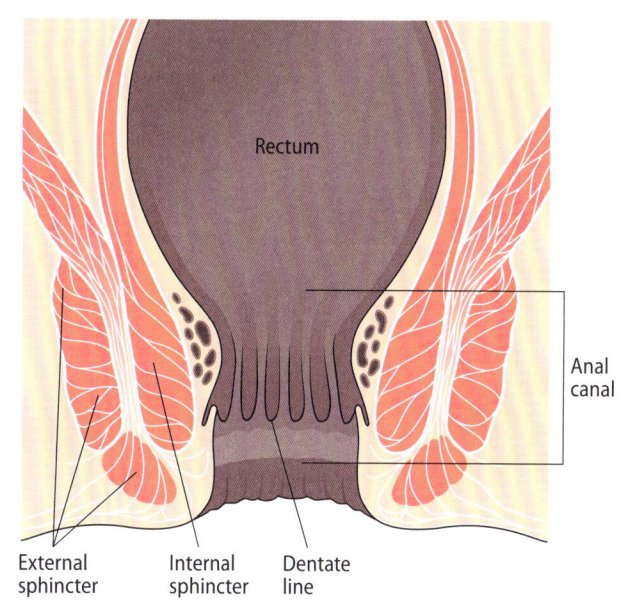

图22-1　肛管的解剖

第三节　病因学与发病机制

　　人类乳头瘤病毒（human papilloma virus，HPV）与肛管癌有十分密切的关系，主要是16型HPV病毒，但18型、31型和33型也与之有关[2]。人类免疫缺陷病毒（HIV）阳性的男同性恋者与正常人群相比发病率增加30～80倍。其他因素也与肛管癌高风险相关。Frisch等[3]报道肛管癌所有危险因素都与性传播行为有关，包括性伴侣过多、接受肛交、未婚状态和性传播疾病史。其他重要的病因包括同性恋、肛管湿疣、慢性刺激、抽烟、年龄增加和免疫抑制。Penn[4]报道65例肾移植持续使用免疫抑制剂患者，罹患肛管癌的风险增加200倍，Adami等[5]也得到类似结果。吸烟作为一个独立危险因素可使罹患肛管癌的概率增加2～5倍[6]。

　　慢性肛管刺激可能是肛管癌的诱因。慢性良性疾病发展成为肛管癌的患者已屡见报道，这些良性疾病包括：肛瘘、尖锐湿疣和白癜病。长期克罗恩病患者发生肛管癌的风险更高[7, 8]。

第四节　肛管癌分类

根据解剖，此部位肿瘤可分为肛管肿瘤和肛周肿瘤。世界卫生组织（WHO）肛管癌分类见表22-1。

表22-1　世界卫生组织肛管和肛周癌分类

·上皮内瘤变	鳞状移行上皮
	腺性
	肛管癌
·癌	鳞状细胞癌
	腺癌
	黏液腺癌
	小细胞癌
	未分化癌
	其他
·肛周肿瘤	鳞状细胞癌
	基底细胞癌
	Bowen病
	Paget病
	卡波西肉瘤

第五节　鳞状细胞癌

鳞状细胞癌是肛管癌中最常见类型，约占70%。女性略高，60～70岁高发。传统上，肛管的鳞状细胞癌分为：大的非角质型、大的角质型和嗜碱型。由于不同组织形态学类型间无明显预后差异[9]，新版WHO分类建议将所有组织学类别均归为鳞状细胞癌[10, 11]。

一、症状

大约50%患者出现疼痛和直肠出血。出血比痔疮更加频繁。少见症状包括：瘙痒、分泌物污染、里急后重和肛管肿块。是否出现大便失禁和疼痛取决于病变局部浸润括约肌的程度。由于这些症状并非特异，误诊很常见，大多数患者（70%～80%）被误诊为直肠肛管良性疾病[12]。

二、临床表现与诊断

仔细的肛周检查有助于正确诊断。疼痛是进展期病变常见表现，对病变位置和肿瘤浸润程度的准确判断通常需要在麻醉下进行。切勿遗漏腹股沟淋巴结检查。原发灶需要活检以确定组织学类型，怀疑腹股沟淋巴结转移可通过细针穿刺细胞学检查而确诊。传统观点，肛管癌可向同侧腹股沟淋巴结转移，约见于36%的初诊患者。然而，43%患者更早出现直肠上淋巴结转移。肿瘤大小、浸润深度和淋巴结转移与预后不良呈负相关。远处转移最常见于肝和肺，骨和皮下组织转移较少见。10%～30%患者出现远处转移[13, 14]，其5年生存率为18%[13]。

三、分期

　　局限性病变可通过超声、磁共振（MRI）和麻醉下仔细临床检查而分期。患者就诊时，30%~50%属于局部进展期，病变大小在3~4cm（图 22-2）[15]。腹股沟淋巴转移可以通过临床查体而发现，但这并不可靠，因为14%的转移淋巴结<5mm[16]，推荐行MRI检查。

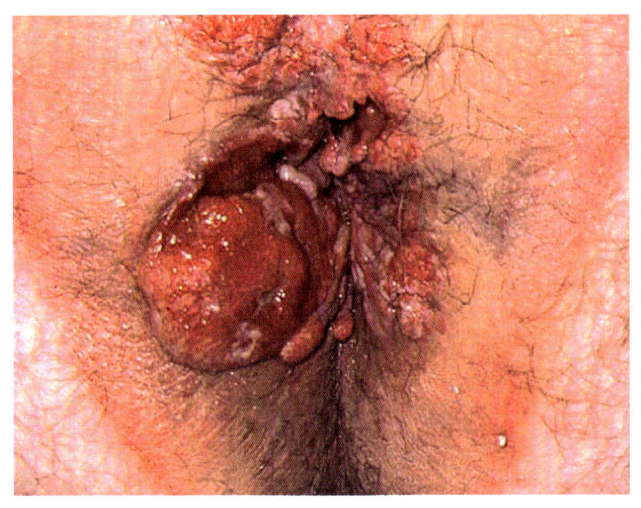
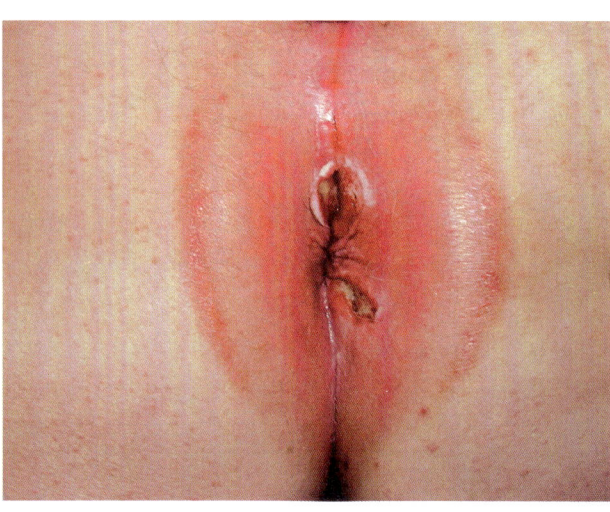

| A | B |

A. 局部进展期蕈伞型肛管癌；B. 人类免疫缺陷病毒阳性鳞状细胞癌患者

图22-2　肛管癌

　　最常见的远处转移部位为肝和肺，主要行胸部和腹部CT检查。可疑者可通过MRI或PET-CT进一步检查。有10%患者在确诊时已经有远处转移[17]。目前已有淋巴结成像和前哨淋巴结活检成功用于筛选肛管鳞状细胞癌淋巴结转移的报道，但尚未广泛推广应用。

　　最常用的分期系统是由美国联合委员会于1997年提出，用来评估疾病的局部浸润程度、淋巴结状态和远处转移（表22-2）。

表22-2　美国癌症联合委员会的分期方法

T	原发肿瘤	
	TX	原发灶无法评估
	T0	无原发肿瘤证据
	Tis	原位癌
	T1	肿瘤最大径≤2cm
	T2	2cm<肿瘤最大径<5cm
	T3	肿瘤最大径≥5cm以上
	T4	无论肿瘤大小，有周围器官浸润（如：阴道、尿道、膀胱，单独侵犯肛管括约肌不归类为T4）
N	区域淋巴结	
	NX	区域淋巴结无法评价
	N0	无区域淋巴结转移
	N1	直肠周围淋巴结转移
	N2	单侧髂内和（或）腹股沟淋巴结转移
	N3	直肠周围和腹股沟淋巴结转移和（或）双侧髂内和（或）腹股沟淋巴结转移

续表

M	远处转移	
	MX	远处转移不能评估
	M0	无远处转移
	M1	有远处转移
TNM分期		
0期	TisN0M0	
I期	T1N0M0	
II期	T2N0M0	
	T3N0M0	
IIIA期	T1N1M0	
	T2N1M0	
	T3N1M0	
	T4N0M0	
IIIB期	T4N1M0	
	任何T，N2/N3，M0	
IV期	任何T，任何N，M1	

　　这一病理学分期系统是在考虑手术治疗原发疾病时才被应用，现在大多数手术遵循综合模式治疗（combined modality treatment，CMT）的原则，为了对手术后病变残留或复发进行分类并预测预后，已经提出一种新的病理学分期系统[18]。

四、治疗

　　小的肛周肿瘤可通过单纯局部切除而获得良好效果，无须非手术处理。更大或肛管肿瘤可通过扩大会阴切除的腹会阴手术（APR）进行治疗[19]。手术后局部复发率30%～50%，5年生存率40%～70%。目前肛管鳞状细胞癌多遵循CMT模式进行治疗，也需要从历史的角度审视手术方法的演变。

（一）放疗

　　肛管癌对放疗敏感，早在20世纪20年代已有放疗治疗这一疾病的报道[20]。这一方法可以保留括约肌功能，避免APR相关高并发症发生率和死亡率。治疗基本分为两种，外照射放疗（external beam radiation therapy，EBRT）和组织内放疗，可单独或联合应用。James等[21]报道单独组织内放疗局部肿瘤控制率达47%。高剂量EBRT治疗患者3年生存率达75%[22]。EBRT联合组织内放疗患者的五年生存率为50%～94%，这与CMT治疗相当，但相关并发症发生率较高[23-25]。

（二）多模式综合治疗

　　Nigro于20世纪70年代发表的CMT有关文献颠覆了肛管癌治疗的模式。CMT使一部分准备接受APR患者病理学完全缓解。随后，这部分患者避免了手术，且达到治愈效果。10年后[27]，Nigro报道了接受CMT的104名患者的随访，其中97例完全缓解，总生存率达88%，避免了永久性结肠造口，保留了括约肌功能。

　　Nigro的工作得到了其他研究的证实。由欧洲癌症研究和治疗组织（the European Organisation for Research and Treatment of Cancer，EORTC）、英国癌症研究协调委员会（the UK Coordinating Committee on Cancer Research，UKCCCR）和肿瘤放射治疗组织（the Radiation Therapy Oncology Group，RTOG）/ 美国东部肿瘤协作组（Eastern Cooperative Oncology Group，ECOG）进行的三个大型随机临床实验均明确CMT方案和获益情况。

　　UKCCCR负责最大的多中心肛管癌临床实验[28]，这个实验评估单独放疗和放疗联合5-FU和丝裂霉素C化疗患者之间临床结局的不同。共纳入585名患者随机分为两组，单独放疗组（4～5周，共20～25次，45Gy）及CMT组［在放疗第一周和最后一周联合持续输注5-FU（每天1 000mg/m²，连续4天；或每天750mg/m²，连续5

天），并在第一个疗程的第一天给予丝裂霉素C]。初始治疗6周后评价疗效，反应良好（肿瘤消退＞50%）的患者建议加强放疗，反应差的患者（肿瘤消退＜50%）建议施行挽救性手术。在中位随访时间42周后，59%单纯放疗组患者出现局部复发，而CMT组仅为36%，CMT组局部复发风险下降46%，CMT组的早期并发症的发生率明显增加，但晚期并发症发生率两组相似；亦无总生存优势。同样的CMT方案被EORTC研究[29]所采用，这个研究共招募了110例患者，治疗包括5周内25次共45Gy的放疗，第6周对结果进行评估，之后分别给予完全和部分缓解患者15Gy和20Gy的治疗，CMT组在放疗的第1周和第5周分别给予5-FU（每天750mg/m^2，连续5天）持续输注，同时在第1天给予单剂量丝裂霉素C推注，CMT组与单独放疗组的完全缓解率分别为80%和54%，前者更高，两者总生存率相似。

一项RTOG/ECOG随机实验包括310例患者[30]，放疗剂量为5周，25～28次，共45～50.4Gy，在第1周和第5周持续单独静脉输注5-FU（每天1 000mg/m^2，连续4天），或第1天单剂量丝裂霉素C（10mg/m^2），六周后对肿瘤进行活检：单独接受5-FU患者有效率为14%，而5-FU联合丝裂霉素C组为8%，两组总生存率相似；然而，接受放疗联合5-FU和丝裂霉素C组无病生存率提高（65% vs. 50%），放疗联合两种药物治疗组有4例发生致命的毒性反应，而放疗单独联合5-FU组只有一例出现致命毒性反应。

在非随机对照研究中，Beck和Karulf[31]报道了35例鳞状细胞癌患者接受放疗联合化疗（5-FU和丝裂霉素C）治疗情况。只有一例患者因为肿瘤持续存在而施行APR，应用生命表格分析的5年生存率为89%。Grabenbauer等[32]报道类似结果，91%患者保留了括约肌，APR可作为一种补救措施用于CMT后肿瘤持续存在和复发患者。

这些实验说明CMT优于其他任何单一模式的治疗，绝大多数患者局部复发率降低，避免了大手术和永久性结肠造口。

处理HIV感染的肛管癌患者颇具挑战，这些患者对CMT不耐受，并对治疗反应不佳。Kim等[33]比较了HIV阳性和阴性肛管癌患者的治疗情况。HIV阳性患者完全临床缓解率更低（5% vs. 85%），更易发生3级或4级急性毒性反应（80% vs. 30%），癌症死亡率更高（38% vs. 27%）。

（三）最佳化疗药物

各种各样的化疗药物被用来单独或者联合使用，以期达到最佳杀伤肿瘤细胞作用。除了5-FU和丝裂霉素C，其他药物包括顺铂、卡铂和博来霉素。在这些药物中，顺铂应用最多，可以增强放疗效应，毒性更小。一些研究报道联合5-FU和顺铂的放疗、化疗所取得的可喜成果[34-36]。目前EORTC正在进行一项局部进展期肛管癌放疗联合丝裂霉素C和顺铂或5-FU的随机临床研究。

（四）疗效和监控

目前尚无统一肛管癌患者监控指南，但需仔细随访。一个典型的程序应该包括治疗后6周的初始评估；术后第1年，每3个月进行包括直肠镜检查在内的临床检查；随后2年，每6个月进行一次。如果疑有残留病灶，应当注意避免过早活检，这可导致溃疡及瘘的形成。区分恶性和炎性反应非常困难，如果仍然怀疑恶性，也要在治疗数月后再行组织活检。检测远处转移的CT扫描和评估原发病灶和引流淋巴结的MRI，应该在12个月和24个月时进行。

（五）淋巴结转移的处理

所有分期的肛管癌患者腹股沟淋巴结转移率为15%～60%[17]。首选细针穿刺细胞学或活检组织学检查加以证实。已照射的腹股沟区域，淋巴结清扫后并发症发生率高。同时性腹股沟淋巴结转移，放疗可取得65%的疾病控制率，如果采取CMT方案可增至90%[37]。异时性或复发性淋巴结病变，手术清扫可以获得良好的长期效果，5年生存率超过50%[38, 39]。

（六）肛管肿瘤残留与复发的处理

治疗后6个月内发生的肛管癌认为是肿瘤残留，而6月后出现者认为是肿瘤复发[40]。Renehan等[41]报道了254例接受放疗或放、化疗肛管癌患者的治疗结果，并评估局部病变治疗失败和补救性手术的结局。对于复发或肿瘤残留者，继续放疗、化疗无治愈可能。作为局部复发或残留癌的补救措施，APR甚至包括在女性患者所进行的阴道后壁切除是最佳选择。CMT后补救手术的5年总生存率为24%～47%[40, 42-45]。补救术后主要并发症为会阴裂开、愈合不良和感染，发生率为30%~60%，这与放疗和大面积皮肤缺损有关[45,46]。可采取肌皮瓣重建进行处理，其中腹直肌皮瓣最常采用。补救手术对复发癌效果优于CMT后病灶持续存在者[40,48]。

第六节　肛管腺癌

肛管腺癌非常罕见，诊断时经常把可能来自肛腺组织的真正肛管癌与极低位直肠癌直接侵犯肛管相混淆。肛管腺癌占所有肛管癌的5%左右[49]，目前缺乏准确的发病率、病因学、治疗选择和预后的文献记载。目前的文献报道也多为小样本的回顾性研究和患者报告。慢性肛管刺激或炎症性疾病是可能的诱因，一些患者源于克罗恩病所形成的慢性瘘道。肛管腺癌更具侵袭性，比鳞状细胞癌局部复发和远处转移风险更高[50]。既往，肛管腺癌常选择APR治疗，目前和治疗鳞状细胞癌相似，通常先应用CMT方案，但是如果患者条件允许，最终还会进行APR手术。1993年，Myerson等[14]报道诊断肛管腺癌的230例患者中有36.8%给予单独手术治疗，仅9%患者接受放疗、化疗，接受或不接受辅助治疗的总体手术切除率为77.4%。美国结直肠外科医生协会[51]的一个调查显示相同结果，其中52例患者中有77%接受初始手术。Klas等[12]回顾性分析显示36例患者中的61%接受手术为主的治疗方式，但值得注意的是，就诊时已有9.8%的腺癌患者属IV期病变，而鳞状仅为5%。

Belkacemi等[50]报道一项82例原发性肛管腺癌患者联合放疗、化疗的大型研究结果，和其他治疗模式相比，该方案使患者生存率增加且毒副反应降低，并建议针对残留肿瘤和复发可把APR作为补救手术加以选择。一个小样本研究[52]显示：与肛管鳞状细胞癌相比，肛管腺癌CMT治疗后，有更高的原位复发率，建议行术前放疗、化疗联合APR手术，以最大限度地控制盆腔病变。另有研究也显示CMT结合APR是一种较好的措施，患者2年生存率达62%[53]。然而，该研究只有13例患者，尚不能对这一罕见肿瘤确定其最佳治疗方案。

第七节　Bowen病

1912年，Bowen首次把这种疾病描述为皮肤病癌前病变[54]。Vickers等[55]首次报道肛周Bowen病。该病为上皮内鳞状细胞癌，倾向于女性发病，50岁发病率最高。2%~6%患者可进展为浸润癌[56-58]，4.7%患者出现其他相关的恶性病变[57]。常见症状包括：肛管潮湿、肛周烧灼感、出血、肛管内肿块感和瘙痒，部分患者也可能无症状。25%~40%患者因痔切除标本组织学检查而偶然发现[59]。病变表现为轮廓清晰、鳞状或结痂样斑块，通常是边界清晰的红斑。诊断主要依靠组织学检查。镜下表现与其他部位Bowen病相似。棘皮见角化不全、大的非典型细胞核及细胞核分裂活跃，有时表现为角化过度和角化不全共存。

治疗包括：氩激光、5-FU乳膏涂抹及冷冻等。Graham等[60]报道8名患者涂抹5%5-FU 16周后效果良好，其中7名患者治疗1年后，病变消退。也可选择大范围局部手术切除，创面可行一期缝合、中厚植皮和推进皮瓣手术。虽然手术阴性切缘所需的边距尚存争议，术中可行四个象限冰冻切片检查予以确认。

Bowen病治疗后复发和病变边界不清、免疫应答不良、滤泡浸润、瘢痕致密、HPV感染持续或复发及体外治疗依从性差有关[60]，建议采用反复活检和结肠镜检查，长期随访。

第八节　Paget病

1874年，James Paget爵士[61]首次描述了乳房Paget病，并认为该病也可能在身体的其他部位发生。1893年，Darier等[62]报道了首例肛周Paget病。Paget病是一种起源于真皮大汗腺的上皮内腺癌。该病较为罕见，通常发生于60~70岁的人群，女性常见。Paget病发展为不可治疗的浸润性癌的概率高达40%，这些患者发生其他相关恶性肿瘤的概率同样达52%~73%[63]。患者往往主诉长时间顽固性肛门瘙痒、出血及肛管潮湿，可能会触及肛管肿物。病损可突出皮肤表面、鳞屑或红斑状，确诊需要对病损行活检并排除恶性肿瘤。由于Paget细胞可能扩散超过病变肉眼边缘，推荐四个象限或多点取活组织检查，以全面掌握病变情况[64]。镜下特征性表现为大的、苍白、空泡状细胞和细胞核深染偏心，病变阿尔新蓝染色黏蛋白阳性，从而与Bowen病进行鉴别。治疗通常选择大范围局部切除，必要时需要植皮或皮瓣修复创面。Paget病的局部复发率较高，约2/3患者复发，并且并发症发生率更为显著[65, 66]。其他治疗方法包括：放疗和光动力学治疗，这些治疗可用于特殊选择的患者。Shieh等[67]在5例患者16个治疗部位采取光动力治疗，50%获完全临床和功能性缓解，这些患者依然需要长期随访以了解其远期预后。随访时全面的临床检查和可疑部位的活检是必需的。Paget病伴发其他恶性肿瘤的概率较高，建议每三年做一次结肠镜检查以排除结直肠恶性肿瘤。

第九节 恶性黑色素瘤

肛管恶性黑色素瘤较为罕见，大约占所有肛管癌的1%。病变源于齿状线上方移行带黏膜内的黑色素细胞或者齿状线下方非角化鳞状细胞黏膜[68]。这种疾病的典型表现为出血、疼痛或肿块，症状类似于血栓性痔，其中四分之一的病变无黑色素沉着。就诊时28%~63%患者出现区域淋巴结或者远处转移[69-72]。Goldman等[72]报道了49例肛管恶性黑色素瘤患者，女性高发，直径在2~5cm。比较局部切除和APR效果，大多数患者死于远处转移，APR在疾病控制或生存方面均未使患者受益。然而，更多近期系列研究表明获长期生存患者均接受了APR手术[73]。肿瘤厚度可能与肛管黑色素瘤的预后想关，但与其他部位黑色素瘤相比，相关性较差。Wanebo等[74]报道了3例肿瘤厚度<2mm者，获得10年无病生存；但所有肿瘤厚度超过2mm患者，均在5年内死亡。随后，来自同一中心最新报告显示：厚度在2.5~6mm患者APR术后可获得长期生存[73]。但是，早期黑色素瘤也可能预后不良，有一例患者病变厚度仅0.9mm，就诊时已经发生广泛转移[75]。

第十节 肛管上皮内瘤变

肛管上皮内瘤变（anal intraepithelial neoplasia，AIN）是肛管鳞状细胞癌的癌前病变，McCance等于1985年首次报道[76]。HIV和尖锐性湿疣是发生AIN的危险因素，发病率男女相当。AIN患者可能无症状或出现出血、肛管潮湿、肛门瘙痒、红斑鳞屑样变或湿疣等。可通过活检进行确诊，根据表皮不典型增生累及的程度可分为Ⅰ~Ⅲ级。组织学表现为上皮增厚，细胞核浆比高的未分化细胞由基底层延伸到黏膜表层。AIN的自然病程不确定且知之甚少。评估AIN进展的大多数数据来自对妇科上皮内瘤变的经验：20年以上宫颈Ⅲ级上皮内瘤变演变为侵袭性癌的概率约为35%。Ⅲ级AIN属于高级别病变且恶变潜能极高。Schofield等[77]报道了32例Ⅲ级AIN患者，其中5例在中位随访时间18个月发展为癌。多灶性Ⅲ级AIN和全身免疫抑制患者，恶性变风险更高[78]。Ⅰ级和Ⅱ级AIN属低级病变，恶变可能小，但随着时间延长，可能发展为Ⅲ级AIN[79]。

根据病变分级，Ⅰ级和Ⅱ级AIN的处理比较保守，每6~12个月进行密切检测。患者症状或病变范围发生任何变化应实施进一步活检。手术常用于治疗有症状Ⅲ级AIN。由于需要更大的病变环周区域切除，该手术后并发症发生率显著增加。广泛局部切除后是否采取植皮及推移皮瓣通常要根据缺损大小决定。尽管未被推荐，许多其他治疗方式（例如冰冻治疗和激光治疗）也可以应用，但这些治疗方式可能导致治疗后组织损伤，且难以进行组织学评估。

第十一节 小 结

肛管癌是一种罕见疾病，显而易见由大型医学中心进行的多中心随机实验卓有成效。近30年肛管鳞状细胞癌治疗策略已经发生巨大变化，其预后也得以改善。鳞状细胞癌疗效进一步提高可能与新型化疗方案的应用及手术切除残余病灶或复发肿瘤有关。目前对肛管腺癌和恶性黑色素瘤等更罕见病的认识不足，治疗经验有限，因此需要将患者集中到专业化的临床中心治疗并鼓励患者纳入多中心临床研究。AIN的处理仍然具有挑战性，尤其是对于免疫缺陷患者。再次强调的是，某个领域专业化将更有可能产生有意义的进展和治疗方案的进一步完善。

第十二节　自 我 测 试

1. 肛管鳞状细胞癌：

a. 放疗、化疗是主要治疗原则。

b. 这是一种放射抵抗性肿瘤。

c. 患有人类乳头瘤病毒或者人免疫缺陷病毒不会增加发病率。

d. 占所有肛管癌大约50%。

e. 就诊时接近75%患者癌症处于局部晚期。

2. 肛管癌淋巴结和远处转移：

a. 大约5%肛管癌患者就诊时已经有淋巴结转移。

b. 前哨淋巴结活检是评估肛管癌淋巴结转移的金标准。

c. 直肠上淋巴结是最常见的淋巴结转移部位。

d. 淋巴结转移不依赖肿瘤大小。

e. 在诊断时30%患者有内脏侵犯。

3. 肛管Paget病：

a. 是一种起源于皮肤大汗腺的上皮内腺癌。

b. 极少发生恶变。

c. 女性更多见。

d. 局部复发少见。

e. 未经治疗95%进展为浸润性癌。

4. 肛缘Bowen病：

a. 男性易发。

b. 70岁发病率最高。

c. 约50%患者进展为浸润癌。

d. 是一种上皮内鳞状细胞癌。

e. 有极高的恶变率。

5. 肛管上皮内瘤变（AIN）：

a. Ⅰ级和Ⅱ级AIN可以进展为Ⅲ级AIN。

b. 手术是Ⅰ级和Ⅱ级AIN的一线治疗。

c. AIN女性更多见。

d. AIN和宫颈、外阴上皮内瘤变没有关系。

e. 可以被看作肛管原位癌。

答案与解析

1. 答案：a

解析：超过70%的肛管癌是鳞状上皮起源。一线治疗是放疗、化疗，这与Nigro等人描述的相近。

2. 答案：c

解析：第一组转移的淋巴结是直肠上淋巴结，接下来是腹股沟和盆侧壁淋巴结。约30%患者出现淋巴结转移。

3. 答案：a

解析：James Paget爵士于1874年描述了发生在乳房组织的Paget病，这是一种起源于皮肤大汗腺的上皮内腺癌。发生恶变的概率很高，在50%～73%左右。男女发病率相似。

4. 答案：d

解析：Bowen病是一种女性易发的上皮内鳞状细胞癌，年龄在50岁左右高发。癌变率为4.7%。

5. 答案：a

解析：AIN是肛管鳞状细胞癌的癌前病变。根据非典型增生程度AIN可分为低级别Ⅰ级、Ⅱ级和高级别Ⅲ级，因此AIN Ⅲ级具有更高恶变潜能。AIN Ⅰ级和Ⅱ级可以进展为Ⅲ级，AIN男女发生率相似。

（Syed A. Hyder，Christopher Cunningham 著

周岩冰　魏志良 译，申占龙　王天宝 校）

参考文献

［1］ WEXNER S, MILSOM J, DAILEY T, et al. The demographics of anal cancers are changing. Identification of a high risk population［J］. Dis Colon Rectum, 1987, 30: 942-946.

［2］ YOUK E G, KU J L, PARK J G. Detection and typing of human papillomavirus in anal epidermoid carcinomas: sequence variation in the E7 gene of human papillomavirus type 16［J］. Dis Colon Rectum, 2001, 44: 236-242.

［3］ FRISCH M, GLIMELIUS B, VAN DEN BRULE A, et al. Sexually transmitted infection as a cause of anal cancer［J］. N Engl J Med, 1997, 337: 1350-1358.

［4］ PENN I. Cancers of the anogenital region in renal transplant recipients-analysis of 65 cases［J］. Cancer, 1986, 58: 611-616.

［5］ ADAMI J, GABEL H, LINDELOF B, et al. Cancer risk following organ transplantation: a nationwide cohort study in Sweden［J］. Br J Cancer, 2003, 89: 1221-1227.

［6］ DALING J R, SHERMAN K J, HISLOP T G, et al. Cigarette smoking and the risk of anogenital cancer［J］. Am J Epidemiol, 1992, 135: 180-189.

［7］ PRESTON D M, FOWLER E F, LENNNARD-JONES J E, et al. Carcinoma of the anus in Crohn's disease［J］. Br J Surg, 1983, 70: 346-347.

［8］ SLATER G, GREENSTEIN A, AUFSES A. Anal carcinoma in patients with Crohn's disease［J］. Ann Surg, 1984, 199: 348.

［9］ FENGER C, FRISCH M, MARTI M C, et al. Tumours of the anal canal. In: HAMILTON S R, AALTONEN L A（eds）World Health Organization Classification of Tumours. Pathology and Genetics of Tumours of the Digestive System［M］. IARC, Lyon, 2000: 145-155.

［10］ MORSON B. The pathology and results of treatment of squamous cell carcinoma of the anal canal and anal margin［J］. Proc R Soc Med, 1960, 53: 22-26.

［11］ SHEPHERD N A, SCHOLEFIELD J H, LOVE S B, et al. Prognostic factors in anal squamous carcinoma: a multivariate analysis of clinical, pathological and flow cytometric parameters in 235 cases［J］. Histopathology, 1990, 16: 545-555.

［12］ KLAS J V, ROTHENBERGER D A, WONG D. Malignant tumours of the anal canal. The spectrum of disease, treatment and outcomes. Cancer, 1999, 85: 1686-1693.

［13］ JOHNSON L G, MADELEINE M M, NEWCOMER L M, et al. SCHWARTZ S M, DALING J R. Anal cancer incidence and survival: the surveillance, epidemiology and end results experience, 1972-2000［J］. Cancer, 2004, 101: 281-288.

［14］ MYERSON R J, KARNELL L H, MENCK H R. The National Cancer Data Base report on carcinoma of the anus［J］. Cancer, 1997, 80: 805-815.

［15］ DEANS G T, MCALEER J J A, SPENCE R A J. Malignant anal tumours［J］. Br J Surg, 1994, 81: 500-508.

［16］ WADE D S, HERRERA L, CASTILLO N B, et al. Metastases to the lymph nodes in epidermoid carcinoma of the anal canal studied by a clearing technique［J］. Surg Gynecol Obstet, 1989, 169: 238.

［17］ ROUSSEAU D L JR, THOMAS C R JR, PETRELLI N J, et al. Squamous cell carcinoma of the anal canal［J］. Surg Oncol, 2005, 14:

121-132.

［18］ HABOUBI N Y, EDILBE M W, HILL J. Justification for staging of epidermoid anal carcinoma after salvage surgery: a pathological guideline ［J］. Colorectal Dis, 2006, 9: 238-244.

［19］ KLOTZ R G, PAMUKCOGLU T, SOUILLIARD D H. Transitional cloacogenic carcinoma of the anal canal ［J］. Cancer, 1967, 20: 1727-1745

［20］ ROUX-BERGER J L, ENNUYER A. Carcinoma of the anal canal ［J］. AJR Am J Roentgenol, 1948, 60: 807-815.

［21］ JAMES R, POINTON R, MARTIN S, et al. Local radiotherapy in the management of squamous carcinoma of the anus ［J］. Br J Surg, 1985, 72: 282-285.

［22］ GREEN J, SCHAUPP W, CANTRILL S, et al. Anal carcinoma: therapeutic concepts ［J］. Am J Surg, 1980, 140: 151-155.

［23］ PAPILLON J. Rectal and Anal Cancers ［M］. Berlin: Springer-Verlag, 1982.

［24］ ENG C, ABBRUZZESE J, MINSKY B D. Chemotherapy and radiation of anal canal cancer: the first approach ［J］. Surg Oncol Clin N Am, 2004, 13: 309-320.

［25］ NG YING KIN K N Y, PIGNEUX J, AUVRAY H, et al. Our experience of conservative treatment of anal canal carcinoma combining external irradiation and interstitial im-plants: 32cases treated between 1973 and 1982 ［J］. Int J Radiat Oncol Biol Phys, 1988, 14: 253-259.

［26］ NIGRO N D, VAITKEVICIUS V K, CONSIDINE B J. Combined therapy for cancer of the anal canal: a preliminary report ［J］. Dis Colon Rectum, 1974, 17: 354.

［27］ NIGRO N D. An evaluation of combined therapy for squamous cell cancer of the anal canal ［J］. Dis Colon Rectum, 1984, 27: 763-766.

［28］ UKCCCR Anal Cancer Trial Working Party. Epidermoid anal cancer: results from the UKCCCR randomised trial of radiotherapy alone versus radiotherapy, 5-fluorouracil and mitomycin ［J］. Lancet, 1996, 348: 1049-1054.

［29］ BARTELINK H, ROELOFSEN F, ESCHWEGE F, et al. Concomitant radiotherapy and chemo therapy is superior to radiotherapy alone in the treatment of locally advanced anal cancer: results of a phase III randomized trial of the European Organisation for Research and Treatment of Cancer Radiotherapy and Gastrointestinal Cooperative groups ［J］. J Clin Oncol, 1997, 15: 2040-2049.

［30］ FLAM M, JOHN M, PAJAK T F, et al. The role of mitomycin C in combination with 5-fluorouracil and radiotherapy and of salvage chemoradiation in the definite nonsurgical treatment of epidermoid carcinoma of the anal canal: results of a phase III randomized intergroup study ［J］. J Clin Oncol, 1996, 14: 2527-2539.

［31］ BECK D E, KARULF R E. Combination therapy for epidermoid carcinoma of the anal canal ［J］. Dis Colon Rectum, 1994, 37: 1118-1125.

［32］ GRABENBAUER G G, MATZEL K E, SCHNEIDER I H F, et al. Sphincter preservation with chemoradiation in anal canal carcinoma. Abdo minoperineal resection in selected cases? ［J］. Dis Colon Rectum, 1998, 41: 441-450.

［33］ KIM J H, SARANI B, ORKIN B A, et al. HIV-positive patients with anal carcinoma have poorer treatment tolerance and outcome than HIV-negative patients ［J］. Dis Colon Rectum, 2001, 44: 1496-1502.

［34］ ENG C. Anal cancer: current and future methodology. Cancer Invest, 2006, 24: 535-544.

［35］ MARTENSON J A, LIPSITZ S R, WAGNER H JR, et al. Initial results of a phase II trial of high dose radiation therapy, 5 fluorouracil and cisplastin for patients with anal cancer（E4292）: an Eastern Cooperation Oncology Group study ［J］. Int J Radiat Oncol Biol Phys, 1996, 35: 745-749.

［36］ GERARD J P, AYZAC L, HUN D, et al. Treatment of anal canal carcinoma with high dose radiation therapy and concomitant fluorouracil-cisplatinum, long-term results in 95 patients ［J］. Radiother Oncol, 1998, 46: 249-256.

［37］ MINSKY B D, HOFFMAN J P, KELSEN D P. Cancer of anal region. In: DEVITA V T JR, HELLMAN S ROSENBERG S A（eds）Cancer: Principles and Practice of Oncology ［M］. 6th edn. Lippincott-Williams and Wilkins, Philadelphia, 2001: 1319-1342.

［38］ GREENALL M J, MAGILL G, QUAN S H Q. Recurrent epidermoid carcinoma of the anus ［J］. Cancer, 1986, 57: 1437-1441.

［39］ WOLFE H R I. The management of metastatic inguinal adenitis in epidermoid carcinoma of the anus ［J］. Proc R Soc Med, 1961, 61: 626-631.

［40］ POCARD M, TIRET E, NUGENT K, et al. Results of salvage abdomino-perineal resection for anal cancer after radiotherapy ［J］. Dis Colon Rectum, 1998, 12: 1488-1493.

［41］ RENEHAN A G, SAUNDERS M P, SCHOFIELD P F, et al. Patterns of local disease failure and outcome after salvage surgery in patients with anal cancer ［J］. Br J Surg, 2005, 92: 605-614.

［42］ ZELNICK R S, HAAS P A, AJLOUNI M, et al. Results of abdominoperineal resections for failures after combination chemotherapy and radiation therapy for anal canal cancers［J］. Dis Colon Rectum, 1992, 35: 574–578.

［43］ ALLAL A S, LAURENCET F M, REYMOND M A, et al. Effectiveness of surgical salvage therapy for patients with locally uncontrolled anal carcinoma after sphincter–conserving treatment［J］. Cancer, 1999, 86: 405–409.

［44］ VAN DER WAL B C, CLEFFKEN B I, GULEC B, et al. Results of salvage abdominoperineal resection for recurrent anal carcinoma following combined chemoradiation therapy［J］. J Gastrointest Surg, 2001, 5: 383–387.

［45］ ELLENHORN J D, ENKER W E, QUAN S H. Salvage abdominoperineal resection following combined chemotherapy and radiotherapy for epidermoid carcinoma of the anus［J］. Ann Surg Oncol, 1994, 1: 105–110.

［46］ SINGH R, NIME F, MITTELMAN A. Malignant epithelial tumours of the anal canal. Cancer, 1981, 48: 411–415.

［47］ BELL S W, DEHNI N, CHAOUAT M, et al. Primary rectus abdominis myocutaneous flap for repair of perineal and vaginal defect after extended abdominoperineal resection［J］. Br J Surg, 2005, 92: 482–486.

［48］ AKBARI R P, PATY P B, GUILLEM J G, et al. Oncologic outcomes of salvage surgery for epidermoid carcinoma of the anus initially managed with combined modality therapy［J］. Dis Colon Rectum, 2004, 47: 1136–1144.

［49］ BASIK M, RODRIGUEZ–BIGAS M A, PENETRANTE R, et al. Prognosis and recurrence patterns of anal adenocarcinoma［J］. Am J Surg, 1995, 169: 233–237.

［50］ BELKACEMI Y, BERGER C, POORTMANS P, et al. Management of primary anal canal adenocarcinoma: a large retrospective study from the rare cancer network［J］. Int J Radiat Oncol Biol Phys, 2003, 56: 1274–1283.

［51］ ABEL M E, CHIU Y S Y, RUSSELL T R, et al. Adenocarcinoma of the anal glands: results of a survey［J］. Dis colon Rectum, 1993, 36: 383–387.

［52］ PAPAGIKOS M, CRANE C, SKIBBER J, et al. Chemoradiation for adenocarcinoma of the anus［J］. Int J Radiat Oncol Biol Phys, 2003, 55: 669–678.

［53］ BEAL K P, WONG D, GUILLEM J G, et al. Primary adenocarcinoma of the anus treated with combined modality therapy［J］. Dis Colon Rectum, 2003, 46: 1320–1324.

［54］ BOWEN J T. Precancerous dermatosis: a study of two cases of chronic atypical epithelial proliferation［J］. J Cutan Dis, 1912, 30: 241–255.

［55］ VICKERS P M, JACKMUN R J, MCDONALD J R. Anal carcinoma in situ: report of three cases［J］. South Surgeon, 1939, 8: 503–507.

［56］ BECK D E, FAZIO V W, JAGELMAN D G. Perianal Bowen's disease［J］. Dis Colon Rectum, 1988, 31: 419–422.

［57］ MARFING T E, ABEL M E, GALLAGHER D M. Perianal Bowen's disease and associated malignancies: results of a survey［J］. Dis colon Rectum, 1987, 30: 782–785.

［58］ SREARNS M W, GRODSKY L, HARRISON E G JR, et al. Malignant anal lesion［J］. Dis Colon Rectum, 1966, 9: 315–327.

［59］ CLEARY R K, SCHALDENBRAND J D, FOWLER J J, et al. Perianal Bowen's disease and anal intraepithelial neoplasia: review of the literature［J］. Dis Colon Rectum, 1999, 42: 945–951.

［60］ GRAHAM B D, JETMORE A B, FOOTE J E, et al. Topical 5–fluorouracil in the management of extensive anal Bowen's disease: a preferred approach［J］. Dis Colon Rectum, 2005, 48: 444–450.

［61］ PAGET J. On disease of the mammary areola preceding cancer of the mammary gland［J］. St Barth Hosp Rep, 1874, 10: 87–89.

［62］ DARIER J, COULILLAUD P. Sur un cas de maladie de Paget de la region perineo–anale et scrotale［J］. Ann Dermatol Syphiligr（Paris）, 1893, 4: 25–31.

［63］ BECK D E. Paget's disease and Bowen's disease of the anus［J］. Semin Colon Rectal Surg, 1995, 6: 143–149.

［64］ BECK D E, FAZIO V W. Perianal Paget's disease［J］. Dis Colon Rectum, 1987, 30: 263–266.

［65］ JENSEN S L, SJOLIN K E, SHOKOUH–AMIRI M H. Paget's disease of anal margin［J］. Br J Surg, 1988, 75: 1089–1092.

［66］ ARMITAGE N C, JASS J R, RACHMAN P I. Paget's disease of the anus: a clinicopathological study［J］. Br J Surg, 1989, 76: 60–63.

［67］ SHIEH S, DEE A S, CHENEY R T. Photodynamic therapy for the treatment of extramammary Paget's disease［J］. Br J Dermatol, 2002, 146: 1000–1005.

［68］ LEWIN K J, RIDDELL R H, WEINSTEIN W M. The anal canal. In: LEWIN K J, RIDDELL R H, WEINSTEIN W M（eds）Gastrointestinal Pathology and its Clinical Implications［M］, vol 2. Igaku–Shoin, New York, 1992: 1318–1359.

［69］ WEINSTOCK M A. Epidemiology and prognosis of anorectal melanoma［J］. Gastroenterology, 1993, 104: 174–178.

［70］ ROSS M, PEZZI C, PEZZI T, et al. Patterns of failure in anorectal melanoma: a guide to surgical therapy. Arch Surg, 1990, 125: 313–316.

［71］ COOPER P H, MILLS S E, ALLEN M S JR. Malignant melanoma of the anus: report of 12 patients and analysis of 255 additional cases ［ J ］. Dis Colon Rectum, 1982, 25: 693-703.

［72］ GOLDMAN S, GLIMELIUS B, PAHLMAN L. Anorectal malignant melanoma in Sweden: report of 49 Patients ［ J ］. Dis Colon Rectum, 1990, 33: 874-877.

［73］ BRADY M S, KAVOLIUS J P, QUAN S H Q. Anorectal melanoma: a 64 years experience at Memorial Sloan-Kettering Cancer Centre ［ J ］. Dis Colon Rectum, 1995, 38: 146-151.

［74］ WANEBO H J, WOODRUFF J M, FARR G H, et al. Anorectal melanoma ［ J ］. Cancer, 1981, 47: 1891-900.

［75］ ANTONIUK P M, TJANDRA J J, WEBB B W, et al. Anorectal malignant melanoma has a poor prognosis ［ J ］. Int J Colorectal Dis, 1993, 8: 81-86.

［76］ MCCANCE D J, CLARKSON P K, DYSON J L. Human papillomavirus types 6 and 16 in multifocal intraepithelial neoplasias of female lower genital tract ［ J ］. Br J Obstet Gynaecol, 1985, 92: 1093-1100.

［77］ SCHOLEFIELD J H, HICKSON W G E, SMITH J H F, et al. Anal intraepithelial neoplasia: part of a multifocal disease process ［ J ］. Lancet, 1992, 340: 1271-1273.

［78］ SCHOLEFIELD J H, CASTLE M T, WATSON N F S. Malignant transformation of high-grade anal intraepithelial neoplasia ［ J ］. Br J Surg, 2005, 92: 1133-1136.

［79］ PALEFSKY J M, HOLLY E A, GONZALES J, et al. Natural history of cytologic abnormalities and papillomavirus infection among homosexual men with group Ⅳ HIV disease ［ J ］. J Acquir Immune Defic Syndr, 1992, 5: 1258-1265.

第二十三章　藏毛窦疾病

第一节　引　言

对于藏毛窦疾病，了解其病因假说的变化情况非常重要，因为这不仅有助于医生了解其治疗方法的演变过程，还可以帮助医生在将来选择一种最合适的治疗方法。藏毛窦疾病可为自限性疾病，也有采用非手术治疗方法治愈藏毛窦的报道。非手术治疗包括简单局部去毛、臀沟清洁消毒和局部注射苯酚。非手术治疗是症状轻微患者的首选。

对相对较小的病变实施手术治疗，可能弊大于利，特别是当治疗的结局是难以愈合的中线切口时。因此藏毛窦疾病的手术治疗必须尽量简单，而且手术可能产生的并发症危害不应大于原发疾病。即使是在治疗病变范围更广和需要二次手术的患者时，也应尽量避免实施扩大的根治性手术。很多患者可以在门诊手术室于局部麻醉下完成手术。患者术后应学会自我护理，尽早回归工作。从最初1946年的Patey 和Scarff到2002年的Peterson，长达60年的研究都反对大范围的整块切除术，因为其可能带来很多临床和经济学后果，但是，这些反对的声音却常常被忽视。

第二节　藏毛窦疾病的临床表现

临床表现从无症状的中线结节或小的凹陷性病灶到急性或慢性脓肿及伴发较长侧方窦道的广泛性病变。疾病的表现决定了治疗的方式，如针对无症状的结节和凹陷，可以随访观察，不做任何治疗[5, 15, 23, 35, 51, 70, 71]。藏毛窦其他处理方法包括非手术治疗[9, 10, 25, 39, 43, 56, 64, 68]、微小手术治疗或实施更大范围的切除手术[4, 6, 8, 11, 16, 31-33, 37, 38, 48, 49, 54, 55, 59, 72, 74]。

第三节　藏毛窦疾病的病因

关键点：

（1）藏毛窦疾病为获得性非遗传性疾病。

（2）旧理论认为藏毛窦疾病是一种先天性疾病，故常常实施广泛切除手术，从而导致并发症发生率和复发率均较高。

（3）近50年发展起来的藏毛窦疾病的病因学新理论强烈推荐针对原发疾病实施微小手术。

（4）藏毛窦疾病在以下人群中发病率较高：

1）年龄在18～30岁。

2）多毛男性患者。

3）臀沟较深且卫生不良。

（5）臀沟中疏松的毛发是一个非常重要的辅助病因，但不大可能是主要病因。

（6）藏毛窦疾病是一种自限性疾病，可自愈。

（7）病理进程：

1）青少年时期中线毛囊增宽扩大。

2）阻塞毛囊和出现粉刺样毛囊炎。

3）滤泡包裹其自身毛发。

4）臀沟内疏松的毛发和积存的皮屑被推进或吸入增大的毛囊。

5）最终发展成中线脓肿和侧方瘘。

一、先天性藏毛窦疾病

在首次报道藏毛窦疾病后不久，有理论认为藏毛窦疾病是由先天性藏毛囊肿演变而来[3, 27, 52, 75]，从而有了根治性切除术。现阶段所实施的整块切除手术可能为早期不完善理论的残存影响。

二、后天性藏毛窦疾病

现今关于藏毛窦疾病为获得性起源的观点最先由Patey和 Scarff于1946年提出[60]，由 Klass于1956年予以证实[39]。1969年，Patey对藏毛窦疾病发生机制做出了具有信服力的总结，并由Bascom于 1983年[10]和1994年[13]反复证实。这一疾病总是发生中线凹陷[9, 10, 61, 71]，同时Patey[61]、King[36]和 Palmer[58]推测这些凹陷来自于中线毛囊，于青春期增大并最终发展为毛囊炎。毛囊炎感染可形成中线脓肿，并通过形成旁瘘以释放脓液。藏毛窦凹陷旁毛囊体毛生长的方向总是与凹陷方向一致可证实这一理论[45, 53]。毛发在藏毛窦疾病接下来发展中的作用可能是一个辅助因素。来自其他部位（头背部、颈部、臀部）的疏松毛发脱落后，积聚于臀沟，并且通过其根部垂直地进入毛囊。毛发远端的微小的鳞屑有助于它们进入并停留在中线凹陷处。Lord[44]的研究表明，毛发有时不一定来自于患者自身。一项报道中发现藏毛窦中包含一片鸟类羽毛，这可能与患者使用羽毛床垫有关[26]。臀沟内毛发和其他皮肤碎屑可被臀部运动产生的毛囊和（或）脓肿内负压（卷烟效应[17]）驱使进入增大的毛囊和皮肤凹陷。碎屑加剧毛囊炎并导致原发脓肿。臀沟的深度、毛发量和厌氧环境[13, 32, 33, 39, 50, 61, 65]是疾病长期存在的危险因素，同时也是导致中线毛囊增大的原因[9, 13, 36, 58]。Bascom的研究表明臀部对其骶骨附着处较大的牵拉力，导致中线毛囊变长和增大。藏毛窦在幼年、毛发卷曲患者和老年人中少见，这可能由于这些人毛发尺寸不足。长期大量的研究表明毛发与藏毛疾病有关[36, 39, 60]，所以，Karydakis[32, 33]认为毛发通过"钻"的作用在完整皮肤上钻出凹陷，从而形成了藏毛窦疾病。但是，许多患者的脓肿中并未发现任何毛发[40, 61]，而且藏毛窦疾病也可以发生在毛发稀少的年轻女性，这些现象又不能用这一理论来解释。

第四节　藏毛窦疾病完整切除的经济效益和临床结局

最初的藏毛窦疾病是一种先天性疾病的假说催生整块切除手术，这导致了患者并发症发生率较高和医院资源的浪费。

在第二次世界大战期间（1942—1945），78 924例士兵因患藏毛窦疾病就诊于美国军队医院，每天的就诊量为55人[19]。20世纪90年代的一家美国军事中心，在两年内接诊229例患者，共实施了240台切除手术，这些患者共占用了4 760个床位天数，换句话说每位患者平均需要卧床天数达21天[5]。Karydakis[34]的研究报道4 670例接受不同手术方法治疗藏毛窦疾病患者中有2 288例复发（49%）。1985年，英格兰7 000例藏毛窦疾病患者平均住院天数达5天。数据来自伦敦人口及调查办公室未发表的文献（1985）http://www.doh.gov.uk/hes/standard_data/available_tables_operations/tb02100e.xls，同时在2000年和2001年有11 534例藏毛窦患者行手术治疗，平均住院天数达4.3天（17 084床位天数）[22]。

Bascom[11, 13]指出，藏毛窦手术失败的后果很严重，有些需要再进行多次手术及重建手术，有时还需要实施放疗和臀肌瓣移植，还有某些患者切口包扎时间长达15个月。

从1947年开始，就有避免实施整块切除术并采用门诊手术治疗藏毛窦疾病的建议[2, 13, 14, 21, 39, 42, 60, 62, 63, 66, 68]，然而许多外科医生仍然继续实施需要住院处理的根治性整块切除术，这给医疗系统带来相当大的经济负担。

Klass于1956年指出[39]："藏毛窦化脓是一种自限性疾病…手术治疗后令人失望的数据很自然地使人们提出一个问题：有没有可能是医生的治疗方式错误促成了这一不良结果…是否有可能在无意间医源性地延长了患者无法工作的时间？"

第五节　藏毛窦疾病的治疗

一、非手术治疗

关键点：

（1）无症状结节及凹陷无须特殊治疗。

（2）轻度或中度藏毛窦疾病采用刮除毛发和臀沟清洁治疗，也可联合使用苯酚注射。

一些病情较轻且无症状患者采用"不治疗，观望"的处置措施是合理的。这一方案对一些相对毛发柔软或少毛且臀沟平坦的女性患者尤其适用。对于症状轻微患者，例如患单一急性脓肿，体检时症状很轻，可在急性脓肿引流后先采用非手术治疗，刮除毛发，更加注意臀沟处的卫生，也可联合使用苯酚注射[5, 15, 23, 35, 51, 70, 71]。如果藏毛窦疾病为自限性[20, 30, 39]或者自愈[29]的理论成立，那么这种治疗策略无疑是最为适用。然而，医生需要开展更多针对非手术治疗方式[5, 15, 23, 35, 51, 70, 71]的研究来明确这一治疗方法的真实价值，特别是在近期治疗藏毛窦疾病的微小手术[9, 10, 25, 43, 56, 67]具有更可靠的效果且并发症发生率较小的背景之下。

二、手术治疗

关键点：

（1）手术治疗不应有过多损伤，而且绝不能导致难愈合的中线切口。

（2）侧方切口愈合更快。

（3）对大多数患者而言，手术越小越好，最好于门诊手术室在局部麻醉下实施。

（4）患者术后可自我护理并早日回归工作。

（5）复发率应较低。

（6）应放弃实施大范围的整块切除手术。

在评估手术治疗的效果时，区分藏毛窦疾病是初发还是复发非常重要。但是，很多学者却没有将两者区分开来。Bascom首先推荐简单手术方式（这一术式也被叫作Bascom I）；后来，他又提出了针对复发和难愈合中线切口的手术方式，即改良Karydakis术[32, 33]、Bascom II术或者臀沟闭合术，现在称为"臀沟上提术"[11, 13]。

于Millar/Lord术基础上发展的Bascom I术[9, 10]和针对更大范围病变的于Karydakis手术基础上发展的Kitchen[37, 38]与Bascom II[11, 13]手术，展现出较传统手术更好的临床及经济结局，术后很少发生并发症，且难愈合中线切口发生率较低。

第六节　轻至中度藏毛窦疾病：Bascom I 和 Lord/Millar术

（一）关键点

（1）微小的中线切口；"去除凹陷，手术不伤及臀沟"。

（2）为引流慢性脓肿而不缝合侧方切口。

（3）在局部麻醉下联合使用镇静剂实施日间手术。

（4）术后患者可自我护理。

（5）复发率<10%。

这一手术方式可被看作是Rickles[64]和Patey[60]手术在微创手术领域的发展。Lord于1975年[45]发表的论文结果表明：遵循Bascom Ⅰ手术及Lord/Millar手术的基本原则的手术，使76%患者获得了满意的效果[24, 43]。Bascom Ⅰ手术及Lord/Millar技术[9, 10, 25, 43]的理论基础为：只要中线凹陷被清除且中线切口愈合，那就意味着患者已治愈，而这个目标，尤其凹陷出现在中线部位，可通过小手术切口来实现。同时，实施此手术可避免出现中线切口不愈合的风险。

（二）Bascom Ⅰ手术

本术式[9, 10]强调中线切口长度不应超过7mm，而7mm长的切口足以去除大多数凹陷，大部分凹陷皮下无鳞状上皮大范围延伸；"去除凹陷，不损伤臀沟"（图23-1、图23-2）。

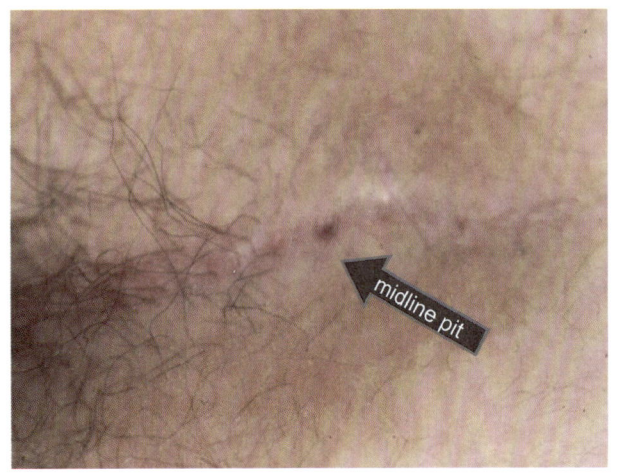

图23-1　中线凹陷

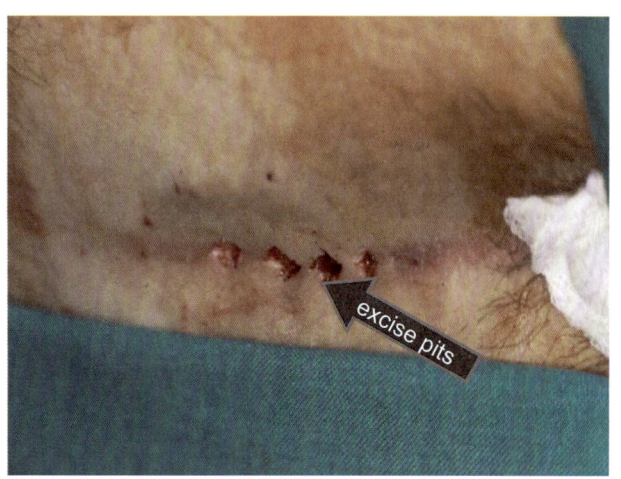

图23-2　通过4个小的切口切除4个中线凹陷，所有切口长度小于7mm

去除所有凹陷至关重要，因为遗留其中任意一个都可导致疾病复发。凹陷切除应在急性脓肿引流完成后施行，因凹陷可能随着脓肿相关水肿的消退而消失。脓肿引流常可在门诊手术室完成，操作只需在皮肤喷敷氯乙烷后穿刺切开。手术操作应远离中线而且不应实施去顶手术，根治性手术可在引流术后3周实施。需切除凹陷数量常为1～4个，但在极少数患者中，需切除的凹陷数量可多达7个。如果凹陷数达7个，选择实施Bascom Ⅱ手术效果更佳，因为如果凹陷数量过多，则极可能导致多个切口融合成长达1～2cm的切口。中线切口应由4/0不可吸收线缝合，并在一周后拆线。缝线去除后，中线切口还可能留有一定裂隙，但这些裂隙在刮除毛发和日

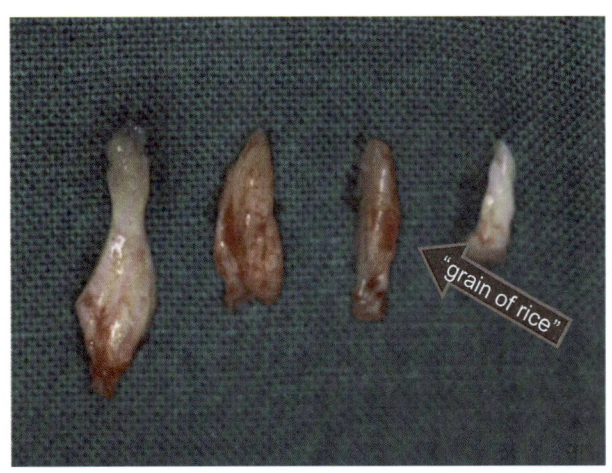

图23-3　在图23-2中切除的4个中线凹陷组织，每块组织长度小于1cm，类似于"一粒米"大小

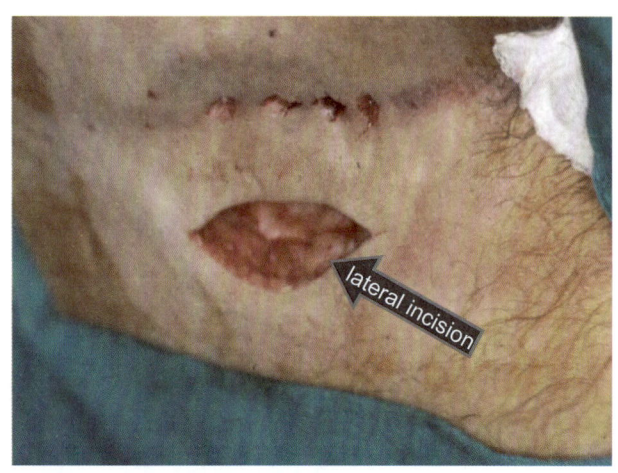

图23-4　在正中线旁1～2cm作一侧方切口，便于术后早期血液和血清的流出

常清洗保持良好卫生习惯的条件下会很快愈合。Lord/Millar 手术[25, 43]后，小中线切口不缝合也可愈合良好。最初用于急性脓肿引流，术后可允许血液和血浆流出的侧方切口常能够自行愈合（图23-4）。侧方切口同时可减少对中线切口的牵拉，促进中线切口愈合，这是手术成功的关键点。

最初，Bascom[9, 10]建议使用脂肪皮瓣移植来支撑中线切口，但现在他认为没有必要[63]，同时也没有证据证明这可增加手术的成功率，但这一操作仍广泛应用于Lord/Millar 手术[9, 10, 56, 67]。

（三）Lord/Millar手术

脓肿腔的后壁自骶骨筋膜游离，在去除脓肿内所有残留物后，可使用含脂肪组织和脓肿后壁的"皮瓣"与脓肿前壁和皮肤一起缝合，以完全关闭脓肿腔隙（图23-5至图23-7），此列缝线距离正中切口缝合线仅1cm。

这种处理方法的一个经济优势[67]为可在镇静和局部麻醉下于门诊手术室实施，且患者在术后可以自我护理，患者仅需每天清洗和更换纱布垫即可。创口附近的区域在完全愈合以前应保持无毛发残留。在美国，医生建议患者手术后第二天即可恢复工作[9, 10]，虽然这一目标在英国常难以实现[67]。患者术后主要的严重近期并发症为出血，常可通过局部压迫自行止血；另一种并发症为侧方切口愈合过快导致的脓肿，可于门诊用手指分离脓腔内间隔而治愈。至今还没有Bascom I 手术[9, 10, 56, 67]后出现难愈合的中线切口的报道。这种手术的缺陷为遗留一个敞开的侧方切口，常需要3~4周时间方可愈合，并且有10%的复发概率[67]。其优点为患者可自己通过日常清洗和换布垫来护理侧方切口，不会出现严重问题，且不妨碍早日恢复工作。复发疾病可通过二期Bascom I 手术来治疗，且二期手术常比一期手术操作更简单。

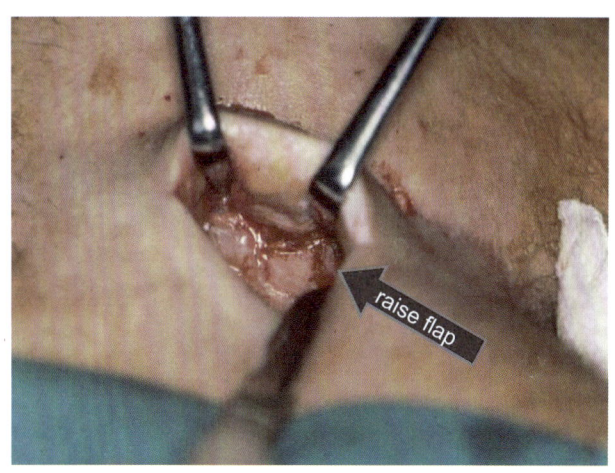

图23-5　通过侧方切口制作脂肪皮瓣，将其在中线切口与侧方切口之间与脓肿后壁缝合

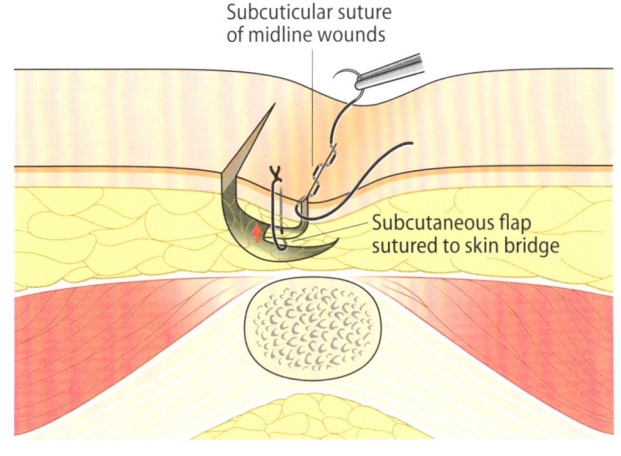

图23-6　图23-5的图解

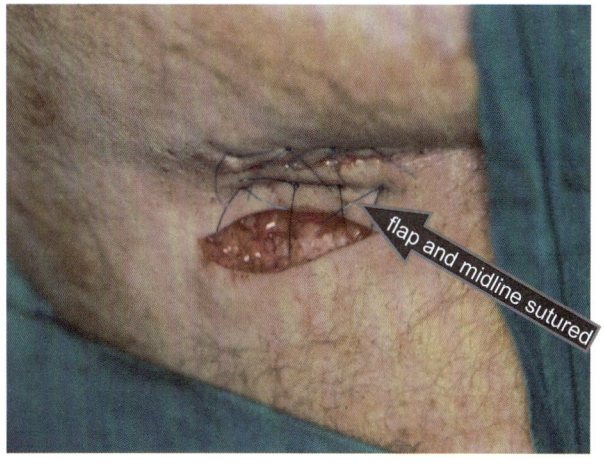

图23-7　图示固定脂肪瓣的四针缝线和中线切口的四针缝线

第七节　Karydakis术及其Kitchen 与 Bascom II 改良手术

（一）关键点
（1）切除中线凹陷和侧方窦道。
（2）建立一个包含皮肤和一小块脂肪的皮瓣。

（3）非对称缝合来避免中线切口，同时使臀间沟变平。

（4）可在门诊于局部麻醉下完成。

（5）切口引流在24h内去除。

（6）完整缝合（无开放切口）。

（7）并发症发生率<10%（血肿和皮肤感染）。

（8）复发率<4%。

（二）Karydakis术

这一手术最先由Karydakis于1973年[32]首次描述，于1992年[33]再一次报道，在1966—1990年，7 471例患者行此手术，其中95%患者接受了2~20年的随访。Karydakis之所以接诊如此多患者的原因是由于希腊军队中这一疾病多发；而且为预防士兵可能出现感染而无法执行任务，他本人给许多无症状患者也实施这一手术（详见附录；G. E. Karydakis，私人通信）。他声称每周3天实施手术，每天实施13例这种术式，且退休后在没有工资的情况下仍然工作，有时需自己给麻醉师付费用来进行手术（详见附录；G. E. Karydakis，私人通信）。当被问及如何构想出"侧方皮瓣手术"时，他回忆，他以前曾实施过Munro "Z"形成形术，但许多患者在切口的下端出现复发，并且复发的情况几乎都发生在中线切口。因此他开始考虑构思使切口远离中线的手术方法。第二次世界大战结束后不久，他在军队医院得到"共产党员"的绰号，因为他的患者在臀部都留有一个Z符号（来自Munro "Z"形成形术）。因为在当时"Z"形符号被理解为针对独裁及暴动的反抗符号，这促使了他构思另一种治疗藏毛窦疾病的手术方法，因此Karydakis手术应运而生[32]。他更倾向于在全身麻醉实施手术，但也承认这一手术可在局部麻醉下实施。Kitchen[38]和Bascom在局部麻醉或者全身麻醉下对[11]Karydakis手术进行改进。Karydakis声称他能在15min内结束手术！他不用甲基蓝来确定窦道，且他的助手必须用力按压创口边缘以利于止血。从而他可在切口底端开始深层缝合。他使用可缓慢吸收的肠线连续缝合脂肪，并在侧方切口的上端使用Penrose引流持续引流2~3天，这种引流方法不必担心是否会遗留一个空洞，因为在侧方切口的上端不会发生复发。在切口愈合之前，他要求患者持续刮除切口周围毛发。患者需及时报告任何新出现的症状，并称通过拔除新生毛发和覆盖新的凹陷（使用Leucoplast），可以避免真正的复发。他声称复发不是严重的问题，且他永远不会对复发实施手术！他对包括早期疾病的所有患者都使用这一方法，尤其是当患者年龄<30岁。他仍担心十几岁的年轻患者术后的中线上出现的类似以前中央部位的宽孔样病变，这可能预示即将复发。他声称能把侧方切口缩短到2cm以内（详见附录；G. E. Karydakis，私人通信）。

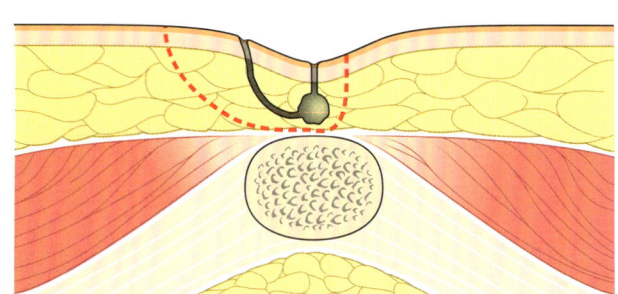

图23-8　Karydakis术切除区域的示意图

这一术式在切除凹陷和侧方窦道后（图23-8），还包括使用一块椭圆形皮瓣进行修复（图 23-9）。最初的Karydakis手术推荐使用一块厚皮瓣，但Kitchen[37]和Bascom[11, 13]都针对这一点进行改进而使用一块较薄的皮瓣。

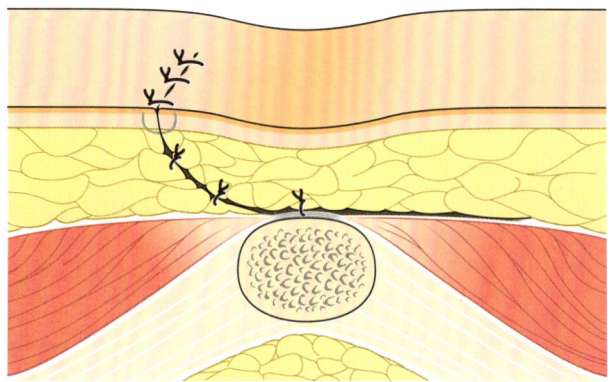

图23-9　Karydakis术皮瓣远离中线缝合，使用3个深部缝合来确保脂肪与骶骨筋膜和对面臀部脂肪之间不留缝隙

（三）Bascom Ⅱ手术

薄皮瓣最终演变成为Bascom Ⅱ手术方式，即"臀沟抬高"手术，这一手术实际上只提高了皮肤和薄层脂肪，目的是通过缝合皮肤切口下臀部脂肪来使臀沟变平或使其变浅，而皮肤切口仍然"不对称的"远离中线

（图23-10、图23-11）。本术式务必刮干净或切除脓腔。Karydakis[32, 33]和Kitchen[37, 38]建议把经典Karydakis皮瓣基底固定在骶尾部筋膜，把皮瓣边缘缝合到至少距离中线1cm的侧方切口以关闭切口（图23-9）。Bascom更喜欢在完成切除之前就准备好皮瓣，尽可能保留脂肪来抬高臀沟[11]。

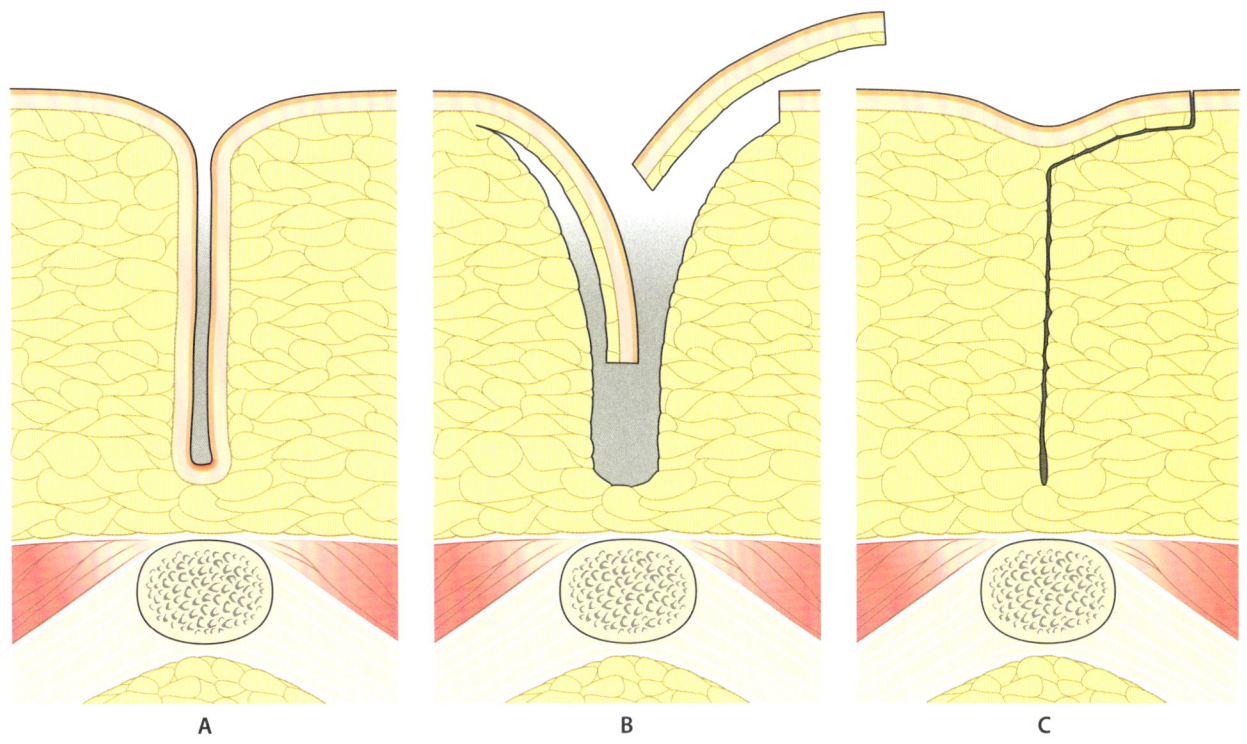

A　　　　　　　　　　B　　　　　　　　　　C

图23-10　BascomⅡ臀沟抬高手术使臀沟中间皮肤变平的原理示意图，切除一部分皮肤，在部分关闭臀沟裸露脂肪后将皮瓣跨过中线缝合

　　虽然现今抗生素和止疼药经常用于Karydakis改良术[11, 38]，但早年很少在术后应用。虽然当时已倾向于门诊实施手术，但Karydakis[33]报道的围手术期平均住院时间为3天，而现在Kitchen改良手术[38]和BascomⅡ臀沟抬高手术[11]已经可以在门诊手术室实施。Karydakis[32]报道的平均休息时间为9天。在Karydakis[33]，Bascom[11]和 Kitchen[38]的报道中超过10%患者出现切口并发症，虽然绝大部分人可完全愈合。

（四）手术疗效

　　Karydakis[33]报道在他最初实施手术的6 545例患者中，有55例患者复发，复发率低于1%。每一位术后复发患者都出现毛发"重填"现象，这再一次证明在切口完全愈合前刮除毛发的重要性。他认为由于这

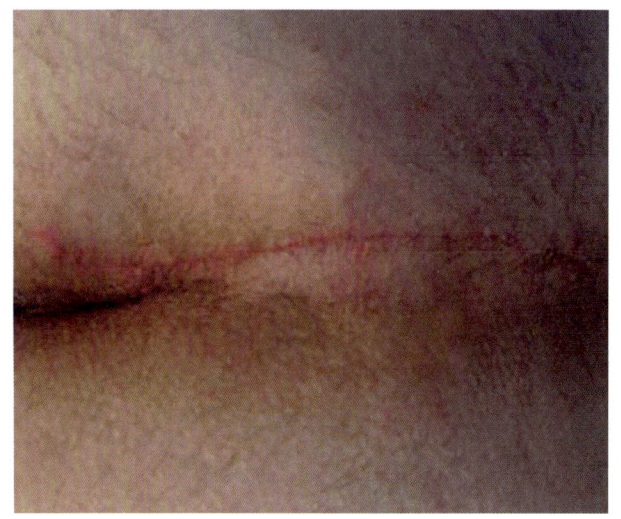

图23-11　臀沟抬高术远离中线的切口

些患者大多为早期病变，所以复发较少见，而且毛发再填入主要是由于没有达到"无深部缝隙，无深部切口"的手术目标[33]。其中4例复发患者出现毛发再填充是由于缝合侧方切口的缝线穿过中线深部组织造成[33]。Karydakis强调随着年轻人体型发育逐渐转变为成人体型，中线处皮肤会发生一系列变化，Karydakis术后形成的"新"臀沟其深部的皮肤可出现易受损伤的宽大孔洞和浸渍，易于出现复发。他同时认为希腊儿童（年龄最小至11岁）近几年藏毛窦疾病的发病率增高，其中女孩更多见[33]。这一人群中，术后复发率为3%，高于总体人

群的复发率[33]。Karydakis[33]报道其他外科医生实施相似的手术可得到相同或比他更佳预后结果。Kitchen[37, 38]、Anyanwu等[4]和Patel 等的研究[59]表明使用Karydakis的手术方法可获得良好的疗效，且Kitchen提出应将这一操作命名为Karydakis手术。针对适用于这种手术患者，尤其肥胖患者[38]Kitchen通过使用一种更薄的皮瓣，也达到Bascom Ⅱ手术所获得的理想预后[11]。最初他记载患者的平均住院时间为4天[38]。所有患者手术时都行全身麻醉[27, 28]；术后切口感染和出血发生率低于10%[38]，不同程度切口区域麻木感发生率为12%，切口愈合缓慢发生率为3%，复发率为4%，且复发几乎都发生于术后9~18个月，复发部位集中在中线区域。Anyanwu等[4]的研究中没有患者出现复发情况，但有10%的患者出现需要手术干预的并发症。Patel 等的研究[59]报道了患者平均住院时间为7天。Mann 和Springall[48]报道患者初次手术成功率为88%，第二次手术成功率为69%；需要干预才能达到永久治愈患者占20%。

　　Bascom报道了30例患者接受他改良的Karydakis手术后的预后情况[11]，所有患者的切口都完全愈合，大部分患者在局部麻醉下接受门诊手术，只有1例患者在医院过夜，且需要门诊随诊的中位次数为2次。回归学校和工作前无法活动的中位天数为4天。患者术后随访月数占术后总月数的99%（629/632）。并发症在这些患者中发生率低且可通过治疗缓解。Senapati和Cripps[66]报道26例患者接受这一手术，其目的主要是治疗难愈合的中线切口。虽然只有30%~40%患者在术后一期愈合，但所有患者的切口最终都能在短时间内愈合，且无复发的情况出现。

第八节　Z形成型术、长斜方形皮瓣和菱形皮瓣

　　Z形成型术[49, 57, 74]、长斜方形皮瓣[6, 8, 31, 54]和菱形皮瓣（Limberg flap）[16, 72]的手术范围更大，但最终患者没有更多的受益[62, 66]。实施这3种方法都需全身麻醉，且患者的住院时间都不少于4天，所有这三种方法的术后复发率都不低于Karydakis手术。相比于Karydakis 手术的Kitchen改良术[37, 38]和Bascom Ⅱ改良术[11, 13]，这3种大范围的切除后再重建的手术无任何优势。因为Karydakis手术经过改良之后，可于门诊在局部麻醉下进行，患者术后大部分可以自我护理，另外改良术对组织的损伤较小，从而有更好的美容效果。

第九节　难愈性中线切口

　　造成难愈合的中线切口几乎都是医源性，虽然其发生率很低，但仍然可引起患者长时间的失能和痛苦[66]。大多数关于藏毛窦疾病的报道，未说明这一情况的发生率，但所有外科医生都知道当其发生的时候则非常棘手（图23-12）。BascomⅠ术及 Karydakis改良术（Kitchen 与 Bascom Ⅱ术），术后均未出现难愈合的中线切口。

第十节　小　　结

　　由于藏毛窦疾病的严重程度差异较大，应使用不

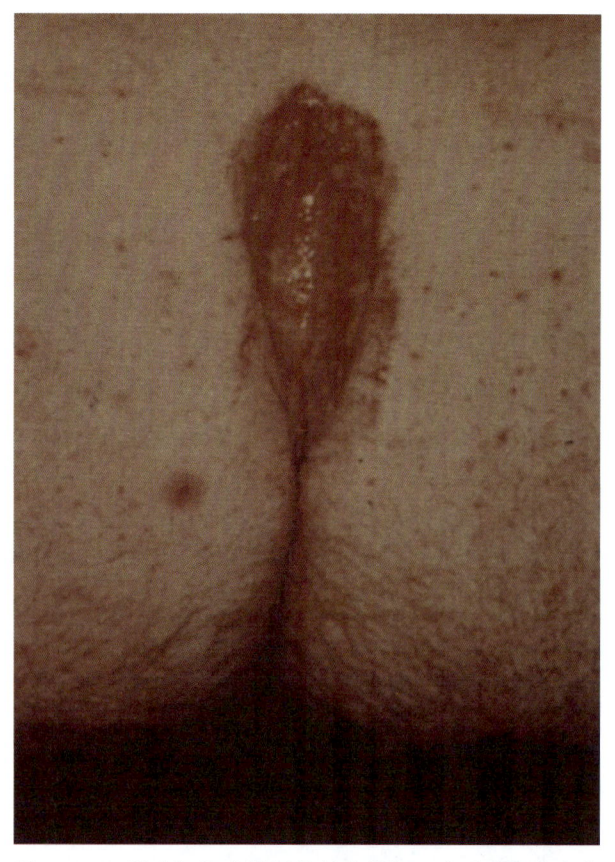

图23-12　扩大切除术使用的长中线切口术后遗留难愈合的中线切口

同治疗方法对不同患者进行个性化的治疗，不能寄希望于以一种治疗方式治愈所有的患者。

Buie 和Curtiss（1952）认为"许多外科医生开发或采用自己偏爱的外科策略，他们倾向于在某一疾病的所有分型及不同表现类型上都实施这一策略。治疗藏毛窦疾病时，医生应当根据具体情况使用不同的手术方式。因为没有任何一种手术方式可以适合所有的疾病情况……"[18]。

没有症状的藏毛窦疾病不需要特殊处理。症状轻微患者，在切除引流单个脓肿后，可以尝试使用Armstrong Barcia 方法[5]治疗，也可联合使用注射苯酚治疗[15, 23, 35, 51, 70, 71]。然而，越来越多的证据表明患有轻微至中度症状患者可采用简单的手术方式，如于门诊在镇静及局部麻醉下实施Bascom Ⅰ手术来治疗，这样患者术后有自我护理能力，且其并发症发生率较低，与非手术治疗相似。有限的手术方式可达到与扩大整块切除相当的良好临床疗效，扩大切除却有需住院处理、长时间不能参加工作和并发症发生率高等不足。手术应采用小切口切除中线凹陷和瘘道，同时保留足够面积的皮肤来实施非对称皮肤缝合，使臀间沟变平，这一手术原则同样适用于复发或者更加严重的疾病情况。

针对藏毛窦疾病提倡非手术治疗始于1946年[60]，且在过去的60年中这一理念被逐渐加强。第二次世界大战时期，由于广泛实施根治性手术给患者带来了巨大的临床不良后果及经济负担，虽然以后再出现类似灾难的可能性很低，但有报道表明仍有一些患者还在遭受藏毛窦疾病扩大手术带来的严重并发症的折磨[46, 47]。现有的极少数的随机对照试验[24, 41, 69, 73]并没有得出有意义的结论。未来实施的试验应该致力于优化Bascom Ⅰ手术[9, 10]，达到使侧方切口更小且愈合更快或者避免侧方切口，并使复发率在现阶段的10%的基础上进一步降低。Karydakis手术改进的目标是更低的切口并发症发生率与复发率。

事实上未来所有藏毛窦疾病的外科治疗方式都应在门诊使用无切口或患者可以自己轻松处理的开放切口来实施。患者在术后应可以自我护理、切口并发症发生率低、不产生难愈合的中线切口、可早期回归工作及术后复发率更低。

所有这些目标都可以通过采用Bascom Ⅰ手术[9, 10]和Kitchen/Bascom对 Karydakis手术的改良手术实现[11, 38]。其他手术治疗方式应至少具备这些简单方式的优点，那就是在尽量减少伤害或在无伤害的情况下治愈大部分患者。

第十一节 附 录

Paul Kitchen（2006年6月）对George Karydakis 医生（图 23-13）的印象，主要来自他们见面时记录的笔记。

我（本附录中指Paul Kitchen）第一次会见George Karydakis 医生是在1973年10月17日，那时我正要造访St Mark医院。我当时在伦敦苏格兰学习的2年时间内简单拜访过几个大的医学中心，并接受博士后手术训练。当时George Karydakis 医生也正在拜访St Mark医院，并正在向当地的外科医生展示他的手术方式，那天的主持人是（同时也是我的主持人）Henry Thompson先生。事实上我并没有同George Karydakis 医生交谈，但我的目光跨过手术台周围外科医生的肩膀，看到了他所做的手术，同时内心在想：他所实施的手术方法看上去会起到很好治疗效果。因此之后我采用同样的手术方法来治疗藏毛窦疾病患者。1973年12月，我在以色列Nazareth工作时，这种手术方式应用最多。后来我拜读了他于那年出版的相关文章[33]。

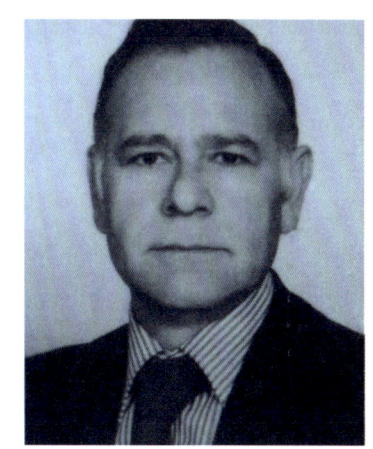

图23-13 George Karydakis医生

1975年6月，George Karydakis于C. V. Mann主持的皇家社会医学欧洲会议直肠学分会的一场会议中讲解藏毛窦疾病。他还把他的演讲稿寄给我了。1981年，他写信告诉我，在1966年到1975年，他共实施了2 445例藏毛窦手术。1968年他撰写了他的关于藏毛窦疾病的博士论文。

1978年，我写信给Henry Thompson先生，他回复说George是一个诚实的人，但很难相信他实施过他所声称的手术量。他在信中说，所有St Mark医院的外科大夫，需要工作400年，才能积累那样手术经验！他回忆说George在一家军队医院工作，那时"当年轻人进了部队都好吃好喝，且体重增加"。他认为这样的生活导致他们臀部增大，加之希腊人天生多毛，使这些人群易患藏毛窦疾病。在那时，其他人都建议George对所有无症状患者实施手术治疗，因为部队不能接受士兵患有即使症状轻微的藏毛窦疾病，这主要是由于藏毛窦疾病在之前给军方带来了非常不好的影响（"吉普车司机病"）。如果情况如上述所说，那这可能增加了他的手术量，并因此降低他所作手术的复发率，但我从没问过他本人事实是不是真的是这样。

1978年，我也私下写信给George。1978年2月20日他回信说："毛发在外力作用下只是插入臀间沟深部而不是进入沟旁凹陷。"我说他之所以成功的一个重要原因是手术切口下方是中线区域的脂肪组织（皮瓣的脂肪）而不是骨头，所以切口相对可活动（相比于中线最初的切口或开放愈合），因此不会像不可动切口那样受到牵扯力量牵拉伤。他回复说他不同意这个观点。"由于位置的原因，臀沟侧壁的疤痕不会成为毛发进入的入口，而不是因为切口的基底是脂肪或者是更多的疤痕。即使是位于侧方的开放切口毛发也不易进入。随着切口的不断撕扯扩大，位于臀间沟深部的疤痕成为毛发进入的通道，开始了异物进入的过程。这在不论切口下方是更多的疤痕还是脂肪组织的情况下都可发生。而事实上，如果切口下为脂肪组织，毛发更易穿入切口，这是因为在表面疤痕裂开后，毛发可穿过更多疤痕……然而在底部有脂肪组织的情况下，插入脂肪的阻力更小。这就是为什么术后切口开放的手术方式（创伤位于受创伤的基底或者骨骼上）的后期复发率为40%，而经典的关闭切口的手术方法（创口位于深部的脂肪组织上）术后的复发率高于60%的原因。"我想知道他是如何想到这一点的！

1981年，George写信告诉我他已经实施了超过4 000例手术。起初，只有开始的960例患者接受了详细的随访，这些患者的术后复发率为1%，大多数后来接受手术患者也接受了随访，且复发率与之前相似。某些患者接受了长达15年的随访。在信中（1981年8月9日）他声称："复发时进入切口的主要为来自身体的不同部位的疏松毛发。毛发根部首先进入而不是其尖部。"

1985年7月14日，我搭乘奥林匹克航空飞机去以色列拜访在Nazareth的好友。在雅典停留时，我有一些空闲的时间，遂打算去拜访George，并写信给他。在机场我们见面的时间有些晚，这使我们会面的时间比预先打算的稍短，但他仍向我展示了他的随访工作室，且接受我的请求，送给我他57岁拍摄的他自己的护照照片。我向他展示了5天前我所做的一个藏毛窦疾病手术的幻灯片。他说他同意我当时实施的手术与他所讲述的手术是同一手术，且很高兴我把它命名为"Karydakis手术"。他说他常接到来自于欧洲的外科医生寻求治疗藏毛窦疾病建议的信件（2~3封/周），其中一些人询问自己实施的Kitchen手术［Kitchen（1982）[37]］是否和他所讲述的手术相同。他告诉我，在30年针对藏毛窦疾病的工作和思考中，他相信解决这一疾病的方法为"预防异物进入，而不是找到可以切除的东西"。他说他不明白为什么最近在美国和法国举行的直肠学会议中，关于藏毛窦疾病病因的假说又倾向于先天性学说，而藏毛窦疾病从来没有在儿童中被报道，只在十几岁到40岁（"激素诱导的毛囊皮脂腺活跃"的时期）出现。他说儿童和老年人的毛发没有鳞屑，而鳞屑在毛发根部穿入组织的过程中起重要的作用。

他说体检发现申请加入希腊军队的年轻人藏毛窦疾病发病率为25%；而在较偏远地区，藏毛窦疾病的患病率较低（8%），可能是因为那里的人工作更加辛苦，体型更消瘦。希腊藏毛窦疾病的发病率在第二次世界大战后也较低，而之后的几年中，由于人们变得更加富裕，藏毛窦疾病的发病率发生了改变。他相信藏毛窦疾病的发病率仍然在升高。事实上，他说35%的雅典人患有藏毛窦疾病！

他和我讲述有一位年轻士兵来到他的诊室，他注意到一根毛发进入了其位于中线区域的大凹陷内，这一凹陷看上去像是窦道的第二开口。他没有将毛发拔出，而是要求士兵围绕着街区走一圈，然后第二天回来。接下来在体检时，他看到更多的毛发从开口中冒出，因此他要求士兵再一次围绕街区走。几天后从凹陷中冒出的毛发逐渐消失。George认为这证明藏毛窦"毛发循环"学说。他还和我说过他曾在一项实验中，把染色的毛发放到衣服下身体的各个部位，观察它们是怎样逐渐向臀间沟移动的！

当我问及他做过多少藏毛窦手术时，他说他每天实施13例手术，每周3天实施手术，在这基础上他已经实施了超过5 000例手术。当问及这一问题时，他已经退休，但仍在做许多手术，事实上他私人工作的70%~80%是实施藏毛窦手术。当时没有医疗保险系统，他经常在工作结束时得不到报酬，有时甚至需要自己付给麻醉师麻醉的费用！1992年，他声称自己已实施了6 545例藏毛窦手术[34]。

当问及他是如何想出被他称为"侧方皮瓣手术"或者"推进皮瓣手术"的手术方式时，他说他以前经常做Munro"Z"形成形术，但是许多患者在术后切口末端发生复发。复发总是发生在位于中线的切口，这使得他很烦恼，同时他努力思考是否有一种能使全部切口远离中线的手术方式，之后发生了一件奇怪的事。20世纪60年代，他在军队医院获得了"共产党员"这一绰号，因为接受他实施的手术患者的臀部都遗留有一个"Z"形符号。在当时"Z"形符号认为是针对独裁的暴动的符号！由于"Z"这部电影的流行，字母"Z"成为一个政治标语象征着希腊词"生命"（这部电影讲述的是Gregoris Lambrakis这个人的事迹，他是一位著名的和平主义者，因暗杀死亡）。因此他必须想出一种其他的手术方法来避免再出现这一符号！

他说在手术方面，根治性手术前单纯脓肿引流不少于10天。他不喜欢手术时使用局部麻醉，但却说可用局部麻醉的方法实施手术，同时他开始倾向于实施门诊手术。他个人不愿意使用骶管硬膜外麻醉，因为之前实施这一技术出现过患者死亡的报道（注射导致椎管内感染）。

他说他能够在15min内完成手术！他没有使用亚甲蓝确认窦道，因为这种物质能渗透至正常组织。他让助手用力压迫切口末端来止血。他于切口下端开始缝合深部组织。他喜欢使用铬肠线来连续缝合脂肪，并在头侧末端留置一个潘氏引流管。他并不担心在切口上端遗留下一个开口，因为他认为复发不会发生在侧方切口的上端。他允许患者术后立即活动，并于第6天切口拆线（在我的书中，术后6天拆线太早了！），并在完全愈合前注意刮除切口周围毛发。他嘱托患者及早报告新发生的症状，并说如果通过拔除毛发和填补新凹陷（他使用Leucoplast，我用缝合法）来预防性治疗"复发"的话，真正的复发是可避免的。事实上，他说复发从来不是难解决的问题，他从不针对复发而实施再手术！

我问他是不是将他的手术技术应用于所有患者，包括早期疾病患者。他说"是的"，尤其是当患者年龄小于30岁的情况下（30岁后罕见复发，这与我的发现有所不同，我的患者平均年龄在26岁，平均复发年龄为24岁）。他仍担心十几岁的年轻患者术后中线上出现类似以前中央部位的宽孔样病变，这可能预示即将复发。他声称能把侧方切口缩短到2cm以内。

当我问他关于位于侧方的第二窦道开口的相关问题时。他说他尝试将其锲形切除（我于1996年的文章中报道过[38]）。他同时说这些切口应保持清洁，并维持敞开状态，同时他不常规切除全部的窦道。1992年，Bascom总结Karydakis的文章说："Karydakis教授告诉我们如果把主要的凹陷切除，毛发的循环将会终止，所以继发窦道和开口会自行愈合。"

让人奇怪的是，他说大多数继发瘘管开口位于左侧，而且如果出现在右侧，则可能是患者为左利手造成的！他认为右利手的人右侧臀部肌肉强壮，肌肉轻微向右牵拉脊柱，使毛发侵入中线左侧更为容易！这样解释有些奇怪，或许我们应开展一项研究来明确第二开口到底在哪一侧多见！

我第三次也是最后一次与Karydakis教授接触是1990年12月27日，同样是在我去以色列的路上，我当时在雅典，在他的诊室中见到他。我注意到他看上去健康状况不好，当上楼梯时甚至出现呼吸急促。不久后，他寄给我他打算在澳大利亚及新西兰外科杂志发表的文章的草稿，并想让我和John MacArthur先生（是我在墨尔本普外科的同事，他也在雅典拜访过George，并观看过他实施手术）帮助他完成这一稿件的撰写。这篇名为"基于藏毛窦疾病可能的发生机制而制定的简单且有效的治疗方式"[34]在1991年8月8日被刊登。

在询问后不久的6月21日，我接到了来自雅典总医院Theodore Mathiou医生的来信，信中说George"几天前"不幸谢世，这位医生评价George Karydakis的手术"当时在哪里都不受欢迎，包括在军队医院"。是的，引用圣经的话讲"先知不会没有光荣，只是把光荣保留在他自己的国度"。有趣的是接下来一系列关于Karydakis手术的文章主要来自土耳其，众所周知这个国家是希腊的邻邦及对头。

第十二节　自　我　测　试

1. 藏毛窦疾病的主要病因是什么？

  a. 卫生不良。

  b. 肥胖。

  c. 中线凹陷。

  d. 深的臀间沟。

  e. 毛发。

2. 藏毛窦疾病的简易外科治疗（例如Bascom Ⅰ 手术）的成功率为多少？

  a. 100%。

  b. 90%。

  c. 75%。

  d. 50%。

  e. 45%。

3. 下列哪一项是治疗初期手术后遗留的难愈合中线切口及严重复发疾病的最简单的且可于门诊在局部麻醉下实施的手术方式？

  a. Z形成形术。

  b. Karydakis 手术。

  c. Limberg 手术。

  d. 菱形皮瓣。

  e. Bascom Ⅱ手术。

4. 接受藏毛窦疾病手术患者最严重的并发症是什么？

  a. 出血。

  b. 感染。

  c. 复发。

  d. 拆线困难。

  e. 不愈合的中线切口。

5. 治疗藏毛窦疾病过程中最重要的辅助治疗方法是什么？

  a. 卫生。

  b. 抗生素。

  c. 剃毛。

  d. 卧床休息。

  e. 减少活动。

答案与解析

1. 答案：c

解析：所有其他因素都是次要的。

2. 答案：c

解析：虽然报道成功率最高为90%，但随着患者的随访时间越长，我们会发现更多患者或发生复发或发生新的中线凹陷及病变。但是，简易手术操作的优势是手术过程中不造成损伤，且不会产生难愈合的中线切口。

3. 答案：e

解析：这种手术是最简单的手术，且可在局部麻醉下于门诊室完成。这种手术术后美容效果也最佳。但这种手术在Bascom Ⅰ手术推广后极少实施，但只在扩大切除手术后留有较长中线切口的情况下，需要实施这种手术来矫正。

4. 答案：e

解析：由于这种情况很少被记载，因此很难获得其确切发生率。然而，从针对造成大量不良后果的大范围切除手术的报道中，我们可以看出，虽然这种情况发生率很低，但却是最主要需要手术干预的并发症。因为藏毛窦疾病在年轻人群中是一种常见病，使其成为有相当经济和社会心理影响的并发症。

5. 答案：c

解析：虽然毛发不是藏毛窦疾病的主要病因，对于所有手术方式而言，在切口完全愈合前保持手术区域毛发刮除干净都是非常重要的。短时间应用抗生素及保持清洁也同样重要。卧床休息对患者无任何好处，事实上所有这些手术都应在门诊实施。减少活动除了减少活动带来的部分不适感外，对病情同样无任何帮助。

（Michael R. Thompson，Asha Senapati，Paul R. B. Kitchen

魏志良　周岩冰 译，高显华　傅传刚 校）

参考文献

［1］ ALDEAN I, SHANKAR P J, MATHEW J, et al. Simple excision and primary closure of pilonidal sinus：a simple modification of conventional technique with excellent results［J］. Colorect Dis, 2005, 7：81-85.

［2］ ALLEN-MERSH T G. Pilonidal sinus：finding the right track for treatment［J］. Br J Surg, 1990, 77：123-132.

［3］ ANDERSON A W. Hair extracted from an ulcer［J］. Boston Med Surg J, 1847, 36：74-76.

［4］ ANYANWU A C, HOSSAIN S, WILLIAMS A, et al. Karydakis operation for sacrococcygeal pilonidal sinus disease：experience in a district general hospital［J］. Ann R Coll Surg Engl, 1998, 80：197-199.

［5］ ARMSTRONG J H, BARCIA P J. Pilonidal sinus disease. The conservative approach［J］. Arch Surg, 1994, 129：914-917.

［6］ ARUMUGAM P J, CHANDRASEKARAN T V, MORGAN A R, et al. The rhomboid flap for pilonidal disease［J］. Colorect Dis, 2003, 5：218-221.

［7］ AYDEDE H, ERHAM Y, SAKARYA A, et al. Comparison of three methods in surgical treatment of pilonidal disease［J］. Aust N Z J Surg, 2001, 71：362-364.

［8］ AZAB A S G, KAMAL M S, SAAD R A, et al. Radical cure of pilonidal sinus by a transposition rhomboid flap［J］. Br J Surg, 1984, 71：154-155.

［9］ BASCOM J. Pilonidal disease：origin from follicles of hairs and results of follicle removal as treatment［J］. Surgery, 1980, 87：567-572.

［10］ BASCOM J. Pilonidal disease：long-term results of follicle removal［J］. Dis Colon Rectum, 1983, 26：800-807.

［11］ BASCOM J U. Repeat pilonidal operations［J］. Am J Surg, 1987, 154：118-122.

［12］ BASCOM J U. Pilonidal sinus［M］. //FAZIO V W（ed）Current Therapy in Colon and Rectal Surgery. Philadelphia：Decker, 1990：32-39.

［13］ BASCOM J U. Pilonidal sinus［J］. Curr Pract Surg, 1994, 6：175-180.

［14］ BISSETT I P, ISBISTER W H. The management of patients with pilonidal disease-comparative study［J］. Aust N Z J Surg, 1987, 57：939-942.

［15］ BLUMBERG N A. Pilonidal sinus treated by conservative surgery and the local application of phenol［J］. S Afr J Surg, 1978, 16：245-247.

［16］ BOZKURT M K, TEZEL E. Management of pilonidal sinus with the Limberg flap［J］. Dis Colon Rectum, 1998, 41：775-777.

［17］ BREARLEY R. Pilonidal sinus. A new theory of origin［J］. Br J Surg, 1955, 43：62-66.

［18］ BUIE L A, CURTISS P D. Pilonidal disease［J］. Surg Clin North Am, 1952, 1247-1259.

［19］ CASBERG M A. Infected pilonidal cysts and sinuses［J］. Bull U S Army Med Dep, 1949, 9：493-496.

［20］ CLOTHIER P R, HAYWOOD I R. The natural history of the post anal（pilonidal）sinus［J］. Ann Roy Coll Surg Engl, 1984, 66：201-203.

［21］ CRILE G JR. Surgery, in the days of controversy［J］. JAMA, 1989, 262：256-258.

［22］ Department of Health（England and Wales）Hospital Episode Statistics-2000/1

［23］ DOGRU O, CAMCI C, AYGEN E, et al. Pilonidal sinus treated with crystallized phenol：an eight-year experience［J］. Dis Colon Rectum, 2004, 47：1934-1938.

［24］ DUXBURY M S, BLAKE S M, DASHFIELD A, et al. A randomised trial of knife versus diathermy in pilonidal disease［J］. Ann R Coll Surg Engl, 2003, 85：405-407.

［25］ EDWARDS M H. Pilonidal sinus：a 5-year appraisal of the Millar-Lord treatment［J］. Br J Surg, 1977, 64：867-868.

［26］ ELLIOT D, QUYYUMI S. A 'pennanidal' sinus［J］. J R Soc Med, 1981, 74：847-848.

［27］ HODGES R M. Pilo-nidal sinus［J］. Boston Med Surg J, 1880, 103：485-486.

［28］ HOLZER B, GRUBNER U, BRUCKNER B, et al. Efficacy and tolerance of a new Gentamicin collagen fleece（Septocoll）after surgical treatment of a pilonidal sinus［J］. Colorect Dis, 2003, 5：222-227.

［29］ HOPPING R A. Pilonidal disease. Review of the literature with comments on the etiology, differential diagnosis and treatment of the disease ［J］. Am J Surg, 1954, 88：780-788.

［30］ JENSEN S L, HARLING H. Prognosis after simple incision and drainage for a first-episode acute pilonidal abscess［J］. Br J Surg, 1988, 75：60-61.

［31］ JIMENEZ ROMERO C, ALCALDE M, MARTIN F, et al. Treatment of pilonidal sinus by excision and rhomboid flap［J］. Int J Colorect Dis, 1990, 5：200-202.

［32］ KARYDAKIS G E. The problem of pilonidal sinus in the Greek Army［J］. Hellenic Arm Forc Med Rev, 1973, 7：512-520.

［33］ KARYDAKIS G E. New approach to the problem of pilonidal sinus［J］. Lancet, 1973, 2：1414-1415.

［34］ KARYDAKIS G E. Easy and successful treatment of pilonidal sinus after explanation of its causative process［J］. Aust N Z J Surg, 1992, 62：385-389.

［35］ KELLY S B, GRAHAM W J H. Treatment of pilonidal sinus by phenol injection［J］. Ulster Med J, 1989, 58：56-59.

［36］ KING E S J. The nature of the pilonidal sinus［J］. Aust N Z J Surg, 1947, 16：182-192.

［37］ KITCHEN P R B. Pilonidal sinus：excision and primary closure with a lateralised wound-the Karydakis operation［J］. Aust N Z J Surg, 1982, 52：302-305.

［38］ KITCHEN P R B. Pilonidal sinus：experience with the Karydakis flap［J］. Br J Surg, 1996, 83：1452-1455.

［39］ KLASS A A. The so-called pilonidal sinus. Can Med Assoc J, 1956, 75：737-742.

［40］ KOOISTRA H P. Pilonidal sinuses. Review of the literature and report of three hundred and fifty cases［J］. Am J Surg, 1942, 55：3-17.

［41］ KRONBORG O, CHRISTENSEN K, ZIMMERMAN-NIELSEN C. Chronic pilonidal disease：a randomized trial with a complete 3-year follow-up［J］. Br J Surg, 1985, 72：303-304.

［42］ LEE H C, HO Y-H, SEOW C F, et al. Pilonidal disease in Singapore：clinical features and management［J］. Aust N Z J Surg, 2000, 70：196-198.

［43］ LORD P H, MILLAR D M. Pilonidal sinus：a simple treatment［J］. Br J Surg, 1965, 52：299-300.

［44］ LORD P H. Unusual case of pilonidal sinus［J］. Proc R Soc Med, 1970, 63：967-968.

［45］ LORD P H. Anorectal problems：etiology of pilonidal sinus［J］. Dis Colon Rectum, 1975, 18：661-664.

［46］ LYNCH J B, LAING A J, REGAN P J. Vacuum-assisted closure therapy：a new treatment option for recurrent pilonidal sinus disease. Report of three cases［J］. Dis Colon Rectum, 2004, 47：929-932.

［47］ MCGUINNESS J G, WINTER D C, O'CONNELL P R. Vacuum-assisted closure of a complex pilonidal sinus［J］. Dis Colon Rectum, 2003, 46：274-276.

［48］ MANN C V, SPRINGALL R. 'D'excision for sacrococcygeal pilonidal sinus disease［J］. J R Soc Med, 1987, 80：292-295.

［49］ MANSOORY A, DICKSON D. Z-plasty for treatment of disease of pilonidal sinus［J］. Surg Gynecol Obstet, 1982, 155：409-411.

［50］ MARKS J, HARDING K G, HUGHES L E, et al. Pilonidal sinus excision-healing by open granulation［J］. Br J Surg, 1985, 72：647-650.

［51］ MAURICE B A, GREENWOOD R K. A conservative treatment of pilonidal sinus［J］. Br J Surg, 1964, 51：510-511.

［52］ MAYO H. Observations on Injuries and Diseases of the Rectum［M］. London：Burgess and Hill, 1833.

［53］ MILLAR D M. Etiology of post-anal pilonidal disease［J］. Proc R Soc Med, 1970, 63：1263-1264.

［54］ MILITO G, CORTESE F, CASCIANI C U. Rhomboid flap procedure for pilonidal sinus：results from 67 cases［J］. Int J Colorect Dis, 1998, 13：113-115.

［55］ MORRISON P D. Is Z-plasty closure reasonable in pilonidal disease？［J］. Ir J Med Sci, 1985, 154：110-112.

［56］ MOSQUERA D A, QUAYLE J B. Bascom's operation for pilonidal sinus［J］. J R Soc Med, 1995, 88：45-46.

［57］ PAGE B H. The entry of hair into a pilonidal sinus［J］. Br J Surg, 1969, 56：32.

［58］ PALMER W H. Pilonidal disease：a new concept of pathogenesis［J］. Dis Colon Rectum, 1959, 2：207-303.

［59］ PATEL H, LEE M, BLOOM I, et al. Prolonged delay in healing after surgical treatment of pilonidal sinus is avoidable［J］. Colorectal

Dis, 1999, 1: 107-110.

[60] PATEY D H, SCARFF R W （1946） Pathology of postanal pilonidal sinus: its bearing on treatment [J]. Lancet 2: 484-486

[61] PATEY D H. A reappraisal of the acquired theory of sacrococcygeal pilonidal sinus and an assessment of its influence on surgical practice [J]. Br J Surg, 1969, 56: 463-466.

[62] PETERSEN S, KOCH R, STELZNER S, et al. Primary closure techniques in chronic pilonidal sinus: a survey of the results of different surgical approaches [J]. Dis Colon Rectum, 2002, 45: 458-467.

[63] Pilonidal sinus disease website.

[64] RICKLES J A. Ambulatory surgical management of pilonidal sinus [J]. Am Surg, 1974, 40: 237-240.

[65] ROSENBERG I. The dilemma of pilonidal disease: reverse bandaging for cure of the reluctant pilonidal wound [J]. Dis Colon Rectum, 1977, 20: 290-291.

[66] SENAPATI A, CRIPPS N P J. Pilonidal sinus. In: JOHNSON C D, TAYLOR I （eds） Recent Advances in Surgery [M]. Edinburgh: 23. Churchill Livingstone, 2000: 33-42.

[67] SENAPATI A, CRIPPS N P J, THOMPSON M R. Bascom's operation in the day-surgical management of symptomatic pilonidal sinus [J]. Br J Surg, 2000, 87: 1067-1070.

[68] SOLLA J A, ROTHENBERGER D A. Chronic pilonidal disease. An assessment of 150 cases [J]. Dis Colon Rectum, 1990, 33: 758-761.

[69] SØNDENAA K, NESVIK I, ANDERSON E, et al. Recurrent pilonidal sinus after excision with closed or open treatment: final result of a randomised trial [J]. Eur J Surg, 1996, 162: 237-240.

[70] STANSBY G, GREATOREX R. Phenol treatment of pilonidal sinuses of the natal cleft [J]. Br J Surg, 1989, 76: 729-730.

[71] STEPHENS F O, SLOANE D R. Conservative management of pilonidal sinus [J]. Surg Gynecol Obstet, 1969, 129: 786-788.

[72] TEKIN A. Pilonidal sinus: experience with the Limberg flap [J]. Colorectal Dis, 1999, 1: 29-33.

[73] TESTINI M, PICCINNI G, MINIELLO S, et al. Treatment of chronic pilonidal sinus with local anaesthesia: a randomised trial of closed compared with open technique [J]. Colorect Dis, 2001, 3: 427-430.

[74] TOUBANAKIS G. Treatment of pilonidal sinus disease with the Z-plasty procedure （modified） [J]. Am Surg, 1986, 52: 611-612.

[75] WARREN J M. Abscess, containing hair, on the nates [J]. Am J Med Sci, 1854, 28: 113.

第二十四章　肛管和肛周皮肤病

第一节　引　言

肛周是皮肤病的好发部位，精确且合乎逻辑的诊断方法很重要。这一章讲述肛周皮肤病在肛肠科临床实践中的重要性，探讨因不同肛周皮肤病症状和体征的相似性而导致的重要鉴别诊断问题。对这些疾病的有效治疗完全依赖于正确的诊断。多学科合作不仅是疾病治疗的基础，也是这个经常被忽视学科带教中必须重视的内容。

第二节　肛周皮肤特点

皮肤是一个大的器官，成人体表面积大约是2m²，重量约为4kg。皮肤的功能是保护机体免受外界环境的刺激，在与外界环境接触和收集外界环境信息方便发挥重要作用。皮肤起始于机体最表面并向内延伸，分为表皮、真皮和皮下组织。表皮薄如纸张；真皮厚度为1~4mm，是一种具有韧性和弹性的支持结构，其中包含有血管、神经和皮肤附属器。

表皮由内向外分4层（图24-1）：

（1）基底细胞层：是一未分化的、具有分裂增殖能力的细胞层。圆顶形真皮乳头协助将表皮层固定于真皮层。在增殖分化过程中，细胞从基底层移行至表层大约需要4周时间。

（2）棘细胞层：这层细胞产生角蛋白，因细胞间桥类似棘刺而得名。

（3）粒细胞层：含有丰富角蛋白，胞体扁平。

（4）角质层：由富含角蛋白的死亡细胞组成，死亡细胞通过丰富的脂质黏合在一起。

皮下组织中含有大量的腺体，尤其是肛周皮下组织，包含所有腺体（图24-2）。小汗腺分泌汗液至皮肤表面，参与体温调节。整个体表大约分布有2百万至3百万个腺体，每天最多可分泌10L 体液。顶浆分泌腺分泌物

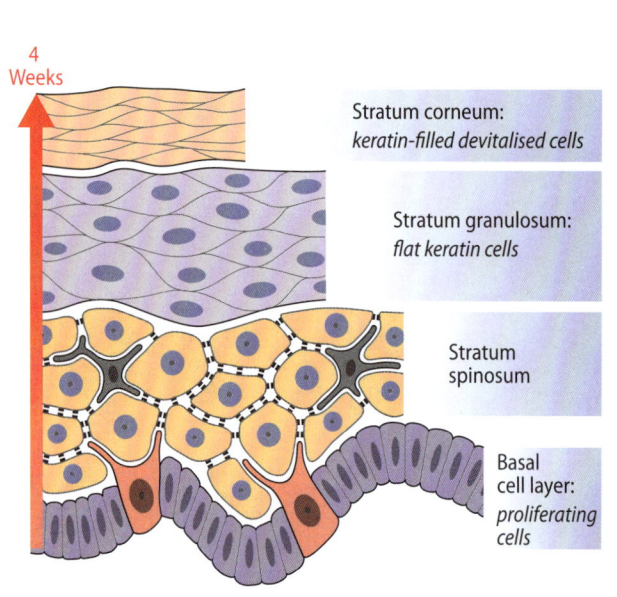

图24-1　表皮的分化过程：表皮4层结构为角质层、颗粒层、棘细胞层和基底细胞层

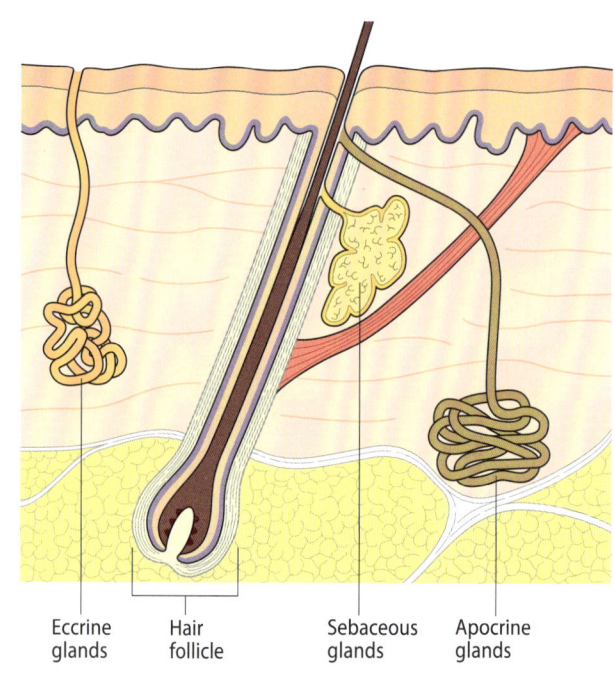

图24-2　肛周皮肤包含了所有的腺体

是体味的主要来源，主要分布于腋窝及肛周，其导管开口于毛囊。皮脂腺分泌的油性物质称为皮脂，通过毛囊到达皮肤表面，保护皮肤免受外界环境刺激。

肛管和肛周皮肤具有一些共同特点，这些特点对理解肛肠皮肤病学的特殊性非常重要：

（1）皮肤较其他部位薄。

（2）含有大量腺体，尤其是顶浆分泌腺。

（3）局部潮湿、肤色深、易受机械性损伤、细菌载量高。

肛周皮肤的这些特点使发生在这些部位的常见皮肤病具有非常特殊或特异性的表现。

有一大组皮肤病仅仅局限于肛周和会阴部位（表24-1）。一方面是由于外界刺激和感染因素更容易在间擦部位引起皮肤病，另一方面有一些不明原因；还有一些是偶然因素所致，这部分内容不在本章讨论之列。由于这一部位疾病种类繁多，临床表现相似，外界因素又改变了疾病的特异性表现，所以鉴别诊断很困难。但是唯有正确的诊断，才能有正确的治疗，进而有效避免联合治疗，后者是疾病慢性化的一个重要因素。鉴别诊断参见表24-2。

表24-1　肛周及会阴部皮肤病

皮炎（湿疹）		刺激性
		变应性
		感染性
感染	病毒	疱疹
		尖锐湿疣
		鲍温样丘疹病
	细菌	性病
		结核
		放线菌病
	真菌	念珠菌病
		皮肤癣菌
	原虫	阿米巴病
皮肤病		银屑病
		汗腺炎
		大疱病
糜烂和溃疡性皮肤病		外用栓剂导致的溃疡
		褥疮
全身性疾病		克罗恩病（Crohn病）
副肿瘤综合征	肿瘤	良性
		恶性
先天性和遗传性疾病		慢性良性家族性天疱疮（Hailey-Hailey病）
		毛囊角化不良（Darier病）
		角化黑棘皮病
		达里埃病（Darier病）
		白塞病（Behcet病）
		肠病性肢端皮肤炎

表 24-2　肛管和肛周皮炎的鉴别诊断与临床特点

红斑	糜烂	溃疡	肿瘤-增殖	窦道形成
皮炎		Ⅰ期梅毒	Ⅱ期梅毒	化脓性汗腺炎
念珠菌病		软下疳		
皮肤癣菌病		腹股沟肉芽肿		性病淋巴肉芽肿
	疱疹		尖锐湿疣	
			鲍温样丘疹病	
红癣	白塞病			
肠病性指端皮炎	寻常天疱疮	克罗恩病		
		伪膜性肠炎	增殖性天疱疮	
放线菌病				
固定性药疹				
银屑病	慢性家族性天疱疮			
鲍温病		麦角中毒	角化黑棘皮病	
Paget病		褥疮		
硬化萎缩性苔藓		结核		
达里埃病		阿米巴病		
			上皮细胞恶性肿瘤	

第三节　皮炎（湿疹）

不同病因所致的几组肛周炎症性皮肤病，集中体现了该部位最常见的原发性皮疹模式（表24-2）。

一、病因

引起肛周瘙痒的因素往往也是导致肛周皮炎的因素（参见第二十五章有关内容）[2, 37]。搔抓引起糜烂和感染，外用抗生素和糖皮质激素可以促使念珠菌生长，而找到引起皮炎的初始因素非常困难[22, 51]。

二、临床表现

早期局部皮肤表现为水肿性红斑（图24-3），进一步发展为水泡、渗出和糜烂（图24-4）。如果病程转为慢性，皮肤苔藓化（肥厚）（图24-5），伴有皮纹加深、抓痕、色素沉着或减退。瘙痒是最主要的症状，容易形成瘙痒-搔抓-苔藓样变恶性循环。检查患者的手指和指甲很重要，往往会发现相同的皮疹（图24-6）。

肛周皮炎包括以下几类：

（1）刺激性皮炎。

（2）变应性皮炎。

（3）传染性皮炎。

不同因素间可以共同或序贯作用。

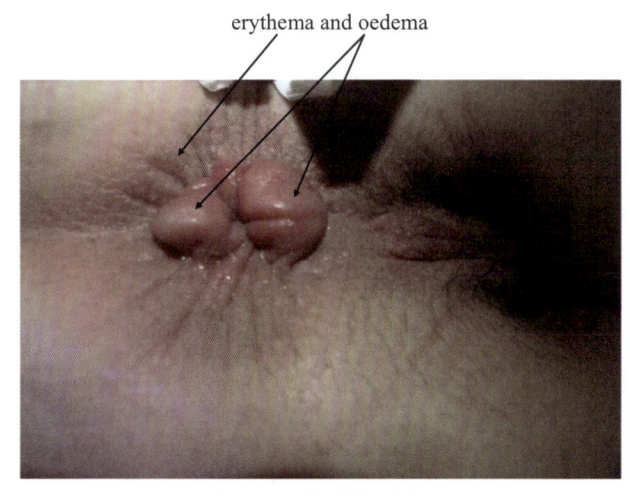

erythema and oedema

图24-3　接触性皮炎

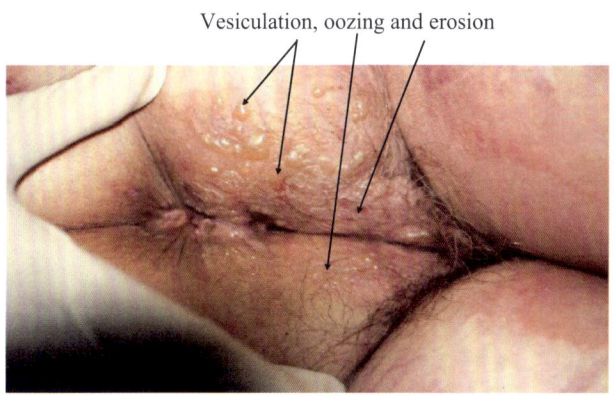

图24-4　接触性皮炎

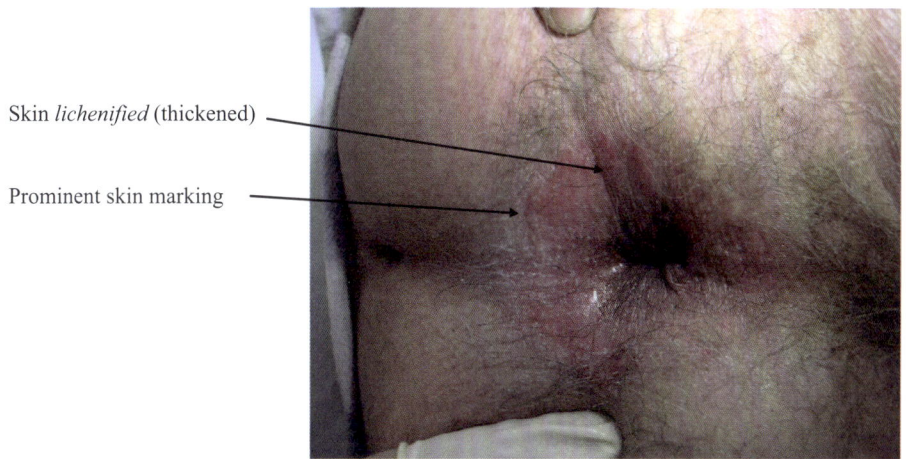

图24-5　接触性皮炎

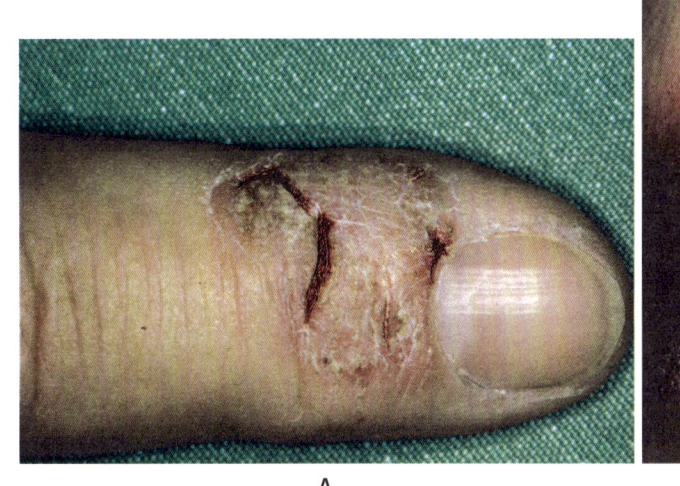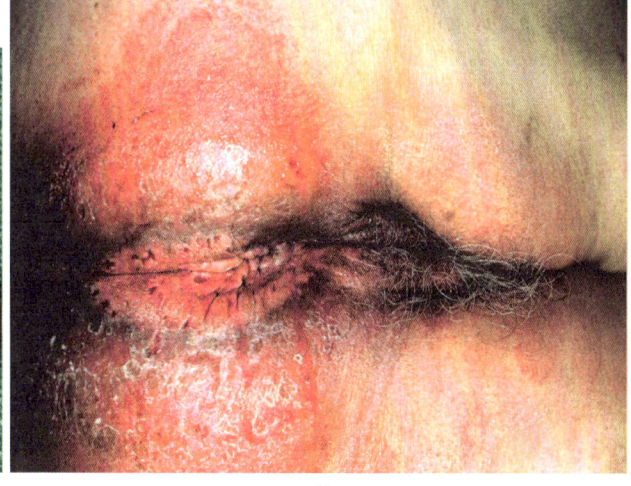

A. 检查手指和指甲；B. 皮肤抓痕，色素减退或沉着斑

图24-6　接触性皮炎

三、相关检查

　　详细的病史采集很重要。斑贴实验有助于发现接触性变应原，表24-3列出了该部位常见的变应原。如果有脓疱，脓性分泌物应做革兰氏染色，真菌培养基进行念珠菌培养，细菌培养不必要，因为感染往往是非特异

的。病毒检查也是必要的，尤其是糜烂性皮疹。如果是边界清楚的斑块，应该进行病理活检以排除表24-2中所列出的其他皮肤病。

表24-3　引起肛周皮炎的主要的变应原

对氨基苯甲酸乙酯	羊毛脂
Peroubalsam	可可油
金缕梅	碘酒
樟脑	间苯二酚
甘菊（浓缩液）	抗组胺药
新霉素	酚
松节油	

四、治疗

表24-4列出了所有应该避免的变应原及可能的保护措施。水是最好的清洁剂（坐浴或淋浴），希腊婴儿因为用自来水清洗而很少得尿布皮炎就是一个很好的例子[10]。在家中，患者每次大便后都应该冲洗肛周皮肤。为避免局部潮湿，患者还应该尽量避免穿不透气或臀部过紧的衣服。冲洗后不要用纸巾，而是用吹风机吹干皮肤。不要使用软膏制剂，而是用溶液制剂。局部瘙痒可以通过冷水坐浴来缓解。虽然外用糖皮质激素是治疗皮炎的最重要的药物，但是除了用于治疗急性及变应性接触性皮炎以外，应该尽量避免用于肛周皮肤。

表24-4　肛周皮炎治疗

避免	推荐
卫生纸	冷水或消毒溶液（坐浴）
肥皂	
揉搓	棉质毛巾轻轻擦干或吹风机吹干
保湿剂	
软膏、乳膏	具有收敛作用的消毒溶液
变应原	

长期外用氟化糖皮质激素可以产生副作用（图24-7、图24-8），详见表24-5。最好用溶液或者乳剂，不要用软膏制剂。尽量避免氟化糖皮质激素，如果必须要用，就用最少量，而且要严格监控[33]。外用糖皮质激素的效应变化很大，这些在开处方的时候必须充分斟酌利弊。每天用一次以减少耐药性，突然停药时要注意复发。细菌感染患者仅有两种推荐用药（表24-6）。念珠菌感染（往往继发于长期外用糖皮质激素类药物）可以外用咪唑类或制霉菌素。

表24-5　外用糖皮质激素类药物的副作用

抗增生作用	表皮、真皮和皮下组织萎缩
	萎缩纹
	伤口，尤其是溃疡愈合延迟
脉管改变	毛细血管扩张
	紫癜、瘀斑
	伤口，尤其是溃疡愈合延迟

续表

免疫反应下降	念珠菌感染
	脓疱疮
	毛囊炎
	单纯疱疹
	人乳头瘤病毒感染
其他	引起或加重肛周痤疮
	多毛
	色素改变
	系统性副作用
	糖皮质激素过敏

表24-6 肛周外用抗生素制剂

2%红霉素（洗剂）

磺胺嘧啶银（磺胺嘧啶银霜剂，Marion）

磺胺嘧啶银乳剂（Philips-Duphar）

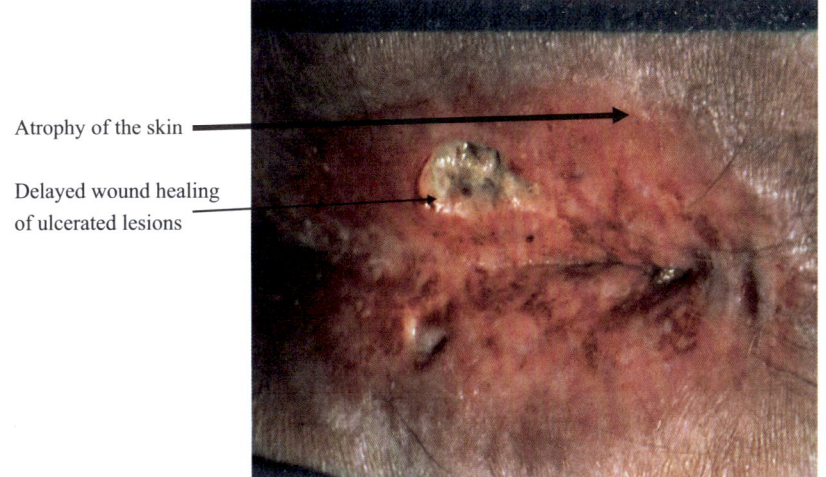

Atrophy of the skin

Delayed wound healing
of ulcerated lesions

图24-7 外用糖皮质激素的副作用：抗增生作用包括皮肤萎缩（粗箭头）和皮肤溃疡愈合延迟（细箭头）

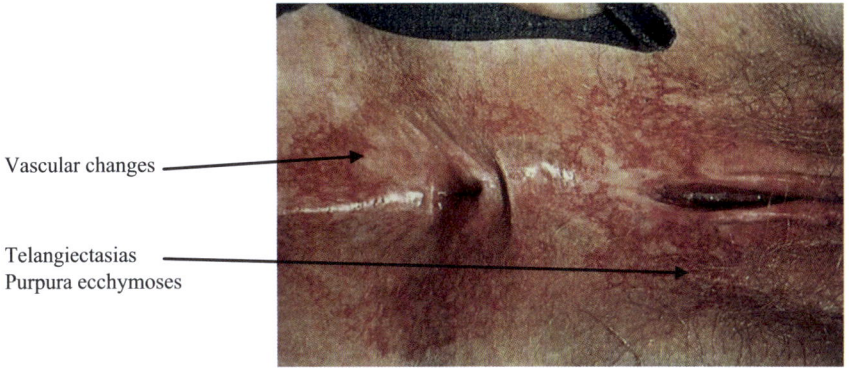

Vascular changes

Telangiectasias
Purpura ecchymoses

图24-8 糖皮质激素的副作用

第四节　固定性药疹

这是一种不太常见的对药物和食物添加剂的过敏反应，可以发生在皮肤的任何部位，但通常局限于肛管生殖器部位。

一、病因

确切的变态反应学机制还不清楚。

二、临床表现

单发或多发、境界清楚的红色斑片，皮疹颜色很快变暗；常出现水疱或糜烂，在同一部位复发。

三、相关检查

根据用药史和伴随用药出现的皮疹即可确诊。常见药物：巴比妥类、阿司匹林、非甾体类抗炎药、别嘌呤醇、抗生素、含酚酞类药物、泻药和酒精类饮料。

四、治疗

首先是停用可疑药物。急性期予以外用糖皮质激素；如果有糜烂，酌情应用消毒剂以预防感染（表24-7）。

表24-7　用于清洁肛周的消毒剂

高锰酸钾 1：4 000 ~ 1：16 000
硝酸银 0.1% ~ 0.5%
双氯苯双胍己烷 0.1%（洗必泰 Hibitane；Ayerst，ICI）
三氯卡班（Septivon-Lavril；Porche-Lavril）

第五节　感染性疾病

一、病毒感染

（一）单纯疱疹

单纯疱疹是一种世界范围内主要见于人类皮肤的感染。除了口唇部位外，生殖器部位也很常见，但局限于肛管直肠的比较少见。

1. 病因　单纯疱疹病毒是一种DNA病毒，只感染人类，在世界范围内分布。疱疹病毒分两型，但没有实际的临床应用价值。最常见传播途径为直接接触感染，因为病毒在干燥环境中不能存活。

2. 临床表现　原发感染可以累及整个生殖器部位，扩展至肛管。皮疹疼痛，以红斑基础上的簇集水疱、糜烂及肿胀为特点（图24-9）。慢性或复发性疱疹以簇集小水疱、继发性糜烂和结痂为特点。获得性免疫缺陷患者（AIDS）可以表现为累及肛管黏膜的广泛性溃疡（图24-10）[44]。

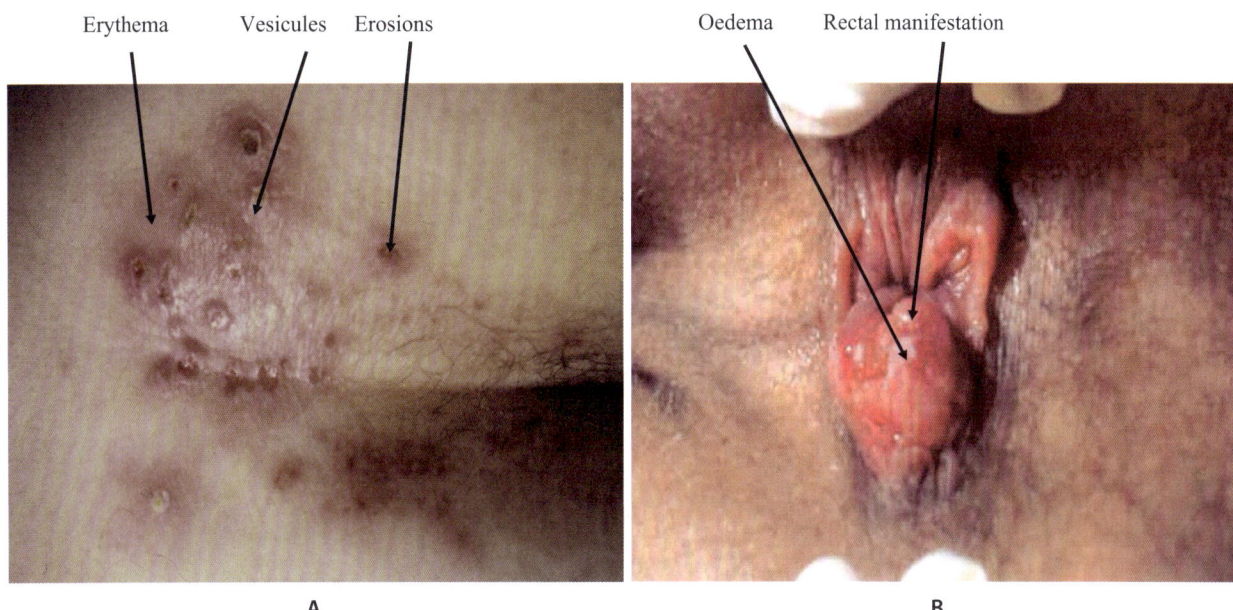

Erythema　Vesicules　Erosions　　　　　　Oedema　Rectal manifestation

A　　　　　　　　　　　　　　　B

A. 皮疹以红斑基础上的水疱、糜烂和肿胀为特点（见B）；B. 直肠内的表现

图24-9　单纯疱疹

3. 流行病学　肛管单纯疱疹多见于男同性恋人群，尤其是免疫缺陷患者（如AIDS）[26]。

4. 相关检查　培养、电镜和抗体滴度都可用于检查单纯疱疹。简单快速的检查方法是取疱液进行免疫荧光检查，可见多核巨细胞和病毒包涵体。

5. 治疗　特异性强效外用抗病毒药物有效（表24-8）。系统治疗多用于原发或泛发性感染患者。在感染的最初阶段（最初2天内），外用特异性抗病毒药物治疗（表24-8），霜剂或软膏制剂，每天6次，连用3天。静脉滴注阿昔洛韦用于治疗原发或重症感染患者，尤其是免疫缺陷患者，5mg/kg，1h内输完，

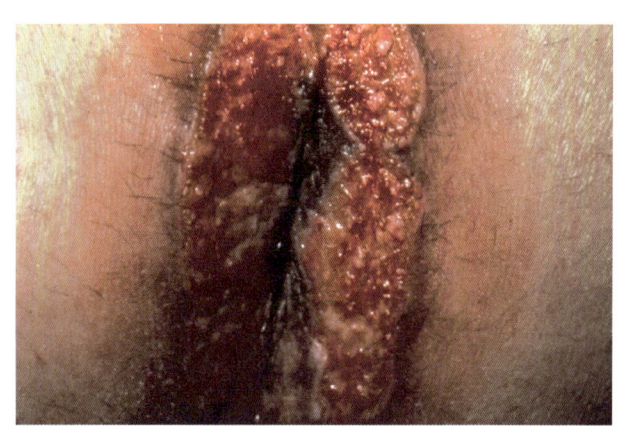

图24-10　生殖器疱疹+HIV病毒感染：广泛溃疡

每6h一次。口服阿昔洛韦在出现感染的最早征象时即开始应用，200～400mg，每5h一次，连续3天。治疗无效者，可以试用咪喹莫特[14]，但该药对已经形成的皮疹无效[49]。免疫刺激剂（如异丙肌甙，50mg/d，连用5天）可以延缓复发间期[41]。但这些特殊治疗均不能防止复发。持续时间长的皮疹容易感染，需要消毒杀菌治疗（表24-6和表24-7）。外用糖皮质激素要慎重。

表24-8　外用抗病毒药物

成分	特点
Lodoxyuridine（0.2%）	过敏反应少见，浓度不够
Lodoxyuridine（10%）	
曲金刚烷胺	过敏
阿昔洛韦（5%）	

（二）尖锐湿疣

尖锐湿疣（condylomata acuminate，CA）是由感染人乳头瘤病毒（humanpapilloma virus，HPV）所致的表皮内良性肿瘤。

1. 病因　在临床上不同亚型HPV可以引起不同的疣状皮疹，但并不是每一亚型病毒都有特异的临床表现。目前发现的HPV有140余种，一些亚型（如16、19、31及33）具有致癌性。90%的上皮样恶性肿瘤是由HPV引起的。

2. 临床表现　CA的临床表现很典型。疣体位于生殖器或肛周，细长有蒂，有些呈菜花样。必须仔细检查肛管内有无皮疹。疣体无疼痛，可增大成团块状，长期存在容易引起癌变（图24-11）。

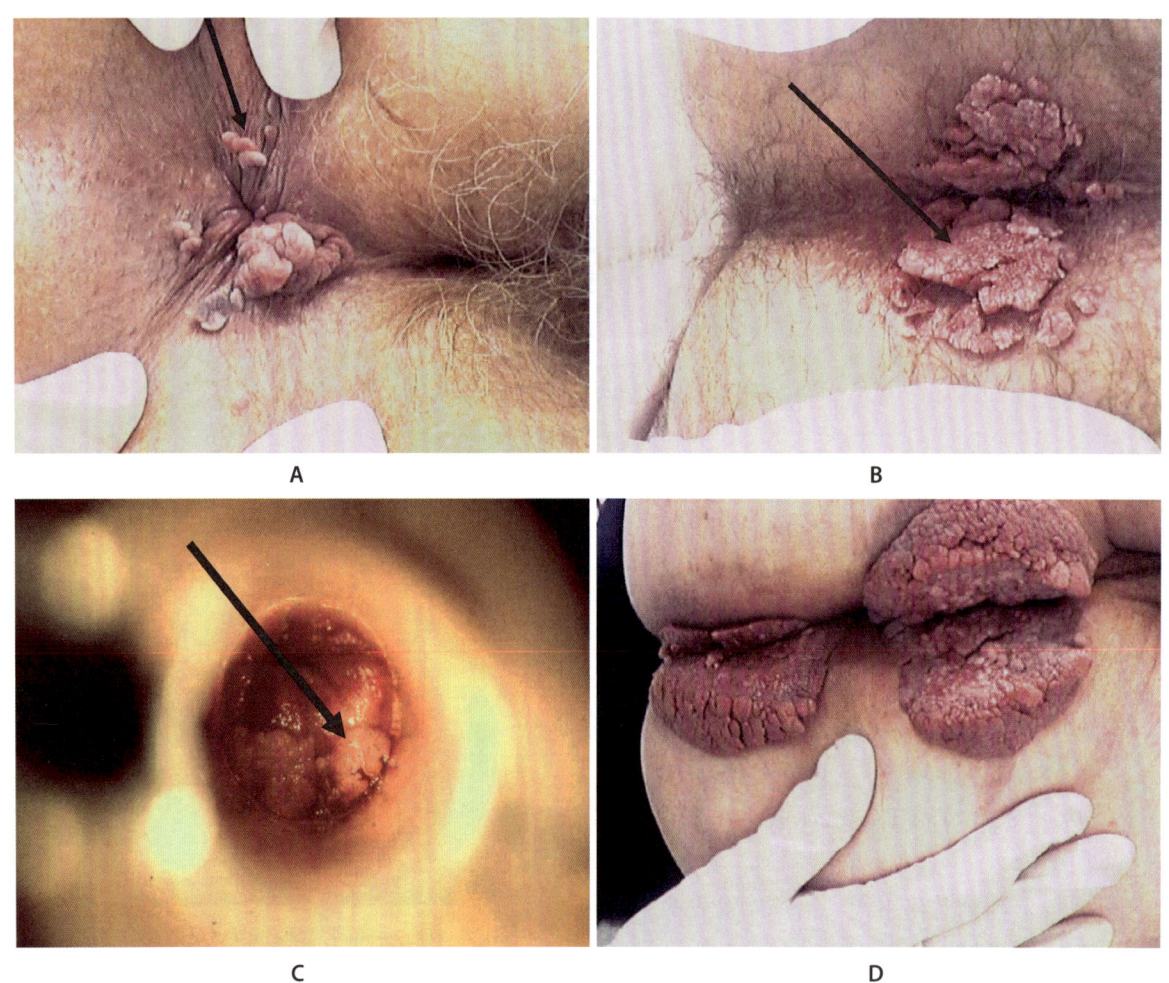

A. 疣体细长或有蒂；B. 菜花状损害；C. 必须检查肛管；D. Buschke-Löwenstein 瘤：巨大尖锐湿疣

图24-11　尖锐湿疣

3. 流行病学　CA属于性传播疾病。必须同时检查和治疗性伴。男同性恋患者皮疹多局限于肛管。HPV感染在HIV阳性患者更多见。

4. 相关检查　根据典型临床表现即可确诊。如果不能确定，用5%醋酸涂抹皮疹区域，疣体变白即是CA。如果感染时间较长，疣体巨大，必须进行组织病理检查以排除恶性病变。

5. 治疗　治疗方法很多（表24-9）。发生在其他部位的疣可以自行消退，但是CA不能。因此即使微小病变也建议及时治疗。注意检查肛管内有无皮疹。

如果皮疹少而小，15% ~ 50%的鬼臼树脂最有效，每周2次涂于患处，不建议大范围或大量应用，也不要用于黏膜部位，以防经皮吸收后导致系统性副作用；并在皮疹周围涂抹凡士林，以保护正常皮肤。在治疗初始阶段，药液在局部存留1 ~ 2h后，要充分冲洗皮肤，以防药物的刺激作用。后期，药物可以在局部存留数小时。如果操作仔细，冷冻不会在局部形成疤痕。在局部麻醉下可以行电灼、手术刮除或激光治疗。扩大激光治疗范围可以减少复发频率，促进愈后[45]。

几种干扰素（α，γ）目前正处于临床实验阶段，或许是常规疗法无效患者的另一选择。局部应用免疫刺激剂咪喹莫特也有效，但是容易刺激肛周皮肤[20]。

表24-9　尖锐湿疣的治疗方法

治疗方法	使用方法
鬼臼毒素	外用
液氮	外用
咪喹莫特	外用
手术刮除和电灼	
激光	
5-氟尿嘧啶	外用
免疫治疗	
异丙肌苷	口服
干扰素	皮损内或皮下注射

（三）鲍温样丘疹病

1. 病因　鲍温样丘疹病（Bowenoid papulosis）是HPV 16型、18型或其他型感染所致[15, 16]。

2. 临床表现　多发、扁平或疣状，呈红色、棕色及紫红色的丘疹是该病的特征。丘疹群集排列或融合，可累及整个肛管生殖器区域（图24-12）。

3. 流行病学　跟CA一样，常见于性活跃期的年轻人。女性患者受累面积广泛，可累及整个生殖器和肛管部位，也常见由同一病毒所致的宫颈感染。

4. 相关检查　跟CA不同，组织病理活检是必要的，应进行核酸杂交实验以明确病毒亚型，5%醋酸白实验可以发现微小皮疹。

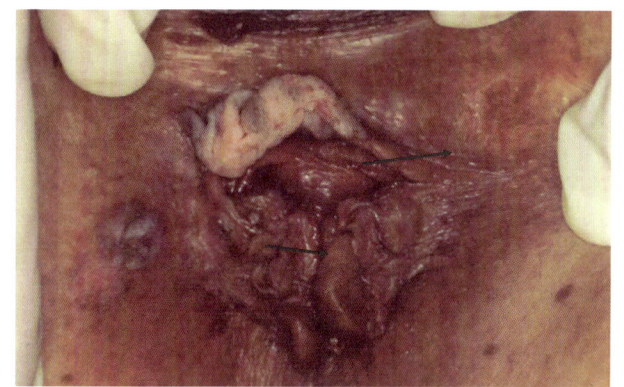

图24-12　鲍温样丘疹病：多发的红色、棕色及紫红色扁平或疣状丘疹（箭头）

5. 治疗　CA的所有治疗方法均适用于鲍温样丘疹病（表24-9）。复发率很高，缺乏真正有效的治疗方法。反复激光治疗及联合应用干扰素或咪喹莫特[15, 16, 20]或许会更有效。

二、细菌感染

各种细菌均可致肛周感染，最常见的为链球菌和金葡菌[1]。肛肠科医生可见到各种细菌感染，或者是一些看起来像是细菌感染但却另有起源的皮疹。以下详细介绍肛周链球菌皮炎和红癣，这是肛管生殖器部位最常见的两种细菌感染。

（一）肛周链球菌皮炎

Amren等[1]于1966年首次报道本病，感染浅表湿疹化，因此"皮炎"这个名词更合适[24]。

1. 临床表现　A组β溶血性链球菌通过口-手-肛管传播。多见于3~4岁男性患儿[19, 30]。皮肤感染呈有光泽的鲜红斑片，炎症病变潮红或增厚，部分患者

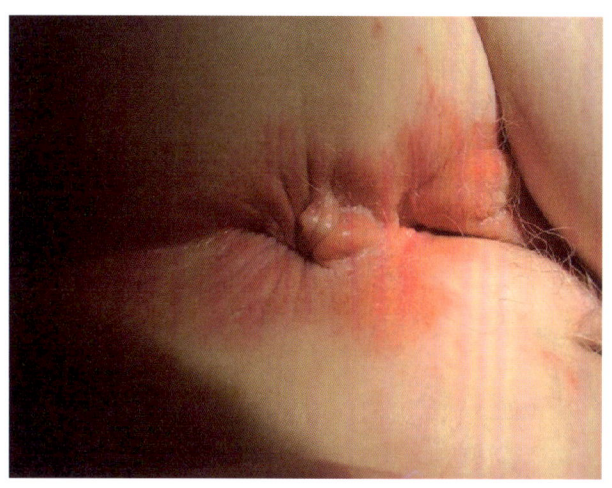

图24-13　肛周链球菌皮炎：肛周有光泽的红色斑片，炎症皮肤潮红或增厚，个别患者可见脓疱或糜烂

可见脓疱或糜烂（图24-13）。大便时瘙痒或疼痛。

2. 诊断　诊断依赖于细菌培养。鉴别诊断注意以下几点：

（1）刺激性或变应性接触性皮炎。

（2）蛲虫病。

（3）银屑病。

（4）脂溢性皮炎。

（5）念珠菌皮炎。

（6）性虐待。

3. 治疗　口服青霉素，连用10天。每周2次预防性局部应用百多邦软膏。

（二）红癣

红癣是间擦部位的浅表感染。

1. 病因　病原菌是微小棒状杆菌，传染性不强，主要见于老年男性患者，热带湿热气候是诱因（图24-14A）。

2. 相关检查　伍氏灯（UVA）下呈红珊瑚样荧光。检查前局部清洗可以使荧光消退，因为其发光物质卟啉是水溶性的，容易被冲洗掉（图24-14B）。病原菌在鳞屑内，革兰氏染色阳性，呈丝状或串珠状。

3. 治疗　外用咪唑类衍生物制剂是最好的治疗方法[34]。外用红霉素，类似于痤疮治疗，或系统应用红霉素（1g/d，连用2周）也是有效治疗方法[11, 50]。

（三）结核

皮肤结核表现多种多样，常伴有单侧淋巴结肿大，但不会出现肛管及其周围的原发性下疳。寻常狼疮和疣状皮肤结核可以累及整个臀部或肛管区域。腔口部位皮肤结核最常见，尤其好发于肺或小肠结核患者。

1. 病因　腔口结核源于自体接种，结核杆菌直接接种或经淋巴管传播接种于患处。

2. 临床表现　小的红色丘疹或结节，破溃形成浅表小溃疡，边界不清楚，疼痛明显（图24-15）。溃疡面<2cm，无自然愈合倾向。

3. 相关检查　要有结核杆菌感染的直接证据，细菌学证据不难发现。

4. 治疗　外用药物无效，必须进行正规系统抗结核治疗。

（四）放线菌病

放线菌病是一种慢性感染性疾病，局限于腔口部位，表现为化脓和窦道形成的病变过程。

1. 病因　衣氏放线菌是最常见的引起放线菌病的丝状细菌，其他还包括伴放线菌放线杆菌。

2. 临床表现　跟最常见的颜面部皮疹一样，肛管皮疹也是以浸润性结节、窦道、瘘管和交错性疤痕为特点。

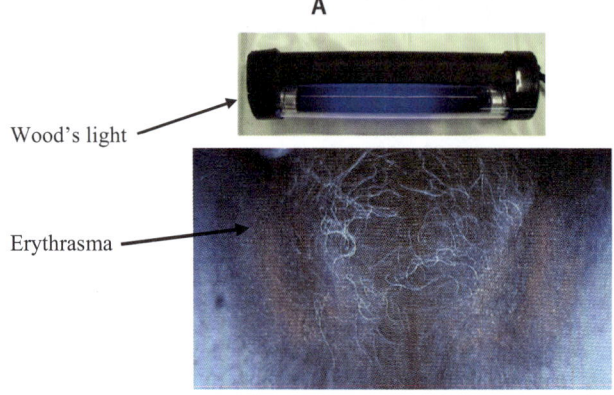

Wood's light
Erythrasma

A. 腹股沟或直肠生殖器区域内的棕红色斑片，少许鳞屑，边界清楚（箭头）；B. 伍氏灯（UVA）下呈珊瑚红样荧光，由病原菌产生的卟啉所致

图24-14　红癣

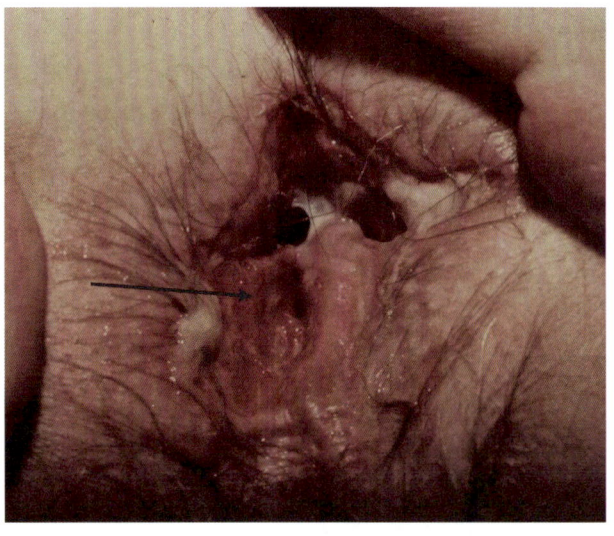

图24-15　皮肤结核：边界不清楚的痛性溃疡（箭头所示）

3. 流行病学　世界范围内的感染性疾病，很少发生于婴儿，多见于15～20岁的成人。

4. 相关检查　有时候很难从脓性分泌物中检测到硫磺颗粒，在特殊培养基上进行细菌培养或通过免疫荧光检测血液中的抗体有助于疾病诊断。

5. 治疗　手术切开引流，同时予以大剂量抗生素（阿莫西林）治疗是最好的治疗方案[36]。大多数抗生素治疗有效，但疗程必须足够长（大约6个月），因为细菌被致密纤维包裹，抗生素很难穿透。

三、真菌感染

念珠菌皮炎：皮肤癣菌感染（癣菌病、癣）

间擦部位、生殖器和臀部的真菌感染在成年人很常见。

1. 病因　皮肤癣菌寄生于角蛋白（皮肤的角质层、指甲和头发），一般不会向下侵及表皮和真皮。

2. 临床表现　红色丘疹和斑疹，逐渐发展成境界清楚的、对称性的环状皮疹，中间自行消褪，边缘继续向外扩展（图24-16）。

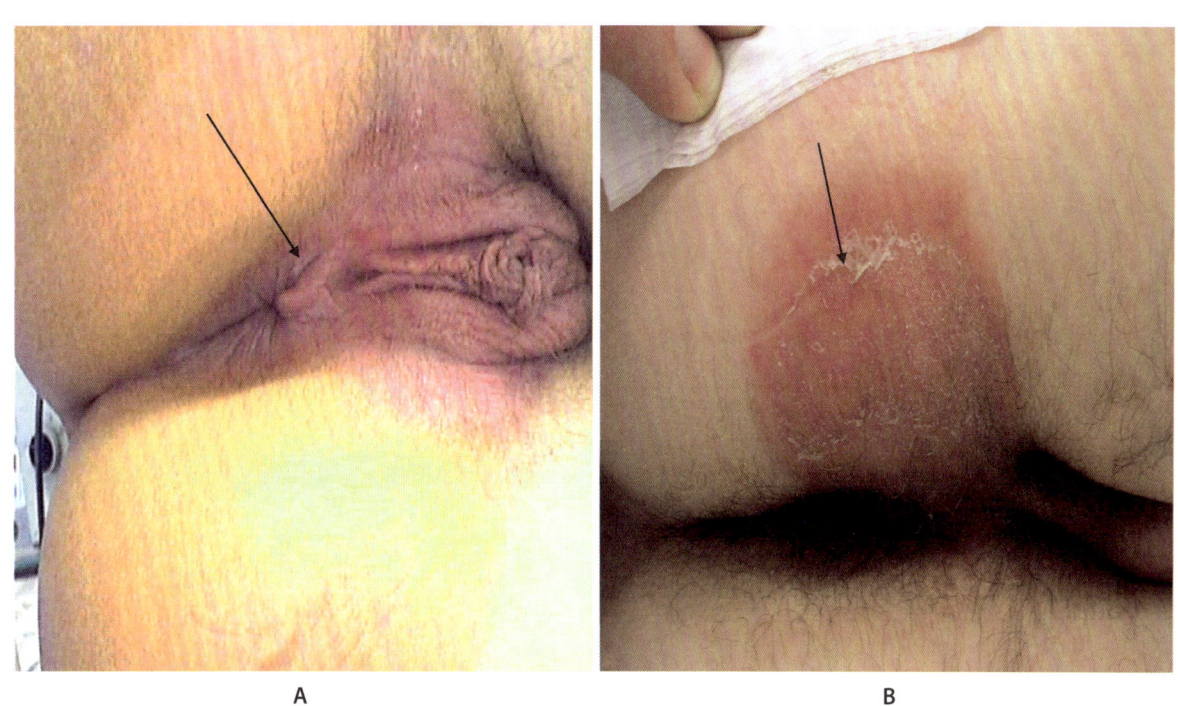

A　　　　　　　　　　　B

图24-16　念珠菌性皮肤病：皮疹边界清楚，边缘可见红色斑疹和丘疹（箭头所示）

3. 流行病学　炎热（热带地区）、摩擦和浸渍是前驱因素。股癣患者常同时患有足癣，直接或间接接触传染（共用洗浴间或毛巾）或由趾间足癣直接接种所致[46,48]。

4. 相关检查　直接镜检可以发现鳞屑中的菌丝或孢子，真菌培养可以进行更详细鉴定。

5. 治疗　外用药在治疗浅部真菌病方面有重要作用。一些传统制剂，如复方苯甲酸软膏，因为容易沾染衣物或皮肤而不再使用。所有咪唑类的衍生物均有广谱的抗真菌作用，其中益康唑、咪康唑[34,48]和克霉唑的耐受性最好。每天2次使用含有这些药物的溶液或霜剂，连用3周。在任何患者，皮疹消退以后都要继续连用至少2周。上述药物只有抗真菌作用。丙烯胺类是新一类的抗真菌药物，具有非常广谱的抗真菌作用，对皮肤癣菌有杀伤作用，但是对念珠菌仅有抑菌作用。萘替芬是仅有的同时有霜剂和溶液两种类型制剂的丙烯胺类衍生物[4,28]。在一些急性渗出性炎症性皮疹，抗真菌治疗之前应先进行湿敷或坐浴（见本章皮部分）。对一些反复感染或同时患有足癣或表现为疖病样损害患者，应系统抗真菌治疗。灰黄霉素，0.75～1.5mg/d，连用1个月即可。如果口服灰黄霉素存在禁忌或为慢性念珠菌病，可以选用酮康唑，200mg/d，连用1个月。

四、原虫感染

阿米巴病

1. 病因　阿米巴痢疾可以导致肛管溃疡，感染由肠道阿米巴播散而来或是直接接种。

2. 临床表现　溃疡有两种，一种是潜行性深在溃疡，迅速累及周围组织；另一种是肉芽肿性溃疡。局部腺体疼痛明显。

3. 流行病学　直接接种多发生在疫区，最近报道这种很少见的肛管感染多见于HIV阳性患者。

4. 相关检查　皮损边缘取活检，在病理标本中找到痢疾阿米巴原虫即可诊断。

5. 治疗　正确治疗肠道感染是关键。

第六节　皮　肤　病

一、寻常型银屑病

寻常型银屑病是一种常见的慢性、炎性及增生性疾病，发病无年龄与性别差异。

（一）病理生理

发病机制不清楚，普遍认为是在一定遗传背景下，各种因素相互作用的结果。外源（潮湿、搔抓）和内源因素均有可能。

（二）临床表现

银屑病的典型皮疹是无症状的、境界清楚的红斑，其上附有松散的鳞屑，尤其见于搔抓后（图24-17）。间擦部位的皮疹没有鳞屑，是均质的暗红色斑块（图24-18）。

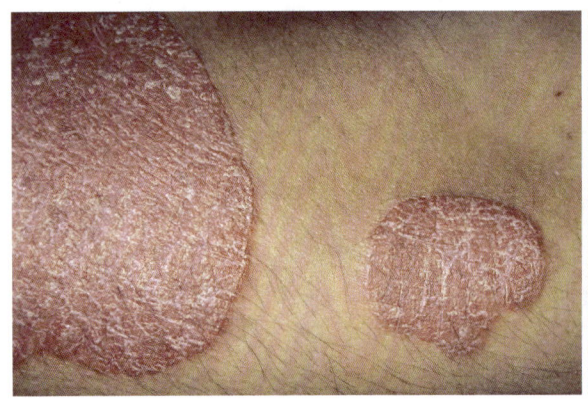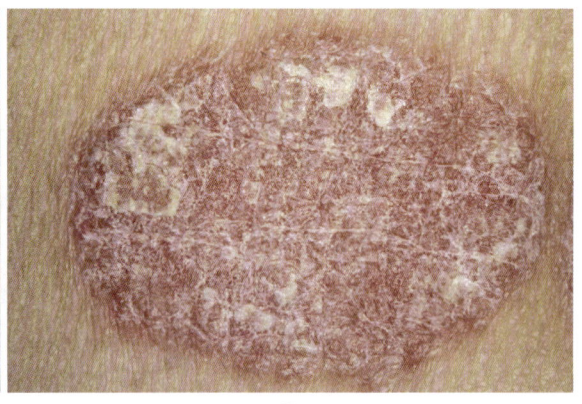

A   B

图24-17　银屑病典型的皮疹是一种无症状的，境界清楚的红斑，附松弛鳞屑，尤其见于搔抓后

（三）相关检查

根据病史、起病情况和病程不难诊断。全身检查可以发现典型的皮疹（图24-19）。皮肤活检有助于诊断，尤其是局限性皮疹。

（四）治疗

急性期处理跟一般皮炎一样。要尽量保持干燥，避免刺激。肛周部位皮疹一般不需要特殊处理，因为该部位潮湿，摩擦容易受刺激。也因为这个原因，该部位不能使用蒽林，虽然这是治疗银屑病的主要外用药。咪唑类的溶液有助于急性期的皮疹，这类药物不仅有抗真菌和抗生素的作用，还有真正的治疗银屑病的作用。

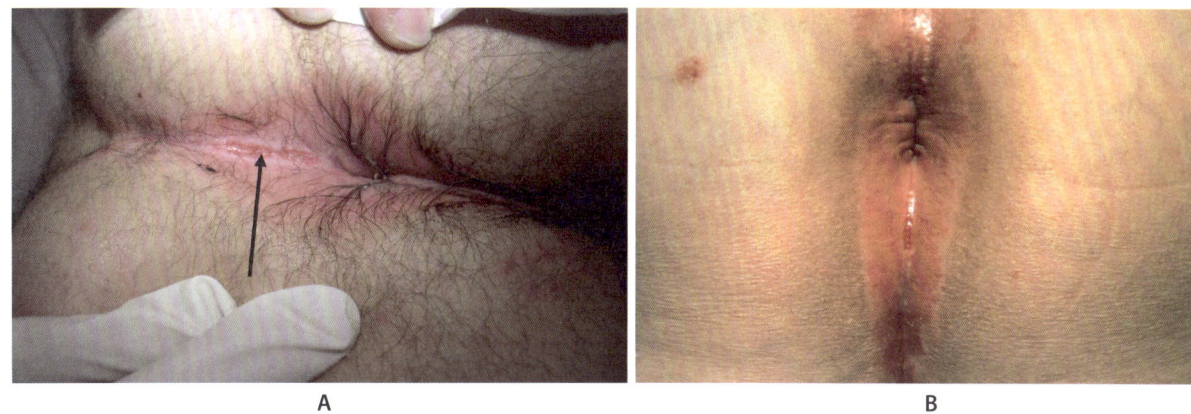

A. 纵行裂隙（箭头所示）；B. 间擦部位的皮疹没有鳞屑，是对称且均质的暗红色斑块

图24-18　银屑病

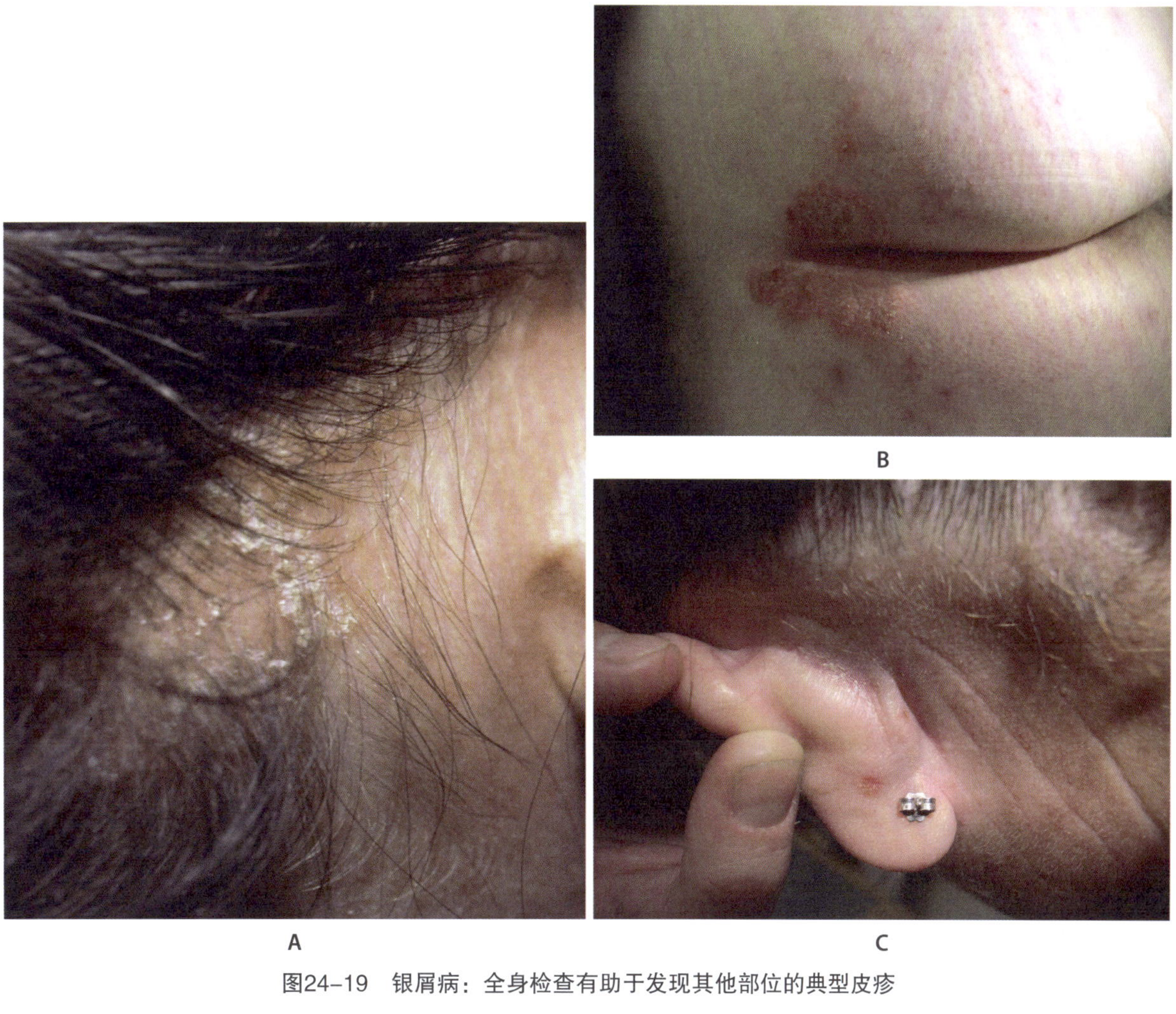

图24-19　银屑病：全身检查有助于发现其他部位的典型皮疹

Alphosyl lotion 含有2%的尿囊素和5%的煤焦油，是目前唯一可以用于肛周皮疹的制剂。如果皮疹累及整个会阴和外生殖器部位，可以系统应用维甲酸治疗，但应先与皮肤科医生进行商榷[18, 23, 40]。

二、化脓性汗腺炎和痤疮四联症（或顶浆分泌型痤疮）

化脓性汗腺炎是一种慢性炎症性疾病，肛周皮疹往往表现为疖病样损害。皮疹常常累及臀部，男性患者表现为瘘管、脓肿和疤痕共存的损害。

（一）病因

病因不清楚，但这两种疾病必须鉴别[48]。化脓性汗腺炎最初认为是一种顶泌腺疾病（Verneuil病），但组织病理显示它是起源于毛囊上皮的炎症性疾病，而不是大汗腺[54]。痤疮四联症临床上跟化脓性汗腺炎类似，但炎症较轻，主要累及皮脂腺，因此认为是痤疮的一种。

（二）临床表现

取决于炎症程度，可见结节、脓肿、瘘管及脓性分泌物，也常见疤痕及反复窦道形成。

（三）相关检查

临床表现可以鉴别两种疾病。化脓性汗腺炎局限于腋窝、肛周及会阴部位（图24-20）。痤疮四联症出现在相同部位，但颈部、头皮也有皮疹，常伴有藏毛窦囊肿。

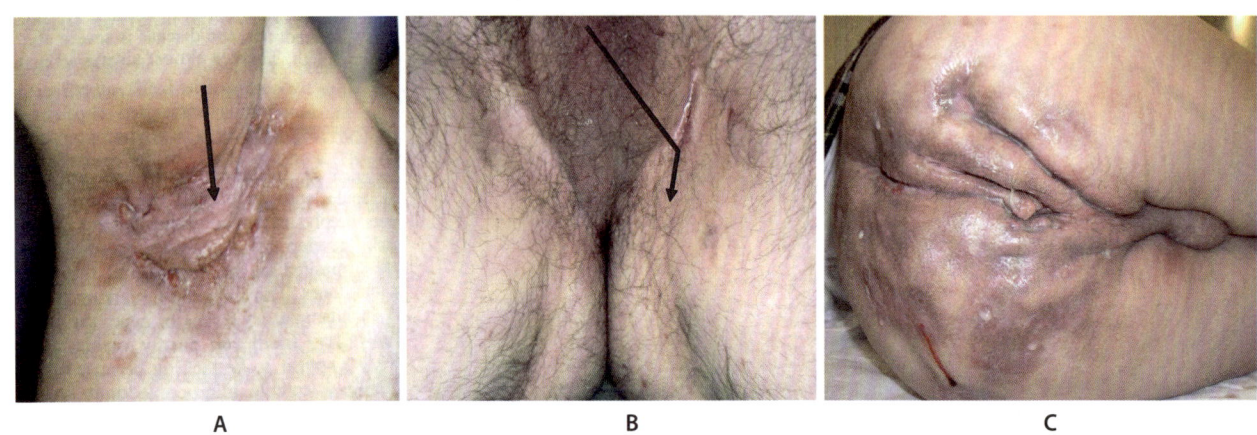

A. 腋窝（箭头所示）；B. 腹股沟（箭头所示）；C. Verneuil病，恶臭的脓性及血性分泌物（含革兰氏阴性杆菌）自多个瘘口溢出

图24-20　化脓性汗腺炎：典型部位（间擦部位），融合性浸润性皮疹

（四）治疗

两种疾病的治疗是不同的：口服异维甲酸对痤疮治疗效果很好[11]，但是对化脓性汗腺炎疗效较差。异维甲酸用量为0.5~1.0mg/（kg·d），连用4~6个月（育龄期妇女禁用）。药物治疗后应联合手术治疗。口服抗生素对化脓性汗腺炎治疗效果好。另外还有一些新的治疗方法，如注射抗肿瘤坏死因子，局部应用臭氧霜或锌制剂，但还缺乏长期疗效评估[5]。脓肿必须引流，手术治疗是唯一的治愈措施[7]。外用痤疮制剂对重症皮疹无效，也不适用于肛周皮肤。

三、寻常型天疱疮

寻常型天疱疮是一种慢性自身免疫性皮肤病，水疱一般起始于黏膜部位，肛管和口腔黏膜受累常见。

（一）病理生理

自身抗体与角朊细胞表面结合导致细胞间连接障碍是主要原因，这个过程叫棘层松解。

（二）临床表现

因为机械性摩擦，所以肛周很难见到水疱，但是可以见到不能自然愈合的浅表糜烂面。

（三）相关检查

直接免疫荧光检查发现抗角朊细胞的抗体是非常必要的。

（四）治疗

系统治疗是最有效的治疗手段。初始要足量（泼尼松，100~120mg/d），维持至皮疹开始消退。再开始减量，减到最小维持量，无新疹出现。与硫唑嘌呤（100～200mg/d）或环磷酰胺（50～150mg/d）联合应用可以减少糖皮质类固醇激素用量。适当外用消毒抗感染药物（表24-7）。

四、增殖型天疱疮

增殖型天疱疮是一种比较少见的天疱疮临床类型，也属于自身免疫性大疱性皮肤病。

（一）病理生理

与寻常型天疱疮相同。

（二）临床表现

增殖型天疱疮很少见到水疱，仅皮疹边缘偶有发现，增殖性损害累及整个肛周。

（三）相关检查

与寻常型天疱疮相同。

（四）治疗

顽固性、局限性皮疹可以手术切除。

第七节　先天性和遗传性疾病

一、慢性良性家族性天疱疮

慢性良性家族性天疱疮（Hailey-Hailey病）是一种少见的遗传性皮肤病，多局限于腹股沟。

（一）病理生理

本病是一种常染色体显性遗传病，与自身免疫性大疱性皮肤病无关。外界因素，如潮湿和感染可以诱发或加重疾病。

（二）临床表现

边界清楚的红色斑块，好发于腹股沟、肛管或肛周。线状裂隙是其特点，也可见小水疱和角化性皮疹。

（三）相关检查

组织病理发现棘松解细胞是确诊的关键。

（四）治疗

保持局部干燥非常重要。外用消毒杀菌制剂去除局部感染后（表24-7），可以外用强效糖皮质类固醇激素。如果疗效欠佳，可以选择口服氨苯砜（100mg/d）或外科手术治疗[29]，必须完整切除整个受累区域。肉芽组织完全形成以后，再行Thiersch移植术覆盖（译者注：包含表皮和很薄的真皮层）。短脉冲二氧化碳激光治疗效果亦佳[9]。

二、毛囊角化不良

（一）病因

毛囊角化不良（Darier病）是一种慢性常染色体显性遗传的角化性疾病，多见于成年人。

（二）临床表现

发生在间擦部位的皮疹与慢性良性家族性天疱疮类似，棕黄色毛囊性丘疹融合成大斑块，但相对于后者，裂隙较少。

（三）相关检查

在其他部位，如头部、躯干、颈部、手掌和指甲等处发现典型皮疹有助于诊断。黏膜常受累，有典型组织病理表现。

（四）治疗

外用抗生素或抗病毒制剂治疗继发感染。外用维甲酸制剂适用于非间擦部位的皮疹，系统应用维甲酸治疗，如依曲替酯 1mg/（kg·d）有效[27]。过度增厚的皮疹和反应性增生，可以手术治疗。

三、白塞氏病

（一）病因

白塞病（Behcet病）是以多发性皮肤损害为特点的系统性疾病，病因不明。口腔、关节、血管和神经均可受累，但是这些损害很少同时出现于同一个患者身上。

（二）临床表现

局限性肛周损害很少见，与其他糜烂性疾病的皮疹类似。单发皮疹可以发展成溃疡，基底黄色，边缘炎症明显，疼痛显著。

（三）流行病学

多见于男性，好发于10~30岁。60%~80%患者组织相容抗原B5（HLA-B5）阳性，有遗传可能性。

（四）相关检查

根据口腔、外生殖器溃疡及眼部损害可以诊断。如果症状不明显，皮肤针刺实验有助于诊断（针刺部位出现皮疹），组织病理不典型。

（五）治疗

缺乏针对性治疗。如果有眼部损害或广泛溃疡，可以系统应用糖皮质激素治疗〔1mg/（kg·d）〕[53]。静脉血栓患者使用肝素。秋水仙碱对出现结节性红斑患者有效，但对黏膜溃疡无效。砜类药物有一定疗效。免疫抑制剂仅适用于重症患者。沙力度胺（50~300mg/d，连续2~3个月，起始大剂量）对痛性黏膜溃疡有很好疗效[17, 31]。其他处理包括外用杀菌消毒剂等（表24-7）。

四、肠病性肢端皮炎

（一）病因

肠病性肢端皮炎是一种非常少见的锌吸收障碍疾病[43]。

（二）临床表现

多见于儿童，始于口周，表现为红色斑块，其上有水疱和结痂；继发念珠菌感染很常见。相同的症状还见于肠外高营养的嗜酒患者，由此提示锌缺乏[47]。

（三）相关检查

典型的发病部位同时伴有营养不良。组织病理学检查无特殊。检测血液中的锌水平可以诊断。

（四）治疗

补充外源性的硫酸锌可以迅速改善症状（50~300mg/d，与食物一起口服），但是不能终生使用。

第八节   糜烂溃疡性皮肤病

出现在肛管、肛周的任何糜烂或溃疡性损害都应该首先考虑到性病，即使临床表现不典型，也应该首先排除。所有的糜烂性损害，在继发感染后都可以发展成溃疡，这在肛周区域是不可避免的。

一、外用栓剂导致的溃疡

长期应用麦角胺和morphomimatics两类制剂都可以引起直肠肛周或阴道溃疡[25, 52]。

（一）病因
麦角胺引起溃疡可能是因为局部血管收缩，而morphomimatics导致溃疡的机制不清楚。

（二）临床表现
肛管直肠黏膜部位深而大的溃疡。进展缓慢，可以累及肛管括约肌。

（三）治疗
停用栓剂之后可以自然愈合，不需要特殊治疗。杀菌消毒剂湿敷有效。

二、褥疮

褥疮通常发生在老年、瘫痪或长期卧床的人，见于受压部位。

（一）病因
形成萎缩性溃疡的主要因素是局部感觉障碍，导致活动减少，尤其是受压部位血流淤滞[35]。

（二）临床表现
初始为红斑水疱，持续数日，发展成溃疡。溃疡较深，破坏其下组织结构，边缘潜行性，有窦道。可以并发骨膜炎或骨髓炎。

（三）治疗
最好的治疗是预防。正确的体位、特殊的床垫和常翻身是最根本的措施。坐位不可取，卧位虽好但很难持久。除了这些物理措施外，纠正贫血、负氮平衡和低蛋白血症也很重要。慎用镇静安眠类药物。一旦感到疼痛，一定要避免其他压力。便后用高锰酸钾（表24-7）或0.5%洗必泰清洗以减少感染。坐浴是减少大创面感染的最好措施，同时可以缓解局部压力。外用抗生素或湿敷不能促进创面愈合，也很难耐受。弹力绷带包扎有效而实用。必要时可行外科或整形科手术治疗。

第九节　系统性疾病

一、克罗恩病

克罗恩病（Crohn病）是一种慢性炎症性肠病，25%患者有肛管病变（参见本书第三十章有关内容）。需要强调的是，肛管病变可以先于其他病变几个月甚至几年。

（一）临床表现
表现为单发或多发的非浸润性裂隙，大小不一的溃疡或窦道。慢性过程，肉芽组织增生不活跃，边界不清楚（图24-21）。

（二）相关检查
组织病理为特征性肉芽肿浸润。

（三）治疗
治疗无特殊。脓肿和窦道应引流，也可考虑外用抗生素（表24-7）[39]。

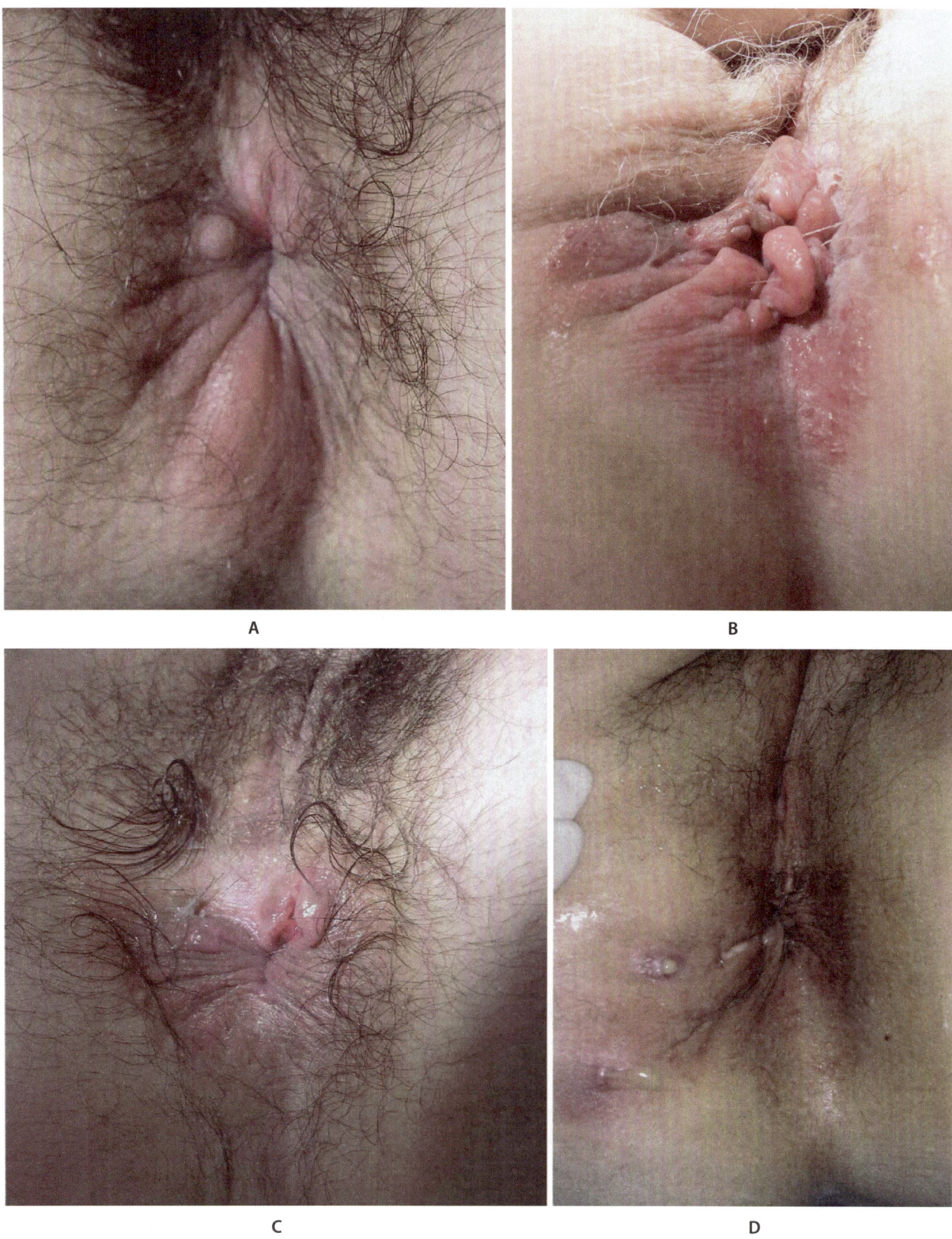

A. 脓肿；B. 皮赘；C. 溃疡；D. 肛瘘

图24-21 克罗恩病

二、坏疽性脓皮病（大疱性类天疱疮）

坏疽性脓皮病几乎无一例外发生在炎症性肠病患者，虽然不常见但是很严重。病变多起始于胫前的红色斑块、丘疹或突起，偶发于会阴（图24-22）。病变很快进展为溃疡，坏死，边缘紫红色不规整，疼痛明显。患者分两组，一组为活动性炎症性肠病患者，肠切除术后病变则迅速痊愈；一组为稳定性炎症性肠病，外科治疗无益于皮疹愈合[3]。

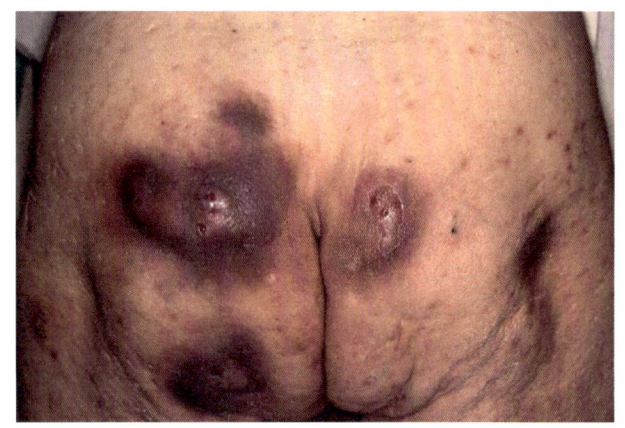

图24-22　坏疽性脓皮病（大疱性类天疱疮）：病变始于红色斑块、丘疹或隆突，偶发于外阴

第十节　增殖性和窦道性皮肤病

肛管区域的增殖性或疣状损害必须首先排除梅毒（参见本书第四十七章有关内容）。

第十一节　肿瘤性副肿瘤综合征

一、角化黑棘皮病

角化黑棘皮病是一种非常少见的异质性疾病，以皮肤角化和色素沉着为特点，腋窝、颈部、肛管生殖器、腹股沟和间擦部位多见。

（一）病因

有可能是肿瘤或垂体所分泌的不明多肽所致。该病与胰岛素水平、药物或遗传有关。

（二）临床表现

间擦部位的疣状增殖性斑块，同时伴有掌跖部位的角化过度，可以累及所有皮肤。

（三）流行病学

良性者常有家族性，与不规则常染色体显性遗传有关。另外一种良性病变，也称"假性黑棘皮病"，见于肥胖年轻人。恶性者多伴有恶性肿瘤。

（四）相关检查

临床表现具有特征性。良性、恶性鉴别诊断与家族史，发病年龄和相关恶性肿瘤有关。

（五）治疗

治疗无特别。恶性型在有效治疗或肿瘤切除后可以消退。

二、胰高血糖素瘤综合征

胰高血糖素瘤综合征以胰腺内存在分泌胰高血糖素的胰岛细胞瘤为特点。

（一）病因

几乎所有患者都是胰腺 α 细胞胰岛细胞瘤。出现皮疹的原因不清楚。80%左右的胰高血糖素瘤是恶性的，发生于胰体或胰尾部[8]。

（二）临床表现

初始皮疹为腔口部位糜烂，向四周发展迅速，中间脱屑或苍白，形成涡轮状（图24-23）。肛周糜烂常伴有腹泻，大便时出血或疼痛。

（三）诊断

检测血液中的胰高血糖素水平即可确诊，其正常值为0.1～0.3U/mL，胰高血糖素瘤患者可以高达800～3 000U/mL。另外，患者还可以出现高脂血症和糖耐量异常。超声检查可以发现较大肿瘤，CT和MRI可以发现小的肿瘤。

（四）治疗

皮疹在手术切除肿瘤48h内好转。如果肿瘤不能切除，可以考虑肿瘤栓塞介入治疗。生长抑素类药物可以抑制肿瘤分泌，缓解症状。

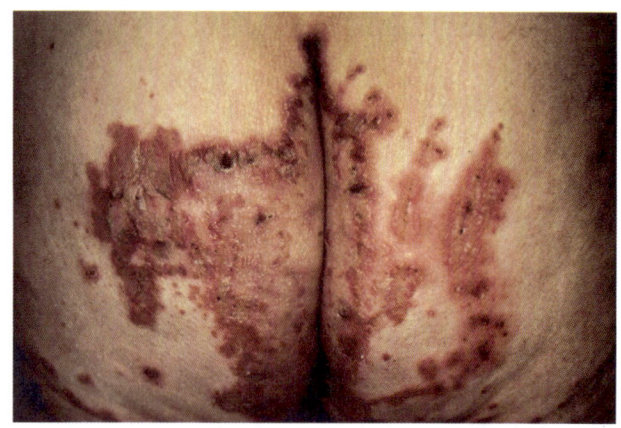

图24-23　胰高血糖素瘤综合征：皮疹中间脱屑或苍白，向外周扩展，形成涡轮状

第十二节　癌 前 病 变

一、Paget病

Paget病是一中少见的皮肤病，多发生于乳房，也见于成年男女患者的肛周和生殖器部位。

（一）病理生理

乳房或乳房外的皮疹与顶泌腺有关，是腺体导管上皮的恶性肿瘤。

（二）临床表现

边界清楚，进展缓慢的红斑（图24-24）。

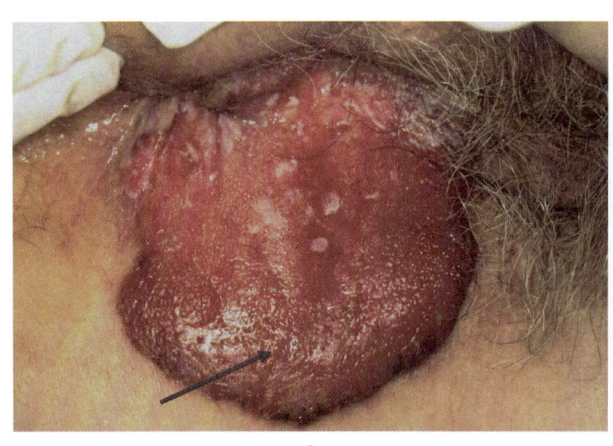
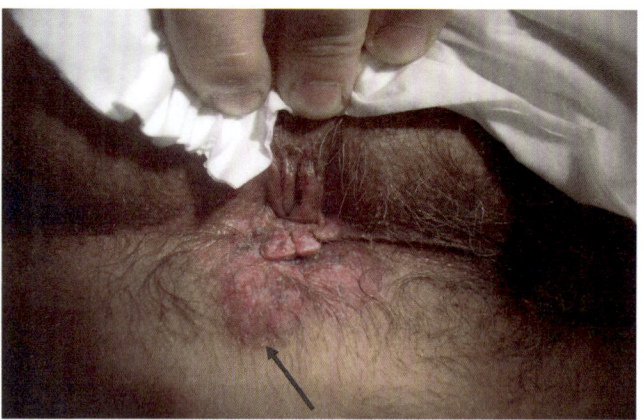

图24-24　paget病：通常为单侧，边界清楚，进展缓慢的红色斑片（箭头所示）

（三）相关检查

组织病理学确诊。

（四）治疗

足够边缘范围内的手术切除[21]。

二、鲍温病

（一）病因

鲍温病（Bowen病）是表皮内的恶性肿瘤，好发中、老年患者，男女均可发病，多见于肛管生殖器部位。致癌因素包括年龄及砷暴露。

（二）临床表现

皮疹为单发、红色、轻度浸润、边界清楚的单中心或多中心斑块，发生在皮肤的任何部位，也可累及肛周生殖器部位。斑块上有鳞屑和结痂，类似于皮炎（图24-25）。

（三）相关检查

组织病理确诊。

（四）治疗

足够边缘范围内的手术切除，也可用冷冻、电灼或激光治疗，定期随访预防复发。

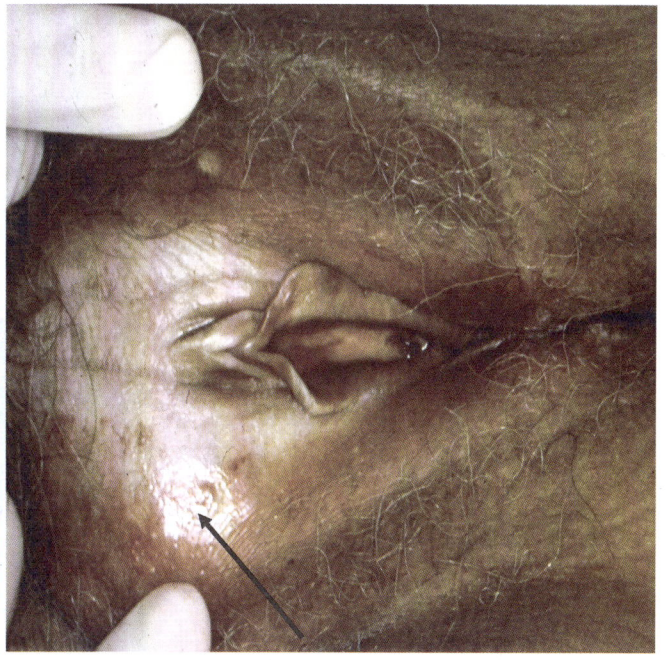

图24-25　鲍温病：单发、红色轻度浸润性斑块，表面有结痂和鳞屑（箭头所示），类似皮炎

三、硬化萎缩性苔藓

（一）病因

硬化萎缩性苔藓是一种很少见的皮肤病，多发生在绝经后的女性生殖器黏膜，病因不明。

（二）临床表现

小的蓝白色斑疹，融合成边界清楚的不规则的斑片。斑块内的皮肤初始轻度肥厚，后期萎缩。也可见糜烂、裂隙和疤痕，常伴剧烈瘙痒（图24-26）。

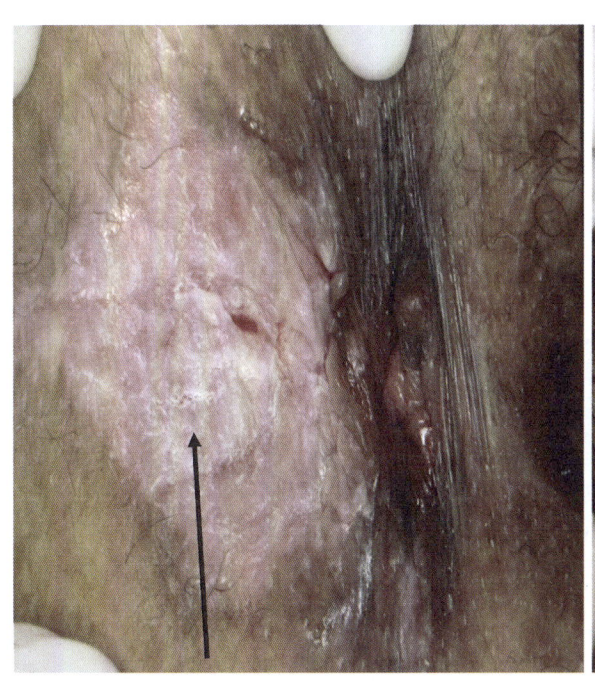

A

B

A. 瓷白色斑片，初期肥厚（箭头所示）；B. 后期出现萎缩（箭头所示）、糜烂、裂隙和疤痕

图24-26　硬化萎缩性苔藓

（三）相关检查

生殖器部位的典型皮疹不难诊断，组织病理检查有帮助。

（四）治疗

小的皮疹可以手术切除。外用强效或皮损内注射糖皮质激素可以减轻瘙痒[13]。定期随诊，因为一些患者可以发展为棘细胞癌。2%睾丸激素是一种类固醇软膏，可以试用[12]。

第十三节　恶性皮肤病

一、上皮细胞恶性肿瘤

其中的一些疾病在第二十二章已有详细讲述，很难与直肠肛管处皮肤病变鉴别。一定要警惕一些非对称性及对常规治疗不敏感的皮肤病变。

（一）表皮样癌

表皮样癌容易与皮赘混淆（图24-27），触诊轻度质韧提示肿瘤。所有疑诊患者都要进行组织病理检查，结果阴性要重复检查。

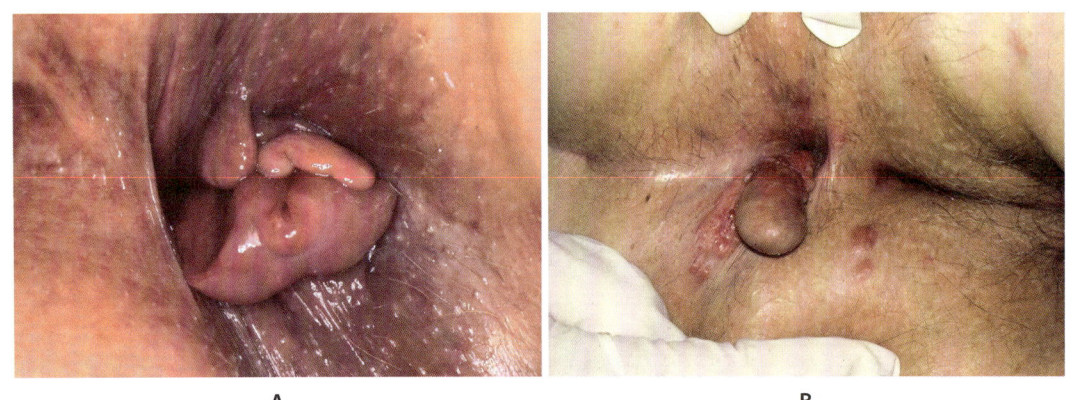

A　　　　　　　　　　　　B

图24-27　表皮样癌容易与肛管单发皮赘混淆

（二）疣状上皮癌

疣状上皮癌类似尖锐湿疣的表现（图24-28）。局部麻醉或全身麻醉下行组织病理检查可以确诊，进而予以确切的治疗。

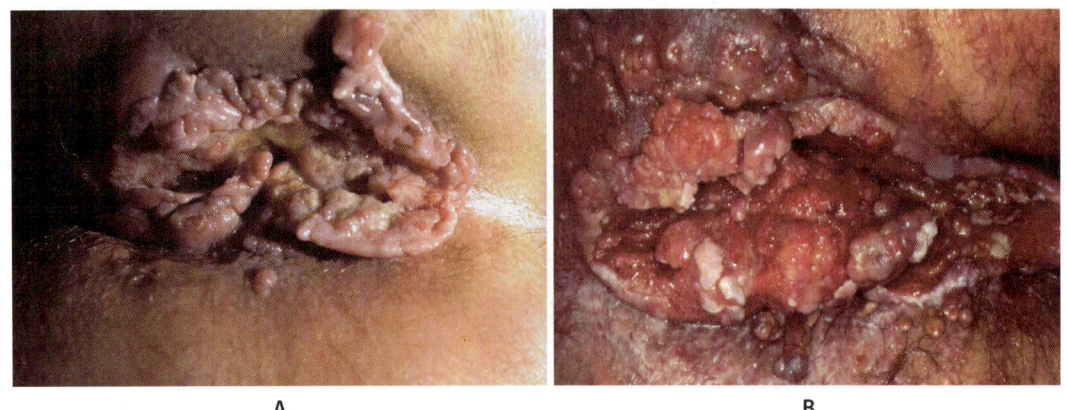

A　　　　　　　　　　　　B

图24-28　疣状上皮癌类似于尖锐湿疣样的改变

二、恶性黑色素瘤

　　幸运的是恶性黑色素瘤很少见。肿瘤可以局限于肛管（图24-29）或直肠。最早的临床表现往往是转移瘤，预后很差。传统的手术方法是包括病变周围正常皮肤在内的完全手术切除。前哨淋巴结检查明确有无转移[38]。肛管肿瘤，应检查腹股沟淋巴结。直肠黑色素瘤应行经腹会阴切除术。不幸的是，即使是这种大范围的切除，仍不能减少长期复发率或延长寿命。这种病变罕见，又因为不便于观察，所以肛管边缘的任何黑色病变都应该切除，以防恶变。

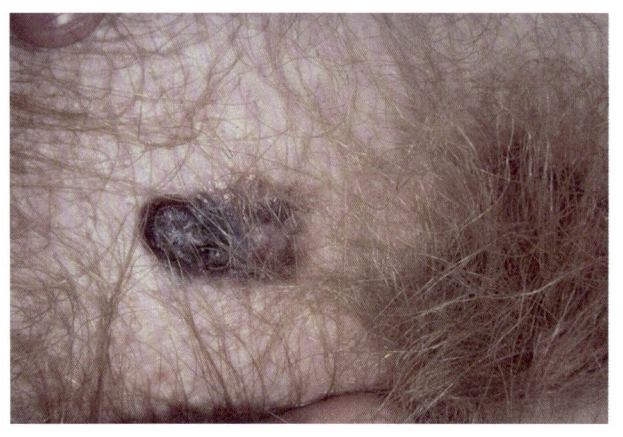

图24-29　肛管和肛周的恶性黑色素瘤

三、白血病皮肤浸润

　　白血病浸润疼痛，易被误诊为脓肿。检查有无肛管转移非常重要（图24-30）。治疗白血病，达到基本病理缓解，皮肤浸润会随之好转。治疗无效患者，尝试局部放疗（10~20Gy），可以减轻疼痛，获得暂时性缓解。

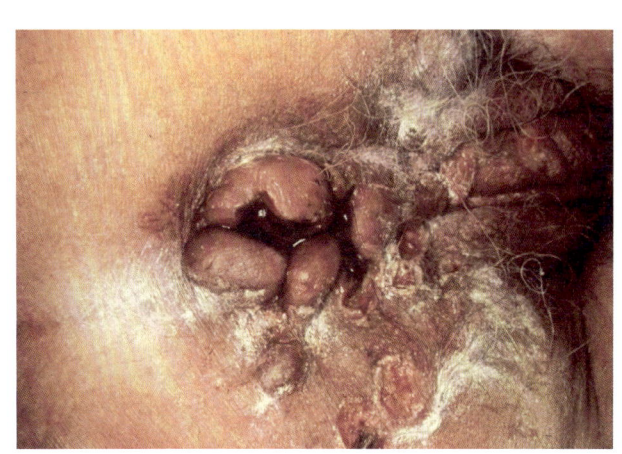

图24-30　白血病浸润肛周的脓肿样损害

第十四节　小　　结

　　会阴部皮肤病学或许鲜为人知，此区域皮肤病变相当特别。认识并正确诊断这一组疾病在肛管直肠学临床实践中具有重要意义，也是疾病合理治疗的关键。会阴部皮肤病的鉴别诊断很宽泛，多种病理表现可以同时存在。另外，临床症状和体征也很相似。外科和皮肤科医生都应该予以足够的重视。

第十五节　自 我 测 试

1. 以下哪项皮疹特点提示恶性肿瘤？
a. 对称性。
b. 非对称性。
c. 边界清楚。
d. 红色皮疹。
e. 肥厚性皮疹。
2. 肛周皮炎的推荐治疗为：
a. 用厕纸。
b. 搔抓皮肤。

c. 常规肥皂清洗。

d. 清水冲洗。

e. 应用霜剂。

3. 治疗痤疮的最佳选择：

a. 泼尼松。

b. 异维甲酸。

c. 口服抗生素。

d. 酮康唑。

e. 锌。

4. 肛周结核的特点包括：

a. 单侧淋巴结肿大。

b. 大的斑片样皮疹。

c. <2cm的溃疡。

d. 外用药疗效好。

e. 通常表现为单发损害。

5. 下列肛管和肛周皮肤特点，除了哪一项，对于正确理解肛管直肠皮肤病学很都重要：

a. 较其他部位皮肤薄。

b. 内有大量腺体，尤其是顶泌腺。

c. 总是处于物理性摩擦中。

d. 有特异菌群。

e. 没有黑色素细胞。

答案与解析

1. 答案：b

解析：对称性皮疹通常由臀部的摩擦造成，增殖性皮疹好发于肛周一侧皮肤。

2. 答案：d

解析：其他答案都容易刺激皮肤或造成局部皮肤湿度增加。

3. 答案：b

解析：痤疮四联症对异维甲酸治疗反应非常好（0.5~1mg/d，4~6周）。

4. 答案：a、c

解析：肛周结核常伴有单侧淋巴结肿大；<2cm的溃疡源于红色丘疹破溃。

5. 答案：e

解析：肛周皮肤囊括了正常皮肤的所有细胞。

（Bruno Roche，Eva Csatar，Joan Robert-Yap 著

王亮春 译，王天宝 校）

参考文献

［1］ ABECK D，STROM K，SCHNOPP C，et al. Pyodermien-Ein interdisziplinäres Problem［J］. Dtsch Az-tebl，2001，98/45：C2338ff.

［2］ ALEXANDER-WILLIAMS J. Pruritus ani［J］. Br Med J，1983，287：159-160.

［3］ BASLER R S. Ulcerative colitis and the skin［J］. Med Clin North Am，1980，64：941-954.

［4］ BONIFAZ A，SAUL A. Comparative study between terbinafine 1% emulsion-gel versus ketoconazole 2% cream in tinea cruris and tinea corporis［J］. Eur J Dermatol，2000，10：107-109.

［5］ BROCARD A，KNOLL A C，KHAMMARI A，et al. Hidradenitis suppurativa and zinc：a new therapeutic ap-proach. A pilot study［J］.

Dermatology, 2007, 214: 325-327.

［6］ BUCHANAN D L, AGRIS J. Gluteal plication closure of sacral pressure ulcers［J］. Plast Reconstr Surg, 1983, 72: 49-55.

［7］ BUIMER M G, WOBBES T, KLINKENBIJL J H. Hidradenitis suppurativa［J］. Br J Surg, 2009, 96: 350-360.

［8］ CHASTAIN M A. The glucagonoma syndrome: a review of its features and discussion of new perspectives［J］. Am J Med Sci, 2001, 321: 306-320.

［9］ CHRISTIAN M M, MOY R L. Treatment of Hailey-Hailey disease（or benign familial pemphigus）using short pulsed and short dwell time carbon dioxide lasers［J］. Dermatol Surg, 1999, 25: 661-663.

［10］ DAFFORN-IERODIACONOU E. Greek babies' bottoms［J］. Br Med J, 1983, 287: 764.

［11］ DICKEN C, POWELL S, SPEAR K L. Evaluation of isot-retinoin treatment of hidradenitis suppurativa［J］. J Am Acad Dermatol, 1984, 11: 500-502.

［12］ FLYNT J, GALLUP D G. Childhood lichen sclerosus［J］. Ob-stet Gynecol, 1979, 53（Suppl 3）: 79-81.

［13］ GARZON M C, PALLER A S. Ultrapotent topical corti-costeroid treatment of childhood genital lichen sclerosus［J］. Arch Dermatol. 1999, 135: 525-528.

［14］ GILBERT J, DREHS M M, WEINBERG J M. Topical imiqui-mod for acyclovir-unresponsive herpes simplex virus 2 in-fection［J］. Arch Dermatol, 2001, 137: 1015-1017.

［15］ GROSS G, GISSMANN L. Urogenitale and anale Papil-lomvirusinfektion［J］. Hautarzt, 1986, 37: 587-596.

［16］ GROSS G, ROUSSAKI A, SCHÖPF E, et al. Successful treatment of condylomata acuminata and bowenoid papulosis with subcutaneous in-jections of low-dose recombinant interferon［J］. Arch Derma-tol, 1986, 122: 749-750.

［17］ GROSSHANS E. Thalidomide. In: SAURAT J H GROSSHANS E, LAUGIER P, LACHAPELLE J M（eds）Précis de Dermatologie et Vénérologie［M］. Masson, Paris, 1986: 640.

［18］ HABIF T P. Clinical dermatology: a color guide to di-agnosis and therapy［M］. Mosby, St Louis, 1985: 214-215.

［19］ HEIDELBERGER A, CREMER H, RING J, et al. Peri-anale streptogene dermatitis［J］. Hautarzt, 2000, 51: 86-89.

［20］ HENGGE U R, BENNINGHOFF B, RUZICKA T, et al. Topical immunomodulators-progress towards treating inflammation, infection, and cancer［J］. Lancet Infect Dis, 2001, 1: 189-198.

［21］ JABBAR A S. Perianal extramammary Paget's disease［J］. Eur J Surg Oncol, 2000, 26: 612-614.

［22］ KEARNEY C R, FEWINGS J. Allergic contact dermatitis to cinchocaine［J］. Australas J Dermatol, 2001, 42: 118-119.

［23］ KIRBY B, GRIFFITHS C E. Psoriasis: the future［J］. Br J Der-matol, 2001, 144（Suppl 58）: 37-43.

［24］ KROL A L. Perianal streptococcal dermatitis［J］. Pediatr Dermatol, 1990, 7: 97-100.

［25］ LAPLANCHE G, GROSSHANS E, HEID E, et al. Ulcérations ano-rectovaginales par suppositoires contenant du dextropropoxyphéne［J］. Ann Dermatol Ve-nereol, 1984, 111: 347-355.

［26］ LAUTENSCHLAGER S, EICHMANN A. The heterog-enous clinical spectrum of genital herpes［J］. Dermatology, 2001, 202: 211-219.

［27］ LÖWHAGEN G B, MICHAELSSON G, MOBACKEN H, et al. Effects of etretinate（Ro 10-9359）on Darier's disease［J］. Dermatologica, 1982, 165: 123-130.

［28］ MAIBACH H I. Naftifine: dermatotoxicology and clini-cal efficacy［J］. Mykosen, 1985, 28（Suppl 1）: 75.

［29］ MICHEL B. Commentary: Hailey-Hailey disease. Familial benign chronic pemphigus［J］. Arch Dermatol, 1982, 118: 781-783.

［30］ MOGIELNICKI N P, SCHWARTZMAN J D, ELLIOTT J A. Perineal group A streptococcal disease in a pediatric practice［J］. Pedi-atrics, 2001, 106: 276-281.

［31］ MORAES M, RUSSO G. Thalidomide and its dermato-logic uses［J］. Am J Med Sci, 2001, 321: 321-326.

［32］ PENNEYS N S, HICKS B. Unusual cutaneous lesions as-sociated with acquired immunodeficiency syndrome［J］. J Am Acad Dermatol, 1985, 13: 845-852.

［33］ POFFET D, HARMS M. Pratique de la corticothérapie locale［J］. Praxis, 1983, 72: 721-726.

［34］ RAAB W P F. The treatment of mycosis with imidazole derivatives［M］. Berlin: Springer, 1980: 122.

［35］ REULER J B, COONEY T G. The pressure sore: pathophys-iology and principles of management［J］. Ann Intern Med, 1981, 94: 661-666.

［36］ RICHTSMEIER W J, JOHNS M E. Actinomycosis of the head and neck［J］. CRC Crit Rev Clin Lab Sci, 1979, 11: 175-202.

［37］ RIETSCHEL R L, FOWLER J F. Fisher's Contact Der-matitis［M］. 5th. Philadelphia: Lippincott William Wilkins, 2001.

［38］ RIMOLDI D, LEMOINE R, KURT A M, et al. Detection of micrometastases in sentinel lymph nodes from melanoma patients: direct comparison of multimarker molecular and immunopathological meth-ods［J］. Melanoma Res, 2003, 13: 511-520.

［39］ ROCHE B ROBERT-YAP J. Surgical treatment of perineal Crohn's disease. In: DELAINI G G（ed）, Inflammatory Bowel Disease and Familial Adenomatous Polyposis Clinical Management and Patients' Quality of Life［M］. Berlin: Springer, 2006: 217-228.

［40］ SAURAT J H. Le psoriasis. In: SAURAT J H, GROSSHANS E, LAUGIER P, LACHAPELLE J M（eds）Précis de Dermatologie et Vénérologie［M］. Paris: Masson, 1986: 149.

［41］ SAURAT J H. Inosine, acédobène, dimépranol（Iso-prinosine）In: SAURAT J H, GROSSHANS E, LAUGIER P, LACHAPELLE J M（eds）Précis de Dermatologie et Vénérologie［M］. Paris: Masson, 1986: 636.

［42］ SCHWARTZ R A. Acanthosis nigricans［J］. J Am Acad Der-matol, 1994, 31: 1-19.

［43］ SEHGAL V N, JAIN S. Acrodermatitis enteropathica［J］. Clin Dermatol, 2000, 18: 745-748.

［44］ SIEGAL T B, LOPEZ C, HAMMER G S, et al. Severe acquired immunode-ficiency in male homosexuals manifested by chronic pe-rianal ulcerative herpes simplex lesions［J］. N Engl J Med, 1981, 305: 1439-1444.

［45］ SILVA P D, MICHA J P, SILVA D G. Management of con-dylomata acuminatum［J］. J Am Acad Dematol, 1985, 13: 457-463.

［46］ SILVA-TAVARES H, ALCHORNE M M, FISHMAN O. Tinea cruris epidemiology（Sao Paulo, Brazil）［J］. Mycopathologia, 2001, 149: 147-149.

［47］ STEGER J W, IZUNO G T. Acute zinc depletion syn-drome during parenteral hyperalimentation［J］. Int J Derma-tol, 1979, 18: 472-479.

［48］ STEIN E. Anorectal and Colon Diseases. Textbook and Color Atlas of Proctology［M］. Berlin: Springer, 2002.

［49］ STRAUSS S E, ROONEY J F, SEVER J L, et al. Herpes simplex virus infec-tion: biology, treatment, and prevention［J］. Ann Intern Med, 1985, 103: 404-419.

［50］ WHARTON J R, WILSON P L, KINCANNON J M. Erythrasma treated with single-dose clarithromycin［J］. Arch Dermatol, 1998, 134: 671-672.

［51］ WIENERT V. Diagnose und Therapie des Analekzems［J］. Hautarzt, 1985, 36: 232-233.

［52］ WIENERT V, GRUSSENDORF E I. Anokutaner Ergotismus gangraenosus［J］. Hautarzt, 1980, 31: 668-670.

［53］ WONG R C, ELLIS C N, DIAZ L A. Behcet's disease［J］. Int J Dermatol, 1984, 23: 25-32.

［54］ YU C C, COOK M G. Hidradenitis suppurativa: a disease of follicular epithelium rather than apocrine glands［J］. Br J Dermatol, 1990, 122: 763-769.

第二十五章　肛门瘙痒症

第一节　引　言

　　肛周瘙痒症是一种令人臀部不适和难以摆脱的折磨。在历史上这种疾病曾遍布全世界，而现今仍然是一种非常常见且难以处理的症状，在公共场合令人难堪。这种疾病在发达国家发病率约为5%，在肠炎流行地区的发病率更高。令人意想不到的是，男性的发病率为女性的4倍[1]，造成这一现象的原因仍不清楚。

　　卫生和饮食习惯在肛门瘙痒症的发病过程中起重要作用，对这种疾病的看法及耐受程度，受社会环境和文化水平的影响很大，这是肛门瘙痒症发病率高的重要原因。

　　肛管生殖器区域解剖位置和功能特点，使瘙痒症发病率高于其他部位。肛门瘙痒症很容易被医生定性为无特定原因的症状，这样的结论只能给患者笼统的建议。然而，认识到瘙痒实际上仍然是一个症状而不是一个诊断是非常重要的。因此应该仔细检查瘙痒症患者并注意是否有伴随症状和合并症。

　　鉴别瘙痒、灼烧和疼痛是一个谨慎的临床医生的基本技能。患者不会主动提供相关的信息，医生必须通过详细具体的提问来采集。了解抓挠或者呼吸新鲜空气能否减轻瘙痒非常重要。如果呼吸新鲜空气能减轻瘙痒，那么基本可以认为这种感觉为烧灼感。烧灼感可以由过敏性疾病引起，在临床实践中应注意排除。此外，肛门瘙痒症更有可能是由寻常型银屑病、扁平红藓或者生殖器单纯疱疹所致。

　　在文献中，肛门瘙痒症的分类方法很多，有病因学分类，也有人根据发生条件和临床表现进行分类。在这一章中，笔者将肛门瘙痒症分为急性肛门瘙痒症和慢性肛门瘙痒症，因为这两组容易区分。

第二节　定义及病理生理

　　1660年，第一部关于皮肤病学的德语教科书作者Samuel Hafenreffer提出："……瘙痒是一种急需抓挠的不适感……"[2]。瘙痒症是皮肤病学和传统医学最常见的症状之一，瘙痒并不仅仅是疼痛的一种类型，还是皮肤和外周、中枢神经系统相互作用而产生的一种复杂的自我感觉。

　　近期有假说认为瘙痒起源于对非特异性伤害感受器的低强度刺激[3]。通过对C神经纤维的分析，已经区别对组胺不敏感，但对疼痛、机械力作用、热和化学刺激敏感的多样式伤害触觉感受器和不受机械力刺激但极易受组胺刺激的"睡眠触觉感受器"。如果人为地给予低强度电流刺激，组胺敏感的纤维会使人产生瘙痒感；而强烈的电流刺激会使人产生伴有皮肤红斑的瘙痒感。皮肤细胞（角化细胞和朗格汉斯细胞）产生瘙痒感的基础是介质和感觉神经末梢的相互作用。上皮细胞、免疫细胞及内皮细胞产生多种内源性外周介质释放到局部，可以激活与瘙痒有关的特定受体或者神经末梢。如今已了解到，除了组胺，还有其他物质如5-羟色胺、前列腺素、内皮源性阿片类物质和神经肽，也是瘙痒症发生的重要介质。

　　皮肤受刺激后，瘙痒刺激通过无髓鞘神经纤维传递到后神经节和脊髓，然后传到丘脑。丘脑特异的区域被激活，最后刺激从灰质传出。人们对大脑内的复杂的相互作用了解仍然只处于初期阶段。

　　抓挠反射是一种防御性反射，而它又会引起皮肤损伤及角质层裂开，还会引起炎症反应。反复的抓挠会导致局部疼痛加重，不利于患者保持个人卫生，进而加重了患者的烧灼感，使患者抓挠的意愿更加强烈，如此即形成恶性循环。

第三节　病史采集、体格检查和辅助检查

肛门瘙痒症的病因常被症状所掩盖，因此必须进行一次全面的病史采集和体检，并做一些必要的辅助检查。首先要进行详细的病史询问，包括社会背景、现在和既往用药情况、食物、排便习惯、性生活和个人卫生状况，这些是明确病情的基础（表25-1）。

表 25-1　病史采集

·个人习惯
饮食（辛辣食物）
排便情况
性习惯
运动（骑自行车、跑步、健身）
卫生
旅行
·医学相关
特异反应
用药（局部、全身、既往、目前用药、自行服药）
伴随疾病（皮肤病、消化系统疾病、妇产科疾病、内分泌疾病）
体重指数
既往病史
家族史
·精神情况
焦虑
抑郁
·社会地位和从事工作

要对肛管直肠区域进行全面的检查，包括外部视诊（肛管外生殖器区域）、直肠指检、肛管镜和直肠镜检查，也可行结肠镜检查。在必要时，还要实施妇产科与皮肤科检查。另外还需要完善相关的临床实验室检查，如全血细胞计数、红细胞沉降率、随机血糖和空腹血糖及血清铁水平测定。

另外，还必须通过检查血和粪便，排除寄生虫、细菌和真菌等原因引起的肠道感染（表25-2）。

表25-2　体格检查和辅助检查

·外部视诊
检查是否真菌感染（氢氧化钾浮载液法）
划痕实验（Scotch test）
点刺实验
·经直肠检查
·肛管镜、直肠镜、结肠镜
·实验室检查
全血细胞，嗜酸性粒细胞
全IgE水平
血沉
随机血糖和空腹血糖

续表

　　　　血清铁水平（铁蛋白水平）
　　　　血清锌水平
　　　　肠道寄生虫血清学检查
　·大便检查
　　　　寄生虫
　　　　细菌
　　　　真菌
　·活检（发现病变时实施）

　　对于某些患者我们应在可见病灶的边缘实施黏膜或者皮肤活检（刀切或是穿刺活检）来明确诊断。如果怀疑是过敏性疾病，则有必要实施相关皮肤实验以明确过敏原（图25-1）。

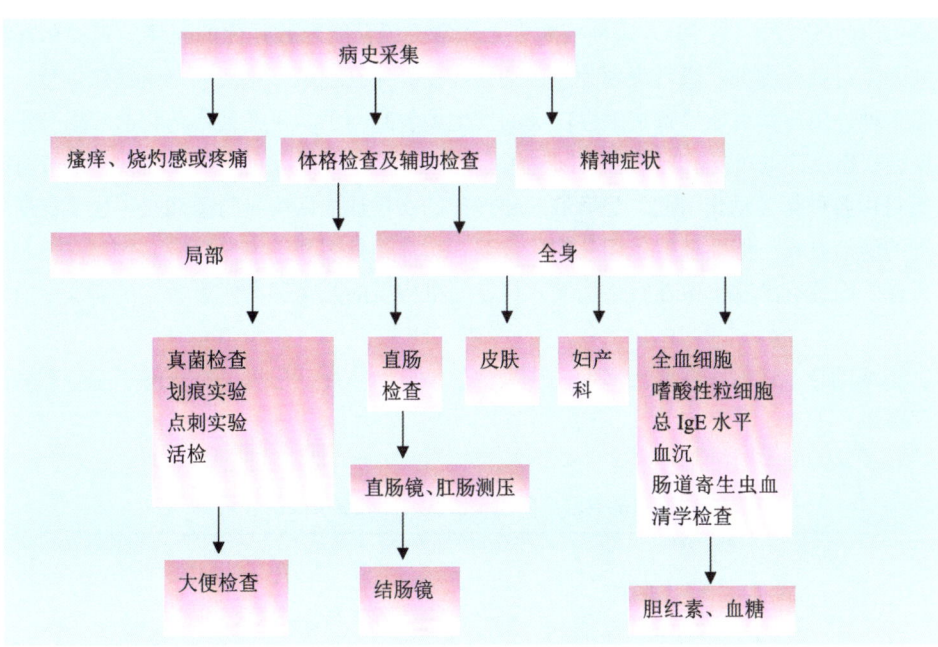

图25-1　肛门瘙痒症患者的诊断流程

第四节　病　　因

一、急性肛门瘙痒症

　　急性肛门瘙痒症本质上是由感染引起的，同时过敏与刺激物接触性皮炎在某些患者的发病中也起重要作用。在明确病因的基础上，通过针对其病因的治疗，可更好地解决患者的症状。如果瘙痒发生突然且难以忍受，可以诱使患者剧烈地抓挠，而这一行为可以导致后续组织损伤。损伤的皮肤常常继发葡萄球菌和链球菌感染，使临床情况与患者症状复杂化。同时，这种感染对于儿童和免疫缺陷患者而言是非常危险的，其中β溶血性链球菌感染病情更为严重。这种皮肤感染可能进展为蜂窝织炎，因此怀疑感染患者应尽早实施相关检查，并尽早全身使用抗生素（表25-3）。

表 25-3　急性肛门瘙痒症的常见病因

· 感染
　　真菌感染（念珠菌病）
　　细菌感染（化脓性金黄色葡萄球菌、A组链球菌）
　　病毒感染（单纯疱疹病毒、人类乳头瘤病毒、接触传染性湿疣）
· 寄生虫感染
　　蛲虫病
　　疥疮
· 接触性皮炎
　　刺激性
　　过敏原性

　　患有急性肛门瘙痒症患者经常同时伴有性传播疾病。其中最多见为尖锐湿疣，其发生与大量出汗有关（肛周区域汗液的高pH有促进浸渍作用），这种疾病令人非常厌烦且能导致强烈的瘙痒。多种局部物质接触可以导致肛生殖区域发生过敏性皮炎。患者表现为急性湿疹性皮炎伴有红斑、渗液和严重的瘙痒感。目前认为，包括化妆品在内的多种外用药都可能导致接触性皮炎的发生（表25-4）。正在使用药物治疗生殖系统疾病患者，应考虑到发生Ⅳ型变态反应的可能。应注意询问过敏原的接触史，同时应实施皮肤过敏实验来确定过敏原。

　　刺激性皮炎可由各种行为动作引起。患有肛门瘙痒症的女性往往认为自身患病是卫生不良所致，因此可能实施一系列激进的清洁方式。但女性卫生用品如芳香剂、喷雾除臭剂和洗浴凝胶中，包含许多刺激物质，会加重瘙痒症状。另外，因患有泌尿生殖器官疼痛而入住专门机构里的儿童和老年患者，可能发生由含氨刺激性物质导致的皮炎。

　　总体而言，不幸的是，还有一些病因不明的原发性急性肛门瘙痒症患者，在去除了感染和刺激源之后，瘙痒的症状依然存在。

表25-4　可能导致肛门生殖器区域接触性皮炎的外用药

· 局部用药
　　应用卡因类药物麻醉
　　抗生素（新霉素、新霉素B）
　　皮质醇（氯倍他索）
　　抗组胺药
　　其他（克罗米通……）
· 避孕套橡胶刺激
· 化妆品
　　女性清洁用品中的芳香剂
　　羊毛脂（乳膏和油膏）
　　泡泡浴和香皂
· 乳胶
· 丙二醇（KY胶状物）
· 厕纸中添加的染色剂和芳香剂
· 保湿洁面粉
· 洗必泰，己脒定（局部抗感染）
· 氯化苄胺
· 精液
· 念珠菌

二、慢性肛门瘙痒症

慢性肛门瘙痒症常常呈散发性，而且起病缓慢。诊断慢性肛门瘙痒症之前，应先排除所有的急性病因。在特定的环境中，很多因素可以导致急性瘙痒和慢性瘙痒，还有一些是多因素共同作用引起的。在成年人中，肛门瘙痒症最常见的病因是饮食因素（表25-5）和大便失禁。

表25-5　引起肛门瘙痒症的药物和食物

- 可卡因和奎尼丁
- 番茄
- 柑橘类水果
- 咖啡、茶、可乐、啤酒
- 巧克力
- 奶制品

肛管渗液可以导致反复肛周皮肤污染，从而引起患者强烈的瘙痒感和皮肤刺激。出现大便失禁时，肛周皮肤上可发现少量粪质。通过盐水灌注实验可以诊断大便失禁：向直肠内注入1 500mL盐水，如果存在大便失禁，直肠内残留的液体量应少于600mL（在正常人残留液体量为1 300mL）。刺激引起的过多抓挠和擦拭，使得肛周卫生更差，而不适当地使用药物可加重症状，甚至延迟创面愈合。针对大便失禁的治疗方法包括胶浆剂、易蒙停及骶神经刺激疗法等，在治疗的同时，要注意纠正患者不良的卫生习惯（表25-6）。

表25-6　慢性肛门瘙痒症的常见病因

- 饮食因素和药物（表25-3）
- 粪水渗漏：任何原因引起的腹泻、其他肛管直肠疾病、特发性疾病
- 皮肤病（参见本书第二十四章有关内容）
- 慢性过敏或刺激物接触性皮炎、牛皮癣、脂溢性皮炎、特发性皮炎、萎缩性硬化性苔藓、扁平苔藓、淀粉样变性
- 肛管直肠疾病（特发性瘙痒症，表25-7）：自发性瘙痒、神经性皮炎、慢性单纯性苔藓
- 系统性疾病（表25-8）
- 精神疾病：抑郁症、强迫症、身心疾病

最常见引起瘙痒的直肠肛管疾病（表25-7）为痔和肛瘘，其次为直肠和肛管恶性肿瘤，而结肠肿瘤较少引起。肿瘤常导致轻度的、反复发作瘙痒；怀疑为肿瘤时，应该予以活检，同时还应行直肠镜或结肠镜检查。

表25-7　引起继发性肛门瘙痒症的肛管直肠疾病

肛管直肠疾病	%
痔疮	20
肛裂	12
直肠癌	11
肛管癌	6
特发性直肠炎	6
扁平湿疣	5
溃疡性直肠炎	5

续表

肛管直肠疾病	%
结肠癌	2
脓肿	2
肛瘘	2

　　皮肤病也在瘙痒症发生过程中起重要作用。其中最常见为接触性皮炎，主要表现为急性瘙痒。未能及时识别过敏原，也可导致过敏性皮炎慢性化。

　　慢性疾病中银屑病出现瘙痒症状最常见。银屑病、脂溢性皮炎和特异反应性皮炎等丘疱疹疾病很少只有肛管部位症状，往往在身体其他部位也有类似的表现。对某些系统性疾病而言（表25-8），瘙痒症可能是最先出现的症状。及时发现瘙痒的系统性病因，尽早开始针对病因进行治疗非常重要。

表25-8　系统性疾病

- ·糖尿病
- ·肝病（高胆红素血症）
- ·白血病
- ·再生障碍性贫血
- ·甲状腺疾病

　　在慢性瘙痒症患者中，伴有抑郁症和强迫症者，有逐渐增多的趋势。这些心理疾病可能加重瘙痒症症状。在无法找到病因时，特发性肛门瘙痒症的发生可能与精神异常有关。临床上，心理因素导致瘙痒起始表现为红斑样改变，最终演变成苔藓样硬化斑。这种疾病称为单纯性苔藓，症状常常出现在夜间。特发性肛门瘙痒症无法在皮肤上发现致病因素，且发病常常和精神疾病有关。心理咨询对精神因素引起的瘙痒非常重要。

第五节　肠　道　感　染

　　在所有产生瘙痒的肠道感染中，蛲虫病在儿童中最多见。典型表现为儿童夜间瘙痒并在排便时加重。最初瘙痒主要在肛周，后来可扩散至臀部、会阴区和女性的外阴。

　　在清晨起床之前或者在瘙痒感最强烈时，用带黏性的玻璃纸收集肛周皮肤的分泌物，找到成虫或者虫卵就可以做出诊断。

　　疥疮可以导致急性肛门瘙痒症，特别是儿童患者。

　　成人肛门瘙痒症还常常与肠道吸收不良有关。乳糖不耐受与腹腔感染为常见病因。相对应的，肠道寄生虫是儿童患者中最常见病因。在这类患者中，经常出现人为荨麻疹，主要表现为红色抓痕症和瘙痒感，主要发生部位为右侧肩胛骨和双腿。

　　从病因学角度而言，除了蛋白抗原的高反应性之外，寄生虫还造成吸收不良，这也是肛门瘙痒症的病因之一，因为吸收不良可能引起某些微量元素（尤其是锌和铁）的缺乏。

第六节　治　疗　方　法

　　一旦确定了肛门瘙痒症的病因，就应立即开始针对病因的治疗。必须停用引起急性肛门瘙痒症的食物或药物。必要时通过高纤维饮食和粪便软化剂来控制便秘和腹泻。

（1）针对皮肤疾病，有效的治疗方案包括：

1）每天使用酸性肥皂来保持皮肤清洁。

2）宽松的着装能避免局部温度和湿度的增加。

（2）针对单病因的特殊治疗如下：

1）急性湿疹：每天多次臀部冷浴来减少渗出，囊泡破损部位保持干燥。

2）慢性湿疹：2次/天局部皮质醇治疗，持续5天左右，之后1次/天他克莫司（0.01%普特批）润滑持续10天。

3）牛皮癣和脂溢性皮炎：2次/天联合使用局部类固醇和抗真菌药物，持续5天。

4）念珠菌病：全身和局部使用抗真菌治疗（例如酮康唑）。

5）单纯疱疹：只能行全身抗病毒治疗。

第七节 小 结

肛管生殖区瘙痒症是一种常见的症状，大意的医生常将其与精神病和性病相混淆。特发性瘙痒症实际上是一种临床诊断，在做出这一诊断之前，必须排除其他所有可能的病因。

诊断的原则：

（1）通过准确的病史询问来评估瘙痒的强度。注意寻找可能存在的搔抓损伤和慢性苔藓化的证据。寻找是否存在皮肤划痕征（多发生在背部）。

（2）寻找瘙痒症的局部病因，包括肠道病变（便秘及肛管直肠疾病）和皮肤病学病因（溢脂性皮炎、银屑病、遗传性过敏性皮炎、由硬化性苔藓或者扁平苔藓导致的感染、刺激/免疫或者遗传病因）。

（3）如果排除了局部原因，则应考虑系统性病因。这类患者测量总IgE、铁和锌的水平十分重要。

（4）总IgE水平升高可以在特异反应性疾病或者寄生虫疾病中出现。在特异反应性疾病患者中，瘙痒和某种独特的干燥病有关。感染肠道寄生虫病患者，建议实施针对该寄生虫的血清学实验以明确诊断。

（5）在血清铁或者锌水平较低时，肠道吸收不良的主要原因应该通过以下方法寻找：

1）通过应用抗麸质抗体–AK（译者注：针对麦胶性肠病患者）和抗转氨酶检测以判断是否患有腹腔疾病。

2）使用激惹实验和遗传学实验来判断患者是否乳糖不耐受。

如果临床症状、体征和之后的辅助检查都没有发现可能引起肛门瘙痒症的全身或者局部病因，那么就可以诊断为特发性肛门瘙痒症。但是，这并不等同于精神疾病，因为并非所有患者都有强迫症、抑郁症或者忧郁症的表现。许多研究显示，继发性肛门瘙痒症和特发性肛门瘙痒症患者的性格并无显著的差异[4]。

第八节 自 我 测 试

1. 下列哪种疾病常与成人肛门瘙痒症有关？

a. 蛲虫病。

b. 肠道吸收不良。

c. 憩室炎。

d. 右半结肠癌。

e. 慢性便秘。

2. 饮食因素可以引起肛门瘙痒症。在下列蔬菜中，哪一种最常见引起肛门瘙痒症？

a. 菠菜。

b. 胡萝卜。

c. 番茄。

　　d. 色拉。

　　e. 甜菜根。

　　3. 肛门瘙痒症的定义？

　　a. 一种使人想抓挠的感觉。

　　b. 来自皮肤不舒服的感觉，这种感觉主要为组胺激活特殊受体造成的。

　　c. 为疼痛的一种亚型。

　　d. 起源于中枢神经系统的感觉，常不具有器质性病因。

　　e. 一种精神疾病。

　　4. 如果怀疑出现过敏性或者刺激物接触性皮炎，正确的治疗方法是什么？

　　a. 每天坐浴，使用碱性肥皂和特殊材料来减少渗出和保持囊泡损伤创面干燥。

　　b. 每天多次冷水坐浴，来减少渗出和保持囊泡损伤创面干燥，不宜局部用药或者化妆品（包括肥皂）。

　　c. 局部应用润肤膏。

　　d. 2次/天局部应用皮质醇和抗真菌药物持续5天。

　　e. 皮肤实验。

　　5. 一位7岁的男孩因急性肛门瘙痒症就诊于综合门诊医生。怀疑其感染肠道寄生虫病，医生决定实施一个血液学检查，需要评估哪一项指标？

　　a. 只需要全血细胞计数。

　　b. 全血细胞计数、铁水平、锌水平和空腹血糖。

　　c. 全血细胞计数、全IgE水平、肠道寄生虫的血清学检查。

　　d. 血液学指标在这一情况下是不必要的。

　　e. 只需要监测肠道寄生虫的血清学指标。

答案与解析

　　1. 答案：b

　　解析：乳糖不耐受是一种常见的但易被忽略的肛门瘙痒症病因。这类肠道疾病的症状可能发生于消化道的任何部位，从口到肛管。如果怀疑患有这种疾病，应该检查其是否有并存疾病。

　　2. 答案：c

　　解析：一些人只在进食特殊食物后才发生肛门瘙痒症，瘙痒开始于进食后24～48h。与这一症状有关的食物包括番茄（含番茄酱）、柑橘类水果和果汁、咖啡和茶、啤酒和酒精饮料、沥青乳浊液、坚果和爆米花、牛奶、巧克力和调料（尤其是胡椒）。

　　3. 答案：a

　　解析：瘙痒（拉丁文为：pruritus）定义为一种激起人渴望或反射性抓挠的不舒服感觉。瘙痒在许多方面与疼痛相似，两者都是不舒服的感受，但是两者行为反射方式不同。疼痛产生一种退缩反射，而瘙痒导致一种抓挠反射[5]。

　　4. 答案：b

　　解析：最重要的为治愈皮肤损害和保持皮肤健康，两者都可预防皮肤进一步损伤和提高患者的生活质量。关键为每天多次坐浴。患有特异反应性皮炎患者应该预防热水或者时间过长（超过10～15min）坐浴和洗浴。医生应嘱患者禁用中性肥皂或者非肥皂类清洁剂，因为肥皂可使皮肤变干。

　　5. 答案：c

　　解析：升高的IgE水平可以在特异反应性或者寄生虫疾病时出现。肠道寄生虫疾病患者，其肠道寄生虫的血清学检查阳性。损伤的皮肤经常出现链球菌和葡萄球菌的继发感染，这种感染使临床表现和症状复杂化。进行快速诊断十分重要。铁或锌缺乏在年轻患者中少见。

（Olivier Gié 著
魏志良　周岩冰 译，高显华　傅传刚 校）

参考文献

［1］　SULLIVAN E S，GARNJOBST W M. Pruritus ani：a practical approach［J］. Surg Clin North Am，1978，58：505-512.

［2］　HAFENREFFER S. In：Nosodochium，in quo cutis，eique adaerentium partium，affectu omnes，singulari methodo，et cognoscendi e curandi fidelisime traduntur［M］. Kuhnen，1660：98-102.

［3］　STEINHOFF M，BIENENSTOCK J，SCHMELZ M，et al. Neurophysiological，neuroimmunological，and neuroendocrine basis of pruritus ［J］. J Invest Dermatol，2006，126：1705-1718.

［4］　E. GROSSHANS. Prurit anogénital. In：SAURAT J H，et al （eds） Dermatologie et Infections Sexuellement Transmissibles ［M］. Masson，Paris，2004：993-996.

［5］　IKOMA A，STEINHOFF M，STANDER S，et al. The neurobiology of itch［J］. Nat Rev Neurosci，2006，7：535-547.

第二十六章　大便失禁的诊治

第一节　引　　言

大便失禁可以发生在任何年龄段，是一种令人非常难堪的症状。女性比男性的发病率高，特别是中、老年妇女患病率最高。估计40岁以上的人群发病率为1%～2%[1, 37, 38]。特别是老年人大便失禁具有相当高的发病率。虽然本病可以治疗，但最近的证据表明基本的诊断和治疗措施仍存在不足[21]，令人欣慰的是这些治疗手段的疗效很有希望进一步提高。

第二节　排便调控机制

大便的控制主要是由复杂的肛管括约肌系统来实现，具体机制还不是很清楚。然而，公认的是这个系统包括：肛管内括约肌（internal anal sphincter，IAS）、肛管外括约肌（external anal sphincter，EAS）、盆底肌、感觉神经和运动神经（图26-1）。

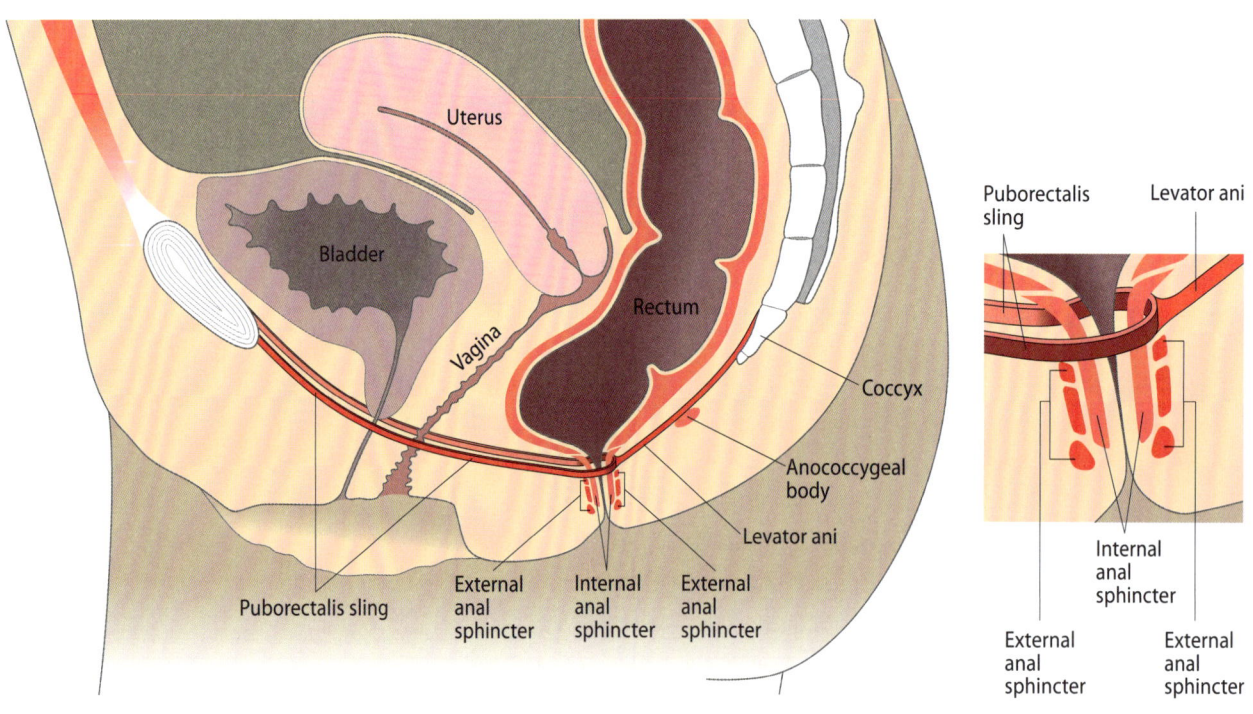

图26-1　控便系统的主要组成部分

IAS是不随意的平滑肌，具有慢波收缩和不易疲劳的特性，由自主神经支配（交感神经纤维是兴奋性的，副交感神经纤维则是抑制性的）。IAS收缩频率是15～35次/min，其功能是静息时保持肛管闭合。肛管静息压的70%～80%是由IAS产生。IAS损伤的结果是导致黏液漏出和粪便污染而不是大便失禁。IAS功能依赖于肛管直肠交界处的三个肛垫组织（图26-2）。IAS的强直性收缩导致这些肛垫收缩从而形成一个封闭的肛管。组织学检查发现肛垫内含有丰富的血管和结缔组织，在创伤和肛垫脱垂到肛缘时容易出血。值得注意的是，这些肛垫可在直肠镜检查时看到，不应该把它误认为是痔疮。肛管内肛垫有时出血，也就是Ⅰ度内痔，不应给予注射或套扎治疗。简单的饮食调整就可以改善症状。

EAS环绕IAS与耻骨直肠肌，与其他盆底肌肉相连续。值得注意的是，在EAS和耻骨直肠肌之间没有明显的解剖界线。EAS是由阴部神经支配的随意肌，由脊髓腹角（Onuf核）发出S_2骶神经与皮质通路相连。Onuf核的运动神经元在睡眠期间非常活跃。EAS神经支配的完整性可以通过触摸肛周皮肤或嘱患者咳嗽的方法来检查，这两种方法都可以引起EAS的自发性收缩。在有便意时，与盆底肌相连的EAS可以通过自主收缩来控制大便，但这个过程只能维持很短的时间（约45s）。因此EAS损伤患者不能控制便意，从而导致大便急迫。

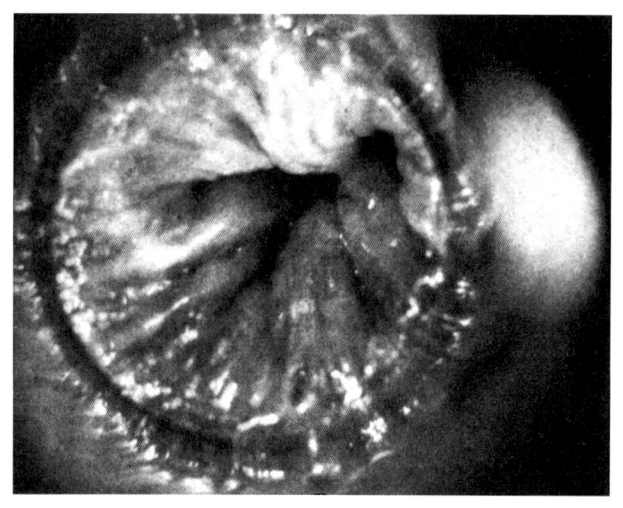

图26-2　直肠镜检查时肛管的正常肛垫解剖结构而非痔疮

盆底肌为直肠和盆腔脏器提供了一个吊带支撑，是由一组横纹肌构成。已经确定的四部分肌肉分别是：耻骨直肠肌、耻骨尾骨肌、髂尾肌和坐骨尾骨肌。支配这些肌肉的神经尚不确定的，但它包括S_2和S_3的腹侧纤维，从肛提肌腹侧向后方行走进入该肌，因此分娩时很容易受到牵拉或压迫。当耻骨直肠肌收缩时，肛管和直肠之间产生了一个约90°角。这可能是唯一一个最重要的控制固体大便的因素，但对于控制液体大便作用轻微，因为液体大便很容易从侧方泻下[2]。

因此在便溏或腹泻时，人们通过自主收缩肌肉（EAS和盆底肌肉）来控制大便，这也为正常人出现液体粪便失禁的现象提供了合理解释。此现象在临床上很重要，因为许多就诊患者大便失禁症状只是在大便不成形时出现。这些患者不需要也不应进行手术治疗，而应该针对性缓解腹泻症状。

支配直肠肛管精确感觉和运动的神经目前还不完全清楚。阴部神经是从S_2、S_3和S_4骶神经发出，支配EAS，它具有感觉和运动功能，因为当阻断阴部神经时，EAS的运动功能和肛周皮肤的感觉功能都丧失。直肠填充感觉和便意的产生是控便机制的一个重要部分，涉及盆底肌肉的拉伸感受器和肛管内皮肤黏膜交界处的"取样"神经，但这个过程未被人们所重视。在动物实验中已证明取样神经大量存在。直肠感觉通路源自S_2、S_3和S_4的副交感神经，因为当切断勃起神经后，直肠填充感和排便的能力几乎完全丧失。

还有一种解释或许可以补充说明，肛管内特殊感觉神经通过IAS短暂的松弛而周期性地对直肠内容进行取样。在这方面值得注意的是，直肠扩张时，反射性地使肛管压力减少，此即为直肠肛管抑制反射。这种反射在直肠壁破坏时消失，在脊髓损伤时仍保存。研究表明，当气体到达直肠时，引发这一反射。不管怎样解释，结直肠切除术将直肠黏膜全部切除后行回肠肛管手工吻合，回肠贮袋的充盈感觉几乎正常，提示盆底肌牵张感受器在直肠充盈感中发挥关键的作用。

肛管直肠功能确实超乎寻常，与括约肌功能相结合，可以使人向下方排出气体的同时，也能很好地控制固体粪便，但液体粪便控制困难。这种现象的可能解释是，耻骨直肠肌强力收缩，产生一个<90°的肛管直肠角。同时EAS也收缩，加强肛管直肠角。短暂腹内压增加超过括约肌压力时，则把气体排出肛管。上述过程是由在肛管皮肤黏膜交界处丰富的感觉神经纤维来完成，在必要的时候可刺激括约肌收缩，以防止大便失禁。

第三节　大便失禁的病因学

大便失禁有很多原因，最重要的几种参见表26-1。然而，很少患者是由单一病因引起，患者的症状大多是多因素综合作用的结果。正因为这样，必须认真进行临床检查和评估才能确定患者的病因[31]。此外，临床医生都有这样的经验，因为大便失禁是一令人尴尬的情形，患者会感到焦虑和不安，担心再次发生失禁。如此就增加了临床诊断和治疗的复杂性。

IAS功能减弱导致粪便污染可能与全身性疾病如糖尿病或饮酒过量导致的继发性自主神经病变相关[62]。后者还可能因为喝酒导致大便稀溏，这也给诊断增加了复杂性。在IAS切开术及肛瘘切除术中，可能会有意切断IAS[32,33]，也可能在痔切除术中无意损伤，从而产生括约肌缺损。IAS的弥漫性损伤也有可能由于强力肛管扩张引起。在最近的一项研究表明，12名痔疮和肛裂患者因肛管扩张而发展成大便失禁，腔内超声发现11例患者存在弥漫性IAS损伤，同时发现3名患者EAS也有损伤。值得注意的是这些患者阴部神经传导时间都是正常的[48]。

表26-1　大便失禁的原因

先天性	先天性异常包括肛管直肠先天性发育不良
后天性	粪块嵌塞和假性腹泻
	直肠肛管癌、绒毛状腺瘤
	继发性自主神经病变（如糖尿病）
	肠易激综合征
	炎症性肠病
	直肠脱垂
	肛瘘
	肛管内、外括约肌损伤（如产伤、肛管直肠手术或外伤）
	括约肌和盆底的神经病变（如产伤、脊髓脱髓鞘损伤或脑血管损伤）

EAS很容易损伤，但最常见和重要的原因是分娩过程中发生的产伤[3,14]。分娩时会阴损伤波及EAS归为Ⅲ度撕裂，损伤波及直肠黏膜为Ⅳ度撕裂。分娩过程复杂或产程延长会增加撕裂风险；危险因素包括经产妇、第二产程延长（在硬膜外麻醉时更常见）、胎儿较大和使用产钳[4]。在过去的50年里，临床上明显严重的会阴撕裂发生率为0～27%，但随着产科发展，现在的发生率约为1%[15,16]。直肠腔内超声发现了很多隐匿性括约肌断裂（图26-3），而在分娩时临床检查并没有发现。在一项前瞻性研究中，Sultan等提出这些隐匿性损伤发生率在初产妇为35%，经产妇为44%[14]。2004年发表的一篇Meta分析很好地验证这些研究结果，这篇文章指出初产妇括约肌损伤的发生率为27%，每多分娩一胎，新发生括约肌损伤的概率增加8%。尽管在分娩时有很高的隐匿性括约肌损伤，但大多数妇女在分娩后短期内没有大便失禁的症状，但这些损伤在中老年时期，随着更年期的到来，激素水平变化将导致盆底肌张力丧失。

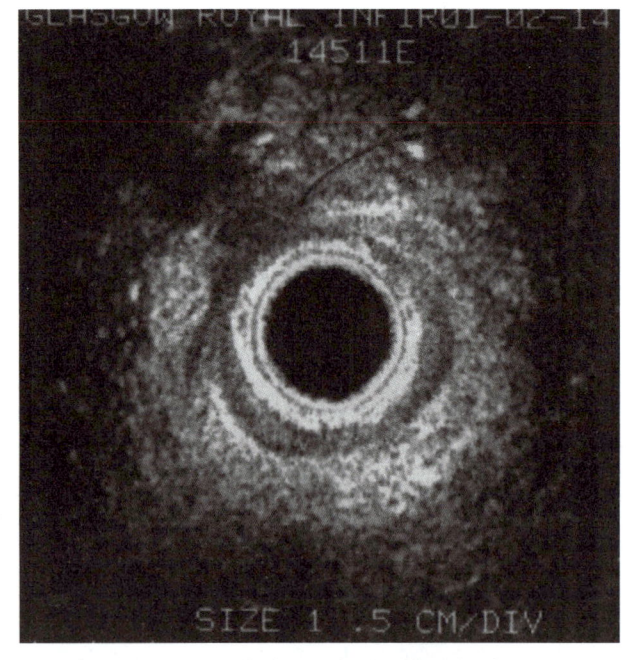

图26-3　超声显示括约肌前端断裂

在分娩过程中，医生和护士有责任判断括约肌撕裂是否存在。未能识别括约肌损伤一直都是医疗纠纷的主要问题。当发现撕裂时，需由受过专业训练的医生，在充足的光线和适当的麻醉下进行修复。有证据表明，如果患者有Ⅲ～Ⅳ度会阴撕裂而立即进行修复，术后固体大便失禁的发生率<5%，但液态粪便或气体失禁的发生率为三分之一[5]；相比之下延迟修复的疗效较差[6]。因此如果漏诊一个由于生产导致的括约肌损伤将给患者带来严重后果。延迟修复效果很差的可能原因是随后肌肉两端收缩，在以后的手术中难以从疤痕组织中清楚辨认肌肉断端。

尽管指南强调产后常规检查，但事实上产科医生和助产士仍然容易漏诊括约肌撕裂[17]。

分娩也可引起盆底神经损伤[3]。肌电图研究显示，阴道分娩几乎都会造成一定程度的盆底肌肉损伤，特别是在难产和多产妇中更容易发生。虽然Alan Parks先生提出耻骨直肠肌神经病变和肛提肌神经病变之间存在差异，目前普遍接受的是分娩时神经损伤影响整个盆底和EAS。在临床上，这些患者有会阴下降导致肛直角增大变钝。肛直角的变化是否为大便失禁的主要原因仍然存在争论，支持者和反对者各自对肛直角在大便控制中的作用认识不同。然而有研究表明这个角度不重要，但试验使用的是液体或半液体材料来做对比试验。如前所述，在成角处液体易于泻下，这也可以解释为什么这些研究不支持肛直角在大便控制中的作用。相比之下，在使用固体材料的模拟试验研究中（尽管是在体外模型）发现肛直角的角度在控制大便时起很大作用[54]。

在临床上，盆底肌肉的神经病变导致的大便失禁通常称为特发性大便失禁（idiopathic faecal incontinence，IFI），虽然现在有足够的证据表明分娩可以导致盆底神经损伤。IFI与阴部神经终末运动潜伏期延长相关，EAS功能减弱，肛管收缩压降低。但许多IFI患者存在正常的阴部神经潜伏期，对上述解释提出了挑战[72]。阴部神经病理性损伤最终导致盆底肌力减弱，这样就会使IFI患者出现直肠排空困难，需要更大力排便；如此就造成阴部神经进一步损伤。这些患者主诉大便失禁和排便困难同时存在并不罕见。由于神经病变会影响到整个盆底，患者也可能随着阴道、子宫的脱垂而出现尿失禁[35]。值得注意的是，中年以后患者经常出现这种症状，可能是绝经后导致雌激素水平下降，加剧这一损伤。这不足为奇，因为在肛管括约肌的平滑肌中存在雌激素受体，在卵巢切除术后，肛管括约肌开始萎缩。

直肠支持结构的缺失可能会导致直肠套叠或是直肠脱垂。直肠脱垂的确切病因并不清楚，但许多IFI临床特点也常见于直肠脱垂患者，如盆底肌肉神经病变、会阴下降和结肠动力异常[66]。直肠脱垂是大便失禁的常见原因，一般需要进行手术治疗，除非有明确的手术禁忌证。相反，轻度肠套叠在大便失禁中的作用还存在争论。如果没有明显的直肠脱垂、肠套叠的情况，尤其是只在排粪造影时发现，一般不会导致大便失禁。

先天性发育不良是非常罕见但很重要的大便失禁原因，因为多见于年轻患者，常需要外科手术治疗。异常的严重程度各不一样，但是盆腔磁共振成像（magnetic resonance imaging，MRI）有助于确定是否有IAS、EAS或盆底肌的缺失。这些患者对我们研究肛管自制机制非常重要，这些IAS或EAS缺失患者，症状也许很轻，平时也能很好的生活，足以证明盆底结构在大便自制中的重要性。

一般情况下，人体器官有很强大的代偿功能，在症状出现之前，能够对损伤起到代偿作用。对于肛管也是这样。患者在出现症状之前，就已经存在控便结构的损伤。例如，在肛瘘手术中，IAS及EAS部分切开，但在大多数情况下，很少出现粪便泄漏，大部分都能很好地控制。也有例外，有些女性患者分娩造成盆底神经病变，再有一个小小的括约肌损伤就会引起很严重的症状。这些盆底神经病变患者也可以因不当的痔切除术造成大便失禁。正是因为这个原因，所有肛管直肠病变患者的诊断需要经验的积累和仔细的临床检查。

肠易激综合征（irritable bowel syndrome，IBS）是一种常见的但并未被足够认识的大便失禁的原因。最近的研究显示，高达50%的主诉大便失禁的患者在专家门诊检查时，发现有直肠感觉和结肠动力异常[39]。这些患者在直肠球囊扩张实验时，最大耐受量下降[40, 41]。近侧结肠运动也存在异常（图26-4），类似于IBS用标准刺激如食品或新斯的明注射，可见结肠运动过度[49]。总之，它们符合IBS的罗马诊断标准，这导致了严重的急便感[44]。确定是否存在IBS很重要，因为它影响手术疗效。笔者的经验是，伴有肠易激症状的大便失禁患者，应尽量避免手术治疗。即使需要，也应该是在IBS症状得到控制之后。大便失禁患者也可能存在直肠敏感性增高的问题，然而这种现象往往在便秘比大便失禁更多见[30]。

一个越来越普遍的失禁原因是直肠癌术前新辅助放疗的应用[34, 36]。在这种情况下，失禁的原因往往是多方面的。在直肠切除术与全直肠系膜切除术

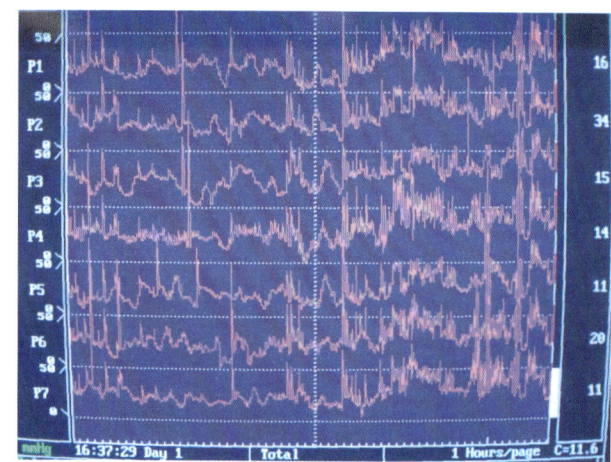

图26-4　继发于IBS的大便失禁患者结肠动力研究显示肠动力增强，P1～P7通道分别代表从结肠近端到远端

（TME），切除直肠而不能储存粪便，可以通过结肠贮袋改善症状但并不能完全缓解。前瞻性随机试验业已证明，放射治疗影响直肠感觉和括约肌的功能，比单纯TME手术有更多的肠道功能障碍并发症。

第四节　大便失禁的诊断

所有考虑手术的大便失禁患者需要严格的检查以明确病因[46]。有大便习惯改变或结直肠肠道症状，需要结肠镜检查排除肿瘤或黏膜炎症，如绒毛状腺瘤、肠癌、放射性直肠炎及炎症性肠病等。

一、病史和体格检查

在任何情况下，详细了解病史和全面的体格检查均很重要，因为患者的症状可能是由于全身性疾病导致。总之，确定患者是否真的有大便失禁尤其重要。许多大便失禁患者有对大便失禁的"恐惧感"。在确定患者确实有大便失禁后，确定是固体失禁还是液体失禁也很重要，后者更常见。除了常规的临床检查，在肛管检查过程中，应注意是否有明显的括约肌缺损、肛管收缩力度、脱垂或任何其他肛管畸形如括约肌缺损的证据。神经系统检查应包括直肠肛管抑制反射、会阴及下肢针扎感觉测试。臀部或下肢的感觉异常可能是马尾神经病变所致。

二、临床检查

主要检查包括肛管直肠生理测试、排粪造影、直肠腔内超声和MRI。

（一）肛管直肠生理测试

这在结直肠专科很常用，对于特定患者有重要意义。肛管直肠测压可以对肛管括约肌功能进行评估，尽管此技术的准确性和重复性还不确定。但是可以了解肛管长度、肛管静息压和肛管收缩压。这有利于识别IAS损伤导致的肛管压力降低，而这在超声检查中可能难以发现。

生理学检查包括对阴部神经传导时间的测定，虽然一般都是延长的。许多研究表明，阴部神经病变、患者症状、会阴下降程度和手术预后并不一致[58]。笔者认为最有用的生理检查是直肠感觉的测试。特别是高度敏感的直肠不耐受球囊扩张是IBS征兆和影响手术疗效的因素。直肠顺应性检查与同心针肌电图检查相结合是主要检查方式，但也只对特定患者有益。

（二）排粪造影

排粪造影对大便失禁的诊断作用可能不及出口梗阻患者，但可能会意外发现直肠套叠或直肠脱垂，而且也可为会阴下降提供客观依据。笔者认为影像学出现的直肠脱垂在临床上没有很大的实际意义，因为排粪造影中出现隐性的直肠黏膜脱垂颇为常见。当患者有会阴沉重和里急后重感时，影像学的隐性脱垂则有很重要的临床意义。这种情况下笔者会在麻醉后进行检查，只有那些直肠可以很容易地通过肛管的患者，才可以诊断为肠套叠或直肠脱垂。已有研究表明，用这种方式诊断的准确程度和那些有明显直肠脱垂而行手术矫正的确诊率相当[60, 61]。

（三）肛管直肠超声检查

这项检查的问世对医学而言是一个很大的进步，是诊断大便失禁不可或缺的一种检查方式。一个有经验的超声科医生可以做出清晰完整的IAS及EAS图像，可发现从IAS轻微萎缩到括约肌完全断裂等不同程度的损伤（图26-3）。如前所述，在20世纪80年代后期，随着此技术的出现，发现许多隐匿性括约肌损伤。最近，在计算机软件的帮助下，可以生成完整括约肌复合体的三维图像。

（四）磁共振成像

MRI检查对某些患者是有用的，如那些先天性畸形患者，MRI有助于了解解剖结构。在评估复杂性肛瘘患者时，残留的脓肿可能破坏括约肌复合体的完整性，进而导致大便失禁。最后，在那些确诊下肢及阴部神经病变患者，可能提示是否有脊髓损伤。

第五节　治　疗

治疗是基于详细的临床评估，对大多数患者而言确诊大便失禁的原因极为重要。

一、药物治疗

许多轻度大便失禁患者需要再次检查，这些患者一般会对用抗腹泻药物作为安慰剂及其他非手术治疗措施有很好的反应。有一项研究报道，求治于一家专科医院的失禁患者，非手术治疗在50%患者获得成功[24]。继发于粪便嵌塞的假性腹泻患者，应接受灌肠或洗肠。大便失禁继发嵌塞患者往往不能接受失禁的原因是"便秘"。临床医生应该知道，虽然这种现象在老年人中最常见，但亦见于其他任何年龄段。

治疗方法包括相对简单的肛管塞和逆行直肠/结肠灌洗方法。其中，直肠冲洗最常使用，尤其是年轻患者[22]，已有研究证明与其他非手术治疗方案相比，这种方法有利于脊髓损伤患者[23]。

生物反馈是治疗大便失禁的一种非侵入性的治疗方式，已证明症状完全消失率可高达50%，症状缓解率可达到三分之二[25]。然而，许多研究由于方法学的缺陷，生物反馈疗法的疗效仍然未知。特别是很少有随机对照试验以确定是否可以改善肛管及盆底生理功能，已有研究发现临床症状的改善，受患者和治疗师之间互动情形的影响[25]。尽管如此，生物反馈可以改善各种原因导致的大便失禁，包括括约肌缺损和放射损伤[26, 27]。如果患者接受至少6次的训练，特别是重度大便失禁女性患者，疗效将会更好。对于男性症状轻微患者，这种方式疗效不佳[26]。不管怎样，作为一种非侵入性的治疗方式，生物反馈疗法是重要的一线治疗方式。

确定患者是否有IBS特别重要，因为有很多IBS患者，阿米替林往往疗效显著[49, 51]。不知道这种治疗方法是通过中枢还是外周起作用。然而笔者认为，从临床观察来看，疗效值得怀疑，应该对症下药。事实上，阿米替林也有利于改善没有IBS的失禁患者的症状[50]，但这一现象有待进一步观察。

据报道，绝经期妇女，当开始激素替代治疗后，症状改善。更年期会使女性患者盆底神经病变症状出现或加重。

α_1-肾上腺素能受体激动剂苯肾上腺素，已用于治疗轻度失禁。用苯肾上腺素的原因是它可以引起肌肉收缩，增加IAS的收缩力，从而增大肛管静息压。然而，这种治疗方式并没有得到广泛的认可，因为前瞻性随机对照试验表明和安慰剂相比疗效并无差别[29]。

二、手术治疗

大便失禁的手术疗效仍不确定，主要是因为多数已发表的研究涉及患者数量少，是回顾性、非随机研究。此外，大便失禁严重程度评分也没有普遍采用，尽管已证明手术治疗是有效的[52]，但有关生活质量评估的报道也很少。大便失禁患者手术率低于10%。手术前，患者应仔细考虑手术风险及可能带来的潜在利益。特别是应当告诉所有患者，手术存在使症状恶化的风险。

（一）肛管内括约肌修复和肛管畸形矫正术

IAS断裂最常见于手术损伤，如IAS切断术、肛瘘切除术和痔疮手术。手术修复断裂的括约肌，有研究报道是有效的，但笔者认为效果不是那么令人满意。此外，外科手术还存在使症状恶化风险。但是痔疮术后括约肌断裂，进行矫正术成功率常常很高。虽然缺损可直接修复，通常需行皮瓣推进术，该技术已在本书其他章节有所介绍（参见第二十一章有关内容）。

经人工扩肛导致的肛管括约肌断裂无法行外科手术修复，所以应当避免暴力扩肛。

（二）肛管外括约肌修复术

直肠腔内超声检查可以诊断EAS损伤。虽然肛管外伤可以引发此种损伤，但大多数还是继发于分娩时会阴撕裂。EAS损伤可以是部分的也可以是全部的。由于EAS一般均有一定的张力，当完全断裂时，肌肉的断端就会收缩，所以导致括约肌缺如可达到或超过肛管周长的一半。在这种情况下，括约肌断端嵌入瘢痕组织，致使完全修复EAS极其困难。

EAS损伤往往伴随着IAS的损伤、盆底肌损伤、阴部神经病变和IBS。虽然这些相关的异常不一定是括约肌修复的禁忌证，但它们提示预后较差。笔者一般偏好联合使用EAS及IAS修复术。对于阴部神经病变、年龄和括约肌缺损的程度对肛管括约肌修复预后的影响，文献报道不一。

在一项大型系列研究中，其中100例患者实施括约肌折叠术，当双侧阴部神经正常时，有62%患者术后预后好；而单侧或双侧阴部神经末端运动潜伏期延长的患者成功率只有16%[62]。与这个研究相似的另一个较小的系列研究中（有15例患者），只有那些阴部神经传导正常患者，手术方可获得成功[63]。事实上，后续报道得出的结论是：双侧阴部神经必须完好，EAS修复才能获得正常节制功能。但是，另一些报道得出相反的结论[64-67]。Young和他的同事报道了57例患者行EAS修复术，发现有神经病变的患者修复失败率为22%，而无神经病变的患者失败率为10%，他们认为阴部神经病变的存在不影响括约肌修复的疗效。值得注意的是，他们还发现，患者的年龄对预后没有明显的影响。Goffeng和他的同事们得出了类似的结论，他们指出，尽管伴有严重的神经病变，仍然可以获得一个良好的预后。该研究组还表明括约肌的损伤程度与预后也无关。鉴于上述证据，神经病变的存在会导致一个较差的结局，但不排除在个别患者有良好的预后。因此无论是单侧或双侧阴部神经病变，不应该成为阻止外科医生尝试修复的依据。同样，不应以损伤程度及患者年龄大而拒绝手术。然而，笔者的经验，腹泻型IBS的存在会影响手术修复的成功率。IBS应在手术之前进行纠正，因为在技术上很难控制液体粪便失禁。

关于EAS修复术有很多技术方法，但EAS折叠术为大多数外科医生所接受[7, 8]。相反，如果分娩后立即确定括约肌损伤可以使用直接修复法（图26-5）。这是因为后期单纯缝合修复术的疗效不如人意。在进行后期修复时，必须首先识别括约肌断端。在大的损伤修复时，在3点和9点位置应避免损伤阴部神经。这些神经的解剖部位限制了手术方式。事实已证明，不当的手术操作导致阴部神经损伤，是括约肌折叠术长期预后不好的原因。由于阴部神经潜在的重要性，有外科医生提倡使用神经刺激器以确定其确切位置分布。

首先确定肌肉的两个断端，然后再重建肛管括约肌。笔者通常使用重叠式修复，偶尔使用对端缝合术。缝合材料的选择在外科医生之间颇不一致。笔者现在使用PDS可吸收缝线，因为如Prolene这样的不可吸收线在以后还需要拆除。也不能用快速吸收的缝线，因它在修复早期再次断裂[18]。如果是大的修复，笔者推荐进行预防性结肠造口，以防止粪便嵌塞，使修复的括约肌再次断裂；肠造口对患者而言也很舒适。应当指出的是，唯一的随机试验，尽管只包括少数患者，表明造口没有任何优势。然而，这项研究患者包括了局部修复患者，与缺损很大的修复相比，局部修复很少有并发症。

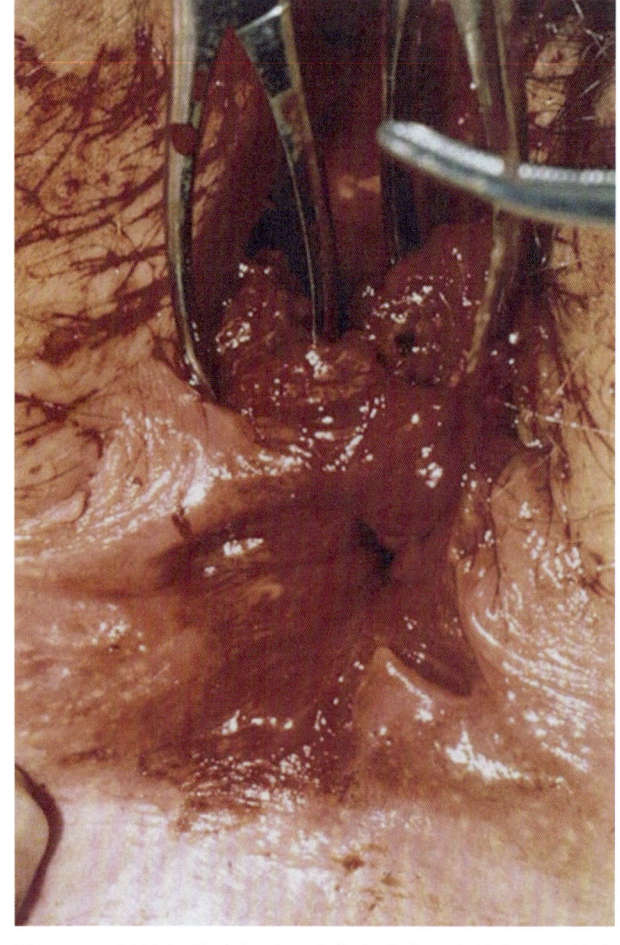

图26-5 括约肌前端断裂，分离出清晰干净的断端，首选直接缝合修复

　　早期的研究表明手术修复EAS的疗效显著，约70%患者恢复了控便能力。在为期10年的随访中，这些结果不能长久保持，只有10%～30%患者仍然保持控便能力[6]。然而，在个别患者中可以获得良好的长期疗效[45]。有时显而易见的失败原因是括约肌修复后再次断裂。虽然可以尝试再次修复，但手术会更加困难，效果可能比首次修复更差。其他长期预后失败原因包括疤痕及渐进的阴部神经病变。

　　最近的一项研究表明分娩导致的大便失禁可在一定情况下选择一种替代治疗手段。据推测，传统的折叠修复方式的失败可能是由于手术涉及整个肛管括约肌[19]。该手术仅在肛管前方游离并折叠括约肌[20]，在短期内与传统的折叠修复术有相同的疗效。笔者选择合适患者使用这个技术也获得了很好的疗效。

　　患者括约肌修复失败经常寻求补救手术。可以选择的治疗方式包括再次括约肌修复、生物反馈、人工肛管括约装置植入和骶神经刺激术（sacral nerve stimulation，SNS）。

（三）肛管后修复术

　　盆底神经病变患者有会阴下降和肛管直肠角变钝的现象。肛管后修复手术由Alan Parks发明，旨在创造一个肛管直肠锐角，从肛管括约肌间隙进入，进行盆底肌的修复。早期的报道表明，手术恢复控便能力是非常有效的，成功率超过70%，但后来的报道不太支持这种手术方式，现在这种手术很少应用[44, 71]。

（四）直肠脱垂手术

　　直肠脱垂是大便失禁的一种比较常见的原因，常有其他不适和症状。因此有适应证的患者建议行手术治疗。根据盆底肌的神经病理特点、肛提肌病变、肛管括约肌张力状态和直肠蠕动异常程度而进行选择[68]。

　　虽然直肠脱垂手术方式超过100种，但它们有着共同的指导原则。手术要么由腹入路要么经会阴入路。由腹部入路手术在直肠固定后通常要切除多余的直肠。这些手术都能很好地纠正脱垂，但常有一个糟糕的并发症，大约有50%患者会伴有严重的便秘。事实上这也可能是大便失禁得到纠正的机制。试图避免术后便秘的发生，有医生主张行乙状结肠切除术，但这可能会增加术后大便失禁的风险。笔者的经验是当大便失禁是直肠脱垂患者的主要症状，就应该避免行结肠切除术[60]。大约有三分之一患者，在接受经腹直肠脱垂手术后仍有大便失禁。

　　会阴手术通常适用于不适合腹部手术患者，因为这些术式对于纠正直肠脱垂疗效欠佳。然而，有证据表明，这些术式的功能预后很好，术后很少出现便秘和失禁。直肠脱垂的治疗在本书的其他章节有详细的介绍。

（五）造口

　　由于大便失禁是一个影响社会交往的症状，造口的选择不容忽视。与结肠灌洗技术相结合，造口可以大大提高这些患者的生活质量。

（六）大便失禁的手术适应证

　　在一项研究中，笔者单位随访100例患者，他们主要症状为大便失禁，其中仅13例（13%）接受外科手术治疗。表26-2中列出了这些患者所施行的手术方式。应当指出的是，这些患者进行严格选择后，才可进行手术干预，可以说他们是一个高度选择的治疗组。

　　根据笔者单位的诊疗指南，再加上自己的研究方向，对所有100例患者均进行了充分的调查。标准肛管直肠生理检查包括阴部神经传导时间的测量。此外还有直肠初始感觉阈值、直肠充盈最大耐受容积。影像学检查包括直肠排粪造影及腔内超声。患者的平均年龄为55岁，其中79例（79%）女性患者。

表26-2　在一个专科医院100例大便失禁患者，13例进行手术治疗

外科方式	例数
EAS修复术	3
肛管后修复术	1
造口	2
直肠脱垂经会阴修复术	2
直肠脱垂经腹部修复术	5

发现括约肌损伤患者10例（单独IAS损伤的3例，单独EAS损伤的1例，而兼而有之者6例）。只有3例患者接受了括约肌修复术。排粪造影显示22例患者伴有严重的会阴下降，其中7例有明显的直肠脱垂。所有的这7例直肠脱垂患者随后接受了手术治疗。

这项研究的一个最重要发现是，63名患者在球囊扩张试验中，有直肠超敏证据。如前面所讨论的，直肠超敏患者在近侧结肠也有异常活动，经常伴有IBS的存在。值得强调的是只有20%患者存在阴部神经传导时间延长的证据。笔者在这里强调，识别失禁的主要原因，对于IBS患者很重要。

这些大便失禁患者大便如果松软，即使存在括约肌的损伤，手术治疗也很难改善患者症状，除非在手术治疗前对IBS进行治疗。值得注意的是，临床上已专门设计了一种扩大直肠容积的手术，虽然初期的疗效尚可，但长期效果仍待观察[47]。

（七）人工肠括约装置

伴随纠正括约肌损伤的非手术治疗方式不断发展的同时，已经明确手术治疗大便失禁的疗效颇令人失望。正是由于这个原因，目前人们对人工肛管括约装置颇感兴趣[56]。尽管很多人试图制造出一种装置，但目前市场上只有两种：一种是人工肠括约装置（artificial bowel sphincters，ABS）和另一种是人工肛管括约装置（prosthetic anal sphincter，PAS）。

ABS是一种对治疗尿失禁器械进行专门改良的人工肠括约装置，原设计中的圆形套囊植入尿道周围（AMS 800；美国医疗系统，明尼阿波利斯，明尼苏达，美国）。充气时，套囊形成一个三角腔，施加压力，挤压尿道。当挤压力超过膀胱内压力时就实现了控制排尿。

用于大便失禁的ABS有三个组成部分：一个环绕肛管的套囊（经会阴植入）、恒压气球和液压控制泵。该系统充满流体，可以从套囊进入恒压气球。患者手动按下植入皮下的控制泵按钮，即可打开装置，促进排便；然后液体自发回流，慢慢关闭装置。

该ABS装置控便非常有效[69,70]。事实上，排便障碍的患者疗效良好。不幸的是，并发症的发生率也很高，主要是由于设备相关的感染和侵蚀破坏。然而，这些故障可能是由于手术技术的原因或患者选择的问题，因为个别外科医生报道手术成功而且手术并发症的发生率尚可接受[9]。

研究表明，严重感染和侵蚀并发症的发生可能是因为装置植入会阴，很难确保无菌。另外，它是植入肛周皮肤下面，该装置也可以很容易侵蚀到表面。其他引起这些并发症的原因是，在ABS中，肠被压缩在三角垫间，导致缺血。已经在试验模型证明，如果充气三角垫之间肠道变得皱缩，它将受到过高压力[57]。

新的PAS装置（图26-6），由笔者和同事们共同开发的，旨在克服应用ABS时遇到的困难[10]。和ABS设计一样，采用恒压水囊和机械驱动的皮下泵，然而囊袋和泵的设计不同于ABS。

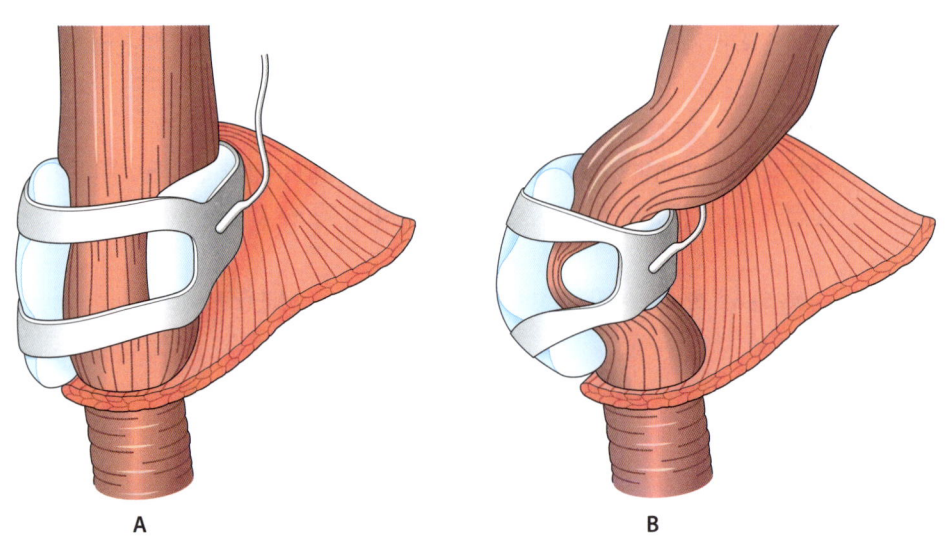

A. 显示在开放状态；B. 显示关闭状态

图26-6　PAS植入提肛肌上方

简而言之，PAS由括约装置组件（经腹途径置于肛直肠连接处的肠道周围，图26-6）、一个恒压气体囊袋（与乙状结肠形成压力 - 容量关系）和一个控制泵。括约装置组件包括一个可充气的线性囊袋，当膨胀时，将肠管压向一个软的、凝胶填充的枕部。气球囊袋提供了驱动系统，由于已经设定始动的压力阈值，系统就会保持一个恒定的最大压力状态而不论膨胀量是多少。控制泵放置在右髂窝皮下隧道，由患者控制。该泵为括约装置组件和气球水囊之间的液体流动提供动力，促使液体从括约装置流入水囊（在打开"括约肌"时）；按住控制按钮，使得液体流回括约装置（关闭"括约肌"时），以维持肠管的关闭状态。

PAS的设计特点关键是囊袋或括约装置组件的设计和基于对人类控便机制的生理研究[53]。这些研究表明，由于耻骨直肠肌的收缩所形成的肛管直肠角，在控制固体粪便时起着重要作用。相反，液体粪便

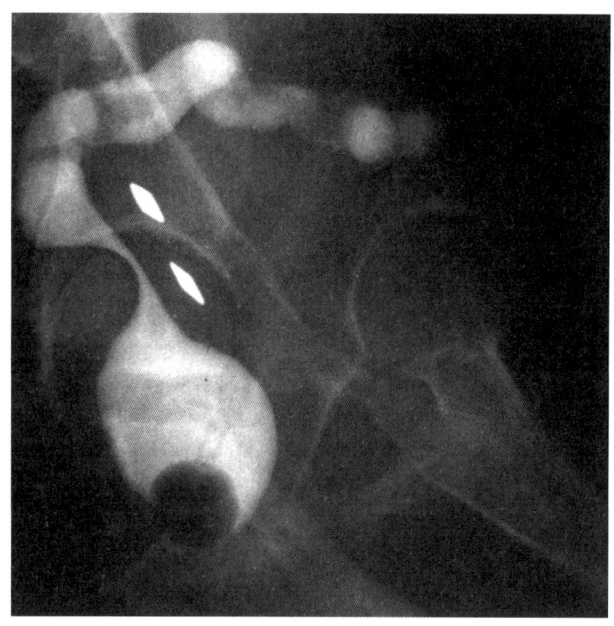

图26-7　X线检查示处于关闭状态下的PAS装置及直肠成角情况

的控制依赖于EAS和盆底肌自发收缩，这样的后果可能不会很理想。PAS使肠道伸展或形成角度。这使得只有30～40mmHg（1mmHg=133kPa）的挤压力就能控制固体粪便，可以最大限度地减少缺血的风险。此外，由于是在盆底以上植入（图26-6、图26-7），腐蚀的风险降低，很容易在手术过程中保持无菌。

最初的PAS临床试验报告似乎颇有希望，提示ABS所带来的感染和侵蚀问题已被克服[55, 59]。然而，由于患者数量较小，得出确切结论之前必须有更大范围的研究结果。PAS可能适合那些对骶神经刺激无效患者，并且需通过英国的监管机构英国国家健康临床优化研究院的批准。

（八）动力性股薄肌移位术

已尝试用股薄肌包绕肛管周围以改善因肛管括约肌损伤而失去控便能力的症状。一侧或两侧的肌肉都被使用。虽然最初的研究报告令人振奋，但该技术长期随访的结果是令人失望的，患者不是无法控制排便就是无法排空直肠，因为移植后股薄肌收缩能力弱。为了提高疗效，股薄肌电刺激术的应用试图改变肌纤维的特性，使之从"快收缩"变成"慢收缩"纤维，慢收缩纤维不容易疲劳。专家级别医生主刀手术可以非常有效地恢复控便能力[11]。不幸的是，手术并发症的发生率较高，从而限制了手术的应用价值。由于骶神经刺激术的出现，现在很少使用股薄肌移位术。

（九）骶神经刺激术

在过去25年，治疗大便失禁的方法中，骶神经刺激也许是最有前途的方法。骶神经刺激器最早是在20世纪80年代早期治疗急迫性尿失禁，同时注意到这些患者肠道功能有所改善。1995年首次报道SNS应用于大便失禁患者。自那时以来，它应用于因各种原因导致失禁患者，包括脊髓损伤、特发性大便失禁、直肠脱垂手术后、低位前切除术后、甚至括约肌损伤患者[12, 13]。虽然这些研究中患者数量很小，但对液体和固体粪便失禁症状的改善率为50%～75%。

SNS的一个优点是，在置入永久电极前，患者可以接受临时电极刺激，行试验性治疗，以判断SNS的疗效。电极通常放在第三骶孔处，但第二和第四骶孔处也可获得成功。开放植入术已经被经皮植入技术所取代，但它仍需要设计一个皮下隧道。目前正在进行双侧刺激与单侧刺激的疗效差异比较，以优化设置。

需要注意的是SNS的机制目前仍然未知。特别是不知道它是通过外周还是中枢起作用。然而，有一些证据表明它可以修复直肠运动和感觉功能。对那些数量较多的既有大便失禁又有IBS患者而言意义重大。研究已经表明，SNS疗效不是因为安慰剂效应，一项SNS与传统的治疗方式如阿米替林比较的随机交叉试验将会更有意义。

　　SNS是目前可用于治疗大便失禁的最有前途的方式，但应记住，许多治疗方法的报道开始颇有前途，但长期随访结果却令人非常失望。鉴于目前所了解的情况，SNS应该在药物治疗失败后选择，SNS失败后可以行人工括约装置植入术。

第六节　小　　结

　　大便失禁是一种常见的但往往不被认识的临床症状。病因是多种多样的。应仔细评估患者和检查，以查明原因。在病因学上，IBS是一种常见的因素。确定患者有无EAS损伤也很重要。所有患者应行超声检查。

　　生物反馈或阿米替林等非手术治疗对超过50%患者有效；无效者，可以进行SNS治疗；依然无效者，再选用手术治疗。只有10%患者适合手术。最常用的手术方式包括：肛管括约肌修复和纠正直肠脱垂，人工肛管括约装置植入术可以在特定的情况下进行。

　　在未来30年，人口日益老龄化，大便失禁将成为越来越重要的健康问题。正因为如此，目前的研究方向主要是针对再生医学，以期解决此问题，特别是利用肌源性干细胞、卫星细胞、软骨细胞和脂肪来源干细胞，以期重建括约肌功能[28]。

第七节　自 我 测 试

　　1. 下列功能特点不是EAS所具备的是：

　　a. 由阴部神经支配。

　　b. 自主控制。

　　c. 是脊髓背角S_2神经发出。

　　d. 与耻骨直肠肌在解剖中没有明显的界线。

　　e. 最常见于分娩损伤。

　　2. 下列哪种因素与生物反馈治疗相关：

　　a. 行为模式可以清楚地理解。

　　b. 只有10%患者有效。

　　c. 症状轻微的男性患者无效。

　　d. 已经有了高质量的前瞻性临床试验。

　　e. 已被证明优于阿米替林。

　　3. 下列哪种情况下不符合EAS缺损的手术修复：

　　a. 长期的研究表明可以获得70%的成功率。

　　b. 通常采用折叠术修复。

　　c. 应避免利用快速可吸收的缝线。

　　d. 行或不行结肠造口术皆可。

　　e. 阴部神经病变不妨碍修复的成功率。

　　4. 下列哪项不符合骶神经刺激：

　　a. 已被证明对肛管括约肌缺陷患者是有效的。

　　b. 已被证明对脊髓损伤患者是有效的。

　　c. 只有液体大便失禁患者不应使用。

　　d. 已被证明可以减少直肠敏感性。

　　e. 确切的作用机理仍然未知。

5. 下列哪项不符合人工肠括约装置：

a. 在英国已经通过国家健康临床优化研究所的许可。

b. 据报道人工肠括约装置和人工肛管括约装置（PAS）使超过70%患者恢复控便功能。

c. PAS的设计可以用来克服感染和侵蚀的风险。

d. 人工括约装置是通过电源控制。

e. 恢复正常的控便功能。

答案与解析

1. 答案：c

解析：S_2神经从脊髓腹角发出。

2. 答案：c

解析：只有c是正确的。生物反馈可以改善超过50%患者的症状，但没有高质量的临床试验。

3. 答案：a

解析：10年后长期随访结果较差，最好只有10%～30%的成功率。

4. 答案：c

解析：骶神经刺激的结果是不可预知的，可在所有的有症状患者尝试。

5. 答案：d

解析：两种设备均为液压控制。

（Ian Finlay 著

任东林 译，傅传刚 校）

参考文献

［1］ PERRY S，SHAW C，MCGROTHER C，et al. Prevalence of faecal incontinence in adults aged 40 years or more living in the community ［J］. Gut，2002，50：480-484.

［2］ HAJIVASSILIOU C A，CARTER K B，FINLAY I G. Anorectal angle enhances faecal incontinence ［J］. Br J Surg，1996，83：53-56.

［3］ SWASH M. Faecal incontinence：childbirth is responsible for most cases ［J］. BMJ，1993，307：636-637.

［4］ DONNELLY V，FYNES M，CAMPBELL D，et al. Obstetric events leading to anal sphincter damage ［J］. ObstetGynecol，1998，92：955-961.

［5］ POEN A C，FELT-BERSMA R J，STRIJERS R L，et al. Third degree obstetric perineal tear：long term clinical and functional results after primary repair ［J］. Br J Surg，1998，85：1433-1438.

［6］ MALOUF A J，NORTON C S，ENGEL A F，et al. Long term results of overlapping anterior anal sphincter repair for obstetric trauma ［J］. Lancet，2000，355：260-265.

［7］ FITSPATRICK M，BEHAN M，O'CONNELL P R，et al. A randomised clinical trial comparing primary overlap with approxi-mation repair of third degree tears ［J］. Am J ObstetGynecol，2000，183：1220-1224.

［8］ SULTAN A H，MONGA A K，KUMAR D，et al. Primary repair of obstetric anal sphincter rupture using the overlap technique ［J］. Br J ObstetGynaecol，1999，106：318-323.

［9］ LEHUR P A，ZERBIB F，NEUNLIST M，et al. Comparison of qual-ity of life and anorectal function after artificial sphincter implantation ［J］. Dis Colon Rectum，2002，45：508-513.

［10］ FINLAY I G，RICHARDSON W，HAJIVASSILIOU C A. Outcome after implantation of a novel prosthetic anal sphincter in humans ［J］. Br J Surg，2004，91：1485-1492.

［11］ CHAPMAN A E，GEERDES P，HEWETT P，et al. Systematic review of dynamic graciloplasty in the treatment of faecalincontinence ［J］. Br J Surg，2002，89：138-153.

［12］ GANIO E，MASIN A，RATTO C，et al. Short term sacral nerve stimulation for functional anorectal and urinary distur-bances：results in 40 patients：evaluation of a new option for anorectal functional disorders ［J］. Dis Colon Rectum，2001，44：1261-1267.

［13］ JARRETT M E D, VARMA J, DUTHIE G, et al. Sacral nerve stimu-lation for faecal incontinence in the United Kingdom ［J］. Br J Surg, 2004, 91: 755-761.

［14］ SULTAN A H, KAMM M A, HUDSON C N, et al. Anal-sphincter disruption during vaginal deliveries ［J］. N Engl J Med, 1993, 329: 1905-1911.

［15］ INGRAHAM H A, GARDNER M M, HUES E. report on 159 third degree lacerations ［J］. Am J ObstetGynecol, 1949, 57: 730-735

［16］ OBERWALDER M, CONNOR J, WEXNER S D. Meta-analysis to determine the incidence of obstetric anal sphincter damage ［J］. Br J Surg, 2003, 90: 1333-1337.

［17］ ANDREWS V, THAKER R, SULTAN A H. Are midwives adequately trained to identify anal sphincter injury? International Continence society （ICS） Annual Scientific Meeting ［J］. Abstract Book, 2004, 39: 34.

［18］ BROWNING G G, MOTSON R W. Anal sphincter injury: man-agement and results of Parks sphincter repair ［J］. Ann Surg, 1984, 199: 351-357.

［19］ COOK T A, MORTENSEN N J. Management of faecal in-continence following obstetric injury ［J］. Br J Surg, 1998, 85: 293-299.

［20］ OBERWALDER M, DINNEWITZER J, NOGUERAS J, et al. Imbrica-tion of the external anal sphincter may yield similar func-tional results as overlapping repair in selected cases ［J］. Colorectal Dis, 2008, 10: 800-804.

［21］ POTTER J, PEEL P, MIAN S, et al. National audit of continence care for older people: management of faecal incontinence ［J］. Age Aging, 2007, 36: 239-240.

［22］ CAZEMIER M, FELT-BERSMA R J, MULDER C J. Anal plugs and retrograde colonic irrigation are helpful in fecal incon-tinence and constipation ［J］. World J Gastroenterol, 2007, 13: 3101-3105.

［23］ CHRISTENSEN P, BAZZOCCHI G, COGGRAVE M, et al. A ran-domised controlled trial of transanal irrigation versus conservative bowel management in spinal cord-injured patients ［J］. Gastroenterology, 2006, 131: 738-747.

［24］ DEMIRCI S, GALLAS S, BERTOT-SASSIGNEUX P. Anal inconti-nence: the role of medical management ［J］. GastroenterolClinBiol, 2006, 30: 954-960.

［25］ NORTON C. Behavioral management of fecal incontinence in adults ［J］. Gastroenterology, 2004, 126: 64-70.

［26］ BYRNE C M. SOLOMON M J, YOUNG J M, et al. Biofeedback for faecal incontinence: short term outcomes of 513 consecutive patients and predictors of successful treatment ［J］. Dis Colon Rectum, 2007, 50: 417-427.

［27］ ALLGAYER H, DIETRICH C F, ROHDE W, et al. Prospective com-parison of short and long term effects of pelvic floor ex-ercise/ biofeedback training in patients after surgery plus radiation versus surgery alone for colorectal cancer ［J］. Scand J Gastroenterol, 2005, 40: 1168-1175.

［28］ FEKI A, FALTIN D L, LEI T, et al. Sphincter incontinence: is re-generative medicine the best alternative to restore urinary or anal sphincter function? ［J］. Int J Biochem Cell Biol, 2007, 39: 678-684.

［29］ PARK J S, KANG S, KIM D, et al. The efficacy and adverse ef-fects of topical phenylephrine for anal incontinence after low anterior resection in patients with cancer ［J］. Int J Colorectal Dis, 2007, 22: 1319-1324.

［30］ GLADMAN M A, SCOTT S M, WILLIAMS N S, et al. Clinical and physiological findings, and possible aetiological factors of rectal hyposensitivity ［J］. Br J Surg, 2003, 90: 860-866.

［31］ MUNOZ Y, ALVAREZ S, IBANEZ P, et al. Clinical, anorectal manometry and surface electromyography in the study of patients with faecal incontinence ［J］. Rev EspEnferm Dig, 2003, 95: 635-639.

［32］ CAVANAUGH M, HYMAN N, OSLER T. Fecal incontinence severity index after fistulotomy: a predictor of quality of life ［J］. Dis Colon Rectum, 2002, 45: 349-353.

［33］ LINDSAY I, JONES O, SMIGLIN-HUMPHREYS M, et al. Patterns of fecal incontinence after anal surgery ［J］. Dis Colon Rectum, 2004, 47: 1643-1649.

［34］ PEETERS K C, VAN DE VELDE C J, LEER J, et al. Late side effects of short course preoperative radiotherapy combined with total mesorectal excision for rectal cancer: increased bowel dysfunction in irradiated patients-a Dutch colorectal can-cer group study ［J］. J ClinOncol, 2005, 23: 6199-6206.

［35］ UUSTELL F, WINGREN G, KJOLHEDE P. factors associated with pelvic floor dysfunction with emphasis on urinary and fecal incontinence and genital prolapse: an epidemiological study ［J］. Acta Obstet Gynecol Scand, 2004, 83: 383-389.

［36］ PUTTA S, ANDREYEV H J. Faecal incontinence: a late side-effect of radiotherapy ［J］. ClinOncol, 2005, 17: 469-477.

［37］ NELSON R, NORTON N, CAUTLEY E, et al. Community-based prevalence of anal incontinence ［J］. JAMA, 1995, 274: 559-561.

[38] THOMAS T M, EGAN M, WALGROVE M, et al. The prevalence of faecal and double incontinence [J]. Community Med, 1984, 6: 216-220.

[39] WALKER K G, MCENROE L, ANDERSON J H, et al. Identifying patients with faecal incontinence who benefit from surgery [J]. Colorectal Dis, 2001, 3: 37.

[40] DREWES A M, PETERSON P, ROSSEL C, et al. Sensitivity and distensibility of the rectum and sigmoid colon in patients with irritable bowel syndrome [J]. Scand J Gastroenterol, 2001, 36: 827-832.

[41] ROSSEL P, DREWES A M, PETERSEN P, et al. Pain produced by electric stimulation of the rectum in patients with irritable bowel syndrome: further evidence of visceral hyperalgesia [J]. Scand J Gastroenterol, 1999, 34: 1001-1006.

[42] MERTZ H. NALIBOFF B. MUNAKATA J, et al. Altered rectal per-ception is a biological marker of patients with irritable bowel syndrome. Gastroenter-ology, 1995, 109: 40-52.

[43] CHAN C L, SCOTT S M, WILLIAMS N S, et al. Rectal hypersen-sitivity worsens stool frequency, urgency, and lifestyle in patients with urge fecal incontinence [J]. Dis Colon Rectum, 2005, 48: 134-140.

[44] SETTI CARRARO P, KAMM M A, NICHOLLS R J. Long-term results of postanal repair for neurogenic faecal incontinence [J]. Br J Surg, 1994, 18: 140-144.

[45] MASLEKAR S, GARDINER A B, DUTHIE G S. Anterior anal sphinc-ter repair for fecal incontinence: good longterm results are possible [J]. J Am CollSurg, 2007, 204: 40-46.

[46] SUN W M, DONNELLY T C, READ N W. Utility of a combined test of anorectalmanometry, electromyography, and sensa-tion in determining the mechanism of "idiopathic" faecal incontinence [J]. Gut, 1992, 33: 807-813.

[47] WILLIAMS N S, OGUNBIYI O A, SCOTT S M, et al. Rectal aug-mentation and stimulated gracilis anal neosphincter: a new approach in the management of fecal urgency and incontinence [J]. Dis Colon Rectum, 2001, 44: 192-198.

[48] FUKUDO S, KANAZAWA M, KANO M, et al. Exaggerated motil-ity of the descending colon with repetitive distension of the sigmoid colon in patients with irritable bowel syndrome [J]. J Gastroenterol, 2002, 37: 145-150.

[49] SPEAKMAN C T M, BURNETT S J D, KAMM M A, et al. Sphincter injury after anal canal dilatation demonstrated by anal endosonography [J]. Br J Surg, 1991, 78: 1429-1430.

[50] JACKSON J L, O'MALLEY P G, TOMKINS G, et al. Treatment of functional gastrointestinal disorders with antidepressant medications: a meta-analysis [J]. Am J Med, 2000, 108: 65-72.

[51] SANTORO G A, EITAN B Z, PRYDE A, et al. Open study of low-dose amitriptyline in the treatment of patients with idiopathic fecal incontinence [J]. Dis Colon Rectum, 2000, 43: 1676-1681.

[52] ROCKWOOD T H, CHURCH J M, FLESHMAN J W, et al. Fecal incontinence Quality of Life of Scale [J]. Dis Colon rectum, 2000, 43: 9-16.

[53] SHELTON A A, MADOFF R D. Defining anal incontinence: es-tablishing a uniform continence scale [J]. Semin Rectum Surg, 1997, 8: 54-60.

[54] HAJIVASSILIOU C A, CARTER K B, FINLAY I G. Assessment of a novel implantable artificial anal sphincter [J]. Dis Colon Rectum, 1997, 40: 711-717.

[55] HAJIVASSILIOU C A, FINLAY I G. Effect of a novel prosthetic anal sphincter on human colonic blood flow [J]. Br J Surg, 1998, 85: 1703-1707.

[56] HAJIVASSILIOU C A, FINLAY I G. Options for restoring faecal continence-a review [J]. J Colorectal Dis, 1999, 1: 64-72.

[57] HAJIVASSILIOU C A, FINLAY I G. Uneven pressure application by the artificial urinary sphincter: an explanation for tissue ischaemia [J]. BJU Int, 1999, 83: 416-419.

[58] SULLIVAN C, HORGAN A, FINLAY I G. The relationship of pudendal nerve and terminal motor latency to squeeze pressure in patients with idiopathic faecal incontinence [J]. Dis Colon Rectum, 2001, 44: 666-671.

[59] FINLAY I G, RICHARDSON W, HAJIVASSILIOU C A. Outcome after implantation of an artificial anal sphincter in humans [J]. Br J Surg, 2004, 91: 1485-1492.

[60] BROWN A J, ANDERSON J H, MCKEE R F, et al. At strategy for the selection of type of operation for rectal prolapse based on clinical criteria [J]. Dis Colon Rectum, 2004, 47: 103-107.

[61] BROWN A J, ANDERSON J H, MCKEE R F, et al. Surgery for occult rectal prolapse [J]. Colorectal Dis, 2004, 6: 176-179.

[62] AITCHISON M, FISHER B M, CARTER K B, et al. Impaired anal sensation in early diabetic faecal incontinence [J]. Diabet Med,

1991，8：960-963.

［63］ GILLILAND R，ALTOMARE D F，MOREIRA H JR，et al. Pudendal neuropathy is predictive of failure following anterior overlapping sphincteroplasty ［J］. Dis Colon Rectum，1998，41：1516-1522.

［64］ SANGWAN Y P，COLLER J A，BARRETT R C，et al. Unilateral pudendal nerve neuropathy. Impact on outcome of anal sphincter repair ［J］. Dis Colon Rectum，1996，39：686-689.

［65］ YOUNG C J，MATHUR M N，EYERS A A，et al. Successful overlapping repair anal sphincter repair：relationship to patient age，neuropathy，and colostomy formation ［J］. Dis Colon Rectum，1998，41：344-349.

［66］ GOFFENG A R，ANDERSCH B，ANDERSSON M，et al. Objective methods cannot predict anal incontinence after primary repair of extensive anal tears ［J］. Acta Obstet Gynaecol Scand，1998，77：439-443.

［67］ CHEN A S，LUCHTEFELD A J，SENAGORE A J，et al. Pudendal nerve latency. Does it predict outcome of anal sphincter repair? ［J］. Dis Colon Rectum，1998，41：1005-1009.

［68］ BROWN A J，HORGAN A F，ANDERSON J H，et al. Colonic motility is abnormal before surgery for rectal prolapse ［J］. Br J Surg，1999，86：263-266.

［69］ CASAL E，ILDEFONSO S，CARRACEDO R，et al. Artificial bowel sphincter in severe anal incontinence ［J］. Colorectal Dis，2004，6：180-184.

［70］ DEVESA J M，REY A，HERVAS P L，et al. Artificial anal sphincter：complications and functional results of a large personal series ［J］. Dis Colon Rectum，2002，45：1154-1163.

［71］ MATSUOKA H，MAVRANTONIS C，WEXNER S D. Post anal repair for faecal incontinence. Is it worth it? ［J］. Dis Colon Rectum，2000，43：1561-1567.

［72］ RASMUSSEN O O. Fecal incontinence. Studies on physiology，pathophysiology and surgical treatment ［J］. Dan Med Bull，2003，50：262-282.

第二十七章　大便失禁的骶神经刺激疗法

第一节　引　言

直肠容受功能是维持大便自制、控制肠内容物和肠道排空的重要保障，这是多项功能的综合体现，包括远端结肠、括约肌的出口节制和肛管的感觉功能，通过躯体感觉神经和自主神经支配实现功能相互协调，这些神经纤维与骶神经伴行，骶神经刺激（sacral nerve stimulation，SNS）可能影响这些结构的功能。

1990年代初，受到泌尿外科启发，可通过SNS募集残余的肛管直肠周围神经（即骶神经）功能。SNS治疗大便失禁的原理基于SNS对泌尿功能障碍患者大便习惯和肛管直肠自制的有益影响、功能的维持（SNS增加肛直角和肛管闭合压）和解剖学发现。骨盆横纹肌为双重周围神经支配[31]，骶神经是最末稍的双重神经供应位置。在1994年，SNS首次应用于治疗大便失禁，这是一群高选择的失禁患者，存在肛管括约肌功能的缺陷，但没有形态异常[33]。患者选择SNS是因为非手术治疗失败、括约肌修复等传统手术有所欠缺或人工括约装置植入术和动力性股薄肌移位术风险较高。从那以后，SNS技术得到了不断地发展，患者选择的手术方式不断丰富，适应证范围扩大，对其作用机制的认识逐渐增加，但仍不完整。SNS是目前用医疗设备治疗大便失禁的策略之一。

第二节　技　术

SNS的技术包括两个诊断阶段，紧随其后的是第三个治疗阶段。在之前已经有了详细描述[11, 32, 49]，以下将概述其实施过程和最近突出的技术进展。

一、初步经皮骶神经刺激评估

第一步经皮骶神经刺激评估（percutaneous nerve evaluation，PNE）旨在确定将来经治患者是否可以通过刺激骶神经而引起盆底横纹肌收缩，以确定骶神经的完整性和测试每条骶神经与肛管括约肌收缩和肛管关闭的相关性[29]，其目的是确定最佳刺激部位和未来的电极位置，此操作可在全身或局部麻醉下进行。

对于初步PNE，将电极针（美敦力公司041828型或041829孔针，美敦力公司，明尼苏达州，美国）插入到S_2、S_3和S_4骶孔，理想情况下，电极孔的位置应临近骶神经进入盆腔的腹侧开口，最接近骶神经丛[31]。

正确的位置及明显的解剖标志有助于识别骶孔。使用间断刺激，渐进振幅，通过观察盆底和肛管运动，优化电极针的位置。尽管刺激对盆底和下肢活动的影响可能存在个体差异，但可以观察到的典型反应如下：

（1）S_2刺激：夹紧式的收缩会阴肌肉和腿部的向外旋转。

（2）S_3刺激：肛提肌和肛门外括约肌（EAS）的收缩，第一和第二脚趾跖屈反射，呈风箱式运动。

（3）S_4刺激：肛提肌呈风箱样运动，下肢和脚趾无反射运动[49]。

如果初步刺激成功引起盆底收缩，那么，第二步经皮刺激启动。

二、第二步经皮骶神经刺激评估

在初步测试阶段，常常发现骶神经可支配相关肌肉的收缩并维持肛管闭合压力，但不一定能持续，要对S_3采用足够长时间的连续低频电刺激，以了解此方法对大便失禁的潜在有效性。观察期取决于大便失禁发生的频率和基于排便习惯（如无意识大便失禁的频率和程度）的标准化排便日记。

两项技术应用于第二步PNE：临时的经皮放置的电测试导联（或多个导联；美敦力公司041830，临时筛选导联），该装置在这一阶段结束时将被移除。也可手术放置一个四极导联，后者也称为"孔电极"（美敦力公司模型3886），如果临床测试成功，这个电极将保留，并预示永久的刺激可以实施。最近，越来越多地应用一项微创技术，使用一个孔电极优化的锚定装置，即一个放置在套针内的"倒刺电极"（美敦力公司模型3550-18）[50]。这两种类型的电极（临时引导和潜在的永久孔电极）连接到一个外部脉冲发生器进行筛查（美敦力公司3625过滤器），后者包含经皮扩展导线[12]。

经皮置入临时电刺激导联可以同步测试一个或多个骶神经在不同方向和水平的刺激效果[51]。手术放置的孔电极通常局限于一个点。

上述两项技术选择骶神经都采用连续刺激（脉冲宽度210μs，频率15Hz）。在排尿和排便时，禁止刺激。刺激的幅度可根据需要调整，取决于位置、组织反应或电极振动，根据肌肉收缩或肛周的感觉，由患者在有限的范围内调节（1~10V）。最后的筛选阶段，经皮放置临时电测试导联移除，如果成功，一个永久的装置，包括电极、连接电缆、脉冲发生器会被置入到测试成功的神经位置。如果测试不成功，孔电极将被移除；如果成功，则连接到一个脉冲发生器（所谓的"二级植入"[12]），其优势是提供与筛选时完全相同的治疗刺激。

三、慢性刺激与永久性植入

因为目前没有任何其他的SNS预测结果，患者将采用统一的标准进行选择手术植入永久性装置，该标准是基于临床测试阶段标准化问卷和排便日记提供的症状有效改善证据。如果排便日记记录失禁频率改善至少50%，或SNS停止后症状复发，则通常认为测试程序是有效的。

慢性刺激完全植入式装置旨在永久获得临时测试刺激的治疗效果。患者接受临时测试刺激电极的同时，手术植入四极导联和脉冲发生器（美敦力公司Itrel Ⅱ / X-Trel，7495扩展套件，美敦力公司3023INTERSTIM植入式脉冲发生器）。已植入孔电极患者需要先移除经皮延长装置，之后在腹部[11]或臀部[47]皮下植入脉冲发生器。

目前，已广泛应用自带锚定装置调节的孔电极，放置时需要借助一个电极套针（美敦力公司模型3550-18），在透视下进行定位[50]。如前所述，这种技术可用于植入一级或二级经测试成功的有线电极。可在局部麻醉的情况下进行。基于测试阶段的治疗效果，选择永久性刺激的方法，可以是单侧脊神经刺激；如果单侧电极不足以达到应有的效果，或在测试中双侧刺激提供了可以接受的疗效[35]，或是基于经验上的考虑[42]，也可选择双侧电极植入。

孔电极包含四个接触电极，电极组合最有效地提供了所需电压，同时选择性的永久刺激，使患者产生会阴部和肛管括约肌的收缩。使用的参数基于临床有效性的观察，且不能导致神经损伤：脉冲宽度210μs、频率15Hz、开关比为5：1或连续刺激，刺激的强度通常高于个体患者的肌肉收缩的感知值，在必要时可进行调整[48]。脉冲发生器则由遥控激活（美敦力公司7432型）。患者只在排便和排尿时，通过手持控制器（美敦力公司型号3031）予以指令中断刺激。

第三节　患者选择和适应证

目前，各种原因引起的大便失禁均可采用SNS，其适应证不断扩展。最初，SNS仅限于有盆底横纹肌、肛管括约肌和肛提肌功能缺陷但没有形态异常患者[33]，器官的残余功能会因电刺激而增强。因此，SNS患者最初的选择标准是基于临床和生理检查发现括约肌功能减弱或缺失，但存在反射活动，提示有一个完整的神经肌肉反射，可通过完整的肛周神经反射或St. Mark电极刺激而引起会阴神经反射[38]。多种病因可导致大便失禁，其共同的特点是功能减退和形态完整。大便失禁的病因包括：肛管直肠术后的括约肌损害、继发于腰椎骨折后遗症的尾骨综合征及括约肌自主控制能力减退，后者符合SNS在神经源性失禁的应用标准[30]。

初步的临床应用、单中心[19, 38, 52]及最近一项多中心的前瞻性多中心研究，报道了令人振奋的结果（表

27-1）[37]。

　　在开始的阶段，诊断性刺激的两个阶段（初步和第二步）的结果高度预测永久性SNS的疗效[38,52]。因此，患者的选择变得更加务实和广泛，而不再基于理论上可能的作用机制。测试刺激作为一种实验性的试错法，提示不是根据潜在的生理条件，而是基于尚存在的肛管括约肌功能，或者说残余感知或反射的括约肌功能。

　　绝对禁忌证包括拟置入电极位置的病理性改变（如脊柱裂）、皮肤病、肛管括约肌损伤经直接修复或需要人工括约肌替代（如人工肛管括约装置植入术及动力性股薄肌移位术）、外伤后遗症性排尿障碍或膀胱低容量、怀孕、直肠出血、心理异常、心智能力低、有心脏起搏器或植入式除颤器。通过不断挑选合适患者的务实试验，学者发表了大量的文献[38,52]。多数研究表明患者病理生理差别极大，列出SNS可能受益的患者范围。只有一个研究有75%的患者为神经源性大便失禁者[46]。

　　最常见的临床结果为观察期内大便失禁发作的频率、持续天数和生活质量的改善。在这些研究中，有不同的设计和患者的数量，但在二步刺激法筛选永久植入患者方面已达成共识。

　　一些小案例系列和个案报告显示SNS治疗对存在明显肛管直肠生理结构异常患者具有良好效果，这些病理状态包括：肌肉萎缩症[4]、有新辅助放疗、化疗和直肠切除史[42]、括约肌断裂需要手术修复[5]、神经功能障碍[15]、直肠脱垂修补[16],[17]和直肠癌切除术后。希望这种方法能很好地预测临床疗效。此外，关注不同的病理生理条件下患者，可能有益于提高对SNS治疗机制的理解。这些有限的结果充满希望，但需要通过大型前瞻性试验予以证实。

表27-1　骶神经刺激治疗大便失禁的临床结果（数据列出了中间值，除非另有指示）

相关报道	患者数量	刺激前	刺激		随访（月）
			暂时性	永久性	
7天内固体或液体大便失禁发作的次数					
早期概念					
Matzel[30]	6	9（2~19）	1.5（1~5）	0（0~1）	59（5~70）
Leroi[24]	6	2（1~7）	0（0~4）	0.5（0~2）	6（3~6）
Ganio[6]	5	3（2~14）	0	0	14（5~37）
Ganio[7]	16	5.5（1~19）	—	0（0~1）	10.5（3~45）
Matzel[37]	34	8.3（1.7~78.7）	—	0.75（0~25）	23.9（1~36）
现代概念					
Rosen[46]	16	2（1~5）	—	0.7（0~5）	15（3~26）
Kenefick[9]	15	11（2~30）	0（0~7）	0（0~4）	24（3~80）
Ripetti[43]	4	12†	—	2†,‡	24
Uludag[53]	50	7.5（1~18）	0.67（0~4）	0.8（0~5）‡	12.0†
Altomare[1]	14	14（11~14）§	—	0.5（0~2）§	14（6~48）
Jarrett[14]	46	7.5（1~78）	—	1（0~39）	12（1~72）
克里夫兰临床控便评分（Cleveland Clinic Continence Score）**					
Malouf[28]	5	16（13~20）	—	2（0~13）	16
Matzel[36]	16	16（12~19）	—	2（0~7）	32.5（3~99）
Rasmussen[41]	10	19.5（14~20）	—	5.5（0~20）	4.5（1~12）
Altomare[1]	14	15（12.5~17.5）	—	5.7（2~6）§	14（6~48）
Hetzer[10]	30	14（6~20）	—	5（0~13）	6

注：—无可用数据；† 中位平均数；标准差和可信区间未知；‡ 随访值：后续随访中位数；§ 两周时间的中位数。**克利夫兰临床控便评分[18]：0=控制，20=大便失禁（译者注：该评分系统包括6个项目，即固体失禁、液体失禁、气体失禁、生活方式改变、是否要用衬垫或止泻药、是否有推迟排便的能力。前4个项目分为5个等级，即0分，从来没有；1分，偶尔发生；2分，有时发生；3分，每周发生；4分，每天发生。后2个项目分为2个等级，即0分，否；2分，是。总分为0~24分，得分越高提示病情越严重。）

第四节 结 果

一、症状疗效

如上所述，用定量的方法来评价临床效果，如大便失禁发作的天数与观察天数的比值、大便失禁发作的绝对次数与观察天数的比值、推迟排便的能力（按分钟计算）和提高的百分比。行永久性电刺激术患者，临床症状有显著改善。约90%患者有了很大的改善（提高50%以上），有50%患者症状完全缓解。观察期内出现大便失禁的次数及天数明显减少，同时在有便意时推迟排便的控便能力也有明显升高[37, 38, 52]。

尽管由于各个相关报道的研究群体不同，其结果不一，但也可以看出一种趋势（表27-1）：

（1）筛选阶段结果在永久性植入后依然明显。

（2）与最初状态相比，临床症状明显改善。

不管是基于早期概念还是现代概念，单个或者多中心临床试验都已显示SNS确切的短期和中期疗效。支持性的临床数据有利于临床决策的制定，目前，越来越多患者成功地接受了SNS。

二、生活质量

随着指标的不断变化，疗效的评价也在不断地演变。对大便失禁发生的次数及天数的观察之后，开始增加了生活质量方面的评价［克利夫兰临床控便评分[18]、36项简表（SF36）[55]和大便失禁生活质量评分量表（FIQL）[44]］。当用疾病相关生活质量评估量表进行SNS疗效的评估时，疗效最明显。在单中心和多中心临床试验研究中，特异的大便失禁生活质量评分量表FIQL表明四个项目（生活方式、应对方式/行为、抑郁/自我认知、尴尬）均有非常显著的改善（表27-2）[38, 52]。

表27-2 永久性骶神经刺激治疗大便失禁：临床结局-生活质量（改编自[38]）

参考文献	患者数量	SF36改善的项目类别	FIQL			
			生活方式	应对方式/行为	抑郁/自我认知	尴尬情况
Malouf[28]	5	SF、RE、MH、RF	--	--	--	--
Rosen[46]	16	改善*	改善*	改善*	改善*	改善*
Kenefick[9]	15	除了HT其余所有项目-	--	--	--	--
Ripetti[43]	4	SF*、RE*、PF*	--	--	--	--
Matzel[36]	16	--	增加*	增加*	增加*	增加*
Altomare[1]	14	--	增加*	增加*	增加*	增加*
Matzel[37]	34	SF*、MH*、RE*、RP、BP	增加*	增加*	增加*	增加*
Hetzer[10]	30	SF*、PF*、MH*、V*	--	--	--	--

注：*显著；--无此项目；SF36：36项简表（36个问题）；FIQL：大便失禁生活质量评分量表；RE：情感因素；GH：一般身体状况；MH：心理健康；BP：身体疼痛；RP：生理因素；SF：社会功能；V：生命力；HT：健康转变；PF：生理功能。

三、肛管直肠生理

已有很多研究探索SNS术后肛管直肠生理变化与临床症状改善之间的关系，但不同研究结果差异性很大[38, 52]。一部分数据是相互矛盾的、部分是不确定的、部分是不能重复的。这些结果的差异是由于患者的病理生理条件不同。最常见的结果是横纹肌功能增加，表现为肛管收缩压增加。有一项研究表明自主收缩持续时间增加[24]。虽然很明显的总体趋势是直肠感觉和急迫感阈值下降，但SNS对静息压和直肠感觉的影响各家报道颇不一致。在慢性刺激过程中，直肠低敏感性得到改善[45]。

24h直肠测压提示SNS的疗效并不受制于括约肌功能和直肠感觉功能。自发性直肠运动复合波[53, 54]和自发性肛管括约肌松弛[54]均减少，导致肛管和直肠运动出现相应改变。刺激过程中用多普勒血流仪记录直肠血流变化，进一步表明SNS影响远端肠管的自主神经功能[21]。关于改善肛管感觉功能方面，有一项研究报道SNS可以增加肛周和会阴皮肤的敏感性[46]。在一些患者中，用感觉阈值以下刺激也获得临床治愈，表明SNS的临床效果不一定依赖于对刺激的感知[22]。SNS诱导的生理变化，不仅影响外周靶器官，而且影响中枢神经系统[3, 26]。

四、并发症

由于手术是微创的，手术区域没有处于自然污染区域，并发症发生率很低[38, 52]。确实存在感染、电极或脉冲发生器植入部位的疼痛、电极移位或断裂、电极失效及肠道症状恶化等情况。只有大约5%患者需要取出电极，停止SNS治疗。当感染消除，随后再次植入依然可获得成功[28]。

第五节　小　　结

SNS治疗大便失禁从第1例应用以来，一直不断更新。从生理方面考虑，这是一种实用的方法技术。基于报道的良好疗效，确定了该技术在目前治疗中的地位。不断探索这种微创手术新的适应证，高预测性的测试刺激（可以认为是一个诊断性研究），预期SNS适应证将会进一步拓展，一些传统的手术治疗模式将受到挑战。目前大便失禁的治疗方式受到挑战是因为SNS治疗括约肌离断患者竟然获得成功[5]。这一点特别引人注目，因为众所周知括约肌修复术疗效随着时间的推移而降低，事实上已证明其中、后期的疗效不甚理想[8, 27]。然而关于SNS的长期疗效和持久性的资料也是有限的，需要继续评估。

对SNS的治疗效果进行定量评估，重点对大便失禁发作次数和生活质量参数进行评价。测试刺激能改善临床症状是永久性植入的适应证，而不是基于生活质量的改善。整合SNS对大便失禁患者症状和生活质量的综合作用，指导决策选择，从而更好地服务于患者，以期进一步改善他们的生活质量。

学者对SNS的作用机制的了解极为有限。可以观察到各种生理变化。因此SNS的临床效果可能基于多种生理功能变化，受多种因素影响。每项功能的重要性及其与病理生理之间的相关性仍不清楚。SNS发挥作用方式也可能随着不同患者而不同。差异性小的患者群体研究少见，大多数研究都是各类患者基于不同病理生理的组合。因此任何有关基本机制的肯定结论都是不合理的。直到最近，才有一些小型的研究，旨在将该技术运用于多种高度选择的具有独特的病理生理状况患者群体，这也许有助于学者对其作用方式的进一步研究。

SNS的潜在安慰剂效应不能完全排除，似乎也不太可能完全是安慰剂效应，这是因为：

（1）已证明可以维持长期疗效。

（2）临床症状恶化患者在修正神经刺激器技术问题后，治疗效果恢复，然而患者本人不清楚具体情况。

（3）临床疗效也已在双盲交叉试验中得到确认[25]。

从技术上讲，SNS的疗效取决于电极置放是否正确，后者目前只能通过临床观察来确定。电极植入过程中进行电生理测试可进一步提高脉冲发生器的疗效和寿命。为了增加其疗效，已经开始行双侧SNS，虽然迄今为止只用于少数患者。双侧刺激是否会更为有效及更持久的改善临床症状还有待确定。现已观察到双侧SNS或单侧一个以上神经刺激的疗效增加与否取决于各自的神经支配模式[34]。如果病理解剖不允许在合适部位植入电极，则可以考虑将其植入更靠外周水平，如阴部神经[39]或胫神经[40]（译者注：胫神经起源于坐骨神经，后者与骶神经有共同的骶髓节段起源，因此可作为外周刺激的位点）。

尽管对SNS作用机制仍然不甚了解，但随着时间的推移，其适应证不断扩大。随着新的治疗理念不断涌现，必须不断地重新考虑目前对肛管直肠生理的理解和神经刺激在肛肠功能障碍性疾病的应用疗效。然而，尽管有非常积极的临床效果，应用越来越多，更多人接受这种治疗方式，但SNS的进一步应用受到经济方面的限制，这是因为目前成本效益的证据依然莫衷一是[9]。

SNS的适应证不断扩大，已不仅仅适用于大便失禁，还应用于慢传输型便秘（STC）和出口梗阻型便秘等领域。初步数据表明，SNS可能是有益的[13]，而且疗效不太可能完全是安慰剂效应[20]。SNS不仅对结直肠肛管功能障碍性疾病有良好效果，而且与前盆腔、中盆腔脏器和盆底均有相互作用。如果能进一步确定其他适应证，在未来盆底疾病治疗方面，SNS将有更重要的临床应用价值。

第六节 自 我 测 试

1. 所谓的"两阶段过程"是：

a. 大便失禁的阶梯式诊断方法。

b. 一个临时测试刺激和根据测试刺激的结果决定随后是否植入永久性脉冲发生器。

c. 经皮神经诊断评估、亚慢性/临时性刺激及治疗性慢性刺激的连续过程。

d. 骶神经刺激应用于其他治疗大便失禁的方法之后。

e. 刺激设置的阶梯式调整。

2. SNS装置永久性植入适应证是基于：

a. 外括约肌自主收缩功能的存在。

b. 括约肌反射功能的存在。

c. 肛管括约肌形态结构的完整性。

d. 有限时间内测试刺激的临床效果。

e. 正常的阴部神经末端运动潜伏期。

3. 哪些情况下SNS有疗效：

a. 括约肌功能弱患者。

b. 有括约肌断裂患者行括约肌修复之前。

c. 经过直肠脱垂修复患者。

d. 患者由神经因素导致的大便失禁。

e. 上述所有情况。

4. SNS的目的是刺激骶神经：

a. 在骶管。

b. 在靶器官。

c. 在骶后孔的腹部侧。

d. 最常见是在S_2水平。

e. 在腰椎交界水平。

5. SNS的作用模式是：

a. EAS纤维表型的变化。

b. 直肠和IAS运动的变化。

c. 通过自主神经系统介导。

d. 基于中枢神经系统的变化。

e. 详细机制仍然不详，可能涉及上述各种情况。

答案与解析

1. 答案：b

解析：有限时间内的测试刺激作为诊断工具，使用它来选择患者进行永久性植入。需要两种技术：临时电极，需要实验后取出；卵圆形电极（包括"叉状起搏电极"），这需要手术放置，如果测试成功也可以留在原处。如果需要永久性刺激治疗需安装脉冲发生器。这种方法被称为"两阶段过程"。

2. 答案：d

解析：目前除了暂时性的测试刺激疗效以外，不存在其他指标评估永久性刺激是否成功。测试刺激效果高度预测永久性刺激的疗效。

3. 答案：e

解析：根据测试刺激反复试验的方法，各种潜在病理形态及病理生理条件下患者，都已经成功地应用永久性电刺激。

4. 答案：c

解析：放置电极孔的位置接近神经通过骶骨腹侧进入盆腔的位置。骶骨的腹侧缘用作叉状起搏电极放置的解剖标志，并用透视镜辅助。最常见的刺激部位是S_3。

5. 答案：e

解析：作用模式的具体细节尚不清楚。肛管直肠生理的各种变化均已有报道。每个个体的功能相关性仍不清楚，但有学说认为SNS有赖于个体病理生理的基础状况。

（Klaus E. Matzel 著

任东林 译，傅传刚 校）

参考文献

［1］ ALTOMARE D F, RINALDI M, PETROLINO M, et al. Permanent sacral nerve modulation for fecal incontinence and associated urinary disturbances［J］. Int J Colorect Dis, 2004, 19: 203-209.

［2］ BAETEN C, BAILEY R A. BAKKA A, et al. Safety and efficacy of dynamic graciloplasty for fecal incontinence: report of a prospective multicenter trial［J］. Dis Colon Rectum, 2000, 43: 743-751.

［3］ BRAUN P M, BAEZNER H, SEIF C, et al. Alterations of cortical electrical activity in patients with sacral neuromodulator［J］. Eur Urol, 2002, 41: 562-566.

［4］ BUNTZEN S, RASMUSSEN O O, RYHAMMER A M, et al. Sacral nerve stimulation for treatment of fecal incontinence in a patient with muscular dystrophy: report of a case［J］. Dis Colon Rectum, 2004, 47: 1409-1411.

［5］ CONAGHAN P, FAROUK R. Sacral nerve stimulation can be successful in patients with ultrasound evidence of external anal sphincter disruption［J］. Dis Colon Rectum, 2005, 48: 1610-1614.

［6］ GANIO E, LUC A R, CLERICO G, et al. Sacral nerve stimulation for treatment of fecal incontinence［J］. Dis Colon Rectum, 2001, 44: 619-623.

［7］ GANIO E, RATTO C, MASIN A, et al. Neuromodulation for fecal incontinence: outcome in 16 patients with definitive implant. The initial Italian Sacral Neurostimulation Group（GINS）experience［J］. Dis Colon Rectum, 2001, 44: 965-970.

［8］ HALVERSON A L, HULL T L. Longterm outcome of over-lapping anal sphincter repair［J］. Dis Colon Rectum, 2002, 45: 345-348.

［9］ HETZER F H, BIELER A, HAHNLOSER D, et al. Outcomeand cost analysis of sacral nerve stimulation for fecal incontinence［J］. Br J Surg, 2006, 93: 1411-1417.

［10］ HETZER F H, HAHNLOSER D, CLAVIEN P-A, et al. Qualityof life and morbidity after permanent sacral nerve stimulation for fecal incontinence［J］. Arch Surg, 2007, 142: 8-13.

［11］ HOHENFELLNER M, MATZEL K E, SCHULTZ-LAMPEL D, et al. Sacral neuromodulation for treatment of micturition disorders and fecal incontinence. In: HOHENFELLNER R, FICHTNER J, NOVICK A（eds）Innovations in Urologic Surgery［M］. ISIS Medical Media, Oxford, 1997: 129-138.

［12］ JANKNEGT R A, WEIL E H J, EERDMANS P H A. Improvingneuromodulation technique for refractory voiding dysfunctions: two-stage implant［J］. Urology, 1999, 49: 358-362.

［13］ JARRETT M E D, MOWATT G, GLAZENER C M A, et al. Systematic review of sacral nerve stimulation for faecal incontinence and constipation [J]. Br J Surg, 2004, 91: 1559-1569.

[14] JARRETT M E D, VARMA J S, DUTHIE G S, et al. Sacral nerve stimulation for faecal incontinence in the UK [J]. Br J Surg, 2004, 91: 755-761.

[15] JARRETT M E, MATZEL K E, CHRISTIANSEN J, et al. Sacral nerve stimulation for faecal incontinence in patients with previous partial spinal injury including disc prolapse [J]. Br J Surg, 2005, 92: 734-739.

[16] JARRETT M E, MATZEL K E, STOSSER M, et al. Sacral nerve stimulation for fecal incontinence following surgery for rectal prolapse repair: a multicenter study [J]. Dis Colon Rectum, 2005, 48: 1243-1248.

[17] JARRETT M E, MATZEL K E, STOSSER M, et al. Sacral nerve stimulation for faecal incontinence following a rectosigmoid resection for colorectal cancer [J]. Int J Colorectal Dis, 2005, 20: 446-451.

[18] JORGE J M N, WEXNER S D. Etiology and management of fecal incontinence [J]. Dis Colon Rectum, 1993, 36: 77-79.

[19] KENEFICK N J, VAIZEY C J, COHEN C G, et al. Medium-term results of permanent sacral nerve stimulation for faecal incontinence [J]. Br J Surg, 2002, 89: 896-901.

[20] KENEFICK N J, VAIZEY C J, COHEN C R, et al. Double-blind placebo-controlled crossover study of sacral nerve stimulation for idiopathic constipation [J]. Br J Surg, 2002, 89: 1570-1571.

[21] KENEFICK N J, EMMANUEL A, NICHOLLS R J, et al. Effect of sacral nerve stimulation on autonomic nerve function [J]. Br J Surg, 2003, 90: 1256-1260.

[22] KOCH S M, VAN GEMERT W G, BAETEN C G. Determination of therapeutic threshold in sacral nerve modulation for faecal incontinence [J]. Br J Surg, 2005, 92: 83-87.

[23] LEHUR P A, MICHOT F, PHANG P T, et al. The safety and efficacy of the artificial bowel sphincter for fecal incontinence: results from a multicenter cohort study [J]. Dis Colon Rectum, 2002, 45: 1139-1153.

[24] LEROI A M, MICHOT F, GRISE P, et al. Effect of sacral nerve stimulation in patients with fecal and urinary incontinence [J]. Dis Colon Rectum, 2001, 44: 779-789.

[25] LEROI A M, PARC Y, LEHUR P A, et al. Efficacy of sacral nerve stimulation for fecal incontinence [J]. Ann Surg, 2005, 242: 662-669.

[26] MALAGUTI S, SPINELLI M, GIARDIELLO G, et al. Neurophysiological evidence may predict the outcome of sacral neuromodulation [J]. J Urol, 2003, 170: 2323-2326.

[27] MALOUF A F, NORTON C S, ENGEL A F, et al. Long-term results of overlapping anterior anal sphincter repair for obstetric trauma [J]. Lancet, 2000, 366: 260-265.

[28] MALOUF A J, VAIZEY C J, NICHOLLS R J, et al. Permanent sacral nerve stimulation for fecal incontinence [J]. Ann Surg, 2000, 232: 143-148.

[29] MATZEL K E. Sacral spinal nerve stimulation for fecal incontinence [J]. Colon and Rectal Surgery, Principles and Practice, 1999, 202-206.

[30] MATZEL K E. Sacral spinal nerve stimulation in treatment of fecal incontinence [J]. Semin Colon Rectal Surg, 2001, 12: 121-123.

[31] MATZEL K E, SCHMIDT R A, TANAGHO E A. Neuroanatomy of the striated muscular anal continence mechanism: implications for the use of neurostimulation [J]. Dis Colon Rectum, 1990, 33: 666-673.

[32] MATZEL K E, STADELMAIER U, GALL F P. Direkte Elek-trostimulation der sakralen Spinalnerven im Rahmen der anorektalen Funktionsdiagnostik [J]. Langenbecks Arch Chir, 1995, 380: 184-188.

[33] MATZEL K E, STADELMAIER U, HOHENFELLNER M, et al. Electrical stimulation for the treatment of fecal incontinence [J]. Lancet, 1995, 346: 1124-1127.

[34] MATZEL K E, STADELMAIER U, HOHENFELLNER M, et al. Asymmetry of pudendal motor function assessed during intraoperative monitoring [J]. Gastroenterology, 1999, 116: 4508.

[35] MATZEL K E, STADELMAIER U, BITTORF B. Bilateral sacral spinal nerve stimulation for fecal incontinence after low anterior resection [J]. Int J Colorect Disease, 2002, 17: 430-434.

[36] MATZEL K E, BITTORF B, STADELMAIER U, et al. Sakralnervstimulation in der Behandlung der Stuhlinkontinenz [J]. Chirurg, 2003, 74: 26-32.

[37] MATZEL K E, KAMM M A, STÖSSER M, et al. Sacral nerve stimulation for fecal incontinence: a multicenter study [J]. Lancet, 2004, 363: 1270-1276.

［38］MATZEL K E, STADELMAIER U, HOHENBERGER W. Innovations in fecal incontinence: sacral nerve stimulation［J］. Dis Colon Rectum, 2004, 47: 1720-1728.

［39］MATZEL K E, STADELMAIER U, BESENDÖRFER M, et al. Pudendal stimulation for anorectal dysfunction-the first application of a fully implantable microstimulator［J］. Colorect Dis, 2005, 7: 45-143.

［40］QUERALTO M, PORTIER G, CABARROT P H, et al. Preliminary results of peripheral transcutaneous neuromodulation in the treatment of idiopathic fecal incontinence［J］. Int J Colorectal Dis, 2006, 21: 670-672.

［41］RASMUSSEN O, CHRISTIANSEN J. Sakralnervestimulation ved analinkontinens［J］. Ugeskr Laeger, 2002, 164: 3866-3868.

［42］RATTO C, GRILLO E, PARELLO A, et al. Sacral neuromodulation in treatment of fecal incontinence following anterior resection and chemoradiation for rectal cancer［J］. Dis Colon Rectum, 2005, 48: 1027-1036.

［43］RIPETTI V, CAPUTO D, AUSANIA F, et al. Sacral nerve neuromodulation improves physical, psychological and social quality of life in patients with fecal incontinence［J］. Tech Coloproctol, 2002, 6: 147-152.

［44］ROCKWOOD T H, CHURCH J M, FLESHMAN J W, et al. Fecal incontinence quality of life scale: quality of life instrument for patients with fecal incontinence［J］. Dis Colon Rectum, 2000, 43: 9-16.

［45］ROSEN H. SNS-How Does it Work?［M］. Geneva: European Association of Coloproctology, 2004.

［46］ROSEN H R, URBARZ C, HOLZER B, et al. Sacral nerve stimulation as a treatment for fecal incontinence［J］. Gastroenterology, 2001, 121: 536-541.

［47］SCHEEPENS W, WEIL E H, VAN KOEVERINGE G A, et al. Buttock placement of the implantable pulse generator: a new implantation technique for sacral neuromodulation-a multicenter study［J］. Eur Urol, 2001, 40: 434-438.

［48］SCHMIDT R A. Application of neurostimulation in Urology［J］. Neurourol Urodyn, 1988, 7: 585-592.

［49］SCHMIDT R A, SENN E, TANAGHO E A. Functional evaluation of sacral nerve root integrity-report of a technique［J］. Urology, 1990, 35: 388-392.

［50］SPINELLI M, GIARDIELLO G, ARDUINI A, et al. New per-cutaneous technique of sacral nerve stimulation has high initial success rate: preliminary results［J］. Eur Urol, 2002, 208: 1-5.

［51］STADELMAIER U, DAHMS, BITTORF B, et al. Efferent innervation patterns during sacral nerve stimulation［J］. Dis Colon Rectum, 2001, 44: 2.

［52］TJANDRA J J, LIM J F, MATZEL K E. Sacral nerve stimulation-an emerging treatment for faecal incontinence［J］. Aust N Z J Surg, 2004, 74: 1098-1106.

［53］ULUDAG Ö, KOCH S, VAN GEMERT W G, et al. Sacral neuromodulation in patients with fecal incontinence: a single-center study［J］. Dis Col Rectum, 2004, 47: 1350-1317.

［54］VAIZEY C J, KAMM M A, TURNER I C, et al. Effects of short term sacral nerve stimulation on anal and rectal function in patients with anal incontinence［J］. Gut, 1999, 44: 407-412.

［55］WARE J E. SF-36 Health Survey, Manual and Interpretation［M］. The Health Institute, New England Medical Center, Boston, 1993.

［56］WONG W D, CONGLIOSI S M, SPENCER M P, et al. The safety and efficacy of the artificial bowel sphincter for fecal incontinence: results from a multicenter cohort study［J］. Dis Colon Rectum, 2002, 45: 1139-1153.

第二十八章　自发性肛管直肠痛或特发性肛周疼痛

第一节　引　言

很多不同的基础性疾病可导致肛管直肠或肛周盆腔疼痛，通常而言，疼痛是由一些常见的疾病所致，例如炎症（肛瘘、肛周脓肿、隐窝炎、裂伤或克罗恩病）、痔、肛裂、肿瘤、前列腺炎或妇科疾病等。然而有时病因不是很确定或者病理生理机制并不是很清楚，此种情况称为是特发性疼痛或是功能性疼痛综合征。

对于一部分患者而言很难区分器质性和功能性疾病。结构异常的情况常见于无症状且没有特异性肛管直肠疼痛的患者。一般而言，女性比男性经历更多的周期性疼痛，特别是在骨盆区[23]。

相当一部分临床医生承认肛管直肠或特发性盆腔疼痛综合征是一种病因不明的复杂疾病，而且目前也没有明确的治疗方案。然而，一些学者怀疑该综合征的存在，他们更趋向于把这种症状和心理因素联系在一起。

像其他功能性胃肠疾病一样，功能性盆腔疼痛综合征通常也同时伴随肠易激综合征（IBS）。不同的研究表明，慢性盆腔痛的女性患者中，IBS的发生率约为29%～79%[29]。反之，据报道约35%的女性IBS患者出现慢性盆腔疼痛[25]。

第二节　概　念

在过去的几十年里，罗马标准的定义是诊断功能性胃肠疾病的正统依据，最新出版的修订版罗马Ⅲ标准包括了功能性肛管直肠疾病[3]。

功能性肛管直肠和盆腔疼痛综合征的定义主要以症状为基础[27]，患者大多数时候并不能回忆起疼痛的具体情况，也许可以试着记录疼痛日记以获取更多资料。功能性肛管直肠和盆腔疼痛综合征往往是由于盆腔疼痛剧烈促使患者积极就医，与具体病理改变无关，最近的6个月内持续达3个月[3]。根据罗马Ⅲ标准只有慢性肛周疼痛和痉挛性肛周疼痛属于完全性功能性疾病（表28-1）。

表28-1　功能性肛管直肠和盆腔疼痛的分类（根据罗马Ⅲ标准）

1. 慢性肛周疼痛
   1a 肛提肌综合征
   1b 非特异性功能性肛管直肠痛
2. 痉挛性肛周疼痛

第三节　慢性肛周疼痛

慢性肛周疼痛也称为肛提肌综合征、肛提肌痉挛、耻骨直肠肌综合征、梨状肌综合征或盆底张力性肌痛。这种疼痛通常为一种模糊的钝痛或直肠内高压感，在卧位或坐位时感觉更为明显。疼痛可能持续几个小时至几天不等，这些症状与肛提肌综合征并存，影响了约6.6%的人群，女性的发生率较男性高[4]。这些人群当中，只有29%的人会就医，而同时存在的相关器官功能障碍似乎是就医的主要原因。几乎一半以上患者年龄在30～60岁之间，而且年龄在45岁之后，发病率呈明显的下降趋势[4]。

当满足以下所有条件时可诊断为慢性肛周疼痛：

（1）慢性疼痛发作至少持续20min。

（2）在诊断前6个月内症状已经持续≥3个月。

（3）排除了由器质性病变导致的直肠疼痛。

同时通过临床检查也可以做出肛提肌综合征的诊断，其主要症状包括向后按压耻骨直肠肌时，左侧压痛明显；如果向后按压耻骨直肠肌时无压痛，则可诊断为非特异性功能性肛管直肠痛。

临床评估通常包括乙状结肠镜检查和适当的影像学检查，如排粪造影、超声、盆腔CT或MRI用来排除其他病变。

尽管一些作者假设肛提肌综合征是由盆底肌痉挛或者过度收缩所致[7]，实际上目前原因不明。还有一些报道提出肛提肌综合征与心理应激、压力及焦虑相关[10]。

据报道，面对不同患者可选择不同的治疗方式来降低肛提肌的紧张度，例如肛提肌指压按摩、坐浴、肌松药（美索巴莫、安定及环苯扎林）、肌肉电刺激和生物反馈治疗。

这些报道大部分不足为信，并没有经过严格的对照试验进行评估。不幸的是大部分患者对治疗没有反应。由Kamm等人提出耻骨直肠肌侧方分解术[12]，因功能性并发症如大便失禁等而禁止使用[2]。

第四节　痉挛性肛周疼痛

痉挛性肛周疼痛为肛管直肠部突发的剧烈疼痛，发作持续约几秒至几分钟，随后完全消失。患者在发作间歇期完全无疼痛。上述典型发作见于不足50%的患者，一年内发作不超过5次[22]。据估计痉挛性肛周疼痛的发生率约为8%～18%，在其他类似的功能障碍患者中，只有17%～20%的人曾向医生抱怨过这种症状[3]，然而前来就医的具体原因多不明确。当满足以下所有条件时可诊断为慢性痉挛性肛周疼痛。

（1）反复发作位于肛管或下段直肠的疼痛。

（2）发作持续数秒至数分钟。

（3）发作间歇期无肛管直肠疼痛或不适。

上述诊断仅仅是基于症状，换言之，并没有体格检查或者实验室实验以支持诊断。短暂和不定时的发作及疾病罕见的属性决定了学者很难明确其生理机制。有研究表明痉挛性肛周疼痛的原因是平滑肌痉挛[5]。根据心理测试结果，很多患者具有情绪焦虑、倾向完美主义和（或）疑病症的情况。

对大部分患者而言，疼痛发作很短暂，治疗只是为求安慰和解释。然而还有一小部分患者痉挛性肛周疼痛会定期发作，对这部分患者而言，吸入柳丁氨醇（一种β-受体激动剂）可以显著减少肛周疼痛发作持续的时间[17]。关于推荐使用可乐定或亚硝酸异戊酯的说法还没有得到证实。

第五节　尾　骨　痛

尾骨痛包括尾骨及其周围肌肉韧带等软组织疼痛，在坐位或持续的站立、弯曲或负重时疼痛加剧[18]。疼痛的病因往往是某种特殊事件（比如外伤或分娩导致骨折）或者是由不良坐姿引起的一种慢性刺激，这些会导致骶尾部和尾骨关节发生骨关节炎，从而产生慢性尾骨痛。患者的一般感受是在坐位或由坐位变为站立位时，尾骨压痛明显。周围组织也常常出现疼痛，例如腰骶椎、骶骨及肛尾韧带。尾骨推拿也导致疼痛产生。尽管在大多数情况下，X线平片的结果显示并没有明显异常，但是在结合临床的情况下，患者站立位和坐位时的骶尾部X线平片可以作为诊断依据[11]。首先，尾骨痛的治疗包括对疼痛的尾骨尖的保护（如坐在软枕或气垫圈上）、温水坐浴、骨盆放松疗法或骨盆推拿按摩。二线治疗包括单独应用麻醉剂或联合激素进行局部封闭。在麻药作用下，使尾骨反复进行屈伸运动，这种方法也有一定的效果[28]。也有人提倡进行骶神经根后支和尾骨神经的冷冻消融术[6]。对于最后一小部分顽固性和无反应的尾骨痛者可考虑行尾骨切除术[8]。

第六节　阴部神经痛和Alcock管综合征

另外两个引起慢性肛管直肠或骨盆疼痛的综合征是阴部神经痛和Alcock管综合征。女性经历盆腔脏器、腰椎或肛管手术之后，可能会出现阴部神经痛。手术后的骶神经根受压或缺血导致盆腔神经根病变可能是根本原因。有患者表现为持续的、局部的肛管直肠和肛周的疼痛，具体描述为近几个月剧烈的跳动或烧灼感，可以蔓延到骶骨、大腿后侧、骨盆和腹部，站立位或卧位可以减轻症状。体格检查没有特殊的阳性体征[21]。镇痛药物通常效果不佳，但是联合使用麻醉药物和类固醇类药物行阴部神经注射对部分患者有效。治疗还包括精神药物疗法。

Alcock或阴部管综合征源自阴部神经损伤所致的神经卡压[19]。后者也可能由位于骶结韧带与骶棘韧带之间的Alcock管压迫所致，或者与骶结节韧带的镰状缘横跨阴部神经有关[14]。

另外，联合应用麻醉剂与类固醇药物使其渗透至Alcock管内可以明显减轻疼痛。患者取俯卧位，骨盆抬高30°，以暴露疼痛点，在X线透视指引下将长针通过臀肌沿着坐骨中间到达脊椎，从而使药物渗透至Alcock管内，然而却不能立即产生止痛效果，这是因为注射药物对神经也产生了压迫，疼痛只可逐渐消退。

第七节　镇痛剂和其他辅助药物治疗

一般而言，特发性肛管直肠和肛周疼痛的治疗应首选以药物为基础的无创疗法。世界卫生组织在关于良性疾病的镇痛指南中提出要建立一个基本健全的治疗方法[13; 15]。最早的镇痛疗法主要是非甾体抗炎药物，对于效果不明显者再加上一种对阿片受体亲和力较弱的药物（如曲马多）。对于顽固性疼痛患者则需要使用强效阿片类药物（例如吗啡或芬太尼），甚至可以使用长效阿片类药物（美沙酮）。在临床实践中，为了减轻疼痛经常联合使用不同的药物。

阻滞神经的有创镇痛方法包括扳机点注射药物，这种方法对治疗肌筋膜痛尤其有效，在某些特别的案例中，也可以使用神经刺激疗法。应用植入装置刺激第三骶神经根可以显著降低慢性盆腔疼痛的严重程度和发作频率，尤其适用于那些合并有大便失禁或尿失禁患者[20]。

辅助药物如三环类抗抑郁药或抗痉挛药主要用于神经源病变患者[9]。在治疗慢性盆腔疼痛时，还可以应用抗组胺药、肌松药、α_2-受体激动剂和右美沙芬。

第八节　心理方面/躯体症状

当患者具有多种阳性体征而不能简单地用已知普通疾病或器质性疾病来解释时，可以诊断为躯体化障碍（癔症）[1]。根据美国精神病学会出版的精神障碍诊断及统计指南（第四版），躯体化障碍至少包含四种不同部位的疼痛、除外疼痛的两种胃肠道症状、一种神经系统症状及一种性生殖系统问题。据一些精神科医生报道多达70%的女性慢性盆腔疼痛综合征患者同时伴随着躯体化障碍[1]。然而在一些专门从事慢性疼痛病诊治的中心，躯体化障碍的患病率似乎要低得多。

正如其他的功能障碍一样，肛管直肠或特发性盆腔疼痛患者的治疗成功很大程度上基于患者对主治医生的信任和信心。主治医生在治疗过程中最好能做到认真聆听患者的倾诉和彻底评估症状。最后，对患者安慰和解释病因，并且承诺提供帮助，都能取得更好的疗效[16]。绝大部分患者都能理解并接受没有特效药的现实，而且对医生水平感到满意，后者的真诚与努力也能让患者的状况越来越好。

历来女性慢性疼痛患者往往都有身体或性虐待的高发率，这似乎也同样适用于肛管直肠或特发性盆腔疼痛患者。多达25%的女性慢性盆腔疼痛患者曾有过身体和性虐待的经历[26]。过去的类似被虐待的创伤性经历可能会改变疼痛信号的神经心理学过程，并且永远的改变脑垂体–肾上腺和自主应激反应。

肛管直肠或特发性盆腔疼痛患者中，抑郁症的发生似乎也越来越普遍，但是目前两者之间的因果关系尚不确定[24]。

第九节 小 结

慢性盆腔疼痛患者应接受包括心理疏导的多学科综合诊治。功能性肛管直肠疼痛综合征需我们进一步研究探索。目前还没有特别有效的治疗方法，有待学者以后进行更多的前瞻性随机试验研究。

第十节 自 我 测 试

1. 根据罗马Ⅲ标准属于完全性功能性肛管直肠疼痛综合征的是：

a. 慢性肛周疼痛。

b. 尾骨痛。

c. 阴部神经痛。

d. Alcock管综合征。

e. 梨状肌综合征。

2. 以下关于肛管直肠痛治疗的描述，正确的是：

a. 因为治疗无侵袭性，所以治疗简单易行。

b. 包括最好的治疗策略和消灭疼痛产生根源。

c. 以三环类抗抑郁药为基础。

d. 接受包含心理疏导的多学科治疗。

e. 完全依赖药物。

3. 痉挛性肛周疼痛由平滑肌痉挛引起，以下描述正确的是：

a. 需立即向括约肌注射肉毒杆菌以防肌肉坏死。

b. 不需积极治疗，因为疼痛很少持续很长时间。

c. 增加括约肌张力，将括约肌切除作为治疗选择。

d. 心理治疗。

e. 应用长效美沙酮舒缓疼痛。

4. 以下关于肛提肌综合征的描述，正确的是：

a. 疼痛可持续数秒至2min。

b. 疼痛常位于尾骨。

c. 向后方耻骨直肠肌按压可以引起疼痛。

d. 发病与压力或焦虑无关。

e. 治疗包括横向分离耻骨直肠肌。

5. 以下关于尾骨痛患者的描述，正确的是：

a. 按压尾骨可以再次产生疼痛。

b. 症状主要在肛管。

c. 放射学检查可以发现尾骨半脱位。

d. 初期治疗可以局部注射麻醉药物。

e. 尾骨切除是有效的治疗手段。

答案与解析

1. 答案：a

解析：罗马Ⅲ标准（2006）将慢性肛周疼痛和痉挛性肛周疼痛划归为慢性肛管直肠痛疾病，并进一步将慢性肛周疼痛分为肛提肌综合征和非特异性功能性肛管直肠痛[3]。

2. 答案：d

解析：由于病因尚未阐明，肛管直肠痛的治疗很复杂，常结合应用抗抑郁药、抗惊厥药等几种辅助用药[23]。

3. 答案：b

解析：痉挛性肛周疼痛可突然发生，疼痛剧烈，持续数秒或数分钟，缓解期可以无任何症状。发作不频繁，每年发生次数少于5次[3]。很多患者因疼痛短暂而不就诊，就诊者也只是为了寻求心理安慰或获得医生对病情的一个解释。

4. 答案：c

解析：肛提肌综合征导致的疼痛常被描述为模糊的钝痛或者直肠内高压感。手指向后按压耻骨直肠肌能够诱发不适感或疼痛。如果向后牵拉耻骨直肠肌时无压痛则可以诊断为非特异性功能性肛管直肠痛。肛提肌综合征发生与心理压力、紧张、焦虑有关[10]。许多旨在减轻肛提肌张力的治疗方法，包括：手指按摩肛提肌、坐浴、电刺激及生物反馈疗法等。Kamm等[12]推荐应用外科手术的方法分离耻骨直肠肌环，临床实践中，应避免施行这种手术，因为该手术容易导致大便失禁等多种功能性并发症[2]。

5. 答案：a

解析：尾骨痛包括尾骨及其周围肌肉韧带等软组织疼痛，在坐位或持续的站立、弯曲或负重时疼痛加剧。尽管在大多数情况下X线平片的结果显示并没有明显异常，但是在结合临床的情况下，患者站立位和坐位时的骶尾部X线平片可作为诊断依据[11]。尾骨痛的治疗包括对疼痛的尾骨尖的保护（如坐在软枕或气垫圈上）、温水坐浴、骨盆放松疗法或骨盆推拿按摩。二线治疗包括单独应用麻醉剂或联合激素进行局部封闭。对一小部分顽固性尾骨痛者，可考虑行尾骨切除术[8]。

（Lukas Degen，Walter R. Marti 著

丁印鲁 译，王天宝 校）

参考文献

［1］ AMERICAN PSYCHIATRIC ASSOCIATION. Diagnostic and Statistical Manual of Mental Disorders：Primary Care Version （DSM-IV-PC）［M］. 4th. Washington DC：Psychiatric Publishing, 1995.

［2］ BARNES P R, HAWLEY P R, PRESTON D M, et al. Experience of posterior division of the puborectalis muscle in the management of chronic constipation［J］. Br J Surg, 1985, 72：475-477.

［3］ BHARUCHA A E, WALD A, ENCK P, et al. Functional anorectal disorders［J］. Gastroenterology, 2006, 130：1510-1518.

［4］ DROSSMAN D A, LI Z, ANDRUZZI E, et al. U. S. householder survey of functional gastrointestinal disorders. Prevalence, sociodemography, and health impact［J］. Dig Dis Sci, 1993, 38：1569-1580.

［5］ ECKARDT V F, DODT O, KANZLER G, et al. Anorectal function and morphology in patients with sporadic proctalgia fugax［J］. Dis Colon Rectum, 1996, 39：755-762.

［6］ EVANS P J, LLOYD J W, JACK T M. Cryoanalgesia for intractable perineal pain［J］. J R Soc Med, 1981, 174：804-809.

［7］ GRIMAUD J C, BOUVIER M, NAUDY B, et al. Manometric and radiologic investigations and biofeedback treatment of chronic idiopathic anal pain［J］. Dis Colon Rectum, 1991, 34：690-695.

［8］ GROSSO N P, VAN DAM B E. Total coccygectomy for the relief of coccygodynia: a retrospective review［J］. J Spinal Disord, 1995, 8：328-330.

［9］ GUAY D R. Adjunctive agents in the management of chronic pain［J］. Pharmacotherapy, 2001, 21：1070-1081.

［10］ HEYMEN S, WEXNER S D, GULLEDGE A D. MMPI assessment of patients with functional bowel disorders［J］. Dis Colon Rectum,

1993，36：593-596.

[11] HODGE J. Clinical management of coccydynia [J]. Med Trial Tech Q, 1979, 125: 277-284.

[12] KAMM M A, HAWLEY P R, LENNARD-JONES J E. Lateral division of the puborectalis muscle in the management of severe constipation [J]. Br J Surg, 1988, 75: 661-663.

[13] KRAMES E. Using a pain treatment continuum: a logical and cost-effective approach. In: RAJ P P (ed) Practical Management of Pain [M]. 3rd. St. Louis: Mosby, 2000, 441-444.

[14] LABAT J J, ROBERT R, BENSIGNOR M, et al. Neuralgia of the pudendal nerve. Anatomo-clinical considerations and therapeutical approach [J]. J Urol, 1990, 96: 239-244.

[15] LEVY M H. Pharmacologic treatment of cancer pain [J]. N Engl J Med, 1996, 335: 1124-1132.

[16] PRICE J, FARMER G, HARRIS J, et al. Attitudes of women with chronic pelvic pain to the gynaecological consultation: a qualitative study [J]. BJOG, 2006, 113: 446-452.

[17] RAO S S, TUTEJA A K, VELLEMA T, et al. Dyssynergic defecation: demographics, symptoms, stool patterns, and quality of life [J]. J Clin Gastroenterol, 2004, 38: 680-685.

[18] RYDER I, ALEXANDER J. Coccydynia: a woman's tail [J]. Midwifery, 2000, 16: 155-160.

[19] SHAFIK A. Anal pain caused by entrapment of nervus pudendi: etiology and treatment [C]. Proceedings of Colon-Proctologia 2000, Seventh Annual Meeting of the Association of Coloproctology Units. Verona, Rome, 2000: 402-406.

[20] SIEGEL S, PASZKIEWICZ E, KIRKPATRICK C, et al. Sacral nerve stimulation in patients with chronic intractable pelvic pain [J]. J Urol, 2001, 166: 1742-1745.

[21] SWASH M, FOSTER J M G. Chronic perianal pain syndrome. In: HENRY M M, SWASH M (eds) Coloproctology and the Pelvic Floor [M]. 2nd. Oxford: Butterworth Heinemann, 1992: 449-454.

[22] THOMPSON W G. Proctalgia fugax in patients with the irritable bowel, peptic ulcer, or inflammatory bowel disease [J]. Am J Gastroenterol, 1984, 179: 450-452.

[23] UNRUH A M. Gender variations in clinical pain experience [J]. Pain, 1996, 65: 123-167.

[24] WALKER E, KATON W, HARROP-GRIFFITHS J, et al. Relationship of chronic pelvic pain to psychiatric diagnoses and childhood sexual abuse [J]. Am J Psychiatry, 1988, 145: 75-80.

[25] WALKER E A, GELFAND A N, GELFAND M D, et al. Chronic pelvic pain and gynecological symptoms in women with irritable bowel syndrome [J]. J Psychosom Obstet Gynaecol, 1996, 17: 39-46.

[26] WALLING M K, REITER R C, O'HARA M W, et al. Abuse history and chronic pain in women: I. Prevalences of sexual abuse and physical abuse [J]. Obstet Gynecol, 1994, 84: 193-199.

[27] WHITEHEAD W E, WALD A, DIAMANT N E, et al. Functional disorders of the anus and rectum [J]. Gut, 1999, 45 (Suppl 2): 55-59.

[28] WRAY C C, EASOM S, HOSKINSON J. Coccydynia. Aetiology and treatment [J]. J Bone Joint Surg Br, 1991, 73: 335-338.

[29] ZONDERVAN K T, YUDKIN P L, VESSEY M P, et al. Patterns of diagnosis and referral in women consulting for chronic pelvic pain in UK primary care [J]. Br J Obstet Gynaecol, 1999, 106: 1156-1161.

第二十九章　肛门手术并发症

第一节　引　言

随着现代普通外科学的亚专科化和专业化，肛肠外科的地位也越来越高。这主要表现为需要处理的肛肠疾病种类越来越多，其中肛周疾病尤为突出。疾病种类的增多，治疗方法的多样化，来自投资方及医院管理者的要求，缩短住院天数及降低治疗费用的压力也越来越大，同时还要最大程度地降低被投诉的风险。因此对肛肠外科医生进行必要的培训，使他们及时掌握以询证医学为基础的医疗实践证据，了解各种治疗方法的潜在并发症就显得非常重要。一些传统的治疗方法，如传统的痔切除术，已经实施许多年，经过了时间的考验，证实安全有效，因此沿用至今。但是，另外一些手术则被新的更有效的治疗方法所取代，例如骶神经刺激疗法替代经肛管后方入路修补术。

全面地评估一种治疗方法，不能仅仅评估其有效性，还应该评估可能造成的危害。所以，这一章节着重讲述肛管及肛周手术的潜在并发症。

第二节　肛周脓肿

一、复发

肛周脓肿单纯切开引流术后复发常由于残留瘘管所致，邻近部位汗腺炎也可导致脓肿复发[1, 2]。引流和瘘管刮除术联合抗生素治疗后，一期缝合切口往往能使切口更快愈合，且患者住院时间更短及疼痛更轻[3]。

切开引流术后有时可能遗留小的脓肿，这需要在第二次麻醉下行彻底引流。手术搔刮脓腔可导致肛管直肠黏膜损伤，诱发术后医源性瘘，为避免这种情况的发生可采用小切口或单纯引流术。括约肌上型和括约肌外型肛瘘有时并不是隐窝腺起源的，其诱因大多数为医源性因素，这些因素主要为治疗急性炎症时粗暴地探查[4]。确切瘘管探查应在急性感染缓解之后进行，如出现坐骨直肠脓肿则不可实施探查；此外，探查可导致大便失禁的风险增加，且没有证据表明探查能减少复发的发生[1]。另一方面，瘘管的内口如果能被轻松发现并及时处理，肛周脓肿的复发率可下降至1%以下[5]，这比实施单纯切开引流术后的复发率低。如果未发现明显内口，最安全的做法是仅仅单纯引流，但这可增加复发率。总之，57%~86%患者未发现明显内口，迁延不愈或复发的概率为3.7%~36%，这说明单纯切开引流并不一定导致肛瘘形成[6]。

二、粪污、漏气和急迫性大便失禁

肛周脓肿急性期行手术治疗时，要准确地判断离断肛管括约肌的多少是非常困难的[1]。而且肛管括约肌的损伤是永久性的。最近的一项系统评价表明，脓肿引流时切开瘘管可略增加轻度大便失禁的发生率，但这可降低术后复发率（R. L. Nelson，私人交流，2006）。

三、迁延性感染

迁延性感染可出现在脓肿引流术后，免疫缺陷或糖尿病患者更多见，如果发生，应积极使用抗生素。偶见伴有β-溶血性链球菌感染可使感染难以治愈。因此参照细菌培养结果用药非常重要。

四、坏死性筋膜炎

临床少见，一旦发生需紧急行CT检查评估病情，给予患者适当的抗生素治疗，及早进行复苏，进行彻底的清创换药。如果病情需要，可行粪便转流性造口。患有严重感染、免疫抑制或糖尿病的患者更应积极治疗（详见本章痔疮部分）。

第三节 肛 瘘

一、迁延不愈、复发和大便失禁

与传统的肛瘘切开术相比，保留肛管括约肌的肛瘘手术，术后大便失禁的发生率较低，但是其治愈率也较低，复发率较高。在选择治疗方案前，需要将各种治疗方式的治愈率、复发和大便失禁风险告知患者。总体而言，除了简单低位肛瘘，如拟减少大便失禁风险，应行保留括约肌的手术。

准确地探查瘘管，了解其与括约肌和盆底肌之间的关系对降低复发率和大便失禁的发生率至关重要。现广泛地采用Parks等制定的分级标准[7]。大多数肛瘘的发生是原发性的，但是经过仔细地询问病史、查体及适当的追踪调查，偶尔可发现炎症性肠病的证据，而这一疾病可能是肛瘘的潜在病因，且针对这种肛瘘的治疗方案应更加保守。克罗恩病患者接受括约肌切断手术后，粪污和急迫性大便失禁更加多见，这些患者可同时出现稀便。

肛门指检评估窦道的准确率达60%，肛管超声内镜检查（EAUS）的准确率为80%，核磁共振成像（MRI）准确率为90%[8]。因此对于任何复杂性肛瘘都应在指检基础上联合应用影像学辅助检查，以辨认是否存在遗漏的窦道，因为遗留窦道可能增加迁延不愈或复发的风险。只有简单的低位括约肌间肛瘘可不实施影像学检查评估。

累及超过30%肛管外括约肌（EAS）的肛瘘切开术与保守的分离术相比，发生大便失禁风险更大[9]。如术前未做MRI，则在麻醉条件下，很难评估被离断的EAS程度。术前MRI扫描使复发的风险降低至16%，而未做MRI扫描，复发率高达57%[8]。MRI对鉴别慢性括约肌上和括约肌间感染非常有效。前者来源于括约肌间肛瘘向上蔓延，而后者为经括约肌间肛瘘向坐骨直肠窝蔓延的结果。在临床上，很难将两者区分，但两种病变的治疗方式不同。向肛提肌上蔓延应将脓肿直接引流至直肠，如果通过肛提肌引流可产生括约肌外肛瘘，这样的肛瘘几乎不可愈合。

肛瘘切开术前应实施肛管直肠测压，在多产的女性患者更应实施。保留肛管括约肌的手术方式，还需联合经肛管超声内镜检查，如此可提高患者的控便能力及减少大便失禁的风险[10]。

二、纤维蛋白胶疗法

纤维蛋白胶是一种简单安全的肛瘘治疗手段，单独使用时无大便失禁的风险。令人失望的是其失败率很高，据报道其治愈率只有14%～60%，但治愈患者中只有6%复发[11-13]。近期的随机对照试验报道，只有3/6的低位肛瘘和9/13的复杂肛瘘患者可通过这种方法而治愈，但即使胶粘方法失败，患者也不必失望，胶粘法可以重复使用且成功率仍达50%，因此这种方法应成为一线治疗方法。在使用胶粘制剂时无须应用抗生素。

没有证据表明术前肠道准备、处理内口和冲洗窦道在减少失败和复发率方面有任何帮助[12]。

三、肛瘘栓疗法

现今关于外科肛瘘栓治疗肛瘘是否有效的研究仍然很少，实验数据也局限在几个单中心研究。针对这一治疗方法还没有多中心随机对照研究。Armstrong团队[15]最近发表了他们实施这一治疗方法后12月随访结果，仅有17%的肛瘘没有愈合，在肛瘘只有一个外口时其治愈率更高，尽管没有统计学意义。大多数不愈合出现在术后1个月内，其主要原因为肛瘘栓固定失败而脱出、患者剧烈活动、肛瘘多发窦道或继发脓毒症。虽然术前使用泄液线可以方便瘘栓插入，但是否有泄液线并不影响预后。一项前瞻性研究[16]比较纤维蛋白胶法和瘘栓法：60%使用纤维蛋白胶法患者在3个月内出现迁延不愈的肛瘘，而瘘栓组只有13%的患者出现这一情况，这一前瞻性的结果颇令人鼓舞。这项技术看上去安全、简单且花费少，有可能成为一种避免括约肌损伤的一线治疗方法，但还需要更多随机对照试验数据来支持这一观点。除此之外，这种方法也可以用于治疗克罗恩肛瘘。对20例患者进行的随访调查中，16例患者总共有36个克罗恩瘘管接受肛瘘栓治疗，在中位随访10个月后，仅有4例患者出现复发（20%）[16]。

四、松弛法挂线术（挂浮线）

对高位肛瘘单纯使用松弛挂线疗法可以达到保留EAS的目的。去除挂线后短期内复发率为10%~56%，长期复发率为80%。据报道轻度大便失禁出现率为0~58%，这可能与治疗括约肌间感染而采用内括约肌切开引流术有关，但很少出现严重的大便失禁[17-24]。

五、去核手术（切除内口的手术）

肛瘘内口切除手术联合分层关闭黏膜及括约肌，其复发率（1%~14%）和大便失禁的发生率（7%~17%）都比较低[25]。然而，在一个比较开放瘘管术和去核手术联合开放瘘管术的随机对照试验中，Kronborg发现两者复发和需再手术的发生率相似[26]。保持紧贴瘘管实施手术可减少延迟愈合发生率，这一点在窦道纤维化及界限清楚的肛瘘中更易做到[26]。Lewis随访了67例接受去核手术联合窦道开放的低位肛瘘患者，只有一位患者发生复发。去核术后，逐层解剖缝合去核手术窦道联合关闭内口，切口的外侧部分开放，32例复杂性肛瘘患者中只有3例患者发生复发，4例患者需要造口，其中1例必须实施永久性造口[27]。

六、推进黏膜瓣

使用直肠肛管黏膜瓣技术可保留括约肌、避免肛管畸形和加速愈合。成功的关键是制作一块包含黏膜、黏膜下层和环形肌肉纤维的半厚黏膜瓣，其顶端不少于底部宽度的一半。为预防感染，于皮瓣底部添加庆大霉素海绵并未改善患者预后[28]。7%~19%患者出现复发，大便失禁发生率为0~8%[29,30]。奇怪的是，报道的大便失禁的发生率与肛瘘切开术相似[31]，这提示术中使用牵拉器游离皮瓣时，不仅损伤了直肠黏膜，还可能损伤肛管括约肌。所以，使用肛管牵拉器游离皮瓣时需非常小心。与Scott拉钩相比，使用Park拉钩可导致静息压力明显减低，增加大便失禁发生率[32]。

肛皮瓣的疗效可能不及直肠肛管黏膜瓣。然而，皮岛皮瓣在技术上更加简单，尤其适用于出现了肛管纤维化或狭窄患者。报道复发率为20%~54%[33,34]，一项报道显示大便失禁率高达18%[34]。皮岛皮瓣治疗高位经括约肌肛瘘的疗效与瘘管切开相似，在中位随访时间36个月，没有发现两者在大便失禁发生率方面有明显差异[35]。选择肛皮瓣的类型并不重要。核心瘘管切开后，笔者倾向于使用V-Y型皮瓣。不完全缝合可减少血肿、感染和皮瓣移植失败的风险。术前机械肠道准备的效果不比磷酸盐灌肠法优越。

七、松弛法挂线术+二期瘘管切开术

这一技术可用于治疗有或无二期迁延不愈的高位经括约肌型肛瘘和其他类型复杂性肛瘘，可避免切割法挂线术偶尔伴有的疼痛。Thompson和Ross[17]对34例患有复杂高位经括约肌型肛瘘患者进行治疗，其中使用松弛挂线术治愈了18例患者（57%），83%患者无大便失禁；肛瘘迁延不愈患者接受了肛瘘切开术，切断了肛管括约肌，其中9例患者（68%）出现了不同程度的固体大便失禁，其中3例患者需括约肌修复术；前一组患者中没有发生严重的大便失禁。在另一项研究中，术后复发率仅为22%[18]。

总体而言，这种方法的复发率很低（0~8%），但明显的大便失禁的发生率较多见（10%~42%），轻微症状的大便失禁发生率高达54%~62%[21,36]。

八、肛瘘切开术

肛瘘切开术作为一线治疗方法，仅限用于累及不超过1/3EAS的低位简单的经括约肌肛瘘和括约肌间肛瘘（仅需离断齿状线下方的IAS）。这一手术可能造成切口延迟愈合和肛管畸形，后者可导致肛门粪污。

探查窦道可于麻醉下将手指伸入肛管并轻柔地将探针探向位于齿状线的内口。

关于本病复发率的文献由于患者群体差异，随访方法不同，复发率的诊断标准与肛瘘复杂程度差异及外科医生的经验不同而无法进行相互比较。文献报道复发率在0%~9%之间[37-39]。

肛瘘切开术后大便失禁发生率为0.1%~45%，多见于女性、前方肛瘘或克罗恩肛瘘[38,39]。过去几年的研究发现如果耻骨直肠肌大部分保留的话，则控便功能当无大碍，即使下方的部分括约肌已被离断。大便失禁的程度与离断的括约肌的程度相关：肛瘘位置越高，术后患者出现大便失禁的可能性越大。即使仅仅损伤远端的IAS，也对控便能力产生轻微影响。虽然肛瘘切开术的治愈率高，但也有一定的大便失禁风险，患者在术前需要在治愈肛瘘与大便失禁风险之间做出选择。

袋形缝合术可显著减少愈合所需时间，这种方法相比于单独采用肛瘘切开术复发率相似，但保留EAS功能[40]作用更佳。没有证据表明袋状缝合术后复发率更高。

瘘管切除术较肛瘘切开术愈合时间更长，出现大便失禁的风险更高[26]。

九、切割法挂线术

虽然术后肛瘘迁延不愈或者复发率为2%~29%，但是大便失禁比较常见（10%~54%），其中明显的大便失禁发生率高达39%[36,41,42]。这一结果与松弛法挂线术+二期瘘管切开术相似。切割法挂线术可能会引起疼痛，由于其发生大便失禁的概率较高，这种方法仅限用于保留肛管括约肌手术失败患者，作为最后的治疗方法来选择。

十、长期松弛法挂线引流术

长期松弛法挂线引流术作为一种可以选择的治疗方法，主要用于伴有克罗恩病或人类免疫缺陷病毒/获得性免疫缺陷的肛瘘患者。但是，窦道表面上皮化之后，这种方法的引流效果也极其有限。

十一、克罗恩肛瘘

对于克罗恩肛瘘，请消化内科专家进行联合诊治是必要的。急性感染应紧急引流，并同时使用松弛挂线治疗，然后患者应转到内科，接受免疫调节治疗。在使用抗肿瘤坏死因子-α（英夫立昔）前，应行一次MRI扫描确认无未引流的残留脓腔，因这种情况可导致患者发生致命感染。55%肛瘘患者应用英夫立昔有效，但超过50%患者在中位时间3个月后复发[43]。一项最近的研究表明，挂线应于英夫立昔（5mg/kg）3周期治疗的第2周期结束时移除，这样做达到完全或者部分愈合的概率分别为47%和53%。除了肛瘘外口愈合，MRI显示几乎所有患者瘘管都出现迁延不愈现象。除非长期反复使用英夫立昔，否则必定发生复发。挂线及应用英夫立昔治疗后，继续应用免疫抑制剂完全或部分治愈率可达到86%[44]。相比于其他肛周疾病，克罗恩病引起的直肠或贮袋阴道瘘经英夫立昔治疗后疗效不佳，不愈率为60%[45]。导致失败的因素包括克罗恩肛瘘窦道的数量、肠外疾病和结直肠炎病情严重。克罗恩病是否侵犯小肠与患者临床预后的关系仍有争议。

复杂性肛瘘可行长期松弛法挂线引流术治疗[21]。推进黏膜瓣治疗克罗恩病有效率较低。英夫立昔可提高手术后患者的预后，但现今无随机试验能证实这一点。未来实施针对这类疾病修复术的更深层次的研究是非常有必要的。世界范围内推进皮瓣治疗克罗恩肛管直肠瘘的治愈率为85%，直肠阴道瘘治愈率为70%[46]。治疗直肠阴道瘘的初次成功率为58%，而世界范围内初次治疗失败后再次修复的治愈率达75%。至今无证据表明造口术能改善患者的预后。晚期复发率为16%，其中有6%患者最终需接受直肠切除术[47]。

当克罗恩病对药物治疗无效时，有必要实施肠造口术。超过50%患者需要永久性造口。当英夫立昔与免疫抑制剂治疗无效，出现肛管直肠狭窄、大便失禁、生活质量差或局部手术失败时，应考虑实施直肠切除术+永久性肠造口术。

十二、恶性肿瘤、结核和HIV引起的肛瘘

由于肛瘘癌变的发生率很低，很容易被忽略，这将导致延误诊断。因此所有长时间存在的肛瘘都应刮取一部分病变组织行病理学检查[48]。

复杂性肛瘘伴直肠狭窄应考虑可能存在结核病，尤其当患者来自结核病流行的地区，或患有免疫缺陷疾病。刮取组织应行抗酸杆菌检测，另外需行结核分枝杆菌特异性聚合酶链反应以证实诊断。另外还应实施活组织细菌培养。一旦确诊，应充分引流，同时联合使用抗结核药物治疗[49]。

进展期HIV患者，选择治疗方式应尽量缓和，主要实施脓肿引流和松弛挂线治疗。尽量避免损伤括约肌，因为这可能增加术后出现大便失禁与治疗相关腹泻的风险。HIV早期或感染控制良好的肛瘘患者，可接受常规治疗[50]。

第四节　化脓性大汗腺炎

一、简介

化脓性大汗腺炎可增加大汗腺区慢性复发性感染的发生率，腋下、腹股沟和会阴区域尤为明显，其原因是由末端毛发汗腺阻塞继发感染，且感染扩散到临近大汗腺所引起，而不是大汗腺自身一期感染导致[51]。32例患有化脓性大汗腺炎患者，在21例患者大汗腺提取物中发现米勒链球菌、厌氧链球菌、金黄色葡萄球菌、变形杆菌及拟杆菌[52]。另外沙眼衣原体也见于感染灶中[53]。临床表现为因大汗腺破坏后出现疼痛性皮下硬化区，并形成反复发作的窦道。也可出现被覆鳞状上皮的囊腔和窦道。虽然做出疾病的诊断很简单，但肛管直肠瘘、藏毛窦疾病和克罗恩病常与化脓性大汗腺炎相混淆，甚至有时这些疾病与化脓性大汗腺炎同时存在[54]。感染的皮脂腺囊肿、肛周脓肿、放射菌病、结核和腹股沟淋巴肉芽肿也可能影响对本病的诊断。如有必要所有切除的组织需经病理检查同时进行细菌学检测以排除上述疾病的可能性。

二、复发、进展和治疗失败

首次出现化脓性大汗腺炎时，可用皮肤清洁剂、坐浴、局部或全身使用抗生素、激素类似物或拮抗剂、异维甲酸和免疫调节剂（包括英夫立昔等）等治疗，但是他们的复发率很高。非手术治疗只在病变早期有效。

手术治疗应选择扩大切除术或去顶术，单纯的切开及引流治疗效果不佳。在某些严重患者中，扩大局部切除术[55, 56]需使用断层皮肤移植和暂时性造口来避免延期愈合和收缩的并发症[56, 57]。脓肿和窦道的切开及去顶[58, 59]，联合刮除窦道表面颗粒但保留上皮化及纤维化窦道的手术方式，并不彻底。为避免发生复发和迁

延不愈，所有硬化的区域都必须接受探查及实施去顶手术，且不能残留多余悬浮的皮肤边缘。至今无证据表明这种保守的治疗方法治疗效果不佳，另外这种方法的愈合时间更快，虽然没有随机对照试验来证实这一点。局限性疾病可实施切开并一期缝合，但复发率较高[60]。皮瓣或者断层皮肤移植填补大范围缺损的成功率高低不一[61]。施行袋形缝合术总体而言，是不合适的，其复发率较前面几种治疗方法更高[62]。

化脓性大汗腺炎常常被误诊为肛瘘或者克罗恩病，特别是当窦道延伸到齿状线时，从而引起难以控制的、反复出现的感染。此时，应仔细检查腋窝、腹股沟和会阴区域，以便判断是否患有大汗腺炎。如出现复发，应选择扩大的局部切除术或去顶术。

三、恶变

化脓性大汗腺炎恶变发生率较低，但也应考虑，尤其是病程迁延不愈者（中位时间为16年），对所有切除的组织都应行病理学检查[57]。

第五节　坏死性筋膜炎（Fournier坏疽）

一、简介

富尼埃坏疽（Fournier坏疽）是肛门生殖区和会阴区域的多种细菌混合感染引起的坏死性筋膜炎，表现为皮下动脉闭塞性动脉炎[63]。临床表现可以为轻度的皮肤坏死，也可表现为沿着筋膜间隙快速扩散的皮肤及皮下软组织坏死，甚至危及生命。这是一种外科急症，需要快速做出诊断和实施治疗，尤其是患者存在免疫抑制或糖尿病时[64]。

大多数病变可以培养出需氧和厌氧菌或会阴部共生菌（这些菌常常为结直肠埃希菌、链球菌、葡萄球菌、变形杆菌、梭状芽孢杆菌、克雷伯氏菌、拟杆菌和棒状杆菌的混合）。每例患者的病变中，平均可分离出3种上述细菌[52]。该疾病的发生率男性为女性的10倍。肛管直肠脓肿（坐骨直肠窝、会阴和括约肌间）（约占19%~50%）、泌尿生殖器感染和创伤是其最常见的病因[64]。

富尼埃坏疽相关的共存病包括糖尿病（10%~60%）、酗酒和器官移植后的免疫抑制、化疗、应用类固醇激素、白血病或HIV。据报道可致病的医疗行为包括疝修补术、血管切开术和肛管直肠检查时黏膜活检、Thiersch线法治疗直肠脱垂、痔结扎或硬化剂注射治疗、吻合器痔上黏膜钉合术（PPH）和开放痔切除术、插尿管、肿物切除术、前列腺活检、阴茎假体植入术、经股血管造影术、经肛管置入吻合器行结直肠吻合、鸡骨或鱼骨嵌顿于肛管。虽然富尼埃坏疽在肠道疾病中更多见，例如阑尾炎、结直肠癌或憩室，但腹腔内的其他疾病也为诱因，如肾脓肿、尿道梗阻和狭窄[52]。患者常表现出不同程度的全身症状和脓毒症表现。腹部、生殖系统和肛管直肠区域的仔细体格检查常能发现硬结、捻发音、紫色变或症状明显的皮肤表现和皮下坏死。急诊CT检查可排除腹腔内或者盆腔感染，同时可观察筋膜感染的蔓延范围，因为筋膜感染可能比可见的皮肤坏死范围更加广泛。MRI检查对诊断也有意义。阴囊超声可有助于判断睾丸是否受侵犯，同时还能观察到阴囊皮肤是否有气肿存在[65]。其他的实验室检查包括全血细胞计数、血尿素、肌酐和电解质检查，在使用抗生素治疗之前，应实施血培养和复苏治疗，如有必要可予以输血。初步治疗后应于麻醉下急症行直肠乙状结肠镜检查[66]，并在临床条件允许的情况下检查前使用磷酸盐灌肠，以利于肠镜检查检查。必须对可疑侵犯的组织进行扩大的清创，而不考虑手术是否会导致组织缺损。二期手术探查应该在24~48h后进行[64]。治疗时可能需要多次清创以控制疾病扩散。还可能需要行结肠造口术来避免粪便对切口的污染。如果同时出现泌尿系统感染、尿道狭窄或者尿失禁的表现，则需实施耻骨上穿刺导尿术[67]。高压氧治疗是否能减少患者的死亡率现在仍然存在争议，且没有研究证明该疗法能控制病变的更进一步的扩散或对切口愈合有任何帮助[64,68]。

二、死亡率

富尼埃坏疽死亡率为3% ~ 38%[69, 70]。超过60岁的老人患病后死亡率更高[71, 72]。免疫缺陷病患者死亡率也较高[73]，但还没有关于糖尿病是否影响死亡率的相关结论，尽管糖尿病患者理论上死亡率应该较正常人高。肛管直肠源性感染相比于泌尿系统源性感染而言，致死率更高[74]。出现血流动力学不稳定患者更加危险，复发时间也更短，并发症及败血症的发生率也更高，且住院时间延长[70]。不及时的诊断、不适当的应用抗生素和外科清创不及时（即使只晚几个小时），也将增加患者的死亡率[72, 75]。出现上述情况可能与医生对这一疾病的认识不足、疾病表现多样和偶尔起病隐匿有关。疾病早期，肛周疼痛可能与临床症状不符。患者最初可能表现为发热、心神不安、非特异性腹痛、会阴水肿或无特异会阴表现的全身感染症状。任何有会阴感染证据或出现可疑皮损患者，需要常规全天留院观察，排查扩散性蜂窝织炎或早期皮肤坏死的可能。有或无捻发音的局部皮肤紫色样变是疾病的早期征象，这预示着即将出现明显的黑色皮肤坏死[64]。延误CT检查和急症手术的时机，可导致疾病快速恶化，并增加患者的死亡率。

在发病初期，医生可能忽略潜在的腹腔内病变。病变侵犯阴囊时睾丸常不受影响，这源于其血供主要来源于腹腔，而同时伴睾丸坏疽说明感染来自腹腔，因此需要紧急行CT检查，腹腔镜或剖腹探查。通常也需行膀胱尿道镜和结肠镜活检，以排除潜在的恶性病变。

临床表现仅仅局限于外生殖器的富尼埃坏疽也应该实施肛管直肠检查。尤其在高度专科化及资源重新配置的今天，很容易引起漏诊。阴茎或阴囊坏疽患者，可能在远隔部位同时伴发隐匿的结直肠肛管源性感染；如果处理不及时，将非常危险。反之亦然。尿道和直肠周围感染蔓延到会阴区皮肤都会产生同样的病变特征[76]。

三、造口术的实施及临床结局

现今对构建和实施转流性肠造口的时机选择仍然存在争议，手术的实施应由疾病进展的严重程度、肛管直肠和会阴的侵犯程度、切口处理情况及患者的一般情况来综合决定。在一项包括45例患者的研究中，未造口患者死亡率为7%，实施造口患者死亡率达38%[77]。之所以出现这一差异可能是由于医生基于疾病严重程度对手术方法的选择差异而造成的，而与是否实施造口无关。对于病情严重的患者而言，应延时造口直到患者的一般情况好转[78]。只有不足10%的造口患者在术后48h内排泄大便，所以延时造口不会增加感染的发生率。

四、不明病原体感染

即使出现腐烂、有坏死组织排出，其细菌培养结果也常是阴性的，这可能是由于标本收集的方法不当所致[52]。在使用简单的拭子培养的同时，也应抽取脓液来做需氧和厌氧菌培养。

五、不明原因持续性或进行性坏疽

必须严格地、频繁地检查清创区域，以避免因没有识别不明原因的持续性或进行性坏疽而造成不良后果。

六、抗生素应用不当或无效

开始抗生素治疗以前应先与感染科医生一起探讨疾病的可能致病菌。无论细菌培养结果如何或细菌革兰染色结果如何，都应立即使用广谱抗生素治疗。这些抗生素必须对葡萄球菌、链球菌、革兰阴性结直肠菌、假单胞菌、拟杆菌和梭状芽孢杆菌高度敏感[63]。一般而言，推荐使用青霉素、甲硝唑、三代头孢和庆大霉素类抗生素。

七、营养不良

患者病情常较重，且需要在治疗期间维持机体的正氮平衡，否则会出现切口愈合困难。建议使用肠内营养支持，既可以补充足够的营养，又可以避免肠外营养的相关并发症[52]。

八、会阴及阴囊的皮肤缺损

阴囊和会阴部皮肤有相当大的再生能力，但有时也需要使用皮瓣或肌皮瓣，预防切口过大而导致过度的疤痕形成和睾丸固定的发生。应早期与整形外科医生就诊疗方案进行探讨。如有必要，可使用置于皮下的腹壁皮囊或皮瓣来保护睾丸[64]。然而，当阴囊皮肤缺损严重时，可行睾丸切除术来预防术后出现因保留睾丸而产生的问题[79]。睾丸切除术在阴囊脓肿合并富尼埃坏疽时实施，睾丸坏疽同样也需要行睾丸切除术。切口愈合后，遗留患者无法接受的切口可能需要行重建手术来矫形[80]。手术对生育能力和性功能恢复的影响仍不明确。

九、对直肠和肛管括约肌的影响

在大多数患者中，直肠并没有受累，但有时损伤严重的情况下，可能需要实施经腹会阴直肠切除术[81-83]。会阴坏疽可能会蔓延至EAS，这种情况需要扩大清创并可能最终导致括约肌功能障碍和实施永久性造口（个人的见解）。

十、阴茎缺失

阴茎坏疽将导致手术源性或自发性阴茎全部缺失[52]。

十一、糖尿病

富尼埃坏疽可能是糖尿病的最先表现，合并酮症酸中毒时则有潜在的致死风险[52]。

十二、延迟出院

这常为会阴和阴囊部切口延迟愈合造成的。在一项研究中显示，患者住院天数为2～278天[84]。

十三、癌变

据报道来自疤痕组织的鳞癌是该疾病的一种长期并发症[85]。

第六节　肛　　裂

一、简介

肛裂是肛管鳞状细胞上皮的溃疡，位于黏膜皮肤交界处的远端，且常发生在肛管后正中线。排便时出现剧痛可能与肛管内括约肌（IAS）的痉挛有关。解除IAS痉挛，不仅可缓解疼痛，而且还可以治愈肛裂，自此不再复发。虽然最近非手术治疗方法已经获得了广泛的认可，手术治疗仍然常用，因为还没有一种药物（三磷酸甘油酯-GTN、钙通道阻滞剂如地尔硫卓、肉毒菌毒素、吲哚拉明、精氨酸、米诺地尔和西地那非）疗效优于IAS侧方切开术[86]。用于治疗肛裂的手术方法包括扩肛、IAS侧方切开术（切口开放或关闭）、个性化的侧方IAS切开、后中线IAS切开术、肛裂切除（或联合肉毒杆菌注射疗法）和推进皮瓣移植术。术后并发症主要为大便失禁，这在过去很少发生[37]，但最近几年的报道表明其发生率较高[87]，所以选择正确的治疗方法十分重要。

二、血肿/出血

血肿非常少见，常是由切开手术后加压不当造成的。出血也极其少见，但开放式括约肌切开时常出现出血。肛周血肿见于注射肉毒素之后[88]。

三、感染并发症

接受括约肌切开患者中（常常是闭合性手术）肛周感染发生率为1%~2%，可能是由于刀刃穿透肛管黏膜造成的。治疗方法包括充分引流，如出现瘘管，则实施瘘管切开术。这种脓肿继发肛瘘的发生率为50%[89]。

四、锁眼畸形

肛管畸形是后正中线括约肌切开术后一种棘手的并发症。肛管畸形可以导致黏液外流、粪污和肛周瘙痒。虽然有症状的肛管畸形的真实发生率可能很低[90]，但由于这种畸形在后方括约肌切开术后发生率更高，所以不推荐实施这一手术，除非相应部位存在需要开放的浅表肛瘘或括约肌间脓腔。

五、大便失禁

大便失禁是肛裂手术后最为严重的并发症。发生风险因不同手术类型而不同，内括约肌中线切开术较侧方切开术，更易于出现肛管畸形，其微小失禁的发生率更高[91]。扩肛操作与实施侧方括约肌切开术相比，其发生大便失禁的可能性更大[91，92]。相反，与联合使用肛裂切除或推进皮瓣手术相比，单独使用肉毒素注射导致的失禁发生率更低，这可能是由于括约肌未受损伤所致[93，94]。然而，也有人报道两例肉毒素注射患者发生了长期的大便失禁[95，96]。

即使是实施相同的手术方式，相关报道的大便失禁发生率也不同，侧方括约肌切开后患者大便失禁的发生率为0~20%[97]。患病严重程度不同与随访策略差异均可解释这一变化。女性肛管括约肌更短且在生育后更易发生阴部神经损伤。接受相同的括约肌切开术，女性的控便能力相比于男性更易受损。女性IAS张力高而EAS张力低，这使得女性在IAS切开术后可出现外括约肌代偿不全的情况。括约肌切开术应避免用于生育后的女性，这类妇女IAS张力正常，有时甚至降低。如不确定实施手术的方式，术前进行肛直肠检查是有必要的。术中制作肛管皮肤推进皮瓣可使这类患者术后避免出现大便失禁。

技术差异也导致术后大便失禁发生率不同，如术中括约肌切开的长度也可影响术后大便失禁发生率。根据肛裂长度而选择侧方括约肌切开程度能减少大便失禁的风险[97]。最后，对失禁症状进行量化非常重要。微小的粪污或黏液外漏对一些患者而言，可能是正常的但对另一些患者而言，却是无法忍受的。

扩肛治疗在这里需要特别讨论；扩肛可导致IAS不可控制的损伤，损伤程度不一。术后超声内镜检查发现扩肛可能对IAS造成严重的多发损伤[98，99]。所以，随着内括约肌侧方切开术的广泛应用，大多数外科医生已经不再使用这一术式。

六、迁延不愈和复发

括约肌切开术后，肛裂迁延不愈的发生率为3%～29%；大部分研究显示发生率不到5%[97]。对这些患者而言，应排除患者是否共存其他疾病，如克罗恩病、HIV感染、性传播疾病、结核病或淋巴瘤，当肛裂临床表现不典型时更应考虑到这一点[100]。

如果排除了这些因素导致肛裂的可能，进行手术治疗之前还应考虑以下两个因素。首先，患者是否适合实施一期手术？通过经肛管超声检查（EAUS）笔者发现有相当一部分患者出现迁延不愈性肛裂，多因括约肌切开不当造成，因此这些患者需再一次实施肛管括约肌切开术[101,102]。第二，如果再采用对侧侧方括约肌切开术造成大便失禁怎么办？在实施再次手术前使用测压计和EAUS来评估病变情况是非常重要的，因为这部分患者经持续高纤维和粗粮饮食等非手术治疗后，治愈率达60%[103,104]。

七、其他并发症

瘀斑是肛裂手术后最常见的并发症，但没有实际临床意义。尿潴留，在痔切除术后更加常见，但侧方括约肌切开术后却很少发生[105]。

第七节　痔　疮

一、简介

痔疮起源于维持控便能力的纤维血管结构（肛垫）远端部分的病理性肥大。传统手术方法包括肛垫切除，且遗留的切口可行开放（Milligan-Morgan）或关闭（Ferguson）处理。痔疮是因悬吊韧带损伤引起，损伤导致部分黏膜下垂[106]。吻合器痔上黏膜环形切除钉合术（PPH术）基于此发病原理而设计，在不切除痔的情况下，通过重建韧带来恢复解剖结构的完整性。

手术治疗痔疮可导致一系列潜在的并发症。然而，许多并发症可通过严格的围手术期处理而避免。

二、疼痛

疼痛是围手术期处理的一个重要问题。痔疮切除术可导致患者无法忍受的疼痛，这种疼痛在第一次排便时最重，且排便困难可加重疼痛的程度。因此治疗期间避免出现大便干结。及时应用缓泻剂不仅在术后非常重要（尤其在患者已经使用了阿片类镇痛药的情况下），术前应用也同样重要[107,108]。止痛方法包括口服非阿片类药物及局部麻醉。必要时可使用阿片类药物镇痛，但同时应使用缓泻剂来避免便秘。局部应用硝酸甘油（GTN）可减轻肌肉痉挛和缓解疼痛[108]。甲硝唑通过减少微小脓肿和IAS肌炎的发生而减轻疼痛[108,109]。同时坐浴也非常有效，疼痛常于第一次排便后数天内缓解。笔者常采取的方案为乳果糖 20mL/d；甲硝唑200mg，3次/天，0.2%GTN胶，3次/天；如有必要可使用局部麻醉凝胶和双氯芬酸50mg，3次/天；所有这些治疗连续使用1周，可联合使用温水坐浴治疗。一周后，乳果糖应再继续使用1周。

PPH术在皮肤上没有切口，所有手术步骤都于齿状线上方完成。多个随机对照试验证实PPH术后疼痛较轻[110]，让人头痛的是，约有2%～16%患者行PPH术后出现了严重的持续性直肠疼痛和大便急迫感[111-113]。直肠疼痛常常是剧烈和钝性的，这种疼痛对治疗不敏感且常伴随大便急迫感。其原因仍然不明，但可能是由于吻合口周围纤维化刺激直肠壶腹内脏神经末梢而造成的[112]。如果不经意间使吻合口位于齿状线或在齿状线远端（实质上为痔切除术而不是PPH术），上述症状则更为多见。同时无论疼痛如何产生，使用硝苯地平可达到部分缓解的目的[113]。

三、肠道功能障碍

PPH术后23%患者出现大便紧迫感[114]，这一症状大多数在几个月后恢复。这种情况是由于直肠容积减小造成的，但更准确的解释可能是吻合口完全愈合前对直肠的刺激。术后患者时常发生急迫性大便失禁，笔者经治的一位患者，由于接受这一手术而出现了严重的IBS。相反，5%患者术后大便出现粪污和排便不尽感[112]，其可能的原因是存在吻合口狭窄或在吻合口和括约肌之间出现贮袋，而后者类似于直肠前突。

四、尿潴留

尿潴留是痔切除术后最常见的并发症。虽然一些研究表明有高达20%患者会出现不同形式的尿潴留[115]，但这些都可通过术中注意、限制术中及术后液体量、避免直肠贮袋形成和应用适当的麻醉方法来避免。液体量过度是导致尿潴留的主要因素，在控制液体量的情况下，这一并发症的发生率可降低75%[116, 117]。（译者注：PPH术后在肛管内留置肛管压迫止血的处理方法也可导致尿潴留）。

其他影响尿潴留发生的因素包括门诊实施手术[118]和使用脊髓或局部麻醉，后者的实施常是作为全身麻醉的辅助麻醉方式[119]。尿潴留可发生于大便干结之后，主要表现为肛管直肠愈发不适、胀满感和粪污。这一症状常可以通过导尿及磷酸盐灌肠来缓解。如果接受治疗后症状不能解决，则需在麻醉下清除嵌塞大便。

五、便秘和大便嵌塞

术前及术后使用缓泻剂已在处理疼痛时介绍。术前5天使用轻微刺激性缓泻剂，然后术后继续使用或应用容积性轻泻剂5~7天[107, 120]。缓泻剂升级应及时，如72h内没有出现排便，则应使用刺激性缓泻剂如莫维克或者picolax，以避免出现大便干结。

在制定详细肠道管理计划后，患者无需等待排便即可出院。

六、出血

出血可于术中立即发生（例如，在手术中处理痔血管丛时发生技术失误），也可在术后早期发生（术后12h内）或延迟出现（术后3~14天）。虽然术后早期出血可通过局部或黏膜下使用肾上腺素及压迫出血部位来止血，但早期出血应尽量迅速送入手术室冲洗直肠并止血，而且有时找不到活动性出血点，仅需冲洗即可止血。使用Foley导尿管填塞有时会奏效，但笔者认为尽早再入手术室处理更加适当。虽然直肠冲洗后常无法确认出血源，但是如发现活动性出血的血管，缝扎止血非常有效[121]。出血可能不明显，血液自直肠向口侧结肠逆流，如在钉合括约肌手术后无明显出血的情况下，发生低血容量性休克则应考虑出现这一情况。直肠检查和直肠镜检能够确诊，患者应于适当的液体复苏后，紧急送入手术室接受诊治。

约2%患者术后发生延迟性出血[115]。治疗首先应考虑使用局部或黏膜下注射肾上腺素；如无效则应送入手术室应用缝扎止血或氩等离子凝固处理出血。另一种替代疗法为使用Foley球囊导尿管填塞[122]。持续性出血应考虑到患者是否患有血液系统病变，例如血友病。

使用吻合器PPH-03术后吻合口较少发生出血，大大减少了PPH术后早期出血的发生率，使其发生率下降至5%以下，与传统痔切除术相似[123]。然而，术中仍需谨慎止血，如发生早期出血也应再入手术室进行止血。延时性出血很少见[124]，所以如患者未发生出血或不能忍受的不适，已经排尿，则可安全出院。

七、感染

痔疮手术后发生全身性感染很少见，发生率不到0.5%[125]。暴发性坏死性会阴感染在痔切除及PPH术后极少发生[116, 126, 127]。部分发生这一情况患者患有免疫缺陷性疾病，这提示医生在处理这些患者时应更加谨慎[126, 127]。2000～2003年，报道了几例PPH术后发生危及生命的并发症：一位患者死亡，其他患者大多数需接受造口治疗。类似数量的严重感染性并发症患者也见于标准痔切除术之后，但这是在40年内发生患者的总和（1963～2003年）。因此PPH术比标准痔切除术发生致死性并发症的风险高很多[114]。

微脓肿的形成可能是甲硝唑减轻术后疼痛的原因[108]。二期出血的原因主要为局部感染，这使得部分患者需使用抗生素治疗[128]，虽然这种治疗缺乏微生物学证据。

虽然尚无指南推荐PPH术后应预防性使用抗生素，但对手术患者而言，手术时给予单次剂量的抗生素是必要的[129]，笔者推荐选择性给予甲硝唑及头孢类抗生素。由于严重感染的发生不只是限于PPH术，因此所有接受痔切除术患者都应予以预防性抗生素治疗。

患者实施PPH术后，可出现"直肠囊袋综合征"，粪石嵌顿于囊袋之中，导致壁内感染，这种情况常需切开取出粪石。出现这种并发症可能与不正确的荷包缝合有关[130]。

紧急痔切除术，虽增加了总体的并发症发生率[131]，但未增加感染并发症的发生率[125]，即使是患者接受PPH术也是一样[132]。

八、残留皮赘

皮赘可能是由于切除不当、术后疤痕过度形成、血栓形成或残留皮桥内淋巴静脉回流受阻造成的。皮赘发生后，常使患者出现清洁困难及瘙痒感。PPH术由于不直接处理外痔，残留皮赘的发生率更高。现阶段对是否一期手术切除皮赘（这可能掩盖PPH术减少术后疼痛的这一优点）或二期手术切除仍存争议。如果不予以处理，皮赘仅可能部分消失。

九、直肠黏膜外翻

黏膜比皮肤更易重新覆盖裸露的肛管，其原因可能是由于其活动度更大。在个别患者中，如切除全部的肛管皮肤，则会产生Whitehead畸形。外翻畸形导致黏膜外露，引起肛门瘙痒。治疗方式可选用简单的手术切除，将近端黏膜固定于其下方的肌肉上，或使用肛管皮肤推进式皮瓣移植术。

十、肛管和直肠狭窄

皮肤过多切除可导致肛管区域纤维化及狭窄。即使患者为环肛周病变，术中也应保留合适皮桥。虽然复发痔可再次于残留皮桥处切除，但有缺血、坏死和狭窄的风险。这种情况下，实施PPH术可能更合适[132]。收缩变窄的肛管可能更易于继发肛裂，因此有必要实施内括约肌切开或效果更好的肛管皮肤推进皮瓣成形术。Hegar（宫颈扩张器）扩张术可能有效，但肛管成形术对需多次扩张患者更加适用。由于结扎蒂部时位置过高造成的直肠狭窄发生率虽低，但同样需要扩肛、手术切除或直肠固定术治疗。

直肠狭窄于PPH术后更易发生[133]，但发病率不高。狭窄常是隔膜样，很容易通过手指扩张或切除术而治愈。

十一、假息肉/表皮囊肿

结扎蒂部可导致假息肉的形成。这一病变常为无症状的且可被忽略。角质、毛发或剥脱的皮肤蓄积可能导致封闭性囊肿，这种情况非常少见。一旦发生则给患者带来苦恼，可行假息肉及囊肿切除术。

十二、大便失禁

痔切除很少导致大便失禁。发生机制有多种假说。IAS损伤为PPH术后EAUS检查所证实[134]，这主要由于使用33mm吻合器扩张肛管所造成[135]。然而，PPH术后大便失禁发生率与传统的痔切除术相同甚至更低[124]。IAS直接损伤主要由于手术操作不良导致，术中辅助使用Eisenhammer牵拉器，轻柔牵拉暴露以确切显示括约肌，则可避免IAS损伤。暴力牵拉或吻合器置入肛管导致肛管过度扩张也可损伤括约肌，而括约肌过紧或有疤痕形成患者发生率更高[114]。松弛薄弱的括约肌则不易受损。开放或封闭式痔切除术，切除肛膜可以损伤正常的控便反射机制，且痔切除术潜在的削弱了肛垫的封闭作用，这一作用是构成整个控便功能中重要的一部分。PPH术保留了肛垫，旨在把肛垫恢复到其正常的解剖位置，因此大便失禁发生率较少。另一方面，痔由于感染和纤维化失去了原有的弹性，因此很难恢复肛垫在控便过程中的原有的"微调"作用[114]。大便污染将会严重的影响生活质量，需尽量避免其发生[136]。

十三、复发

巨大痔疮在行传统的痔切除术后复发率很低（<1%），其发生可用剩余的黏膜桥侧方增大来解释。复发常为皮赘或小的外痔，只需要小手术即可治愈。PPH术后复发率更高[110]。同样，许多伴随症状随皮赘切除后可缓解。小的内痔可以在橡皮圈结扎后清除。PPH术后一年内需再次手术干预的概率为11%，其中大多数是为了治疗慢性疼痛、出血和复发脱垂[137]。

十四、其他并发症

肛瘘很少见，多与闭合式切除手术有关，窦道全部为表浅型，单纯切开常能治愈，并不需要经括约肌治疗。

PPH术的特异并发症很少见。不慎发生的直肠穿孔对于良性疾病而言，是一个灾难性的并发症，而这主要为手术不良操作所造成[138]。直肠完全封闭也时有报道[139]。笔者早期实施这种手术时也经历过这种情况，这是因为我们未将钉砧置于荷包缝合线口侧，而是不慎将其置于荷包线的肛侧，这种情况多见于黏膜过度脱垂影响手术视野时，荷包线收紧后即将直肠腔完全封闭，在将荷包线经吻合器侧孔牵出后，即将完全封闭的直肠黏膜层自吻合器一侧拉入组织仓，击发后，形成直肠腔完全缝合关闭。由于这一过程仅仅涉及直肠黏膜层，如果能够立即发现，可轻易地通过实施Delorme手术予以矫正，黏膜下层切除梗阻部位，肠腔重新开放，缝合黏膜远、近切缘即可。发生直肠部分封闭的另一种解释：吻合器通过无意间形成的荷包线和肠壁之间的空隙或因荷包线撕裂黏膜层导致的裂隙，击发后即可导致大部直肠腔封闭。

为了尽量减少并发症的发生，在完全掌握PPH术之前，实施者必须接受适当的训练和指导。对培训结果进行评价是有必要的，且培训最好是在国家结直肠外科协会或社团的监督下实施。

第八节　藏毛窦脓肿

迁延不愈与复发

超过42%的患者在单纯切除术和藏毛窦脓肿引流术后出现复发[140, 141]，一期愈合患者后期需手术治疗的概率为15%～40%[142]。切除后一期缝合联合使用抗生素治疗脓肿的早期复发率为30%，晚期复发率为60%[143]。虽然个别患者可接受非手术治疗，尤其是症状不明显患者，但是很多患者还是要接受确切的再次手术[141]。

第九节　慢性藏毛窦疾病

一、简介

理想的治疗方式应尽可能简易，可于门诊和在局部麻醉下进行，患者术后只出现最轻微的功能障碍，可很快恢复正常活动，复发率低。慢性藏毛窦疾病术后复发率为0~38%，切口不愈率为0~12%[144]。针对这一疾病有多种手术方式，但很少有中心实施随机对照试验来研究这一疾病。轻度或中度疾病应选择Bascom I式手术[145]。病变更加严重、术后出现难愈合的中线切口或复发者可行Bascom II式手术（臀沟上提），可获得满意效果[146]。Karydakis手术[147]做为替代的手术方式也可获得满意的治疗效果（参见本书第二十三章有关内容）。

二、延迟愈合和难愈合的切口

此种并发症可能的原因为毛发再次进入、窦道残留或切口处理不良，这种情况需早期于折刀位下行手术探查。患者步行过多可加重病情，因为步行可产生切口部位剪切力和中线切口摩擦，这种情况在肥胖和深臀沟患者尤为多见。

三、完全一期愈合后复发

完全一期愈合后复发可能是由新发藏毛窦疾病或是一期手术后未能完全切除窦道所致。于中线凹陷或第二侧方开口滴入稀释的甲基蓝，使用Lockhart-Mummary探针轻柔地探查可更好地识别窦道。手术方式与治疗难愈合切口相同。手术方式的选择应根据瘢痕情况（如果瘢痕影响皮瓣的血运则应行瘢痕切除术）、臀沟深度及疾病的严重程度来综合考虑。应刮除长隧道或头侧隧道延伸至臀沟外超过预定切除范围的部分并保持窦道敞开状态，使肉芽组织生长覆盖创面，也可通过采用负压封闭引流装置（VAC）予以治疗[148]。

四、中线入路手术

（一）切除中线凹陷和窦道清理

局部麻醉下简易手术操作的不足为需小心的切口处理结合常规刮毛。许多患者做不到这一点，使得复发率高达43%，而那些处理得当，在门诊完成全部治疗患者的复发率仅为11%[149]。

（二）扩大切除术

现在认为中线切口是引起术后高复发率（0~28%）、产生剪切力和毛发再进入切口造成延迟愈合的潜在原因。扩大手术主要的并发症为延迟愈合和复发，常需通过二期手术干预来治疗，因此谨慎的切口处理对预防此并发症而言非常重要。切口边缘的毛发会逐渐长入中线切口[150,151]。术后切口开放后，需仔细地刮除切口周围毛发，并保持切口干燥，避免使用油性纱布或藻酸盐敷料覆盖。应该通过灌洗或逐个捡出切口内的疏松毛发。切口完全愈合前应常规门诊复查。使用去毛剂或有电解作用的溶液来清理切口周围皮肤，可最大限度地减少复发的可能性，良好的卫生习惯可清除这些区域残留的碎片和疏松毛发。

切除和VAC是十分有效的，尤其对多部位复发患者而言，尤为适合[148]。近几年扩大切除术切口敞开使其肉芽自行生长，但造成切口延迟愈合（中位时间为70天），因此使用越来越少。目前，很大程度上被非对称切除及臀沟上提手术所替代。然而，扩大切除后马上予以VAC处理可大大加速患者术后切口的愈合，因此在治疗上仍有一席之地。

（三）开放切口结合袋形缝合术

这种手术方式减小了残留切口的大小，可加速切口的愈合，而且不会增加复发率（4%~13%）。约2%~4%患者出现切口延迟愈合[152]。

（四）切除后一期缝合

一项随机对照研究显示，切除后一期缝合的愈合时间相比于扩大切除更短，治愈率为90%，但复发率比扩大切除术高（24% vs. 15%）[153]。其他的研究报道切除后一期缝合复发率差异较大（1%~46%；中位发生率为9%~10%）。在局部麻醉下单纯的中线切口切除并一期缝合术后2周内切口的愈合率为88%，失败率仅有8%，切口不愈合患者需接受进一步手术切除[154]。切除术后一期缝合的优势为可在门诊于局部麻醉下实施，活动受限的时间为2~3周，而扩大切除术后活动受限时间为2~10周。持续48~72h负压引流和使用抗生素可减少感染的风险。

（五）切除术和纤维蛋白胶的使用

可于局部麻醉下实施，96%患者切口在两周内愈合[155]。

五、臀沟上提和不对称缝合技术

现在许多研究认为治疗藏毛窦疾病的关键是消除或提高臀沟，避免周围皮肤潮湿、不透气和细菌污染。非对称的切口应尽量在远离中线部位处理，尽量减少剪切力和裂开的发生。

（一）Karydakis手术

Karydakis通过使用推进皮瓣技术来避免术后出现中线切口，这一方法使7 471例患者的复发率低至令人吃惊的1%。平均住院时间为3天，感染并发症发生率仅为8.5%[151]。同时负压引流减少了脓肿发生率。

Akinci等[156]的前瞻性研究评估112例患有非复杂性藏毛窦疾病患者，行不对称切开与皮瓣移位，分离臀沟和骶尾部筋膜，术后应用一期缝合及负压引流。这些患者中位随访时间为2.4年；其中28例（25%）患者，术后发生复发和迁延性藏毛窦疾病；并发症发生率为7%，其中2例（1.8%）切口感染，2例（1.8%）切口裂开，3例（2.7%）发生脓肿，1例（0.9%）复发；患者的中位住院时间为2.6天，平均休息时间为12.4天。平均愈合时间为13.2天。

在Kitchen的研究中，切口血肿和感染发生率为10%，延迟愈合率为3%，复发率为4%，5%患者需要进一步手术治疗[157]。

（二）Bascom I 手术

在理想的情况下应通过远离中线的侧方切口于局部麻醉下切除中线凹陷，探查窦道并使用刮匙清理窦道。遗留未处理的凹陷是复发的来源，且当疾病处于急性期时，被遗留的凹陷看上去不明显。"挖出"并缝合凹陷，使侧方切口敞开，由肉芽生长覆盖，可使臀沟上提[145]。术后复发率为10%，其他并发症包括出血（5.0%）、需要侧方切口重新开放（3.7%）和再发性脓肿手指分离脓腔及中线切口不愈（0.6%）（Senapati，1996，未公布的数据）[158]。

（三）Bascom II 手术（臀沟上提手术）

臀沟提高，以前称为臀沟关闭，是为治疗难治性或复发性藏毛窦疾病而制定的治疗方案。Bascom声称改变臀沟形状可改善患者预后[159]。31例患有严重难治性藏毛窦疾病患者术后切口顺利愈合，28例患者接受简单手术治疗，大多数手术可于局部麻醉下进行。22例患者的切口于术后1周内愈合。其他的感染患者可通过切口低位引流和使用抗生素来治疗。这一研究中所有患者术后未出现复发。

Senapati等[158]通过实施这一手术使30%~40%难愈合的中线切口达到短期愈合，且所有患者的切口最终均可愈合，后期未见复发。

（四）菱形切除和菱形皮瓣转移术

这一技术用于治疗初期或复发的藏毛窦疾病，术后复发率为0~7%。一项包含200例患者（26例为复发性疾病）的研究中，仅有5例患者术后长期复发（2.5%），但接受这一手术患者住院时间平均为3.1天，且手术常需在全身麻醉下进行。

在一个包含200例患者的随机对照试验中，接受菱形切除和菱形（Limberg）皮瓣手术患者在术后疼痛、住院时间、术后并发症发生率、恢复工作时间和复发率（0% vs.11%）等方面明显优于接受切除术并一期缝合患者[160]。

这一手术的外形效果可能不令人满意，尤其对于女性患者。皮瓣修复区域经常出现皮肤麻木。其他术后并发症包括不同程度的皮瓣坏死（3%）、血清肿形成（1.5%）和切口感染（1.5%）[161]。手术主要的缺点为切口较大且需要全身麻醉，另外患者住院时间也更长。

（五）切除后V-Y推进皮瓣缝合

这项技术是治疗广泛或严重复发性疾病的一种替代手术方式。一项比较34例患者接受中线和侧方缝合治疗效果的随机对照试验显示，在中位随访时间32个月后，实施侧方缝合者未发生复发、皮瓣坏死、血肿或者血清肿等术后并发症，使用负压引流不影响患者预后的结果；而接受中线缝合者，有两位患者发生复发[162]。

（六）其他手术方式

替代的手术（尤其针对较大切口）包括使用旋转臀部皮瓣和臀大肌肌皮瓣修复[148,161,163,164]。大多数难愈合的浅表中线切口可通过"Z"字成形术来治疗，术后复发率为0~10%[165]。一些患者接受切除后立即使用断层皮肤移植，据报道手术的复发率为0~5%[166]。

六、与其他疾病鉴别

有时区分藏毛窦疾病与复杂性肛瘘及其他疾病时会有困难，这可能是导致"藏毛窦"疾病复发和不愈的潜在原因。肛周和深部感染及肛管直肠瘘在MRI检查下的特点，也可在藏毛窦疾病患者中出现，但缺少括约肌间感染或内口使得通过MRI检查可有效地区分这两种疾病[167]。在特定患者中，通过MRI可以排除骶尾部窦道发生的可能，这种窦道结构可能与脊髓髓鞘相通，使得发生脑脊髓炎的风险增加。骶前凹陷同样也容易误诊为藏毛窦疾病，骶前凹陷可为皮肤牵拉所致。也可能与皮样囊肿混淆，尤其后者发生感染时。汗腺炎也可蔓延到臀沟，但病变常在会阴其他部位明显，形成的窦道结构中不含毛发。汗腺炎和藏毛窦疾病可同时存在，导致诊断困难。

病变发生鳞癌的概率非常低，平均恶变时间为23年，但切除的窦道行病理学检查是必需的，临床表现持续存在时，应当考虑恶性变的可能[168]。

笔者更倾向的治疗方案为对局限性新发疾病实施Bascom Ⅰ式手术；针对广泛的初发疾病或复发疾病使用Bascom Ⅱ手术；对十分广泛的复发疾病实施切除术联合菱形皮瓣手术。手术成功的关键为应用非对称手术切口、臀沟上提及操作远离中线。

第十节　经会阴手术治疗直肠脱垂

一、简介

直肠脱垂手术关键为降低老年患者手术风险、根治脱垂、加强控便功能、避免发生肠道功能紊乱和尽量减少术后复发。哪一种手术更适合于完全直肠脱垂患者，目前还未达成共识[169]。值得关注的是针对直肠脱垂的治疗仅有几个随机试验，且由于许多患者不配合和老龄导致随访十分困难。在一项包含20例接受Altemeier手术（译者注：经肛门直肠乙状结肠切除术）患者的研究中，随访66个月后仅有2例患者仍存活[170]。术后近期并发症则易于评估。

纠正脱垂达到解剖结构的恢复，可实施经腹或经会阴手术，但术后复发和肠道功能障碍是最常见的术后长期并发症。在过去的几年中，腹腔镜直肠固定术已经应用于合适患者，大大地取代了经会阴手术，其中老年患者也可接受这一更先进的手术^[171]。腹腔镜直肠固定术通过限制前位直肠移位而不限制后位直肠移位避免了发生严重骶前出血的风险，自主神经损伤导致难治性便秘的情况也减少^[172]。在这项研究中，未出现严重的术后并发症，且患者平均于5.8天后出院。随访中位时间61个月后，42例患者中仅有2例（5%）出现复发，90%患者控便能力加强，84%有排便梗阻症状患者症状得到明显改善。新发排便梗阻率为5%，但没有出现由于神经损伤导致的便秘。在缺乏随机对照试验的情况下，这些结果成为了迄今为止其他手术（包括经会阴途径手术）效果判断的参考标准。

有时，直肠脱垂症状可能难以缓解或出现绞窄。手术干预（除非是坏疽发生，这时候必须手术治疗）的替代措施为使用蔗糖颗粒外敷、透明质酸酶注射液和弹性可压缩物治疗，所有这些措施都可减少组织水肿，使肠管自行收缩^[173]。病情控制后应尽早实施选择性修补术。

二、复发

经会阴途径手术患者可良好地耐受手术且相对安全，这一手术方式常用于老年或（和）并存病较多且不适合行高风险的腹部手术患者，可以在脊髓或全麻下进行。会阴途径手术的复发率比经腹直肠固定术高，且复发常发生在术后2～3年。

Delorme直肠固定术（译者注：经会阴直肠黏膜切除肌层固定术）术后复发常见，11项研究中的356例患者的复发率为6%～37%（平均18%），且复发率随时间的延长而增加。根据一项大的包含118例接受Delorme手术患者的研究随访12个月后的结果，患者的中位无复发时间为91个月（95%可信区间为77～105个月）^[174]。复发在老年患者及有更严重括约肌退行性变和肛管松弛^[176]患者中多见^[175]。术中切除黏膜不足将导致早期复发。切除应在肠道张力小的情况下尽可能接近会阴水平，但是到底要低至什么水平，目前还缺乏客观的标准。初次和反复多次Delorme手术后复发率较高，此点应向患者充分解释。手术可以重复实施，笔者倾向于对复发患者实施Altemeier手术，因为当Delorme手术重复实施时术后纤维化将导致难以确定黏膜下层的平面，相比较而言，实施Altemeier手术更加容易。

Altemeier手术^[177]的复发率为0～60%，平均为20.7%，这些数据来自14项研究共996例患者。

现今肛管环缩术（Thiersch手术）^[178]已被遗弃，其术后复发率高达0～44%，平均为26%，数据来自7项研究的356例患者。相反，经腹直肠固定术的复发率明显降低。将数据进行汇总分析显示920例接受Ripstein手术患者术后复发率为3.4%（0～10%），338例接受Well手术患者术后复发率为4.4%（3%～10%），282例接受经腹缝合法直肠固定术患者复发率为1.8%（0～4%），接受经腹乙状结肠切除直肠固定术后的333例患者复发率为4.5%（2%～9%）^[179]。比较的结果见下表29-1。

表29-1　直肠固定术后的复发率

手术方式	患者数量	复发率	区间
肛管环缩术术（Thiersch手术）	356	26.0%	0～44%
Delorme术	356	18.5%	6%～37%
Altemeier术	996	20.7%	0～66%
Ripstein术	920	3.4%	1%～10%
Wells术	338	4.4%	3%～10%
经腹缝合法直肠固定术	282	1.8%	1%～4%
经腹乙状结肠切除直肠固定术	333	4.5%	2%～9%

三、遗留大便失禁

来自31项关于经腹及经会阴脱垂修复术^[179]研究的数据表明Delorme和Altemeier手术术后控便功能的恢复程度相似，但约半数患者术后控便能力未能恢复。手术失败源于直肠储存功能不全和残留括约肌功能减退。

括约肌张力弱、会阴下降和术前括约肌损伤都会增加失败的可能[176]。导致术前完全自主控便患者出现大便失禁的可能原因包括术中牵拉括约肌或吻合口包含部分IAS，但是此两点并没有文献佐证。控便功能常可通过增加直肠感觉、促使括约肌恢复到正常大小、终止慢性脱垂对IAS最大程度抑制而增强IAS张力和加强括约肌而进一步改善。当实施肛提肌成形术（前路、后路或联合入路）联合Altemeier手术时，超过75%患者控便能力恢复更佳。尽管相关的随机对照研究很少，相比而言，经腹入路手术比经会阴手术能更明显地恢复控便能力（表29-2），同时复发的风险更低，所以手术方式的选择方面存在很大的选择偏倚。任何形式直肠脱垂修补术后出现的常规治疗无效的持续性大便失禁，应考虑可能为骶神经刺激所致[180]。

另一方面，相比于经腹直肠固定术，Delorme手术后便秘出现的情况更少，且50%术前存在便秘患者，术后便秘情况得到改善[181]。

肛管环扎也可加强控便能力，在Madoff总结的7篇文献中[179]，大便失禁未改善的概率只有27%，但患者复发率较高。

表29-2 术前大便失禁率和直肠固定术后的改善情况

手术方式	术前大便失禁率	术后控便功能改善率
Altemeier手术	72.0%	66.0%
联合肛提肌成形术	95.3%	77.0%
不联合肛提肌成形术	52.6%	49.3%
Delorme手术	69.0%	54.4%
经腹缝合法直肠固定术	42.2%	77.2%
经腹乙状结肠切除直肠固定术	47.0%	83.1%
Ripstein术	46.0%	62.7%
Wells术	58.6%	71.2%

四、其他并发症

（一）肛管环缩术

这一技术已被弃用，因为其并发症发生率较高，包括感染、肠壁突出、侵蚀直肠壁及如果环扎松弛可导致复发，如果环扎太紧则出现大便干结和肛裂。单独使用或联合使用多个硅树脂及硅橡胶吊带或Angelchik领圈不能降低并发症的发生[182]。如果出现感染和侵蚀，一般需及早去除吊带。

（二）Delorme手术

该术式死亡率较低（0~1.2%）[175]。黏膜下注射1∶300 000的肾上腺素溶液或盐水，手术时将电刀电凝功率调高，可以减少术中出血。术后出血不常见，但如果持续出血，则需全麻或脊髓麻醉下探查。如不能轻易地确认出血点，应该拆除足够缝线，寻找出血点，进行缝扎或氩离子束凝固术（APC）止血。组织水肿和血肿变形使得重建修复变得较困难。感染和吻合口裂开发生率为3%[181]。晚期可能出现肛管狭窄，需要时可行扩肛治疗。实施这一手术需注意的问题主要为术前已存在的会阴和结肠病变，其中最显著的为括约肌张力减弱或缺失、会阴下降和术前括约肌损伤。广泛憩室病可能限制实施有效的和完全的近端黏膜切除术。不完全的黏膜切除是早期复发的原因。如果脱垂局限或病变处于早期，处理的技术要求将增加，因此当术中脱垂的黏膜不能完全从会阴部剥离，则并发症发生率更高。这种情况更易导致出血、感染和不准确的折叠缝合。术后需使用硬质乙状结肠镜检查肠腔吻合口。

（三）Altemeier手术

本术式术后死亡率非常低[183]。令人吃惊的是术后很少发生吻合口漏，但是如果发生吻合口漏则需行永久性造口，尤其是同时伴有腹膜炎时。如怀疑发生吻合口漏，则应立即在脊膜外麻醉或全麻下进行检查，在漏比较局限时，可予以适当的引流和应用抗生素，能使患者免于造口手术。其他的术后并发症包括脓肿形成[177]及吻合口出血[183]（可自行停止），但如果出血不能自行停止，则需直视下缝扎或使用APC止血。出血可能预示并发吻合口漏。如果之前存在乙状结肠切除的情况则需要特殊注意，尤其是之前由于恶性疾病而已行乙状结肠切除，因为既往手术可能已将肠系膜下动脉高位结扎。直肠切除和直肠上动脉结扎可能导致术后节段性结直肠缺血。Delorme手术可作为这种情况的替代方式。

在缺乏可靠的随机对照试验证据的基础上，笔者针对直肠脱垂的手术方式是以实用为主，倾向于使用更加简单和安全的经会阴手术，最理想的情况是对老年和有共存病或复发的直肠脱垂患者，实施Altemeier手术联合肛提肌成形术。80%患者可在门诊（最长达24h）以局部麻醉或区域麻醉下进行手术，且无死亡病例[184]，目标是控制两种经会阴手术住院时间都在24~48h内。经Delorme手术治疗的年轻男性患者，应避免出现术后性功能障碍，而这常见于经腹直肠固定术后，但对包括老年和男性适合全身麻醉患者而言，现今有倾向于实施腹腔镜直肠固定联合切除或不切除手术方式。笔者发现较年轻患者在经腹直肠固定术后，功能恢复较好且复发更少，因此达成了共识，在同时患有慢传输型便秘时，将联合实施乙状结肠切除术。大不列颠及爱尔兰结直肠协会PROSPER试验（这一试验旨在征召和随机化研究1 000例直肠脱垂患者）将发表一篇前瞻性研究结果，这将解决许多与各种修复方式相关的悬而未决的功能结局和并发症问题。［译者注：2013年，PROSPER协作组发布随机对照试验结果，共计290例患者参加本研究。术后并发症发生率高于预期值，但各组之间无差别：Altemeier术与Delorme术分别为24/102（24%）及31/99（31%，P=0.4）；切除直肠固定术和缝合固定术分别为4/32（13%）及9/35（26%，P=0.2）；经会阴和经腹手术分别为5/25（20%）及5/19（26%，P=0.8）。大便失禁Vaizey评分及欧洲生活质量量表EQ-5D评分均无差别。参见：Senapati A，Gray RG，Middleton LJ，Harding J，Hills RK，Armitage NC，Buckley L，Northover JM；PROSPER Collaborative Group. PROSPER：a randomised comparison of surgical treatments for rectal prolapse. Colorectal Dis，2013，15（7）：858-868.　］

第十一节　大 便 失 禁

一、简介

大便失禁患者在实施手术前，必须进行仔细地评估，包括既往肛管腔内超声检查和神经肌肉的电生理检查，只有确认患者的病变可通过修复纠正时才可实施手术治疗。手术方式包括直接修复缺损，旨在通过加强括约肌力量并抬高盆底，形成一个新的括约肌或刺激盆腔神经[185]。还有其他一些手术方式本身并不改善控便机制，而是通过开辟一个新的灌洗通道减轻大便失禁症状，例如经皮内镜结肠造口、Maloney顺行性结肠灌洗术、结肠造口术或空肠造口术。这些手术操作不涉及肛管，因此不予以讨论。

手术方式多种多样，每种手术方式相关的并发症也各不相同。因此对不同的手术方式分别进行讨论可能更为合适。

二、纠正盆底和括约肌功能障碍的手术

（一）产科Ⅲ度撕裂的一期修复

常遗漏产科导致的会阴Ⅲ度撕裂，立即手术修复后，仍有30%患者遗留大便失禁[186]。现今对手术修补治疗结局的研究并不完善，且仍然不确定立即修复的临床结局是否好于延迟修复[187]。一项最新的Cochrane系统评价显示，会阴撕裂后早期行折叠修复比端端修复发生大便急迫感和大便失禁的风险更低[188]。一项对立即修复手术患者的统计学研究显示，65%患者术后完全无症状，尽管持续性括约肌缺陷发生率高达61%。患者排气失禁和（或）急迫感发生率为19%，且这些患者中16%发生明显大便失禁。大便失禁多发生在有残留IAS缺陷（37%）或同时存在IAS和EAS缺陷（24%）患者。只有5%的括约肌完好患者术后出现大便失禁，这与首次妊娠患者阴部神经病变的发生率低相一致[187]。其他术后并发症包括出血、脓肿和大便干结，有时可发生修复部

位的裂开。立即修复术后患者的长期预后情况仍不明。

（二）二期折叠式经肛管前方括约肌修复术

60%～90%患者短期预后良好[189-191]，但是控便能力随着时间的推移逐渐下降。一项针对38例接受这一手术患者进行评估的结果显示，所有人5年后都出现不同程度的控便能力减退，只有4例患者能自行控制液体和固体大便排出；20例患者需长期使用肛垫；25例患者的日常生活受限[192]。手术失败的因素为术后切口过度纤维化，从而限制了括约肌活动和直肠排空，并导致会阴疼痛与性交困难。阴部神经末梢运动潜伏期延长、会阴下降、大便失禁的持续时间、肥胖、高龄、经肛管腔内超声（EAUS）检查造成的永久性损伤、既往实施过修补手术和肛管长度不可逆性缩短、肛管压力和感觉异常等因素[187, 193-195]，都可导致术后短期效果不佳。术后切口感染发生率高达24%，但感染常为轻度，不会发展为严重的并发症[193, 196]；然而切口感染可导致修复好的括约肌再次裂开。使用引流或术后保留皮肤切口部分开放可减少感染的发生[197]。10%的患者术后发生切口裂开，其中约2/3患者因并发直肠阴道瘘等并发症而需再次手术。如果术后立即出现大便干结则可增加切口裂开的可能性。因此应该在初期应用缓泻剂，虽然如此可加重大便失禁的症状。一项比较术后最初的一段时间施行禁饮食与流质饮食的随机对照试验显示，在临床结局上两者没有区别，尤其是在发生感染和控便能力恢复方面两者差异很小[197]。笔者的治疗方案是将Foley导尿管小心跨过修复部位置入直肠内，在术后早期给予高纤维饮食、缓泻剂和磷酸盐灌肠。没有研究表明术后预防性造口能改善患者预后。除了肛周感染、严重创伤或克罗恩病[193, 198]需要实施转流性肠造口外，大多数患者不需要行预防性肠造口术。接受了转流性肠造口患者，应当在修补的括约肌完全愈合而且确认完好之后，才能实施造口关闭术。

产科损伤与创伤或瘘管手术造成的括约肌损伤相比，其临床结局更差[199]。IBS患者的治疗效果也不理想。

控便功能未恢复患者，应接受肛管直肠和EAUS检查以重新评估。如果发生修复部位裂开则应再次实施括约肌成形术，但这至少在第一次手术6个月后才能实施。有针对性的行为治疗（如生物反馈治疗）对某些患者而言，可能有效，但疗效变异很大（20%～85%）。如果括约肌环完整，还可实施骶神经刺激治疗。

（三）肛管后方入路修复术

肛管后方入路修复术可使多达80%患者术后获得早期症状改善，但功能随时间推移会越来越差，只有30%的患者在5～8年后仍然具有控便能力[200, 201]，这可能与进行性神经病变有关。手术的其他并发症包括血肿（21%）、前皮瓣坏死（25%）、感染（11%）和肛瘘（2%）[128]。总之，肛管后方入路修复术已经为新出现的骶神经刺激疗法所替代。

（四）肛管前方入路肛提肌成形术

这项技术是少有的经随机对照研究与传统治疗比较过的手术方式。虽然84%患者控便能力得到改善，但这并不比非手术治疗效果更佳[202]。

（五）全盆底修复

肛管前方肛提肌成形术结合括约肌折叠术适用于经肛管后方修补术失败患者。42%患者术后控便能力得到改善[203]。全盆底修补术，即同时行肛管前肛提肌成形术+肛管后修补术，可以使55%患者控便能力得到改善。一项随机对照试验显示，术后2年，全盆底修复比前或后路修复术患者，控便能力恢复更为显著，但86%患者仍残留不同程度的大便失禁症状。尽管如此，总体而言，仍然有77%患者术后大便失禁评分好于术前[204]。

三、增强肛提肌张力的手术

这组手术包括人工重建括约肌和肌肉移植技术及试图加强或使括约肌张力增加的手术，例如Thiersch线、硅橡胶吊索、注射强化物质（如硅树脂、胶质体、自体脂肪和Teflon塑料）及SECCA技术，后者包括肛管括约肌高温射频，导致胶原收缩和愈合，肌纤维重建以达到增加括约肌张力的效果[205]。

（一）股薄肌移植术

股薄肌移植术应用于晚期大便失禁患者已有50年历史了。主要适应证为既往修复术失败，尤其是手术导致括约肌缺失超过50%或儿童先天性肛直肠缺损。使用20多年前发明的植入式脉冲发射器以刺激围绕在肛管的股薄肌，可以获得长期的治疗效果。Madoff的试验中，66%患者控便能力提高，但并发症发生率较高[206]。约1/3患者出现会阴部、刺激装置和（或）腿部的切口问题。技术失败也是出现并发症的一个原因；例如纤维化、电极及电池安装错误或导电装置破损。另一些并发症为生理性的，例如直肠内大便积存过多时的溢粪、粪污和排空障碍[207]。

一项前瞻性多中心试验发现，股薄肌移植术、电极植入和神经刺激后并发症主要为隐神经麻痹、淋巴水肿、切口感染、造口旁疝、回肠造口瘘、腿部切口或会阴感染、刺激器感染、深静脉血栓和神经失用症[208]。

Baeten的团队报道了200例接受这一手术患者，复发率为28%；但如果大便失禁为创伤引起者则预后较好（18%的失败率）。与肌肉折叠或括约肌成形术出现控便功能逐渐恶化不同，恢复的控便能力可长时间保持。排空障碍发生率为16%。脉冲发生器电池失效的中位时间为405周[209]。

另一项研究报道36例患者发生53种并发症，15例患者（22%）手术治疗完全失败[210]。现在大多数以前适用于股薄肌移植患者都转而接受骶神经刺激手术，因为这一手术更加简单且并发症更少。

（二）人造肛管括约肌

在植入Acticon人工括约肌后，大约70%患者恢复控便功能，但其并发症较多。常是由于设备侵入直肠或形成溃疡穿过肛周皮肤，这导致有1/3患者的装置自行移出体外[207]。即使设备未完全移出也常需手术修复。感染可以通过精细操作、预防组织侵袭和滑动、同时认真地实施无菌技术及常规预防性使用抗生素来预防。一种新发明的设备现在可被放置在腹腔内，从而减少相应的感染并发症[211]。

一项大的前瞻性多中心队列研究探讨实施Acticon人工肠括约肌的安全性及有效性，99例患者出现了384例设备相关不良事件。在这些事件中，138个事件需要实施干预，46%接受植入术患者总共需再次实施73例修补手术。37%的患者需取出设备，7例患者需要重新植入。85%有功能设备可改善患者的生活质量，但是代价是很高的并发症发生率[212]。

设备功能不良常需再实施修补手术（气囊破裂、气泡、泵漏及移位）。其他常见并发症包括疼痛和大便干结。慢性疼痛在启动设备后发生率为4%~17%[210, 213]。大便干结的发生率为83%[213]。治疗方案包括用药、灌肠和手工排空。其他的相对少见的并发症包括脱肛、尿道瘘、尿道感染、静脉炎、会阴或腹腔血肿。

（三）膨胀剂注射

膨胀剂注射并发症轻微，一个研究报道了82例接受硅橡胶注射患者中，仅有6例患者出现轻微短暂的不适[214]。于中位时间18个月后，仅1/6的患者不自主的大便失禁未得到改善[215]。已有研究报道了注射物可发生移位[216, 217]，这导致肉芽肿形成，但最近的动物实验则否认此种可能[218]。同样，硅橡胶与自身免疫性疾病之间的联系也无相关的实验证据[219, 220]。至今接受这一治疗的患者还未出现任何过敏并发症[214, 221, 222]。

（四）单纯骶神经电刺激疗法

骶神经刺激包括通过骶孔（常为S_3水平）植入电极来直接刺激骶神经丛，术后并发症发生较少且大多数并发症较轻微。来自系统评价的数据表明不良事件的发生率为13%[215]。Kenefick最近报道了圣·马克医院实施这一手术的治疗情况[223]，所有19例接受这一手术的患者控便能力得到改善，其中14例控便能力完全恢复。患者未出现严重的并发症，永久植入物不发生感染，且植入物无需取出。其中一例患者出现浅表皮肤感染，但在去除临时电极后立即好转，之后又成功地为患者实施二期手术置入永久电极。两例患者电极放置方向错误，通过手术将电池安全取出。在周围有带电体或磁场时，可发生微小的电击感，可通过关闭脉冲产生磁体而解决。

最重要的潜在并发症为感染（2%），如发生可能需去除设备[224]。在植入设备后，75%~100%的患者达到控便功能完全恢复，0~25%的患者未出现任何好转。植入术后（3天~2年）5%的患者出现设备移位。重新植入相对较简单，术中可使用头端带齿的设备将植入物固定于骨膜，以尽量减少这种情况的发生[185, 223]。设备植入后的疼痛由于使用微创导线植入技术而减少，但如果刺激器头端位置太表浅且其下为骨性结构（如髂峰），则疼痛时有出现。局部麻醉及注射激素可缓解疼痛。仔细评估刺激器参数（振幅、频率、电极）常能避免偶尔发生的与电池相关的不适感。膀胱和远端胃肠道神经反射的相互作用已经明确，证据为肛肠手术后偶尔出现尿潴留[185, 225]。反之，泌尿功能障碍也可得到改善[226, 227]，虽然改善可能是短期的[227]。

骶神经刺激的费用与其他手术相当，但其并发症和失败率远低于后者。患者在5年内长期非手术治疗的花费也较少[223]。

第十二节　出口梗阻型便秘

一、简介

排便困难、直肠疼痛、大便排空不全且需用手指从阴道、直肠辅助或会阴部加压来帮助排便是出口梗阻性便秘的典型临床表现，即出口梗阻综合征（obstructed defaecation syndrome，ODS）。大便用力可导致直肠套叠，而后者在梗阻性便秘中常见。直肠内压和内容物的增加给关闭的括约肌施加压力。横向力量导致直肠前突或使早期阴道分娩时直肠阴道膈的损伤进一步加重，进而引起直肠前突。纵向力量导致阴部神经病变和会阴下降，对一部分多产妇女而言，这些情况可能由于分娩损伤已存在，并最终导致一部分肛管括约肌松弛的妇女发生全层脱垂。

出口梗阻型便秘的发病机制为直肠前突和直肠内套叠。现在还不清楚相关的组织学和功能性障碍是本病原因还是临床表现。

当患者会阴由于分娩而变形，尤其是造成创伤，则可认为直肠前突为原发性疾病。继发性直肠前突发生在患者由于便秘导致的大便费力时。因经阴道分娩而导致的阴部神经病变、激素水平变化及年龄增加，同样可加剧直肠前突、直肠内套叠、脱垂和括约肌松弛的形成。

即使原发疾病为功能性疾病，一些患者同样存在原发性器质性病变（例如直肠内套叠）。其他的原发性功能缺陷可为耻骨直肠肌或EAS在用力排便时发生收缩不当（肛管痉挛）。这一疾病还会表现出其他相关的特点，例如小肠疝和生殖器脱垂，可通过MRI检查结合直肠造影来确诊，这些表现为ODS的一部分。在行手术治疗之前，应当行排便后直肠镜、直肠肛管查体、EAUS和结肠传输实验等检查，以便排除肛管痉挛，因为这些患者无法从手术治疗中获益。

治疗策略首选非手术治疗，如使用大便软化剂、甘油栓剂、弹力绷带结扎、生物反馈和逆行结肠灌肠控制病变发展。顺行结肠灌肠仅限用于症状严重患者。没有必要针对不确切的原发性病变实施手术。

二、直肠前突修补术

（一）功能障碍

直肠前突的手术成功率为80%～90%，手术方式包括经阴道[228]、会阴[229]或经肛门[230]入路，且可治愈或改善ODS的症状[134]。然而手术的成功与否和患者的选择是否得当密切相关，实施手术前必须先排除肛管痉挛。患或不患直肠内套叠并不影响患者的功能预后。尽管35例患者的研究没能明确任何导致手术失败的因素（数据未发表）。如果术前行阴道直肠前突按压可解除患者的便秘症状，那么这预示着患者可通过手术获得良好的预后[231]。其他报道中提到的有利于预后的因素包括直肠前突较小、钡剂可填充低位直肠前突和结肠传输时间正常[231, 232]。患者获得理想的功能结局（主要为直肠排空功能）有关因素中，患者的选择约占50%～92%[230-234]。笔者还观察到功能恢复可随时间而减退。经肛门行直肠前突修复术后，患者早期的症状改善率为86%，16个月后患者症状改善率为68%（数据未发表）。肥胖患者、习惯性用力大便、患有高位宽大的直肠前突和伴有骨盆疼痛者，手术失败的可能性更大。

（二）其他并发症

除了便秘症状不能改善以外，其他并发症的发生率为3%~36%[228, 230, 233, 235]，包括：持续的盆腔疼痛、经阴道修复后的性交困难[228]、皮瓣回缩、出血、大便干结、狭窄、感染、肛管直肠瘘、直肠阴道瘘、排尿障碍、大便失禁和直肠前突复发。感染并发症常可通过使用抗生素和引流等传统的治疗方法而治愈[230]，虽然在笔者的研究中一位糖尿病患者发生了括约肌上瘘，最终在一系列修复手术和括约肌重建失败后实施了永久性造口术。在笔者看来，实施经会阴Marlex网肛提肌成形修复术[236]与技术上更简单的经肛修复术相比不但没有任何优势，而且会增加植入物感染的可能，进而增加慢性感染、瘘管形成和疼痛的发生率。然而，经会阴路径肛提肌成形术或经肛管前入路括约肌成形术更适用于有大便失禁但无黏膜脱垂的直肠前突患者。只有27%患者术后大便失禁未控制[235]。联合实施经肛吻合器钉合术和肛提肌成形术[237, 238]能够同时改善黏膜脱垂和直肠前突，但愈合延时，且伴随性交困难，影响术后早期的功能恢复[239]。

三、Delorme手术

手术失败

当直肠内套叠（直肠内脱垂）为主要临床表现时，Delorme手术能否作为治疗ODS的手术方式呢？在排便时出现近端内脱垂合并直肠骶骨分离、术前慢性腹泻、大便失禁和会阴下降（用力时>9cm）是导致8例患者中6例（75%）发生不良预后结局的影响因素，患者的症状比术前更糟或没有任何改善。通过严格患者选择，于术前排除这些因素，可使11例接受这一手术的患者症状均得到改善[240]。

Delorme手术不适用于治疗位于直肠中段的孤立直肠溃疡（solitary rectal ulcer，SRU），即使这种手术能对可达到的脱垂远端黏膜进行治疗。在行经Delorme手术的9例患者中，有5例症状得到改善（56%）[241]。然而，如果没有明显的脱垂，手术实施比较困难。应尽可能采用实用的非手术治疗方法。对SRU生物反馈治疗的长期随访显示31%的患者术后无症状，30%的患者症状得到改善，39%的患者于9个月内复发；然而在36个月的长期随访中，只有7%的患者术后症状完全消失，39%的患者症状得到一定的缓解，54%的患者复发[242]。目前，专家共识认为对非手术治疗无效患者可以实施手术治疗。手术的适应证包括：①有明显的直肠内套叠或直肠外脱垂；②必须排除盆底痉挛综合征；③有难治性的、顽固性的便秘症状。

推荐实施直肠固定术，其风险、受益和成功的几率必须向患者解释清楚，因为腹部手术同样可能会失败，甚至有实施造口的可能。直肠固定术成功地纠正脱垂和改变直肠结构，但这两个因素与术后患者功能预后并不相关。

来自圣·马克医院团队的研究结果显示术前结直肠造影证实排空时间延长预示着预后不佳。Sitzler等回顾了SRU手术治疗的长期随访结果。大多数患者接受直肠固定术治疗（49/66），22（43%）例患者出现复发[241]。

四、经肛管吻合器直肠切除术

最近经肛管吻合器直肠切除术（stapled transannal rectal resection，STARR）已经广泛用来治疗ODS[239, 243]，但疗效不一[244]。这需更进一步的长期对照研究来评估成本效益。短期来看，几个随访时间为2.3~20个月的研究表明：80%~100%患者ODS症状得到解决或改善，生活质量明显提高，大部分患者的解剖结构恢复正常[239, 245-248]。在Boccasanta等包含90例患者的多中心试验中[239]，术后早期并发症包括尿潴留（5.6%）、需再手术的出血（4.4%）和肺部感染。在1个月的时间内，17.8%的患者出现大便急迫感、8.9%的患者排气失禁、3.3%的患者肠腔狭窄。12个月内，患者大便急迫感和排气失禁（1.1%）症状明显减少，但肠腔狭窄在严重疾病患者中的发生率为3.3%。在另一项更小的包含14例患者的研究中[246]，作者发现经济状况、盆底痉挛综合征和神经精神疾病是STARR失败的预测因素，这导致患者出现严重的并发症和早期复发，需对非选择性ODS患者，尤其是患有肛管痉挛患者，再次实施手术。然而，更可靠的方法是能够在术前对肛管痉挛进行一个可靠的诊断。不同的术前检查（MRI、结直肠造影、传统对比排粪造影、肌电图和直肠气囊逼出实验）可提供不同患者的疾病情况（个人的观察）。

Dodi等报道14例患者中，2例患者出现严重出血，7例患者持续性肛管疼痛，1例患者盆腔感染[246]，半数患者术后早期ODS复发。

对STARR手术的其他疑虑集中在其治疗直肠阴道瘘的报道中，38%患者术后发生肠穿孔、腹膜炎和致命的盆腔感染，且于术后19个月内发生持续性ODS[249-251]。患有精神疾病、肠疝和肛管痉挛者不宜实施这一手术，直到能通过获得更进一步数据，以便对患者预后和并发症作出可靠评价。基于这一点，英国一项前瞻性注册研究于2006年开启，这一研究接受大不列颠及爱尔兰结直肠协会的赞助，其目标为明确STARR手术在治疗出口梗阻型便秘的疗效和并发症风险。手术实施管理的一个关键点是STARR作为一种专业性极强的手术，实施这一手术的医生应接受过足够的训练，具有导师制度和加入前瞻性数据收集的意愿[252]。需要其他团队对STARR术后并发症进行更进一步的研究；同时需要长期随访，以明确术后能否维持早期治疗效果。

第十三节　尖　锐　湿　疣

当药物治疗复发后需手术切除。所有切除的组织都应送组织病理学检查，以排除癌变的可能。术后出血的发生率约为3%。通过局部浸润注射1∶200 000肾上腺素溶液能最大限度的减少出血的发生，如此也提高手术的准确性，使得能够在保留病变间皮岛和皮条的情况下，更加准确的切除病变。如不能保留正常皮肤，则会导致肛管狭窄。热切除后患者可出现深部灼烧感和肛管狭窄，但可通过应用肾上腺素溶液浸润注射，使用针尖电极仔细烧灼来减少这些并发症[253]。在理论上，病毒可通过热切除产生的烟雾造成传播。免疫抑制患者术后复发风险更高且复发速度更快。肛管尖锐湿疣是HIV阳性患者最常见的疾病（43%），而且10%患者有相应的肛管上皮内瘤变[254]。对HIV血清学阳性患者进行手术治疗前，患者CD4$^+$细胞计数应该达到最佳水平，以预防术后早期复发[255]。

第十四节　HIV和AIDS

由于近些年对HIV治疗方法的改进和HIV阳性人群的健康程度提高，使得切口延迟愈合发生率下降。治疗的主要目标为控制症状，不再关注患者的CD4$^+$细胞的计数。这类患者肛管手术后发生大便失禁的风险高于正常人，这主要是由于这类人群中的一些人因为肛管性交造成腹泻和括约肌损伤。

痔疮在并发血栓或经非手术治疗后无效时，可选择实施手术治疗。HIV阳性患者和非阳性患者切口愈合情况和其他并发症发生率相似[256]。尽管免疫功能受损患者在接受痔疮结扎治疗后有出现坏死性筋膜炎的风险，其他专家还是声称这一手术可在健康的HIV阳性患者中安全实施[257]。注射硬化剂治疗是安全的治疗措施[258]。

紧急的引流肛周脓肿及使用抗生素，尽量减少发生不可控制全身感染的可能。松弛挂线引流肛瘘是减少大便失禁的一种治疗选择。Kaposi肉瘤和其他恶性肿瘤可以和脓肿同时出现。

外科医生务必穿戴合适的手术衣，包括双层手套和口罩，以防止患者的血液和体液溅射到眼、嘴和鼻腔黏膜而造成感染。双脚需要保护而避免患者血液污染、尖锐器具和缝针刺伤。应尽可能的通过热切和镭射来替代尖锐器械。

外科医生针扎感染HIV的风险为0.3%，黏膜暴露后的风险为0～0.1%[259]。针上沾有血液、刺入较深或患者2个月内死于AIDS可增加感染的风险。预防性使用抗逆转录病毒药物能使血清转化率下降80%，而且医生应在暴露后几小时内接受治疗并持续治疗几周。

第十五节　肛管手术麻醉相关并发症

一、简介

麻醉的相关并发症，Karulf已经进行了极其详细的描述[260]，本章将关于肛管手术的相应麻醉并发症在下文列出。

二、局部麻醉

简单的局部浸润麻醉或肛管阻滞不会起到肌松作用，造成有时器械进入肛管深度受限。局部麻醉药物的过量主要为不小心把药物注射入静脉导致，可以通过每次变换进针位置时，抽吸针管来避免发生。

利多卡因（<5~7mm/kg）和布比卡因（<2~4mg/kg）的使用不能超过极量。使用过量的临床表现为耳鸣、昏迷、头晕、癫痫、呼吸暂停、眼球震颤、视觉异常、肌肉兴奋性增高、口周感觉改变和意识丧失。

局部麻醉药物加入肾上腺素的副作用包括出汗、心动过速、心悸和焦虑，但这些症状大多无需处理，通常能自行缓解。

三、骶管麻醉

并发症为注射不能到达骶骨裂孔或鞘膜腔、低血压和穿透硬脊膜或血管。感染和暂时性麻痹都很少见。脊髓麻醉导致区域肌肉松弛，因此可为术者提供更好的手术入路，其并发症与骶管麻醉相似，但脊椎麻醉性疼痛时常发生，但大部分能自行缓解；如不能自行缓解，则可以应用自体血硬膜外斑贴来治疗。

四、硬膜外麻醉

对实施时间较长的手术而言，硬膜外麻醉能起到极好的术后镇痛效果，或作为全身麻醉的一种替代的麻醉方式来实施。除了椎管或骶管麻醉的并发症外，还可发生半身阻滞及不常发生的严重低血压、毒性反应或一过性麻痹。

五、全麻

全麻的并发症包括喉咙疼痛、声音嘶哑、心脏问题、误吸、肺不张、意识不清和气道并发症。

六、体位

手术室团队必须保证患者处于正确的体位以避免压伤，这是引发医疗纠纷的一个潜在的原因。肛管手术常在截石位或折刀位下实施，有时也使用侧卧位。

肛管手术实施时间较短，因此很少发生软组织损伤和缺血。折刀位是病理性肥胖患者行全麻时的禁用体位。软组织损伤（生殖器和胸部）、误吸、尺神经损伤和气管内插管位置错误是全麻下患者取折刀位的特异性风险。

眼部保护是麻醉师的责任，麻醉中应当注意润滑和覆盖患者的双眼。术后并发症包括结膜炎、角膜擦伤和溃疡。直接受压导致的视网膜动脉闭塞是一种远期并发症，这易于发生在取折刀位的手术患者。

（一）神经损伤

神经损伤是由直接的挤压或牵拉所致，患者应处于相对自然的体位以避免神经损伤，避免髋关节过度屈曲。在使用截石位时，应妥善支撑患者背部避免过伸。所有易受伤的部位都应加软垫予以保护。

坐骨神经损伤（L_4、L_5、$S_1 \sim S_3$）是由于患者大腿直接压迫于坚硬的手术台边缘或截石位时髋关节过度屈曲导致的，导致股后肌群及膝关节以下所有肌肉的肌力减弱或麻痹。感觉障碍发生在足部，但足内侧（由隐神经支配）及腓肠肌后侧面下2/3的感觉不受影响。由于损伤神经导致趾反射和跖反射减弱，可引起患者足下垂及足底感觉异常。

腓神经侧方损伤，导致腓侧及前室间隔肌肉麻痹或肌力减弱而产生足下垂现象，而且伴腓肠肌后侧2/3、足背和第一、二脚趾间皮肤出现感觉异常，这是由于较浅表的绕过腓骨头侧方的神经受挤压所致。

股神经损伤（$L_2 \sim L_4$）发生在截石位髋关节过度屈曲时，神经直接于腹股沟处受挤压所造成的，虽然横式切口牵引器牵拉伤是更常见股神经损伤原因。这种神经损伤可导致股四头肌肌力减弱、膝反射减弱及大腿前面和小腿中部感觉异常（隐神经）。

腹股沟压迫是导致生殖股神经损伤的罕见因素，损伤导致股三角、阴囊或阴唇的感觉改变。

神经损伤持续存在1～2个月后，出现髓鞘再生，其功能的恢复程度依赖于损伤的严重程度。伴有轴突中断的严重的损伤，有造成不同程度永久性功能丧失的风险，且需要更长的时间来恢复。

麻醉医生应该在患者受压部位加用软垫并采用合适体位，以保护臂丛神经、尺神经和桡神经，以免受牵拉或直接压迫造成损伤。

（二）深静脉血栓和肺栓塞

这是截石位的特异性风险，应该在使用截石位前先行预防。

七、尿潴留

这是一常见并发症，尤其是在脊髓麻醉后更多见，术中应避免过量补液。

第十六节　小　　结

毫无疑问会阴疾病的手术治疗对临床医生而言，非常具有挑战性，并且一系列的并发症令人失望。然而，随着对疾病过程的全面了解、仔细的手术操作、合适的术式选择及精心的术后处理，许多潜在的并发症可以被控制或避免。虽然传统上认为，手术切除治疗直肠癌及炎症性肠病是结直肠外科专家的工作，但所有临床专家都应不断努力，以掌握多种肛管和肛周手术方法，拥有以询证医学为基础的临床决策能力，从而成功地降低直肠肛管手术的风险。

第十七节　自　我　测　试

1. 在肛瘘手术中：

a. 女性前位经括约肌肛瘘不论窦道水平如何都应实施不伤及括约肌的治疗方法。

b. Goodsall原则是肛瘘窦道解剖的敏感标准。

c. 对低位经括约肌肛瘘而言，实施肛瘘切除比瘘管切开更有效。

e. 肛瘘切开术后行造袋术能增加术后复发的发生率。

d. 一个疗程的英夫立昔治疗对克罗恩肛瘘的治愈率达80%。

2. 在痔疮手术中：

a. PPH术后无需预防性使用抗生素。

b. PPH术后的复发率与传统切除（Milligan-Morgan）相似。

c. 如果没有将全部有症状的痔疮切除，则急诊痔切除术的有效率会降低。

d. 痔切除术后大便失禁说明手术中损伤了肛管括约肌。

e. Whitehead畸形是指某一特定痔手术后的并发症。

3. 肛裂：

a. 后括约肌切除的大便失禁危险与侧方切除术相似。

b. 肉毒素注射治疗后不会出现长期大便失禁。

c. 侧方括约肌切开术后肛裂复发是再次手术的禁忌证。

d. 括约肌切开术后感染常与形成医源性肛瘘有关。

e. 个体化的侧方括约肌切开术和标准的侧方括约肌切开术治疗肛裂的效果相同，且大便失禁发生率相似。

4. 直肠脱垂和直肠前突：

a. 乙状结肠已切除患者不能行Altemeier手术。

b. 巨直肠不是经腹直肠固定术的并发症。

c. 经肛管吻合器直肠切除术后，患者很少发生大便急迫感。

d. 性功能障碍于男性行Delorme手术后常见。

e. 肛提肌成形术可部分恢复Altemier手术后的控便能力障碍。

5. 大便失禁：

a. 骶神经刺激可导致脑膜炎。

b. 肛管前括约肌修复术后，低渣饮食能减少感染并发症的发生。

c. 腹内植入人工肛管括约肌装置可减少术后并发症的发生。

d. 超过70%接受前括约肌修复治疗患者可在10年后还保留有控便能力。

e. 肛管前括约肌修复术后，再发大便失禁患者，没有第二次手术修复成功的机会。

答案与解析

1. 答案：a

解析：肛门前方括约肌较狭窄，尤其是在女性，即使切开一小部分也可能导致大便失禁。

2. 答案：e

解析：Whitehead手术为在齿状线水平环周切除黏膜下和皮下痔组织，并将直肠黏膜重新缝于肛周皮肤，这样导致外翻畸形，即为Whitehead畸形。

3. 答案：d[89]

4. 答案：a

解析：既往乙状结肠切除，尤其是针对恶性肿瘤的乙状结肠切除，可能已高位结扎肠系膜上动脉，如再实施直肠切除和痔上动脉结扎，有导致结直肠节段性缺血的风险。

5. 答案：c

解析：Acticon括约肌相关的许多并发症与肛周切开和植入后发生感染和侵袭有关。最近的研究已发明了一种可以植入腹腔内的设备。关于这一设备研究还比较有限，但确可减少感染并发症的发生[211]。

（Andrew J. Shorthouse，Steven R. Brown 著

魏志良　周岩冰译，高显华　傅传刚 校）

参考文献

［1］ HEBJORN M，OLSEN O，HAAKANSSON T，et al. A randomized trial of fistulotomy in perianal abscess［J］. Scand J Gastroenterol，1987，22：174-176.

[2] KUIJPERS H C, SCHULPEN T. Fistulography for fistula-in-ano. Is it useful? [J]. Dis Colon Rectum, 1985, 28: 103-104.

[3] LEAPER D J, PAGE R E, ROSENBERG I L, et al. A controlled study comparing the conventional treatment of idiopathic anorectal abscess with that of incision, curettage and primary suture under systemic antibiotic cover [J]. Dis Colon Rectum, 1976, 19: 46-50.

[4] EISENHAMMER S. The final evaluation and classification of the surgical treatment of the primary anorectal cryptoglandular intermuscular (intersphincteric) fistulous abscess and fistula [J]. Dis Colon Rectum, 1978, 21: 237-254.

[5] RAMANUJAM P S, PRASAD M L, ABCARIAN H, et al. Perianal abscesses and fistulas. A study of 1023 patients [J]. Dis Colon Rectum, 1984, 27: 593-597.

[6] SEOW-CHOEN F. Relation of abscess to fistula. In: PHILLIPS R, LUNNISS P (eds) Anal Fistula: Surgical Evaluation and Management [M] 1st edn. London: Chapman Hall, 1996: 13-24.

[7] PARKS A G, GORDON P H, HARDCASTLE J D. A classification of fistula-in-ano [J]. Br J Surg, 1976, 63: 1-12.

[8] BUCHANAN G N, HALLIGAN S, BARTRAM C I, et al. Clinical examination, endosonography, and MR imaging in preoperative assessment of fistula in ano: comparison with outcome-based reference standard [J]. Radiology, 2004, 233: 674-681.

[9] WHITEFORD M H, KILKENNY Jr, HYMAN N, et al. Practice parameters for the treatment of perianal abscess and fistula-in-ano (revised) [J]. Dis Colon Rectum, 2005, 48: 1337-1342.

[10] PESCATORI M, MARIA G, ANASTASIO G, et al. Anal manometry improves the outcome of surgery for fistula-in-ano [J]. Dis Colon Rectum, 1989, 32: 588-592.

[11] HJORTRUP A, MOESGAARD F, KJAERGARD J. Fibrin adhesive in the treatment of perineal fistulas [J]. Dis Colon Rectum, 1991, 34: 752-754.

[12] HAMMOND T M, GRAHN M F, LUNNISS P J. Fibrin glue in the management of anal fistulae [J]. Colorectal Dis, 2004, 6: 308-319.

[13] SWINSCOE M T, VENTAKASUBRAMANIAM A K, JAYNE D G. Fibrin glue for fistula-in-ano: the evidence reviewed [J]. Tech Coloproctol, 2005, 9: 89-94.

[14] LINDSEY I, SMILGIN-HUMPHREYS M M, CUNNINGHAM C, et al. A randomized, controlled trial of fibrin glue vs. conventional treatment for anal fistula [J]. Dis Colon Rectum, 2002, 45: 1608-1615.

[15] CHAMPAGNE B J, O'CONNOR L M, FERGUSON M A, et al. Efficacy of anal fistula plug in closure of cryptoglandular fistulas: long-term follow-up [J]. Dis Colon Rectum, 2006, 49: 1817-1821.

[16] O'CONNOR L M, CHAMPAGNE B J, FERGUSON M A, et al. Efficacy of anal fistula plug in closure of Crohn's anorectal fistulas [J]. Dis Colon Rectum, 2006, 49: 1569-1573.

[17] THOMSON J P, ROSS A H. Can the external anal sphincter be preserved in the treatment of trans-sphincteric fistula-in-ano [J]. Int J Colorectal Dis, 1989, 4: 247-250.

[18] KENNEDY H L, ZEGARRA J P. Fistulotomy without external sphincter division for high anal fistulae [J]. Br J Surg, 1990, 77: 898-901.

[19] BALOGH G. Tube loop (seton) drainage treatment of recurrent extrasphincteric perianal fistulae [J]. Am J Surg, 1999, 177: 147-149.

[20] LENTNER A, WIENERT V. Long-term, indwelling setons for low transsphincteric and intersphincteric anal fistulas [J]. Experience with 108 cases. Dis Colon Rectum, 1996, 39: 1097-1101.

[21] WILLIAMS J G, MACLEOD C A, ROTHENBERGER D A, et al. Seton treatment of high anal fistulae [J]. Br J Surg, 1991, 78: 1159-1161.

[22] JOY H A, WILLIAMS J G. The outcome of surgery for complex anal fistula [J]. Colorectal Dis, 2002, 4: 254-261.

[23] BUCHANAN G N, OWEN H A, TORKINGTON J, et al. Longterm outcome following loose-seton technique for external sphincter preservation in complex anal fistula [J]. Br J Surg, 2004, 91: 476-480.

[24] WILLIAMS J G, ROTHENBERGER D A, NEMER F D, et al. Fistula-in-ano in Crohn's disease. Results of aggressive surgical treatment [J]. Dis Colon Rectum, 1991, 34: 378-384.

[25] SENTOVICH S. Anal fistulas: treatment options in the new millennium [J]. Semin Colon Rectal Surg, 2003, 14: 100-106.

[26] KRONBORG O. To lay open or excise a fistula-in-ano: a randomized trial [J]. Br J Surg, 1985, 72: 970.

[27] LEWIS A A. Core out. In: PHILLIPS R, LUNNISS P (eds) Anal Fistula: Surgical Evaluation and Management [M]. London: Chapman Hall, 1996: 81-86.

[28] GUSTAFSSON U M, GRAF W. Randomized clinical trial of local gentamicin-collagen treatment in advancement flap repair for anal fistula [J]. Br J Surg, 2006, 93: 1202-1207.

[29] HYMAN N. Endoanal advancement flap repair for complex anorectal fistulas [J]. Am J Surg, 1999, 178: 337-340.

［30］ ORTIZ H, MARZO J. Endorectal flap advancement repair and fistulectomy for high trans-sphincteric and suprasphincteric fistulas［J］. Br J Surg, 2000, 87: 1680-1683.

［31］ PEREZ F, ARROYO A, SERRANO P, et al. Randomized clinical and manometric study of advancement flap versus fistulotomy with sphincter reconstruction in the management of complex fistula-in-ano［J］. Am J Surg, 2006, 192: 34-40.

［32］ ZIMMERMAN D D, GOSSELINK M P, HOP W C, et al. Impact of two different types of anal retractor on fecal continence after fistula repair: a prospective, randomized, clinical trial［J］. Dis Colon Rectum, 2003, 46: 1674-1679.

［33］ NELSON R L, CINTRON J, ABCARIAN H. Dermal island flap anoplasty for transsphincteric fistula-in-ano: assessment of treatment failures［J］. Dis Colon Rectum, 2000, 43: 681-684.

［34］ ZIMMERMAN D D, BRIEL J W, GOSSELINK M P, et al. Anocutaneous advancement flap repair of transsphincteric fistulas［J］. Dis Colon Rectum, 2001, 44: 1474-1480.

［35］ HO K S, HO Y H. Controlled, randomized trial of island flap anoplasty for treatment of trans-sphincteric fistula-in-ano: early results［J］. Tech Coloproctol, 2005, 9: 166-168.

［36］ CHRISTENSEN A, NILAS L, CHRISTIANSEN J. Treatment of transsphincteric anal fistulas by the seton technique［J］. Dis Colon Rectum, 1986, 29: 454-455.

［37］ ABCARIAN H. Surgical correction of chronic anal fissure: results of lateral internal sphincterotomy vs. fissurectomy-midline sphincterotomy ［J］. Dis Colon Rectum, 1980, 23: 31-36.

［38］ ABCARIAN H, DODI G, GIRONA J, et al. Fistula-in-ano［J］. Int J Colorectal Dis, 1987, 2: 51-71.

［39］ GARCIA-AGUILAR J, BELMONTE C, WONG W D, et al. Anal fistula surgery. Factors associated with recurrence and incontinence［J］. Dis Colon Rectum, 1996, 39: 723-729.

［40］ HO Y H, TAN M, LEONG A F, et al. Marsupialization of fistulotomy wounds improves healing: a randomized controlled trial［J］. Br J Surg, 1998, 85: 105-107.

［41］ GRAF W, PAHLMAN L, EJERBLAD S. Functional results after seton treatment of high transsphincteric anal fistulas［J］. Eur J Surg, 1995, 161: 289-291.

［42］ ISBISTER W H, AL SANEA N. The cutting seton: an experience at King Faisal Specialist Hospital［J］. Dis Colon Rectum, 2001, 44: 722-727.

［43］ PRESENT D H, RUTGEERTS P, TARGAN S, et al. Infliximab for the treatment of fistulas in patients with Crohn's disease［J］. N Engl J Med, 1999, 340: 1398-1405.

［44］ TOPSTAD D R, PANACCIONE R, HEINE J A, et al. Combined seton placement, infliximab infusion, and maintenance immunosuppressives improve healing rate in fistulizing anorectal Crohn's disease: a single center experience［J］. Dis Colon Rectum, 2003, 46: 577-583.

［45］ RICART E, PANACCIONE R, LOFTUS E V, et al. Infliximab for Crohn's disease in clinical practice at the Mayo Clinic: the first 100 patients［J］. Am J Gastroenterol, 2001, 96: 722-729.

［46］ BAIG M K, ZHAO R H, YUEN C H, et al. Simple rectovaginal fistulas［J］. Int J Colorectal Dis, 2000, 15: 323-327.

［47］ PENNINCKX F, MONEGHINI D, D'HOORE A, et al. Success and failure after repair of rectovaginal fistula in Crohn's disease: analysis of prognostic factors［J］. Colorectal Dis, 2001, 3: 406-411.

［48］ CONNELL W R, SHEFFIELD J P, KAMM M A, et al. Lower gastrointestinal malignancy in Crohn's disease［J］. Gut, 1994, 35: 347-352.

［49］ CANDELA F, SERRANO P, ARRIERO J M, et al. Perianal disease of tuberculous origin: report of a case and review of the literature［J］. Dis Colon Rectum, 1999, 42: 110-112.

［50］ CONSTEN E C, SLORS F J, NOTEN H J, et al. Anorectal surgery in human immunodeficiency virus-infected patients. Clinical outcome in relation to immune status［J］. Dis Colon Rectum, 1995, 38: 1169-1175.

［51］ YU C C, COOK M G. Hidradenitis suppurativa: a disease of follicular epithelium, rather than apocrine glands［J］. Br J Dermatol, 1990, 122: 763-769.

［52］ HIGHET A S, WARREN R E, WEEKES A J. Bacteriology and antibiotic treatment of perineal suppurative hidradenitis［J］. Arch Dermatol, 1988, 124: 1047-1051.

［53］ BENDAHAN J, PARAN H, KOLMAN S, et al. The possible role of Chlamydia trachomatis in perineal suppurative hidradenitis［J］. Eur J Surg, 1992, 158: 213-215.

［54］ CHURCH J M, FAZIO V W, LAVERY I C, et al. The differential diagnosis and comorbidity of hidradenitis suppurativa and perianal Crohn's disease ［J］. Int J Colorectal Dis, 1993, 8: 117-119.

［55］ THORNTON J P, ABCARIAN H. Surgical treatment of perianal and perineal hidradenitis suppurativa ［J］. Dis Colon Rectum, 1978, 21: 573-577.

［56］ WILTZ O, SCHOETZ D J JR, MURRAY J J, et al. Perianal hidradenitis suppurativa. The Lahey Clinic experience ［J］. Dis Colon Rectum, 1990, 33: 731-734.

［57］ WILLIAMS S T, BUSBY R C, DeMUTH R J, et al. Perineal hidradenitis suppurativa: presentation of two unusual complications and a review ［J］. Ann Plast Surg, 1991, 26: 456-462.

［58］ CULP C E. Chronic hidradenitis suppurativa of the anal canal. A surgical skin disease ［J］. Dis Colon Rectum, 1983, 26: 669-676.

［59］ BROWN S C, KAZZAZI N, LORD P H. Surgical treatment of perineal hidradenitis suppurativa with special reference to recognition of the perianal form ［J］. Br J Surg, 1986, 73: 978-980.

［60］ HARRISON B J, MUDGE M, HUGHES L E. Recurrence after surgical treatment of hidradenitis suppurativa ［J］. Br Med J （Clin Res Ed）, 1987, 294: 487-489.

［61］ O'CONNELL P. Hidradenitis suppurativa. In: WEXNER S, VERNAVA A （eds） Clinical Decision Making in Colorectal Surgery ［M］. New York: Igaku-Shoin Medical Publishers, 1995: 169-172.

［62］ RUBIN R J, CHINN B T. Perianal hidradenitis suppurativa ［J］. Surg Clin North Am, 1994, 74: 1317-1325.

［63］ LAUCKS S S. Fournier's gangrene ［J］. Surg Clin North Am, 1994, 74: 1339-1352.

［64］ MORPURGO E, GALANDIUK S. Fournier's gangrene ［J］. Surg Clin North Am, 2002, 82: 1213-1224.

［65］ KANE C J, NASH P, McANINCH J W. Ultrasonographic appearance of necrotizing gangrene: aid in early diagnosis ［J］. Urology, 1996, 48: 142-144.

［66］ JAMIESON N V, EVERETT W G, BULLOCK K N. Delayed recognition of an intersphincteric abscess as the underlying cause of Fournier's scrotal gangrene ［J］. Ann R Coll Surg Engl, 1984, 66: 434-435.

［67］ PATY R, SMITH A D. Gangrene and Fournier's gangrene ［J］. Urol Clin North Am, 1992, 19: 149-162.

［68］ CAPELLI-SCHELLPFEFFER M, GERBER G S. The use of hyperbaric oxygen in urology ［J］. J Urol, 1999, 162: 647-654.

［69］ HEJASE M J, SIMONIN J E, BIHRLE R, et al. Genital Fournier's gangrene: experience with 38 patients. Urology, 1996, 47: 734-739.

［70］ OLSOFKA J N, CARRILLO E H, SPAIN D A, et al. The continuing challenge of Fournier's gangrene in the 1990s ［J］. Am Surg, 1999, 65: 1156-1159.

［71］ McHENRY C R, PIOTROWSKI J J, PETRINIC D, et al. Determinants of mortality for necrotizing soft-tissue infections ［J］. Ann Surg, 1995, 221: 558-563.

［72］ ELLIOT E E, WHITE J M. Precipitated and spontaneous withdrawal following administration of lorazepam but not zolpidem. Pharmacol Biochem Behav, 2000, 66: 361-369.

［73］ BERG A, ARMITAGE J O, BURNS C P. Fournier's gangrene complicating aggressive therapy for hematologic malignancy ［J］. Cancer, 1986, 57: 2291-2294.

［74］ BENIZRI E, FABIANI P, MIGLIORI G, et al. Gangrene of the perineum ［J］. Urology, 1996, 47: 935-939.

［75］ KAISER R E, CERRA F B. Progressive necrotizing surgical infections-a unified approach ［J］. J Trauma, 1981, 21: 349-355.

［76］ EDMONDSON R A, BANERJEE A K, RENNIE J A. Fournier's gangrene: an aetiological hypothesis ［J］. Br J Urol, 1992, 69: 543-544.

［77］ KORKUT M, ICOZ G, DAYANGAC M, et al. Outcome analysis in patients with Fournier's gangrene: report of 45 cases ［J］. Dis Colon Rectum, 2003, 46: 649-652.

［78］ BRONDER C S, COWEY A, HILL J. Delayed stoma formation in Fournier's gangrene ［J］. Colorectal Dis, 2004, 6: 518-520.

［79］ ONG H S, HO Y H. Genitoperineal gangrene: experience in Singapore ［J］. Aust N Z J Surg, 1996, 66: 291-293.

［80］ HALLOCK G G. Scrotal reconstruction following Fournier's gangrene using the medial thigh fasciocutaneous flap ［J］. Ann Plast Surg, 1990, 24: 86-90.

［81］ GERBER G S, GUSS S P, PIELET R W. Fournier's gangrene secondary to intra-abdominal processes ［J］. Urology, 1994, 44: 779-782.

［82］ CAIRD J, ABBASAKOOR F, QUILL R. Necrotising fasciitis in a HIV positive male: an unusual indication for abdomino-perineal resection ［J］. Ir J Med Sci, 1999, 168: 251-253.

［83］ LEHNHARDT M, STEINSTRAESSER L, DRUECKE D, et al. Fournier's gangrene after Milligan-Morgan hemorrhoidectomy requiring subsequent abdominoperineal resection of the rectum: report of a case [J]. Dis Colon Rectum, 2004, 47: 1729-1733.

[84] BARKEL D C, VILLALBA M R. A reappraisal of surgical management in necrotizing perineal infections [J]. Am Surg, 1986, 52: 395-397.

[85] SCHNEIDER P R, RUSSELL R C, ZOOK E G. Fournier's gangrene of the penis: a report of two cases [J]. Ann Plast Surg, 1986, 17: 87-90.

[86] NELSON R. Medical therapy for anal fissure: past, present and future [J]. Semin Colon Rectal Surgery, 2006, 17: 106-112.

[87] GARCIA-AGUILAR J, BELMONTE C, WONG W D, et al. Open vs. closed sphincterotomy for chronic anal fissure: long-term results [J]. Dis Colon Rectum, 1996, 39: 440-443.

[88] JOST W H, SCHANNE S, MLITZ H, et al. Perianal thrombosis following injection therapy into the external anal sphincter using botulin toxin [J]. Dis Colon Rectum, 1995, 38: 781.

[89] LEWIS T H, CORMAN M L, PRAGER E D, et al. Long-term results of open and closed sphincterotomy for anal fissure [J]. Dis Colon Rectum, 1988, 31: 368-371.

[90] MAZIER W P. Keyhole deformity. Fact and fiction [J]. Dis Colon Rectum, 1985, 28: 8-10.

[91] FLESHMAN J. Fissure-in-ano and anal stenosis In: BECK D, WEXNER S (eds) Fundamentals of Anorectal Surgery [M]. London: WB Saunders, 1998: 209-224.

[92] JENSEN S L, LUND F, NIELSEN O V, et al. Lateral subcutaneous sphincterotomy versus anal dilatation in the treatment of fissure in ano in outpatients: a prospective randomised study [J]. Br Med J (Clin Res Ed), 1984, 289: 528-530.

[93] LEONG A F, SEOW-CHOEN F. Lateral sphincterotomy compared with anal advancement flap for chronic anal fissure [J]. Dis Colon Rectum, 1995, 38: 69-71.

[94] LINDSEY I, CUNNINGHAM C, JONES O M, et al. Fissurectomy-botulinum toxin: a novel sphincter-sparing procedure for medically resistant chronic anal fissure [J]. Dis Colon Rectum, 2004, 47: 1947-1952.

[95] SMITH M, FRIZELLE F. Long-term faecal incontinence following the use of botulinum toxin [J]. Colorectal Dis, 2004, 6: 526-527.

[96] BROWN S R, MATABUDUL Y, SHORTHOUSE A J. A second case of long-term incontinence following botulinum injection for anal fissure [J]. Colorectal Dis, 2006, 8: 452-453.

[97] NELSON R L. A review of operative procedures for anal fissure [J]. J Gastrointest Surg, 2002, 6: 284-289.

[98] LITTLEJOHN D R, NEWSTEAD G L. Tailored lateral sphincterotomy for anal fissure [J]. Dis Colon Rectum, 1997, 40: 1439-1442.

[99] SPEAKMAN C T, BURNETT S J, KAMM M A, et al. Sphincter injury after anal dilatation demonstrated by anal endosonography [J]. Br J Surg, 1991, 78: 1429-1430.

[100] LAW P J, KAMM M A, BARTRAM C I. Anal endosonography in the investigation of faecal incontinence [J]. Br J Surg, 1991, 78: 312-314.

[101] BROWN S R, TAYLOR A, ADAM I J, et al. The management of persistent and recurrent chronic anal fissures [J]. Colorectal Dis, 2002, 4: 226-232.

[102] GARCIA-GRANERO E, SANAHUJA A, GARCIA-ARMENGOL J, et al. Anal endosonographic evaluation after closed lateral subcutaneous sphincterotomy [J]. Dis Colon Rectum, 1998, 41: 598-601.

[103] NYAM D C, PEMBERTON J H. Long-term results of lateral internal sphincterotomy for chronic anal fissure with particular reference to incidence of fecal incontinence [J]. Dis Colon Rectum, 1999, 42: 1306-1310.

[104] FAROUK R, MONSON J R, DUTHIE G S. Technical failure of lateral sphincterotomy for the treatment of chronic anal fissure: a study using endoanal ultrasonography [J]. Br J Surg, 1997, 84: 84-85.

[105] ZAHEER S, REILLY W T, PEMBERTON J H, et al. Urinary retention after operations for benign anorectal diseases [J]. Dis Colon Rectum, 1998, 41: 696-704.

[106] THOMSON W H. The nature of haemorrhoids [J]. Br J Surg, 1975, 62: 542-552.

[107] LONDON N J, BRAMLEY P D, WINDLE R. Effect of four days of preoperative lactulose on posthaemorrhoidectomy pain: results of placebo controlled trial [J]. Br Med J (Clin Res Ed), 1987, 295: 363-364.

[108] CARAPETI E A, KAMM M A, McDONALD P J, et al. Double-blind randomised controlled trial of effect of metronidazole on pain after day-case haemorrhoidectomy [J]. Lancet, 1998, 351: 169-172.

[109] BALFOUR L, STOJKOVIC S G, BOTTERILL I D, et al. A randomized, double-blind trial of the effect of metronidazole on pain after closed hemorrhoidectomy [J]. Dis Colon Rectum, 2002, 45: 1186-1190.

［110］ NISAR P J, ACHESON A G, NEAL K R, et al. Stapled hemorrhoidopexy compared with conventional hemorrhoidectomy: systematic review of randomized, controlled trials ［J］. Dis Colon Rectum, 2004, 47: 1837-1845.

［111］ RAVO B, AMATO A, BIANCO V, et al. Complications after stapled hemorrhoidectomy: can they be prevented? ［J］. Tech Coloproctol, 2002, 6: 83-88.

［112］ CHEETHAM M J, MORTENSEN N J, NYSTROM P O, et al. Persistent pain and faecal urgency after stapled haemorrhoidectomy ［J］. Lancet, 2000, 356: 730-733.

［113］ THAHA M A, IRVINE L A, STEELE R J, et al. Postdefaecation pain syndrome after circular stapled anopexy is abolished by oral nifedipine ［J］. Br J Surg, 2005, 92: 208-210.

［114］ PESCATORI M, AIGNER F. Stapled transanal rectal mucosectomy ten years after ［J］. Tech Coloproctol, 2007, 11: 1-6.

［115］ BLEDAY R, PENA J P, ROTHENBERGER D A, et al. Symptomatic hemorrhoids: current incidence and complications of operative therapy ［J］. Dis Colon Rectum, 1992, 35: 477-481.

［116］ BAILEY H R, FERGUSON J A. Prevention of urinary retention by fluid restriction following anorectal operations ［J］. Dis Colon Rectum, 1976, 19: 250-252.

［117］ SCOMA J A. Hemorrhoidectomy without urinary retention and catheterization ［J］. Conn Med, 1976, 40: 751-752.

［118］ HOFF S D, BAILEY H R, BUTTS D R, et al. Ambulatory surgical hemorrhoidectomy-a solution to postoperative urinary retention? ［J］. Dis Colon Rectum, 1994, 37: 1242-1244.

［119］ FLEISCHER M, MARINI C P, STATMAN R, et al. Local anesthesia is superior to spinal anesthesia for anorectal surgical procedures ［J］. Am Surg, 1994, 60: 812-815.

［120］ JOHNSON C D, BUDD J, WARD A J. Laxatives after hemorrhoidectomy ［J］. Dis Colon Rectum, 1987, 30: 780-781.

［121］ NYAM D C, SEOW-CHOEN F, HO Y H. Submucosal adrenaline injection for posthemorrhoidectomy hemorrhage ［J］. Dis Colon Rectum, 1995, 38: 776-777.

［122］ BASSO L, PESCATORI M. Outcome of delayed hemorrhage following surgical hemorrhoidectomy ［J］. Dis Colon Rectum, 1994, 37: 288-289.

［123］ LIM Y, EU K, HO K, et al. PPH03 stapled haemorrhoidopexy: our experience ［J］. Tech Coloproctol, 2006, 10: 43-46.

［124］ SUTHERLAND L M, BURCHARD A K, MATSUDA K, et al. A systematic review of stapled hemorrhoidectomy ［J］. Arch Surg, 2002, 137: 1395-1406.

［125］ GUY R J, SEOW-CHOEN F. Septic complications after treatment of haemorrhoids ［J］. Br J Surg, 2003, 90: 147-156.

［126］ BASOGLU M, GUL O, YILDIRGAN I, et al. Fournier's gangrene: review of fifteen cases ［J］. Am Surg, 1997, 63: 1019-1021.

［127］ CIHAN A, MENTES B B, SUCAK G, et al. Fournier's gangrene after hemorrhoidectomy: association with drug-induced agranulocytosis ［J］. Report of a case. Dis Colon Rectum, 1999, 42: 1644-1648.

［128］ KEIGHLEY M, WILLIAMS N. Haemorrhoidal disease. In: KEIGHLEY M, WILLIAMS N（eds）Surgery of the Anus, Rectum and Colon ［M］. 2nd edn. London: WB Saunders, 1999: 411.

［129］ BEATTIE G, LOUDON M. Circumferential stapled anoplasty in the management of haemorrhoids and mucosal prolapse ［J］. Colorectal Dis, 2000, 2: 170-175.

［130］ PESCATORI M, SPYROU M, COBELLIS L, et al. Rectal pocket syndrome after stapled mucosectomy ［J］. Colorectal Dis, 2006, 8: 808-811.

［131］ CUELEMANS R, CREVE U, VAN HEE R, et al. Benefit of emergency haemorrhoidectomy: a comparison with results after elective operations ［J］. Eur J Surg, 2000, 166: 808-812.

［132］ BROWN S R, BALLAN K, HO E, et al. Stapled mucosectomy for acute thrombosed circumferentially prolapsed piles: a prospective randomized comparison with conventional haemorrhoidectomy ［J］. Colorectal Dis, 2001, 3: 175-178.

［133］ PESCATORI M. Management of post-anopexy rectal stricture ［J］. Tech Coloproctol, 2002, 6: 12-126.

［134］ HO Y H, TSANG C, TANG C L, et al. Anal sphincter injuries from stapling instruments introduced transanally: randomized, controlled study with endoanal ultrasound and anorectal manometry ［J］. Dis Colon Rectum, 2000, 43: 169-173.

［135］ HO Y H, SEOW-CHOEN F, TSANG C, et al. Randomized trial assessing anal sphincter injuries after stapled haemorrhoidectomy ［J］. Br J Surg, 2001, 88: 1449-1455.

［136］ HO K, HO Y. Prospective randomized trial comparing stapled hemorrhoidopexy versus closed Ferguson hemorrhoidectomy ［J］. Tech Coloproctol, 2006, 10: 193-197.

［137］ BRUSCIANO L，AYABACA S M，PESCATORI M，et al. Reinterventions after complicated or failed stapled hemorrhoidopexy［J］. Dis Colon Rectum，2004，47：1846-1851.

［138］ RIPETTI V，CARICATO M，ARULLANI A. Rectal perforation，retropneumoperitoneum，and pneumomediastinum after stapling procedure for prolapsed hemorrhoids：report of a case and subsequent considerations［J］. Dis Colon Rectum，2002，45：268-270.

［139］ CIPRIANI S，PESCATORI M. Acute rectal obstruction after PPH stapled haemorrhoidectomy［J］. Colorectal Dis，2002，4：367-370.

［140］ ALLEN-MERSH T G. Pilonidal sinus：finding the right track for treatment［J］. Br J Surg，1990，77：123-132.

［141］ ARMSTRONG J H，BARCIA P J. Pilonidal sinus disease：The conservative approach［J］. Arch Surg，1994，129：914-917.

［142］ JENSEN S L，HARLING H. Prognosis after simple incision and drainage for a first-episode acute pilonidal abscess［J］. Br J Surg，1988，75：60-61.

［143］ LUNDHUS E，GOTTRUP F. Outcome at three to five years of primary closure of perianal and pilonidal abscess. A randomised，double-blind clinical trial with a complete three-year followup of one compared with four days treatment with ampicillin and metronidazole［J］. Eur J Surg，1993，159：555-558.

［144］ KHOURY D. Surgery for pilonidal disease and hidradenitis suppurativa. In：HICKS T，BECK D，OPELKA F，TIMMCKE A（eds）Complications of colon rectal surgery［M］. Baltimore：Williams & Wilkins，1996：203-221.

［145］ BASCOM J. Pilonidal disease：long-term results of follicle removal［J］. Dis Colon Rectum，1983，26：800-807.

［146］ BASCOM J. Pilonidal sinus［J］. Curr Pract Surg，1994，6：175-180.

［147］ KARYDAKIS G E. New approach to the problem of pilonidal sinus［J］. Lancet，1973，2：1414-1415.

［148］ WINTER D. Perspectives on vacuum-assisted closure therapy in pilonidal sinus surgery［J］. Dis Colon Rectum，2005，48：1829.

［149］ LORD P，MILLAR D M. Pilonidal sinus：a simple treatment［J］. Br J Surg，1965，52：292-300.

［150］ LORD P H. Anorectal problems：etiology of pilonidal sinus［J］. Dis Colon Rectum，1975，18：661-664.

［151］ KARYDAKIS G E. Easy and successful treatment of pilonidal sinus after explanation of its causative process［J］. Aust N Z J Surg，1992，62：385-389.

［152］ SOLLA J A，ROTHENBERGER D A. Chronic pilonidal disease. An assessment of 150 cases［J］. Dis Colon Rectum，1990，33：758-761.

［153］ KRONBORG O，CHRISTENSEN K，ZIMMERMANN-NIELSEN C. Chronic pilonidal disease：a randomized trial with a complete 3-year follow-up［J］. Br J Surg，1985，72：303-304.

［154］ DALENBACK J，MAGNUSSON O，WEDEL N，et al. Prospective follow-up after ambulatory plain midline excision of pilonidal sinus and primary suture under local anaesthesia-efficient，sufficient，and persistent［J］. Colorectal Dis，2004，6：488-493.

［155］ SELEEM M I，AL-HASHEMY A M. Management of pilonidal sinus using fibrin glue：a new concept and preliminary experience［J］. Colorectal Dis，2005，7：319-322.

［156］ AKINCI O F，COSKUN A，UZUNKOY A. Simple and effective surgical treatment of pilonidal sinus：asymmetric excision and primary closure using suction drain and subcuticular skin closure［J］. Dis Colon Rectum，2000，43：701-706.

［157］ KITCHEN P R. Pilonidal sinus：experience with the Karydakis flap［J］. Br J Surg，1996，83：1452-1455.

［158］ SENAPATI A，CRIPPS N P，THOMPSON M R. Bascom's operation in the day-surgical management of symptomatic pilonidal sinus［J］. Br J Surg，2000，87：1067-1070.

［159］ BASCOM J，BASCOM T. Failed pilonidal surgery：new paradigm and new operation leading to cures［J］. Arch Surg，2002，137：1146-1150.

［160］ AKCA T，COLAK T，USTUNSOY B，et al. Randomized clinical trial comparing primary closure with the Limberg flap in the treatment of primary sacrococcygeal pilonidal disease［J］. Br J Surg，2005，92：1081-1084.

［161］ TOPGUL K，OZDEMIR E，KILIC K，et al. Long-term results of Limberg flap procedure for treatment of pilonidal sinus：a report of 200 cases［J］. Dis Colon Rectum，2003，46：1545-1548.

［162］ BERKEM H，TOPALOGLU S，OZEL H，et al. V-Y advancement flap closures for complicated pilonidal sinus disease［J］. Int J Colorectal Dis，2005，20：343-348.

［163］ PEREZ-GURRI J A，TEMPLE W J，KETCHAM A S. Gluteus maximus myocutaneous flap for the treatment of recalcitrant pilonidal disease［J］. Dis Colon Rectum，1984，27：262-264.

［164］ FISHBEIN R H，HANDELSMAN J C. A method for primary reconstruction following radical excision of sacrococcygeal pilonidal disease［J］. Ann Surg，1979，190：231-235.

［165］ MANSOORY A，DICKSON D. Z-plasty for treatment of disease of the pilonidal sinus［J］. Surg Gynecol Obstet，1982，155：409-411.

［166］ GUYURON B，DINNER M I，DOWDEN R V. Excision and grafting in treatment of recurrent pilonidal sinus disease［J］. Surg Gynecol Obstet，1983，156：201-204.

［167］ TAYLOR S A，HALLIGAN S，BARTRAM C I. Pilonidal sinus disease：MR imaging distinction from fistula in ano［J］. Radiology，2003，226：662-667.

［168］ DAVIS K A，MOCK C N，VERSACI A，et al. Malignant degeneration of pilonidal cysts［J］. Am Surg，1994，60：200-204.

［169］ KUIJPERS H C. Treatment of complete rectal prolapse：to narrow，to wrap，to suspend，to fix，to encircle，to plicate or to resect？［J］. World J Surg，1992，16：826-830.

［170］ JOHANSEN O，WEXNER S，DANIEL N，et al. Perineal rectosigmoidectomy in the elderly［J］. Dis Colon Rectum，1993，36：767-772.

［171］ LINDSEY I，CUNNINGHAM C. Surgical treatment of rectal prolapse［J］. Br J Surg，2004，91：1389.

［172］ D'HOORE A，CADONI R，PENNINCKX F. Long-term outcome of laparoscopic ventral rectopexy for total rectal prolapse［J］. Br J Surg，2004，91：1500-1505.

［173］ SARPEL U，JACOB B P，STEINHAGEN R M. Reduction of a large incarcerated rectal prolapse by use of an elastic compression wrap［J］. Dis Colon Rectum，2005，48：1320-1322.

［174］ WATTS A，THOMPSON M. Evaluation of Delorme's procedure as a treatment for full-thickness rectal prolapse［J］. Br J Surg，2000，87：218-222.

［175］ LECHAUX J P，LECHAUX D，PEREZ M. Results of Delorme's procedure for rectal prolapse. Advantages of a modified technique［J］. Dis Colon Rectum，1995，38：301-307.

［176］ OLIVER G C，VACHON D，EISENSTAT T E，et al. Delorme's procedure for complete rectal prolapse in severely debilitated patients. An analysis of 41 cases［J］. Dis Colon Rectum，1994，37：461-467.

［177］ ALTEMEIER W A C W，SCHOWENGERDT C，HUNT J. Nineteen years experience with the 1-stage perineal repair of rectal prolapse［J］. Am Surg，1971，173：993-1001.

［178］ VONGSANGNAK V，VARMA J，WATTERS D，et al. Reappraisal of Thiersch's operation for complete rectal prolapse［J］. J R Coll Edinb，1985，30：185-187.

［179］ MADOFF R. Rectal prolapse and intussusception. In：BECK D，WEXNER S（eds）Fundamentals of Anorectal Surgery［M］. 2nd edn. London：WB Saunders，1998：99-114.

［180］ JARRETT M E，MATZEL K E，STOSSER M，et al. Sacral nerve stimulation for fecal incontinence following surgery for rectal prolapse repair：a multicenter study［J］. Dis Colon Rectum，2005，48：1243-1248.

［181］ SENAPATI A，NICHOLLS R J，THOMSON J P，et al. Results of Delorme's procedure for rectal prolapse［J］. Dis Colon Rectum，1994，37：456-460.

［182］ KHANDUJA K S，HARDY T G Jr，AGUILAR P S，et al. A new silicone-prosthesis in the modified Thiersch operation［J］. Dis Colon Rectum，1988，31：380-383.

［183］ WILLIAMS J G，ROTHENBERGER D A，MADOFF R D，et al. Treatment of rectal prolapse in the elderly by perineal rectosigmoidectomy［J］. Dis Colon Rectum，1992，35：830-834.

［184］ KIMMINS M H，EVETTS B K，ISLER J，et al. The Altemeier repair：outpatient treatment of rectal prolapse［J］. Dis Colon Rectum，2001，44：565-570.

［185］ JARRETT M E，MOWATT G，GLAZENER C M，et al. Systematic review of sacral nerve stimulation for faecal incontinence and constipation［J］. Br J Surg，2004，91：1559-1569.

［186］ MACKENZIE N，PARRY L，TASKER M，et al. Anal function following third degree tears［J］. Colorectal Dis，2004，6：92-96.

［187］ HAYES J，SHATARI T，TOOZS-HOBSON P，et al. Early results of immediate repair of obstetric third-degree tears：65% are completely asymptomatic despite persistent sphincter defects in 61%［J］. Colorectal Dis，2007，9：332-336.

［188］ FERNANDO R，SULTAN A H，KETTLE C，et al. Methods of repair for obstetric anal sphincter injury［J］. Cochrane Database Syst Rev，2006，3：CD002866

［189］ LAURBERG S，SWASH M，HENRY M M. Delayed external sphincter repair for obstetric tear［J］. Br J Surg，1988，75：786-788.

［190］ SIMMANG C，BIRNBAUM E H，KODNER I J，et al. Anal sphincter reconstruction in the elderly：does advancing age affect outcome？［J］. Dis Colon Rectum，1994，37：1065-1069.

［191］ GILLILAND R，ALTOMARE D F，MOREIRA H JR，et al. Pudendal neuropathy is predictive of failure following anterior overlapping sphincteroplasty［J］. Dis Colon Rectum，1998，41：1516-1522.

［192］ MALOUF A J，NORTON C S，ENGEL A F，et al. Long-term results of overlapping anterior anal-sphincter repair for obstetric trauma ［J］. Lancet，2000，355：260-265.

［193］ WEXNER S D，MARCHETTI F，JAGELMAN D G. The role of sphincteroplasty for fecal incontinence reevaluated：a prospective physiologic and functional review［J］. Dis Colon Rectum，1991，34：22-30.

［194］ FLESHMAN J W，DREZNIK Z，FRY R D，et al. Anal sphincter repair for obstetric injury：manometric evaluation of functional results ［J］. Dis Colon Rectum，1991，34：1061-1067.

［195］ NIKITEAS N，KORSGEN S，KUMAR D，et al. Audit of sphincter repair. Factors associated with poor outcome［J］. Dis Colon Rectum，1996，39：1164-1170.

［196］ COOK T A，MORTENSEN N J. Management of faecal incontinence following obstetric injury［J］. Br J Surg，1998，85：293-299.

［197］ NESSIM A，WEXNER S D，AGACHAN F，et al. Is bowel confinement necessary after anorectal reconstructive surgery? A prospective，randomized，surgeon-blinded trial［J］. Dis Colon Rectum，1999，42：16-23.

［198］ FANG D T，NIVATVONGS S，VERMEULEN F D，et al. Overlapping sphincteroplasty for acquired anal incontinence［J］. Dis Colon Rectum，1984，27：720-722.

［199］ ENGEL A F，LUNNISS P J，KAMM M A，et al. Sphincteroplasty for incontinence after surgery for idiopathic fistula in ano［J］. Int J Colorectal Dis，1997，12：323-325.

［200］ JAMESON J S，SPEAKMAN C T，DARZI A，et al. Audit of postanal repair in the treatment of fecal incontinence［J］. Dis Colon Rectum，1994，37：369-372.

［201］ SETTI CARRARO P，KAMM M A，NICHOLLS R J. Long-term results of postanal repair for neurogenic faecal incontinence［J］. Br J Surg，1994，81：140-144.

［202］ OSTERBERG A，EDEBOL EEG-OLOFSSON K，HALLDEN M，et al. Randomized clinical trial comparing conservative and surgical treatment of neurogenic faecal incontinence［J］. Br J Surg，2004，91：1131-1137.

［203］ PINHO M，HOSIE K，BIELECKI K，et al. Assessment of noninvasive intra-anal electromyography to evaluate sphincter function［J］. Dis Colon Rectum，1991，34：69-71.

［204］ KORSGEN S，DEEN K I，KEIGHLEY M R. Long-term results of total pelvic floor repair for postobstetric fecal incontinence［J］. Dis Colon Rectum，1997，40：835-839.

［205］ TAKAHASHI T，GARCIA-OSOGOBIO S，VALDOVINOS M A，et al. Radio-frequency energy delivery to the anal canal for the treatment of fecal incontinence［J］. Dis Colon Rectum，2002，45：915-922.

［206］ MADOFF R D，ROSEN H R，BAETEN C G，et al. Safety and efficacy of dynamic muscle plasty for anal incontinence：lessons from a prospective，multicenter trial［J］. Gastroenterology，1999，116：549-556.

［207］ NIRIELLA D A，DEEN K I. Neosphincters in the management of faecal incontinence［J］. Br J Surg，2000，87：1617-1628.

［208］ WEXNER S D，GONZALEZ-PADRON A，TEOH T A，et al. The stimulated gracilis neosphincter for fecal incontinence：a new use for an old concept［J］. Plast Reconstr Surg，1996，98：693-699.

［209］ RONGEN M J，ULUDAG O，EL NAGGAR K，et al. Long-term follow-up of dynamic graciloplasty for fecal incontinence［J］. Dis Colon Rectum，2003，46：716-721.

［210］ GEERDES B P，HEINEMAN E，KONSTEN J，et al. Dynamic graciloplasty. Complications and management［J］. Dis Colon Rectum，1996，39：912-917.

［211］ FINLAY I G，RICHARDSON W，HAJIVASSILIOU C A. Outcome after implantation of a novel prosthetic anal sphincter in humans［J］. Br J Surg，2004，91：1485-1492.

［212］ WONG W D，CONGLIOSI S M，SPENCER M P，et al. The safety and efficacy of the artificial bowel sphincter for fecal incontinence：results from a multicenter cohort study［J］. Dis Colon Rectum，2002，45：1139-1153.

［213］ MUNDY L，MERLIN T L，MADDERN G J，et al. Systematic review of safety and effectiveness of an artificial bowel sphincter for faecal incontinence［J］. Br J Surg，2004，91：665-672.

［214］ ALTOMARE D F，DODI G，LA TORRE F，et al. Multicentre retrospective analysis of the outcome of artificial anal sphincter implantation for severe faecal incontinence［J］. Br J Surg，2001，88：1481-1486.

［215］ KENEFICK N J，VAIZEY C J，MALOUF A J，et al. Injectable silicone biomaterial for faecal incontinence due to internal anal sphincter dysfunction [J]. Gut, 2002, 51: 225-228.

[216] TJANDRA J J, LIM J F, HISCOCK R, et al. Injectable silicone biomaterial for fecal incontinence caused by internal anal sphincter dysfunction is effective [J]. Dis Colon Rectum, 2004, 47: 2138-2146.

[217] VAIZEY C J, KAMM M A, GOLD D M, et al. Clinical, physiological, and radiological study of a new purpose designed artificial bowel sphincter [J]. Lancet, 1998, 352: 105-109.

[218] SMITH D P, KAPLAN W E, OYASU R. Evaluation of polydimethylsiloxane as an alternative in the endoscopic treatment of vesicoureteral reflux [J]. J Urol, 1994, 152: 1221-1224.

[219] HENLY D R, BARRETT D M, WEILAND T L, et al. Particulate silicone for use in periurethral injections: local tissue effects and search for migration [J]. J Urol, 1995, 153: 2039-2043.

[220] NIJHUIS P H, VAN DEN BOGAARD T E, DAEMEN M J, et al. Perianal injection of polydimethylsiloxane (Bioplastique implants) paste in the treatment of soiling: pilot study in rats to determine migratory tendency and locoregional reaction [J]. Dis Colon Rectum, 1998, 41: 624-629.

[221] BAR-MEIR E, EHERENFELD M, SHOENFELD Y. Silicone gel breast implants and connective tissue disease-a comprehensive review [J]. Autoimmunity, 2003, 36: 193-197.

[222] JANOWSKY E C, KUPPER L L, HULKA B S. Meta-analyses of the relation between silicone breast implants and the risk of connective-tissue diseases [J]. N Engl J Med, 2000, 342: 781-790.

[223] KENEFICK N J. Sacral nerve neuromodulation for the treatment of lower bowel motility disorders [J]. Ann R Coll Surg Engl, 2006, 88: 617-623.

[224] MALOUF A J, VAIZEY C J, NORTON C S, et al. Internal anal sphincter augmentation for fecal incontinence using injectable silicone biomaterial [J]. Dis Colon Rectum, 2001, 44: 595-600.

[225] MICHELSEN H, BUNTZEN S, KROGH K, et al. Urinary retention during sacral nerve stimulation for faecal incontinence: report of a case [J]. Int J Colorect Dis, 2006, 13: 1-3.

[226] ROSEN H R, URBARZ C, HOLZER B, et al. Sacral nerve stimulation as a treatment for fecal incontinence [J]. Gastroenterology, 2001, 121: 536-541.

[227] LEROI A M, MICHOT F, GRISE P, et al. Effect of sacral nerve stimulation in patients with fecal and urinary incontinence [J]. Dis Colon Rectum, 2001, 44: 779-789.

[228] ARNOLD M W, STEWART W R, AGUILAR P S. Rectocele repair. Four years experience [J]. Dis Colon Rectum, 1990, 33: 684-687.

[229] PARKER M C, PHILLIPS R K. Repair of rectocoele using Marlex mesh [J]. Ann R Coll Surg Engl, 1993, 75: 193-194.

[230] KHUBCHANDANI I T, CLANCY J P 3RD, ROSEN L, et al. Endorectal repair of rectocele revisited [J]. Br J Surg, 1997, 84: 89-91.

[231] KARLBOM U, GRAF W, NILSSON S, et al. Does surgical repair of a rectocele improve rectal emptying? [J]. Dis Colon Rectum, 1996, 39: 1296-1302.

[232] MELLGREN A, ANZEN B, NILSSON B Y, et al. Results of rectocele repair. A prospective study [J]. Dis Colon Rectum, 1995, 38: 7-13.

[233] JANSSEN L W, VAN DIJKE C F. Selection criteria for anterior rectal wall repair in symptomatic rectocele and anterior rectal wall prolapse [J]. Dis Colon Rectum, 1994, 37: 1100-1107.

[234] SEHAPAYAK S. Transrectal repair of rectocele: an extended armamentarium of colorectal surgeons. A report of 355 cases [J]. Dis Colon Rectum, 1985, 28: 422-433.

[235] AYABACA S M, ZBAR A P, PESCATORI M. Anal continence after rectocele repair [J]. Dis Colon Rectum, 2002, 45: 63-69.

[236] WATSON S J, LODER P B, HALLIGAN S, et al. Transperineal repair of symptomatic rectocele with Marlex mesh: a clinical, physiological and radiologic assessment of treatment [J]. J Am Coll Surg, 1996, 183: 257-261.

[237] ALTOMARE D F, RINALDI M, VEGLIA A, et al. Combined perineal and endorectal repair of rectocele by circular stapler: a novel surgical technique [J]. Dis Colon Rectum, 2002, 45: 1549-1552.

[238] PESCATORI M, FAVETTA U, DEDOLA S, et al. Transanal stapled excision of rectal mucosal prolapse [J]. Tech Coloproctol, 1997, 1: 96-98.

[239] BOCCASANTA P, VENTURI M, STUTO A, et al. Stapled transanal rectal resection for outlet obstruction: a prospective, multicenter

trial [J]. Dis Colon Rectum, 2004, 47: 1285–1296.

[240] SIELEZNEFF I, MALOUF A, CESARI J, et al. Selection criteria for internal rectal prolapse repair by Delorme's transrectal excision [J]. Dis Colon Rectum, 1999, 42: 367–373.

[241] SITZLER P J, KAMM M A, NICHOLLS R J, et al. Long-term clinical outcome of surgery for solitary rectal ulcer syndrome [J]. Br J Surg, 1998, 85: 1246–1250.

[242] MALOUF A J, VAIZEY C J, KAMM M A. Results of behavioral treatment (biofeedback) for solitary rectal ulcer syndrome [J]. Dis Colon Rectum, 2001, 44: 72–76.

[243] KOH P K, SEOW-CHOEN F. Mucosal flap excision for treatment of remnant prolapsed hemorrhoids or skin tags after stapled hemorrhoidopexy [J]. Dis Colon Rectum, 2005, 48: 1660–1662.

[244] REGADAS F S, REGADAS S M, RODRIGUES L V, et al. Transanal repair of rectocele and full rectal mucosectomy with one circular stapler: a novel surgical technique [J]. Tech Coloproctol, 2005, 9: 63–66.

[245] BOCCASANTA P, VENTURI M, SALAMINA G, et al. New trends in the surgical treatment of outlet obstruction: clinical and functional results of two novel transanal stapled techniques from a randomised controlled trial [J]. Int J Colorectal Dis, 2004, 19: 359–369.

[246] DODI G, PIETROLETTI R, MILITO G, et al. Bleeding, incontinence, pain and constipation after STARR transanal double stapling rectotomy for obstructed defecation [J]. Tech Coloproctol, 2003, 7: 148–153.

[247] GRASSI R, ROMANO S, MICERA O, et al. Radiographic findings of post-operative double stapled trans anal rectal resection (STARR) in patient with obstructed defecation syndrome (ODS) [J]. Eur J Radiol, 2005, 53: 410–416.

[248] REGENET N, FRAMPAS E, MEURETTE G, et al. Obstruction defecation syndrome: prospective open study of 30 patients operated by stapled transanal rectal resection [J]. Dis Colon Rectum, 2004, 47: 615–616.

[249] PESCATORI M, DODI G, SALAFIA C, et al. Rectovaginal fistula after double-stapled transanal rectotomy (STARR) for obstructed defaecation [J]. Int J Colorectal Dis, 2005, 20: 83–85.

[250] BASSI R, RADEMACHER J, SAVOIA A. Rectovaginal fistula after STARR procedure complicated by haematoma of the posterior vaginal wall: report of a case [J]. Tech Coloproctol, 2006, 10: 361–363.

[251] GAGLIADI G, BINDA G, BOTTINI C, et al. Factors predicting outcome after stapled transanal rectal resection (STARR) procedure for obstructed defecation [J]. Dis Colon Rectum, 2006, 49: 732–733.

[252] JAYNE D G, FINAN P J. Stapled transanal rectal resection for obstructed defaecation and evidence-based practice [J]. Br J Surg, 2005, 92: 793–794.

[253] BILLINGHAM R P, LEWIS F G. Laser versus electrical cautery in the treatment of condylomata acuminata of the anus [J]. Surg Gynecol Obstet, 1982, 155: 865–867.

[254] YUHAN R, ORSAY C, DELPINO A, et al. Anorectal disease in HIV-infected patients [J]. Dis Colon Rectum, 1998, 41: 1367–1370.

[255] DE LA FUENTE S G, LUDWIG K A, MANTYH C R. Preoperative immune status determines anal condyloma recurrence after surgical excision [J]. Dis Colon Rectum, 2003, 46: 367–373.

[256] HEWITT W R, SOKOL T P, FLESHNER P R. Should HIV status alter indications for hemorrhoidectomy? [J]. Dis Colon Rectum, 1996, 39: 615–618.

[257] MOORE B A, FLESHNER P R. Rubber band ligation for hemorrhoidal disease can be safely performed in select HIV-positive patients [J]. Dis Colon Rectum, 2001, 44: 1079–1082.

[258] MORANDI E, MERLINI D, SALVAGGIO A, et al. Prospective study of healing time after hemorrhoidectomy: influence of HIV infection, acquired immunodeficiency syndrome, and anal wound infection [J]. Dis Colon Rectum, 1999, 42: 1140–1144.

[259] TOKARS J I, MARCUS R, CULVER D H, et al. Surveillance of HIV infection and zidovudine use among health care workers after occupational exposure to HIV-infected blood. The CDC Cooperative Needlestick Surveillance Group [J]. Ann Intern Med, 1993, 118: 913–919.

[260] KARULF R. Anesthesia and intraoperative positioning. In: HICKS T, BECKS D, OPELKA F, TIMMCKE A (eds) Complications of Colon and Rectal Surgery [M]. Baltimore: Williams & Wilkins, 1996: 34–49.

[261] GUNAWARDHANA P, DEEN K. Comparison of hydrogen peroxide instillation with Goodsall's rule for fistula-in-ano [J]. ANZ J Surg, 2001, 71: 472–474.

[262] Beck D, Wexner S (eds). Fundamentals of Anorectal Surgery [M]. London: WB Saunders, 1998.

第三部分

结直肠疾病

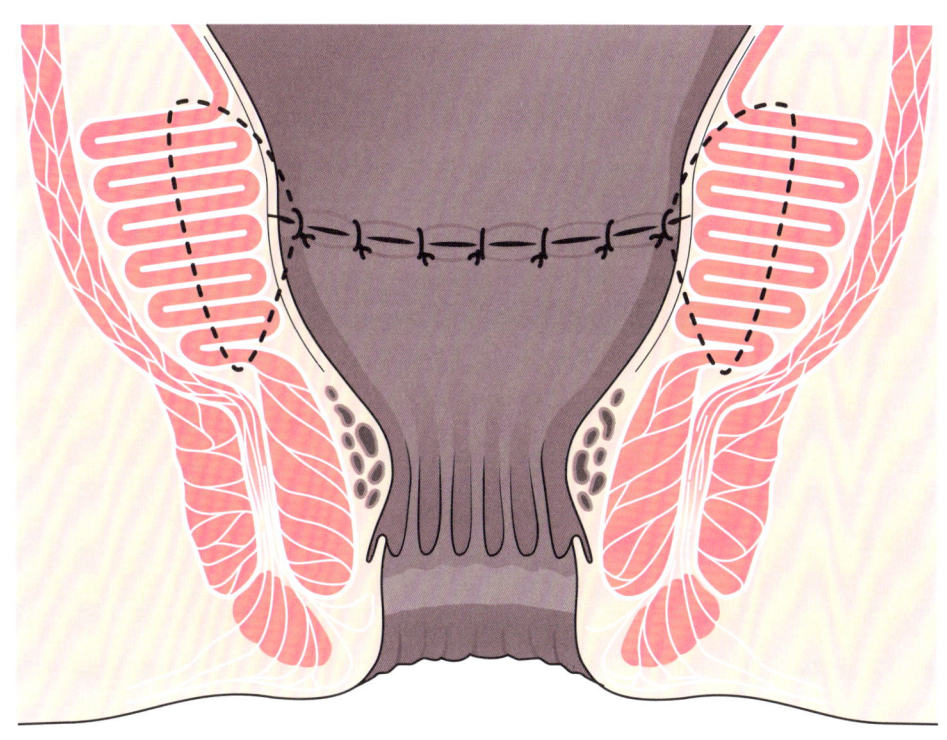

第三十章　结直肠肛门克罗恩病

第一节　引　言

克罗恩病（Crohn's disease，CD）大多出现在青春晚期或成年早期，男女之比无明显差异[1]。症状因发病部位、行为和严重程度、肠外表现和治疗药物的差异而不同。使用合适的方法明确克罗恩病的诊断和分布范围是首要目标，因为这影响到治疗的选择。

最初，Burrill Crohn博士及其同事将局灶性回肠炎描述为局限于回肠末段但不超过回盲瓣且与肠道狭窄或瘘管有关的慢性炎症性疾病[2]。尽管Crohn博士后来也发现结肠炎可与回肠炎同时发生[3]，然而是Basil Morson和Lyn Lockhart-Mummery两位学者首次将结肠克罗恩病列入诊断名目之中[4, 5]。

基于人群的研究发现大约30%的克罗恩病患者仅累及小肠，30%患者仅累及结肠，此外大约30%患者同时累及小肠和结肠，仅10%患者可累及除了小肠和结肠以外的其他部位[1]。肛周病变可见于克罗恩病累及任何部位之时，但在结肠受累时最为常见。最近根据疾病部位和临床表现进行的克罗恩病分类将肛周病变归为一种特殊的临床表现类型[6]。

第二节　疾病发作和初始症状

一、典型特征

慢性腹泻是结肠克罗恩病最常见的症状[7, 8]。腹痛和体重下降则在小肠受累时最为常见。血便和（或）黏液便可出现于多达40%～50%的结肠克罗恩病患者，但远较溃疡性结肠炎（ulcerative colitis，UC）少见[8]。肠外表现在克罗恩病累及结肠时更常见[9]。基于人群的研究发现，肛周病变的发病率波动于21%～23%[10, 11]，其累积发病率1年为12%，5年为15%，10年为21%，20年为26%。发病率根据疾病部位的不同而有所差异。已发现肛周瘘管可见于12%单独的回肠病变、15%回结肠病变、41%伴直肠豁免的结肠病变及90%伴直肠受累的结肠克罗恩病患者[10]。

（一）临床检查

当肠外表现或肛周病变不存在时，临床检查在简单的克罗恩病患者中通常得不到重视。临床医生应留意听取患者（或他们的初诊医生）关于"痔疮"、瘙痒或既往瘘管的描述，寻找克罗恩病肛周特征性的水肿或蓝紫色的皮赘，在非寻常部位（除了后位的任意部位）出现的肛裂及当前的瘘管或既往瘘管留下的疤痕，会阴部视诊和直肠指检是最基本的体格检查。

（二）乙状结肠镜和结肠镜检查

现已明确结肠镜检查及多点活检是诊断结肠克罗恩病的首要步骤[12]。对诊断结肠克罗恩病最有帮助的内镜特征包括：非连续性病变、肛管病变及鹅卵石样外观。结肠镜检查可观察克罗恩病结肠炎的严重程度[13]。重度炎症标准为侵入黏膜肌层的深溃疡和黏膜脱落或局限于黏膜下层但延伸至超过界定的结肠节段（右半结肠、横结肠、左半结肠）1/3的溃疡[13]。当疾病严重活动时，全结肠镜检查因有发生肠穿孔的高风险而禁止使用，此时灵活的乙状结肠镜检查则更安全，结肠镜检查应推迟到临床状况好转时进行。如果因肠道狭窄不能完成结肠镜检查，可选择双重或单一对比钡灌肠检查。计算机断层扫描（CT）结肠成像可显示黏膜结构和狭窄近端的结肠炎，但是不能清楚辨认结肠镜所观察到的所有狭窄[14]。

（三）组织病理

分布不对称、局灶、不连续的慢性炎症（淋巴细胞和浆细胞浸润）、局灶的隐窝不规则（不连续的隐窝变形）和肉芽肿（与隐窝损伤无关）是公认的克罗恩病显微镜确诊标准[1]〔译者注：CD大体形态特点：跳跃性病变、鹅口疮（阿佛它）溃疡、纵行裂隙溃疡及肠壁全层受累致肠腔狭窄。组织学特点：非干酪坏死性肉芽肿、裂隙状溃疡可达肌层及透壁性炎症〕。不对称性炎症只在未接受过治疗的成年患者中具有诊断价值。在经过治疗的UC患者中，炎症也可变得不对称；小于10岁的UC患者亦可表现为不连续的炎症[15]。

（四）横断面成像

CT和磁共振成像（MRI）在复杂型CD，特别是瘘管、脓肿和蜂窝织炎的诊断中有较高的准确性。与CT相比，MRI的主要优势在于组织对比良好，无电离辐射，能够选择横截面成像（横截面位、冠状位和矢状位）及对克罗恩病的肠道和肠外改变高度敏感[16]。与麻醉下检查（examination under anaesthetic，EUA）相比，MRI诊断瘘管的准确率为76%～100%[17]，并可提供一些额外的信息。肛周脓肿通常是引起肛周疼痛的原因。如果存在肛周脓肿或怀疑有肛周脓肿时，为了预防在压力下脓液引起的破坏性作用，即刻EUA检查是常选择的手段，不应推迟到已完成MRI检查之后，除非可立即行MRI检查。

二、鉴别诊断

诊断克罗恩病往往不难，但是没有任何单一的手段可资诊断。目前的观点是确诊需联合临床症状、内镜表现、放射影像学、组织病理、手术所见和血清学检查（表30-1）[1]。不过即使这样仍存在诊断困难。在随访的第1年内，诊断CD改为UC的概率大约为10%～15%。在局限于结肠的炎症性肠病（inflammatory bowel disease，IBD）中，如果不能归于CD或UC，则最好称为"未分类结肠炎"，而术语"未定型结肠炎"只限于当初描述的手术标本[6, 18]。在文献中，涵盖所有诊断的"未定型结肠炎"令人困惑，在临床实践中则不准确。

表30-1　结肠和肛周克罗恩病的鉴别诊断

疾病	鉴别点
感染	
结核	结核通常累及腹膜，与CD可能难以鉴别。其他的感染通常病程短，可使已存在的克罗恩病结肠炎恶化（特别是艰难梭菌感染）。HIV可引起与CD难以鉴别的肛周溃疡。如果存在旅游史，则当心遗漏阿米巴肠炎。耶尔森菌感染通常急性发作，可导致关节痛。
HIV（人类免疫缺陷病毒）	
梅毒	
衣原体	
溶组织阿米巴	
小肠结肠炎耶尔森氏菌	
UC	反复发作的或复杂型肛周瘘管可有效排除UC。部分治疗过的UC可能表现出不对称的组织学改变。
未分类结肠炎	同时具有UC和CD的特点；"未定型结肠炎"应用于结肠切除的标本。
血管炎	任何血管炎都可引起结肠局灶性溃疡。
白塞病	白塞病可引起肛周溃疡。
憩室炎	过度依赖于CT表现可混淆憩室炎和克罗恩病。
淋巴瘤	
套细胞淋巴瘤	年长男性套细胞淋巴瘤在内镜下与CD难以鉴别，但是组织学可加以鉴别。
其他	
化脓性汗腺炎	汗腺炎可表现为臀部病变和肛周瘘管，与CD鉴别困难。直肠黏膜脱垂可引起与CD看起来相似的直肠溃疡，不过组织学可鉴别。
直肠黏膜脱垂	

第三节　肛周克罗恩病的分类

　　克罗恩病肛瘘没有统一的分类。在临床实践中，最常使用的分类方法是简单型或复杂型（表30-2）[19]。从外科的观点来看，Park分类更具有描述性，可影响手术决策，但是在常规使用中比较复杂[20]，它以外括约肌为依据，用精确的解剖术语描述瘘管。肛周克罗恩病活动指数（表30-3）则用于临床实践中评估肛周病变的严重程度和活动度[21]。在实践中，确定肛周病变是否与其他部位的活动性克罗恩病有关是很重要的，因为这与治疗有关。如果活动性克罗恩病未予治疗，则肛周病变不会愈合，因此麻醉下乙状结肠镜检查是必要的，除了可确定瘘管的解剖结构外，还可确定有无活动性克罗恩病。

表30-2　瘘管的分类

简单型	复杂型
表浅型	经肛管括约肌型
肛管括约肌间型	肛管括约肌上型
	肛管括约肌外型

表30-3　肛周克罗恩病活动指数[21]

标准	评分
分泌物	
无	0
少量黏液分泌物	1
中量黏液或脓液分泌物	2
大量分泌物	3
粪便明显污染	4
疼痛和活动受限	
无活动限制	0
轻度不适，无活动受限	1
中度不适，一些活动受限	2
明显不适，明显活动受限	3
重度疼痛，严重活动受限	4
性生活受限	
无性生活受限	0
轻度受限	1
中度受限	2
明显受限	3
不能进行性生活	4
肛周病变类型	
无或皮赘	0
肛裂或黏膜撕裂	1
<3个肛周瘘管	2
≥3个肛周瘘管	3
肛管括约肌溃疡或皮下多发瘘管蔓延	4
硬结程度	

续表

标准	评分
无	0
少量	1
大量	2
明显的波动感或脓肿	3

第四节　门诊患者活动性克罗恩病的治疗

一、结直肠克罗恩病

泼尼松对活动性结肠克罗恩病通常是有效的[22]，免疫调节剂则对复发患者是合适的激素助减剂。泼尼松的标准用法是40mg/d，使用1周；30mg/d，使用1周；20mg/d，使用1个月；每周减少5mg/d。不过不同医院的减量方法不同。口服布地奈德在结肠克罗恩病的治疗中几乎没有作用，除非病变主要累及近端结肠（伴或不伴回肠受累）。

柳氮磺吡啶（4g/d）较安慰剂对活动性结肠克罗恩病更有效，但因副作用发生率高，不推荐为一线用药，但可能适用于某些患者，例如CD相关的关节病患者。关于美沙拉嗪栓剂在左半结肠型CD辅助治疗中的价值，各家观点不一，目前尚无证据支持。然而，当远端结肠型CD的治疗出现困境时，一些医生则使用美沙拉嗪栓剂。甲硝唑10～20mg/（kg·d）可在结肠型CD中诱导应答［20mg/kg可使克罗恩病活动指数（Crohn's disease active index，CDAI）下降97，10mg/kg可下降67，而安慰剂则只能下降1分，P=0.002］，但不能诱导缓解[22]。因此并不推荐甲硝唑为一线疗法，而且其不良反应发生率高，但是在那些希望避免使用激素的结肠型CD患者中有一定的作用。〔译者注：CDAI在国际上广泛应用于临床与科研，根据腹痛、腹泻、腹块等8个变量，通过1周的观察计分，乘以规定的权重，求得各自的分值，8项分值之和为总分（表30-4）。CDAI<150分为缓解期，≥150分为活动期；150～220分为轻度，221～450分为中度，>450分为重度。〕

表30-4　克罗恩病活动指数CDAI计算法[21]

变　量	分数
稀便次数（1周总次数）	2
腹痛天数（1周总评，0=无，1=轻，2=中，3=重）	5
一般情况（1周总评，0=好，1=较差，2=差，3=很差，4=非常差）	7
肠外表现与并发症［1项1分，A. 关节痛/关节炎；B. 虹膜炎/葡萄膜（色素膜）炎；C. 结节红斑/坏疽性脓皮病/口疮性溃疡；D. 肛裂/肛瘘/脓肿；E. 其他瘘管；F. 过去1周内体温>38℃］	20
阿片类止泻药（0=无，1=有）	30
腹部包块（可疑2分，肯定5分）	10
红细胞比容降低值［男=（47-压积）×6；女=（42-压积）×6］	6
100×（1-体重/标准体重）	1

注：总分为各分值之和。

不管采取哪种药物治疗，克罗恩病最终行手术治疗的可能性较大。在随访超过13年的592例CD患者中，接受手术治疗的比例回结肠型为91%、全结肠型为72%、单独小肠型为65%、节段性结肠型为29%[23]。因此手术治疗常为CD治疗的一种方案。手术适应证和时机是多学科讨论的重要问题。英夫利昔的出现，为不适宜手术治疗的重度活动性CD患者提供了一种非手术治疗的选择手段。因此非手术治疗和外科治疗优势相当，但是在复杂的患者中，最好的治疗是个体化治疗。有趣的是，英夫利昔在单独结肠炎中的疗效似乎是在单独小肠病变（回肠炎）中的2倍（OR=1.91，95%CI=1.01～3.60）；而在激素难治性克罗恩病结肠炎中的疗效则高达4倍（OR=4.9，95%CI=2.2～11.0）[24]。

二、肛瘘

对于简单型肛瘘，是否存在症状非常重要。如果没有症状，则不需要进行任何处理。只有当简单型肛周瘘管引起症状时，才推荐挂浮线疗法或瘘管切开术；并联用抗生素，如甲硝唑（750～1 500mg/d）或环丙沙星（1 000mg/d）[9]。对于复杂型肛瘘（表30-2），尽管缺少临床实验，首选抗生素和（或硫唑嘌呤/巯嘌呤），也可联合手术治疗。同时应排除肛周脓肿，如存在脓肿，则应充分引流。英夫利昔通常作为二线疗法。英夫利昔是第一个在随机对照试验中证实可诱导肛瘘闭合并维持应答1年而不增加脓肿形成风险的药物[25]。然而，复杂型肛瘘并不需要特别检查，推荐使用挂浮线疗法；另外，粪便转流造口术可迅速改善症状严重患者的生活质量。

第五节　重症克罗恩病住院患者的治疗

一、麻醉下检查

尽管可在患者镇静时行结肠镜检查完成肛周病变严重度的评估，但是最佳的评估是患者取截石位时于全麻下进行[22]，可评估瘘管外口的数量和分布及确定不典型肛管溃疡的部位和深度。当插入肛管牵开器时，也可确定内口的部位。可通过触诊、探针和注入过氧化氢来评估瘘管的精确解剖结构，将过氧化氢于外口处注入，插入肛管牵开器，在肛管内寻找过氧化氢溢出的部位。任何明显的脓肿均应切开引流，清除脓液后，再次敞开切口，可能寻找到内口。偶尔，脓肿施压可导致内口流出一滴或更多脓液。触诊可发现条索状瘘管和肛管周围的硬结，特别是肛提肌上的硬结，通常提示通过肛提肌上方的继发性瘘管，可引起直肠后脓肿。

一旦瘘管定位清楚及脓肿已引流干净，即开始治疗瘘管，首先用单线挂线疗法；必要时则用多线挂线疗法，可使用有颜色的硅胶血管环或缝合线。在克罗恩病中，治疗肛瘘的重要原则是使这些挂线松松打结而不能收紧，目的是使内口和外口保持开放，使瘘管可自由引流，有利于避免可能的败血症。洞穴样深溃疡或肛直肠狭窄可使评估肛瘘更加困难。必须强调的是，任何脓肿都必须充分引流，以缓解患者的疼痛和确保后续药物治疗安全。

在行麻醉下检查评估及处理肛周脓肿或复杂型瘘管后，患者的疼痛应可缓解；如果没有，则应高度怀疑一些肛周病变持续存在。此时，MRI扫描和腔内超声可能也难以解释这种情况。在进行英夫利昔治疗前，应由一位有经验的结直肠外科医生再次行麻醉下检查[26]。

二、抗肿瘤坏死因子单抗的应用时机

国际指南对抗肿瘤坏死因子单抗英夫利昔的使用已达成共识：英夫利昔适用于激素依赖、激素难治或激素不耐受的克罗恩病及克罗恩病经硫唑嘌呤或甲氨蝶呤治疗后仍处于活动期者[22]。偶尔有重度活动性克罗恩病结肠炎患者收入院，这些患者通常静脉滴注激素，但如果在几天内均没有应答，则可能适合早期使用英夫利昔（降阶梯疗法），可迅速诱导缓解，为免疫抑制剂起效争取时间，不过应征求专家意见。在不同的时间间隔后（8～16周最常见），再次使用英夫利昔是必要的。所有患者都应接受免疫调节剂（硫唑嘌呤或甲氨蝶呤）的治疗，除非不能耐受，因为该药可减少抗英夫利昔抗体的产生，而后者可减弱英夫利昔的疗效并增加副作用。

英夫利昔主要的禁忌证是败血症、结核感染、恶性肿瘤和心功能衰竭。在治疗伴肛周病变的CD患者时，推荐使用MRI、直肠超声或麻醉下检查来排除脓肿。如果患者对5mg/kg的英夫利昔原发性无应答，则增加剂量至10mg/kg可能会起效，但是如果患者对上述两种剂量均无应答，目前没有使用第三种剂量的观点。不推荐英夫利昔用于难治性CD的手术前治疗。其他抗TNF药物即将面市（尤其是阿达木单抗和赛妥珠单抗），主要优势为皮下注射，方便患者使用[27]。

第六节　特殊情况

直肠阴道瘘和其他非肛周瘘管

目前没有关于药物治疗CD伴非肛周瘘的实验报道，除了ACCENT Ⅱ实验（一项评估英夫利昔在282例瘘管型CD患者中作为新型长期治疗方案的临床试验）的亚组分析。在ACCENT Ⅱ试验中，英夫利昔在有直肠阴道瘘的25个CD患者中仅轻度有效（第14周时瘘管关闭率为45%）[28]。低位直肠阴道前庭瘘通常没有症状，而且不需要进行手术。如果患者的瘘管有症状，手术治疗（包括粪便转流造口术）常常是必要的。当直肠阴道瘘行非手术治疗失败时，应进行手术治疗。若伴有难以忍受的症状时，可加做直肠黏膜瓣前移修补术（见后述）和（或）粪便转流造口术。乙状结肠女性生殖系统瘘或直肠膀胱瘘的治疗通常是行病变肠段的切除联合粪便转流造口术。

第七节　长期治疗和并发症

一、维持缓解

在研究CD维持缓解的临床实验中，安慰剂组复发率1年为30%~60%，2年为40%~70%[22]。诊断明确的CD前3年复发的可能性与后继几年的复发明显相关。结肠受累似乎可增加复发的风险[29]。

考虑到吸烟对克罗恩病病程的不良影响[30]，所有患者均应戒烟。尽管美沙拉嗪通常用于克罗恩病的维持缓解中，但是没有一致的证据证明其有效，而且一项Meta分析显示其无效[22]。一项关于美沙拉嗪在克罗恩病维持缓解中疗效的系统综述证实，在6项研究中，美沙拉嗪与安慰剂相比，其维持缓解12个月的OR值为1.0（95%CI=0.80~1.24）[31]，这可能是剂量或服药方式不合适。如果缓解是由激素诱导的或者复发频率>1次/年，则推荐使用硫唑嘌呤维持[22]；如果缓解是由英夫利昔诱导的，则硫唑嘌呤或甲氨蝶呤均适用于维持治疗。在激素依赖患者中，使用英夫利昔诱导的缓解同时持续使用硫唑嘌呤可使缓解率翻倍增加，在12周时从38%增加到75%（$P<0.001$）；在24周时从29%增加到57%；在52周时从22%增加到40%（$P=0.04$）[32]。这与定期使用英夫利昔维持缓解的疗效相当[33]，当免疫抑制剂无法维持缓解时，可考虑使用英夫利昔，但也应考虑手术治疗。

二、癌变风险

广泛的克罗恩病结肠炎患者发生结直肠癌的风险增加[34]。在UC中，内镜检查及活检可用于二级预防及检测非典型增生（上皮内瘤变）。在克罗恩病结肠炎中，结肠镜监测也与癌症的风险下降有关[34]。如果存在非典型增生，估计需要33个活检标本，才能使检测的可信度达90%[35]。这些关于UC的研究并未用于克罗恩病结肠炎中。克罗恩病结肠炎的局灶性、肠道狭窄的可能性及节段性肠段切除的普遍性，意味着UC监测手段不能直接用于克罗恩病结肠炎。然而，病程超过10年以上的广泛的结肠炎定期监测是合理的。

严重的肛管直肠型CD恶化为肛管癌的患者报道较为常见，但是其发生风险较难定量[36]。腺癌可发生于瘘管中，而鳞癌可能与慢性肛周病变有关。在考虑为慢性肛周感染清创时，应考虑到恶性肿瘤的可能性。

三、大出血

消化道大出血是CD罕见的并发症，但在克罗恩病，结肠病变（81%～90%）较小肠病变更常见[37]。消化道出血在41%～65%患者可自行停止，但在1/3经非手术治疗的患者中，则会反复发作，需进行手术干预。适合内镜下止血的病变少见，应早期考虑以血管栓塞为目的的血管造影术或手术治疗。

第八节   结直肠肛门克罗恩病的手术治疗

一、适应证

手术治疗在简单瘘管中有时是必要的，但在复杂型肛周病变中则是必需的。根据瘘管部位、复杂程度及所引起症状，可选择脓肿引流、瘘管切开术及挂浮线疗法等。在药物难治性的严重患者中，粪便转流造口术或直肠切除术可能是必要的。

二、难治性克罗恩病的择期手术

克罗恩病结肠炎偶尔可表现为急性严重发作，其治疗方法和UC相同，即保留直肠的全结肠切除术联合回肠造口术[38]。可通过组织病理学在切除的肠段中仔细寻找克罗恩病的依据。如果没有肛周或直肠病变，可能要进行二期回直肠吻合术。

结肠型克罗恩病也可有不对称及不连续的分布特点，严重疾病部位导致的狭窄可行节段性肠段切除术，尽可能多的保留正常的结肠[39]。

三、结直肠旷置

使结直肠旷置的回肠襻式造口术对非急性发病的药物难治的弥漫性结肠病变非常有效。旷置的结直肠随后可行结肠镜检查，在经过一段时间的药物治疗后，可能重建肠道连续性，但仅有大约1/3长期治疗患者有机会行此重建手术。结直肠旷置的另一个适应证是患者在行肛周多重挂线疗法和合适的药物治疗后，肛周病变没有得到控制、肛周持续有分泌物、疼痛及生活质量下降。这时，结直肠旷置是控制肛周病变的一种暂时性措施[40]。如果随后的药物治疗和手术干预能够使肛周病变愈合，那么可恢复肠道的连续性。然而多数情况下，结直肠旷置是由非手术治疗过渡到直肠切除术的桥梁，为年轻患者争取时间来适应长期造口的现实。腹腔镜手术可以探查到口侧小肠和行回肠造口术，其粘连较少，对腹腔的影响也较小。

四、直肠切除术

当联合强效的药物治疗、挂浮线疗法和结直肠旷置都无法控制疾病时，直肠切除术则是最后必要的手段。有长期肛周瘘管的克罗恩病患者，可在瘘管中发生腺癌，后者可能难以诊断，同样也难以治疗[35]。在已证实癌变患者中，MRI、CT和正电子发射成像术（PET）可予以合理的分期，以确定应行手术治疗的患者。手术治疗通常在新辅助放化疗之后进行。

直肠切除术通常在直肠固有筋膜内进行。与UC不同，因可能有广泛肛周瘘管和脓肿，难以在括约肌间平面手术，以保留肛管外括约肌和盆底结构。这些患者在直肠切除后会阴部缺损往往较大，可能需用腹直肌或相似的肌皮瓣予以填充修补。

慢性会阴部窦道是CD患者直肠切除术后常见的并发症，可通过术前强效的药物治疗、脓肿引流和瘘管挂线的方法避免。任何遗留脓肿、肛瘘和黏膜组织都会使发生会阴部窦道的可能性增加，治疗包括准确的影像学成像以排除肠道会阴瘘、有力地搔刮、冲洗、使用环丙沙星和甲硝唑的抗生素。使用真空敷料等积极的切口处理是必要的。经年不愈的窦道需切除并重新缝合，同时行或不行肌皮瓣填充术，这是治疗经久不愈的会阴部损伤的稳固基石[41]。

第九节 小 结

克罗恩病是一种慢性IBD疾病，在以年轻人为主的人群中可散在和聚集发病。肛周瘘管是CD不良预后的指标，越来越多地用于指导早期生物治疗（阿达木或英夫利昔）联合外科引流（挂浮线疗法）。免疫抑制剂（如硫唑嘌呤）最好在确诊肛周病变时即刻使用，可联合或不联合使用生物制剂。当存在活动性结肠病变时，瘘管型克罗恩病是不会痊愈的。尽管结肠型克罗恩病较小肠型对药物治疗的应答好，但结直肠旷置术（即回肠造口术）是控制药物难治性的结肠和肛周克罗恩病的高效手段，可改善患者的生活质量。结直肠肛管克罗恩病最好由内、外科医生合作治疗，这通常由专科门诊协调，并组建多学科团队，包括胃肠道组织病理学家、放射学家、护士、生理学家和营养学家的支持，以帮助患者获得良好的治疗效果。

第十节 自 我 测 试

1. 不对称的局部慢性炎症在克罗恩病中具有诊断意义：

a. 总是。

b. 仅在成人中。

c. 仅见于未接受治疗的成人患者。

d. 在年少的儿童中。

e. 仅可在直肠活检中发现。

2. 治疗肛周克罗恩病时：

a. 计算机断层扫描（CT）是显示脓肿的最好的手段。

b. 腔内超声是显示瘘管的最有效的方法。

c. 内镜检查总体上是最佳的评估手段。

d. 磁共振成像（MRI）能很好地显示活动性病变的全部范围。

e. 临床上简单的直肠指检是必要的。

3. 治疗结肠克罗恩病：

a. 激素在克罗恩病结肠炎中的疗效不如溃疡性结肠炎中。

b. 柳氮磺吡啶通常是一线疗法。

c. 不同于溃疡性结肠炎，长期的克罗恩病结肠炎没有癌症风险。

d. 布地奈德因其较少的类固醇不良反应而使用。

e. 英夫利昔在结肠克罗恩病中较小肠克罗恩病中有效。

4. 治疗肛周病变：

a. 作为降阶梯治疗的一部分，英夫利昔应立即使用。

b. 切割挂线疗法的疗效优于挂浮线疗法。

c. MRI检查优于麻醉下检查。

d. 疼痛通常表明存在未引流的脓肿。

e. 多重挂线疗法通常无效。

5. 结直肠肛管克罗恩病的手术治疗：

a. 很少是必要的。

b. 通常涉及到结直肠切除术。

c. 结直肠旷置的回肠造口术无价值。

d. 很少需要行回直肠吻合术。

e. 在结直肠切除术后，慢性会阴部窦道较常见。

答案与解析

1. 答案：c

解析：经过治疗的溃疡性结肠炎患者，炎症可变得不对称。小于10岁的UC患者可能有不连续的病变。单独直肠活检不可靠。

2. 答案：d

解析：尽管麻醉下检查已成为金标准，但是MRI检查的准确性已快速变得和麻醉下检查查一致。CT不能显示盆底和肛管直肠肌肉组织的关系，存在使年轻患者暴露于电离辐射的缺点。腔内超声，和过氧化氢一样，可以显示瘘管的解剖结构，但不能显示其与周围结构的关系，并且受制于操作者。内镜检查仅可显示黏膜改变。简单的直肠指检可能比较疼痛，而且容易漏诊隐性脓肿。

3. 答案：e

解析：激素治疗溃疡性结肠炎和克罗恩病结肠炎的疗效相当，但是布地奈德仅仅对于近端结肠病变有效。一旦诱导缓解了，可使用柳氮磺吡啶。英夫利昔在严重的克罗恩病结肠炎中的使用越来越多。同时长期来看，克罗恩病结肠炎与UC有相似的癌症发生风险。

4. 答案：d

解析：MRI检查可用于指导麻醉下检查，后者主要用于检查和引流脓肿。这在英夫利昔使用前是必需的。用挂浮线治疗瘘管可避免肌肉切开及患者疼痛。持续性疼痛常提示存在未引流的脓肿。多重挂线疗法，通常会保留几个月，疗效显著。

5. 答案：e

解析：大多数患者都将在他们生命的某个时间点需要进行手术治疗。结直肠切除术仅在当同时存在结肠和肛周病变时实施。通常因切口愈合差及慢性会阴部窦道而复杂化。当未累及直肠时可行回直肠吻合术。结直肠旷置术是使严重的破坏性肛周炎症趋于稳定的重要选择。

（Neil Mortensen，Simon Travis 著

陈白莉　冯婷 译，王天宝 校）

参考文献

［1］ STANGE E F，TRAVIS S P，VERMEIRE S，et al. European evidence based consensus on the diagnosis and management of Crohn's disease：definitions and diagnosis［J］. Gut，2006，55：1-15.

［2］ CROHN B B，GINZBURG L，OPPENHEIMER G D. Regional ileitis［J］. J Am Med Assoc，1932，99：1323-1329.

［3］ CROHN B B，ROSENAK B D. A combined form of ileitis and colitis［J］. J Am Med Assoc，1936，106：1-7.

［4］ MORSON B C，LOCKHART-MUMMERY H E. Crohn's disease of the colon［J］. Gastroenterologia，1959，92：168-173.

［5］ LOCKHART-MUMMERY H E，MORSON B C. Crohn's disease（regionalenteritis）of the large intestine and its distinction from ulcerative colitis［J］. Gut，1960，1：87-105.

［6］ SILVERBERG M S，SATSANGI J，AHMAD T，et al. Toward an integrated clinical，molecular and serological classification of inflammatory bowel disease: report of a working party of the 2005 Montreal World Congress of Gastroenterology [J]. Can J Gastroenterol, 2005, 19: 5-36.

[7] SANDS B E. From symptom to diagnosis: clinical distinctions among various forms of intestinal inflammation [J]. Gastroenterology, 2004, 126: 1518-1532.

[8] LENNARD-JONES J E, SHIVANANDA S, the EC-IBD Study Group. Clinical uniformity of inflammatory bowel disease at presentation and during the first year of disease in the north and south of Europe [J]. Eur J Gastroenterol Hepatol, 1997, 9: 353-359.

[9] CAPRILLI R, GASSULL M A, ESCHER J C, et al. European evidence based consensus on the diagnosis and management of Crohn's disease: special situations [J]. Gut, 2006, 55: 36-58.

[10] HELLERS G, BERGSTRAND O, EWERTH S, et al. Occurrence and outcome after primary treatment of anal fistulae in Crohn's disease [J]. Gut, 1980, 21: 525-527.

[11] SCHWARTZ D A, LOFTUS E V Jr, TREMAINE W J, et al. The natural history of fistulizing Crohn's disease in Olmsted County, Minnesota [J]. Gastroenterology, 2002, 122: 875-880.

[12] PERA A, BELLANDO P, CALDERA D, et al. Colonoscopy in inflammatory bowel disease. Diagnostic accuracy and proposal of an endoscopic score [J]. Gastroenterology, 1987, 92: 181-185.

[13] NAHON S, BOUHNIK Y, LAVERGNE-SLOVE A, et al. Colonoscopy accurately predicts the anatomical severity of colonic Crohn's disease attacks: correlation with findings from colectomy specimens [J]. Am J Gastroenterol, 2002, 97: 3102-3107.

[14] OTA Y, MATSUI T, ONO H, et al. Value of virtual computed tomographic colonography for Crohn's colitis: comparison with endoscopy and barium enema [J]. Abdom Imaging, 2003, 28: 778-783.

[15] GEBOES K. Pathology of inflammatory bowel diseases (IBD): variability with time and treatment [J]. Colorectal disease, 2001, 3: 2-12.

[16] LOW R N, FRANCIS I R, POLITOSKE D, et al. Crohn's disease evaluation: comparison of contrast-enhanced MR imaging and single-phase helical CT scanning [J]. J Magn Reson Imaging, 2000, 11: 127-135.

[17] HAGGETT P J, MOORE N R, SHEARMAN J D, et al. Pelvic and perineal complications of Crohn's disease: assessment using magnetic resonance imaging [J]. Gut, 1995, 36: 407-410.

[18] PRICE A B. Overlap in the spectrum of non-specific inflammatory bowel disease- 'colitis indeterminate'[J]. J Clin Pathol, 1978, 31: 567-577.

[19] BELL S J, WILLIAMS A B, WIESEL P, et al. The clinical course of fistulating Crohn's disease [J]. Aliment Pharmacol Ther, 2003, 17: 1145-1151.

[20] PARKS A G, GORDON P H, HARDCASTLE J. A classification of fistula-in-ano [J]. Br J Surg, 1976, 63: 1-12.

[21] SANDBORN W J, FAZIO V W, FEAGAN B G, et al. AGA technical review on perianal Crohn's disease [J]. Gastroenterology, 2003, 125: 1508-1530.

[22] TRAVIS S P L, STANGE E F, LEMANN M, et al. European evidence based consensus on the diagnosis and management of Crohn's disease: current management [J]. Gut, 200655: 16-35.

[23] FARMER R G, WHELAN G, FAZIO V W. Long-term follow-up of patients with Crohn's disease. Relationship between the clinical pattern and prognosis [J]. Gastroenterology, 1985, 88: 1818-1825.

[24] VERMEIRE S, LOUIS E, CARBONEZ A, et al. Demographic and clinical parameters influencing the short-term outcome of antitumor necrosis factor (infliximab) treatment in Crohn's disease [J]. Am J Gastro, 2002, 97: 2357-2363.

[25] SANDS B E, ANDERSON F H, BERNSTEIN C N, et al. Infliximab maintenance therapy for fistulizing Crohn's disease [J]. N Engl J Med, 2004, 350: 876-885.

[26] LINDSEY I, HUMPHREYS C M, GEORGE B D, et al. The role of anal ultrasound in the management of anal fistulas [J]. Colorectal Dis, 2002, 4: 118-122.

[27] TRAVIS S P L. Advances in therapeutic approaches to ulcerative colitis and Crohn's disease [J]. Curr Gastroenterol Rep, 2005, 7: 475-484.

[28] SANDS B E, BLANK M A, PATEL K, et al. Long-term treatment of rectovaginal fistulas in Crohn's disease: response to infliximab in the ACCENT Ⅱ Study [J]. Clin Gastroenterol Hepatol, 2004, 2: 912-920.

[29] SAHMOUD T, HOCTIN-BOES G, MODIGLIANI R, et al. Identifying patients with a high risk of relapse in quiescent Crohn's disease. The GETAID Group [J]. Gut, 1995, 37: 811-818.

[30] COSNES J, CARBONNEL F, BEAUGERIE L, et al. Effects of cigarette smoking on the long-term course of Crohn's disease [J].

Gastroenterology, 1996, 110: 424-431.

[31] AKOBENG A K, GARDENER E. Oral 5-aminosalicylic acid for maintenance of medically induced remission in Crohn's disease [J]. Cochrane Database Syst Rev 2005, 1: CD003715.

[32] LEMANN M, MARY J Y, DUCLOS B, et al. Infliximab plus azathioprine for steroid-dependent Crohn's disease patients: a randomized placebo-controlled trial [J]. Gastroenterology, 2006, 130: 1054-1061.

[33] TRAVIS S P L. Infliximab and azathioprine: bridge or parachute? [J]. Gastroenterology, 2006, 130: 1354-1357.

[34] SIEGEL C A, SANDS B E. Risk factors for colorectal cancer in Crohn's colitis: a case-control study [J]. Inflamm Bowel Dis, 2006, 12: 491-496.

[35] LEVINE D, REID B. Endoscopic biopsy technique for acquiring larger mucosal samples [J]. Gastrointest Endosc, 1991, 37: 332-337.

[36] SJODAHL R I, MYRELID P, SODERHOLM J D. Anal and rectal cancer in Crohn's disease [J]. Colorectal Dis, 2003, 5: 490-495.

[37] BELAICHE J, LOUIS E, D'HAENS G, et al. Acute lower gastrointestinal bleeding in Crohn's disease: characteristics of a unique series of 34 patients. Belgian IBD Research Group [J]. Am J Gastroenterol, 1999, 94: 2177-2181.

[38] MORTENSEN N J, RITCHIE J K, HAWLEY P R, et al. Surgery for acute Crohn's colitis: results and long term follow up [J]. Br J Surg, 1984, 71: 783-784.

[39] EDWARDS C M, GEORGE B D, JEWELL D P, et al. Role of a defunctioning stoma in the management of large bowel Crohn's disease [J]. Br J Surg, 2000, 87: 1063-1066.

[40] TEKKIS P P, PURKAYASTHA S, LANITIS S, et al. A comparison of segmental vs subtotal/total colectomy for colonic Crohn's disease: a meta analysis [J]. Colorectal Dis, 2006, 2: 82-90.

[41] ROE A M, MORTENSEN N J. Perineal reconstruction with rectus abdominus flap after resection of anal carcinoma in Crohn's disease [J]. J R Soc Med, 1989, 82: 369-370.

第三十一章　溃疡性结肠炎

第一节　引　　言

便血是溃疡性结肠炎（ulcerative colitis，UC）急性发作的典型特征，多数患者呈复发与缓解交替的临床过程，活检病理结肠黏膜呈连续性炎症病变，无肉芽肿形成，累及直肠和相邻结肠。诊断应包含疾病分布范围和类型，以指导后续活动期治疗及缓解期维持。当处理难治症状或考虑手术治疗时，回顾诊断是基本原则。预测疾病可能类型的诊断结论或个体化基因治疗固然理想，然而技术永远无法取代临床关怀，医生首先应以温和的态度采集病史。

第二节　发病情况及首发症状

一、典型特征

患者多呈慢性起病，病情发展呈间歇性，但进行性加重。当炎症局限于直肠时（直肠炎），患者多排鲜血便，主诉便秘多于腹泻。当炎症范围超出直肠时，可伴血便、里急后重等。如为累及部分或整个结肠的严重结肠炎，则可出现食欲不振、恶心和体重下降等症状。

1963年的一篇经典文献描述了从1938～1962年之间624例UC患者的临床类型及预后[1-3]。在首次发病之前症状持续的时间<1个月者占20%，持续1～6个月者占58%，6～12个月者占22%。首次发病年龄<20岁者占10%，20～59岁占73%，超过60岁者占17%，中位年龄为30～39岁（7%）。尽管3%患者>80岁，老年患者无"二次高峰"现象，且近期数据[4, 5]显示目前情况仍然如此。在一项前瞻性泛欧洲研究中，两年共纳入1 379例UC患者，主要症状为排便频率改变（93%）和便血（96%）；55%患者出现轻度或中度的腹痛，41%患者无腹痛，只有4%患者出现严重腹痛，体重减轻少见。这与克罗恩病的临床表现形成鲜明对比，在克罗恩病患者中，48%出现便血，严重腹痛者占21%（无腹痛者仅占19%），体重减轻者73%[4]。这个区别非常重要，因为UC诊断应结合临床症状、内镜及组织学检查综合考虑。例如，如果无直肠出血或有严重腹痛，则症状对于诊断溃疡性结肠炎而言是不典型的，必须考虑其他的解释。

（一）临床检查

轻度或中度发病患者多无显著阳性临床体征。体重变化应当保持随访记录，并且对于儿童和青少年，身高及体重应该记录在生长图表中。肠鸣音正常，无出血情况下直肠检查通常也无异常。

重度发病患者可能看似状态良好，心动过速或者结肠压痛可能是唯一的体征（参阅下文的严重程度评估）。然而，许多这样的患者病情已很重，常伴有发热、水钠失调、贫血和体重减轻[6]，少数还出现口腔念珠菌感染、口腔溃疡、灰指甲和外周水肿，腹部触诊可能发现腹胀、肠鸣音减弱和固定的结肠压痛。

（二）乙状结肠镜检查和结肠镜检查

轻度活动的UC患者，直肠镜检见黏膜充血及颗粒状。随着疾病逐渐加重，出现微小的点状溃疡，然后融合，同时黏膜变得极易出血。从肛缘开始的连续性炎症病变是特征性表现，且病变近端分界线明显：从正常黏膜至发炎黏膜的变化可能发生在几毫米范围之内。在一个纳入357例结肠炎患者的前瞻性研究中，内镜下诊断UC最有鉴别意义的特征是连续的炎症性黏膜（98%阴性预测值，NPV），颗粒状改变（84%阳性预测值，PPV），血管裸露（76% PPV，77% NPV），点状溃疡（90% PPV）及直肠受累（76% NPV）[7]。"盲肠斑片状病变"见于一些有典型临床表现、内镜和组织学特征的局限性UC患者，表现为在患者阑尾口附近孤立的红斑及炎症的区域[8]，不能因此误诊为克罗恩病性结肠炎。病程较长患者会有炎性息肉（"假息肉"）形成，其意义在于它们可使患者随后出现恶性肿瘤的风险增加[9]。随着疾病的好转，结肠黏膜损害可能愈合。

（三）组织学

UC组织学的特征超出了本章讨论的范围，但读者可以参考官方指南[10, 11]［译者注：UC形态学特点：①直肠乙状结肠不同程度受累；②病变呈连续性，而非阶段性或跳跃性，与口侧正常结肠黏膜分界清晰；③病变炎症局限于黏膜及黏膜下层；④活动期可见隐窝脓肿形成；⑤黏膜固有层内弥漫性慢性炎症细胞（单核巨噬细胞、浆细胞及淋巴细胞）浸润］。应该记住，在急性发作期没有慢性黏膜炎症的证据不能做出UC的诊断，诊断结果不应该仅仅依据组织学检查。应结合临床表现、内镜检查和组织学特征才能获得一个准确的诊断。

二、鉴别诊断

诊断通常并不困难，除了在急性感染期间必须排除感染性结肠炎，在一小部分表现不典型患者中，也应该与克罗恩病、未分类结肠炎或者药源性结肠炎相鉴别（表31-1）。

表31-1　溃疡性结肠炎的鉴别诊断

疾病状态	说明
感染性结肠炎	往往持续时间短；可以使已有的结肠炎复杂化（尤其巨细胞病毒感染）
弯曲杆菌	
志贺杆菌	
艰难梭菌	
大肠杆菌 O157 H7	
巨细胞病毒	
克罗恩病	
未分类的结肠炎	拥有UC及克罗恩病两者的特点；"未确定的结肠炎"术语应当基于结肠切除标本的病理检查结果
缺血性结肠炎	很少累及直肠
憩室样结肠炎	不会累及直肠
NSAID结肠炎	很难与UC鉴别；询问NSAID用药史并提醒病理医生
直肠黏膜脱垂	可能与直肠炎混淆；组织学上可以鉴别

注：NSAID为非甾体抗炎药物。

诊断误区

直肠豁免通常是相对的，UC患者一段外观正常的直肠通常得益于局部的治疗。然而，在急性严重结肠炎首次发作患者中，直肠黏膜很少有正常的[12]。当处于急性发作期直肠未见出血者，UC的诊断应再次详加斟酌。腹泻不合并便血在克罗恩病中更常见，但在病情严重情况下，UC与克罗恩病在组织学上可能难以区别。在回顾病史、内镜表现及组织学检查之后发现，10%患者依然难以区分是溃疡性结肠炎或克罗恩病，专业术语"未分类结肠炎"（或未分类的炎症性肠病）泛指非确定性的结肠炎[10, 13, 14]，是在结肠切除术后精确定义并且其拥有特别的预后意义，尤其是涉及后续回肠贮袋肛管吻合术。在疾病稳定期间，活检样本评估经常能解决诊断困境，而且大多数这样患者表现类似于UC。

第三节　疾病严重程度评估

无论是门诊还是住院患者，客观评估疾病严重程度是患者初始治疗的基础，因为有些患者看似状态良好，实际病情较重[9]。虽然疾病的分布及类型都对治疗决策产生影响，但最好将其视为疾病严重程度的独立因素[13]。

应用于临床实践的至少有九种不同的临床疾病活动指数，这造成了很大的混乱[15]。只有Truelove 和 Witts标准简便易记，且在甄别需要住院的严重UC患者及仅需门诊管理的患者时有很大价值（表31-2）[16]。多篇文献已采用这些标准来定义重度UC[15, 17]，但该标准只是就某一个时间点来评估患者。对"中度"这一范围还需要一些客观指标加以改良。其他指数可以用来监测疗效，但最好经临床实践予以验证[10]。

除了入院期间血便次数≥6次/天，患者满足Truelove 和 Witts标准两个或两个以上重度指标时，行结肠切除术的可能性增加。在牛津大学尚未完全公布的数据中，除了血便次数≥6次/天外，满足一条标准的患者中，8.5%（11/129）需要结肠切除术，而满足Truelove 和 Witts 标准超过2条的患者，有31%（29/94）需要手术（比值比，OR 4.01，95%CI 2.24～7.19，$P=1.2 \times 10^{-6}$）。每个活动性UC患者应检查的项目：全血细胞计数（FBC），炎症标记物［C反应蛋白（CRP）］或红细胞沉降率（ESR）、电解质及肝功能检测，并且留取用于培养及药敏试验的粪便标本，并测定艰难梭状芽孢杆菌毒素。

重度UC患者（表31-2）应行腹部平片检查，不仅能排除结肠扩张（>5.5cm），同时也可粗略地估计疾病范围并寻找能够预测疗效的特征。疾病近端界线与远端残留粪便分布具有明显相关性；在51例重度结肠炎患者中，本方法高估疾病范围者占18%，低估者占8%[17]。黏膜岛的存在（小而圆形的斑点，即被溃疡环绕孤立的残余黏膜）或在X线上见两个以上充气的小肠襻，提示治疗效果不佳[18, 19]。

表 31-2　Truelove 和 Witts临床严重程度指标[16]

标准	轻度	中度	重度
血便次数	<4次/天	≥4次/天	≥6次/天
脉搏	正常	正常	>90次/min
体温	正常	正常	>37.8℃
血红蛋白	正常	正常	<10.5g/dL
ESR	正常	正常	>30mm/h

注：ESR为红细胞沉降率（血沉）。

第四节　急性发作患者的门诊处理

治疗决策取决于疾病活动度和范围。根据上面提到的简易标准（表31-2）来评估疾病活动度。疾病范围包括累及直肠、左半结肠及广泛结肠（表31-3）[13]。虽然这还有待验证，但与治疗方法密切相关。

局部处理适合一些处于疾病活动期患者。通常是直肠炎及直肠乙状结肠炎患者。对于那些累及范围更广者，尽管有些患者可能从局部治疗中额外获益，但是口服和注射药物是主要的治疗方法。

表31-3　根据疾病累及范围的UC蒙特利尔分类法[13]

	范围	描述
E1	直肠炎	UC 局限在直肠（即近端病变界线最远至直肠乙状结肠的交界处）
E2	左半结肠炎	累及范围局限于结肠脾曲以远结直肠（包括远段结肠炎）
E3	广泛结肠炎	累及范围包括结肠脾区近侧结肠（包括全结肠炎）

一、轻度或中度活动性直肠炎

局限于直肠的活动期结肠炎应该首先予以局部治疗。栓剂比灌肠剂更合适，因为栓剂可以直接作用于炎症部位，而只有40%的泡沫灌肠剂和10%的液体灌肠剂在4h后尚存在于直肠内[20]。局部氨基水杨酸盐（美沙拉嗪）疗效是局部激素治疗的两倍以上（OR 2.42；95%CI 1.72～3.41）[21]。美沙拉嗪栓剂（1g/d）卓有成效[22]。局部治疗无剂量反应，1g美沙拉嗪最适宜。在使用2周潘太沙栓剂（译者注：一种缓慢释放的美沙拉嗪胶囊）患者中临床（及内镜）缓解达64%（52%），而使用Claversal栓剂只有28%（24%）（P＜0.01）[22]。对不能耐受局部美沙拉嗪治疗的患者应将局部激素治疗作为二线治疗[23]。局部美沙拉嗪或者局部激素治疗无效患者，应当口服氢化泼尼松治疗，类似广泛或重度结肠炎的治疗（见下文）。难治性直肠炎超出了本章的范围，可参阅有关文献[24]。专门研究炎症性肠病的消化科专家给出的治疗建议较为适用，尤其是关于抗肿瘤坏死因子治疗的作用及其远期预后的建议。

二、轻度或中度活动性左半结肠炎

活动期左半结肠型UC应予美沙拉嗪或糖皮质激素治疗以迅速缓解症状[10, 25]。单独局部使用或仅口服美沙拉嗪是有效的，但效果低于同时使用[26]，所以联合使用较为合适。然而，对照试验表明，在6周内仅一半的轻度到中度的结肠炎使用美沙拉嗪治疗有效。在美沙拉嗪治疗活动性UC安慰剂对照试验的9个系统评价中，总缓解率仅为20%（"计算需治数"10；95%CI 7～21）[27]。关于使用类固醇药物的限定条件，大西洋两岸的意见有一些分歧。欧洲的做法往往是在疾病早期阶段使用口服类固醇，因为氨基水杨酸盐起效的速度无法与患者的病情发展速度相匹配。在美国患者普遍忧虑类固醇药物的副作用，但毒副作用也可不治而愈。

晚期加用类固醇激素治疗适用于需要更高药物剂量的难治患者，往往需要更长的疗程。因此现在的治疗方案选择高剂量美沙拉嗪（＞4g/d）或类固醇激素治疗[10, 28]。使用高剂量的美沙拉嗪，直肠出血的停止时间中位数为10天，所以一般原则上，如果在美沙拉嗪治疗2周内直肠出血不停止，应果断开始加用类固醇激素治疗[29]。简易指南如表31-4所示。

表31-4　活动期左半结肠炎的治疗

	轻度	中度
美沙拉嗪	2～2.4g/d，口服，联合灌肠；如果在14天后直肠持续出血加用激素（下文）	4～4.8g/d，口服，疗程2周并且灌肠；如果在14天后直肠持续出血，加用激素（下文）
美沙拉嗪灌肠剂	每晚使用，疗程1个月	每晚使用，疗程1个月
泼尼松	20mg/d，疗程1个月 15mg/d，疗程1周 10mg/d，疗程1周 5mg/d，疗程1周	40mg/d，疗程1周 30mg/d，疗程1周 余治疗同轻度

三、轻度或中度活动性广泛结肠炎

治疗方法类似于左半结肠炎，但应注意决定全身性类固醇激素治疗的限定性条件应该降低。中度活动性广泛性结肠炎和美沙拉嗪治疗2周无效的轻度广泛性结肠炎是口服泼尼松的适应证。

采取这种积极主动的治疗方法的原因是未经治疗的重度溃疡性结肠炎患者有发生并发症的风险（包括中毒性巨结肠）。局部美沙拉嗪治疗对于广泛性结肠炎仍然是有益的。116名患者口服潘太沙4g/d 并且使用1g潘太沙灌肠剂联合治疗8周，诱导临床缓解率为64%，而仅口服潘太沙患者为43%（P=0.03）[30]。美沙拉嗪起效的速度慢于口服类固醇激素治疗。最理想的状态是，结直肠外科医生与消化科医生遵循类似的临床原则，如此采取药物治疗或手术干预对于双方而言容易达成一致意见。需结直肠外科医生干预的指征：疾病分布范围及病情严重程度（仅记录血便频率），不要把一切病变都当成是轻度直肠炎而给予药物治疗。

第五节　重度发作患者的住院处理

一、诊疗规范

未经治疗的严重溃疡性结肠炎自然死亡率为24%。采用静脉注射糖皮质激素治疗，死亡率降至7%，而及时且专业的外科处理，可使死亡率降至<1%。过去5年，在非专业医疗中心，严重溃疡性结肠炎的死亡率仍为24%，因此尚需进一步努力以降低严重溃疡性结肠炎死亡率[31]。所有诊断为严重急性UC入院患者均须满足Truelove和Witts标准（表31-2）。如果满足标准里一系列的条件，且血便次数≥6次/天，将对患者结局产生重要影响。如满足标准列表里1~2项，并且便血次数≥6次/天，患者需进行结肠切除手术的概率增加3倍（见上文）。严重溃疡性结肠炎需胃肠病专家和结直肠外科医生之间的协同处理。

静脉注射糖皮质激素是治疗严重溃疡性结肠炎的主要方法，该治疗不必等到微生物感染鉴定结果。一般而言，予以氢化可的松100mg（4次/天）或甲基泼尼松龙60mg（1次/天）对症治疗。由于7~10天以上的延长治疗意义不大，因此，治疗时长最好为5天左右。如果患者对治疗有反应，可口服泼尼松，40mg/d开始，以后予以递减疗法（表31-4）。还需静脉补充液体和电解质，以纠正脱水或电解质紊乱，同时输血维持血红蛋白>10g/dL。皮下肝素注射可降低血栓栓塞风险。如果患者营养不良，可加用肠内或肠外营养支持，但尚无对照试验证据表明"肠道休息疗法"或全静脉营养可改变严重溃疡性结肠炎治疗结局。抗生素治疗意义不大[24]。抗胆碱能药物、治疗腹泻药物、非甾体类抗炎药和阿片类药物有诱发结肠扩张风险，因此不能使用。

临床观察包括日常检查腹部压痛和反跳痛，每天4次记录生命体征，排便数量（包括是否有便血）。血常规、ESR或CRP、血清电解质、血清白蛋白和肝功能应每隔24~48h检测1次。如果有结肠扩张的迹象（横结肠直径≥5.5cm），每天腹部平片检查是必需的。此外，大约60%患者对糖皮质激素治疗反应差，这个结论50年来未曾改变[31]。

二、结果预测

人们曾尝试早期识别需行结肠切除术的严重溃疡性结肠炎患者[10,32]。最简单的方法是在强化治疗的第3天重新对病情进行客观评估。如粪便频率>8次/天或CRP>45mg/L，提示住院患者有85%的可能性需行结肠切除术[17]。这种评估方法已经得到批准[33]。如果满足了以上标准，那么应邀请结直肠手术团队及造口专家会诊，制定应急手术方案，并启动"拯救治疗"。

三、拯救治疗

没有哪个患者希望行结肠切除术。随着其他治疗方式的增加，医生也越来越容易同意患者做出推迟手术的决定，这可能并不是为了患者的利益着想，而在于手术存在困难。由于类固醇强化治疗效果50年来没有改变，因此探索新方法治疗严重的溃疡性结肠炎是必要的。问题是如何安全地探索新治疗方法。目前主要有两种新的替代治疗药物：环孢菌素（CsA）和英夫利昔单抗（IFX），但随着可替代治疗方式的增加，选择也变得越来越困难。

到目前为止，在一个最大的CsA随机研究中，纳入73名患者随机分为2组，分别静脉注射2mg/kg或4mg/kg的CsA[34]。治疗第8天两组反应率相似（分别为83%和82%），2mg/kg组有9%患者需结肠切除术，4mg/kg组为13%。CsA的缺点是长期毒性效应和缺乏持续反应性[35]。另一个包括86例患者的单中心研究显示，CsA治疗组有3例患者死于机会性感染，其中2例曲霉菌感染，1例为卡氏肺孢子虫感染[36]。此外，宾夕法尼亚州的一项包含41例接受CsA治疗患者的研究发现，有18例患者CsA治疗失败需入院行结肠切除术，他们花费最高、住院时间最长并且有最多的全身并发症[37]。这提示CsA治疗推迟结肠切除术存在严重后果，而来自牛津大学的经验发现予以CsA和手术治疗后，感染性并发症未见增多[38]。

另一种选择是IFX，一项瑞士与丹麦联合研究入组45例患者（24例IFX和21例安慰剂）[39]，未出现死亡患者。IFX组7例及对照组14例在3个月内行结肠切除术（$P=0.017$；OR 4.9，95%CI 1.4～17）。UC对IFX的治疗反应与门诊患者的两个活动性溃疡性结肠炎试验（ACT）的研究结果一致[40]。尽管"重度"包含在ACT的研究中，但是ACT研究纳入的受试者与瑞士和丹麦联合研究不同。这种不一致的术语令人困惑和气恼，因为重度UC的定义、结果和预测因子在过去几十年里已经在多个试验中普遍使用，至少在欧洲是这样。使用IFX治疗UC的禁忌证是存在显著的不良事件（脓毒症、肿瘤、神经病变）。IFX治疗7个月后不依赖类固醇的缓解率仅为24%。此外，长期应用抗肿瘤坏死因子治疗也有潜在癌前病变风险。医生应该告诉患者，拯救治疗只有一次尝试机会，因为只要有一个患者在他们医院因延迟结肠切除而导致死亡，就足以改变内科治疗和外科手术之间的平衡[10, 41]。最后需要告知患者手术拯救的是生命，而不是结肠。

四、手术时机

医疗决策上的优柔寡断是疾病处理的祸根，作出结肠切除术这项决定是相当困难的，因为其结果不可挽回，手术既不是患者也不是内科医生（甚至是外科医生）所希望进行的。对强化治疗反应不足的大部分患者（大便频率＞3次/天，或者在强化治疗第7天仍然有便血患者），在数月后行结肠切除术是否合理[17]？一般情况下，对3～5天类固醇激素治疗无反应患者应该进行拯救治疗，因为这些对激素治疗反应差的患者持续激素治疗的失败是可以预见的。患者对CsA治疗起反应的时间中位数为4天[34]，IFX约为7天[40]，所以到这个时间段还未能对药物治疗起反应通常是结肠切除术的适应证。这就是为什么外科医生应该鼓励内科医生及早作出决定，而不是冒着穿孔或术后并发症增加的风险而延迟手术。

第六节 长 期 处 理

建议维持治疗以防复发[10, 24]，另外，美沙拉嗪对结直肠癌有潜在预防作用，但其使用仍需要考虑UC的分布范围及临床类型。

一、疾病的分布和进展

一项纳入1 161名UC患者的以人群为基础的研究发现，48%的UC为直肠炎或直肠乙状结肠炎，32%为左半结肠炎，18%为全结肠炎，2%为未分型结肠炎[42]。其他研究也发现了类似的结果。直肠炎向近端延伸的风险一直争论不休，概率通常估计为15%左右，但实际上似乎更高。在一项纳入341例直肠炎患者的研究中，平均随访52个月，发生近端延伸者占27%，但很少超过结肠脾曲（每年增加1%的风险）[43]。

二、溃疡性结肠炎的临床分型

早期研究[44]介绍了UC有三种类型，并且可以相互转化：①间歇发作型（复发≤2次/年，70%～80%患者）；②频繁发作型（复发≥3次/年）；③慢性持续型（10%的新患者）。一个基于人群的研究结果显示2个观察变量有助于病变处理。复发后患者维持1年缓解的几率为30%（这是对采取维持治疗的一个鼓励）；而如果治疗保持不变，在缓解满一年后，病情继续维持缓解的几率为80%[42]。疾病的临床类型与疾病的分布范围无关。

三、缓解期的维持

对氨基水杨酸的主要作用是维持UC的缓解。有些美沙拉嗪衍生物功效与柳氮磺胺吡啶类似[27, 45]。一般建议所有患者终身使用以维持治疗，特别是那些左半结肠炎或广泛结肠炎患者以及累及远端的每年复发超过一次的患者。对于伴远端累及患者，如已经处于缓解期2年且不愿接受此药物治疗者可停药。

美沙拉嗪衍生物较柳氮磺胺吡啶具有更好的耐受性。口服美沙拉嗪1～2g/d或巴柳氮2.5g/d为维持缓解的一线治疗[24]。直肠炎患者可予以美沙拉嗪栓剂1g/d，联合或不联合口服美沙拉嗪，但患者依从性较差[46]。所有氨基水杨酸盐均可诱发肾毒性，这似乎都是异质反应，部分为剂量相关性[47]。肾毒性反应较为罕见，既往有肾病史患者风险更高。虽然目前还没有证据表明监测是必要或有效的，也可偶尔检测肌酐（可以是每年一次）。如果肾功能恶化，应立即停用氨基水杨酸盐。患者对氨基水杨酸盐有良好依从性可能是维持缓解的最重要因素。当患者服用<80%规定剂量的美沙拉嗪，复发的风险则增加5倍（OR 5.5，95%CI 2.3～13.2）[48]。出于这个原因，每天一次给药可能较为适合[49]，但临床试验还没有显示此种方法可有效地提高患者的依从性和改善疾病转归。

硫唑嘌呤（AZA）1.5～2.5mg/（kg·d）或巯基嘌呤0.75～1.5mg/（kg·d）都能有效地维持UC缓解。来自米兰的一项研究表明，不依赖激素的临床和内镜缓解率在AZA治疗组为53%，而5-氨基水杨酸（5-ASA）治疗激素依赖活跃期UC患者组为21%（OR 4.78，95%CI 1.57～14.5）[50]。从简单性和实用性考虑[51]，AZA适用于：

（1）已经严重复发患者。

（2）在一年内需要1个或2个疗程以上皮质激素治疗者。

（3）当泼尼松的剂量减少到低于15mg/d时复发者。

（4）停用激素3个月内复发者。

这些患者应该及时就医，无论疾病有多严重。如患者胃肠道不能耐受AZA，可在考虑其他治疗方法或手术之前谨慎地试用巯基嘌呤。类固醇类药物对缓解期治疗是无效的，对AZA及IFX治疗无效的类固醇依赖性UC是为手术指征。

对于使用5-ASA或免疫调节剂无效的难治性患者，IFX（5mg/kg，每8周）也能有效地维持缓解。然而，认识到实际疗效不及通常推广的承诺非常重要，以免患者或医生把IFX当作治疗UC的终极方案。不同剂量IFX（纳入364名患者）治疗的大量临床试验显示在治疗54周缓解率为分别35%（5mg/kg，每8周）和34%（10mg/kg），而安慰剂组仅为17%[10, 40]。在54周后持续临床缓解率为7%（安慰剂组）和20%（IFX 5mg/kg）。74例接受基线水平糖皮质激素治疗患者不依赖类固醇的缓解率是较低的，尽管仍然在统计上有显著意义。IFX是治疗难治性UC一个有用的选择方案，但前提是需要仔细讨论风险、获益以及其他可选择的治疗方案（包括手术）。

四、癌变的风险及药物预防

已经很明确尽管长期UC有并发结直肠癌的风险，但风险大小一直难以估计。大多数癌变发生于全结肠炎患者，直肠炎癌变的风险几乎为零已达成共识，而左半结肠炎癌变的风险处于上述两者之间。荟萃分析所有已发表的关于UC结肠癌风险研究报告显示，溃疡性结肠炎发病10年后癌变的概率是2%，20年时癌变风险达到8%，发病超过30年者癌变的概率达到18%[10, 52]。很多结论似乎取决于人群研究，哥本哈根的最新数据显示其整体风险没有增加[53]。然而，难治性患者可用积极的治疗方法以阻止癌变，如美沙拉嗪和手术治疗。

美沙拉嗪作用机制研究发现其可激活过氧化物酶体及酶体增殖物受体γ途径，阐明美沙拉嗪预防癌变作用的基本原理[54]。荟萃分析9项相关研究结论估计，5-ASA降低了约一半UC患者并发结直肠癌或非典型增生的风险，且降低风险的作用随着5-ASA治疗时间增加而增加[55]。

五、监测

尽管UC患者普遍采用结肠镜检查监测肿瘤，但其价值仍然备受争议。与患者讨论并发结直肠癌的风险非常重要，这使他们了解非典型增生的影响、监测的局限性（可能会遗漏非典型增生）及结肠镜检查很少会发生但的确存在的风险（译者注：如穿孔和出血）。

患者与医生意见达成一致后，可行结肠镜检查。UC患者发病8～10年后，最好行结肠镜检查以重新评估疾病程度。先前UC累及广泛者，是否受益于监测使其病情有所好转尚未可知。

对于广泛结肠炎患者的结肠镜检查监测病情，建议在第2个10年间每3年复查一次；第3个10年间，每2年复查一次；第4个10年间，每年复查一次[10, 56]。常规方法是在整个结肠区域每隔10cm处随机取2～4块组织活检，并且在可疑区域附加采样。随机活检不能确定的，色素内镜检查（内镜下喷洒色素）观察黏膜状态更为敏感。

如检出高度异型增生或与异型增生的病变/肿物（dysplasia-associated lesion or mass，DALM）相关的低度异型增生，建议行结肠切除术。原本扁平黏膜中出现低度异型增生的意义仍存争议，因为低度异型增生在临床实践中并不是预防性结肠切除术的指征，但需要每3～6个月行结肠镜检查监测病情发展[57]。最近关于DALM和腺瘤之间的区别争议不断。UC老年患者腺瘤及腺癌的预期发病率类似于正常人群。以前认为UC患者出现腺瘤是结肠切除术的指征，但近年来多采取更为保守的治疗方法，某些情况下UC处于静止期患者可局部切除腺瘤。这种策略的实施要以缜密且患者高度配合的随访为前提[10, 58-60]。

第七节　溃疡性结肠炎的手术治疗

一、手术适应证

绝对急症手术指征包括急性重症结肠炎、中毒性巨结肠、穿孔和大出血。择期手术指征包括对皮质类固醇激素依赖或抵抗需要频繁住院、生活质量差、对工作和家庭生活造成影响的难治性患者。越来越多的手术指征指向需要反复激素治疗且并发骨质疏松症患者。如上所述的异常增生和癌变也是重要的手术指征。

二、难治性患者的择期手术

手术方式包括：结直肠切除+永久性回肠造口、结肠切除+回直肠吻合术或回肠贮袋肛管吻合术。联合药物和手术治疗的决定非常重要，以尽量减少治疗对患者的学业及工作的影响。最近有证据表明，切除直肠，无论是结直肠切除术或者贮袋手术，都会导致生育能力大幅降低，可能是由于输卵管或输精管闭塞。这些证据提示对于一些女性患者，可先行适当地保留直肠的结肠切除+回肠末端造口术，等到生育后再实施直肠切除+贮袋肛管吻合术。

三、急症结肠切除术

原理是切除全部结肠，保留直肠并行回肠末端造口。直肠必须留下足够的长度，以维持一个清晰的术后盆腔解剖结构，为可能的贮袋构建做准备。结肠切除术和回肠造口术的手术方案允许患者保留造口，并且停用激素和其他药物，在最好的状态下达到完全恢复，为后续的择期手术做准备。直肠可在骶岬处切断，残端拉出行单独的黏膜造口或在腹部切口的下端缝合关闭。不建议将直肠游离至盆底，因缝合关闭的肛管残端破裂发生率较高，而后续盆腔探查及尝试进行回肠贮袋肛管吻合术都极其困难。

第八节　回肠贮袋肛管吻合术

一、手术发展史及策略

回肠贮袋肛管吻合术（Ileal pouch anal anastomosis，IPAA）和全结直肠切除已经成为最终需要结肠切除的UC患者的标准术式。在20世纪70年代，本术式最先由Parks和Nicholls报道[61]。他们设计的手术方式是剥除肛管上部所有柱状黏膜后，通过肛管缝合技术将回肠贮袋与齿状线吻合。吻合器技术的出现简化了手术操作，但吻合过程仍然可能发生并发症。这种术式较易成为许多年轻患者的首选，因为它避免了长期造口的需要。理想的结果是患者排半成形的大便5~6次/天，并且夜间无排便及粪便失禁。

尽管年龄一度成为患者选择术式的一个重要参考因素，但没有证据表明在50~70岁年龄组患者手术比相对年轻患者有更差的功能和预后，并且回肠贮袋手术甚至可以考虑用于那些超过75岁患者[62]。

10%~15%的行结肠切除术患者被诊断为未定型结肠炎，尤其是重度结肠炎的急症手术。如果已经仔细检查组织病理，那么在未定型结肠炎患者中行回肠贮袋肛管吻合术是合理的。一小部分患者诊断为克罗恩病，但大部分患者的临床表现与UC患者一样[63, 64]。克罗恩结肠炎通常认为是回肠贮袋手术的禁忌证。法国最近的研究表明，患有局限在结肠的克罗恩病患者可能在回肠贮袋术后出现相对有利的长期结果，但这点仍备受争议。在明确诊断为克罗恩病患者中，只有一小部分患者有广泛性结肠炎但无任何肛周疾病，并且炎症没有累及直肠[65]。异常增生、早期结肠癌或高位直肠癌并不是回肠贮袋手术的禁忌。在需切除柱状黏膜上皮的多病灶异常增生或多发肿瘤患者中，黏膜切除术需谨慎考虑。

二、回肠贮袋手术技巧

三襻或S形贮袋最初是由Parks和Nicholls设计，此种贮袋的操作需要手工缝合，且输出襻容易扭转及狭窄，需要改良。虽然W和H形贮袋也被推广，但现在大多数外科医生使用J形贮袋。回肠的顺应性、完善的肛管括约肌功能和完整的肛管神经反射似乎是贮袋手术取得良好效果的最重要因素。J形贮袋较易构建，可在回肠末端采用20cm的重叠襻。J形贮袋排空功能可靠，且功能不逊于其他贮袋。

（一）黏膜切除术与双吻合器技术

早期贮袋手术包括黏膜切除及于肛管上缘手工吻合，需考虑吻合的精确位置并完全剥除齿状线上的柱状上皮黏膜。然而，这种方式有几个缺点，其手术操作颇为复杂，并且导致肛管括约肌损伤和大便失禁的概率较高，尤其是夜间大便失禁。黏膜切除的区域还包括肛管移行区，该区对肠内容物辨别和直肠感觉具有重要意义。若行黏膜切除术的经验不足，可导致肛管扩张，亦影响术后肛管括约肌的功能[66]。

双吻合器技术保留了肛管移行区，不会造成持续的肛管扩张，但保留了一小段柱状上皮黏膜[67]。直肠手术结束后，吻合口位于肛管直肠交接处，距肛门边缘约2~3cm或齿状线上方1cm处。如果吻合口位置过高有可能导致直肠柱状上皮残端癌或贮袋直肠吻合口狭窄。圆形吻合器经肛管置入，将回肠贮袋与肛管上部吻合。虽然在排便控制方面，不能证明吻合器比人工缝合有明显的优势，但手术缝合并发吻合口破裂及盆腔感染的概率较高。

（二）分期回肠贮袋肛管吻合术

IPAA术构建一个预防性粪便转流回肠造口为大部分外科医生所支持，如此可避免吻合口裂开可能带来的极其严重的盆腔感染及继发性贮袋功能不良，但这种术式的不足之处在于它可能会造成小肠梗阻。对于没有应用激素[68]、营养充足、年轻及女性患者而言，很可能会选择性省略转流粪便的回肠造口；而对那些已经进行了结肠切除术患者，可能需更多考虑回肠造口术（译者注：因二次手术后吻合口漏的风险较高）。

（三）腹腔镜回肠贮袋肛管吻合术

传统的开腹手术必须做腹部正中长切口，以达到结肠脾曲和盆腔。腹腔镜手术更符合美学要求，切口相关的并发症如疼痛及感染可能会减少，并有证据表明术后并发肠粘连及切口疝的风险较低。

完全腹腔镜IPAA的可行性已经得到证明，许多外科医生赞同联合行盆腔手术的结肠切除和体内血管结扎，并采用横切口建立贮袋[69]。腹腔镜下的IPAA还处于发展中，到目前为止其主要优点是手术切口符合美学要求及术后住院时间较短。腹腔镜手术与开腹手术的预后似乎是相似的。

三、回肠贮袋肛管吻合术后并发症

IPAA 术后主要并发症如表31-5所示。

表31-5　贮袋失败

近期	远期
出血	贮袋肛周皮肤瘘
肠梗阻	贮袋阴道瘘
感染	肛管狭窄
贮袋吻合口漏	长期直肠套囊僵化
	贮袋输出襻狭窄
	小肠梗阻
	克罗恩病
	贮袋炎

（一）急性感染

这是回肠贮袋肛管吻合术的一个常见并发症。应重视术后发热，感染性并发症通常源于吻合口裂开或者盆腔血肿感染。直肠指诊可发现吻合口缺陷，如局部压痛、硬结或波动性肿块。早期予以计算机断层扫描（CT）可评估感染的严重程度，磁共振成像（MRI）扫描更有助于慢性患者的评估。对于较小的脓肿可应用广谱抗生素，但较大的脓肿需行CT引导下的穿刺引流。吻合口破裂部位的检查必须在麻醉下进行，应清除所有脓液，清洁脓腔，可放置引流管，便于灌洗和引流。如果发现很早，且没有潜严重感染时，可立即予以修复（译者注：最好不行修补术，因难以愈合）。Cleveland医学中心的一系列临床研究评估了1965例用吻合器吻合的回肠贮袋肛管吻合术的临床资料，吻合口裂开发生率为5%，盆腔脓肿为5%，瘘管形成为7%[70]。Toronto中心关于贮袋失败原因的分析显示，在551例贮袋中有49例（8.8%）失效，失效的最常见原因是吻合口漏，共21例（3.8%）[71]。CT引导下穿刺引流及小手术都未能控制的脓毒症或出现迅速广泛扩散的腹膜炎患者，应及时行二次剖腹探查手术。如吻合口漏较大，贮袋已经移位，需行近侧小肠造口；如贮袋的吻合口完全裂开，应考虑将贮袋切除；如伴随严重缺血，必须行贮袋切除+回肠外置术。

皮质类固醇激素是否不利于回肠贮袋肛管吻合口愈合仍存在争议，但它通常不利于构建贮袋，替代方案是对严重不适或者需要接受高剂量类固醇药物患者，行结肠次全切除术；对每天剂量超过20mg泼尼松患者，可同时构建预防性回肠襻式造口[10]。

（二）出血

贮袋吻合口出血是异常情况，治疗包括用1:200 000的肾上腺素溶液灌洗贮袋、通过手术尝试局部缝扎止血、注射药物或者电凝，有时可考虑填塞贮袋。

继发性出血通常是盆腔感染的迹象。腹腔内出血可来自肠系膜血管出血或骨盆侧壁出血。

四、回肠贮袋肛管吻合术的远期并发症

（一）小肠梗阻

Toronto中心的一项大型临床研究发现，IPAA术后 1年、5年和10年小肠梗阻的发病率分别为6%、14%和

19%[72]，其中25%患者术后会反复发生小肠梗阻。1/3的患者需要剖腹手术，梗阻部位多位于盆腔或吻合口。诱发小肠梗阻的因素包括贮袋重建术及预防性造口。增强CT有助于明确梗阻部位和程度。通常先施行非手术治疗；对情况仍不稳定患者，可考虑剖腹探查。

（二）瘘管和慢性盆腔感染

反复发作的贮袋炎会继发吻合口狭窄及各种瘘管形成，包括贮袋肛管吻合口瘘、贮袋阴道瘘、贮袋会阴瘘及贮袋近端皮肤瘘。盆腔感染后贮袋功能可能更差，因为感染影响贮袋及肛管括约肌功能。

（三）贮袋阴道瘘

贮袋阴道瘘发生率在3%～16%。圣·马克医院[73]曾对68名患者予以研究，数据显示贮袋阴道瘘有76%来自吻合口，13%来自回肠贮袋，10%来自隐窝腺。潜在病因有手术创伤、未被诊断的克罗恩病及术后盆腔感染。潜在的克罗恩病患者治愈率更低，且回肠贮袋功能障碍更为常见。

初步处理为挂线疗法以引流瘘管，在某些情况下根据感染失控的程度行粪便转流。经肛管到达此瘘管较为困难，而且有损害肛管括约肌功能的风险，因此经阴道途径更为安全。经阴道后壁显露瘘管内口，游离贮袋肛管吻合口，缝合关闭缺损区，进而缝合关闭阴道以覆盖缺损区。首次修补可不行预防性造口，但失败后再次手术则需要预防性造口。在某些情况下，当贮袋不能正常自会阴部解剖并予以足够有效的治疗时，需经腹手术到达回肠肛管吻合口并妥善缝合内口。一些未确诊的克罗恩病患者则可用IFX治疗（参见第三十章有关内容）。

（四）吻合口狭窄

并发吻合口瘘、局部张力过大、局部缺血时，5%～15%患者可出现吻合口狭窄[74]。IPAA行回肠造口关闭术前，在麻醉下先行充分的检查非常重要，包括贮袋造影术。

如出现腹泻、肛管或腹部疼痛、肠道拉伸感等症状，则提示可能存在吻合口狭窄。用手指或Hegar宫颈扩张器扩张即可奏效，但对于长期狭窄或发生在残留柱状上皮黏膜区域的狭窄，则需要再次开腹手术，松解回肠贮袋并重新吻合。

（五）性功能障碍

射精是由下腹部的交感神经支配调控，而勃起功能则是由来自于副交感神经的勃起神经控制。这些结构靠近直肠系膜平面，盆腔手术中很容易受损。部分外科医生提倡紧贴直肠进行手术，但其周围有丰富的血管，更多的医生倾向于在直肠后间隙进行手术[75]。约有3%的男性患者性功能障碍与贮袋手术相关，因此推荐患者于精子库保留精子。西地那非（伟哥）已经证实有助于治疗勃起功能障碍[76]。

（六）生育与妊娠

由于UC通常会影响育龄年轻女性的生育能力，接受贮袋手术的女性生育率低于单纯接受内科治疗患者。行IPAA的患者术后约有40%怀孕困难[77]。

经阴道分娩患者隐匿性肛管括约肌损伤的概率为30%，IPAA术后患者经阴道分娩可能出现大便失禁。贮袋功能在妊娠期间变化非常小，并且在产后可恢复正常。在北美有学者支持允许患者经阴道分娩；但在欧洲由于阴道分娩可能造成肛管括约肌损伤，医生通常建议IPAA术后患者选择剖宫产[10, 78, 79]。

（七）贮袋失败

其定义为由于各种原因，原有贮袋需要切除或被迫采取永久性的回肠造口。从长远看，贮袋失败发生率5年为5%，10年为10%。早期贮袋失败与围手术期的感染密切相关，而远期失败更多见的原因是功能不良及未预料到的克罗恩病。

近年来UC患者重建贮袋手术的成功率得到进一步提高，75%患者可长期保持贮袋正常功能[80]。过长回肠输出襻发生扭曲、狭窄及残留的柱状黏膜上皮袖套过长患者，重建贮袋可获得最好的效果[81]。对于有持续性感染的患者而言，手术能否取得成功仍不明确[82]。重建贮袋手术后并发症的发生率较高，但完全切除贮袋患者并发症发生率亦高达60%。圣·马克医院最近的一系列研究显示[83]，82%的患者在切除贮袋前已经尝试保留贮袋功能。会阴部切口不能愈合者较为少见（半年内发病率为40%，1年内发病率为10%）。如果长期不愈，可予以手术治疗。贴近贮袋手术游离可以避免阳痿，同时，必须注意识别和保护移位的输尿管。

五、贮袋功能不良

在123例有贮袋功能不良症状的患者中，贮袋炎占34%，贮袋易激综合征占28%，未被发现的克罗恩病和直肠套囊炎（cuffitis）分别占15%和22%[84]。许多患者贮袋功能需要进行细微的调整，这可能需要综合考虑饮食因素（如乳糖不耐受）、对小麦淀粉敏感性及结合小肠上段定植细菌疗法。MRI检查发现隐匿性感染是引起贮袋易激综合征的一个重要原因。在排除其他原因后，可考虑处理贮袋炎。

长时间接触粪便导致回肠贮袋发生适应性改变，黏膜类似于结肠。贮袋炎是一种反复发作的急、慢性炎性病变，临床表现为排便次数增加、腹部绞痛、全身乏力及低热。尽管有人认为，结肠化生和细菌过度繁殖是引起贮袋炎的可能原因，但目前其病因仍不明确[85, 86]。如患者出现了类似贮袋炎的症状，应及时行内镜检查和组织活检。肠镜下的表现类似于UC，但同时伴有弥漫性炎症或散在的溃疡。组织学方面，在慢性炎症的基础上有急性炎症的改变。

一项有468例患者参加的随访研究发现，根据症状、内镜检查和病理学检查确诊，IPAA贮袋炎发生率在术后1年为20%，术后5年为32%，术后10年为40%[87]。家族性腺瘤性息肉病术后无贮袋炎发生。原发性硬化性胆管炎患者更易于发生为贮袋炎，10年累计发病率为79%。贮袋炎的一线治疗方案为口服甲硝唑或环丙沙星。贮袋炎和贮袋功能不良的诊疗规范如图31-1所示。口服甲硝唑和环丙沙星使96%的贮袋炎患者获得临床改善。口服甲硝唑200～250mg，每天3次，或者口服环丙沙星500mg，每天2次，共服用7天，是目前最有效的治疗方法。环丙沙星的副作用相对较少，而长时间口服甲硝唑可引起口腔异味、恶心或周围神经病变。病情加重可交

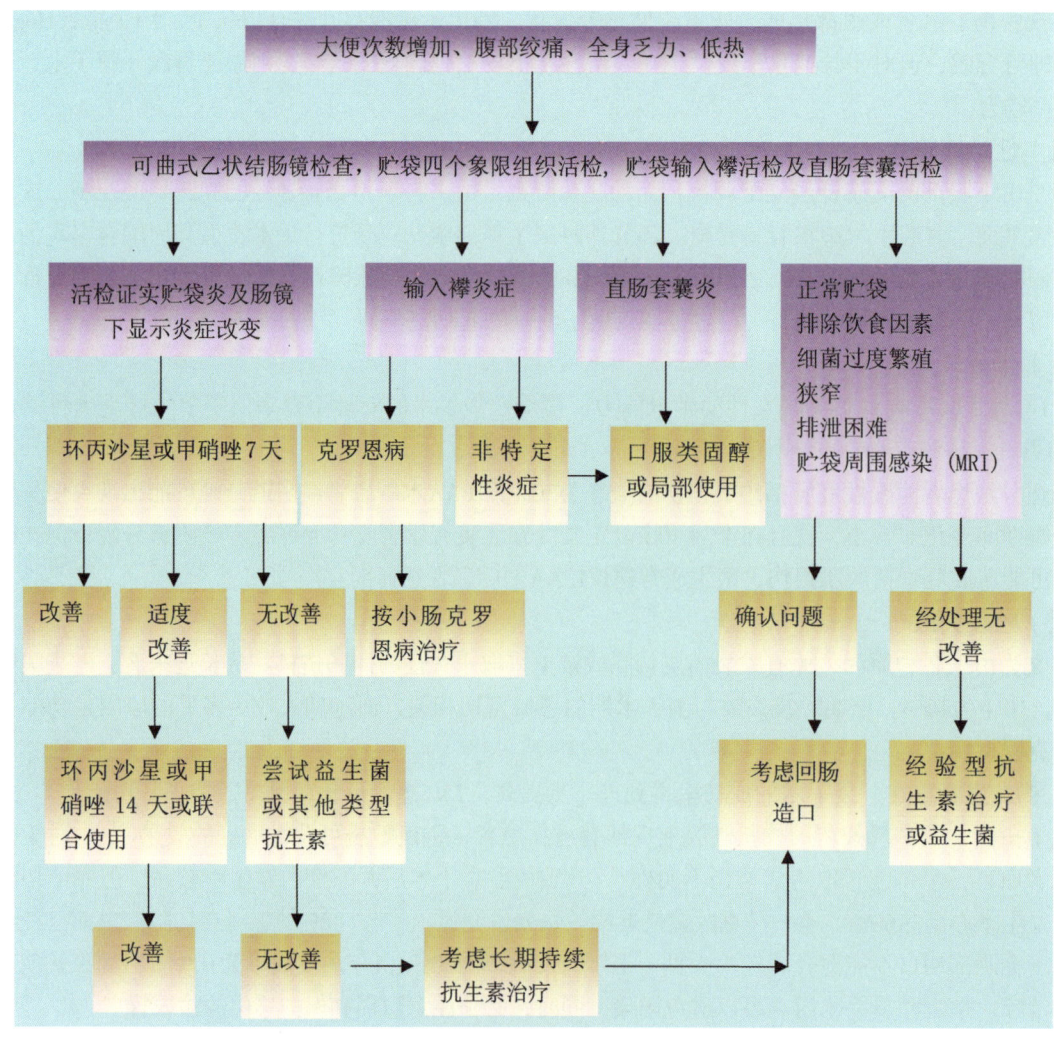

图31-1   贮袋炎和贮袋功能不良的诊疗规程（MRI核磁共振成像）

替使用这两种抗生素或者联合用药[88]。使用小剂量或隔日给药的维持治疗是有效的[89]。随机试验表明口服益生菌VSL#3可以降低复发率，也可以用于贮袋手术后并发症的预防。服用VSL#3一年的患者贮袋炎发病率仅为10%，而服用安慰剂的对照组为40%[90]。治疗无效患者可予类固醇或美沙拉嗪，口服或经直肠给药。如果贮袋炎经非手术治疗无明显改善，且炎症慢性化，则考虑手术切除贮袋或预防性造口。

直肠套囊炎

常规的IPAA双吻合器技术在肛管移行区以上保留了1.5~2cm的柱状上皮黏膜。在此区域内反复发生的结肠炎称为直肠套囊炎，发生率约为10%~20%，表现为排便次数增加、便血、里急后重及便后不适。美沙拉嗪栓剂和局部使用类固醇激素可能有效[91]。从理论上讲，在未切除的柱状上皮黏膜或黏膜切除术后残留的柱状上皮黏膜岛内，可能会出现非典型增生或肿瘤，已有IPAA术后发生腺癌的文献报道，但几乎总是与结直肠切除术的原始标本的重度非典型增生或恶性肿瘤有关。除非患者有非典型增生或恶性肿瘤的既往史，贮袋术后10年内，肛管的常规监测是没有必要的[92]。

六、远期预后

尽管存在一个长期的失访率，10年内贮袋失败的发生率依然达10%，20年内发生率可能上升至近20%，在大多数保留贮袋的患者中，贮袋功能似乎是稳定的。肛管括约肌功能衰退的速度非常缓慢，同时夜间大便粪污的发生率明显高于白天大便失禁[93]。尽管如此，手术对于积极配合的患者而言疗效持久。总体而言，10%患者切除贮袋，10%患者贮袋功能较差但仍希望保留贮袋，80%患者有良好的生活质量。

第九节　小　　结

在过去20年，医疗和外科的进步彻底改变了UC的临床实践，但仍有很长的路要走。联合口服和局部使用氨基水杨酸（美沙拉嗪）的内科治疗适用于轻度或中度活动性UC。激素类药物对于症状已经影响生活而需要及时缓解的患者仍然具有重要作用，但早期通常需要应用硫唑嘌呤或其他的免疫调节剂（40%患者），以维持不依赖激素的缓解。抗肿瘤坏死因子"生物"疗法（IFX）可用于常规治疗难以奏效患者，并且降低一年内的手术率，但是临床缓解仍然仅有1/3，并且不依赖激素类药物缓解能维持6个月以上患者不到1/4。

结肠切除术时机的选择需要消化内科医生和结直肠外科医生共同决定。回肠贮袋并发症会大大损害少数患者的健康，仔细选择适合施行回肠贮袋肛管吻合术患者，可降低贮袋功能不良的发生率。良好的医疗服务体系，如平行的内、外科门诊及急性重症结肠炎住院患者的内、外科共同处理将会为UC患者诊治提供极大便利。

第十节　自　我　测　试

1. 有严重腹泻而不伴明显出血常见于：
a. <5%的活动性溃疡性结肠炎患者。
b. <50%的活动性克罗恩结肠炎患者。
c. 弯曲杆菌性结肠炎。
d. 阿米巴性结肠炎。
e. 直肠炎。
2. "盲肠斑片状病变"是指：

　　a. 结肠上皮细胞原代培养过程。

　　b. 克罗恩病远端结肠炎指征。

　　c. 阑尾切除术中掩埋阑尾残端的过程。

　　d. 肠穿孔修补过程。

　　e. 远端溃疡性结肠炎指征。

　3. 治疗结肠炎时：

　　a. 口服激素类药物比美沙拉嗪维持缓解效果更好。

　　b. 美沙拉嗪灌肠剂比激素类灌肠剂更有效。

　　c. 口服美沙拉嗪预期可使一半患者达到诱导缓解。

　　d. 美沙拉嗪最好在达到缓解时停用。

　　e. 如果激素类药物使用超过2个月，则不应同时使用硫唑嘌呤。

　4. 急性重度溃疡性结肠炎的结肠切除术：

　　a. 最好推迟10天左右，以确信药物治疗无效。

　　b. 应当只在环孢菌素和英夫利昔单抗使用后执行。

　　c. 最好加上回肠贮袋肛管吻合术，以避免再次手术。

　　d. 在强化治疗第3天，如C-反应蛋白>45mg/L或者血性腹泻>8次/天，可考虑手术。

　　e. 术前已经给予环孢菌素者术后易并发感染。

　5. 回肠贮袋肛管吻合术：

　　a. 10年内并发肠梗阻患者>20%，且1/4患者反复发生。

　　b. 高达40%的女性患者并发育能力降低。

　　c. 5年内约1/3患者并发憩室炎。

　　d. 在95%患者术后效果良好。

　　e. 需要隐蔽性的回肠造口术。

答案与解析

　1. 答案：a

　　解析：血性腹泻是溃疡性结肠炎（>95%）的特点，非血性腹泻的存在使得诊断UC可能性变小。同样，在克罗恩病血性腹泻相对罕见，所以这在临床上有助于区分UC和CD。弯曲杆菌和阿米巴性结肠炎通常引起出血性腹泻；严重腹泻在直肠炎并不常见[4, 10]。

　2. 答案：e

　　解析：盲肠斑片状炎症被称为"盲肠斑"，有时见于远端结肠炎患者。患者斑片状右半结肠炎病史似乎类似于孤立的溃疡性左半结肠炎。其他选项是不合理的[8, 94]。

　3. 答案：b

　　解析：局限于直肠的活动性结肠炎应首先予以局部治疗。无论是对于症状（OR 2.42，95%CI 1.72～3.41）、内镜（OR 1.89，95%CI 1.29～2.76）或组织学上的缓解（OR 2.03，95%CI 1.28～3.20），局部应用美沙拉嗪的疗效都至少是类固醇疗效的两倍[21]。对于左半结肠炎或全结肠炎，建议联合口服和局部美沙拉嗪治疗，如果使用10～14天未见疗效（直肠停止出血）则使用类固醇激素治疗。系统性回顾所有安慰剂对照试验表明，口服美沙拉嗪缓解率稍高于20%。应答率自然更高。美沙拉嗪的主要作用是维持缓解，并且一般情下应鼓励所有UC患者使用美沙拉嗪维持治疗。口服类固醇不能维持任何程度的溃疡性结肠炎缓解，并且若类固醇在2个月内不能停用，或者在停止类固醇后迅速复发者，可使用硫唑嘌呤[2]。

　4. 答案：d

　　解析：急性重症结肠炎的结肠切除术手术时机的选择基于复杂的临床判断。幸运的是，早期阶段（静脉注射皮质类固醇激素治疗的第3天）预测可以知晓哪些患者可能需要结肠切除术（CRP>45mg/L或血性腹泻 >8次

/天）。根据这个信号，通过应急计划来讨论手术方案，并作出使用环孢素或英夫利昔单抗"拯救治疗"的决定，但两者不能同时使用。关于选项的详细解析参考正文内容。在急症结肠切除术后，环孢素不会增加感染性并发症的风险；虽然在择期手术使用英夫利昔单抗不增加感染性并发症，但在急症手术的具体情况目前还不清楚[2, 95]。

5. 答案：b

解析：回肠贮袋肛管吻合术已经改变了难治性溃疡性结肠炎患者的手术策略。然而，只有80%患者有一个好的或可接受的结果，2/3患者在5年内并发贮袋炎，10年内并发肠梗阻的概率高达20%，并且有1/4患者反复发作。降低生育能力的可能性决定了回肠贮袋肛管吻合手术时机。详细内容参见正文[96]。

（Simon Travis，Neil Mortensen 著

陈烨　林倩云 译，王天宝 校）

参考文献

［1］ STANGE E F，TRAVIS S P L，VERMEIRE S，et al. For the European Crohn's and Colitis Organisation（ECCO）. European evidence-based Consensus on the diagnosis and management of ulcerative colitis：definitions and diagnosis［J］. J Crohns Colitis，2008，2：1–23.

［2］ TRAVIS S P L，STANGE E F，LÉMANN M，et al. For the European Crohn's and Colitis Organisation（ECCO）. European evidence-based consensus on the management of ulcer-ative colitis：current management［J］. J Crohns Colitis，2008，2：24–62.

［3］ BIANCONE L，MICHETTI P，TRAVIS S，et al. For the European Crohn's and Colitis Organisation（ECCO）. European evi-dence-based consensus on the management of ulcerative colitis：special situations［J］. J Crohns Colitis，2008，2：63–92.

［4］ EDWARDS F C，TRUELOVE S C. The course and prognosis of ulcerative colitis［J］. Gut，1963，4：299–315.

［5］ LENNARD-JONES J E，SHIVANANDA S，EC-IBD STUDY GROUP. Clinical uniformity of inflammatory bowel disease at pre-sentation and during the first year of disease in the north and south of Europe［J］. Eur J Gastroenterol Hepatol，1997，9：353–359.

［6］ RIEGLER G，TARTAGLIONE M T，CARRATU R，et al. Age-related clinical severity at diagnosis in 1705 patients with ulcerative colitis［J］. Dig Dis Sci，2000，45：462–465.

［7］ BLOMBERG B，JÄRNEROT G. Clinical evaluation and management of acute severe colitis［J］. Inflamm Bowel Dis，2000，6：214–227.

［8］ PERA A，BELLANDO P，CALDERA D，et al. Colonoscopy in inflammatory bowel disease：diagnostic accuracy and proposal of an endoscopic score［J］. Gastroenterology，1987，92：181–185.

［9］ D'HAENS G，GEBBOES K，PEETERS M，et al. Patchy cecal in-flammation associated with distal ulcerative colitis：a prospective endoscopic study［J］. Am J Gastroenterol，1997，92：1275–1279.

［10］ VELAYOS F S，LOFTUS E V Jr，JESS T，et al. Predictive and pro-tective factors associated with colorectal cancer in ulcerative colitis：a case-control study［J］. Gastroenterology，2006，130：1941–1949.

［11］ JENKINS D，BALSITIS M，GALLIVAN S，et al. Guidelines for the initial biopsy diagnosis of suspected chronic idiopathic inflammatory bowel disease. The British Society of Gastroenterology Initiative［J］. J Clin Pathol，1997，50：93–105.

［12］ LEVINE T S，TZARDI M，MITCHELL S，et al. Diagnostic difficulty arising from rectal recovery in ulcerative colitis［J］. J Clin Pathol，1997，50：354–355.

［13］ SILVERBERG M S，SATSANGI J，AHMAD T，et al. Toward an integrated clinical，molecular and serological classification of inflammatory bowel disease：report of a working party of the 2005 Montreal World Congress of Gastroenterology［J］. Can J Gastroenterol，2005，19：5–36.

［14］ PRICE A B. Overlap in the spectrum of non-specific inflammatory bowel disease-'colitis indeterminate'［J］. J Clin Pathol，1978，31：567–577.

［15］ D'HAENS G，SANDBORN W J，FEAGAN B，et al. A review of activity indices and efficacy endpoints for clinical trials of medical therapy in adults with ulcerative colitis［J］. Gastroenterology，2007，132：763–786.

［16］ TRUELOVE S C，WITTS L J. Cortisone in ulcerative colitis：final report on a therapeutic trial［J］. Br Med J，1955，2：1041–1045.

［17］ TRAVIS S P L，FARRANT J M，RICKETTS C，et al. Predicting outcome in severe ulcerative colitis［J］. Gut，1996，38：905–910.

［18］ LENNARD JONES J E，RITCHIE J K，HILDER W，et al. Assessment of severity in colitis：a preliminary study［J］. Gut，1975，16：

579–584.

［19］CHEW C N, NOLAN D J, JEWELL D P. Small bowel gas in severe ulcerative colitis ［J］. Gut, 1991, 32: 1535–1537.

［20］VAN BODEGRAVEN A A, BOER R O, LOURENS J, et al. Distribution of mesalazine enemas in active and quiescent ulcerative colitis ［J］. Aliment Pharmacol Ther, 1996, 10: 327–332.

［21］MARSHALL J K, IRVINE E J. Rectal corticosteroids versus alternative treatment in ulcerative colitis: a meta-analysis ［J］. Gut, 1997, 40: 775–781.

［22］GIONCHETTI P, RISSOLE F, VENTURA A, et al. Comparison of mesalazine suppositories in proctitis and distal proctosigmoiditis ［J］. Aliment Pharmacol Ther, 1997, 11: 1053–1057.

［23］COHEN R D, WOSETH D M, THISTED R A, et al. A meta-analysis and overview of the literature on treatment options for left-sided ulcerative colitis and ulcerative proctitis ［J］. Am J Gastroenterol, 2000, 95: 1263–1276.

［24］TRAVIS S P L. Refractory distal colitis. In: JEWELL D P, MORTENSEN N J M, STEINHART H, WARREN B F, PEMBERTON J（eds）Challenges in Inflammatory Bowel Disease ［M］. 2nd edn. Oxford: Blackwell Science, 2006: 124–143.

［25］CARTER M J, LOBO A J, TRAVIS S P L, et al. Guidelines for the management of inflammatory bowel disease in adults ［J］. Gut, 2004, 53: 1–16.

［26］SAFDI M, DeMICCO M, SNINSKY C, et al. A double-blind comparison of oral versus rectal mesalazine versus combination therapy in the treatment of ulcerative colitis ［J］. Am J Gastrol, 1998, 92: 1867–1871.

［27］BEBB J R, SCOTT B B. Systematic review: how effective are the usual treatments for ulcerative colitis? ［J］. Aliment Pharmacol Ther, 2004, 20: 143–149.

［28］TRAVIS S P L. Dose escalation of 5ASA: does it work ［J］. Dig Liver Dis, 2005, 37: 82–84.

［29］BRAIN A O, TRAVIS S P L. Therapy of ulcerative colitis: state of the art ［J］. Curr Opin Gastroenterol, 2008, 24: 469–474.

［30］MARTEAU P, PROBERT C S, LINDGREN S, et al. Combined oral and enema treatment with Pentasa（mesalazine）is superior to oral therapy alone in patients with extensive mild/moderate active ulcerative colitis: a randomised, double blind, placebo controlled study ［J］. Gut, 2005, 54: 960–965.

［31］JAKOBOVITS S, TRAVIS S P L. Management of acute severe colitis ［J］. Br Med Bull, 2006, 75–76: 131–144.

［32］TRAVIS S P L. Predicting outcome in severe ulcerative colitis ［J］. Dig Liver Dis, 2004, 36: 448–450.

［33］LINDGREN S C, FLOOD L M, KILANDER A F, et al. Early predictors of glucocorticoid treatment failure in severe and moderately severe attacks of ulcerative colitis ［J］. Eur J Gastroenterol Hepatol, 1998, 10: 831–835.

［34］VAN ASSCHE G, D'HAENS G, NOMAN M, et al. Randomized, double-blind comparison of 4mg/kg versus 2mg/kg intravenous cyclosporine in severe ulcerative colitis ［J］. Gastroenterology, 2003, 125: 1025–1031.

［35］CAMPBELL S, TRAVIS S P L, JEWELL D P. Ciclosporin use in acute ulcerative colitis: a long-term experience ［J］. Eur J Gastroenterol Hepatol, 2005, 17: 79–84.

［36］ARTS J, D'HAENS G, ZEEGERS M, et al. Long-term outcome of treatment with intravenous cyclosporin in patients with severe ulcerative colitis ［J］. Inflamm Bowel Dis, 2004, 10: 73–78.

［37］PORITZ L S, ROWE W A, SWENSON B R, et al. Intravenous cyclosporine for the treatment of severe steroid refractory ulcerative colitis: what is the cost ［J］. Dis Colon Rectum, 2005, 48: 1685–1690.

［38］HYDE G M, JEWELL D P, KETTLEWELL M G W, et al. Cyclosporin for severe ulcerative colitis does not increase the rate of perioperative complications ［J］. Dis Colon Rectum, 2001, 44: 1436–1440.

［39］JÄRNEROT G, HERTERVIG E, FRIIS-LIBY I, et al. Infliximab as rescue therapy in severe to moderately severe ulcerative colitis: a randomized, placebo-controlled study ［J］. Gastroenterology, 2005, 128: 1805–1811.

［40］RUTGEERTS P, SANDBORN W J, FEAGAN B, et al. Infliximab for induction and maintenance therapy for ulcerative colitis ［J］. N Engl J Med, 2005, 233: 2462–2473.

［41］TRAVIS S P L. Saving the colon in severe colitis ［J］. Alim Pharmacol Ther, 2006, 24: 68–73.

［42］LANGHOLZ E, MUNKHOLM P, DAVIDSEN M, et al. Course of ulcerative colitis: analysis of changes in disease activity over years ［J］. Gastroenterology, 1994, 107: 3–11.

［43］MEUCCI G, VECCHI M, ASTEGIANO M, et al. The natural history of ulcerative proctitis: a multicenter, retrospective study ［J］. Am J

Gastroenterol，2000 95：469-473.

[44] EDWARDS F C，TRUELOVE S C. The course and prognosis of ulcerative colitis [J]. Gut，1963，4：299-315.

[45] SUTHERLAND L，ROTH D，BECK P，et al. Oral 5-aminosalicylic acid for maintenance of remission in ulcerative colitis [J]. Cochrane Database Syst Rev，2002，4：CD000544.

[46] MARTEAU P，CRAND J，FOUCAULT M，et al. Use of mesalazine slow-release suppositories 1g three times per week to maintain remission of ulcerative proctitis：a randomised double-blind placebo-controlled multicentre study [J]. Gut，1998，42：195-199.

[47] VAN STAA T P，TRAVIS S P L，LEUFKENS H J M，et al. 5-Aminosalicylic acids and the risk of renal disease：a large British epidemiological study [J]. Gastroenterology，2004，126：1733-1739.

[48] KANE S，HUO D，AIKENS J，et al. Medication nonadherence and the outcomes of patients with quiescent ulcerative colitis [J]. Am J Med，2003，114：39-43.

[49] KANE S，HUO D，MAGNANTI K. A pilot feasibility study of once daily versus conventional dosing mesalamine for maintenance of ulcerative colitis [J]. Clin Gastroenterol Hepatol，2003，1：170-173.

[50] ARDIZZONE S，MACONI G，RUSSO A，et al. Randomised controlled trial of azathioprine and 5-aminosalicylic acid for treatment of steroid-dependent ulcerative colitis [J]. Gut，2006，55：47-53.

[51] TRAVIS S P L. Immunomodulator therapy：state of the art in accordance with guidelines. In：RACHMILEWITZ D，DIGNASS A，STANGE E F，WEINSTOCK J V（eds），Proceedings of the Falk Symposium No. 153，Immunoregulation in Inflammatory Bowel Diseases [M]. Kluwer Academic，Dordrecht，2007：73-85.

[52] EADEN J A，ABRAMS K，MAYBERRY J F. The risk of colorectal cancer in ulcerative colitis：a meta-analysis [J]. Gut，2001，48：526-535.

[53] WINTHER K V，JESS T，LANGHOLZ E，et al. Long-term risk of cancer in ulcerative colitis：a populationbased cohort study from Copenhagen County [J]. Clin Gastroenterol Hepatol，2004，2：1088-1095.

[54] ROUSSEAUX C，LEFEBVRE B，DUBUQUOY L，et al. Intestinal antiinflammatory effect of 5-aminosalicylic acid is dependent on peroxisome proliferator activated receptor-gamma [J]. J Exp Med，2005，201：1205-1215.

[55] VELAYOS F S，TERDIMAN J P，WALSH J M. Effect of 5-aminosalicylate use on colorectal cancer and dysplasia risk：a systematic review and meta-analysis of observational studies [J]. Am J Gastroenterol，2005，100：1345-1353.

[56] EADEN J A，MAYBERRY J F. Guidelines for screening and surveillance of asymptomatic colorectal cancer in patients with inflammatory bowel disease [J]. Gut，2002，51：V10-V2.

[57] RUTTER M D，SAUNDERS B P，WILKINSON K H，et al. Thirtyyear analysis of a colonoscopic surveillance programme for neoplasia in ulcerative colitis [J]. Gastroenterology，2006，130：1030-1038.

[58] BERNSTEIN C N. Natural history and management of flat and polypoid dysplasia in inflammatory bowel disease [J]. Gastroenterol Clin North Am，2006，35：573-579.

[59] LIM C H，DIXON M F，VAIL A，et al. Ten year follow up of ulcerative colitis patients with and without low grade dysplasia [J]. Gut，2003，52：1127-1132.

[60] RUBIO C A，BEFRITS R. Low-grade dysplasia in flat mucosa in ulcerative colitis [J]. Gastroenterology，2004，126：1494.

[61] PARKS A G，NICHOLLS R J. Proctocolectomy without ileostomy for ulcerative colitis [J]. Br Med J，1978，2：85-88.

[62] DELANEY C P，FAZIO V W，REMZI F H，et al. Prospective，age-related analysis of surgical results，functional outcome，and quality of life after ileal pouch-anal anastomosis [J]. Ann Surg，2003，238：221-228.

[63] YU C S，PEMBERTON J H，LARSON D. Ileal pouch-anal anastomosis in patients with indeterminate colitis：long-term results [J]. Dis Colon Rectum，2000，43：1487-1496.

[64] DELANEY C P，REMZI F H，GRAMLICH T，et al. Equivalent function，quality of life and pouch survival rates after ileal pouch-anal anastomosis for indeterminate and ulcerative colitis [J]. Ann Surg，2002，236：43-48.

[65] REGIMBEAU J M，PANIS Y，POCARD M，et al. Long-term results of ileal pouch-anal anastomosis for colorectal Crohn's disease [J]. Dis Colon Rectum，2001，44：769-778.

[66] MILLER R，BARTOLO D C，ORROM W J，et al. Improvement of anal sensation with preservation of the anal transition zone after ileoanal anastomosis for ulcerative colitis [J]. Dis Colon Rectum，1990，33：414-418.

［67］THOMPSON-FAWCETT M W, WARREN B F, MORTENSEN N J. A new look at the anal transitional zone with reference to restorative proctocolectomy and the columnar cuff［J］. Br J Surg, 1998, 85: 1517-1521.

［68］WILLIAMSON M E, LEWIS W G, SAGAR P M, et al. One-stage restorative proctocolectomy without temporary ileostomy for ulcerative colitis: a note of caution［J］. Dis Colon Rectum, 1997, 40: 1019-1022.

［69］KY A J, SONODA T, MILSOM J W. One stage laparoscopic restorative proctocolectomy: an alternative to the conventional approach［J］. Dis Colon Rectum, 2002, 45: 207-210.

［70］FAZIO V W, TEKKIS P P, REMZI F, et al. Quantification of risk for pouch failure after ileal pouch anal anastomosis surgery［J］. Ann Surg, 2003, 238: 605-614.

［71］MACRAE H M, McLEOD R S, COHEN Z, et al. Risk factors for pelvic pouch failure［J］. Dis Colon Rectum, 1997, 40: 257-262.

［72］MACLEAN A R, COHEN Z, MACRAE H M, et al. Risk of small bowel obstruction after the ileal pouch-anal anastomosis［J］. Ann Surg, 2002, 235: 200-206.

［73］HERIOT A G, TEKKIS P P, SMITH J J, et al. Management and out-come of pouch-vaginal fistulas following restorative proctocolectomy［J］. Dis Colon Rectum, 2005, 48: 451-458.

［74］SENAPATI A, TIBBS C J, RITCHIE J K, et al. Stenosis of the pouch anal anastomosis following restorative proctocolectomy［J］. Int J Colorectal Dis, 1996, 11: 57-59.

［75］LINDSEY I, GEORGE B D, KETTLEWELL M G, et al. Impotence after mesorectal and close rectal dissection for inflammatory bowel disease［J］. Dis Colon Rectum, 2001, 44: 831-835.

［76］LINDSEY I, GEORGE B, KETTLEWELL M, et al. Randomized, double-blind, placebo-controlled trial of sildenafil (Viagra) for erectile dysfunction after rectal excision for cancer and inflammatory bowel disease［J］. Dis Colon Rectum, 2002, 45: 727-732.

［77］ORDING OLSEN K, JUUL S, BERNDTSSON I, et al. Ulcerative colitis: female fecundity before diagnosis, during disease, and after surgery compared with a population sample［J］. Gastroenterology, 2002, 122: 15-19.

［78］REMZI F H, GORGUN E, BAST J, et al. Vaginal delivery after ileal pouch-anal anastomosis: a word of caution［J］. Dis Colon Rectum, 2005, 48: 1691-1699.

［79］RAVID A, RICHARD C S, SPENCER L M, et al. Pregnancy, delivery, and pouch function after ileal pouch-anal anastomosis for ulcerative colitis［J］. Dis Colon Rectum, 2002, 45: 1283-1288.

［80］MACLEAN A R, O'CONNOR B, PARKES R, et al. Reconstructive surgery for failed ileal pouch-anal anastomosis: a viable surgical option with acceptable results［J］. Dis Colon Rectu, 2002, 45: 880-886.

［81］HERBST F, SIELEZNEFF I, NICHOLLS R J. Salvage surgery for ileal pouch outlet obstruction［J］. Br J Surg, 1996, 83: 368-371.

［82］FAZIO V W, WU J S, LAVERY I C. Repeat ileal pouch-anal anastomosis to salvage septic complications of pelvic pouches: clinical outcome and quality of life assessment［J］. Ann Surg, 1998, 228: 588-597.

［83］KAROUI M, COHEN R, NICHOLLS J. Results of surgical removal of the pouch after failed restorative proctocolectomy［J］. Dis Colon Rectum, 2004, 47: 869-875.

［84］SHEN B, LASHNER B A, BENNETT A E, et al. Treatment of rectal cuff inflammation (cuffitis) in patients with ulcerative colitis following restorative proctocolectomy and ileal pouch-anal anastomosis［J］. Am J Gastroenterol, 2004, 99: 1527-1531.

［85］STAHLBERG D, GULLBERG K, LILJEQVIST L, et al. Pouchitis following pelvic pouch operation for ulcerative colitis. Incidence, cumulative risk, and risk factors［J］. Dis Colon Rectum, 1996, 39: 1012-1018.

［86］HURST R D, MOLINARI M, CHUNG T P, et al. Prospective study of the incidence, timing and treatment of pouchitis in 104 consecutive patients after restorative proctocolectomy［J］. Arch Surg, 1996, 131: 497-500.

［87］LEPISTO A, LUUKKONEN P, JARVINEN H J. Cumulative failure rate of ileal pouch anal anastomosis and quality of life after failure［J］. Dis Colon Rectum, 2002, 45: 1289-1294.

［88］LIM M, SAGAR P, FINAN P, et al. Dysbiosis and pouchitis［J］. Br J Surg, 2006, 93: 1325-1334.

［89］MADDEN M V, McINTYRE A S, NICHOLLS R J. Double-blind crossover trial of metronidazole versus placebo in chronic unremitting pouchitis［J］. Dig Dis Sci, 1994, 39: 1193-1196.

［90］GIONCHETTI P, RIZZELLO F, HELWIG U, et al. Prophylaxis of pouchitis onset with probiotic thrapy: a double-blind, placebo controlled trial［J］. Gastroenterology, 2003, 124: 1202-1209.

［91］ THOMPSON-FAWCETT M W, MORTENSEN N J, WARREN B F. "Cuf-fitis" and inflammatory changes in the columnar cuff, anal transitional zone, and ileal reservoir after stapled pouch-anal anastomosis ［J］. Dis Colon Rectum, 1999, 42: 348-355.

［92］ REMZI F H, FAZIO V W, DELANEY C P, et al. Dysplasia of the anal transitional zone after ileal pouch-anal anastomosis: results of prospective evaluation after a minimum of ten years ［J］. Dis Colon Rectum, 2003, 46: 6-13.

［93］ BULLARD K M, MADOFF R D, GEMLO B J. Is ileoanal pouch function stable with time? Results of a prospective audit ［J］. Dis Colon Rectum, 2002, 45: 299-304.

［94］ MUTINGA M L, ODZE R D, WANG H H, et al. The clinical significance of right-sided colonic inflammation in patients with left-sided chronic ulcerative colitis ［J］. Inflamm Bowel Dis, 2004, 10: 215-219.

［95］ SUBRAMANIAN V, POLLOK R C, KANG J Y, et al. Systematic review of postoperative complications in patients with inflammatory bowel disease treated with immunomodulators ［J］. Br J Surg, 2006, 93: 793-799.

［96］ ORESLAND T, PALMBLAD S, ELLSTROM M, et al. Gynaecological and sexual function related to anatomical changes in the female pelvis after restorative proctocolectomy ［J］. Int J Colorectal Dis, 1994, 9: 77-81.

第三十二章　结肠憩室病

第一节　引　　言

憩室病是一个统称，通常是指主要发生在左半结肠和乙状结肠的结肠憩室。临床上也可见到右半结肠憩室，但后者几乎都发生在东方亚洲人种。除此之外，也存在其他憩室（如美克尔憩室），但本章节不予讨论。

结肠憩室病是一种常见病，在年龄＞70岁的西方人中，发病率超过60%[1]。通过对非消化道疾病死亡患者的尸体解剖发现10~20岁的人群已有结肠憩室病患者。随着年龄增长，结肠憩室病的发病率也在增长。流行病学发现，西方人种的结肠憩室病发病率在不断增长，特别多见于对结肠癌患者的调查之中。由此，医疗卫生系统必须加强对结肠憩室病患者的关注。

其实，大多数结肠憩室病患者并无症状，憩室不会影响他们的生活质量，也不会导致死亡。然而，某些极端情况下，结肠憩室病却会引起严重的并发症，甚至危及患者生命。

临床医生在医学实践中，必须熟悉结肠憩室病及相关症状，并且能够采取及时、有效的治疗措施来延缓病情的发展并预防并发症，这对能够引起严重并发症的结肠憩室病尤为重要。目前，还缺乏关于结肠憩室病处理的前瞻性多中心研究，对结肠憩室病的诊断和治疗，很大程度上尚依赖于医生的个人临床经验。

第二节　历　史　进　展

结肠憩室病并不是一个新的概念，早在1700年，法国医生Alexis Littre就已提出结肠憩室病的说法。不过当时，结肠憩室病并不常见，然而自从19世纪后期，关于结肠憩室病的文献报道在不断增多[2]。19世纪60~70年代，当时在乌干达工作的爱尔兰外科医生Denis Burkitt研究发现结肠憩室病好像仅累及外籍人士[3]，得出结肠憩室病的发病机制可能与饮食差异相关，从而提出了"饮食假说"[4]，认为结肠排空时间与纤维摄入量成反比。"饮食假说"认为，结肠排空时间延长可导致肠腔内压增高，由此可能诱发结肠憩室病。

第三节　病　理　表　现

根据肠壁的组成不同，可将憩室分为真性憩室和假性憩室。真性憩室含有肠壁各层，假性憩室则伴有一定肠壁层面的缺失。憩室也可分为先天性憩室（如美克尔憩室）和获得性憩室（如左半结肠憩室）。

一、右半结肠憩室

对于右半结肠憩室单独存在的情况（不伴有左半结肠憩室），其发病机制与症状不同于左半结肠憩室。右半结肠憩室常发生于亚洲人种，而在高加索人种中非常罕见。即便是在移居的亚洲人种中，右半结肠憩室也占多数，因此其发病机制可能与遗传因素相关[5]。右半结肠憩室可以是真性憩室，也可以是假性憩室，并且发病年龄比左半结肠憩室早。右半结肠憩室常以出血为主要症状，左半结肠憩室则主要表现为炎症和梗阻。因此右半结肠憩室可能被误诊为阑尾炎或克罗恩病。

二、左半结肠憩室

在西方人种中，90%以上的结肠憩室病为左半结肠憩室。尽管在年轻人中，大约75%的结肠憩室病发生于肥胖男性，但目前尚没有性别差异的有关报告。

左半结肠憩室几乎都发生在乙状结肠，可以累及近端的降结肠，而从不累及腹膜外位的直肠。不足10%的左半结肠憩室患者会累及升结肠和盲肠。

有两个原因导致结肠憩室"突出"：肠壁薄弱和肠腔内高压。因乙状结肠更容易存在这两种因素，进而成为憩室的好发部位。

在解剖学上，结直肠壁是由黏膜、黏膜下层、肌层（内环、外纵）及浆膜层组成。滋养肠壁的肠系膜血管分布在双层肠系膜间。大、小肠的鉴别点主要是沿着结直肠纵轴排列有3条平行的结肠带，后者是由肠壁纵肌增厚形成的。结肠带贯穿于整个结直肠，其中一条位于肠系膜缘，另外两条分列于左、右两侧。滋养血管从肠系膜内穿行，沿肠壁形成血管弓，进入浆膜下。滋养血管深穿至黏膜和黏膜下层供血，解剖上造成了内环肌层的血供不足。由于内环肌层薄弱，黏膜与黏膜下层可能会从肌层"疝出"。

乙状结肠易于形成"突出"憩室，是因为在整个结肠中其管径最小，根据拉普拉斯（Laplace）定律，其肠腔内压最高。同时，结肠袋作用于结肠内容物使其混合，如果大便坚硬，一些容易在消化道末端残留的饮食，会引起更高的肠腔内压，导致憩室"突出"，这一点也证明了Denis Burkitt的"饮食假说"。同时，也存在"结缔组织缺陷假说"。患有先天性结缔组织缺陷病（如Ehlers–Danlos综合征）的年轻人常伴有憩室病，但目前尚不明确这种假说是否是憩室病发生的影响条件或易患因素[6]。

大体病理上，结肠憩室病的特点是肠壁上形成许多小的黏膜"突出囊"，其位置和数目不定（图32–1）。肌层沿纵轴变短，引起"手风琴"样突起，憩室的开口位于这些突起之间。如果不伴有炎症或充血，憩室黏膜形态正常，也可伴有严重的并发症（如脓肿、出血等）。

切片镜检（图32–2），憩室呈圆锥形，黏膜"突出囊"位于浆膜下疏松组织内，一般伴有固有肌层缺如。

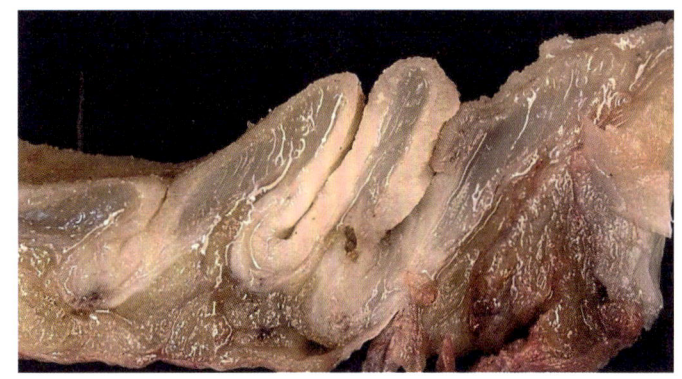

图32–1　结肠憩室病大体截面

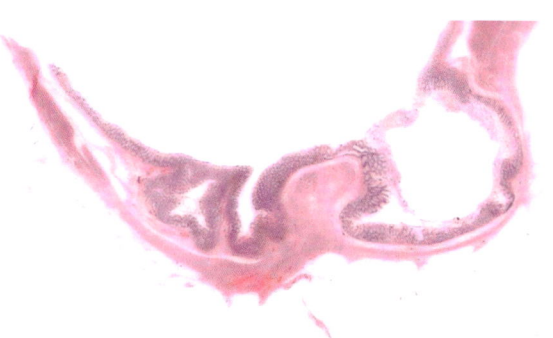

图32–2　结肠憩室病切片镜检

第四节　结肠憩室并发症

憩室炎（图32–3）是结肠憩室病最常见的并发症，常因粪石堵塞憩室颈或憩室口而诱发，此种情况下，憩室内产生的黏液无法及时排除，导致憩室不断膨大。与阑尾炎的发展过程相似，憩室黏膜逐渐坏死并穿孔。通常浆膜层和憩室周围的肠系膜会形成炎性包块或局限性腹膜炎。这种炎性包裹会形成脓肿（图32–4）并伴有浆膜炎，或者累及结肠周围组织。炎症刺激壁层腹膜导致疼痛，便于病变定位，通常表现为左髂窝压痛，伴发热和纳差，有时伴有腹泻或便秘。但是切记，乙状结肠具有可以移动的特性，有时会表现为右髂窝的局限性腹膜

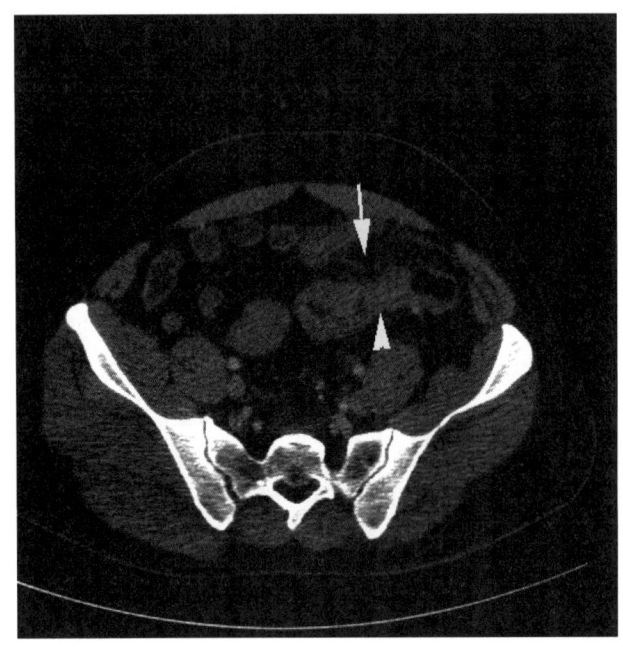
图32-3　憩室炎及结肠周围脂肪炎CT表现

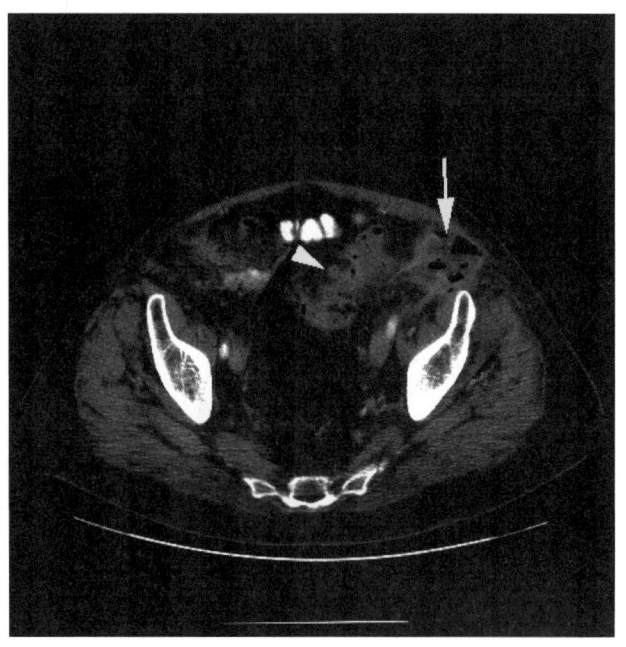
图32-4　腹部CT见局限性憩室脓肿

炎，需要与阑尾炎相鉴别。

如果穿孔部位没有炎性包裹或粘连，肠腔和腹腔形成游离的通道，粪液漏入腹腔，可形成粪性腹膜炎。憩室炎的发展预后可分为以下5种：

（1）炎症消退。

（2）炎症反复发作，引起疼痛和发热。

（3）脓肿破溃进入腹腔，引起化脓性腹膜炎。

（4）炎症迁延成慢性，形成炎性包块，包块纤维化，导致肠腔狭窄和梗阻。

（5）慢性炎症和浆膜炎，引起结肠与周围组织粘连，瘘管形成。

由于乙状结肠的移动性，腹腔内各个脏器都有可能与之形成瘘管，最常见是结肠膀胱瘘和结肠阴道瘘。结肠膀胱瘘一般表现为反复出现的粪尿和气尿。

憩室炎还可能导致全身的脓毒血症和菌血症，从而形成远隔脏器脓肿（如门脉脓毒血症引起的肝脓肿）。

出血相对少见，但比较严重，炎性溃疡可能侵犯肠系膜血管导致出血。这种出血常表现为无痛性便血，呈鲜红色。小的出血点可能由于轻度的黏膜溃疡引起。结肠憩室病引起的消化道出血并不常见，但大约40%的下消化道出血由结肠憩室病引起。

第五节　辅助检查

多数结肠憩室病患者表现为腹痛，可伴有胃肠道症状。检查的目的是基于临床表现做出诊断并及时发现并发症，最终指导临床治疗。

一、对比灌肠造影

在CT扫描广泛应用之前，对比灌肠造影是诊断结肠憩室病的首选检查手段。结肠憩室病急性发作时（如伴有穿孔），使用水溶性造影剂代替钡剂灌肠，可避免污染腹腔（图32-5）。除了可以显示因固有肌层缺如引起的"锯齿状"改变外，还可使憩室的"突出囊"成像。此外，灌肠造影还可发现结肠憩室病的一些并发症，如憩室脓肿或瘘管形成（如结肠膀胱瘘）。单纯行灌肠造影，能够对管腔狭窄和机械性肠梗阻做出诊断，但其局限性为可能掩盖或漏诊同时位于憩室病变区域的恶性肿瘤，必要时需进一步检查。

二、CT扫描

CT扫描很大程度上取代了对比灌肠造影，成为诊断和治疗结肠憩室病及其他急腹症的金标准。CT扫描能够为诊断结肠憩室病及其并发症提供准确的影像学依据，具有很高的特异性和灵敏度[7]。

通常，通过口服或静脉注射造影剂行增强CT扫描，可以提高诊断小穿孔的灵敏度。应用肠道造影剂，还可发现是否存在瘘管、憩室脓肿及机械性肠梗阻。

急性憩室炎的CT表现：憩室本身炎症表现及相关的结肠周围脂肪炎、结肠周围脓肿、腹膜炎、穿孔及炎症远处播散等。可见机械性肠梗阻，但憩室发生区域的恶性肿瘤有时难以诊断，必要时行结肠镜检。这一点至关重要，因为在手术切除的结肠标本中，憩室病和结肠癌共存的患者约占1/4。

结肠膀胱瘘CT表现"三联征"：结肠憩室、与膀胱毗邻的结肠壁增厚及膀胱内可见气体影。增强CT见膀胱

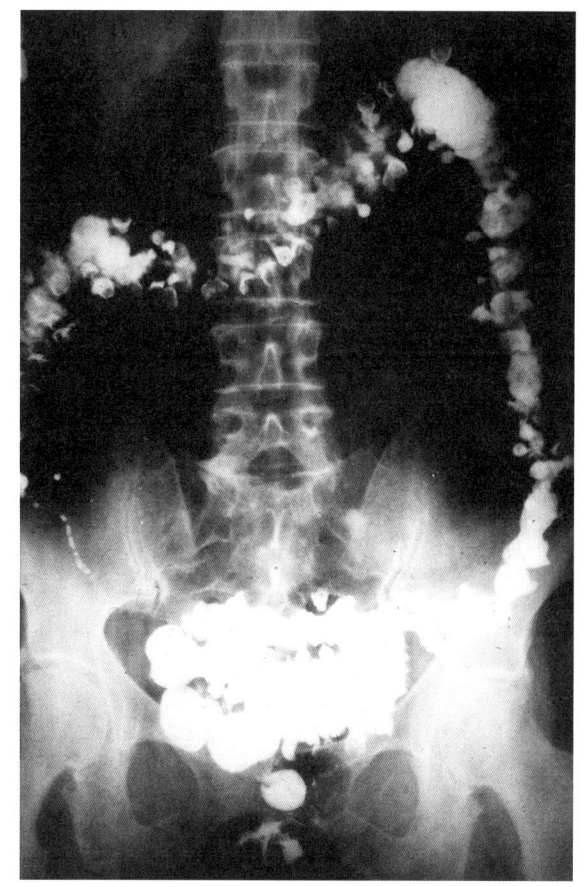

图32-5　钡灌肠造影示多发憩室

内造影剂充盈。活动性出血时行增强CT，可发现造影剂自血管溢入肠腔，但不作为诊断下消化道出血的可靠依据。

CT扫描优于灌肠造影，可以根据憩室炎CT表现将其分为轻度、中度和重度。轻度憩室炎表现为肠壁增厚<3mm，伴结肠周围脂肪炎；中度憩室炎表现为肠壁增厚3~5mm，伴小的蜂窝织炎或小脓肿形成；重度憩室炎表现为肠壁增厚>5mm，伴局部穿孔或膈下游离气体，脓肿>5cm[8]。

虽然静脉注射造影剂仅可用于肾功能良好患者，但由于大多数患者能够耐受CT检查，因此其应用局限性较小。

三、其他检查

有时，超声也是检查结肠憩室病的灵敏手段[9]。选择超声检查时，必须考虑到B超准确度很大程度上依赖于操作者的水平，但超声对于发现腹腔积液和肝脓肿灵敏度较高。

立位或左侧卧位腹平片能够发现膈下游离气体，但该检查是非特异性的，并且灵敏度较低。因此在诊断结肠憩室病及其并发症方面，X线平片价值不大[10]。

CT扫描较核磁共振能提供更有价值的依据。虽然有研究发现核磁共振对诊断急性憩室炎有较好效果，但其对游离气体成像较差。因此核磁共振一直没有得到广泛的应用[11]。

内镜检查对诊断非特异性胃肠道症状具有一定价值。相比CT扫描，结肠镜能够区分良性和恶性肠梗阻。常规结肠镜检，也能够发现无并发症的憩室，后者开口于正常的肠黏膜褶皱之间。但急症发生时，由于存在肠穿孔的风险，结肠镜检须慎用[12]。内镜应当用于检查已诊断明确（已行CT扫描或灌肠造影）的肠梗阻，以便指导后续治疗方案。

第六节　出　　血

在消化道大出血或反复出血时，首先应排除上消化道病变。接下来行肠系膜血管造影，如果是活动性出血，可见造影剂自血管溢入肠腔，可行该肠段切除术。另外，如果采用介入手段将出血点栓塞，可避免手术。如果栓塞失败，术前或术中应用结肠镜定位出血点，可避免大范围切除结肠。如果结肠镜能够发现出血点，镜下止血也可能成功。

第七节　分 类 系 统

根据是否存在其他并发症（如形成脓肿、瘘管、穿孔、出血或梗阻等），可将憩室炎分为单纯性憩室炎和复杂性憩室炎。Hinchey和Killingback基于术中所见提出了各自的分类系统（表32-1、表32-2）。这些分类系统的目的是为了描述是否存在腹腔感染或穿孔等并发症，并用来指导采用最佳的治疗方案和判断预后。这些分类系统有的在世界范围内使用，有的仅在英国应用[13, 14]。

表32-1　Hinchey分类系统（1978）[13]

Ⅰ期：憩室炎伴结肠周围脓肿
Ⅱ期：远处脓肿形成（腹膜后、盆腔）
Ⅲ期：化脓性腹膜炎
Ⅳ期：粪性腹膜炎

表32-2　Killingback分类系统（1983）[14]

脓肿
憩室周围
肠系膜
结肠周围（盆腔）
穿孔
游离性
隐匿性
坏疽性乙状结肠炎
腹膜炎
a. 浆液性腹膜炎
b. 化脓性腹膜炎
c. 粪性腹膜炎
局限性
盆腔性
广泛性

第八节　治 疗 原 则

结肠憩室病作为良性疾病，大多数患者无需临床治疗。少数初发单纯性憩室炎患者，仅需抗生素、禁饮食等对症支持治疗即可。极少数患者需要手术治疗来预防结肠憩室病的其他并发症并解决其相应的症状，但对该病的筛查和治疗成为外科的难点。

一、无并发症的憩室病患者治疗策略

无论患者是否患有结肠憩室病，都可能出现腹胀、腹痛的症状。如果后续检查发现为结肠憩室病患者，可能会将这些非特异性症状归咎于结肠憩室病。但是如果没有病理上的客观依据，可能诊断为肠易激综合征（IBS）或肠道功能紊乱。结肠切除术可以在术后短时期内缓解结肠憩室病引起的症状，然而从长期来看，术后大约25%患者的原有症状必然复发[15]。因此最初的确切诊断可能仅是功能性障碍的一种。所以，当考虑手术治疗结肠憩室病的时候，必须考虑约1/4的患者手术效果可能不佳。

二、憩室炎患者择期手术治疗

只有一小部分结肠憩室病患者会表现出相应的症状[16]，那么提出了一个问题，结肠憩室病的自然发展结果会怎样？是否会发展成为反复发作的憩室炎？是否会出现严重的并发症，如穿孔、胃肠道出血、肠梗阻或者结肠膀胱瘘？这些患者急症手术的死亡率较高，是否应行"预防性"择期手术[17-23]？

不幸的是很难阐明该病的自然发展过程。回顾性研究发现，一段时期内疾病的影像学表现与治疗情况发生了显著变化。IBS作为一种可能，能够解释反复性腹痛，以往也作为外科讨论的一部分。然而，已公布的数据发现，15%～25%患者有第2次发作；4%～8%患者有第3次发作，1.6%～3%患者有第4次发作[24, 25]。在这些数据中，既不包括结肠憩室病致死患者，也不包括结肠憩室病并发症风险增加的患者。Haglund 等在另一项研究中发现，25%患者在第一次发作后行急症手术治疗，随访发现其中25%患者在术后12年中出现了复发症状。第1年复发的占10%，并且每年增长3%[26]，而且大多数并发症与第一次发作相关。Janes等的综述报道"行择期手术对结肠憩室病急症处置方式的影响不大"，并且"对于大多数患者而言，结肠憩室病并发症是首发症状。当患者第一次发作恢复后，复发的几率接近于剩余人群"[16]。

但这一点对于中低年龄段的人群（年龄小于40或50岁）尚存在争议。有人认为该年龄段的人群，应当接受积极的手术治疗[12, 27-30]。因为该年龄段的人群生存期较长，结肠憩室病并发症复发的可能较大，所以应当行更加积极的择期手术。Ambrosetti等报道约60%的中低年龄段的憩室炎患者会再次复发，因此支持这种说法，并建议该年龄段患者应当在首次诊断为憩室炎（如CT诊断）后行择期手术[31]。然而，这并不是一个普遍的观点，如Guzzo和Hyman在对762名患者进行回顾性研究后对此提出了质疑[32]。

当考虑择期手术预防憩室炎复发时，更为重要的是手术方式，应当采取结直肠吻合术，并确保乙状结肠完全切除[33]。同样值得注意的是，虽然手术的并发症和死亡率低，但容易导致非常严重的后果[34]。

在择期处理结肠憩室病时，非手术治疗可能更为安全。当选择手术治疗时，必须考虑以下问题：一是手术可能无法解决现有症状；二是如不手术，结肠憩室病不一定复发；三是手术并发症可能危及生命。因此谨慎仔细地选择手术患者非常重要。

三、急症手术

大多数患者直到急性憩室炎第一次发作时才知道自己罹患此病。结肠憩室病引起的急性憩室炎要与全身性炎症或局限性腹膜炎相鉴别。禁饮食和抗生素（根据相应的治疗指南选药）是临床主要治疗手段。一般情况下，轻度憩室炎表现为左下腹轻微症状和全身轻微的炎症表现，患者可以在门诊接受治疗而康复；根据感染的严重程度和医疗条件的不同，有时患者需要住院治疗和静脉应用抗生素。非手术治疗措施安全、有效，其治愈率可达到70%～100%[26, 35-39]。然而，如果伴有广泛性腹膜炎或者严重的炎症反应，可能需要手术治疗。对于那些病情介于两者之间者，采取非手术治疗措施和反复的病情评估是安全的[40]。如果症状没有缓解，必须重新考虑并发症的情况，需要进一步的影像学检查。如果期间发现脓肿或炎性包块，可采用介入手段行经皮穿刺引流术。CT发现的直径<5cm的脓肿可单纯用抗生素治疗。更大范围的感染（Hinchey Ⅰ～Ⅱ期），可采用经

皮穿刺引流术。术前脓液引流也可以保护吻合口，如此当患者需要手术时，就可以行结直肠吻合术，而不是Hartmann手术[41]。

急症手术仅适用于有严重并发症患者，而单纯性憩室炎应采取非手术治疗的措施解决。

急症手术有较高的并发症和死亡率，随之而来的是许多医疗问题。并且有时患者虽有弥漫性腹膜炎，但最佳的非手术治疗措施也能治愈（译者注：选择非手术治疗方式则极为危险）。

选择什么样的术式是近年来争论的话题，在没有大规模前瞻性研究的情况下，这将继续争论下去。供选择的术式有：①病变乙状结肠切除+直肠残端封闭+结肠末端造口术（Hartmann手术）；②病变乙状结肠切除术+结直肠吻合术（据情况而定是否行临时粪便转流术）。行吻合术时，可行术中结肠灌洗。研究发现，结直肠吻合术+临时粪便转流术与Hartmann手术相比死亡率较低，即便这些数据包括了其他疾病的情况[42]。然而这些数据来源于回顾性的Meta分析，应当谨慎解释。但显而易见的是，当前Hartmann手术，结肠造口关闭率只有50%～80%[43, 44]。这可能与并发症或患者二次手术的意愿相关。结肠造口关闭术非常困难，因为术后容易出现并发症（10%～50%），死亡率为1%～28%[45]。最近，一项包括6 879名HincheyⅢ～Ⅳ期患者的Meta分析，提倡结直肠吻合术+暂时性回肠造口术作为最佳方案，认为这是综合考虑不良反应、生活质量及永久性造口利弊之后的最佳选择[46]。一项对41名患者的前瞻性研究发现，即便是存在严重的腹腔感染（HincheyⅢ～Ⅳ期），一期切除也安全可行[47]。

四、出血的治疗

憩室病引起的出血可能很凶猛并危及生命。必须及时采取措施纠正失血性休克、补充血容量和凝血因子，并寻找出血点。和所有消化道出血患者一样，必须先排除上消化道出血的可能。通过血管介入造影技术可以定位出血点。但这项技术的作用依赖于出血的速率，最佳速率为0.2～0.5mL/min。一旦找到出血点，可以通过栓塞止血，从而避免手术治疗。如果栓塞无效，那么结肠镜检是可以选择的另一种办法，当然出血可能导致镜下视野模糊。如果以上方法均无效，那么应行急诊剖腹手术。术中为了定位出血肠段，可以用软肠钳分段夹闭肠管，从而找出因出血而快速充盈的肠段。如果这个办法仍无法确定出血点，那么憩室是最有可能的出血部位，应当切除带有憩室的乙状结肠段。但这种"盲目的"乙状结肠切除术，可能会遗漏伴有血管发育不良的右侧病变。因此结肠次全切除术+回肠末端造口术是更安全彻底的手术方式。直肠残端用不可吸收线缝合，便于日后行造口关闭+回肠直肠吻合术时寻找直肠残端。

第九节　小　　结

结肠憩室病是一种常见病，并且随着西式饮食的流行，结肠憩室病及其并发症可能会更加常见。目前尚缺乏关于该病治疗方案的前瞻性研究。然而有证据发现，除出现严重并发症外，采用非手术治疗措施是安全有效的，并能避免结肠切除术带来的并发症和死亡的风险。紧急情况下是否选择手术治疗，应当视情况而定。在适当的情况下，结直肠吻合术+暂时性回肠造口术要优于传统的Hartmann手术。

择期手术是否应作为一种预防结肠憩室病发展及其并发症的手段尚存争议。虽需进一步研究和分析，但对中低年龄段患者，行择期手术以预防并发症可能有一定价值。

第十节　自　我　测　试

1. 结肠憩室病急症手术中发现盆腔积脓（译者注：并非脓肿），根据Hinchey分类系统，属于：

a. HincheyⅠ期。

b. Hinchey Ⅱ期。

c. Hinchey Ⅲ期。

d. Hinchey Ⅳ期。

e. Hinchey Ⅴ期。

2. 下列关于憩室说法正确的是：

a. 40岁以下人群患病率为20%。

b. 左半结肠憩室占<50%。

c. 都是真性憩室。

d. 右半结肠憩室通常发生在东方人种。

e. 与结肠癌相关。

3. 结肠憩室病引起的出血占下消化道出血的比例为：

a. 10%

b. 20%

c. 30%

d. 40%

e. 50%

4. 灌肠造影能够显示机械性肠梗阻，但对憩室发生区域的恶心肿瘤很难识别。那么在手术切除的结肠标本中，憩室病和结肠癌并存的比例是？

a. 20%

b. 25%

c. 30%

d. 35%

e. 40%

5. 结肠憩室病和IBS都很常见，多同时共存，结肠憩室病往往没有症状，但是结肠切除术却无法解决IBS引起的症状。那么，针对单纯性憩室炎行结肠切除术后无法解决腹痛等症状的比例约为？

a. 5%

b. 15%

c. 25%

d. 35%

e. 50%

答案

1. 答案：c

2. 答案：d

3. 答案：d

4. 答案：b

5. 答案：c

（Tim Brown，Alastair Windsor 著

丁印鲁译，王天宝校）

参考文献

[1] PAINTER N S，BURKITT D P. Diverticular disease of the colon, a 20th century problem [J]. Clin Gastroenterol, 1975, 4: 3-21.

[2] ROBERTS P L，VEIDENHEIMER M C. Current management of diverticulitis [J]. Adv Surg, 1994, 27: 189-208.

［3］　BURKITT D. Diverticular disease of the colon epidemiological evidence relating it to fibre-depleted diets［J］. Trans Med Soc Lond，1973，89：81-84.

［4］　BURKITT D P，WALKER A R，PAINTER N S. Effect of dietary fibre on stools and the transit-times，and its role in the causation of disease［J］. Lancet，1972，2：1408-1412.

［5］　JUN S，STOLLMAN N. Epidemiology of diverticular disease［J］. Best Pract Res Clin Gastroenterol，2002，16：529-542.

［6］　BODE M K，KARTTUNEN T J，MAKELA J，et al. Type I and III collagens in human colon cancer and diverticulosis［J］. Scand J Gastroenterol，2000，35：747-752.

［7］　ROTERT H，NOLDGE G，ENCKE J，et al. The value of CT for the diagnosis of acute diverticulitis［J］. Radiologe，2003，43：51-58.

［8］　AMBROSETTI P，GROSSHOLZ M，BECKER C，et al. Computed tomography in acute left colonic diverticulitis［J］. Br J Surg，1997，84：532-534.

［9］　PRADEL J A，ADELL J F，TAOUREL P，et al. Acute colonic diverticulitis：prospective comparative evaluation with US and CT［J］. Radiology，1997，205：503-512.

［10］　AHN S H，MAYO-SMITH W W，MURPHY B L，et al. Acute nontraumatic abdominal pain in adult patients：abdominal radiography compared with CT evaluation［J］. Radiology，2002，225：159-164.

［11］　HEVERHAGEN J T，ISHAQUE N，ZIELKE A，et al. Feasibility of MRI in the diagnosis of acute diverticulitis：initial results［J］. MAGMA，2001，12：4-9.

［12］　CHAPPUIS C W，COHN I JR. Acute colonic diverticulitis［J］. Surg Clin North Am，1988，68：301-313.

［13］　HINCHEY E J，SCHAAL P G，RICHARDS G K. Treatment of perforated diverticular disease of the colon［J］. Adv Surg，1978，12：85-109.

［14］　KILLINGBACK M. Management of perforative diverticulitis［J］. Surg Clin North Am，1983，63：97-115.

［15］　FERZOCO L B，RAPTOPOULOS V，SILEN W. Acute diverticulitis［J］. N Engl J Med，1998，338：1521-1526.

［16］　JANES S，MEAGHER A，FRIZELLE F A. Elective surgery after acute diverticulitis［J］. Br J Surg，2005，92：133-142.

［17］　SARIN S，BOULOS P B. Long-term outcome of patients presenting with acute complications of diverticular disease［J］. Ann R Coll Surg Engl，1994，76：117-120.

［18］　ELLIOTT T B，YEGO S，IRVIN T T. Five-year audit of the acute complications of diverticular disease［J］. Br J Surg，1997，84：535-539.

［19］　TUDOR R G，FARMAKIS N，KEIGHLEY M R. National audit of complicated diverticular disease：analysis of index cases［J］. Br J Surg，1994，81：730-732.

［20］　FINLAY I G，CARTER D C. A comparison of emergency resection and staged management in perforated diverticular disease［J］. Dis Colon Rectum，1987，30：929-933.

［21］　NAGORNEY D M，ADSON M A，PEMBERTON J H. Sigmoid diverticulitis with perforation and generalized peritonitis［J］. Dis Colon Rectum，1985，28：71-75.

［22］　PEOPLES J B，VILK D R，MAGUIRE J P，et al. Reassessment of primary resection of the perforated segment for severe colonic diverticulitis［J］. Am J Surg，1990，159：291-293.

［23］　ZEITOUN G，LAURENT A，ROUFFET F，et al. Multicentre，randomized clinical trial of primary versus secondary sigmoid resection in generalized peritonitis complicating sigmoid diverticulitis［J］. Br J Surg，2000，87：1366-1374.

［24］　PARKS T G. Natural history of diverticular disease of the colon. A review of 521 cases［J］. Br Med J，1969，4：639-642.

［25］　MAKELA J，VUOLIO S，KIVINIEMI H，et al. Natural history of diverticular disease：when to operate［J］. Dis Colon Rectum，1998，41：1523-1528.

［26］　HAGLUND U，HELLBERG R，JOHNSEN C，et al. Complicated diverticular disease of the sigmoid colon. An analysis of short and long term outcome in 392 patients［J］. Ann Chir Gynaecol，1979，68：41-46.

［27］　KIM U，DREILING D A. Problems in the diagnosis of diverticulitis in the young［J］. Am J Gastroenterol，1974，62：109-115.

［28］　EUSEBIO E B，EISENBERG M M. Natural history of diverticular disease of the colon in young patients［J］. Am J Surg，1973，125：308-311.

［29］　FREISCHLAG J，BENNION R S，THOMPSON J E Jr. Complications of diverticular disease of the colon in young people［J］. Dis Colon Rectum，1986，29：639-643.

［30］　RODKEY G V，WELCH C E. Changing patterns in the surgical treatment of diverticular disease［J］. Ann Surg，1984，200：466-478.

［31］ AMBROSETTI P, ROBERT J H, WITZIG J A, et al. Acute left colonic diverticulitis in young patients ［J］. J Am Coll Surg, 1994, 179：156-160.

［32］ GUZZO J, HYMAN N. Diverticulitis in young patients：is resection after a single attack always warranted? ［J］. Dis Colon Rectum, 2004, 47：1187-1190.

［33］ BENN P L, WOLFF B G, ILSTRUP D M. Level of anastomosis and recurrent colonic diverticulitis ［J］. Am J Surg, 1986, 151：269-271.

［34］ OOMEN J L, ENGEL A F, CUESTA M A. Outcome of elective primary surgery for diverticular disease of the sigmoid colon：a risk analysis based on the POSSUM scoring system ［J］. Colorectal Dis, 2006, 8：91-97.

［35］ AMBROSETTI P, ROBERT J, WITZIG J A, et al. Incidence, outcome, and proposed management of isolated abscesses complicating acute left-sided colonic diverticulitis. A prospective study of 140 patients ［J］. Dis Colon Rectum, 1992, 35：1072-1076.

［36］ THOMPSON W G, PATEL D G. Clinical picture of diverticular disease of the colon ［J］. Clin Gastroenterol, 1986, 15：903-916.

［37］ DETRY R, JAMEZ J, KARTHEUSER A, et al. Acute localized diverticulitis：optimum management requires accurate staging ［J］. Int J Colorectal Dis, 1992, 7：38-42.

［38］ HACHIGIAN M P, HONICKMAN S, EISENSTAT T E, et al. Computed tomography in the initial management of acute leftsided diverticulitis ［J］. Dis Colon Rectum, 1992, 35：1123-1129.

［39］ KELLUM J M, SUGERMAN H J, COPPA G F, et al. Randomized, prospective comparison of cefoxitin and gentamicin-clindamycin in the treatment of acute colonic diverticulitis ［J］. Clin Ther, 1992, 14：376-384.

［40］ SHAIKH S, KRUKOWSKI Z H. Outcome of a conservative policy for managing acute sigmoid diverticulitis ［J］. Br J Surg, 2007, 94：876-879.

［41］ BOULOS P B. Complicated diverticulosis ［J］. Best Pract Res Clin Gastroenterol, 2002, 16：649-662.

［42］ CONSTANTINIDES V A, TEKKIS P P, ATHANASIOU T, et al. Primary resection with anastomosis vs. Hartmann's procedure in nonelective surgery for acute colonic diverticulitis：a systematic review ［J］. Dis Colon Rectum, 2006, 49：966-981.

［43］ AUGUSTE L J, WISE L. Surgical management of perforated diverticulitis ［J］. Am J Surg, 1981, 141：122-127.

［44］ HILTUNEN K M, KOLEHMAINEN H, VUORINEN T, et al. Early water-soluble contrast enema in the diagnosis of acute colonic diverticulitis ［J］. Int J Colorectal Dis, 1991, 6：190-192.

［45］ AYDIN H N, REMZI F H, TEKKIS P P, et al. Hartmann's reversal is associated with high postoperative adverse events ［J］. Dis Colon Rectum, 2005, 48：2117-2126.

［46］ CONSTANTINIDES V A, AYDIN H N, TEKKIS P P, et al. Long-term, health-related, quality of life comparison in patients undergoing single stage vs staged resection for complicated diverticular disease ［J］. Colorectal Dis, 2006, 8：663-671.

［47］ RICHTER S, LINDEMANN W, KOLLMAR O, et al. One-stage sigmoid colon resection for perforated sigmoid diverticulitis（Hinchey stages Ⅲ and Ⅳ）［J］. World J Surg, 2006, 30：1027-1032.

第三十三章　息肉综合征和结直肠癌易感性

第一节　引　言

　　结直肠息肉很常见，在70岁以上人群的发病率约为25%。然而，患有多发性息肉，特别是有结直肠癌个人或家族史的患者，应警惕多发性息肉综合征。在过去十年中，笔者对多发性息肉综合征和结直肠癌易感性的认识有了显著的提高，将在这里讨论迄今为止已知的多发性息肉综合征及其临床实践（表33-1）。作为首个被阐明的由于基因损伤所致肿瘤易感性而呈显性方式遗传的疾病，家族性腺瘤性息肉病展现了散发性肿瘤从腺瘤演变为腺癌的典型序列。

表33-1　多发性息肉综合征和癌症致病基因对结直肠癌发病率的贡献

多发性息肉综合征	基因	对疾病的贡献
家族性腺瘤性息肉病	*APC*	0.07%
HNPCC	*MMR*基因	2.8%
罕见显性多发性息肉综合征		<0.01%
Peutz-Jeghers综合征	*STK11/LKB1*	
青少年息肉病	*SMAD4*、*BMPR1A*、*PTEN*	
多发性腺瘤表型	*MYH*	~0.5%

注：*APC*= adenomatous polyposis coli（腺瘤性结肠息肉病）；HNPCC=Hereditary non-polyposis colon cancer（遗传性非息肉病结肠癌）。

第二节　家族性腺瘤性息肉病

　　家族性腺瘤性息肉病（familial adenomatous polyposis，FAP）是一种常染色体显性遗传病，发病率为1：10 000～15 000，以生命早期即在结直肠发生成百上千个腺瘤性息肉为特征。大部分该遗传异常的携带者在青春期即发生腺瘤，如不行预防性结肠切除术，不到中年则进展成腺癌[1]。随着临床警惕性的不断增加及预测性基因检测的开展，绝大部分患者得以早期发现并行预防性结肠切除术。FAP相关的结直肠癌仅占结直肠癌新发患者的0.07%[2]。肿瘤登记对发现高危个体、进行基因检测、临床监测及提供预防意见均非常重要；然而，大约25%的FAP相关结直肠癌是家族中的新增突变体，即家族中的前辈并无FAP患者。

　　FAP患十二指肠恶性肿瘤的风险也明显升高[3]，患硬纤维瘤的比例高达32%[4]。尽管硬纤维瘤是良性病变，但这些病变给患者造成痛苦，是造成FAP患者死亡的常见原因[5]。有症状的硬纤维瘤可以行手术切除，但手术难度较大，特别是起源于肠系膜和后腹膜的病灶。这种手术可能会致残并具有相当高的复发率。腹直肌鞘的硬纤维瘤往往发生于腹壁手术后。非手术治疗方法包括放疗、舒林酸、多柔比星及高剂量他莫西芬。因为硬纤维瘤有可能自然消退，因此评估治疗效果比较困难。Gardner综合征过去认为是一种独立的疾病，但现在已知其代表了FAP的一种表型变异，此综合征以结肠息肉合并视网膜色素上皮先天性增生、骨肿瘤、牙齿发育异常、表皮样囊肿、皮脂腺囊肿及甲状腺新生物为特征[6]。该综合征患者患恶性肿瘤的风险与FAP患者相同，因此也推荐这类患者进行预防性结肠切除术。

一、APC基因突变导致FAP

细胞遗传学和基因研究发现FAP相关腺瘤性息肉基因（*APC*）位于染色体5q21-22[7, 8]。*APC*随后被克隆，生殖细胞突变也在几个FAP患者中发现[9, 10]。*APC*是一个包括15个外显子的大基因，超过250kb，其转录本为8.5kb，编码2843个氨基酸多肽。绝大多数FAP家族的生殖细胞突变导致APC蛋白的过早切割[11, 12]。迄今发现的*APC*基因突变约80%位于大外显子15，其中2个特异性突变（密码子1061和1309）占所有*APC*突变的15%~20%。然而，其他突变则位于基因各处，无其他明确的"热点"。APC蛋白氨基端的短重复序列经预测可形成卷曲螺旋结构，提示正常APC蛋白是以同源二聚体发挥功能。因此基因突变导致APC蛋白切割可能造成突变蛋白/野生型APC蛋白组成异源二聚体，突变蛋白以负显性的方式使正常蛋白的功能丧失。

二、基因型-表型关联

基因型-表型关联对临床上处理高危患者很有用，可以预测患者出现结肠外表现的可能性，如硬纤维瘤病或结肠息肉的程度。常见的1309密码子突变的确与密集息肉表型及预防性结肠切除回直肠吻合术后直肠癌变的高风险有关[13]，因此这类患者比较适合初始手术即行全结直肠切除回肠贮袋肛管吻合术。然而，基因型-表型关联有可能并不一致。特定的*APC*基因突变可能在结直肠息肉和结肠外病灶具有多种表型[14]。若干不同的综合征也可以由同一个生殖细胞*APC*基因突变造成。缩减型FAP（attenuated FAP，AFAP）是指一类息肉数量有限、形态扁平并且迟发的FAP患者。目前倾向于认为导致AFAP表型的基因突变位于*APC*基因的前5个外显子及该基因3'端的第9外显子[15]。硬纤维瘤病则与*APC*基因3'端突变相关[16]。基因型与表型之间的关联并非密切，即使在同一个家系中，还有许多其他因素对表型产生影响，因此FAP的临床表现是基因和环境共同作用的结果。

三、APC基因功能

在细胞内，*APC*基因作用的复杂性目前尚未完全阐明。APC蛋白表达于结肠隐窝上部的上皮细胞，提示其与结肠黏膜细胞的成熟有关[17, 18]。于该蛋白序列中发现若干个功能域，包括N端序列参与同源二聚体的形成以及其他结构域参与细胞生物学行为如细胞黏附、细胞周期调控、凋亡、分化和细胞间信号传导。蛋白的中央区域包含β-catenin及axin蛋白家族的结合域。APC很可能是通过调节catenin和E-cadherin之间的相互作用，促进上皮细胞的脱落和迁移，从而影响细胞的黏附。APC通过调控β-catenin依赖性转录作用在细胞间信息交流方面发挥重要作用[19]。β-catenin是许多促癌蛋白如cyclin D1和c-myc的重要转录因子[20]。APC、β-catenin和axin是Wnt信号通路的主要因子，高达85%的结肠癌存在有关这些组件的体细胞突变[21]，由此可见，Wnt信号通路异常在结肠癌发病中发挥重要作用。

APC蛋白在微管细胞骨架及微管结合方面同样扮演着重要角色[22, 23]，而且对细胞分裂和迁移具有关键性作用。切割后的APC蛋白无法与微管结合[24]，携带编码切割APC蛋白的纯合子突变*APC*^min^的小鼠细胞与正常*APC*野生型细胞相比，表现出异常的染色体形态[22]。这意味着*APC*在维持染色体分离时的保真性并以此控制染色体数目方面发挥重要作用。

这个假设得到了观察性研究的支持，即大多数携带*APC*基因突变的结肠癌多见染色体异倍体，如此亦强调了*APC*突变在抑制癌变和肿瘤进展方面作用的复杂性。

四、临床治疗模式

临床处理的重心应放在发现基因突变携带者并推荐行包括切除绝大部分结直肠黏膜上皮的预防性手术，此举对减少结肠癌的发病风险非常有效。基因筛查应在青春期前、后进行，但青春期前仍有癌变的可能，因此父母和孩子均应接受宣教[25]。FAP患者能够从APC基因突变分析中获得实质性的益处，因为这类患者仅涉及一个基因突变，而进行APC基因全序列分析是比较直接的方法。一旦发现突变患者，高危家属应接受基因筛查，突变基因携带者建议行预防性手术。

手术的目的是最大限度地减少结直肠癌的发生，同时保持正常生活和生育的能力。通过行全结直肠切除和永久性回肠造口术能够消除结直肠癌的发病风险，这种手术是20世纪80年代以前的标准临床实践。然而，综合考虑患者倾向性及该破坏性手术对年轻患者所造成的残疾，越来越多的临床医生选择另外一种手术方案，即恢复胃肠道的连续性。全结肠切除回直肠吻合术（ileorectal anastomasis，IRA）切掉除15cm直肠的全部结肠，该术式要求患者一生都要进行每年一次的全身检查。IRA术式的顾虑主要围绕剩余直肠黏膜的患癌风险，该风险在患者50岁时达10%，而在60岁时则上升至29%[26]。据报道，累计患癌风险在术后10年为7.7%，术后15年为13.1%，术后20年为23.0%[27]。进一步研究揭示发展为直肠癌的风险较前相似，并且显示死亡率在55岁之前为8%，在65岁之前为12.5%。剩余直肠黏膜癌变的风险在不同的基因型之间有所不同。外显子1 250～1 464之间发生突变者将来需要行直肠切除的风险增加9倍[27]。外显子1309和1328突变与严重多发性息肉（＞1 000枚息肉）的发病有关，几乎所有这类患者在最初接受IRA手术后，均因剩余直肠发生息肉或癌变而需行直肠切除[30]。

胃肠道重建的全结直肠切除+回肠贮袋肛管吻合术能显著降低剩余结直肠黏膜癌变的风险，但这仅比全结肠切除IRA术延长预期寿命1.8年[29]。全结直肠切除手术在技术上更富挑战性，且存在一些潜在的不利因素，主要是粘连和盆腔感染对生育能力所造成的影响。全结直肠切除要求盆腔广泛切除，而全结肠切除IRA术则或许能够把手术对输卵管的损伤减至最小。最近一项基于斯堪纳维亚地区多发性息肉注册者的研究结论是接受IRA手术患者能够保持与正常人群一样的生育能力，但回肠贮袋肛管吻合术则降低了生育能力，累积怀孕几率在术后一年仅为48%，术后2年则为61%[31]。在肠道功能方面，有证据支持IRA术较全结直肠切除术优越，但采用SF-36健康调查简表比较两种术式优劣时发现这些优越性并未转化成对生活质量的显著影响[32, 33]。

归纳起来，外科至今处理FAP的术式或预防措施很大程度上是根据临床医生的倾向性。因此有一点很重要，即临床医生在向患者介绍手术所带来的预防恶性肿瘤方面的显著获益时，也应充分告知手术可能造成的损伤。对于那些直肠息肉负荷小的患者（手术当时＜20枚），IRA依然为一种合理的选择，尤其是对需要考虑生育功能的年轻女性患者。然而，这些患者需要严密监测并及时以电灼的方法清除直肠息肉，且这些患者到了中年往往因发生直肠癌而需要行直肠切除术。全结直肠切除术虽能更好地预防结直肠癌，但术后出现并发症的风险也更高，特别是盆腔感染及其后遗症；这些患者仍然需要监测，但与接受IRA手术患者相比，日后需要处理的并发症大为减少；最后，有些患者还是倾向于接受全结直肠切除加回肠造口术。尽管这看起来与FAP外科预防的进展不一致，但至少对小部分患者而言是最佳的选择，特别是那些患有直肠侵袭性病变、肠系膜硬纤维瘤病或括约肌功能下降等影响预后患者。

预防结直肠癌发生的外科手术能够为患者提供可靠的保护作用，但胃肠道上部，尤其是壶腹部仍然具有癌变的风险。因此这些患者应接受上消化道内镜检查监测，推荐在25岁时开始，每5年检查1次。十二指肠侧视镜是评估十二指肠息肉的最好工具，同时应常规进行壶腹周围组织活检。超声内镜有助于发现早期侵袭性病变。对十二指肠疾病的评估应该根据Spigelman等报道的评分标准[34]细化对疾病进展的评估及选择定期监测的频率（表33-2）。Spigelman评分IV期患者是具有潜在恶变的高危人群。十二指肠息肉可行内镜下黏膜切除术，但较大的病灶可能需要开腹手术切除；若证实或高度怀疑侵袭性病变，具备手术指征患者可行胰十二指肠切除术。然而，即便是由最好的外科医生操刀，该手术的死亡率仍达5%左右，且术后脏器功能不全发生率高，因此该术式作为预防性手术应用受限。

在FAP患者中行预防性化疗有相当大的吸引力。有证据表明舒林酸能够减少结肠息肉数量和降低息肉的大小，但并未转化为降低结肠癌发生率的优势[35]。最近，选择性环氧化酶-2抑制剂塞来昔布显示一定的应用前景，但其不良反应使其应用大打折扣，特别是药物具有加重缺血性心脏病的风险。

表33-2 Spigelman十二指肠息肉评分系统

	计分		
	1	2	3
息肉数目	1～4	5～20	>20
息肉大小（mm）	1～4	5～10	>10
组织学类型	管状	绒毛管状	绒毛
非典型增生	轻度	中度	重度
0期	0分		
Ⅰ期	1～4分		
Ⅱ期	5～10分		
Ⅳ期	>10分		

译者注：原文分期如表格所示。译者查询资料，分期如下，0期：0分；Ⅰ期：1～4分；Ⅱ期：5～6分；Ⅲ期：7～8分；Ⅳ期：9～12分。

五、Turcot综合征

该综合征的标志性特征是中枢神经系统肿瘤，特别是小脑髓母细胞瘤和胶质母细胞瘤伴多发结直肠腺瘤。这是FAP家族的一种更为罕见的变异，绝大部分患者所携带的分子水平缺陷为*APC*基因的胚系突变[36]。然而，基因突变也可以发生在DNA错配修复基因如*MLH1*和*PMS2*之上。目前尚不清楚该疾病到底是显性还是隐性遗传。因此最好不要将Turcot综合征看成独立的一种综合征，而是根据基因突变的情况看作是FAP和HNPCC的一部分。

第三节 MYH相关息肉病

MYH相关息肉病（MYH-associated polyposis，MAP）是最近才阐明的综合征，以隐性方式遗传，多发息肉中既有腺瘤也有增生肥大的息肉。该综合征的致病基因为突变的碱基切割修复基因*MYH*。该疾病为常染色体隐性遗传，*MYH*基因两个等位基因均发生突变才会导致息肉病表型。该综合征的息肉数量没有FAP多，许多患病家庭在FAP基因档案中登记为AFAP，但*APC*基因突变状态不明且不具备典型的显性遗传方式。MYH相关性息肉病呈常染色体隐性遗传，因此，在遗传咨询、筛查和监测中有重大意义。对于显示出类似FAP表型但无明确显性遗传特征或无证据表明由*APC*基因突变所导的患者，应推荐其进行*MYH*基因筛查。最近有研究发现碱基切割修复基因双等位基因缺失的患者易患结直肠癌[37, 38]，并且在60岁前完全外显。目前尚不清楚该基因杂合状态对结直肠癌易感性的影响。*MYH*基因突变杂合子在人群中的频率约为0.6%，而所观察到的*MYH*突变占40岁以下确诊患者的2%、占55岁以下确诊患者的0.7%。这对*MYH*基因突变携带者的同胞而言是一个重要的临床启示，因为他们在60岁以前将有四分之一的机会患结直肠癌。

MYH是结直肠埃希菌MutY蛋白的同源体，功能分析发现人类MutY蛋白与其细菌内同源体有着相似的功能，即参与碱基切割修复[39]。碱基切割修复通路在修复DNA氧化损伤导致的突变中具有重要作用。*MYH*的作用是移除与8-羟基鸟嘌呤错配的腺嘌呤，这种现象在氧化后的DNA复制时产生。因此*MYH*基因缺陷导致G∶C颠换为A∶T的几率增加[40]，在人类结直肠癌中可以观察到此种现象。遗传性*MYH*突变使患者易患多发性息肉和结直肠癌。两种常见的变异体见于3名患结肠外肿瘤并具备FAP某些特征如十二指肠息肉和先天性视网膜色素上皮肥大的患者[41]。该基因突变是否使患者易出现其他结肠外表现则需进一步临床研究予以评估。

临床诊疗模式

MAP才发现不久，因此目前证据尚少，但有一点已经很清楚，即*MYH*双等位基因突变的携带者发生结直肠癌的几率非常高，因此对这类患者应进行严格的监测。患多发息肉患者应到临床遗传学中心进行*APC*基因筛查；如果*APC*基因突变为阴性，则应进行*MYH*基因分析。如果存在*MYH*基因突变，则高危亲属应接受遗传咨询和筛查。因患癌风险非常高，预防性手术切除在遗传咨询时应予以讨论。行其他手术时，同时预防性切除也是可行的，因为结直肠癌患者和确诊为*MYH*基因突变携带者在术前应已充分咨询并理解行结肠次全切除术、全结肠切除回直肠吻合术或全结直肠切除回肠贮袋肛管吻合术的潜在益处。尽管碱基切割修复的缺陷有可能对辅助或姑息化疗和放疗有所启示，但目前缺乏能够指导临床实践的证据。

第四节　HNPCC或Lynch综合征

HNPCC是首个被认定为一种遗传性肿瘤综合征的疾病。尽管该疾病被命名为遗传性非息肉病结肠癌，实际上与结直肠腺瘤性息肉相关，尽管息肉数量少，但每枚息肉具有显著高于散发性腺瘤或FAP息肉的癌变潜能。HNPCC最初是在19世纪90年代由Warthin描述[42]，1962年Henry Lynch在一个具有强结直肠癌及子宫内膜癌家族史的家庭中进一步证实该综合征是以常染色体显性遗传为特征[43]。进一步研究精确定义了HNPCC，即该综合征以早发恶性肿瘤、与散发结肠癌相比大部分肿瘤位于近端结肠及高度频发的同时及异时性癌为特征[44]。同时性癌占HNPCC患者的5%～20%，而异时性癌所占比例则高达20%～50%[45]。结肠外肿瘤也属HNPCC公认的特征。据报道，子宫内膜癌发生于20%～60% HNPCC女性患者[46]。基因携带者有生之年患子宫内膜癌的风险高达40%（图33-1）。在HNPCC家系中，胃癌、小肠癌、肾盂癌、输尿管癌及卵巢癌亦很常见[44]。HNPCC或林奇综合征的特征见表33-3。在某些HNPCC家系，皮脂腺肿瘤及皮肤癌也是一个特征（Muir-Torre综合征）。Muir-Torre综合征曾一度认为是一个独立的病，但目前已经清楚该综合征源自HNPCC的一个等位基因突变体。

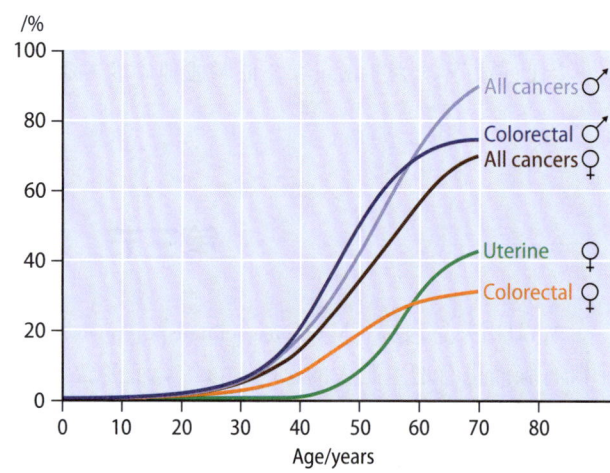

男性及女性患者所有肿瘤及结直肠癌年龄相关外显率，女性患者子宫内膜癌外显率。请注意结直肠癌累积发病率在男女之间存在显著性差异

图33-1　DNA错配修复基因突变的外显率

表33-3　Lynch综合征（HNPCC）总结

- 林奇综合征的病因是DNA错配修复基因功能缺失型突变
- DNA错配修复基因缺陷占所有结直肠癌的比例约为3%
- 突变基因携带者特别是男性癌变风险非常高
- 应对突变基因携带者与家族史符合既定HNPCC诊断标准的人群进行监测
- 肿瘤MSI表型对诊断有启示作用
- 未来肿瘤MSI可能对化疗方案的选择有影响，但目前对该综合征认识有限，无法给出明确建议

注：MSI=微卫星不稳定性（microsatellite instability）。

一、诊断标准及临床特征

与FAP不同，HNPCC没有单独的恶性前期的表型。一系列严格的标准用以识别适合参与研究的家系。阿姆斯特丹标准要求必须至少有三名亲属患结直肠癌，其中一位必须是其余两位的一级亲属；至少累及连续两代；至少一名患者在50岁前确诊。这些标准有助于为研究募集合适的人群，但对于临床应用而言却过于苛刻。小家庭、不确定血缘关系、新发突变或非完全显性导致一些家系被排除在外；同时某些严重表型患者死于生育之前，因无法纳入分析而导致选择偏倚。随后，该标准予以放宽，即阿姆斯特丹Ⅱ标准，囊括了子宫内膜、上胃肠道癌及尿道癌[47]。Bethesda指南[48]更是包括了在45岁前确诊患结肠外肿瘤、同时及异时性结直肠癌及右半身肿瘤且组织学类型表现为HNPCC肿瘤特征患者。结直肠癌患者或普通人群中HNPCC真实的流行程度尚待确定，但有一点必须谨记，即HNPCC等位基因突变是相当多的年轻结直肠癌患者发病的原因[49]。

尽管目前没有用以诊断HNPCC的临床病理特征，某些特点在HNPCC较"散发"结直肠癌更为频繁。例如，较大比例的肿瘤所在部位为近侧结肠，且同时及异时性肿瘤的发生更为频繁。此外，HNPCC家系所发生的结直肠癌通常分化较差，组织学类型为黏液性[50]。而肿瘤浸润性淋巴细胞和印戒样细胞成分在散发性癌组织中较常见[51]。与大多数结直肠癌不同的是，HNPCC的细胞多为DNA二倍体[52]。

二、HNPCC的发生与DNA错配修复基因突变的相关性

HNPCC的绝大多数家系存在一组DNA修复基因（错配修复基因）的功能缺失突变[53]。DNA错配修复系统有多种功能[54]，包括识别修复G∶T错配和插入缺失环，后者为DNA复制滑动过程中所形成的中间体。DNA错配修复也参与细胞对DNA损伤的应答，且把识别DNA损伤和凋亡通路连接起来，在面临DNA损伤时，驱动细胞死亡信号。DNA错配修复缺陷同样体现在有丝分裂和减数分裂重组异常、对抗肿瘤药物及电离辐射产生抵抗及转录合并修复缺陷上。HNPCC基因突变携带者的肿瘤，因常染色体杂合性缺失、基因突变或表观遗传学沉默，几乎全部丧失相应基因表达蛋白。因此免疫组织化学染色有助于识别有可能携带突变基因的患者及锁定需要进行突变分析的特定基因，同时有助于提高效率、降低人力和医疗费用。

在目前所发现的HNPCC患者中，*MLH1*基因突变占50%，而*MSH2*基因突变则占40%[55, 56]。*MSH6*基因胚系突变仅占不到10%[57, 58]，而其他MutL同源体，如*PMS2*[59]和*MLH3*[60]，突变频率非常低。*MSH6*基因胚系突变表现出明显削弱的HNPCC表型、子宫内膜癌的发生率升高、发病年龄推迟及不完全显性。据估计，DNA错配修复基因的致病性突变携带者在人群中的出现率约为1∶3 000[61]。然而，人们也越来越清楚地认识到DNA错配修复基因缺陷与大部分年轻的散发性结直肠癌患者及相当多的普通结直肠癌患者均有关[63, 64]。

对人群中DNA错配修复基因携带者的系统分析发现，男性发生结直肠癌的风险为74%，而女性为30%[65, 66]。实际上，女性携带者患子宫内膜癌的风险高于结直肠癌。因此对女性携带者采取预防性措施的时候，需要考虑到妇科肿瘤的患病风险。许多女性携带者考虑到现有的筛查手段未显示出确切优势，而且会引起相当大的不便和不适感，因此更愿意行预防性子宫切除术。

三、结直肠癌微卫星不稳定性

携带DNA错配修复基因胚系突变的肿瘤有一个特殊的分子特征，就是微卫星不稳定性（MSI）。微卫星是存在于整个基因组的一些DNA重复序列。尽管MSI可见于绝大多数HNPCC肿瘤，但实际上这仅仅是MSI肿瘤中的一小部分而已，因为在15%散发性结直肠癌中也可以检测到MSI[67]。一个由5个微卫星标记（BAT25、BAT26、D2S123、D5S346及D17S250）组成且经过确证的标准参照面板用于分辨肿瘤MSI的表型[68]，若肿瘤微卫星不稳定性≥2个标记则归为高度微卫星不稳定（MSI-H）。该表型往往见于HNPCC患者的肿瘤组织。微卫星不稳定如仅表现为一个标记物则被定义为低度微卫星不稳定性（MSI-L）；如未发现微卫星不稳定则定义为微卫星稳定（MSS）。对于已发现胚系突变患者，MSI-L表型的重要性尚待阐明。

尽管携带DNA错配修复基因胚系突变患者所发生的肿瘤倾向于MSI表型，大多数MSI肿瘤却并不源自胚系突变，而是因*MLH1*基因启动子高度甲基化，致该基因表观遗传学沉默[69]。的确，95%的MSI-H散发性结直肠癌因表观遗传学沉默使*MLH1*基因失表达，即便在这个基因内部不存在胚系异常[70]，因此胚系突变并非DNA错配修复基因丧失功能的唯一机制。该事实对12%~25%带有MSI表型的结直肠癌临床实践有着重要启示，因为胚系突变仅能解释极少一部分结直肠癌的形成，而余下的患者则因体细胞事件而发病。

四、HNPCC结直肠癌的预后

尽管目前看似毫无疑问，但是仁者见仁，智者见智，表现MSI的结直肠癌预后好于表现MSS者[71, 72]，但在把这一观点延伸至HNPCC肿瘤之前，需要考虑一些重要的因素。许多研究对这类患者的年龄分布分析反映出一个事实，即绝大部分为老年结直肠癌患者，也就是说大多数MSI肿瘤好发于老年人，病因为MLH1基因启动子高度甲基化而非错配修复基因胚系突变[69]。与此相反，年轻结直肠癌患者的MSI肿瘤主要源自DNA错配修复基因胚系突变[49, 62]。因此把散发性MSI肿瘤的预后借用于HNPCC肿瘤则需要小心，因为MSI表型在HNPCC肿瘤中是不同分子病因的共同表现。一项关于*MLH1*基因突变及另一项关于*MSH2*和*MLH1*突变携带者的研究提示，这些突变携带者较对照人群存在生存优势[73, 74]。然而，已发表的关于HNPCC家系的研究中，存在不少潜在的偏倚，包括生存偏倚、强度时间偏倚、确认偏倚及因繁殖适度所带来的影响。此外，HNPCC家系成员因接受定期筛查的缘故，其恶性肿瘤往往可早期发现。对结直肠癌患者群的家族史进行大规模调查的三个群体研究，未能得出来自于HNPCC家系[75, 76]和普通家系[77]的肿瘤患者预后孰优孰劣的确切结论。目前尚无足够证据用以判定"胚系突变相关"的MSI或错配修复基因胚系突变状态本身对结直肠癌预后的影响。

五、HNPCC治疗与监控

对于HNPCC患者，目前有若干方法可以预防结直肠癌的发生，现有证据表明这些手段能够使患癌风险大幅度降低。因为这些患者患癌风险非常高[65, 66, 78]，正对他们进行广泛监测，临床实践也参照相关指南要求[25]。对比性研究早已开展，研究结果显示监测对HNPCC患者肿瘤的控制有相当大的优势，能够降低62%的发病率和65%的死亡率[79]。发病率降低很可能是由于切除了数量虽少但每个均有可能发展为恶性肿瘤的腺瘤性息肉。鉴于过长的监测间期会导致获益减少，监测时间间隔应小于2年[80]。临床医生在接诊携带DNA错配修复基因胚系突变且已发展为结直肠癌的患者时，非常重要的一点是必须使患者认识到保留结肠和直肠所导致的未来患癌风险会相当高。节段性结肠切除如右半结肠切除术后，患癌风险为16%[80]；而全结肠切除加回直肠吻合术后，患癌风险为3.4%~12%[80, 81]，因此对已知携带突变基因且已发展为结直肠癌及具备符合Lynch综合征标准家族史[82]患者，行结肠次全切除术而非节段性切除术可能是首选的外科治疗方法。有些患者因担心监测手段的有效性、至少每2年一次直到75岁的结肠镜检查所带来的不适及潜在并发症，希望在恶性肿瘤发生之前先发制人进行手术。然而，目前尚无高级别数据作为依据在监测手段所带来的相对获益与预防性大手术所存在的风险之间进行评估。越来越多的微创手术对患者具有极大诱惑，初级预防似乎比过去任何时候都显得更为重要。

第五节　增生性息肉综合征

增生性息肉很常见，通常认为与高恶变风险无关。然而，对于多发、较大或右半结肠增生性息肉，特别是有多发性息肉或癌症的个人史或家族史患者，应警惕增生性息肉综合征（hyperplastic polyps，HPS）。St Mark研究组在1980年首先描述了7例增生性息肉，并认为是与FAP不同的独立诊断[83]。世界卫生组织随后定义增生性息肉的确诊必须符合以下条件：位于乙状结肠的增生性息肉≥30个、≥5个息肉位于乙状结肠口侧结肠或

≥2个直径＞10mm的增生性息肉（表33-4）。然而，许多研究者在执行这套分类标准时并不一致，有时会把带有≤20个增生性息肉的患者也诊为HPS[84]。HPS的家族性偏倚并不确定，但至少已报道3个家系[85, 86]，如果怀疑某个主导该疾病的基因存在，那么该基因的外显率也很低，或者需要丢失双等位基因的隐性遗传才是该病的遗传特征。目前以该综合征致病基因为对象开展的最大型的研究，也仅对38例HPS患者检测其碱基切割基因*MYH*及*MBD4*的分子改变[86]，其中一位患者携带*MYH*基因双等位基因突变，6例患者的*MBD4*基因存在不明影响的单核苷酸多态性。HPS的致病基因缺陷尚未被阐明，环境因素如吸烟、饮酒或膳食等也可能具有重要影响。

HPS患者结直肠癌的患病风险升高，并且有多发肿瘤的倾向。有关报告存在相互矛盾之处，其中有报告提示延长随访时间后癌症发病率为50%，尽管这些数据不可避免地存在选择性偏倚[84]。然而，HPS确实表现出显著的结直肠癌易感性，需要参照HNPCC进行定期结肠镜监测。锯齿状腺瘤和增生性/腺瘤性混合息肉属典型的HPS，这些病变则介于良、恶性之间。尽管关于初级预防性手术并无可用证据，但为HPS并发恶性肿瘤者施行扩大切除术可给患者提供次级预防的机会，这种选择是合理的。

表33-4　国际卫生组织对增生性息肉综合征的定义

- ≥30个增生性息肉（译者注：位于乙状结肠）
- 位于乙状结肠口侧结肠的增生性息肉≥5个
- 2个或2个以上直径＞10mm的增生性息肉
- 具有结直肠癌个人或一级亲属家族史的乙状结肠口侧结肠增生性息肉

第六节　Peutz-Jeghers综合征

Peutz-Jeghers综合征的特征性表现是多发性胃肠道错构瘤性息肉伴95%患者出现唇部、口周、颊黏膜、手和足部皮肤黑色素沉着。这是一种罕见的疾病，发病率为1∶120 000[87]，外显率低。患此综合征的个体将来发展为胃肠道恶性肿瘤或胰腺、卵巢、睾丸、乳腺和子宫恶性肿瘤的可能性增加50%[88-90]。20%～63%该综合征患者被检测出携带丝氨酸苏氨酸激酶基因*STK11/LKB1*胚系突变[91]，该基因位于染色体19p13.3。对于Peutz-Jeghers综合征患者，推荐从18岁起每3年一次进行结直肠监测。小肠息肉可能导致梗阻或出血，小肠对比造影或胶囊内镜可发现病灶，然后可在手术台上内镜引导下手术切除之。小肠影像学检查应每2年做一次，＞15mm的息肉应考虑切除。

第七节　青少年息肉病

青少年息肉病（Juvenile Polyposis，JPS）的特征性表现为全胃肠道多发性息肉，发病年龄通常不到10岁。JPS患者未来发展为胃肠道恶性肿瘤风险很高[92, 93]，发病率为9%～68%，且可能达50%左右。因为该病罕见，目前对JPS在全部人群中的发病率无可靠统计，据人群注册数据，1∶50 000的发病率是较合理的估计。息肉和结直肠癌均与致病基因的不完全外显有关，由JPS导致的结直肠癌占全部结直肠癌的比例不足0.1%。

与Peutz-Jeghers综合征不同的是，JPS显示遗传学方面的异质性，致病基因突变发生于至少3个基因。大约50%的JPS患者的分子基础为*SMAD4*基因胚系突变[94, 95]。*SMAD*基因是一个抑癌基因，其编码的蛋白质参与转化生长因子β信号通路，后者参与对细胞增殖和分化的调控[96]。与此相一致的是，*SMAD*基因突变或该基因所在染色体的杂合性丢失（LOH）好发于散发性结直肠癌[97]。另一个突变位点是位于骨形态发生蛋白受体1A基因（*BMPR1A/ALK3*）的胚系无义突变，该基因与*SMAD4*类似，也是转化生长因子β超家族的组成部分[98]。少数JPS的形成是因蛋白磷酸酶基因*PTEN*的胚系突变[99]。*PTEN*基因在Gowden病患者中也呈突变状态，Gowden病也是以胃肠道多发错构瘤性息肉以及好发于甲状腺、乳腺、子宫和皮肤的良、恶性肿瘤为特征，但患结直肠癌的风险并不升高。因此*PTEN*基因突变可能与结直肠癌发病风险的升高并无关系，可能存在分类错误。

JPS患癌风险估计结果的置信区间比较大，但终生风险约为50%，因此监测非常重要。与FAP类似，预防性结肠切除值得考虑[25]。即使患者尚未表现出症状，仍然推荐从15～18岁起，每1～2年对高危个体进行结直肠监测。对于高危个体，筛查间隔在35岁后可以适当延长。然而，应对记录在案的基因携带者或患者予以持续监测并讨论预防性手术，直到70岁。

第八节　小　　结

多发性息肉综合征患者应采取有效的癌症初级预防，需要对一个疾病注册人群进行全面的基因评估和严格的临床随访。对这些患者进行管理有一定的挑战，有效的多学科综合治疗手段能让患者获益。在疾病控制的技术层面上，微创手术的进展已经且无疑继续使患者获益。未来研究将在病因学方面取的新进展，不仅能深入了解遗传基因的作用，而且可进一步阐明基因与环境因素之间的相互作用。这些研究结果对预防性化疗方案设计、监测策略优化、清除癌前病变技术革新及针对性预防性手术等均具有重要启示作用。

第九节　自　我　测　试

1. 在遗传性非息肉性结肠癌（HNPCC）中，最常见的错配修复基因突变是：

a. MSH2和MLH1。

b. PMS2和MLH3。

c. MSH6和MLH1。

d. MSH2和PMS2。

e. MSH6和MSH2。

2. 下列哪条不是HNPCC恶性肿瘤的特征？

a. 呈现典型的黏液性组织学特征。

b. 分化差。

c. 细胞含二倍体DNA。

d. 与散发性结直肠癌比较，右半结肠癌的发生率高。

e. 对辅助化疗特别敏感。

3. 以下哪个解剖学部位在HNPCC中最常被累及？

a. 脑。

b. 子宫。

c. 肾。

d. 胃。

e. 胰腺。

4. 对于家族性腺瘤性息肉病（FAP），预防性结肠切除术的时机取决于：

a. 患者年龄。

b. 其他家庭成员接受结肠切除术的年龄。

c. 基因型。

d. 息肉负荷。

e. 对舒林酸的反应。

5. 对于家族性腺瘤性息肉病（FAP），舒林酸被证实的疗效为：

a. 减小息肉数目和体积。

b. 降低结直肠癌的发病率。

c. 提供手术以外的另一种有效的预防方法。

d. 降低上胃肠道恶性肿瘤的发病率。

e. 硬纤维瘤病的有效治疗方法。

答案与解析

1. 答案：a

解析：HNPCC家系中超过90%的特征性基因突变均来自这两个基因的突变。

2. 答案：e

解析：有证据表明微卫星不稳定性患者对5-氟尿嘧啶不敏感。HNPCC的化疗敏感性尚未积累足够的证据，但基于目前所掌握的知识，HNPCC对标准辅助化疗是相对抵抗的。

3. 答案：b

解析：子宫癌在HNPCC中很常见，其发生率仅次于结直肠癌。

4. 答案：d

解析：医学、社会和心理因素对决定预防性结肠切除术的时机很重要；然而，以息肉大小、数量和病理定义的息肉负荷是最关键的。

5. 答案：a

解析：舒林酸证实对FAP表型有卓越的治疗作用，可减小结直肠息肉体积和数量，但不幸的是该药未能有效预防恶性肿瘤。

（Christopher Cunningham，Rebecca A. Barnetson，Malcolm G. Dunlop 著

龙健婷 译，王天宝 校）

参考文献

［1］ BISGAARD M L，FENGER K，BULOW S，et al. Familial adenomatous polyposis（FAP）：frequency，penetrance，and mutation rate［J］. Hum Mutat，1994，3：121-125.

［2］ BULOW S，BULOW C，NIELSEN T F，et al. Centralized registration，prophylactic examination，and treatment results in improved prognosis in familial adenomatous polyposis. Results from the Danish Polyposis Register［J］. Scand J Gastroenterol，1995，30：989-993.

［3］ GROVES C J，SAUNDERS B P，SPIGELMAN A D，et al. Duodenal cancer in patients with familial adenomatous polyposis（FAP）：results of a 10 year prospective study［J］. Gut，2002，50：636-641.

［4］ PORITZ L S，BLACKSTEIN M，BERK T，et al. Extended follow-up of patients treated with cytotoxic chemotherapy for intra-abdominal desmoid tumors［J］. Dis Colon Rectum，2001，44：1268-1273.

［5］ ARVANITIS M L，JAGELMAN D G，FAZIO V W，et al. Mortality in patients with familial adenomatous polyposis［J］. Dis Colon Rectum，1990，33：639-642.

［6］ RUSTGI A K. Hereditary gastrointestinal polyposis and nonpolyposis syndromes［J］. N Engl J Med，1994，331：1694-1702.

［7］ BODMER W F，BAILEY C J，BODMER J，et al. Localization of the gene for familial adenomatous polyposis on chromosome 5［J］. Nature，1987，328：614-616.

［8］ LEPPERT M，DOBBS M，SCAMBLER P，et al. The gene for familial polyposis coli maps to the long arm of chromosome 5［J］. Science，1987，238：1411-1413.

［9］ KINZLER K W，NILBERT M C，SU L K，et al. Identification of FAP locus genes from chromosome 5q21［J］. Science，1991，253：661-665.

［10］ JOSLYN G，CARLSON M，THLIVERIS A，et al. Identification of deletion mutations and three new genes at the familial polyposis locus［J］. Cell，1991，66：601-613.

［11］ NAGASE H, NAKAMURA Y. Mutations of the APC （adenomatous polyposis coli） gene ［J］. Hum Mutat, 1993, 2：425-434.

［12］ MANDL M, PAFFENHOLZ R, FRIEDL W, et al. Frequency of common and novel inactivating APC mutations in 202 families with familial adenomatous polyposis ［J］. Hum Mol Genet, 1994, 3：181-184.

［13］ NAGASE H, MIYOSHI Y, HORII A, et al. Correlation between the location of germ-line mutations in the APC gene and the number of colorectal polyps in familial adenomatous polyposis patients ［J］. Cancer Res, 1992, 52：4055-4057.

［14］ PAUL P, LETTEBOER T, GELBERT L, et al. Identical APC exon 15 mutations result in a variable phenotype in familial adenomatous polyposis ［J］. Hum Mol Genet, 1993, 2：925-931.

［15］ KNUDSEN A L, BISGAARD M L, BULOW S. Attenuated familial adenomatous polyposis （AFAP）. A review of the literature ［J］. Fam Cancer, 2003, 2：43-55.

［16］ ECCLES D M, VAN DER LUIJT R, BREUKEL C, et al. Hereditary desmoid disease due to a frame shift mutation at codon 1924 of the APC gene ［J］. Am J Hum Genet, 1996, 59：1193-1201.

［17］ SMITH K J, JOHNSON K A, BRYAN T M, et al. The APC gene product in normal and tumor cells ［J］. Proc Natl Acad Sci USA, 1993, 90：2846-2850.

［18］ NATHKE I S, ADAMS C L, POLAKIS P, et al. The adenomatous polyposis coli tumor suppressor protein localizes to plasma membrane sites involved in active cell migration ［J］. J Cell Biol, 1996, 134：165-179.

［19］ SANCHO E, BATLLE E, CLEVERS H. Signaling pathways in intestinal development and cancer ［J］. Annu Rev Cell Dev Biol, 2004, 20：695-723.

［20］ HE T C, SPARKS A B, RAGO C, et al. Identification of c-MYC as a target of the APC pathway ［J］. Science, 1998, 281：1509-1512.

［21］ POLAKIS P, HART M, RUBINFELD B. Defects in the regulation of beta-catenin in colorectal cancer ［J］. Adv Exp Med Biol, 1999, 470：23-32.

［22］ FODDE R, KUIPERS J, ROSENBERG C, et al. Mutations in the APC tumour suppressor gene cause chromosomal instability ［J］. Nat Cell Biol, 2001, 3：433-438.

［23］ KAPLAN K B, BURDS A A, SWEDLOW J R, et al. A role for the Adenomatous Polyposis Coli protein in chromosome segregation ［J］. Nat Cell Biol, 2001, 3：429-432.

［24］ SMITH K J, LEVY D B, MAUPIN P, et al. Wild-type but not mutant APC associates with the microtubule cytoskeleton ［J］. Cancer Res, 1994, 54：3672-3675.

［25］ DUNLOP M G. Guidance on gastrointestinal surveillance for hereditary non-polyposis colorectal cancer, familial adenomatous polyposis, juvenile polyposis, and Peutz-Jeghers syndrome ［J］. Gut, 2002, 51：21-27.

［26］ NUGENT K P, PHILLIPS R K. Rectal cancer risk in older patients with familial adenomatous polyposis and an ileorectal anastomosis：a cause for concern ［J］. Br J Surg, 1992, 79：1204-1206.

［27］ BERTARIO L, RUSSO A, RADICE P, et al. Genotype and phenotype factors as determinants for rectal stump cancer in patients with familial adenomatous polyposis. Hereditary Colorectal Tumors Registry ［J］. Ann Surg, 2000, 231：538-543.

［28］ BULOW C, VASEN H, JARVINEN H, et al. Ileorectal anastomosis is appropriate for a subset of patients with familial adenomatous polyposis ［J］. Gastroenterology, 2000, 119：1454-1460.

［29］ VASEN H F, VAN DUIJVENDIJK P, BUSKENS E, et al. Decision analysis in the surgical treatment of patients with familial adenomatous polyposis：a Dutch-Scandinavian collaborative study including 659 patients ［J］. Gut, 2001, 49：231-235.

［30］ WU J S, PAUL P, McGANNON E A, et al. APC genotype, polyp number, and surgical options in familial adenomatous polyposis ［J］. Ann Surg, 1998, 227：57-62.

［31］ OLSEN K O, JUUL S, BULOW S, et al. Female fecundity before and after operation for familial adenomatous polyposis ［J］. Br J Surg, 2003, 90：227-231.

［32］ VAN DUIJVENDIJK P, SLORS J F, TAAT C W, et al. Functional outcome after colectomy and ileorectal anastomosis compared with proctocolectomy and ileal pouch-anal anastomosis in familial adenomatous polyposis ［J］. Ann Surg, 1999, 230：648-654.

［33］ VAN DUIJVENDIJK P, SLORS J F, TAAT C W, et al. Quality of life after total colectomy with ileorectal anastomosis or proctocolectomy and ileal pouch-anal anastomosis for familial adenomatous polyposis ［J］. Br J Surg, 2000, 87：590-596.

［34］ SPIGELMAN A D, WILLIAMS C B, TALBOT I C, et al. Upper gastrointestinal cancer in patients with familial adenomatous polyposis ［J］. Lancet, 1989, 2：783-785.

［35］ GIARDIELLO F M, HAMILTON S R, KRUSH S J, et al. Treatment of colonic and rectal adenomas with Sulindac in familial adenomatous polyposis [J]. N Engl J Med, 1993, 28: 1313-1316.

[36] HAMILTON S R, LIU B, PARSONS R E, et al. The molecular basis of Turcot's syndrome [J]. N Engl J Med, 1995, 332: 839-847.

[37] CROITORU M E, CLEARY S P, DI NICOLA N, et al. Association between biallelic and monoallelic germline MYH gene mutations and colorectal cancer risk [J]. J Natl Cancer Inst, 2004, 96: 1631-1634.

[38] FARRINGTON S M, TENESA A, BARNETSON R, et al. Germline susceptibility to colorectal cancer due to base-excision repair gene defects [J]. Am J Hum Genet, 2005, 77: 112-119.

[39] GU Y, PARKER A, WILSON T M, et al. Human MutY homolog, a DNA glycosylase involved in base excision repair, physically and functionally interacts with mismatch repair proteins human MutS homolog 2/human MutS homolog 6 [J]. J Biol Chem, 2002, 277: 11135-11142.

[40] CHMIEL N H, LIVINGSTON A L, DAVID S S. Insight into the functional consequences of inherited variants of the hMYH adenine glycosylase associated with colorectal cancer: complementation assays with hMYH variants and presteady-state kinetics of the corresponding mutated E. coli enzymes [J]. J Mol Biol, 2003, 327: 431-443.

[41] SIEBER O M, LIPTON L, CRABTREE M, et al. Multiple colorectal adenomas, classic adenomatous polyposis, and germ-line mutations in MYH [J]. N Engl J Med, 2003, 348: 791-799.

[42] LYNCH H T, SMYRK T C, WATSON P, et al. Genetics, natural history, tumor spectrum, and pathology of hereditary nonpolyposis colorectal cancer: an updated review [J]. Gastroenterology, 1993, 104: 1535-1549.

[43] LYNCH H T, SMYRK T, LYNCH J F. Molecular genetics and clinical-pathology features of hereditary nonpolyposis colorectal carcinoma (Lynch syndrome): historical journey from pedigree anecdote to molecular genetic confirmation [J]. Oncology, 1998, 55: 103-108.

[44] LYNCH H T, DE LA CHAPELLE A. Genetic susceptibility to nonpolyposis colorectal cancer [J]. J Med Genet, 1999, 36: 801-818.

[45] TERDIMAN J P, CONRAD P G, SLEISENGER M H. Genetic testing in hereditary colorectal cancer: indications and procedures [J]. Am J Gastroenterol, 1999, 94: 2344-2356.

[46] VASEN H F, WIJNEN J T, MENKO F H, et al. Cancer risk in families with hereditary nonpolyposis colorectal cancer diagnosed by mutation analysis [J]. Gastroenterology, 1996, 110: 1020-1027.

[47] VASEN H F, WATSON P, MECKLIN J P, et al. New clinical criteria for hereditary nonpolyposis colorectal cancer (HNPCC, Lynch syndrome) proposed by the International Collaborative group on HNPCC [J]. Gastroenterology, 1999, 116: 1453-1456.

[48] UMAR A, BOLAND C R, TERDIMAN J P, et al. Revised Bethesda Guidelines for hereditary nonpolyposis colorectal cancer (Lynch syndrome) and microsatellite instability [J]. J Natl Cancer Inst, 2004, 96: 261-268.

[49] FARRINGTON S M, LIN-GOERKE J, LING J, et al. Systematic analysis of hMSH2 and hMLH1 in young colon cancer patients and controls [J]. Am J Hum Genet, 1998, 63: 749-759.

[50] MECKLIN J P, SIPPONEN P, JARVINEN H J. Histopathology of colorectal carcinomas and adenomas in cancer family syndrome [J]. Dis Colon Rectum, 1986, 29: 849-853.

[51] JASS J R. HNPCC and sporadic MSI-H colorectal cancer: a review of the morphological similarities and differences. Fam Cancer, 2004, 3: 93-100.

[52] KOURI M, LAASONEN A, MECKLIN J P, et al. Diploid predominance in hereditary nonpolyposis colorectal carcinoma evaluated by flow cytometry [J]. Cancer, 1990, 65: 1825-1829.

[53] DE LA CHAPELLE A. Genetic predisposition to colorectal cancer [J]. Nat Rev Cancer, 2004, 4: 769-780.

[54] IACCARINO I, MARRA G, PALOMBO F, et al. hMSH2 and hMSH6 play distinct roles in mismatch binding and contribute differently to the ATPase activity of hMutSalpha [J]. EMBO J, 1998, 17: 2677-2686.

[55] MITCHELL R J, FARRINGTON S M, DUNLOP M G, et al. Mismatch repair genes hMLH1 and hMSH2 and colorectal cancer: a HuGE review [J]. Am J Epidemiol, 2002, 156: 885-902.

[56] PELTOMAKI P. Deficient DNA mismatch repair: a common etiologic factor for colon cancer [J]. Hum Mol Genet, 2001, 10: 735-740.

[57] AKIYAMA Y, SATO H, YAMADA T, et al. Germ-line mutation of the hMSH6/GTBP gene in an atypical hereditary nonpolyposis colorectal cancer kindred [J]. Cancer Res, 1997, 57: 3920-3923.

[58] MIYAKI M, KONISHI M, TANAKA K, et al. Germline mutation of MSH6 as the cause of hereditary nonpolyposis colorectal cancer [J]. Nature Genetics, 1997, 17: 271-272.

[59] NICOLAIDES N C, PAPADOPOULOS N, LIU B, et al. Mutations of two pms homologues in hereditary nonpolyposis colon cancer [J]. Nature, 1994, 371: 75-80.

［60］ WU Y, BERENDS M J, SIJMONS R H, et al. A role for MLH3 in hereditary nonpolyposis colorectal cancer ［J］. Nat Genet, 2001, 29: 137-138.

［61］ DUNLOP M G, FARRINGTON S M, NICHOLL I, et al. Population carrier frequency of hMSH2 and hMLH1 mutations ［J］. Br J Cancer, 2000, 83: 1643-1645.

［62］ LIU B, FARRINGTON S M, PETERSEN G M, et al. Genetic instability occurs in the majority of young patients with colorectal cancer ［J］. Nat Med, 1995, 1: 348-352.

［63］ AALTONEN L A, SALOVAARA R, KRISTO P, et al. Incidence of hereditary nonpolyposis colorectal cancer and the feasibility of molecular screening for the disease ［J］. N Engl J Med, 1998, 338: 1481-1487.

［64］ HAMPEL H, FRANKEL W L, MARTIN E, et al. Screening for the Lynch syndrome (hereditary nonpolyposis colorectal cancer) ［J］. N Engl J Med, 2005, 352: 1851-1860.

［65］ DUNLOP M G, FARRINGTON S M, CAROTHERS A D, et al. Cancer risk associated with germline DNA mismatch repair gene mutations ［J］. Hum Mol Genet, 1997, 6: 105-110.

［66］ QUEHENBERGER F, VASEN H F, VAN HOUWELINGEN H C. Risk of colorectal and endometrial cancer for carriers of mutations of the hMLH1 and hMSH2 gene: correction for ascertainment ［J］. J Med Genet, 2005, 42: 491-496.

［67］ THIBODEAU S N, BREN G, SCHAID D. Microsatellite instability in cancer of the proximal colon. Science, 1993, 260: 816-819.

［68］ DIETMAIER W, WALLINGER S, BOCKER T, et al. Diagnostic microsatellite instability: definition and correlation with mismatch repair protein expression ［J］. Cancer Res, 1997, 57: 4749-4756.

［69］ HERMAN J G, UMAR A, POLYAK K, et al. Incidence and functional consequences of hMLH1 promoter hypermethylation in colorectal carcinoma ［J］. Proc Natl Acad Sci USA, 1998, 95: 6870-6875.

［70］ THIBODEAU S N, FRENCH A J, CUNNINGHAM J M, et al. Microsatellite instability in colorectal cancer: different mutator phenotypes and the principal involvement of hMLH1 ［J］. Cancer Res, 1998, 58: 1713-1718.

［71］ BUBB V J, CURTIS L J, CUNNINGHAM C, et al. Microsatellite instability and the role of hMSH2 in sporadic colorectal cancer ［J］. Oncogene, 1996, 12: 2641-2649.

［72］ GRYFE R, KIM H, HSIEH E T K, et al. Tumor microsatellite instability and clinical outcome in young patients with colorectal cancer ［J］. N Engl J Med, 2000, 342: 69-77.

［73］ SANKILA R, AALTONEN L A, JARVINEN H J, et al. Better survival rates in patients with MLH1-associated hereditary colorectal cancer ［J］. Gastroenterology, 1996, 110: 682-687.

［74］ LIN K M, SHASHIDHARAN M, TERNENT C A, et al. Colorectal and extracolonic cancer variations in MLH1/MSH2 hereditary nonpolyposis colorectal cancer kindreds and the general population ［J］. Dis Colon Rectum, 1998, 41: 428-433.

［75］ BERTARIO L, RUSSO A, SALA P, et al. Survival of patients with hereditary colorectal cancer: comparison of HNPCC and colorectal cancer in FAP patients with sporadic colorectal cancer ［J］. Int J Cancer, 1999, 80: 183-187.

［76］ KEE F, COLLINS B J, PATTERSON C C. Prognosis in familial nonpolyposis colorectal cancer ［J］. Gut, 1991, 32: 513-516.

［77］ SLATTERY M L, KERBER R A. The impact of family history of colon cancer on survival after diagnosis with colon cancer ［J］. Int J Epidemiol, 1995, 24: 888-896.

［78］ AARNIO M, SANKILA R, PUKKALA E, et al. Cancer risk in mutation carriers of DNA mismatch-repair genes ［J］. Int J Cancer, 1999, 81: 214-218.

［79］ JARVINEN H J, AARNIO M, MUSTONEN H, et al. Controlled 15-year trial on screening for colorectal cancer in families with hereditary nonpolyposis colorectal cancer ［J］. Gastroenterology, 2000, 118: 829-834.

［80］ DE VOS TOT NEDERVEEN CAPPEL W H, NAGENGAST F M, GRIFFIOEN G, et al. Surveillance for hereditary nonpolyposis colorectal cancer: a long-term study on 114 families ［J］. Dis Colon Rectum, 2002, 45: 1588-1594.

［81］ RODRIGUEZ-BIGAS M A, VASEN H F, PEKKA-MECKLIN J, et al. Rectal cancer risk in hereditary nonpolyposis colorectal cancer after abdominal colectomy. International Collaborative Group on HNPCC ［J］. Ann Surg, 1997, 225: 202-207.

［82］ DE VOS TOT NEDERVEEN CAPPEL W H, BUSKENS E, VAN DUIJVENDIJK P, et al. Decision analysis in the surgical treatment of colorectal cancer due to a mismatch repair gene defect ［J］. Gut, 2003, 52: 1752-1755.

［83］ WILLIAMS G, ARTHUR J, BUSSEY H, et al. Metaplastic polyps and polyposis of the colorectum ［J］. Histopathology, 1980, 4: 155-170.

［84］ HYMAN N H, ANDERSON P, BLASYK H. Hyperplastic polyposis and the risks of colorectal cancer. Dis Colon Rectum, 2004, 47:

2101-2104.

［85］ JEEVARATNAM P, COTTIER D, BROWETT P, et al. Familial giant hyperplastic polyposis predisposing to colorectal cancer: a new hereditary bowel cancer syndrome ［J］. J Pathol, 1996, 179: 20-25.

［86］ CHOW E, LIPTON L, LYNCH E, et al. Hyperplastic polyposis syndrome: phenotypic presentations and the role of MBD4 and MYH ［J］. Gastroenterology, 2006, 131: 30-39.

［87］ LINDOR N M, GREENE M H. The concise handbook of family cancer syndromes. Mayo Familial Cancer Program ［J］. J Natl Cancer Inst, 1998, 90: 1039-1071.

［88］ GIARDIELLO F M, WELSH S B, HAMILTON S R, et al. Increased risk of cancer in the Peutz-Jeghers syndrome ［J］. N Engl J Med, 1987, 316: 1511-1514.

［89］ SPIGELMAN A D, MURDAY V, PHILLIPS R K. Cancer and the Peutz-Jeghers syndrome ［J］. Gut, 1989, 30: 1588-1590.

［90］ LIM W, OLSCHWANG S, KELLER J J, et al. Relative frequency and morphology of cancers in STK11 mutation carriers ［J］. Gastroenterology, 2004, 126: 1788-1794.

［91］ HEMMINKI A, MARKIE D, TOMLINSON I, et al. A serine/threonine kinase gene defective in Peutz-Jeghers syndrome ［J］. Nature, 1998, 391: 184-187.

［92］ JARVINEN H, FRANSSILA K O. Familial juvenile polyposis coli: increased risk of colorectal cancer ［J］. Gut, 1984, 25: 792-800.

［93］ DESAI D C, NEALE K F, TALBOT I C, et al. Juvenile polyposis ［J］. Br J Surg, 1995, 82: 14-17.

［94］ HOWE J R, ROTH S, RINGOLD J C, et al. Mutations in the SMAD4/DPC4 gene in juvenile polyposis ［J］. Science, 1998, 280: 1086-1088.

［95］ WOODFORD-RICHENS K, WILLIAMSON J, BEVAN S, et al. Allelic loss at SMAD4 in polyps from juvenile polyposis patients and use of fluorescence in situ hybridization to demonstrate clonal origin of the epithelium ［J］. Cancer Res, 2000, 60: 2477-2482.

［96］ HELDIN C H, MIYAZONO K, TENDIJKE P. Tgf-beta signaling from cell membrane to nucleus through SMAD proteins ［J］. Nature, 1997, 390: 465-471.

［97］ THIAGALINGAM S, LENGAUER C, LEACH F S, et al. Evaluation of candidate tumour suppressor genes on chromosome 18 in colorectal cancers ［J］. Nat Genet, 1996, 13: 343-346.

［98］ HOWE J R, BAIR J L, SAYED M G, et al. Germline mutations of the gene encoding bone morphogenetic protein receptor 1A in juvenile polyposis ［J］. Nat Genet, 2001, 28: 184-187.

［99］ STECK P A, PERSHOUSE M A, JASSER S A, et al. Identification of a candidate tumour suppressor gene, MMAC1, at chromosome 10q23. 3 that is mutated in multiple advanced cancers ［J］. Nat Genet, 1997, 15: 356-362.

第三十四章　结直肠恶性肿瘤的诊治

第一节　引　　言

在过去25年，结直肠恶性肿瘤的诊治发生许多变化。相对于其他胃肠道实体肿瘤，结直肠癌等恶性肿瘤的诊治进展更多受益于多学科协作组模式。影像学诊断、组织病理学、胃肠病学、外科学及肿瘤学的进步推动了结直肠癌诊治的发展。本章节主要讲述这些进展，虽不够详细，但指出了该常见疾病已经发生的和将来可能进一步改善的重大发展。

结直肠癌仍然是发达国家的一种主要疾病。位居肿瘤死亡率的第二位，发病率仅次于乳腺癌和肺癌。据估计，世界范围内每年新发患者大约有650 000例，死亡患者400 000例[130, 135]。该病发病率在全球范围内不尽相同，英国每年为58/100 000[27]，而全球每年有19 000患者死于结直肠癌[126]，说明了该问题的严重性。

认识到癌前状态的存在和其腺瘤/癌序贯发生的特点，使得大规模乃至全国范围内筛查结直肠癌成为可能。经直肠内镜超声、CT和MRI检查为临床医生制定手术和非手术治疗方案提供准确的术前分期。内镜技术包括结肠镜与经肛管内镜的发展为适宜肿瘤提供了微创手术的治疗途径，并且越来越多的腹腔镜技术也应用到结直肠手术之中。随着对局部复发和远处转移模式的认识，手术技术也更加精细。最后，在过去15年，无论是辅助治疗还是进展期结直肠癌的放、化疗治疗手段都得到了长足的发展。

第二节　筛　　查

结直肠癌是一种适合做特定人群筛查的疾病，是一种与定义明确的癌前病变及结直肠腺瘤有关的常见疾病。结直肠癌具备有效的治疗方式，如果能够早期发现，病变也可以局部治疗。目前筛查手段主要是粪便隐血试验（faecal occult blood testing，FOBT）或者内镜检查，该内容可参见最近的文献综述[142, 183]。

随机对照试验研究显示，大约有2%的受检者FOBT阳性，阳性预测值肿瘤为11%，息肉为30%，患者依从性为55%～60%，由此结直肠癌死亡率可降低约15%～18%[42, 60, 84]。尽管在明尼苏达州大学的试验中，试纸条水化后增加了假阳性率，并且需要结肠镜检查确诊，但水化后死亡率降低更加明显[102, 103]。为使人口筛查获得较好的敏感性、特异性及顺从性，目前正在对其进行评估中[168]，英国已经开始在全国范围内实施筛查。

鉴别并切除恶性息肉可以降低结直肠癌的发病率，这是使用内镜技术（结肠镜或纤维乙状结肠镜）进行人群筛查的先决条件。一些患者对照研究[115, 158]和纵向研究[6, 121]结果显示，内镜适合作为进一步检查的方法（译者注：内镜适合作为粪便潜血阳性患者进一步检查的方法）；单独使用纤维乙状结肠镜作为筛查方法的前期研究结果已经发表[7]，结果显示其具有良好的依从性和安全性。该项多中心研究有关结直肠癌死亡的数据尚待公布。FOBT联合乙状结肠镜筛查数据的数学模型显示，在结直肠癌早期诊断方面具有潜在的成本效益优势[175]。

虽然有研究也推荐使用结肠镜进行人口筛查[143, 196]，但目前尚没有随机对照试验研究予以支持。结肠镜筛查研究的问题在于人群筛查研究中需要达到预期依从性，而不是在高危人群中筛查。结肠CT成像术可能成为结直肠癌筛查的一种手段[114, 144]，但目前在此方面所知甚少。

最后，虽然目前也有一些关于粪便肿瘤标记物的研究[164, 170]，但这些研究还处于初级阶段，并未经过严格的随机对照试验验证。

第三节　诊　　断

筛查检出的病变趋于早期（筛查检出病变中，Dukes A期患者>50%），然而在没有结直肠癌筛查的时候，结直肠癌早期诊断主要以症状或者急腹症为主，例如梗阻、穿孔或出血。大量证据表明结直肠癌的临床表现滞后而使诊断延迟，延迟诊断在初级和二级医疗机构都可发生。症状滞后有时可达数月，尽管这对是否影响整体预后并不清楚。在提高普通人群对结直肠癌症状重要性的认识及完善快速诊断和排除肿瘤方面，笔者做出了不懈的努力[100]。这方面可参考已发表的参考指南和期刊综述[181, 182]。一旦患者被转诊到二级医疗机构，通过引入优先检查问卷系统可以缩短诊断延迟时间[159]，文献报道了各系统之间的对比分析[67]。其他人采用"直接检查"的原则，避免诊断过程的延误[64]，或者建立"临床快速通道"。这些举措提高了服务质量，加快了诊断速度，而且医疗费用并未因此而增加。

多达30%的结直肠癌患者急性起病，并且在就诊之前几天出现症状。计算机断层扫描技术（CT）的发展使急症患者能够得到快速诊断并进一步制定适宜的治疗方案。多达20%的结直肠癌患者会出现肠梗阻，并且有较高的死亡率[134, 162, 176]。既往推荐行造影对比检查[29, 169]，但由于CT能够在明确诊断的同时还能够排除非机械性肠梗阻和指导肿瘤分期，因此该项技术已基本被CT所取代。

第四节　治　　疗

因为前文已述，结直肠肿瘤的现代化治疗很大程度上依赖于成像水平（参见第八章及第九章有关内容）。本节就如何将成像技术整合入结直肠肿瘤的合理治疗进行一些补充。

在硬质或可曲式乙状结肠镜、结肠镜检查做出结直肠原发肿瘤组织学诊断后，或是双重对比造影或CT扫描得出可能诊断后，需要在原发生长部位行进一步影像检查。对于结肠肿瘤而言，已普遍施行胸、腹部CT检查，肝脏核磁有助于发现肝脏异常。人们越来越关注超声结肠镜，特别是它能够对早期结肠肿瘤精确分期。CT扫描也用于直肠癌分期，它既能用于评估原发肿瘤，也用于检测后续播散。另外，经直肠超声和盆腔核磁扫描有助于原发直肠癌的术前分期。PET/CT在普外科实践中已占据一席之地，但目前它的应用还只限于具有潜在治愈可能的复发疾病的分期或直肠癌放、化疗后的随访。这些模式的影响将会在下面各节介绍。结直肠肿瘤治疗所取得的显著进步可以（尽管某种程度上有些武断）表现在结肠肿瘤与直肠肿瘤两个方面。

一、结肠癌治疗

符合肿瘤学原则的手术切除依然是结肠癌的主要治疗手段。在特定条件下，术前最优化方法获得越来越多的关注，例如"快速通道"和加速康复计划[2, 43, 50, 76, 77]。尽管在发病率和死亡率上，并无大型研究结果支持，但这些举措无疑能加速康复速度。事实上大部分高龄患者合并多种疾病，需要注意外科治疗之外的各种情况。

如前所述，结肠梗阻较为常见，且治疗策略近年来经历了较大的变化。自扩张金属支架（self-expanding metallic stents，SEMS）的问世，一方面缓解了进展期患者的梗阻症状，同时又可以解决择期手术患者急性梗阻的问题。文献显示合理放置支架可以使90%的患者症状得到缓解，支架相关死亡率<1%，支架移位率约为10%[78, 157]。支架可以放置在直乙交界处或左半结肠，但在更近侧结肠放置支架的经验还比较少。这项技术已经越发成熟，但仍需要对照试验进行验证，尤其是作为术前准备使用之时[129]。

右半结肠肿瘤所致梗阻行急症手术切除已被广泛认可，但是左半结肠肿瘤梗阻处理尚存争议。一种处理方法是行二期手术，但也有大量证据表明一期切除结肠患者，术后住院时间明显降低，且术后并发症发生率及死亡率更低[99, 166, 202]。一项Cochrane分析指出，以目前较贫乏的资料尚不能得出二期手术与一期手术孰优孰劣的结论[38]。

包括一项随机对照研究在内的三项研究，探讨了在节段性切除术（segmental colectomy，SC）和结肠次全切除术（subtotal colectomy，STC）之间的选择问题[124, 180, 185]。所有研究都得出相似的结果：术后住院时间、吻合口漏发生率及死亡率无明显差异；主要的差别是在STC术后，患者需要更多的止泻药治疗。手术方式的选择可能很大程度上依赖于术中发现：盲肠穿孔或撕裂行STC（译者注：其目的可能为减少肿瘤种植于结肠及其系膜的风险）；多发肿瘤行STC；需与直肠吻合者及已有大便控制不佳者均行SC。鉴于有些患者不适合肠道准备，术中结肠灌洗日渐流行，但其应用仍是选择性的。一项对照研究认为灌洗和单纯减压的临床效果没有明显差异[96]。

结肠肿瘤穿孔和伴随的粪性腹膜炎具有较高的发病率和死亡率。在初期和快速复苏后，应当由经验丰富且能胜任前述多种术式的外科医生施行手术。当患者生命体征不稳定时，手术的主要目的是切除病灶、控制感染源和结肠造口。此种情况下不宜行肠道吻合。急症行Hartman术患者，很大可能不再接受后续手术而永久保留造口[83]。

最近发表的多个随机对照试验研究腹腔镜结肠肿瘤手术的相关情况[55, 88, 178, 179]。经过大量实践，早期对切除范围和Trocar戳孔复发的质疑基本消除，而且组织学检查也确认了足够的淋巴结检出率。若由腔镜中转开腹，手术时间将会延长，中转开腹率大约为20%~30%。仅有一组试验涉及技术更具挑战性的直肠癌手术[55]。虽然还需要大型研究的长期结果，但是目前的长期结果显示腹腔镜与开腹手术并无明显差异，而前者具有更好的近期效果，如减少术中失血、缓解疼痛及促进肠功能恢复。研究腹腔镜辅助切除和加速康复外科的试验正在开展。合理地培训腹腔镜技术人员颇有必要。

结肠小肿瘤呈现出特定的治疗难题，而且随着结直肠检查的进步，结肠小肿瘤变得越来越多。肿瘤常常在结肠镜检查时发现，而且即使不带蒂仍可在内镜下切除（详见第六章有关内容）。如果先前内镜切除的标本经过组织学检验后，仍需进一步切除肠管，在切除部位注射染色剂以标记病灶，有助于在腹腔镜手术中识别病灶部位。

二、直肠癌治疗

直肠癌在治疗上需要单独阐述。治疗目的是在治愈疾病的基础上尽可能保存肛管直肠功能。由于骨盆内直肠难以接近的解剖特点，使得影像检查和非手术治疗颇具优势，但却为外科手术带来一些特定的困难。治疗直肠肿瘤有时需要联合使用手术与非手术治疗。本节将着重讨论直肠的手术问题，并有单独的章节讨论非手术治疗作为主要或联合处置策略的有效性。

（一）影像学检查

由于影像检查的进步，直肠癌的治疗手段及方式有了很大的进步。可用的检查手段包括经直肠超声、盆腔CT和MRI。有研究显示，经直肠超声在检测直肠壁内肿瘤浸润深度上具有其他检查手段不可比拟的优势[12, 75, 86]。一项大型单中心研究显示直肠超声检测浸润深度的总准确率是69%，过度预测占18%，预测不足占13%[49]。多数研究认为，尽管有高频探头的帮助，区分T1和T2肿瘤仍有困难。Kauer等报道T3肿瘤正确诊断率最高（86%）[75]，而T4肿瘤诊断率最低（36%）。无论何种影像检查对淋巴结转移的评估均不准确。一项研究提示超声仅可检测到74%的转移淋巴结[86]，这也只比MRI提高少许。超声的重要性体现在当肿瘤可以做局部切除之时，适用于该术式的肿瘤应当是完全位于肠壁内且最好不要突破肌层（T1）。正如后文将会阐述的，早期直肠癌的淋巴结转移会使得局部切除面临挑战。

MRI在直肠癌评估中的优势在于它可以评估原发灶与预计切除范围的关系。关于MRI的早期经验[8, 21]已为大型多中心试验所肯定[110]，MRI的检测结果在指导手术方面具有重要作用[150]。近期已有这方面的综述发表[9]。

（二）局部切除

直肠癌局部切除可以最大程度地保留直肠的容受性，因而保留良好的控便功能。但是，只有当肿瘤能被完整切除且没有淋巴结转移时，局部切除才是根治性的。确保根治及避免局部复发似乎与以下几点有关。肿瘤的T分期越高，直肠系膜内越有可能出现淋巴结转移，而且低位直肠癌，淋巴结转移的位置靠近侧盆壁。一项全面回顾分析指出，当肿瘤分期从T1升至T3，淋巴结转移的风险从0～10%提高至＞30%[160]。来自梅奥诊所的一项包含353例T1肿瘤患者的研究指出[118]，淋巴结转移率为13%，无论单因素和多因素分析均提示：淋巴管侵润、下1/3的低位肿瘤及病变侵犯到黏膜下层的下1/3（SM3）者均是淋巴结转移的危险因素。毫无疑问，T分期与局部复发率密切相关，尽管对某些特定患者也有不同的报道[16, 53]。当直肠癌满足以下条件时可以选择局部切除：T1肿瘤、有充分的病理取材未发现较差的分化、可以完整的切除、无淋巴结转移及肿瘤仅侵犯到黏膜下层（SM1）。满足这些条件的前提是肿瘤被切除后，手术标本可妥善展开以进行病理检查。大宗的研究对局部切除应用于进展癌的态度谨慎[10, 109, 132]。总的局部复发率从T1肿瘤的11%～29%升高到T2肿瘤的30%[160]。大部分权威指南均推荐如果局部切除所获得的标本不够理想时，应当立即行根治切除术。已有局部切除术后行补救性手术的报道，但是其结果并未能使所有患者获益[45, 109, 193]。在一项研究中，有88.9%（24/27）的患者接受局部切除术后补救手术，在不足3年的随访后癌症相关死亡率为33%[109]。一项近期的研究对49例接受补救手术患者随访5年，尽管95.9%的患者获得了R0切除，但是疾病相关生存率仅为57%[193]，得到这种不佳效果的原因据称是因为这部分患者的原发肿瘤本应接受长期治疗。

局部切除术联合使用辅助治疗可能成为微小直肠癌的治疗手段，但是能否降低围手术期并发症发生率和死亡率确实颇受质疑，对T2肿瘤局部切除后加用辅助放、化疗，仍有20%的局部复发率[167]。越来越多的证据支持采取术前放、化疗后再用局部切除[66]或者仅观察随访[57]，但是这种策略同样仅限于某些特定患者。研究发现原发肿瘤已完全病理性缓解，但随后的切除术却在直肠系膜内发现的肿瘤播散灶[70, 201]。在一个研究中[201]，109例包括低位和中位直肠癌患者接受术前放、化疗，其中有47例患者据信获得了完全缓解；17例患者直肠壁内未见到残存肿瘤，但其中有2例（12%）患者直肠系膜内发现肿瘤。英国的一项回顾性研究发现有18%患者获得了直肠壁内完全缓解，但在完全缓解的23例患者中有4例（17%）发现了转移淋巴结。

Buess等首创经肛管内镜下高位局部切除术[22]，这套设备可对高位直肠肿瘤予以局部切除，常规经肛局部切除术的种种困难也迎刃而解，这种新方法不但适用于良性肿瘤，而且也更推荐用于T1期直肠癌[119, 127, 172]。

一项最近的综述显示，局部切除适合于经过慎重选择的低风险直肠癌，将局部切除扩大应用到进展肿瘤时，应加用辅助治疗。将局部切除应用于超过T1（SM3）或T2/T3肿瘤都有较高的局部复发率[20]。

大部分直肠癌仍然适用根治手术切除。正如后文所述，这个区域的病变都应当在影像学资料的指导下予以术前讨论所有可能的治疗方案[18, 150]。历史上，直肠癌手术都需造口，但是随着外科技术的进步、对肿瘤播散模式的理解及谨慎地评价手术疗效，保留肛门功能的手术取得了明显的进步。现在的手术目标是完整地将直肠原发肿瘤及直肠系膜固有筋膜一同切除、保存盆腔自主神经及肛门直肠功能。

（三）直肠系膜切除

直肠癌的转移是沿着直肠周围脂肪组织中的淋巴结向头端方向转移。虽然对于如何命名这种直肠系膜固有筋膜的切除方式仍有争议[30]，但目前Heald教授等人提出的全直肠系膜切除术（totalmesorectal excision，TME）已广为接受[63]。随着TME手术的提出，人们认识到，如果直肠系膜切除不完整或者在严格病理检查时，环周切缘肿瘤浸润或者肿瘤距离环周切缘距离＜1mm，则有局部复发的可能性[138]。因此提高外科操作水平应该包括直肠及周围组织整块切除、实施TME手术及术后切除标本精确的病理检查。达到上述要求需要术前能够预测切缘是否受侵，从而对高危患者采用其他治疗措施（见后）。目前没有针对TME手术的临床对照试验研究，并且将来可能也不会有此类研究。单中心文献报道，采用精细手术操作行TME，局部复发率可降至10%以下[24, 41, 98]，而有些研究显示不完全切除直肠系膜也可使局部复发率降低至10%以下[79]，这可能是因为根治性切除直肠盆腔壁层筋膜较完整切除直肠系膜更为重要，特别是直肠上三分之一的肿瘤。同时，病理学研究发现肿瘤向远端系膜内浸润距离很少超过3～4cm[145, 155]。

盆腔手术技术的提高可以降低局部复发率，其最有力的证据应该是术者经过一段时间的手术技能培训，然后进行纵向观察研究[5, 11, 74, 107, 194]。瑞典一项早期研究[5]对比了两个时期（1984～1986年和1990～1992年）的局部复发率，发现后者较前者有明显下降，而两个时间段的主要差别是1989年TME手术技术的开展。斯德哥尔摩开始正规培训项目以来，局部复发率由20%降至8%[107]，同样，荷兰也出现了类似的下降[74]。尽管环周切缘受侵是评定手术切除质量的指标[13]，但有时在TME术中发现环周切缘已经受侵犯，那么显而易见肿瘤处于局部进展期[58]。在这种情况下，关键是思路清晰，手术本身并没有错误，而错误的是术前没有考虑到给予其他辅助治疗。

（四）功能保护

大量统计数据表明直肠癌永久性造口比例超过25%[61, 177]，而恢复胃肠道连续性仍然是直肠癌手术的目标。长久以来都认为吻合口越靠近肛管直肠交界处，功能障碍越明显。低位吻合会导致"前切除综合征"，表现为便频、便急和便失禁，沿用炎症性肠病手术贮袋的概念，低位直肠癌手术贮袋一直是研究的热点。1986年有研究提出结肠J形贮袋手术[92, 128]，其结果显示贮袋可减少便频次数，改善大便失禁症状。显然，必须是贮袋与肛管吻合，否则结肠贮袋成形会导致粪便排空不全。已有随机试验证实结肠贮袋效果优于结肠肛管直接吻合[93, 161]。纵向研究表明在大多数患者中，结肠贮袋改善排便功能的作用主要体现在术后1～1.5年，过了这一时期，一般认为结肠排便功能与直接吻合差别不大。结肠贮袋大小超过6cm并无优势，而贮袋越大，使用通便药物和灌肠剂的机会越多[94]。结肠贮袋改善排便功能，明显提高生活质量[54]。结肠横行成型术是结肠贮袋的变异术式。通过在吻合前将结肠纵切横缝的方式扩大结肠容积。研究表明结肠横行成形术是除J形袋之外另一种选择，并且同样优于直接吻合[82, 199, 200]。

在解剖游离直肠时，很多时候要考虑到损伤盆腔自主神经的可能，重要的是正确识别解剖层次。在主动脉前方分离，或者进行到上腹下神经丛发出腹下神经分支沿骨性骨盆侧壁行走时，可能会损伤交感神经链。S_2、S_3及S_4发出的副交感神经与下腹下神经丛神经在盆腔底部汇合，在此处操作有损伤副交感神经风险。盆腔自主神经保护应该是现代TME手术的一部分，同时精细操作能减少潜在的排尿和性功能障碍。最近的回顾性文献报道，TME术后有33%～70%患者发生排尿功能障碍，有20%～46%患者发生勃起功能障碍，而在那些勃起功能正常患者，有20%～60%出现射精功能障碍[113]，常规识别盆腔神经可降低其发生率。Kneist等指出在术中盆腔自主神经保护不完全的患者中，术后长期留置尿管更常见[80]。进一步比较TME手术引入前、后排尿功能和性功能变化，发现术后膀胱功能在TME手术实施前、后没有变化，而性功能在TME手术实施之后有所改善[108]。日本一项大样本研究也同样显示自主神经保护并不影响肿瘤预后[163]。

另外两项手术技术能显著改善直肠癌术后功能。首先，直肠癌在腔内向远端浸润的距离有限，这一共识使部分学者远端切除达到部分肛管内括约肌（IAS）水平[147, 153, 154, 184]。在大样本报道中[154]，117例患者通过括约肌间切除，行超低位吻合而获得成功保肛，其中40%患者为Dukes A期；并发症较少，局部复发率为5.3%，86.3%的患者可控制固体、液体粪便排泄和排气。也有研究者报道了类似手术技术，但是术前需要对T3期病变进行放疗[147]。当回顾性研究肛管功能的时候，这种经括约肌间切除方式可能受到关注，其手术学和肿瘤学结果与上述手术方式类似，89%患者获得了R0切除，两年局部复发率为2%。该研究小组的另一篇文章显示，比较传统结肠肛管吻合和经括约肌间切除术，在便频和便急症状上没有区别，但经括约肌间切除术的患者在排便控制评分上更差，并且需要使用更多的止泻药[19]。该技术避免经腹会阴联合切除直肠和肛管，并且在特定患者人群中肿瘤学指标较好，值得考虑，但是需要谨慎地选择适应证。虽然有些中心指出超低位吻合在直肠癌手术中扮演越来越重要的角色，从而使经腹会阴联合切除术的比例有所下降，但是仍需要进一步研究来阐明该手术的功能和肿瘤学预后，特别是辅助治疗的作用。

另外一项需要考虑的因素是盆腔侧方淋巴结状态，这最终涉及直肠癌淋巴结转移和自主神经的支配。主要来源于日本的研究证据有力证明直肠癌可以转移至盆腔侧壁淋巴结。在一篇开创性研究论文中，作者阐述了侧方淋巴结与肿瘤的不同部位及浸润深度的关系[173]，结果显示距离齿状线超过6cm的肿瘤其淋巴结转移率为0.6%，而在1cm以内的肿瘤则高达29%；浸润黏膜下层的肿瘤与累及直肠周围组织者相比，其淋巴结转移率也从2.8%升至10.6%。研究者同时指出这些淋巴结并不位于TME手术切除的范围内。最近的一项研究也得出了类似的结果，对237例进展期（T3、T4）直肠癌患者进行回顾性研究，所有患者均进行根治性切除（R0切除）和侧方淋巴结清扫，发现有17.3%患者侧方淋巴结阳性[188]。同样，当肿瘤位置越低、分化越差及系膜淋巴结受侵者，侧方淋巴结转移率越高。侧方淋巴结阳性患者，术后生存率缩短（42% vs. 71.6%），局部复发率升高

（44% vs.11.7%）。因为常规手术不能切除这些转移淋巴结，低位直肠癌选择手术时，都应考虑到这些数据。对于侧方淋巴结可疑阳性的患者，某些学者提出应进行系统的盆腔侧壁清扫，但是除了日本外，其他国家研究中心尚未报道相关的支持证据。进展期肿瘤患者术后生存预后本来较差，不仅如此，盆腔自主神经损伤患者也高达30%[171]。在最近一项问卷调查中，TME加术中自主神经保护和实施侧方淋巴结清扫与否，患者性功能和射精能力分别从90%和70%降至50%和10%[87]。盆腔侧壁淋巴结位于盆腔放疗照射野内，其治疗方案将在非手术治疗章节进一步探讨。

（五）非保肛手术

一直以来，直肠癌手术在可能的情况下都尽量保留肛门功能，在过去20年，经腹会阴联合切除术比例已经下降，尽管如此，仍有25%患者切除肛门行永久性造口[61, 177]。越来越多的证据表明，经腹会阴联合切除的患者切除范围并不够。环周切缘是否浸润可作为手术切除范围的评价指标，有些研究显示在行经腹会阴联合切除术的患者中，环周切缘阳性率较高[106, 117, 139, 177]。骨盆和骨盆出口解剖学因素，特别是在男性患者，可能限制了应切除组织的边界。个别中心结果显示经腹会阴联合切除术可获得较好的肿瘤学预后[37]，但是其他中心结果显示预后较差[90]。目前观点认为直肠系膜向下延伸至肛管直肠交界处，如果肿瘤恰好位于此处，意味着环周切缘与直肠壁距离很近，则切除标本不可避免地会呈锥形。应该努力获得更安全边界和柱状标本[69]。手术操作的会阴部分可在俯卧位进行，但是切除范围扩大带来的问题是难以充分关闭会阴切口。这种情况下可使用腹直肌或者臀大肌填充，也可植入人工补片。会阴疝可能会成为这种大手术的另一个问题。

结直肠肿瘤手术主要并发症包括吻合口漏、腹腔积液、造口相关并发症、腹会阴联合切除术后会阴切口不愈。所幸的是，结肠吻合口漏少见，约为5%。然而，需要指出的是吻合口位置越低，吻合口漏的发生率越高，通常可达15%～20%。因为吻合口漏的后果十分严重，所以很多医生常规性行预防性造口以保护吻合口。选择结肠襻式造口还是回肠襻式似乎差别不大。一项随机试验[91]指出回肠造口患者肠梗阻的发生率较高，因此推荐行结肠襻式造口。然而，该项研究同时指出，结肠襻式造口患者结肠脱垂更常见，其他的对照研究则推荐行回肠造口[39, 195]。有研究报道了吻合口漏发生后的直肠功能[120]，在92例行前切除患者中，17例（18%）发生吻合口漏，仅12例患者有可能行造口关闭术，并且与对照组相比，11例患者直肠功能受损。新直肠功能降低，排空功能障碍，便急症状更明显。进一步研究结果也支持低位吻合需要预防性造口，研究报道未行预防性造口者，发生吻合口漏之后再行造口，造口无一能够关闭；然而预防性造口之后发生吻合口漏者中，有14/23（61%）造口可以关闭。

第五节　随　　访

尽管随访的价值仍存争议，然而有很多令人信服的理由让医生对治疗后的结直肠癌患者进行随访。现认为密切的随访可以发现有可能被治愈的结直肠癌复发或转移性病灶，例如肝脏或者肺脏转移癌、盆腔孤立性复发癌或者可能因辅助化疗而无症状的复发结直肠癌。此外，随访有利于治疗效果的统计。Cochrane系统评价[72]同样推荐密切随访，然而最佳的随访方案仍未确定。包含8个研究的Cochrane系统评价认为密切随访患者在总体生存曲线上获益，并且因为术后随访时应用肝脏影像学予以评估，更多的再次根治性手术可以在密切随访的术后患者中实施。美国结直肠外科医生协会在此方面一直有所研究，大力推荐结直肠癌彻底手术切除患者务必随访，确认以上研究颇具价值（根据同一时期的文献）。由结直肠肛门病协会专家小组出版的"结直肠癌治疗指南"也发表了相似的结论（Scholefield，personal communication；www. acpgbi. org. uk）。

第六节　结直肠癌转移或复发患者的外科治疗

外科手术在复发或转移性结直肠癌治疗中所起的作用引起了人们越来越多的兴趣。诊断技术的提高发现了越来越多的复发或转移性结直肠癌患者，同时也允许再次实施更多的根治性手术，这使部分复发或转移性结直肠癌患者获得了治愈。对于结直肠癌肝脏转移患者而言，手术切除仍然是唯一获得治愈的方法，以前的指南在有关切缘是否干净或者转移的数量方面受到了挑战[190]。

肝脏转移癌获得R0切除之后，约25%～40%患者预期寿命可达到5年[152]。更有令人鼓舞的观点认为，新辅助治疗可以使之前不可切除的肝脏转移癌变得可以切除[15]。目前大部分肝脏转移癌的切除是在原发病灶切除之后；但是对于那些无症状的原发性肿瘤伴潜在可能切除的肝脏转移癌，或者那些通过新辅助治疗可以变得能够切除的肝脏转移癌，推迟原发肿瘤手术或许十分必要。对于那些肝脏有其他疾病患者（15%～20%），肝脏的其他疾病是否与结直肠癌原发肿瘤同时或随后切除仍存在争议。最近的一篇文献在此方面有所讨论并呼吁开展临床试验来解决这些问题[1]。

肺转移癌的切除也颇受关注。尽管英国国家卫生与临床优化研究所（NICE）指南推荐，有肺脏转移癌患者可接受转移病灶切除，但是没有随机对照试验以资参照，所以在这方面仍存在争议[186]。

局部复发性直肠癌通常无法治愈。最近的回顾性研究[48, 65]表明在部分局部复发性直肠癌患者中，可以获得治愈性手术切除。治愈的患者通常见于中心性复发，而非盆壁或骶骨受累患者。更重要的是，这样的患者通常需要一个多学科队伍包括神经外科、骨科、泌尿外科及整形外科的共同参与。据文献报道[65]，局部复发性直肠癌的发病率为24%～44%，5年生存率接近30%～35%。认真评估对于这些患者十分重要，尽管普遍使用CT和MRI，但在部分情况下PET-CT也有重要作用。这些影像学检查可以发现共存的、未发现的复发和远处转移，从而避免不必要的扩大手术[192]。

第七节　直肠癌辅助放疗

有明确的证据确认新辅助放疗联合手术切除可以降低直肠癌的局部复发率。一项发表于2001年包含了22个随机试验的系统性综述回顾了从1987年开始的包括8 507名患者的研究。其中14个随机临床试验评估了术前辅助放疗，8个随机临床试验评估了术后辅助放疗。直肠癌患者局部复发率联合术前放疗和手术组低于单纯手术组（12.5% vs. 22%，$P<0.00001$）；联合术后放疗和手术治疗组也低于单纯手术组（17% vs. 26%，$P=0.00002$）。最明显的获益见于术前放疗生物当量剂量（biologically equivalent dose，BED）超过30Gy的随机临床试验。生物当量剂量的运用可以使不同的放疗剂量被转换为同一种计量方式。例如，5个疗程剂量为25Gy的术前短程放疗换算为BED是37.5Gy。同样，医学研究委员会（Medical Research Council，MRC）的CR02[141]试验20个疗程剂量为40Gy的放疗换算为BED则为36Gy。

综述中另外一个重要发现是对非直肠癌的直肠恶性肿瘤辅助放疗效果的评估，其最好的效果是＞30Gy BED术前放疗的试验，欧洲癌症研究与治疗组织（European Organisation for Research and Treatment of Cancer，EORTC）40761试验和Stockholm试验使用非常大的放疗区域和2个简单的放疗区域，与试验结果有一定的关系。现在的放疗技术运用了3个范围中最小的一个，放疗区域上界在骶骨胛，较前有所减少。

术前短程放疗（short-course preoperative radiotherapy，SCPRT）在＞30Gy BED的术前放疗试验中效果最好。这种治疗在瑞士通过Stockholm试验[28, 140]和瑞士直肠癌试验[71]（Swedish Rectal Cancer Trial，SRCT）及一个比较术前放疗和术后放疗的试验[47]，现已成为成熟的治疗方案。另一个在英国实施的相似的试验[52]也有类似结果。最有影响力的试验是SRCT，不但直肠癌复发率的显著减少，而且5年生存率也提高了10%[71]。一个最新的研究[35]通过总结分析瑞士癌症数据库（Swedish Cancer Registries）资料发现术前短程放疗可以作为直肠癌的常规治疗，直肠癌单纯手术治疗的患者术后局部复发率与相配比的未参加试验的直肠癌患者相似。

近期2篇文献用一个中位随访时间为13年的试验更新了SRCT的治疗经验，术前辅助放疗的直肠癌患者的局部复发率比单纯手术组明显下降（9% vs. 26%），生存率升高（30% vs. 38%）[44]。研究表明[14]，SCRPT使术后6个月以上的晚期并发症如感染、肠梗阻和腹痛显著增多。

在北美，一个小样本但重要的试验[85]发现，与放疗同时进行的系统性化疗可以降低直肠癌局部复发率和提高生存率。一项随后的研究[125]同样表明5-FU静脉滴注比口服可提高生存率。这些研究认为"北美治疗标准"是T3期及以上的或有淋巴结转移的直肠癌患者术后放、化疗治疗的标准。最近的德国一项直肠癌相关试验同样支持术后化疗向术前化疗的转变[151]。

合理的推测是，以前试验中直肠癌患者单纯手术治疗后的局部复发率高是因为落后的外科技术。因此辅助放疗的获益需要结合外科技术的进步，如全系膜切除术，来综合评估。

两项设计相似的重要试验评估了在外科技术进步后SCPRT对预后的单纯作用。荷兰结直肠癌小组试验[73, 191]和MRC CR07试验[156]随机挑选了共3 211名无转移证据的接受SCPRT或者单纯手术的直肠癌术后患者进行研究。如果先行手术治疗，患者环周切缘阳性则接受术后放疗（MRC试验同时行化疗）。在荷兰的试验中没有运用辅助化疗，然而在MRC试验中同时运用了辅助化疗，这样避免了两种治疗方式的偏倚。

每一项试验都发现不同TNM分期患者均可绝对获益，相应分期的直肠癌局部复发率显著下降。MRC试验表明3年无病生存率提高了5%。在两项试验中总生存率均未提高（尽管MRC试验稍欠成熟）。两项试验手术切除标本的评估[116, 139]证实手术切除标本平面与临床结果相关。MRC试验清晰表明了在所有3种手术切除平面的标本中，SCPRT降低直肠癌患者的局部复发率[139]。

这两个试验均提供了明确获益的证据。目前争论的中心集中在哪种患者应该接受SCPRT。明确这个问题的困难在于以下几方面因素：①患者通过SCPRT的获益需要与长期和短期化疗毒性的风险相平衡；②上述试验实施时，直肠癌患者常规盆腔核磁评估尚未开始；③建立模型以决定哪种患者需要术前新辅助放、化疗十分重要。

第八节　术前放、化疗

大量的临床试验数据和临床实践经验对我们治疗直肠癌患者的具体步骤产生重要的影响。在英国，多学科团队（MDTs）的理念始于1995年Calman Hine的报告并得到了持续的发展[26]。

一、方案选择

现如今，直肠癌患者术前常规进行讨论，回顾活检病理、临床细节、盆腔MRI及胸、腹部CT。本节将不再讨论有远处转移及肿瘤已无法切除的患者。除了个别年老体弱患者，绝大多数直肠癌患者需要对手术切除、术前短期放疗（SCPRT）及术前放、化疗等治疗方案进行讨论。

在笔者的临床经验中，术前放、化疗的适应证包括：原发肿瘤可能或者已经侵犯直肠固有筋膜者；低位直肠癌行经腹会阴联合切除需缩小肿瘤体积以保证环周切缘阴性者。如果原发灶距直肠固有筋膜的距离<2mm（译者注：也有学者以MRI显示肿瘤前缘和直肠固有筋膜间距<1mm作为标准），则认为直肠固有筋膜可能受侵。对存在直肠固有筋膜之外淋巴结转移者以及侵犯常规切除平面之外组织者，则予以术前放、化疗。

在CR07试验结果出来之前，SCPRT可以考虑用于低位非固定的较小的肿瘤，这种类型的肿瘤需要行腹会阴切除。对于切缘安全考虑而拟行前切除患者首次手术时（或者加入CR07试验），仍可以使用SCPRT。这种方法被纳入决策法则以作为MDT会议指导方针。笔者最近评估了这项方法[150]，也在约克郡癌症网络上讨论了CR07的结果，这有可能改变术者的决策。对于已有证据证明淋巴结受累或者T3期肿瘤但直肠固有筋膜尚未累及患者，可以应用SCPRT。不同的医疗单位对于T3的界定也不同（>2mm或者>5mm的直肠壁外播散）。笔者采用标准的MRI分期，并对每个单位SCPRT的应用进行审核。

每个国家及一个国家的不同地方，对于辅助放疗的取舍均不尽相同。笔者坚信MDTs能够统一治疗方法并能评估整个治疗过程和结果[25, 150]，对于提高临床实践水平颇为重要。

二、术前放、化疗的临床试验

近年的三项临床试验有助于放、化疗的临床决策。EORTC 22921试验[17]和FFCD 9203[51]试验，将1 744例可切除的T3/T4或淋巴结阳性直肠癌患者随机分组。两组均将单独长程放疗（45/25 Gy/F）与术前放、化疗[45/25 Gy/F加上5-FU和亚叶酸（LV）]比较，放疗时间是第一周和第五周。术后，EORTC试验采用二次随机化，比较进行或不进行四个月5-FU/LV化疗的疗效差异。然而FFCD 9203试验推荐对所有患者进行化疗。EORTC和FFCD试验均发现局部复发率分别从17%及17%（长程化疗）降低至9%及8%（术前放、化疗）。两项试验也均证明患者的无病生存期并没有差别。上述结果有力地证明术前放、化疗要优于单独的长程放疗。

采用相似的入组标准，进一步试验比较术前放、化疗和术后放、化疗[151]。术后辅助化疗推荐应用于所有患者。德国CAO/ARO/AIO-94试验将823名患者随机分组并证明术前放、化疗具有明显的优越性。局部复发率由12%降到6%并且急性或迟发性毒副反应均明显减少，进一步支持了术前放、化疗的应用。

最近的试验结果让笔者质疑对于可切除的直肠癌患者术前放、化疗是否优于SCPRT。一项临床研究比较了这两种治疗方法，但需要强调的是此项试验既没有高质量的设计，也没有强有力地统计分析去评估局部复发和生存率。波兰的一项试验探讨对于低位可切除的直肠癌术前放、化疗是否可以提高肛管括约肌保留率，术前312名患者随机分为放、化疗组和SCPRT组。参与试验的外科医生基于（化）放疗后肿瘤的范围决定是否采用保留肛管括约肌的手术。然而，外科医生的这种决策难以保持连贯的一致性。

两种治疗方式保留肛管括约肌的概率没有区别。有趣的是，SCPRT组局部复发率为9%，而术前放、化疗组则为14%。虽然这样的结果令人颇感兴趣，但纳入的患者数较少，因此仍需进一步试验对结果进行验证（最近澳大利亚有一项试验完成了评估）。

三、放、化疗相关毒副反应

医生应特别重视辅助放疗带来的急性或迟发性并发症。有证据显示肠功能障碍、尿失禁[34, 81, 104, 133]及性功能障碍[105]等并发症有所增加。放疗还将导致男性不育和女性绝经期提前。

评估肿瘤的远端范围对于外科医生决定手术方式和放射科肿瘤医生决定放疗方法都至关重要。若要实施低位前切除吻合术，就需术前照射以保留肛管括约肌功能，此种情况下，术后主要的肠道并发症很大程度上与术前照射有关。如果实施腹会阴联合切除，放疗注重的问题则是担心会阴切口愈合延迟[104]。解决上述问题的方法是使照射会阴的射线剂量最小化、用翻板遮住会阴切口或者提高早期肿瘤手术疗效从而避免放疗（本章另行讨论）。

第九节　新型放、化疗

有力的证据支持直肠癌患者应增加同步放、化疗。一种方法即在放疗期间用口服卡培他滨代替5-FU/LV静脉给药。这样能简化治疗方法，既能避免中心静脉置管和输液泵（持续泵入5-FU）的使用，又能避免分10次静脉注射5-FU/LV。应用卡培他滨的放、化疗方案最近已完成评估[56]，笔者采用卡培他滨5d/周计划给药的研究已经发表[33]。

大量的Ⅰ/Ⅱ期临床研究对增加伊立替康和奥沙利铂的疗效进行评估。最近一项综述[62]回顾了3 157例参加术前放、化疗临床试验患者，发现两药合用的病理完全缓解率为19%，而单独用5-FU则为10%。虽然有Ⅱ期临床试验报告显示具有更高的部分完全缓解率和环周切缘阴性率，然而现在需要Ⅲ期临床试验决定是添加另一种化疗药（伊立替康或奥沙利铂）还是添加单克隆抗体（西妥昔单抗或贝伐单抗）。

加强放、化疗不可避免地将增加急性或迟发性毒副反应。正因为如此，这些治疗在应用于那些肿瘤病变较小、可切除的直肠癌患者之前，应在肿瘤累及或侵犯直肠系膜固有筋膜等高风险直肠癌患者中进行研究。

第十节 结直肠癌的辅助化疗

在过去15年，结直肠癌辅助化疗的一系列重要问题，都得到了明确的评价。大部分临床试验仅限于结肠癌。简单的原因为直肠癌存在不同程度的局部复发风险及难以在辅助化疗之后序贯放、化疗，这都抵消了辅助化疗能带来的益处。

美国两项评估5-FU联合左旋咪唑治疗12个月的重要临床试验[89, 111, 112]，其结果为结直肠癌辅助化疗领域带来了重大突破。美国国立卫生研究院提出，对于Ⅲ期结肠癌患者推荐给予辅助化疗[123]。

随后的临床试验也解决了一系列关键问题。组间试验0089[59]发现，5-FU联合亚叶酸钙6个月疗法与5-FU联合左旋咪唑12个月疗法效果相当。临床试验QUASAR[32]指出，左旋咪唑的使用并不能使患者获益，并且5-FU联合亚叶酸钙6个月疗法中，高剂量或低剂量的亚叶酸钙并未显示出疗效差异。一项队列研究将4 927例患者，根据高剂量与低剂量的亚叶酸钙及联合使用左旋咪唑与安慰剂之间进行2×2析因设计的随机分组。将有明确化疗指征的患者予以随机化。当患者化疗指征不确切时，也实施相同的程序，随机分配至化疗组或非化疗组[137]。

在QUASAR临床试验中，临床医生可使用每周一次、连续30周的治疗方案；或者是每周5天，每月重复，连续6个月。尽管这两种方案并没进行随机对照，目前也没有发现这两种方案的临床效果存在差异，但英国的临床医生更倾向于使用每周一次的方案，由于其毒副反应更小。一项稍高剂量5-FU治疗24周的方案目前正在研究中[131]。

一、Ⅱ期患者的辅助化疗

辅助化疗能否使Ⅱ期患者获益目前尚不明确，并且仍存在许多争议。一个荟萃分析纳入了四项NSABP研究、共1 565例Ⅱ期患者的研究结果显示，Ⅱ期患者的辅助化疗使死亡率降低32%，意味着5%的绝对生存改善。而一项多国多中心结肠癌临床试验的荟萃分析（IMPACT）[40]，涵盖了5项研究，共1 020例患者，结果发现仅能带来并不显著的1.5%的生存改善。在QUASAR试验中，化疗指征不明确的患者有92%为Ⅱ期患者，中位随访时间4.6年，5年生存率由77.4%提高至80.3%。

规范化疗带来的总生存获益为1.5%～5%。然而，一项非随机研究明确地指出，出现脉管侵犯、腹膜受侵、肿瘤性穿孔及肿瘤分化差的Ⅱ期患者的预后与Ⅲ期患者相近。基于这项间接依据，许多肿瘤科医生倾向于建议存在不良预后因素的Ⅱ期患者接受辅助化疗。

二、无病生存时间作为临床试验的终点

Sargent等人[149]在分析对比了18项关于辅助化疗的随机对照试验，共20 898例患者，指出3年无病生存率与5年总生存率之间存在明确的相关性，这项重要的研究结果已发表。无病生存和总生存率之间的等级相关系数为0.88。于是，NICE和美国食品药品监督管理局（FDA）的肿瘤药物顾问委员会（ODAC）已同意将3年无病生存率作为未来结肠癌辅助化疗临床试验的终点。这将显著缩短从临床试验得出阳性结果到获得监管部门授予证书并同意常规应用于临床的时间间隔。

三、口服药物化疗

已肯定两种氟尿嘧啶的口服制剂在转移性结直肠癌中的应用效果。卡培他滨可单药使用，然而尿嘧啶替加氟的口服制剂（优福定）则需要联合亚叶酸钙使用。现已证实，这两种方案应用于Ⅲ期结肠癌术后辅助治疗，与大剂量5-FU/LV静脉给药的方案相比，能达到至少相同的疗效。

在"结肠癌应用希罗达辅助化疗"的临床试验中[187]，将1 987例Ⅲ期结肠癌患者随机分组，分别给予口服卡培他滨或静脉注射5-FU/LV。卡培他滨以12 550mg/m²（译者注：应为1 250mg/m²）的剂量，第1～14天，每天2次，口服，每21天为一个周期，共8个周期。5-FU/LV化疗采用梅奥方案，即第1～5天静脉注射5-FU/LV，每28天为一个周期，连续化疗6个月。这项试验本为验证这两种化疗方案效果相当，但结果显示，卡培他滨方案的3年无病生存率为64.2%，而5-FU/LV方案为60.6%，并且这两种方案在毒副反应方面无显著差异。

NSABP C-06临床试验将1 608例Ⅱ期和Ⅲ期结肠癌患者随机分组，分别给予6个月的口服优福定联合静脉LV方案和梅奥方案。结果显示两组间的3年无病生存率（风险比1.004）和毒副反应发生率之间均没有显著差异。

英国国家临床医学研究所（NICE）近期回顾了关于氟尿嘧啶口服制剂联合奥沙利铂应用于[122]Ⅲ期结肠癌辅助化疗的有关文献，指出："治疗方案的选择必须由患者和主治医生在讨论了所有可选方案之后共同决定，讨论内容必须包括治疗禁忌证（即某药物不宜用于该患者的原因）、可能的副反应及可行的用药方式。患者的病情和个人喜好都应纳入考虑范围"。

第十一节 联 合 化 疗

已有明确的证据显示，对于转移性结直肠癌患者，将奥沙利铂或伊替立康加入5-FU方案，均可使治疗有效率和无进展生存期提高。然而，联合药物疗效增加的同时，也使治疗相关的毒副反应增加。因此术后辅助治疗能否使结直肠癌患者获益及其程度，尚需要严谨的临床试验予以证实。

现有两项关于奥沙利铂联合5-FU的临床试验。MOSAIC试验（关于奥沙利铂/5-FU/LV应用于结肠癌辅助治疗的国际多中心研究）将2 246例Ⅱ期和Ⅲ期结肠癌患者随机分组，分别接受联合或不联合奥沙利铂的5-FU/LV静脉滴注方案（De Gramont方案），并且均是以2周为一个周期，共治疗12个周期。奥沙利铂是在每周期第1天以连续2h的静脉滴注方式给药。最终试验结果显示，5-FU/LV联合奥沙利铂可使3年无病生存率由72.9%提高至78.2%。以疾病分期作子集分析，Ⅲ期患者的3年无病生存率由65.3%提高至72.2%，Ⅱ期则是由84.3%提高至87%。截至目前持续4年的最新观察结果显示，尽管两种方案在总生存率上没有看到显著差异，联合奥沙利铂的方案在无病生存率上的优势依然如前。

联合化疗的获益是以治疗相关毒副反应增加为代价的。化疗需要中心静脉置管给药，这便伴随着导管相关感染和血栓形成的风险，并且需要连续静脉给药装置，粒细胞减少型脓毒症和腹泻的风险增加。最常见的毒副反应是可逆性冷感觉障碍（多发生于每个化疗周期的第1～2天）及神经系统病变。3级神经病变是最严重的毒副反应，文献报道发生率为12.4%，治疗完成12个月后降至1%。

NSABP在2005年报道了C-07临床试验的结果[197]。在这项临床试验中，2 407例Ⅱ期和Ⅲ期结肠癌患者接受了大剂量5-FU/LV连续治疗6周、间歇2周（共3周期）的化疗方案，与在相同方案基础上每周期第1、3、5周加用奥沙利铂的方案作对比。加用了奥沙利铂后，3年无病生存率从71.6%增加至76.5%。可预见的毒副反应的发生率，包括化疗相关性腹泻和神经系统病变，甚至3级神经病变（8% vs. 12%），都略低于MOSAIC试验。

现奥沙利铂联合5-FU/LV方案已获批准应用于Ⅲ期结肠癌，近期也得到了NICE的认可[122]。这一增强型辅助化疗方案必须经过与患者细致讨论和慎重选择。

然而，关于联合伊替立康（IFL）进行辅助治疗的临床试验结果却不尽如人意。两项临床试验结果显示，对于转移性结直肠癌，5-FU/LV联合IFL可提高治疗有效率和无进展生存期。随后开展了三项辅助化疗临床试验。在癌症与白血病专业组的B90803临床试验中，共纳入1 264例Ⅲ期结肠癌患者，研究对比5-FU/LV联合IFL和大剂量5-FU/LV方案的疗效差异。IFL组的治疗相关死亡率为2.8%，而单纯5-FU/LV方案仅为1%；中位随访时间3年，两组间的无病生存率或总生存率均未见显著差异。

泛欧洲结肠癌辅助化疗临床试验3（PETACC3）共纳入2 013例Ⅲ期结肠癌患者，以5-FU/LV持续灌注为基本治疗方案，对比研究联合IFL与否的临床效果。结果显示，在治疗相关死亡率上并未见显著差异，而联合IFL

后，3级至4级粒细胞减少症和化疗相关性腹泻的发生率均增加。尽管3年无病生存率由60.3%增加至63.3%，但其差异无统计学意义，需注意的是两组间的T分期存在差异。

第三项临床试验，即法国ACCORD/FFCD试验[198]研究的化疗方案与PETACC3相同，但研究对象为高危Ⅲ期结肠癌患者。这是一项纳入了400例患者的队列研究，结果显示5-FU/LV联合IFL方案的3年无病生存率甚至低于单纯5-FU/LV方案（51% vs. 60%），尽管该差异无统计学意义。

综合上述3个临床试验的结果，目前没有证据支持在结肠癌辅助化疗的5-FU/LV方案中联合应用IFL。

联合分子靶向治疗药物，即血管内皮生长因子（VEGF）和表皮生长因子受体（EGFR）拮抗剂的辅助化疗方案是否可使患者获益以及卡培他滨联合奥沙利铂能否作为奥沙利铂联合5-FU/LV方案的替代方案，仍需要大规模临床试验研究予以证实。

第十二节　新辅助化疗

目前，结肠癌新辅助化疗的应用仍没有随机对照研究结果支持。尽管术前减瘤治疗的益处备受关注，但该方案的临床效果仍需要设计严谨的前瞻性随机对照研究进一步证实。辅助化疗中，联合应用IFL临床试验的失败，即尽管有很明确的理论支持该方案能使患者获益，但在实际的临床试验中并没有显示出生存优势，就是本研究领域一项重要的教训。

第十三节　小　结

在过去20年，由于多个学科的贡献，结直肠恶性肿瘤的治疗策略发生了根本性的转变。尽管经过许多临床医生和研究者共同努力，在直肠癌的局部控制方面取得了重要突破，但令人失望的是，在总体治疗结果方面却进展甚微。也许，在这一常见疾病的诊疗领域，已经进入了最激动人心的时代。通过基于人群的筛查计划，于结直肠恶性病变或癌前病变出现症状前即获得诊断，才能真正为降低疾病死亡率带来希望。而在该计划实现以前，只能通过不断改进外科技术（包括内镜技术和手术技术），优化非手术治疗方案，从而使治疗代价最小化，以进一步提高改善结直肠癌患者的生存质量。

第十四节　自　我　测　试

1. 与5-氟尿嘧啶（5-FU）/亚叶酸钙方案相比，下列哪项化疗方案可提高患者无病生存时间？
a. 伊立替康。
b. 伊立替康联合5-FU。
c. 卡培他滨。
d. 奥沙利铂。
e. 奥沙利铂联合5-FU。
2. 德国直肠癌试验显示在随访终点时，与术后放、化疗相比，术前放、化疗在下列哪方面带来显著获益？
a. 仅降低局部复发率。
b. 降低局部复发率和提高无病生存时间。
c. 降低局部复发率但没有降低急性毒性反应。
d. 降低局部复发率但延迟性毒性反应无差别。
e. 降低局部复发率，同时降低急性和延迟性毒性反应。

3. 在结直肠癌的人群筛查研究中，下列何种方法可作为随机对照试验中有效的初筛方案？

a. 愈创木脂过氧化物酶法粪便隐血试验。

b. 粪便隐血试验联合纤维乙状结肠镜检查。

c. 粪便隐血试验联合结肠镜。

d. 仅用纤维乙状结肠镜检查。

e. 仅用结肠镜。

4. 直肠肿瘤局部切除对下列哪组患者有益？

a. T1和T2期肿瘤。

b. T1，T2和T3期体积较小的肿瘤。

c. <3cm的肿瘤，而不论其分化程度。

d. T1期肿瘤，但其浸润深度不超过黏膜下层浅层。

e. T1期肿瘤，无需选择。

5. 下列何种检查方法可最准确的评价肿瘤在直肠壁的浸润深度？

a. CT。

b. MRI。

c. 内镜超声。

d. CT和MRI。

e. 正电子发射断层成像。

答案

1. 答案：e

2. 答案：e

3. 答案：a

4. 答案：d

5. 答案：c

（Paul Finan，David Sebag-Montefiore 著

申占龙 译，叶颖江 校）

参考文献

［1］ ADAM R. Colorectal cancer with synchronous liver metastases［J］. Br J Surg, 2007, 4：129-131.

［2］ ANDERSON A D G, McNAUGHT C E, MACFIE J, et al. Randomised clinical trial of multimodal optimization and standard perioperative surgical care［J］. Br J Surg, 2003, 90：1497-1504.

［3］ ANDRE T, BONI C, MOUNEDJI-BOUDIAF L, et al. Oxaliplatin, fluorouracil, and leucovorin as adjuvant treatment for colon cancer［J］. N Engl J Med, 2004, 350：2343-2351.

［4］ ANTHONY T, SIMMANG C, HYMAN N, et al. Practice parameters for the surveillance and follow-up of patients with colon and rectal cancer［J］. Dis Colon Rectum, 2004, 47：807-817.

［5］ ARBMAN G, NILSSON E, HALLBOOK O, et al. Localrecurrence following total mesorectal excision for rectal cancer［J］. Br J Surg, 1996, 83：375-379.

［6］ ATKIN W S, MORSON B C, CUZICK J. Long-term risk of colorectal cancer after excision of rectosigmoid adenomas［J］. N Engl J Med, 1992, 326：658-662.

［7］ ATKIN W S, COOK C F, CUZICK J, et al. UKF lexible Sigmoidoscopy Screening Trial Investigators. Single flexible sigmoidoscopy screening to prevent colorectal cancer：baseline findings of a UK multicentrer andomizedtrial［J］. Lancet, 2002, 359：1291-1300.

［8］ BEETS-TAN R G H, BEETS G L, VLIEGEN R F A, et al. Accuracy of magnetic resonance imaging in prediction of tumour-free resection margin in rectal cancer surgery［J］. Lancet, 2001, 357：497-504.

［9］ BEETS-TAN R G H, BEETS G L. Rectal cancer: review with emphasis on MR imaging ［J］. Radiology, 2004, 232: 335-346.

［10］ BENTREM D J, OKABE S, WONG W D, et al. T1 adenocarcinoma of the rectum. Transanal excision or radical surgery ［J］. Ann Surg, 2005, 242: 472-479.

［11］ BERNARDSHAW S V, OVREBO K, EIDE G E, et al. Treatment of rectal cancer: reduction of local recurrence after the introduction of TME-experience from one University Hospital ［J］. Dig Surg, 2006, 23: 51-59.

［12］ BIPAT S, GLAS A S, SLORS F J M, et al. Rectal cancer: local staging and assessment of lymph node involvement with endoluminal US, CT, and MR imaging-a meta-analysis ［J］. Radiology, 2004, 232: 773-783.

［13］ BIRBECK K F, MACKLIN C P, TIFFIN N J, et al. Rates of circumferential margin involvement vary between surgeons and predict outcomes in rectal cancer surgery ［J］. Ann Surg, 2002, 235: 449-457.

［14］ BIRGISSON H, PAHLMAN L, GUNNARSSON U, et al. Adverse effects of preoperative radiation therapy for rectal cancer: long-term follow-up of the Swedish Rectal Cancer Trial ［J］. J Clin Oncol, 2005, 23: 8697-8705.

［15］ BISMUTH H, ADAM R, LEVI F, et al. Resection of nonresectable liver metastases from colorectal cancer after neoadjuvant chemotherapy ［J］. Ann Surg, 1996, 24: 509-522.

［16］ BLAIR S, ELLERHORN J D. Transanal excision of low rectal cancers is curative in early stage disease with favourable histology ［J］. Am Surg, 2000, 66: 817-820.

［17］ BOSSET J-F, COLLETTE L, CALAIS G, et al. EORTC Radiotherapy Group Trial 22921 chemotherapy with preoperative radiotherapy in rectal cancer ［J］. N Engl J Med, 2006, 355: 1114-1123.

［18］ BRANAGAN G, CHAVE H, FULLER C, et al. Can magnetic resonance imaging predict circumferential margins and TNM stage in rectal cancer ［J］. Dis Colon Rectum, 2004, 47: 1317-1322.

［19］ BRETAGNOL F, RULLIER E, LAURENT C, et al. Comparison of functional results and quality of life between intersphincteric resection and conventional anastomosis for low rectal cancer ［J］. Dis Colon Rectum, 2004, 47: 832-838.

［20］ BRETAGNOL F, RULLIER E, GEORGE B, et al. Local therapy for rectal cancer: still controversial ［J］. Dis Colon Rectum, 2007, 50: 523-533.

［21］ BROWN G, RICHARDS C J, NEWCOMBE R G, et al. Rectal carcinoma: thin-section MR imaging for staging in 28 patients ［J］. Radiology, 1999, 211: 215-222.

［22］ BUESS G, MENTGES B, MANNCKE K, et al. Technique and results of transanal microsurgery in early rectal cancer ［J］. Am J Surg, 1992, 163: 63-70.

［23］ BUJKO K, NOWACKI M P, NASIEROWSKA-GUTTMEJER A, et al. For the Polish Colorectal Study Group. Long-term results of a randomized trial comparing preoperative short-course radiotherapy with preoperative conventionally fractionated chemoradiation for rectal cancer ［J］. Br J Surg, 2006, 93: 1215-1223.

［24］ BULOW S, CHRISTENSEN I J, HARLING H, et al. Recurrence and survival after mesorectal excision for rectal cancer ［J］. Br J Surg, 2003, 90: 974-980.

［25］ BURTON S, BROWN G, DANIELS I R, et al. MRI directed multidisciplinary team preoperative treatment strategy: the way to eliminate positive circumferential margins ［J］. Br J Cancer, 2006, 94: 351-357.

［26］ CALMAN-HINE REPORT. A policy framework for commissioning cancer services: a report to the chief medical officers of England and Wales ［R］. London: Expert Advisory Group on Cancer, 1995.

［27］ CANCER RESEARCH U K. Incidence of colorectal cancer ［M］. Office for National Statistics, London, 2004.

［28］ CEDERMARK B, JOHANSSON H, RUTQVIST L E, et al. The Stockholm I trial of preoperative short term radiotherapy in operable rectal carcinoma. A prospective randomized trial. Stockholm Colorectal Cancer Study Group ［J］. Cancer, 1995, 75: 2269-2275.

［29］ CHAPMAN A H, McNAMARA M, PORTER G. The acute contrast enema in suspected large bowel obstruction: value and technique ［J］. Clin Radiol, 1992, 46: 273-278.

［30］ CHAPUIS P, BOKEY L, FAHER M, et al. Mobilisation of the rectum. Anatomic concepts and the bookshelf revisited ［J］. Dis Colon Rectum, 2002, 45: 1-9.

［31］ Colorectal Cancer Collaborative Group. Adjuvant radiotherapy for rectal cancer: a systematic overview of 8 507 patients from 22 randomised trials ［J］. Lancet, 2001, 358: 1291-1304.

［32］ QUASAR Collaborative Group. Comparison of fluorouracil with additional levamisole, higher-dose folinic acid, or both, as adjuvant chemotherapy for colorectal cancer: a randomised trial [J]. Lancet, 2002, 355: 1588-1596.

［33］ CRAVEN I, CRELLIN A, COOPER R, et al. Preoperative radiotherapy combined with five days per week capecitabine chemotherapy in locally advanced rectal cancer [J]. Br J Cancer, 2007, 97: 1333-1337.

［34］ DAHLBERG M, GLIMELIUS B, GRAF W, et al. Preoperative irradiation affects functional results after surgery for rectal cancer: results from a randomized study [J]. Dis Colon Rectum, 1998, 41: 543-549.

［35］ DAHLBERG M, GLIMELIUS B, PAHLMAN L. Improved survival and reduction in local failure rates after preoperative radiotherapy: evidence for the generalizability of the results of Swedish Rectal Cancer Trial [J]. Ann Surg, 1999, 229: 493-497.

［36］ DE GRAMONT A, BONI C, NAVARRO M, et al. Oxaliplatin/5-FU/lv in the adjuvant treatment of stage Ⅱ and stage Ⅲ colon cancer: efficacy results with a median follow-up of 4 years [J]. Proc ASCO, 2005, 23: 3501.

［37］ DEHNI N, McFADDEN N, McNAMARA D A, et al. Oncologic results following abdominoperineal resection for adenocarcinoma of the low rectum [J]. Dis Colon Rectum, 2003, 46: 867-874.

［38］ DE SALVO G L, GAVA C, LISE M, et al. Curative surgery for obstruction from primary left colorectal carcinoma: primary or staged resection [J]. Cochrane Database Syst Rev 2004: CD002101.

［39］ EDWARDS D P, LEPPINGTON-CLARKE, SEXTON R, et al. Stoma complications are more frequent after transverse colostomy than loop ileostomy: a prospective randomized clinical trial [J]. Br J Surg, 2001, 88: 360-363.

［40］ International Multicentre Pooled Analysis of Colon Cancer Trials (IMPACT) investigators. Efficacy of adjuvant fluorouracil and folinic acid in colon cancer. [J]. Lancet, 1995, 345: 939-944.

［41］ ENKER W E, THALER H T, CRANOR M L, et al. Total mesorectal excision in the operative treatment of carcinoma of the rectum [J]. J Am Coll Surg, 1995, 181: 335-346.

［42］ FAIVRE J, DANCOURT V, LEJEUNE C, et al. Reduction in colorectal cancer mortality by fecal occult blood testing in a French controlled study [J]. Gastroenterology, 2004, 126: 1674-1680.

［43］ FEARON K C H, LJUNGQVIST O, VON MEYENFELDT M, et al. Enhanced recovery after surgery: a consensus review of clinical care for patients undergoing colonic resection [J]. Clin Nutr, 2005, 24: 466-477.

［44］ FOLKESSON J, BIRGISSON H, PAHLMAN L, et al. Swedish Rectal Cancer Trial: long lasting benefits from radiotherapy on survival and local recurrence rate [J]. J Clin Oncol, 2005, 23: 5644-5650.

［45］ FRIEL C M, CROMWELL J W, MARRA C, et al. Salvage radical surgery after failed local excision for early rectal cancer [J]. Dis Colon Rectum, 2002, 45: 875-879.

［46］ FRAGER D, ROVNO H D S, BAER B, et al. Prospective evaluation of colonic obstruction with computed tomography [J]. Abdom Imaging, 1998, 23: 141-146.

［47］ FRYKHOLM G J, GLIMELIUS B, PAHLMAN L. Preoperative or postoperative irradiation in adenocarcinoma of the rectum: final treatment results of a randomized trial and an evaluation of late secondary effects [J]. Dis Colon Rectum, 1993, 36: 564-72.

［48］ GARCIA-AGUILAR J, CROMWELL J, MARRA C, et al. Treatment of locally recurrent rectal cancer [J]. Dis Colon Rectum, 2001, 44: 1743-1748.

［49］ GARCIA-AGUILAR J, POLLACK J, LEE S-H, et al. Accuracy of endorectal ultrasonography in preoperative staging of rectal tumors [J]. Dis Colon Rectum, 2002, 45: 10-15.

［50］ GATT M, ANDERSON A D G, REDDY B S, et al. Randomized clinical trial of multimodal optimization of surgical care in patients undergoing major colonic resection [J]. Br J Surg, 2005, 92: 1354-1362.

［51］ GERARD J-P, CONROY T, BONNETAIN F, et al. Preoperative radiotherapy with or without concurrent fluorouracil and leucovorin in T3-T4 rectal cancers: results of FFCD 9203 [J]. J Clin Oncol, 2006, 24: 4620-4625.

［52］ GOLDBERG P A, NICHOLLS R J, PORTER N H, et al. Longterm results of a randomized trial of short-course lowdose adjuvant pre-operative radiotherapy for rectal cancer: reduction in local treatment failure [J]. Eur J Cancer, 1994, 30: 1602-1606.

［53］ GONZALES Q H, HESLIN M J, SHORE G, et al. Results of long-term follow up for transanal excision for rectal cancer [J]. Am Surg, 2003, 69: 675-678.

［54］ GOSSELINK M P, BUSSCHBACH J J, DIJKHUIS C M, et al. Quality of life after total mesorectal excision for rectal cancer [J]. Colorectal Dis, 2006, 8: 15-22.

［55］ GUILLOU P J, QUIRKE P, THORPE H, et al. Short-term end points of conventional versus laparoscopic-assisted surgery in patients with colorectal cancer （MRC CLASICC trial）: multicentre, randomized controlled trial ［J］. Lancet, 2005, 365: 1718-1726.

［56］ GLYNNE-JONES R, DUNST J, SEBAG-MONTEFIORE D. The integration of oral capecitabine into chemoradiation regimens for locally advanced rectal cancer: how successful have we been? ［J］. Ann Oncol, 2006, 17: 361-371.

［57］ HABR-GAMA A, PEREZ R O, NADALIN W, et al. Operative versus nonoperative treatment for stage 0 rectal cancer following neoadjuvant chemoradiation: long-term results ［J］. Ann Surg, 2004, 240: 711-718.

［58］ HALL N R, FINAN P J, AL-JABERI T, et al. Circumferential margin involvement after total mesorectal excision of rectal cancer with curative intent. Predictor of survival but not local recurrence? ［J］. Dis Colon Rectum, 1998, 41: 979-983.

［59］ HALLER D G, CATALANO P J, MACDONALD J S, et al. Phase III study of fluorouracil, leucovorin and levamisole in highrisk Stage II and III colon cancer: final report of intergroup 0089 ［J］. J Clin Oncol, 2005, 23: 8671-8678.

［60］ HARDCASTLE J D, CHAMBERLEIN J O, ROBINSON M H E, et al. Randomised controlled trial of faecal occult-blood screening for colorectal cancer. Lancet, 1996, 348: 1472-1477.

［61］ HARLING H, BULOW S, KRONBORG O, et al. Survival of rectal cancer patients in Denmark during 1994-99 ［J］. Colorectal Dis, 2004, 6: 153-157.

［62］ HARTLEY A, HO K F, McCONKEY C, et al. Pathological complete response following pre-operative chemoradiotherapy in rectal cancer: analysis of phase II/III trials ［J］. Br J Radiol, 2005, 78: 934-938.

［63］ HEALD R J, HUSBAND E M, RYALL R D. The mesorectum in rectal cancer surgery-the clue to pelvic recurrence ［J］. Br J Surg, 1982, 69: 613-616.

［64］ HEMINGWAY D M, JAMESON J, KELLY M J. Straight to test: introduction of a city-wide protocol driven investigation of suspected colorectal cancer ［J］. Colorectal Dis, 2006, 8: 289-295.

［65］ HERIOT A, TEKKIS P, DARZI A, et al. Surgery for local recurrence of rectal cancer ［J］. Colorectal Dis, 2006, 8: 733-747.

［66］ HERSHMAN M J, MYINT A S, MAKIN C A. Multi-modality approach in curative local treatment of early rectal carcinomas ［J］. Colorectal Dis, 2003, 5: 445-450.

［67］ HODDER R J, BALLAL M, SELVACHANDRAN S N, et al. Pitfalls in the construction of cancer guidelines demonstrated by the analyses of colorectal referrals ［J］. Ann R Coll Surg Engl, 2005, 87: 419-426.

［68］ HOHENBERGER W, MERKEL S, MATZEL, et al. The influence of abdomino-peranal （intersphincteric） resection of lower third rectal carcinoma on the rates of sphincter preservation and locoregional recurrence ［J］. Colorectal Dis, 2006, 8: 23-33.

［69］ HOLM T, LJUNG A, HAGGMARK T, et al. Extended abdominoperineal resection with gluteus maximus flap reconstruction of the pelvic floor for rectal cancer ［J］. Br J Surg, 2007, 94: 232-238.

［70］ HUGHES R, GLYNNE-JONES R, GRAINGER J, et al. Can pathological complete response in the primary tumour following pre-operative pelvic chemoradiotherapy for T3-T4 rectal cancer predict for sterilisation of pelvic lymph nodes, a low risk of local recurrence and the appropriateness of local excision? ［J］. Int J Colorectal Dis, 2006, 21: 11-17.

［71］ Swedish Rectal Cancer Trial. Improved survival with preoperative radiotherapy in resectable rectal cancer ［J］. N Engl J Med, 1997, 336: 980-987.

［72］ JEFFREY M, HICKEY B, HIDER P. Follow-up strategies for patients treated for non-metastatic colorectal cancer ［J］. Cochrane Database Syst Rev, 2007, 1: CD002200.

［73］ KAPITEIJN E, MARIJNEN C A, NAGTEGAAL I D, et al. Preoperative radiotherapy combined with total mesorectal excision for resectable rectal cancer ［J］. N Engl J Med, 2001, 345: 638-646.

［74］ KAPITEIJN E, PUTTER H, VAN DE VELDE C J H. Impact of the introduction and training of total mesorectal excision on recurrence and survival in rectal cancer in the Netherlands ［J］. Br J Surg, 2002, 89: 1142-1149.

［75］ KAUER W K H, PRANTL L, DITTLER H J. The value of endosonographic rectal carcinoma staging in routine diagnostics. A 10-year analysis ［J］. Surg Endosc, 2004, 18: 1075-1078.

［76］ KEHLET H. Multimodal approach to control postoperative pathophysiology and rehabilitation ［J］. Br J Anaesth, 1997, 78: 606-617.

［77］ KEHLET H, WILMORE D W. Evidenced-based surgical care and the evolution of fast-track surgery ［J］. Ann Surg, 2008, 248: 189-198.

［78］ KHOT U P, WENK LANG A MURALI K, et al. Systematic review of the efficacy and safety of colorectal stents ［J］. Br J Surg, 2002, 89: 1096-1102.

［79］KILLINGBACK M, BARRON P, DENT O F. Local recurrence after curative resection of cancer of the rectum without total mesorectal excision ［J］. Dis Colon Rectum, 2001, 44: 473-486.

［80］KNEIST W, HEINTZ A, JUNGINGER T. Major urinary dysfunction after mesorectal excision for rectal carcinoma ［J］. Br J Surg, 2005, 92: 230-234.

［81］KOLLMORGEN C F, MEAGHER A P, WOLFF B G, et al. The long-term effect of adjuvant postoperative chemoradiotherapy for rectal carcinoma on bowel function ［J］. Ann Surg, 1994, 220: 676-682.

［82］KONINGER J S, BUTTERS M, REDECKE J D, et al. Transverse coloplasty pouch after total mesorectal excision: functional assessment of evacuation ［J］. Dis Colon Rectum, 2004, 47: 1586-1593.

［83］KRESSNER U, ANTONSSON J EJERBLAD S, et al. Intraoperative colonic lavage and primary anastomosis-an alternative to Hartmann's procedure in emergency surgery of the left colon ［J］. Eur J Surg, 1994, 160: 287-292.

［84］KRONBORG O, FENGER C, OLSEN J, et al. Randomised study of screening for colorectal cancer with faecal occultblood test ［J］. Lancet, 1996, 348: 1467-1471.

［85］KROOK J E, MOERTEL C G, GUNDERSON L L, et al. Effective surgical adjuvant therapy for high-risk rectal carcinoma ［J］. N Engl J Med, 1991, 324: 709-715.

［86］KWOK H, BISSETT I P, HILL G L. Preoperative staging of rectal cancer ［J］. Int J Colorectal Dis, 2000, 15: 9-20.

［87］KYO K, SAMESHIMA S, TAKAHASHI M, et al. Impact of autonomic nerve preservation and lateral lymph node dissection on male urogenital function after total mesorectal excision for lower rectal cancer ［J］. World J Surg, 2006, 30: 1014-1019.

［88］LACY A M, GARCIA-VALECASAS J C, DELGADO S, et al. Laparoscopy-assisted colectomy versus open colectomy for treatment of non-metastatic colon cancer: a randomized trial ［J］. Lancet, 2002, 359: 2224-2229.

［89］LAURIE J A, MOERTEL C G, FLEMING T R, et al. Surgical adjuvant therapy of large-bowel carcinoma: an evaluation of levamisole and the combination of levamisole and fluorouracil. The North Central Cancer Treatment Group and the Mayo Clinic ［J］. J Clin Oncol, 1989, 7: 1447-1456.

［90］LAW W L, CHU K W. Impact of total mesorectal excision on the results of surgery for distal rectal cancer ［J］. Br J Surg, 2001, 88: 1607-1612.

［91］LAW W L, CHU K W, CHOI H K. Randomised clinical trial comparing loop ileostomy and loop transverse colostomy for faecal diversion following total mesorectal excision ［J］. Br J Surg, 2002, 89: 704-708.

［92］LAZORTHES F, FAGES P, CHIOTASSO P, et al. Resection of the rectum with construction of a colonic reservoir and colo-anal anastomosis for carcinoma of the rectum ［J］. Br J Surg, 1986, 73: 136-138.

［93］LAZORTHES F, CHIOTASSO P, GAMAGAMI R A, et al. Late clinical outcome in a randomized prospective comparison of colonic J pouch and straight anastomosis ［J］. Br J Surg, 1997, 84: 1449-1451.

［94］LAZORTHES F, GAMAGAMI R, CHIOTASSO P, et al. Prospective randomized study comparing clinical results between small and large colonic J-pouch following coloanal anastomosis ［J］. Dis Colon Rectum, 1997, 40: 1409-1413.

［95］LEMBERSKY B C, BARRY C, WIEAND H, et al. Oral uracil and tegafur plus leucovorin compared with intravenous fluorouracil and leucovorin in Stage II and III carcinoma of the colon: results from National Surgical Adjuvant Breast and Bowel Project Protocol C-06 ［J］. J Clin Oncol, 2006, 24: 2059-2064.

［96］LIM J F, TANG C-L, SEOW CHOEN F, et al. Prospective randomized trial comparing intraoperative colonic irrigation with manual decompression only for obstructing leftsided colorectal cancer ［J］. Dis Colon Rectum, 2005, 48: 205-209.

［97］LIM M, AKHTAR S, SASAPU K, et al. Clinical and subclinical leaks after low colorectal anastomosis: a clinical and radiologic study ［J］. Dis Colon Rectum, 2006, 49: 1611-1619.

［98］MACFARLANE J K, RYALL R D, HEALD R J. Mesorectal excision for rectal cancer ［J］. Lancet, 1993, 341: 457-460.

［99］MAHER M, CALDWELL M P T, WALDRON R, et al. Staged resection or primary anastomosis for obstructing lesions of the left colon ［J］. Irish Med J, 1996, 89: 138-139.

［100］MAJUMDAR S R, FLETCHER R H, EVANS A T. How does colorectal cancer present? Symptoms, duration and clues to location ［J］. Am J Gastroenterol, 1999, 94: 3039-3045.

［101］MAMOUNAS E, WIEAND S, WOLMARK N, et al. Comparative efficacy of adjuvant chemotherapy in patients with Dukes' B versus Dukes' C colon cancer: results from four National Surgical Adjuvant Breast and Bowel Project adjuvant studies （C-01, C-02, C-03, and C-04）［J］. J Clin Oncol, 1999, 17: 1349-1355.

［102］ MANDEL J S, BOND J H, CHURCH T R, et al. Reducing mortality from colorectal cancer by screening for fecal occult blood［J］. N Engl J Med, 1993, 328: 1365-1371.

［103］ MANDEL J S, CHURCH T R, EDERER F, et al. Colorectal cancer mortality: effectiveness of biennial screening for fecal occult blood ［J］. J Natl Cancer Inst, 1999, 91: 434-437.

［104］ MARIJNEN C A, KAPITEIJN E, VAN DE VELDE C J, et al. Acute side effects and complications after short-term preoperative radiotherapy combined with total mesorectal excision in primary rectal cancer: report of a multicenter randomized trial［J］. J Clin Oncol, 2002, 20: 817-825.

［105］ MARIJNEN C A, VAN DE VELDE C J, PUTTER H, et al. Impact of short-term preoperative radiotherapy on health-related quality of life and sexual functioning in primary rectal cancer: report of a multicenter randomized trial［J］. J Clin Oncol, 2005, 23: 1847-1858.

［106］ MARR R, BIRBECK K, GARVICAN J, et al. The modern abdominoperineal excision: the next challenge after total mesorectal excision ［J］. Ann Surg, 2005, 242: 74-82.

［107］ MARTLING A, HOLM T, RUTQVIST L E, et al. Impact of a surgical training programme on rectal cancer outcomes in Stockholm［J］. Br J Surg, 2005, 92: 225-229.

［108］ MAURER C A, Z'GRAGGEN K, RENZULLI P, et al. Total mesorectal excision preserves male genital function compared with conventional cancer surgery［J］. Br J Surg, 2001, 88: 1501-1505.

［109］ MELLGREN A, SIRIVONGS P, ROTHENBERGER D, et al. Is local excision adequate therapy for early rectal cancer? ［J］. Dis Colon Rectum, 2000, 43: 1064-1074.

［110］ MERCURY Study Group. Diagnostic accuracy of preoperative magnetic resonance imaging in predicting curative resection of rectal cancer: prospective observational study［J］. BMJ, 2006, 333: 779-782.

［111］ MOERTEL C G, FLEMING T R, MACDONALD J S, et al. Levamisole and fluorouracil for adjuvant therapy of resected colon carcinoma ［J］. N Engl J Med, 1990, 322: 352-358.

［112］ MOERTEL C G, FLEMING T R, MACDONALD J S, et al. Fluorouracil plus levamisole as effective adjuvant therapy after resection of stage III colon carcinoma: a final report［J］. Ann Intern Med, 1995, 122: 321-326.

［113］ MORIYA Y. Function preservation in rectal cancer surgery［J］. Int J Clin Oncol, 2006, 11: 339-343.

［114］ MULHALL B P, VEERAPPAN G R, JACKSON J L. Meta-analysis: computed tomographic colonography［J］. Ann Intern Med, 2005, 142: 635-650.

［115］ MULLER A D, SONNENBERG A. Prevention of colorectal cancer by flexible endoscopy and polypectomy. A case-controlled study of 32 702 veterans［J］. Ann Intern Med, 1995, 123: 904-910.

［116］ NAGTEGAAL I D, VAN DE VELDE C J, VAN DER WORP E, et al. Macroscopic evaluation of rectal cancer resection specimen: clinical significance of the pathologist in quality control［J］. J Clin Oncol, 2002, 20: 1729-1734.

［117］ NAGTEGAAL I D, VAN DE VELDE C J H, MARIJNEN A M, et al. Low rectal cancer: a call for a change of approach in abdominoperineal resection［J］. J Clin Oncol, 2005, 23: 9257-9264.

［118］ NASCIMBENI R, BURGART L J, NIVATVONGS S, et al. Risk of lymph node metastases in T1 carcinoma of the colon and rectum［J］. Dis Colon Rectum, 2002, 45: 200-206.

［119］ NEARY P, MAKIN G B, WHITE T J, et al. Transanal endoscopic microsurgery: a viable operative alternative in selected patients with rectal lesions［J］. Ann Surg Oncol, 2003, 10: 1106-1111.

［120］ NESBAKKEN A, NYGAARD K, LUNDE O C. Outcome and late functional results after anastomotic leakage following mesorectal excision for rectal cancer［J］. Br J Surg, 2001, 88: 400-404.

［121］ NEWCOMB P A, STORER B E, MORIMOTO L M, et al. Longterm efficacy of sigmoidoscopy in the reduction of colorectal cancer incidence［J］. J Natl Cancer Inst, 2003, 95: 622-625.

［122］ NICE TA100. Colon cancer（adjuvant）-capecitabine oxaliplatin: guidance［Z］. http: //www. nice. org. uk/guidance/TA100/guidance/pdf/English, 2006.

［123］ NIH consensus conference. Adjuvant therapy for patients with colon and rectal cancer［J］. JAMA, 1990, 264: 1444-1450.

［124］ NYAM D C N K, LEONG A F P K, HO Y H, et al. Comparison between segmental left and extended right colectomies for obstructing left-sided colonic carcinomas［J］. Dis Colon Rectum, 1996, 39: 1000-1003.

［125］ O'CONNELL M J, MARTENSON J A, WIEAND H S, et al. Improving adjuvant therapy for rectal cancer by combining protracted-infusion fluorouracil with radiation therapy after curative surgery ［J］. N Engl J Med, 1994, 331: 502-507.

［126］ Office of Population Censuses and Surveys （1993） Cancer statistics. Registrations. Cases of diagnosed cancer registered in England and Wales ［Z］. 1987. HM Stationary Office, London, Series MB1 No. 20.

［127］ PALMA P, FREUDENBERG S, SAMEL S, et al. Transanal endoscopic microsurgery: indications and results after 100 cases ［J］. Colorectal Dis, 2004, 6: 350-355.

［128］ PARC R, TIRET E, FRILEUX P, et al. Resection and coloanal anastomosis with a colonic reservoir for rectal carcinoma ［J］. Br J Surg, 1986, 73: 139-141.

［129］ PARKER M C. Colorectal stenting ［J］. Br J Surg, 2006, 91: 907-908.

［130］ PARKIN D M, PISANI P, FERLAY J. Estimates of the worldwide incidence of eighteen major cancers in 1985 ［J］. Int J Cancer, 1993, 54: 594-606.

［131］ PATEL K, ANTHONEY D A, CRELLIN A M, et al. Weekly 5-fluorouracil and leucovorin: achieving lower toxicity with higher dose-intensity in adjuvant chemotherapy after colorectal cancer resection ［J］. Ann Oncol, 2004, 15: 568-573.

［132］ PATY P B, NASH G M, BARON P, et al. Long-term results of local excision for rectal cancer ［J］. Ann Surg, 2002, 236: 522-529.

［133］ PEETERS K C, VAN DE VELDE C J, LEER J W, et al. Late side effects of short-course preoperative radiotherapy combined with total mesorectal excision for rectal cancer: increased bowel dysfunction in irradiated patients-a Dutch colorectal cancer group study ［J］. J Clin Oncol, 2005, 23: 6199-6206.

［134］ PHILLIPS R K, HITTINGER R, FRY, et al. Malignant large bowel obstruction ［J］. Br J Surg, 1985, 72: 296-302.

［135］ PISANI P, PARKIN D M, FERLAY J. Estimates of the worldwide mortality from eighteen major cancers in 1985. Implications for prevention and projections of future burden ［J］. Int J Cancer, 1993, 55: 891-903.

［136］ PORTIER G, GHOUTI L, KIRZIN S, et al. Oncological outcome of ultra-low coloanal anastomosis with and without intersphincteric resection for low rectal adenocarcinoma ［J］. Br J Surg, 2007, 94: 341-345.

［137］ QUASAR COLLABORATIVE GROUP, GRAY R G, BARNWELL J, et al. Adjuvant chemotherapy versus observation in patients with colorectal cancer: a randomized study. Quasar Collaborative Group ［J］. Lancet, 2007, 370: 2020-2029.

［138］ QUIRKE P, DURDEY P, DIXON M F, et al. Local recurrence of rectal adenocarcinoma due to inadequate surgical resection. Histopatholo gical study of lateral tumour spread and surgical excision ［J］. Lancet, 1986, 2: 996-999.

［139］ QUIRKE P, SEBAG-MONTEFIORE D, STEELE R, et al. Local recurrence after rectal cancer resection is strongly related to the plane of surgical dissection and is further reduced by pre-operative short course radiotherapy. Preliminary results of the Medical Research Council （MRC） CR07 trial ［J］. Proc ASCO, 2006, 24: 3512.

［140］ Stockholm Colorectal Cancer Study Group. Randomized study on preoperative radiotherapy in rectal carcinoma ［J］. Ann Surg Oncol, 1996, 3: 423-430.

［141］ Medical Research Council Rectal Cancer Working Party. Randomised trial of surgery alone versus radiotherapy followed by surgery for potentially operable locally advanced rectal cancer ［J］. Lancet, 1996, 348: 1605-1610.

［142］ RANSOHOFF D F. Colon cancer screening in 2005: status and challenges ［J］. Gastroenterology, 2005, 128: 1685-1695.

［143］ REX D K, JOHNSON D A, LIEBERMAN D A, et al. Colorectal cancer prevention 2000: screening recommendations of the American College of gastroenterology ［J］. Am J Gastroenterol, 2000, 95: 868-877.

［144］ REX D K, LIEBERMAN D. ACG colorectal cancer prevention plan: update on CT-colonography ［J］. Am J Gastroenterol, 2006, 101: 1410-1413.

［145］ REYNOLDS J V, JOYCE W P, DOLAN J, et al. Pathological evidence in support of total mesorectal excision in the management of rectal cancer ［J］. Br J Surg, 1996, 83: 1112-1115.

［146］ REZA M M, BLASCO J A, ANDRADAS E, et al. Systematic review of laparoscopic versus open surgery for colorectal cancer ［J］. Br J Surg, 2006, 93: 921-928.

［147］ RULLIER E, LAURENT C, BRETAGNOL F, et al. Sphincter saving resection for all rectal cancers: the end of the 2-cm rule ［J］. Ann Surg, 2005, 241: 465-469.

［148］ SALTZ L B, NIEDZWIECKI D, HOLLIS D, et al. Irinotecan fluorouracil plus leucovorin is not superior to fluorouracil plus leucovorin alone as adjuvant treatment for stage Ⅲ colon cancer: results of CALGB 89803 ［J］. J Clin Oncol, 2007, 25: 3456-3461.

［149］ SARGENT D J WIEAND H S，HALLER D G，et al. Disease free survival versus overall survival as a primary end point for adjuvant colon cancer studies：individual patient data from 20 898 patients on 18 randomized trials［J］. J Clin Oncol，2005，23：8664-8670.

［150］ SASAPU K K，SEBAG-MONTEFIORE D，CHALMERS A G，et al. Evaluation of a protocol-based management of rectal cancer［J］. Dis Colon Rectum，2006，49：1703-1709.

［151］ SAUER R，BECKER H，HOHENBERGER W，et al. The German Rectal Cancer Study Group：preoperative versus postoperative chemoradiotherapy for rectal cancer［J］. N Engl J Med，2004，351：1731-1740.

［152］ SCHEELE J，STANG R，ALTENDORF-HOFMANN A，et al. Resection of colorectal liver metastases［J］. World J Surg，1995，19：59-71.

［153］ SCHIESSEL R，KARNER-HANUSCH J，HERBST F，et al. Intersphincteric resection for low rectal tumours［J］. Br J Surg，1994，81：1376-1378.

［154］ SCHIESSEL R，NOVI G，HOLZER B，et al. Technique and long-term results of intersphincteric resection for low rectal cancer［J］. Dis Colon Rectum，2005，48：1858-1867.

［155］ SCOTT N，JACKSON P，AL-JABERI T，et al. Total mesorectal excision and local recurrence：a study of tumour spread in the mesorectum distal to rectal cancer［J］. Br J Surg，1995，82：1031-1033.

［156］ SEBAG-MONTEFIORE D，STEELE R，QUIRKE P，et al. Routine short course pre-op radiotherapy or selective postop chemoradiotherapy for resectable rectal cancer? Preliminary results of the MRC CR07 randomised trial［J］. Proc ASCO，2006，24：3511.

［157］ SEBASTIAN S，JOHNSTON S，GEOGHEGAN T，et al. Pooled analysis of the efficacy and safety of self-expanding metal stenting in malignant colorectal obstruction［J］. Am J Gastroenterol，2004，9：2051-2057.

［158］ SELBY J V，FRIEDMAN G D，QUESENBERRY C P Jr，et al. A case-control study of screening sigmoidoscopy and mortality from colorectal cancer［J］. N Engl J Med，1992，326：653-657.

［159］ SELVACHANDRAN S N，HODDER R J，BALLAL，et al. Prediction of colorectal cancer by a patient consultation questionnaire and scoring system：a prospective study［J］. Lancet，2002，360：278-283.

［160］ SENGUPTA S，TJANDRA J J. Local excision of rectal cancer. What is the evidence［J］. Dis Colon Rectum，2001，44：1345-1361.

［161］ SEOW-CHOEN F，GOH H S. Prospective randomized trial comparing J colonic pouch-anal anastomosis and straight coloanal anastomosis［J］. Br J Surg，1995，82：611-613.

［162］ SETTI CARRARO P G，SEGULA M，CESANA B，et al. Obstructing colonic cancer：failure and survival patterns over a ten year follow-up after one-stage curative surgery［J］. Dis Colon Rectum，2001，44：243-250.

［163］ SHIROUZU K，OGATA Y，ARAKI Y. Oncologic and functional results of total mesorectal excision and autonomic nerve-preserving operation for advanced lower rectal cancer［J］. Dis Colon Rectum，2004，47：1442-1447.

［164］ SIDRANSKY D，TOKINO T，HAMILTON S R，et al. Identification of ras oncogene mutations in the stool of patients with curable colorectal tumors［J］. Science，1992，256：102-105.

［165］ SINHA R，VERMA R. Multidetector row computed tomography in bowel obstruction. Part 2. Large bowel obstruction［J］. Clin Radiol，2005，60：1068-1075.

［166］ SJODAHL R，FRANZEN T，NYSTROM P O. Primary versus staged resection for acute obstructing colorectal carcinoma［J］. Br J Surg，1992，79：685-688.

［167］ STEELE G D，HERNDON J E，BLEDAY R，et al. Sphincter sparing treatment for distal rectal adenocarcinomas［J］. Ann Surg Oncol，1999，6：433-441.

［168］ STEELE R J，PARKER R，ALEXANDER F E，et al. UK Colorectal Cancer Screening Group. Results of the first round of a demonstration pilot of screening for colorectal cancer in the United Kingdom［J］. BMJ，2004，329：133-135.

［169］ STEWART J，FINAN P J，COURTENEY D F，et al. Does a water soluble contrast enema assist in the management of acute large bowel obstruction：a prospective study of 117 cases［J］. Br J Surg，1984，71：799-801.

［170］ SONG K，FENDRICK A M，LADABAUM U. Fecal DNA testing compared with conventional colorectal cancer screening methods：a decision analysis［J］. Gastroenterology，2004，126：1270-1279.

［171］ SUGIHARA K，KOBAYASHI H，KATO T，et al. Indication and benefit of pelvic sidewall dissection for rectal cancer［J］. Dis Colon Rectum，2006，49：1663-1672.

［172］ SUTTON C D，MARSHALL L J，WHITE S A，et al. Ten-year experience of endoscopic transanal resection［J］. Ann Surg，2002，

235: 355-362.

[173] TAKAHASHI T, UENO M, AZEKURA K, et al. Lateral node dissection and total mesorectal excision for rectal cancer [J]. Dis Colon Rectum, 2000, 43: 59-68.

[174] TAOUREL P, KESSLER N, LESNIK A, et al. Helical CT of large bowel obstruction [J]. Abdom Imaging, 2003, 28: 267-275.

[175] TAPPENDEN P, CHILCOTT J, EGGINGTON S, et al. Option appraisal of population-based colorectal cancer screening programmes in England [J]. Gut, 2007, 56: 677-684.

[176] TEKKIS P P, KINSMAN R, THOMPSON M R, et al. The Association of Coloproctology of Great Britain and Ireland study of large bowel obstruction caused by colorectal cancer [J]. Ann Surg, 2004, 240: 76-81.

[177] TEKKIS P P, HERIOT A G, SMITH J, et al. Comparison of circumferential margin involvement between restorative and nonrestorative resections for rectal cancer [J]. Colorectal Dis, 2005, 7: 369-374.

[178] The Clinical Outcomes of Surgical Therapy Study Group. A comparison of laparoscopically assisted and open colectomy for colon cancer [J]. N Engl J Med, 2004, 350: 2050-2059.

[179] The Colon Cancer Laparoscopic or Open Resection Study Group-COLOR. Laparoscopic surgery versus open surgery for colon cancer: short term outcomes of a randomized trial [J]. Lancet Oncol, 2005, 6: 477-484.

[180] The SCOTIA Study Group. Single-stage treatment for malignant left-sided colonic obstruction: a prospective randomized clinical trial comparing subtotal colectomy with segmental resection following intraoperative irrigation [J]. Br J Surg, 1995, 82: 1622-1627.

[181] THOMPSON M R. ACPGBI Referral guidelines for colorectal cancer [J]. Colorectal Dis, 2002, 4: 287-297.

[182] THOMPSON M R, HEATH I, ELLIS B G, et al. Identifying and managing patients at low risk of bowel cancer in general practice [J]. BMJ, 2003, 327: 263-265.

[183] THOMPSON M R, STEELE R J C, ATKIN W S. Effective screening for bowel cancer: a United Kingdom perspective [J]. Dis Colon Rectum, 2006, 49: 895-908.

[184] TIRET E, POUPARDIN B, McNAMARA D, et al. Ultralow anterior resection with intersphincteric dissection: what is the limit of safe sphincter preservation [J]. Colorectal Dis, 2003, 5: 454-457.

[185] TORRALBA J A, ROBLES R, PARILLA P, et al. Subtotal colectomy vs intraoperative colonic irrigation in the management of obstructing left colon carcinoma [J]. Dis Colon Rectum, 1998, 41: 18-22.

[186] TREASURE T, UTLEY M, HUNT I. When professional opinion is not enough [J]. BMJ, 2007, 334: 831-832.

[187] TWELVES C, WONG A, NOWACKI M P, et al. Capecitabine as adjuvant treatment for stage III colon cancer [J]. N Engl J Med, 2005, 352: 2746-2748.

[188] UENO M, OYA M, AZEKURA K, et al. Incidence and prognostic significance of lateral lymph node metastasis in patients with advanced low rectal cancer [J]. Br J Surg, 2005, 92: 756-763.

[189] VAN CUTSEM E, LABIANCA R, HOSSFELD D, et al. PETACC 3. Randomized phase III trial comparing infused irinotecan/5-fluorouracil (5-FU)/folinic acid (IF) versus 5-FU/FA (F) in stage III colon cancer patients (pts) (PETACC 3) [J]. Proc ASCO, 2005, 23: 8.

[190] VAN CUTZEM E, NORDLINGER B, ADAM R, et al. Towards a pan-European consensus on the treatment of patients with colorectal liver metastases [J]. Eur J Cancer, 2006, 42: 2212-2221.

[191] VAN DEN BRINK M, STIGGELBOUT A M, VAN DEN HOUT W B, et al. Clinical nature and prognosis of locally recurrent rectal cancer after total mesorectal excision with or without preoperative radiotherapy [J]. J Clin Oncol, 2004, 22: 3958-3964.

[192] WATSON A, LOLOHEA S, ROBERTSON G, et al. The role of positron emission tomography in the management of recurrent colorectal cancer: a review [J]. Dis Colon Rectum, 2007, 50: 102-114.

[193] WEISNER M R, LANDMAN R G, WONG W D, et al. Surgical salvage of recurrent rectal cancer after transanal excision [J]. Dis Colon Rectum, 2005, 48: 1169-1175.

[194] WIBE A, ERIKSEN M T, SYSE A, et al. Total mesorectal excision for rectal cancer-what can be achieved by a national audit [J]. Colorectal Dis, 2003, 5: 471-477.

[195] WILLIAMS N S, NASMYTH D G, JONES D, et al. Defunctioning stomas: a prospective trial controlled comparing loop ileostomy with loop transverse colostomy [J]. Br J Surg, 1986, 73: 566-570.

[196] WINAWER S, FLETCHER R, REX D, et al. Gastrointestinal Consortium Panel. Colorectal cancer screening and surveillance: clinical

guidelines and rationale-update based on new evidence［J］. Gastroenterology，2003，124：544-560.

［197］ WOLMARK N，WIEAND H S，KUEBLER J P，et al. A phase Ⅲ trial comparing FULV to FULV + oxaliplatin in stage Ⅱ or Ⅲ carcinoma of the colon：results of NSABP Protocol C-07［J］. Proc ASCO，2005，23：3500.

［198］ YCHOU M，RAOUL J，DOUILLARD J，et al. For the GI Group of the FNCLCC and the FFCD. A phase Ⅲ randomized trial of LV5-FU2+CPT-11 vs. LV5-FU2 alone in adjuvant high risk colon cancer（FNCLCC Accord02/FFCD9802）［J］. Proc ASCO，2005，23：3502.

［199］ Z'GRAGGEN K，MAURER C A，METTLER D，et al. A novel colon pouch and its comparison with a straight coloanal and colon J-pouch-anal anastomosis：preliminary results in pigs［J］. Surgery，1999，125：105-112.

［200］ Z'GRAGGEN K，MAURER C A，BIRRER S，et al. A new surgical concept for rectal replacement after low anterior resection：coloplasty pouch［J］. Ann Surg，2001，234：780-785.

［201］ ZMORA O，DASILVA G，GURLAND B，et al. Does rectal wall tumor eradication with preoperative chemoradiation permit a change in the operative strategy?［J］. Dis Colon Rectum，2004，47：1607-1612.

［202］ ZORCOLO L，COVOTTA L，CARLOMAGNO N，et al. Safety of primary anastomosis in emergency colo-rectal surgery［J］. Colorectal Dis，2003，5：262-269.

第三十五章　骶 前 肿 瘤

第一节　引　　言

　　骶前肿瘤（presacral tumors，PSTs），也称直肠后肿瘤，是一类结构多样且比较特殊的疾病。PSTs生长在骶骨、直肠、腹膜反折以下、输尿管及髂血管之间的狭窄空间，其发病率极低，大型的诊治中心每年可收治5例患者[1]，在大都市每年约收治2例[2]。在新生儿，骶尾部畸胎瘤是最常见的PSTs，发病率为1∶40 000。由于PSTs罕见，又与普通直肠肛管疾病的临床表现相似，临床上常会出现误延诊治的情况。

第二节　病因及分类

　　Lovelady和Dockerty[3]根据PSTs的病因将其分为五类：先天性、炎症、神经源性、骨源性及混合性。近来亦提出不少以临床为导向的基于肿瘤本质的分类方法，如良性和恶性、先天性和获得性[4]，还有根据肿物与骶骨的解剖学关系及切除难易程度的分类方式[5]。表35-1列举出各种PSTs的相对发病率。总体而言，PSTs在女性中更为常见，中位发病年龄是40～50岁，1/4～1/3的肿瘤为恶性。

表35-1　1971—2005年6个关于PSTs的大型研究汇总

项目	Freier[22] 密歇根	Jao[1] 梅奥诊所	Uhlig, Johnson[2] 波兰	Grundfest- Broniatowski[23] 克利夫兰诊所	Glasgow[21] 华盛顿	Lev- Chelouche[4] 特拉维夫	合计*
年龄组	成人	成人+儿童	成人	成人+儿童	成人	成人	
时间跨度/年	35	19	30	56	22	10	
PSTs例数/n	21	120	63	50	34	42	330
先天性/%							60.6
良性/%	14	40	43	44	44	28	36.4
尾肠囊肿		16	16	6	2	12	52
表皮/皮样囊肿		15	1		5		21
畸胎瘤	2	15	2	13	8		40
直肠重复	1		1	1			3
骶前脊膜膨出		2		2			4
恶性/%	47	28	11	40	12	21	24.2
脊索瘤	9	30	6	17	3	9	74
畸胎瘤	1	3		1	1		6
内胚窦瘤				2			
后天性/%							39.4
炎症/%	9	除外	5	0	0	除外	1.5
钡剂肉芽肿	2						2
异物性肉芽肿			1				1
会阴部脓肿			2				2
神经源性							
良性/%	0	8	6	0	15	7	6.7

续表

项目	Freier[22] 密歇根	Jao[1] 梅奥诊所	Uhlig, Johnson[2] 波兰	Grundfest-Broniatowski[23] 克利夫兰诊所	Glasgow[21] 华盛顿	Lev-Chelouche[4] 特拉维夫	合计*
神经鞘瘤		7	3		5	3	18
神经纤维瘤		3	1				4
星形胶质瘤							
恶性/%	5	3	3	2	3	2	2.7
神经纤维肉瘤	1	2	1				4
室管膜瘤		1	1	1			3
神经母细胞瘤					1		1
恶性神经鞘瘤						1	1
骨源性							
良性/%	5	6	3	8	除外	0	4.2
骨瘤			1				1
动脉瘤样骨囊肿	1	1		1			3
单纯骨囊肿			1				1
骨巨细胞瘤		5		3			8
骨软骨瘤		1					1
恶性/%	5	5	2	2	除外	7	3.0
骨髓瘤		2					2
骨肉瘤		1	1			1	3
尤文氏肉瘤		3		1			4
黏液软骨肉瘤	1					2	1
混合性							
良性/%	9	5	2	0	20	17	5.6
血管瘤	1	1					2
淋巴管瘤			1				1
血管黏液瘤						1	1
血管内皮瘤	1						1
脂肪瘤		3			3	3	9
平滑肌瘤		1				2	3
纤维瘤		1				1	2
恶性/%	5	7	10	2	6	19	6.1
浆细胞性骨髓瘤			1				1
纤维瘤			1			2	3
淋巴瘤		6				1	7
纤维肉瘤		1				1	2
脂肪肉瘤			2				2
血管肉瘤						2	2
血管外皮瘤	1			1			2
血管内皮肉瘤			1				1
鳞状细胞癌						1	1
转移癌/%		除外	14		除外		2.7
合计/%	100	100	100	100	100	100	100

注：除外为某个研究中并未纳入该类型患者。*为译者合计，其中先天性肿瘤占60.6%（200/330），后天性肿瘤占39.4%（130/330）；恶性肿瘤（包括转移癌）占38.8%（128/330），排名前6位的依次是脊索瘤（74/330）、转移癌（9/330）、恶性淋巴瘤（7/330）、恶性畸胎瘤（6/330）、神经纤维肉瘤（4/330）及尤文氏肉瘤（4/330）；良性肿瘤占61.2%（202/330），排名前6位的依次是尾肠囊肿（直肠后囊性错构瘤）（52/330）、畸胎瘤（40/330）、表皮/皮样囊肿（21/330）、神经鞘瘤（18/330）、脂肪瘤（9/330）及骨巨细胞瘤（8/330）。

一、先天性病变

先天性病变在约占PSTs的2/3，包括发育性囊肿、直肠重复畸形、生殖细胞肿瘤、骶前脊膜膨出和脊索瘤等。尽管是先天性病变，大部分患者于成人期确诊。

（一）发育性囊肿

发育性囊肿起源于胚胎时期尾肠蜕化不全留下的残迹。体查见发育性囊肿质软、可压陷及界限不清。在35%~100%的患者中，可发现有肛管后中线漏斗样凹陷（图35-1）。该凹陷常常与囊肿或直肠的窦道或瘘管无关[6-7]。这类囊肿常合并炎症，易于被误诊为复发性肛瘘或者藏毛窦。

尾肠囊肿，也称为"直肠后囊性错构瘤"或"肛管后肠囊肿"，起源于原肠远端的泄殖腔部分，该部分在正常胚胎发育过程中会卷曲。囊肿可分为单囊或者多囊（图35-2），囊壁由多种上皮细胞构成，定义上必须含有部分腺上皮或者移行上皮。内囊壁构成简单，无绒毛及隐窝，尽管在囊壁周围可有平滑肌，但不存在含有肠壁肌间神经丛的完整肌层。该病多见于40岁的女性患者，在各个年龄段均可发病。尾肠囊肿恶变为腺癌或鳞癌的风险估计为7%[8]。

表皮样和皮样囊肿来源于外胚层残余部分。囊壁由简单鳞状上皮构成。皮样囊肿相对少见且含有皮肤附属物。

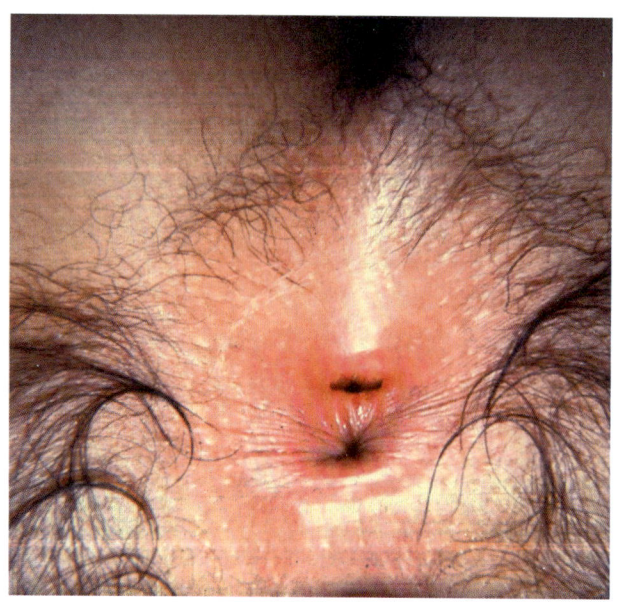

图35-1　肛管后漏斗状凹陷常提示有先天性囊肿，与囊肿有或无连通

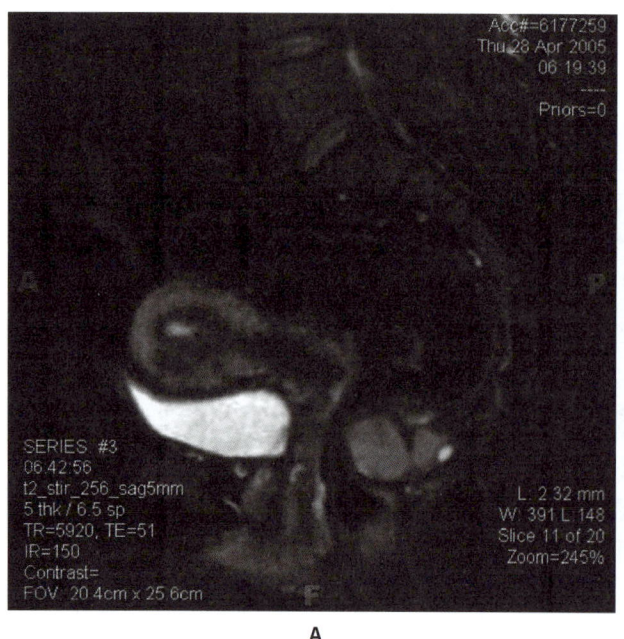

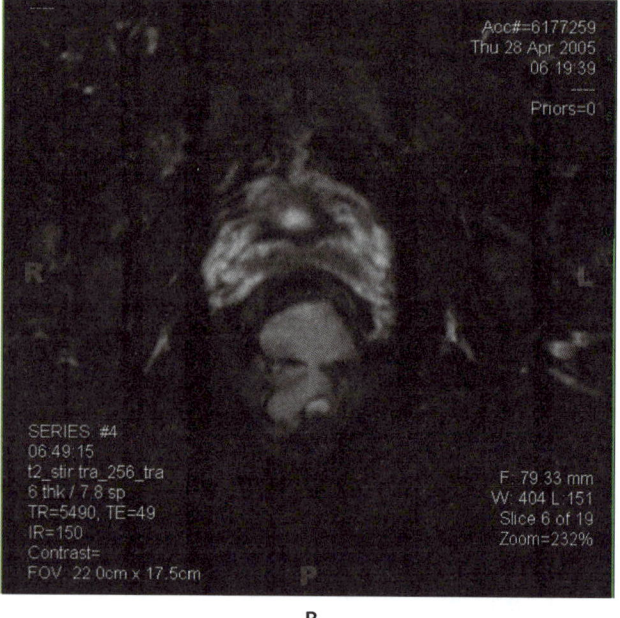

A　　　　　　　　　　　　　　　　B

图35-2　尾肠囊肿的磁共振成像（MRI）的矢状面（A）和横断面（B），注意肿瘤压迫直肠和存在多发囊腔

（二）直肠重复畸形

直肠重复畸形的特征包括连续性直肠腔、肠壁由两层平滑肌及其间的神经丛构成及与直肠黏膜相似的黏膜

层，但后者常散在分布有异位组织，例如胃黏膜、胰腺组织或泌尿系上皮等。临床可表现为出血，后者常继发于邻近的异位胃黏膜溃疡。

（三）生殖细胞肿瘤

生殖细胞肿瘤来源于直肠后间隙残留的全能细胞。成人较罕见，但骶尾部畸胎瘤是在胎儿和婴儿中最常见的肿瘤，新生儿发病率约为1∶40 000。多见于女性患者，80%～90%的病变是良性的。恶性病变多见于婴儿期之后，常含有一个内胚窦（或"卵黄囊"）成分的肿瘤[9]。外科完整切除可以获得很高的治愈率，有时在妊娠母体的子宫内实施手术（译者注：可用于胎儿骶尾部畸胎瘤）。以铂类药物为基础的新辅助化疗用于不可切除或转移病灶的治疗，仍可得到满意的疗效。术后长期随访监测甲胎蛋白水平可早期发现复发[10]。

Currarino综合征是一种罕见的遗传性疾病，包括肛管直肠狭窄或低位肛管闭锁、骶骨缺陷和骶前肿块。骶前肿块可能是畸胎瘤、骶前脊膜膨出、尾肠囊肿、皮样囊肿或多种肿瘤混合。该综合征常伴随有泌尿生殖系统的异常。

（四）骶前脊膜膨出

骶前脊膜膨出是一种由于骶骨前壁部分发育不全引起硬膜囊从薄弱部位膨出的先天性疝。50%的患者伴有其他畸形，如脊柱裂、双角形子宫、肛管闭锁等。膨出部分可包含神经组织（脊髓脊膜膨出）或脂肪瘤组织（脂肪脊膜膨出）。典型临床表现是在排便和用力时出现便秘和头痛症状或复发性脑膜炎。

（五）脊索瘤

脊索瘤是最常见的恶性PSTs。有学者认为脊索瘤来源于脊索残留，并沿着脊柱轴线生长而成。发病部位最常见于骶尾部，但也可见于颅底及椎体等少见部位。脊索瘤呈分叶状的胶冻样肿瘤，伴有钙化、出血和囊性变。显微镜下，其特点是含有丰富的基质、细胞索间界限不清和病理学上特征性细胞，后者为大的空泡状细胞，被称为"囊泡细胞"。脊索瘤生长缓慢且远处转移的概率较低，但长期预后却比较差，因为大多数患者是局部进展期肿瘤，故根治性手术切除是治愈肿瘤的唯一希望。

二、后天性病变

后天性病变可见于直肠后区，包括炎症、神经源性、骨源性或混合起源的肿瘤。根据病史及临床表现，常易误诊为直肠后脓肿。由创伤性钡剂灌肠引起的钡剂肉芽肿在早期见诸报告，但现在极其罕见。

直肠后区最常见的神经源性肿瘤包括神经纤维瘤（图35-3）、神经鞘瘤和室管膜瘤等。起源于骶骨的骨源性病变及其生物学特点，与身体其他部位的骨肿瘤类似。混合性PSTs包括间叶细胞来源的良、恶性肿瘤

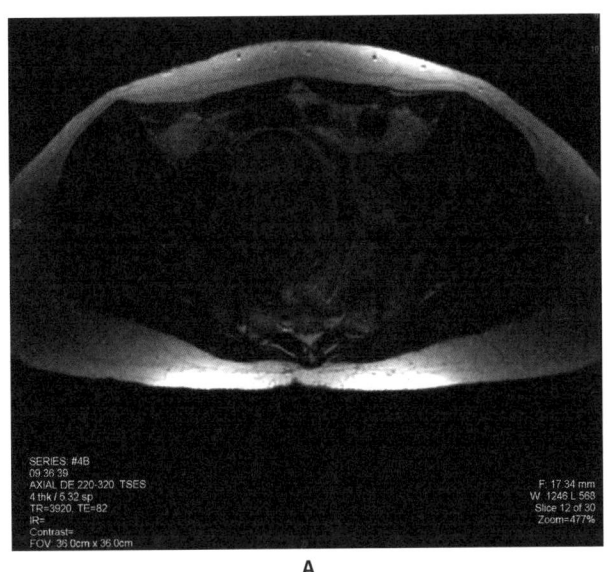
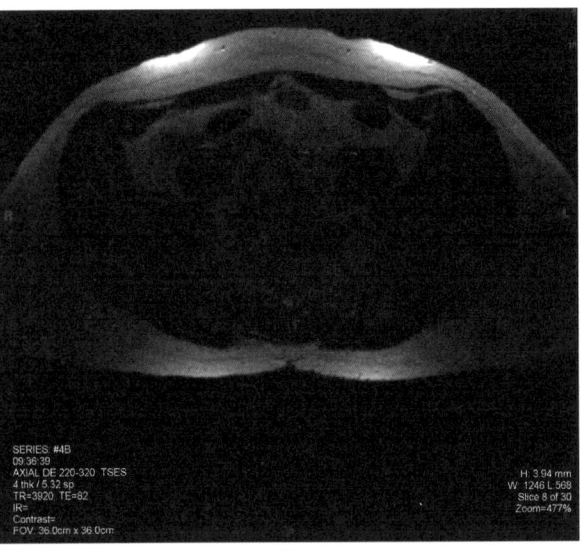

A　　　　　　　　　　　　B

图35-3　位于右侧骶骨孔的神经纤维瘤MRI图像，注意无骨质破坏

（表35-1）、转移瘤、淋巴瘤、动静脉畸形、肾上腺外髓样脂肪瘤（图35-4），甚至包括髓外造血的β-地中海性贫血患者[11]。

第三节　诊　断

50%的PSTs无症状，一般是在行常规体格检查或其他病变的影像学检查中无意发现。最常见的症状是骨盆充盈感及下部腰痛，通常在坐位时症状加剧。肿块压迫可以引起排便不尽、大便变细、尿频，甚至难产。神经症状，如神经根疼痛、感觉运动神经障碍和盆腔脏器功能失常，常见于恶性肿瘤。几乎所有的恶性病变患者都会有疼痛的表现，但后者仅见于约40%的良性病变患者[1]。

PSTs的基本检查方法是直肠指检，超过90%的PSTs在直肠指检时可触及。更为重要的是直肠指检有助于分析肿物能否切除，并指导手术方式的选择。骨盆平片的诊断价值有限，可用于发现骨质破坏或骶骨的畸形，如所谓的"弯刀骶骨"，表现为圆形的凹陷边界，不伴有骨质破坏的证据（图35-5），见于骶前脊膜膨出。直肠超声检查可以确定直肠壁是否受侵或存在缺失，并可区分实性和囊性肿块。然而，骨盆计算机断层扫描（CT）和磁共振成像（MRI）是用于诊断和指导术前制订手术计划的最有效的成像工具。

恶性PSTs与界限清晰的良性囊性病变相反，常表现为实性、骨质破坏及界限不清。皮样囊肿、尾肠囊肿或多发神经鞘瘤等很少出现骶骨缺损，后者常继发于肿块效应而非骨质侵袭[1]。发育性囊肿是薄壁囊肿且不改变周围的解剖平面。然而，继发感染（可能是慢性的）将导致囊壁变薄及界限不清。囊壁的不规则增厚常提示有恶变可能。钙化罕见于皮样囊肿和尾肠囊肿，而在畸胎瘤中更为常见。骶前脊膜膨出常与骶骨缺陷有关，常可见清亮的脑脊液。相反，发育性囊肿的内容物常是不均一的，在尾肠囊肿的同一病变内的不同室腔之间都有差异[12]。畸胎瘤是实性的且界限清楚的肿瘤，但有时也含有囊性成分。脊索瘤表现为异质性的实性肿块，伴有骶骨破坏和软组织侵犯；在CT中表现为较差的对比度和较低的密度影，CT扫描易低估脊索瘤的大小；而在MRI中，脊索瘤表现为高强度的T2加权信号，可以更精确地判断肿瘤的界限（图35-6）[13]。

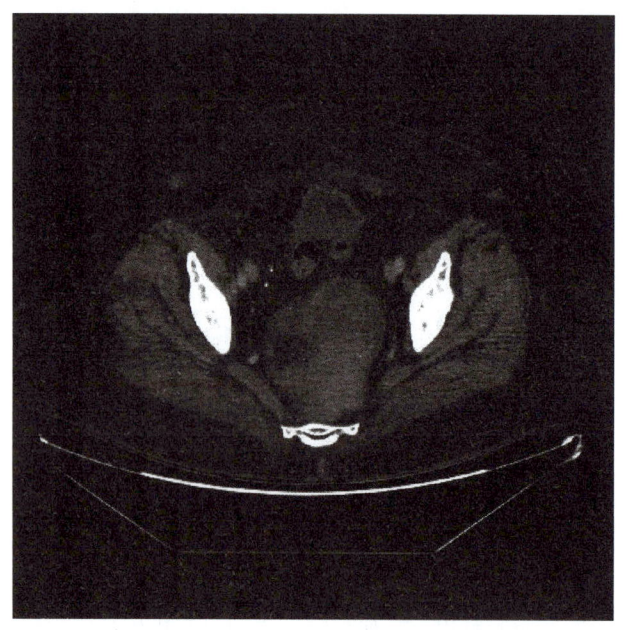

图35-4　一例无症状的78岁女性直肠后髓样脂肪瘤患者的计算机断层扫描（CT）

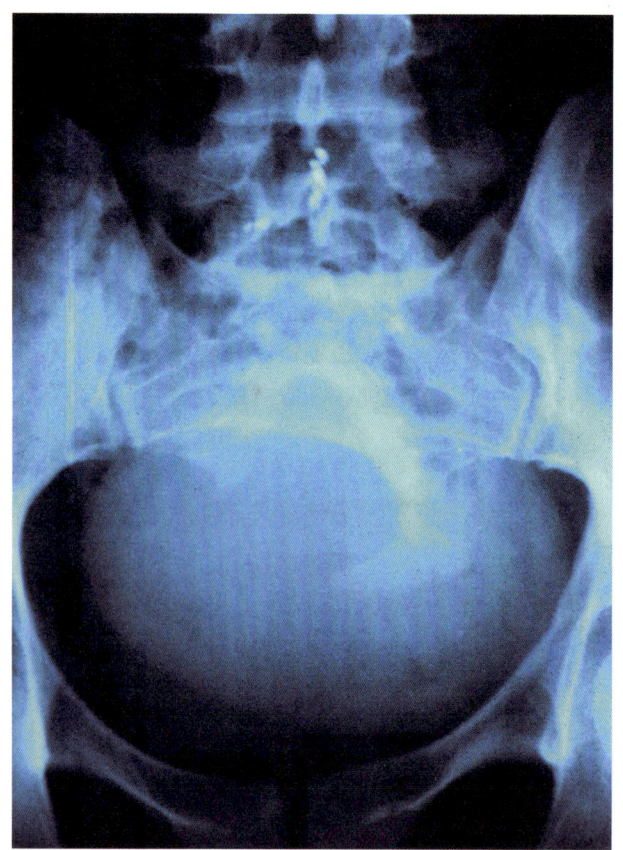

图35-5　骨盆平片示"弯刀骶骨"，是骶前脊膜膨出的典型症状

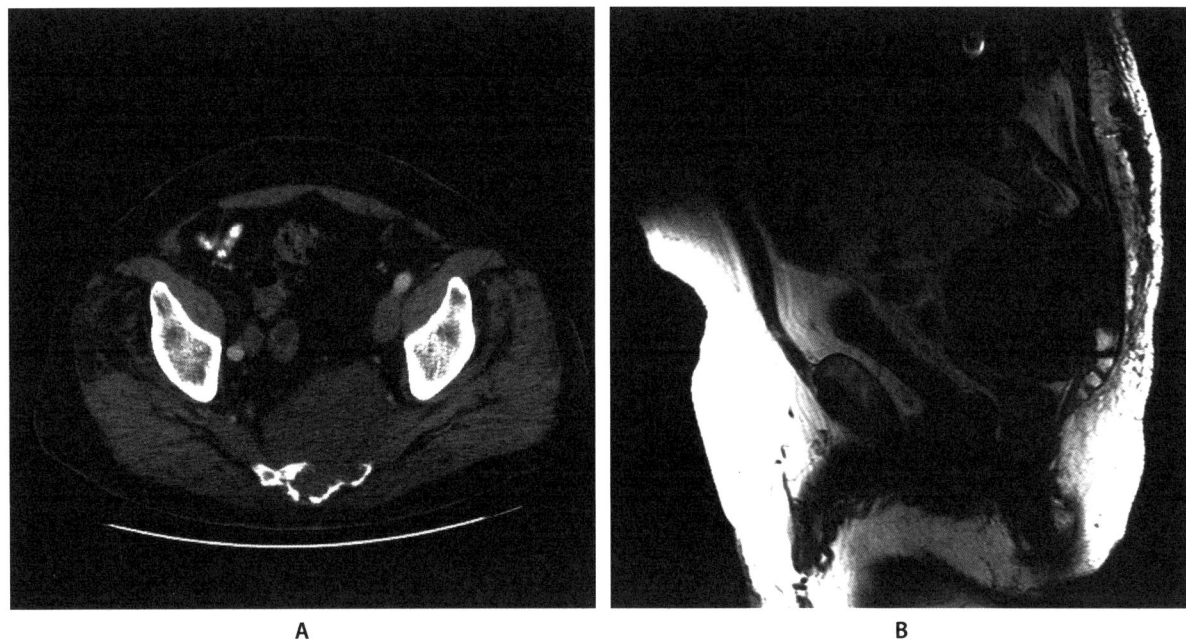

图35-6　一例62岁男性脊索瘤的CT扫描，典型表现为骨质破坏和低对比度（A）。同一患者的MRI矢状面，可以清晰地看到骶骨浸润（B）

在大多数情况下，直肠镜或乙状结肠镜检查只能发现直肠的外压性改变。然而，它可用于排除是否有直肠黏膜受累及发现肠管与病灶的联系，像直肠重复畸形一样。在直肠镜检查时，有时可发现瘘及囊肿，但用对比剂灌肠，特别当与CT扫描结合时，能对此类患者提供最有价值的信息。

PSTs活检是有争议的。尽管大部分PSTs有手术切除指征，但术前活检的价值有待商榷。因为活检会带来肿瘤细胞种植、感染和出血等潜在风险，这些风险的大小难以量化。但活检可以帮助决策，特别适用于肿瘤巨大或存在严重并发症而不适宜手术患者。活检同样可以指导新辅助放、化疗的选择。活检采用经皮后方入路而不选择经直肠路径。如果可能的话，活检针经过区域应该位于手术切除范围内。另外，选择热凝活检路径或者肝癌活检所用的"保护性双针穿刺活检术"，能有效地降低肿瘤细胞种植机会[14]。

第四节　治　疗

尽管PSTs常为良性且无症状，但其自然病史并不允许我们予以非手术治疗，除非因患者体质虚弱或高龄而不能耐受手术。畸胎瘤和先天性囊肿有潜在恶变可能，恶变率为5%～10%[15]。囊性病变有继发感染及瘘的风险。在育龄妇女中，PSTs压迫会导致难产，促使孕妇及胎儿出现并发症。骶前脊膜膨出尽管是良性病变，但可继发危及生命的脑膜炎。

对于恶性PSTs，不管是化疗还是放疗的作用均有限，仅作为辅助治疗。因此大多数患者外科切除PSTs是最合适的治疗方案。

一、一般处理

PSTs切除对于外科医生而言是一个巨大的挑战。手术原则是彻底的整块切除，否则即使是良性病变亦有复发的风险。然而，骨盆是一个以骨性结构为界的固定空间，内含数个重要器官，因此达到R0切除的边界需要向外扩大手术范围，术后并发症发生率呈指数增加。扩大切除术应由多学科综合外科团队参与，包括结直肠外科医生、骨科医生、整形外科医生及神经外科医生。精确的术前计划必须以清晰的影像学研究为基础。外科医生必须充分意识到预期的并发症发病率，并在术前谈话中告知患者。

对于肿瘤侵袭骶骨，骶骨切除范围应该在肿瘤侵袭的上一节段。当需要进行神经切除时，硬脊膜切口应仔细缝合，以防脑脊液漏或者硬膜下间隙感染。一般规律，当行单侧$S_1 \sim S_5$神经根切除时，排便和排尿控制尚可保留，但会导致单侧感觉障碍和腿无力。保留双侧的S_1和S_2神经并不能够保存正常的肛管直肠功能。至少保留一侧的S_3神经根，才可以保证正常的排便和控便功能。故切除一侧S_3神经根是可以接受的。如切除双侧S_2神经根，则可能导致神经性膀胱功能障碍、大便失禁和男性阳痿。

对于感染性囊肿首先要通畅引流，控制感染后再进行选择性切除。一旦出现感染，病灶将与邻近组织粘连，手术切除易导致更高的复发率及术后尿失禁的风险[16]。

二、手术入路选择

PSTs有三种基本手术入路：前路、后路和联合。联合手术方式可以是同步的或相继的手术。手术方式的选择应该根据肿瘤的大小、部位及肿瘤的良、恶性。一般的治疗策略见图35-7。

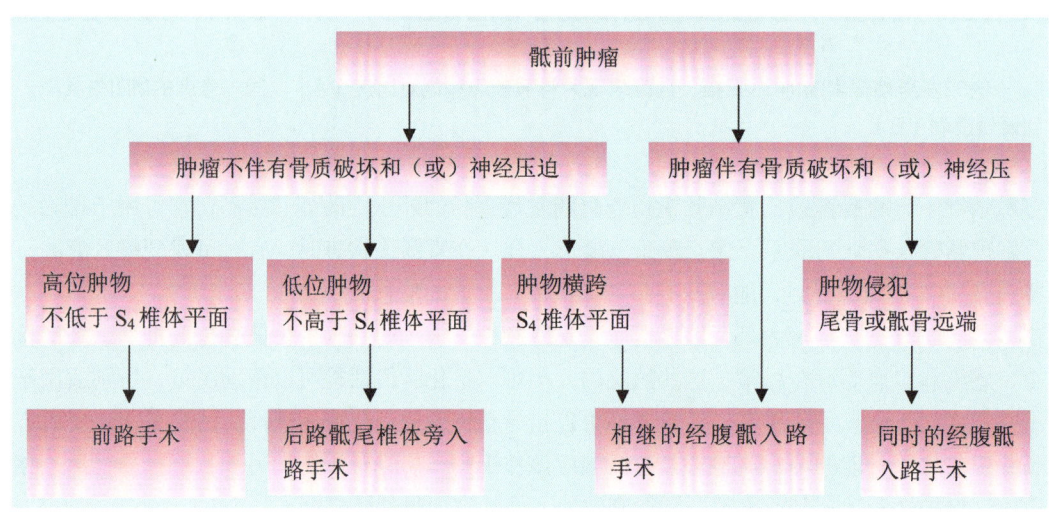

图35-7　一般的治疗策略

（一）经腹部或前路手术

高位PSTs（位于S_4水平以上）不伴骶骨侵袭是剖腹手术切除的最佳适应证。该手术入路的优势是大多数外科医生比较熟悉，同时暴露视野更好，能保护盆腔结构如髂血管和输尿管。同样，便于结扎病灶的营养血管如骶正中动、静脉。

（二）后路手术

后路手术的适应证是无恶变征象的低位PSTs，直径<5cm，且肿物不高于S_4水平。因此若在体格检查时可触及肿物的上缘，后路术式一般能成功进行。该术式优势是能避免剖腹手术，便于进入直肠和低位直肠后间隙，同时提供最佳的手术视野和骶神经的保护。然而，血管结扎会相对困难。

术中患者取俯卧折刀位，手术切口可选择骶尾旁切口、弧形切口或者水平切口（图35-8）。经典术式是分

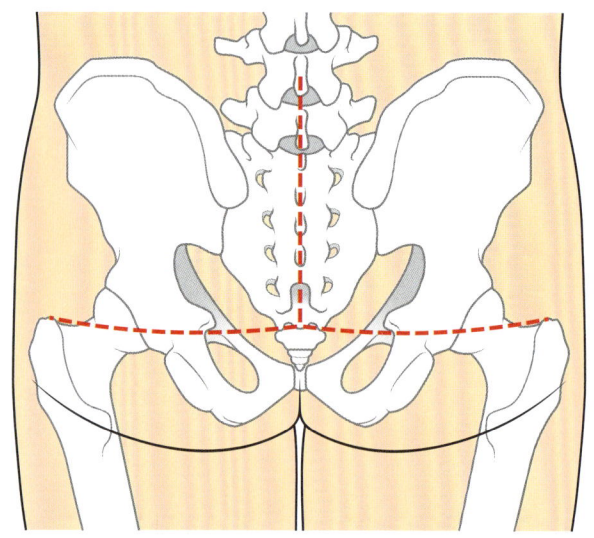

从L_4到骶尾骨联合做垂直切口，然后水平向两侧扩大切口到股骨大转子

图35-8　切除PSTs的后方入路

离肛尾韧带后，松动尾骨并切除之，从而打开通向PSTs的途径。但Abel及其同事报道PSTs可以经过骶椎旁切口入路来成功切除[17]，从而避免切除尾骨。横向切断肛提肌，将臀大肌从骶骨附着处分离下来，可进一步显露直肠后区及肿物。将手指插入直肠，将肿瘤推向外侧，利于鉴别肛提肌和直肠壁，以引导肿瘤分离。

（三）腹骶联合手术

当肿瘤出现骨侵蚀或神经压迫症状、巨大肿瘤达到或超过S_4平面之上，应选择腹骶联合入路切除肿物。对于单纯侵犯低位骶骨的肿瘤，患者可取侧卧位进行同步手术[18]。第一组术者在患者左下腹行斜切口，以便能游离直肠和肿瘤。同时第二组术者行后正中线或骶椎旁切口，手术切除范围包括可疑侵犯椎体的上一节段。对于巨大肿物或者可疑上段骶骨侵犯患者，采用相继的腹骶联合术式及术中根据具体情况改变患者的体位，显得更为合理。

经腹路径有助于探查肿瘤的范围和保护输尿管、髂血管及直肠。一旦直肠从骶前游离完毕，则控制髂内血管，以防止大出血。结扎直肠中动、静脉。对于有肠壁侵袭或者曾有经直肠穿刺活检患者，应行直肠切除术。放置海绵垫保护盆腔结构并予以关腹。然后患者取俯卧位，从L_4到尾骨行纵切口，再水平向两侧扩大切口到股骨大转子。为了更好地暴露骶骨和神经根，需要分离臀大肌纤维，显露梨状肌，横断其肌腱，识别出坐骨神经和臀大肌神经（图35-9），进而可安全地切断臀大肌。尽可能地向侧方分离骶棘韧带和骶结节韧带（图35-10），然后行骶骨切除术。有数条神经根需用外科夹予以夹闭，以防脑脊液漏，再将肿块完整切除。此时，再经后方切口取出前路手术留下的海绵垫，此时其止血目的已经达到。腰骶部的稳定性重建可以通过同种异体骨移植、髂骶螺丝钉或其他类型的固定物来实现的。最后放置多条引流管，并大致复原肌肉连续性。经盆腔制作腹直肌肌皮瓣，填充于直肠后间隙，可以减少术后切口并发症。

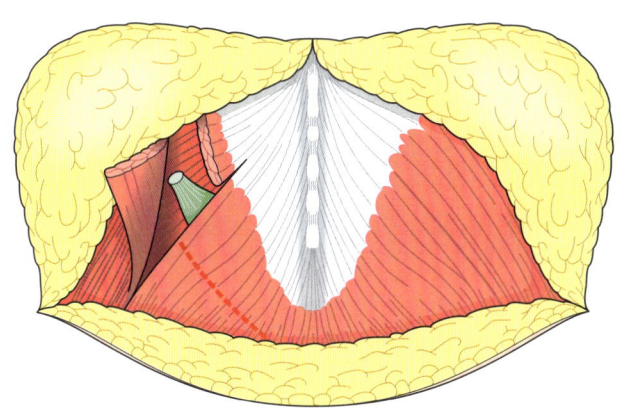

图35-9　切开臀肌筋膜和臀大肌肌纤维（虚线）后，离断梨状肌（绿色）

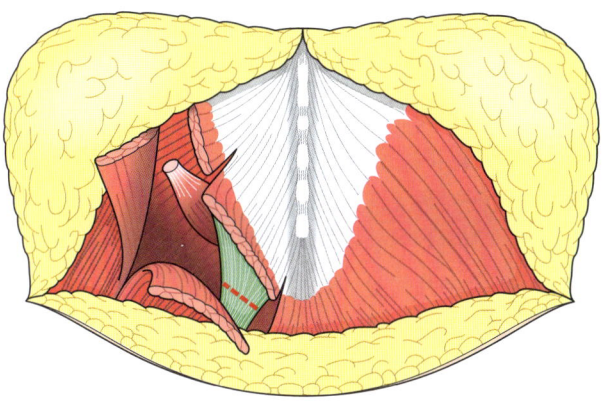

图35-10　直视下切断骶棘韧带和骶结节韧带（虚线）

第五节　预　　后

PSTs很难局部控制，甚至是良性PSTs，复发也颇为常见，其原因多为切除不彻底。然而，良性PSTs术后的长期生存率达到100%，但在恶性PSTs并非如此。据斯隆凯特琳纪念肿瘤中心（Memorial Sloan-Kettering Cancer Center）的恶性PSTs研究[19]显示，肿瘤复发率达48%，5年生存率仅有17%。更为特殊的是，在另外一个关于脊索瘤的大型研究中，5年和10年生存率分别为67%和40%[20]。由于手术技巧的进步，使得首次手术时完整切除率提高，从而获得了更好的局部控制效果，近期文献已有报道[21]。然而，复发率仍然很高，需尽可能地再次手术切除肿物。放疗可以减轻部分不可切除患者的症状，但是不能治愈。高剂量的放疗可提高无病间歇期，但却会引起严重的继发损伤。化疗对于脊索瘤基本无效。

第六节　小　结

　　PSTs很罕见，但平均每个临床外科医生在其职业生涯中至少会碰到一例这类患者。在成人中良性先天性发育性囊肿和恶性脊索瘤是最常见的PSTs。对于直肠指检触及直肠后肿物或者查体见肛管后陷窝，尤其是伴有多次手术的难治性瘘患者，应考虑PSTs的可能。不管何种病因，大部分PSTs应采取完整的手术切除。手术方式的选择应该根据肿瘤的大小、位置和良、恶性进行权衡选择。巨型肿块的手术切除颇具挑战性，应该采取多学科综合治疗手段。

第七节　自　我　测　试

1. 相对于良性PSTs，下列哪个症状在恶性PSTs更为常见？

a. 疼痛。

b. 难产。

c. 骨盆饱满。

d. 瘘。

e. 感染。

2. 下列关于尾肠囊肿的陈述，哪项是正确的？

a. 尾肠囊肿来源于原始外胚层的胚胎残留。

b. 尾肠囊肿的囊壁全是柱状上皮排列而成。

c. 尾肠囊肿有全层的肌层。

d. 尾肠囊肿常是多房病灶。

e. 尾肠囊肿无恶变可能。

3. 下列哪项符合脊索瘤的影像学特征？

a. 骨盆平片可见半月刀征。

b. CT扫描可见对比明显。

c. 常可见到骨质破坏。

d. 在MRI中可见多囊病灶。

e. 常见卫星病灶围绕。

4. 某例脊索瘤患者进行了单侧$S_3 \sim S_5$神经根切除术，下列哪项功能障碍最可能发生？

a. 无功能障碍。

b. 神经性膀胱功能障碍和大便失禁。

c. 控制大小便正常，但男性患者伴有阳痿。

d. 单侧感觉障碍和小腿无力，但控制大小便正常。

e. 仅大便失禁。

5. 下列哪项更适合于腹骶联合手术？

a. 低位肿瘤，不超过S_4水平。

b. 肿瘤伴有骨质侵蚀或神经压迫症状。

c. 发育期肿瘤伴有肛管后正中线的漏斗型凹陷。

d. 小的高位肿物不低于S_4水平。

e. 以上均不符合。

答案与解析

1. 答案：a

解析：几乎所有的恶性病变都会有疼痛的表现，但仅有近40%良性病变会出现疼痛。所有的PSTs均可导致难产，不管有无恶变可能，盆腔饱满是最常见的PSTs的症状。在先天性囊肿中，瘘和感染是最常见的症状，大部分先天性囊肿是良性的。

2. 答案：d

解析：尾肠囊肿来源于肛管后原肠，故是内胚层来源。尽管定义中尾肠囊肿必然含有柱状上皮，但囊壁常含有多种上皮类型。不像直肠重复，尾肠囊肿缺少完整的肌层，但可含有非组织的平滑肌细胞。尾肠囊肿常是多房病灶。尽管尾肠囊肿恶变的概率较低，但其恶变仍是其特征之一。

3. 答案：c

解析：半月刀征是骶前脊膜膨出的典型特征。脊索瘤是有骨质破坏的实性肿块，在CT中的对比度并不明显。在MRI的T2加权可见明显高信号。

4. 答案：d

解析：为了保留正常的控制大小便功能，至少要保留一侧的S_3神经根。单侧感觉障碍、小腿无力常是由于骶神经丛分支损伤，可以是坐骨神经的皮支或肌支损伤。

5. 答案：b

解析：有恶性征象的肿瘤应该行腹骶联合手术切除肿物。经后路手术切除肿物之前，应首先经腹探查评价肿瘤的范围，保护输尿管、髂血管和直肠，这是强制性遵守的手术原则。

（Cédric Vallet，Dimitrios Christoforidis 著

王磊　俞希虎 译，王天宝 校）

参考文献

[1] JAO S W, BEART R W, SPENCER R J, et al. Retrorectal tumors [J]. Dis Colon Rectum, 1985, 28: 644-652.

[2] UHLIG B E, JOHNSON R L. Presacral tumours and cysts in adults [J]. Dis Colon Rectum, 1975, 18: 581-595.

[3] LOVELADY S B, DOCKERTY M B. Extragenital pelvic tumors in women [J]. Am J Obstet Gynecol, 1949, 58: 215-236.

[4] LEV-CHELOUCHE D, GUTMAN M, GOLDMAN G, et al. Presacral tumors: a practical classification and treatment of a unique and heterogeneous group of diseases [J]. Surgery, 2003, 133: 473-478.

[5] LOSANOFF J E, SAUTER E. Retrorectal cysts [J]. J Am Coll Surg, 2003, 197: 879-880.

[6] EDWARDS M E. Multilocular retrorectal cystic disease cyst hamartoma: report of twelve cases [J]. Dis Colon Rectum, 1961, 14: 103-110.

[7] HJERMSTAD B M, HELWIG E B. Tailgut cysts [J]. Am J Clin Pathol, 1988, 89: 139-147.

[8] ABEL M E, NELSON R, PRASAD M L, et al. Parasa-crococcygeal approach for the resection of developmental cysts [J]. Dis Colon Rectum, 1985, 28: 855-858.

[9] SEBIRE N J, FOWLER D, RAMSAY A D. Sacrococcygeal tumors in infancy and childhood: a retrospective histopathological review of 85 cases [J]. Fetal Pediatr Pathol, 2004, 23: 295-303.

[10] RESCORLA F J, SAWIN R S, CORAN A G, et al. Long-term outcome for infants and children with sacrococcygeal teratoma: a report from the Childrens Cancer Group [J]. J Pediatr Surg, 1998, 33: 171-176.

[11] YOUNGSTER I, WEISS M, DROBOT A, et al. An unusual presacral mass: extramedullary hematopoiesis [J]. J Gastrointest Surg, 2006, 10: 927-929.

[12] DAHAN H, ARRIVE L, WENDUM D, et al. Retrorectal developmental cysts in adults: clinical an radiologic histopathologic review, differential diagnosis, and treatment [J]. Radiographics, 2001, 21: 575-584.

[13] PLATHOW C, WEBER M A, DEBUS J, et al. Bildgebende Diagnostik bei Chordomen des Beckens: Vergleich der Modalitaeten CT und MRT [J]. Radiologe, 2005, 45: 63-68.

[14] ABDALLA E K, VAUTHEY J N. Technique and patient selection, not the needle, determine outcome of percutaneous intervention for

hepatocellular carcinoma [J]. Ann Surg Oncol, 2004, 11: 240-241.

[15] HOBSON K G, GHAEMMAGHAMI V, ROE J P, et al. Tumours of the retrorectal space [J]. Dis Colon Rectum, 2005, 48: 1964-1974.

[16] SINGER M A, CINTRON J R, MARTZ J E, et al. Retrorectal cysts: a rare tumor frequently misdiagnosed [J]. J Am Coll Surg, 2003, 196: 880-886.

[17] ABEL M E, NELSON R, PRASAD M L, et al. Parasa-crococcygeal approach for the resection of retrorectal developmental cysts [J]. Dis Colon Rectum, 1985, 28: 855-858.

[18] LOCALIO S A, ENG K, RANSON J H C. Abdominosacral approach for retrorectal tumors [J]. Ann Surg, 1980, 191: 555-559.

[19] CODY H S, MARCOVE R C, QUAN S H. Malignant retrorectal tumors: 28 years experience at Memorial SloanKettering Cancer Center [J]. Dis Colon Rectum, 1981, 24: 501-506.

[20] MCMASTER M L, GOLDSTEIN A M, BROMLEY C M, et al. Chordoma: incidence and survival patterns in the United States, 1973-1995 [J]. Cancer Causes Control, 2001, 12: 1-11.

[21] GLASGOW S C, BIRNBAUM E H, LOWNEY J K, et al. Retrorectal tumors: a diagnostic and therapeutic challenge [J]. Dis Colon Rectum, 2005, 48: 1581-1587.

[22] FREIER D T, STANLEY J C, THOMPSON N W. Retrorectal tumors in adults [J]. Surg Gynecol Obstet, 1971, 132: 681-686.

[23] GRUNDFEST-BRONIATOWSKI S, MARKS K, FAZIO V. Diagnosis and management of sacral and retrorectal tumors [M] // FAZIO V W, CHURCH J M, DELANEY C P. Current Therapy in Colon and Rectal Surgery. 2nd Edn. St. Louis: Elsevier Mosby, 2004: 153-160.

第三十六章　慢　性　便　秘

第一节　引　言

便秘包括与排便次数、大便性状、排便后舒适感和排空感有关的一系列症状[1-2]。长期以来，一直认为排便次数减少是便秘的最重要表现。Drossman等[3-4]认为每周排便少于2次，伴有或不伴有排便费力，一年内有25%的排便出现上述情况即为便秘。其他症状，如大便干结和排便不尽感，也是便秘的重要症状。

根据罗马Ⅱ标准，在最近1年内有超过1/4的排便出现至少2项下述症状，且持续时间至少为3个月即可认为是功能性便秘：

（1）排便费力。

（2）大便干结。

（3）排便不尽感。

（4）肛管直肠梗阻或阻塞感。

（5）需用手帮助排便。

（6）排便次数少于3次/周。

（7）未达肠易激综合征（irritable bowel syndrome，IBS）诊断标准。

在实际工作中，即使有罗马Ⅱ标准作为参考，要区分便秘和以便秘为主要表现的IBS也是比较困难的。另外，由于数年来人们采用的便秘诊断标准不同，使得人们对便秘或IBS非手术治疗相关研究结果的解释出现了许多问题[5-8]。

功能性便秘的诊断首先要排除由其他疾病或者因素导致的便秘，且必须满足上述诊断标准。

在排除引起便秘的继发因素（表36-1）后，才可认为导致便秘的原因是结肠的神经肌肉功能失调［即慢传输型便秘（slow transit constipation，STC）］或是排便相关组织器官的神经肌肉功能失调。然而，在大多数情况下这些因素的区分标准并不严格，因为体积较小且比较细的大便（由低纤维素饮食引起的）也会因为对直肠壁造成的压力不足，以致不能引起便意而出现大便排出困难。

目前有多种说法用来解释排便相关组织器官的功能障碍，包括肛管痉挛、盆底痉挛综合征、盆底协同失调、出口梗阻和耻骨直肠肌收缩失调等。在此，专家组提议将其统称为盆底协同失调性排便障碍。

表36-1　便秘病因

・饮食因素（液体或者纤维素摄入不足）

・社会、精神心理因素

・运动量不足

・生活环境改变（如住院治疗）

・内分泌和代谢因素［甲状腺功能减退、高钙血症、低钾血症、尿毒症、卟啉病、糖尿病、艾迪森（Addison）病、妊娠、铅中毒］

・中枢及神经系统疾病［脊髓损伤、脊柱裂、帕金森（Parkinson）病、多发性硬化症、神经节细胞缺失症、滥用缓泻药、查加斯（Chagas）病］

・自主神经病变（糖尿病性）

・药物因素

・精神病因素（抑郁、饮食失常）

・胃肠道疾病（结构性病变、先天性病变）

续表

· 结肠梗阻（结肠或者相邻器官的良性肿瘤、恶性肿瘤，憩室性疾病，肠扭转，套叠，炎症性肠病，缺血性狭窄，手术影响）

· 肛门出口梗阻（狭窄、肛裂、直肠脱垂、直肠前突、肠疝、手术影响）

· 功能性因素：

　　便秘为主要表现的IBS

　　STC（结肠无力、结肠运动不协调、特发性因素、假性肠梗阻）

　　盆底功能障碍（即：出口梗阻、盆底协同失调、特发性因素）

第二节　流行病学和危险因素

在西方人群中，便秘是一个很常见的问题，发病率为2%~28%。美国的一项调查报告显示，该病在女性中的发病率为21%，在男性中为8%，而一项针对家庭夫妇两人的调查显示该病在男性和女性中的发病率分别为3%和28%。出现这种差异的原因是调查中对某些相关问题的定义及采用的研究方式不同。在美国开展的另一项根据罗马标准进行的调查发现，便秘在女性中的发病率为20%，在男性中发病率为16%。在这些受访者中，只有9%的人有排便次数减少（每周少于3次），而有30%的人有排便不尽感，29%的人有大便干结，表明排便困难是便秘的主要症状[9-12]。根据罗马Ⅱ标准在加拿大进行的一项调查表明，功能性便秘的发生率为4.6%，而出口梗阻型便秘的发病率为4.5%[13]。对大多数胃肠病学家和外科医生而言，便秘是日常工作中经常做出的诊断。在老年患者群体中，尤其是对生活在养老院中的老人而言，便秘的发病率更高。造成这种情况的原因并不是结肠功能因年龄的增加而退化，而是其他因素如运动不足、慢性疾病、神经和精神问题及服用了可导致便秘的药物[12]。一些研究发现，女性便秘的发病率稍高于男性，这可能与妇科手术增加便秘发病风险有关。此外，精神因素也对便秘产生负面影响。遭受性虐待和暴力也与腹部的功能性病变，尤其是严重慢性便秘有关[12]。

一、临床特点

许多患者在就诊前的数年内就已经出现了便秘的相关症状，但因为这些症状反复发作，轻重不一，被认为与生活压力大有关。最终促使患者前去就诊的往往是近期出现的、需要接受检查以排除器质性病变的症状[13]，如排便不尽感，排便费力，排出干结、球状大便等。布里斯托大便分类法（Bristol stool scale）可能有助于患者对排便问题及大便的性状的描述。患者经常提到的症状有肛门梗阻、需要用手帮助解除梗阻、需要挤压阴道后壁辅助排便及每周的大便次数少于2~3次、腹胀或者直肠肛管疼痛不适等。对医生而言，有几个关键的问题，如症状是何时出现的，之前是否接受过腹部或者妇产科手术，曾经接受过什么治疗，服用过哪些药物等，需要在问诊时搞清楚。另外，也要注意患者为了治疗其他疾病而使用的药物，因为许多患者并不清楚他们服用的是什么药物及其毒副作用。当患者表现为明显的上腹部疼痛，伴有食欲减退、恶心、饱胀不适、口臭，但很少伴有头疼时，区分患者是便秘还是上消化道疾病是比较困难的。除了排便习惯，了解患者的饮食习惯，如饮食的时间、频率、液体和纤维素的摄入情况，也很重要。询问患者是否正常进食早餐，是否在上班前定时上厕所，患者喜欢哪种体育运动，对医生而言，初诊就能通过精神心理学评估发现患者是否存在诸如饮食不规律、抑郁、厌食、性虐待或者创伤等问题是比较困难的，然而，在后续的随访中发现这些导致便秘的精神心理因素则极为重要[14]。

当患者提到有大便排出费力并耗时较久，尤其是需要压迫会阴或者阴道后壁才能排便时，要高度怀疑患者有无盆底功能障碍问题。一旦证实有这种问题存在，那么给予标准的导泻剂治疗往往是无效的，因此早期认识到这个问题很重要。

二、体格检查

为了排除全身性疾病，完整的体格检查应该包括神经系统的检查。腹部视诊有助于发现腹壁有无疤痕及局部膨隆，叩诊可以发现有无腹腔内积气，而触诊可以发现左、右下腹部有无腹腔包块或者条索状块物。在正常情况下，乙状结肠不易触及。肛管视诊可以发现有无肛管狭窄、肛裂、肛瘘、皮赘及痔。直肠指诊是体格检查的第二步，目的在于进一步明确是否存在肛管狭窄、肛裂、直肠占位、血迹或者指套带血的情况。检查时应要求患者采取左侧卧位，并做出排便动作，此时医生可以观察到患者肛门外括约肌放松并伴有会阴部的向下突出。如果没有看到这种变化，则表明患者可能存在功能性肠梗阻或者排便障碍[15]。

第三节　诊　　断

在做出便秘的诊断之前，必须首先排除患者是否有代谢和其他病理性异常，必须行血细胞计数、血生化、血肌酐、血钙、血糖及甲状腺功能的检查。当然，也需要其他检查。在排除器质性疾病后，功能性神经肌肉异常导致便秘的可能性则增加。此外，还需要结合患者的年龄（年龄＞50岁，近期未行结肠检查）决定是否行全结肠及乙状结肠检查。

为了明确引起慢性便秘的内在病因，还需要进行其他检查。由于STC和出口梗阻型便秘的发病机制不同，明确患者的便秘类型对于选择正确的治疗方式颇为重要。

一、排粪造影

排粪造影或称直肠排粪造影检查可发现多种异常情况。为了模拟正常的排便过程，首先要求患者在进行此项检查前，行黏稠度同正常大便相似的造影剂混合物灌肠。有时这种造影剂混合物非常黏稠，常常需要用喷枪才能将其注入直肠内。对女性患者进行检查时，还需要在阴道内放置参照标志物。口服造影检查要求患者在检查前数小时口服造影剂，以便同时观察小肠的情况。进行检查时，患者要坐于能透过X线的坐垫上（多数情况下这种坐垫可用一个充满水的轮胎来代替），以便能让医生观察到造影剂排出肛管的情况。在要求患者进行Valsalva动作时，必须告诉患者先收缩盆底，做出上提肛管的动作之后再将造影剂排出。排粪造影可以显示如下异常：直肠前突、内套叠、肠疝、直肠脱垂等，这些导致便秘的病变将在第三十八章讲述。由于磁共振排粪造影检查能够显示排便期间所有相关器官的活动情况，可以代替传统的排粪造影检查。然而，要进行该项检查并不容易，因为对大多数患者而言，在侧卧位时做出排便的动作比较困难，并且只有少数中心有开放型的磁共振检查设备。

二、结肠传输时间测定

结肠传输时间测定是诊断便秘常用的检查手段。该检查有助于区分STC和出口梗阻型便秘。进行此项检查前首先给患者服用不透X射线、不溶于水且能够在4天内排出体外的药丸样标志物，然后每天行腹部X线平片检查以了解标志物的位置及其运动情况。如果在96小时后仍有超过80%的标志物滞留体内，即为传输过慢。另一种方法是连续3天给患者服用不同形状的标志物，之后进行一次腹部X线平片检查。这种方法可以将结肠分为三个部分，并可计算每个部分的传输时间。根据检查结果，医生可以判断传输过慢是发生在右半结肠、横结肠还是左半结肠。此外，借助闪烁成像技术也可判断不同部位结肠的传输时间。因为^{111}In通过小肠所需的时间是基本一致的，所以可将其混入液体或者固体饮食中用于结肠传输测定，测定时需要在多个时间点进行^{111}In射线的扫描。虽然该方法对全结肠传输情况的测定最准确，但与传统的药丸测定法相比，这种放射性测定方法并没有给患者带来更大的益处[16]。

三、结肠测压

结肠测压需要借助水灌注系统或固体导管进行。结肠测压并非一项常规的检查手段，并且目前仅可在某些研究中心进行。借助该系统可观察到结肠蠕动波，且可分析某些药物对结肠运动的影响及作用机制。结肠测压显示，在正常情况下，结肠每天有3次的集团蠕动[17-18]。

四、结肠镜检查

结肠镜检查不仅有助于诊断便秘，还可以用来排除引起结肠传输延迟的器质性疾病，如结肠狭窄、肿瘤性梗阻或息肉等（参见第三十四章有关内容）。

五、肛管直肠测压

肛管直肠测压可用来了解肛管静息压。肛管内压力过高而无肛管的自主性收缩表明患者存在诸如肛管狭窄、肛裂及疼痛的问题，这些问题可使患者对排便产生恐惧，进而导致便秘。肛管直肠测压要借助水灌注导管或者固体导管进行。因为选用的检测设备不同，不同单位之间设定的标准也不同，肛管内压力的正常参考值并不一致。一般情况下，男性的基础压力要显著高于女性。由于缺少壁内神经节，巨结肠患者一般不会出现直肠肛管抑制反射，但对某些可能患有巨结肠的年轻患者而言，进行肛管直肠测压时也可能会出现这种反射。

六、球囊扩张实验

通过球囊扩张实验可了解受试者产生便意的压力值、直肠感觉容量和最大容量。测试时，先将未充气的气囊置入直肠内，然后连续向气囊内充气直至患者感到气囊扩张，记录注入的气体总量，此即为感觉阈值。然后继续充气，记录患者何时开始有便意及不能控制而必须要排便，此即排便阈值。通过该实验，可以了解受试者的直肠容积及敏感性问题。借助气压调节设备还可以进行更精确的测定。借助无顺应性的塑料袋（译者注：灌注液容器，易于计算灌注容量）进行测试可以测算直肠壁顺应性。

七、球囊逼出实验

球囊逼出实验可用来观察患者能否顺利排出直肠内的球囊。一般情况下，排便障碍患者不能完成这个动作。此项检查前，医生必须仔细、认真地向患者解释清楚可能出现的情况，因为在同样的情况下，即使是正常人也会因为精神心理因素而影响球囊排出（译者注：原文未标注参考文献19）。

第四节　治　疗

治疗便秘的第一步就是要首先排除由上述可导致便秘的病理因素所诱发的继发性便秘。需要重视的是，即使对便秘做出诊断的整个过程没有任何疑问，医生在对患者进行药物治疗时也需要特别慎重。

Jones[20]、Ramkumar及Rao[21]发表的有关便秘治疗的综述指出，仅有为数不多的研究结果支持慢性便秘需使用缓泻药和其他药物治疗。在该综述中，Ramkumar和Rao[21]对便秘治疗的研究进行了系统分析，对支持药物治疗的证据进行了分级［Ⅰ类水平（充分的证据）到Ⅲ类水平（证据不足）］，并对相应的药物给出了分级推荐建议〔A级（有充分的证据支持）、B/C级（没有充分证据支持）及最低级别E级（有充分的证据表明不能使用该药）〕[21-22]。〔译者注：目前可用于治疗便秘的药物分类如下：容积性或亲水性泻药（欧车前、麦麸及甲基纤维素）；表面活性剂、软化剂或润滑剂（多库酯、聚羟亚烃、石蜡油）；渗透性泻药（乳果糖、山梨糖醇、氢氧化镁、硫酸镁、聚乙二醇电解质散剂）；刺激性泻药（番泻叶、比沙可啶、红霉素、米索前列醇）及其他促动力或促分泌制剂（替加色罗、秋水仙碱）。〕

一、生活方式调整

虽然目前尚无可供参考的数据表明调整生活方式能够改善患者的便秘症状，但在通常情况下，医生都会建议患者进行规律的运动，补充足够的水分（2L/d）并增加自然纤维素的摄入，养成每天定时排便的习惯，并尽量避免超时排便。鼓励患者每天记录自己的饮食、液体摄入及排便情况，根据记录给予调整建议。此外，还可咨询营养师，了解常见食物的纤维素含量并据此调整饮食。

二、补充纤维素

目前普遍认为，在排除出口梗阻型便秘后，应首先考虑补充纤维素予以实验性治疗。在通常情况下，纤维素的摄入量应为20～30g/d，水的摄入量要不少于2L/d。麦麸可以作为纤维素补充的首选，但市面上销售的含欧车前的制剂可作为更好的选择。这种小包装的含纤维素制品易于携带，方便上班时在办公室服用，以更好地补充纤维素。在补充纤维素4～6周而便秘无明显改善的情况下，要考虑进行结肠传输时间测定等检查。如初步检查显示存在慢传输问题，要考虑采用其他治疗方法。

多项研究表明，增加膳食纤维能够有效改善便秘。使用麦麸的研究表明，麦麸能够改善大便性状并增加排便次数，其副作用主要是腹胀和胃肠胀气。使用欧车前的研究数据表明，欧车前也能够改善大便性状，增加大便次数，并可改善肠道传输功能。联合应用欧车前和番泻叶也能够增加排便次数。这类药物的有效性获得了Ⅱ类水平的证据支持，属于B级推荐药物[21]，但甲基纤维素在本综述中只属于C级推荐药物[21]。

三、大便软化剂

本类药物的主要代表为多库酯钠和多库酯钙。除了几项与其他缓泻药物联合的研究外，有关此类药物单独应用的研究较少。与纤维素类药物相比，大便软化剂对便秘的改善并没有表现出更大的优势。基于多库酯类药物的研究为其应用于便秘治疗提供了Ⅲ类水平证据支持，Ramkumar和Rao因此将其归为C级推荐药物。

四、渗透性泻药

乳果糖是一种二聚糖，因其不被肠道吸收而作为渗透性泻药应用。研究表明，与安慰剂相比，能显著改善便秘症状，其副作用则主要是胃肠道积气、腹胀和稀便。由于有Ⅱ类水平的证据表明其有效，Ramkumar和Rao[21]将其归为B级建议药物。

聚乙二醇是一种大分子聚合物，不能被细菌分解，不同分子量大小的聚乙二醇聚合物都可用于便秘治疗。除了能在结肠镜检查及外科手术前用于清洁肠道外，也可用于慢性便秘的治疗。如今，为了方便携带和应用，人们将其与电解质混合并制成了不同剂量的包装。尽管不同研究采用的评分标准不同，但同安慰剂和乳果糖相比，聚乙二醇均表现出了很好的疗效和很低的副作用。因而，获得了Ⅰ类水平的证据支持并被归入A级推荐药物[21]。

五、盐类泻药

所有的盐类泻药都具有相同的作用机制：即通过其高渗性作用影响胃肠道内的液体吸收。因为这类药物种类繁多（如氢氧化镁、硫酸镁、磷酸钠等），使用时要根据患者的具体情况选择。对合并肾功能不全患者而言，选用含镁药物有增加高镁血症的风险；而对合并心功能衰竭患者，要慎用含钠药物。

六、刺激性泻药

番泻叶、比沙可啶和芘苯氧磺钠都能有效增加排便次数。比沙可啶既可以口服也可以作为栓剂使用。有研究表明，欧车前和2倍剂量番泻叶的联合应用是有效的，并且其治疗效果会随着番泻叶用量的增加而增加。然而，使用番泻叶可能会损害肠道神经系统（译者注：结肠黑变病），虽然这有待于进一步证实[5]，但最好不要长期使用。鉴于此，有学者认为，番泻叶最好只用于其他治疗无效或者具备手术指征的便秘患者，而且将其溶于大量水中进行肠道灌洗不失为一种很好的选择。

七、促动力制剂及其他药物

多项有关西沙比利和安慰剂的对照试验已经完成。尽管研究显示这是一种有效的制剂，但由于具有较大的副作用，目前应用已受到很大的限制。目前，美国及欧洲国家已经不再销售这种药物。

替加色罗是一种5-羟色胺受体拮抗剂，有关其对慢性便秘的治疗效果进行了大样本的安慰剂对照研究[23]。研究表明，两种给药剂量，分别为2mg和6mg，每天2次，连续应用12周，均获得了比安慰剂更好的效果，且没有发现显著的副作用。尽管目前允许将替加色罗用于便秘治疗的国家不多，但它获得了 I 类水平的证据支持，被归入A级推荐药物[21]。

秋水仙碱对慢性便秘的治疗效果尚不清楚。有关米索前列醇（misoprostol）治疗便秘的研究也不多。

有关慢性便秘治疗的综述表明聚乙二醇、乳果糖、欧车前和替加色罗用于便秘治疗获得了高水平的证据支持[21]。在推荐剂量下，缓泻药是安全的并能被很好地耐受，但它们只适用于非器质性病变导致的便秘。

八、肠道灌洗

缓泻药治疗无效的严重便秘可采用肠道灌洗的方法治疗。肠道灌洗剂如磷酸钠和多库酯钠通常市面有售。这些药物可以通过渗透作用使水分滞留在肠腔内，因而具有软化干硬大便的作用。水灌洗是更方便的做法，具体可借助带有导管的60mL的注射器进行。市面上销售的常见灌肠剂为120mL的小包装制剂，因为这么小的剂量只能到达直肠，灌肠效果可能不佳。

另外也有使用容积为2L的灌肠袋对结肠进行大容量灌洗的方法。灌肠时可以将灌肠袋挂在墙壁上，将带有锥形末端的软管与其相连，然后将锥形末端置入患者直肠内就可进行灌洗了。灌洗的水流速度依赖于重力作用，因而受灌肠袋悬挂高度的影响。灌肠可以使用普通的自来水，因而只要有饮用水供应的地方都能进行结肠灌洗。当然，如果自来水质不够安全，也可用瓶装水。一般将水的温度控制在37℃。除了灌肠袋，利用水泵（图36-1）也可以取得这种灌肠效果。不仅如此，利用水泵还可以调整水流的速度。在灌肠初期患者可感到肠道痉挛不适，但不能因此停止灌注，而是需要患者继续忍耐并禁止排便，直至注入的水量达1.5～2L，患者的结肠基本被水和大便充满后才允许患者去排便。因为结肠被水和大便充满后会诱发强烈的排便过程，能最大限度地促使肠内粪便排出。一般情况下，这一过程平均持续时间为30min。尽管该方法已有近千年的历史，如今也似乎被淡忘了，但却是非常有效的方法[24]。此外，由于这种方法引起的排便导致肠道排空比较彻底，因而也可用于大便失禁或者便秘合并失禁患者的治疗。

通常情况下，水可以将大便软化，但当软化效果不够时，可以加入肥皂液以增加其软化效果（1汤勺肥皂液兑水1L）。另外，也可以通过加入某些缓泻药物来增加其对肠道的清洁效果。虽然目前有关大容量肠道灌洗的报道并不多，但报道的成功率尚令人满意。

结肠灌洗可采用如上所述的逆行方式进行，也可以借助盲肠造口、阑尾造口或其他途径以顺行的方式进行，而顺行灌洗的效果要优于逆行灌洗（参见本章"顺行结肠灌洗法"）。

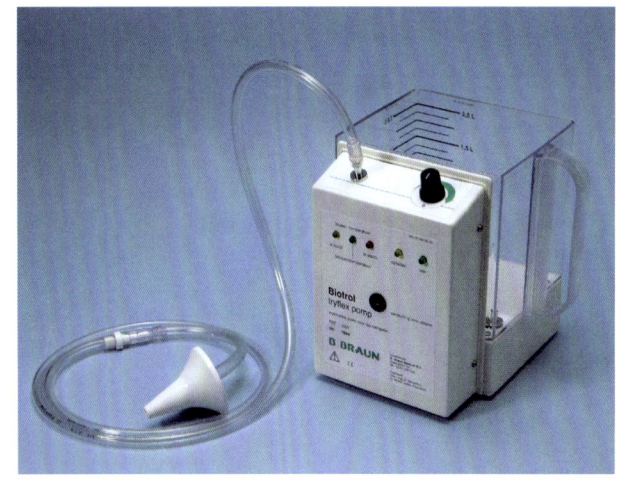

图36-1　结肠灌洗泵

九、物理疗法

物理疗法是治疗便秘的另一种可选疗法，此法对STC无效但对盆底功能障碍导致的便秘有效。生物反馈疗法是一种必须由受过专门训练的理疗师在拥有专业设备的场所才能实施的疗法，要求相关的肌肉训练必须在压力测试设备或者肌电图扫描设备的视频引导下进行，只有这样才能保证肌肉训练更有实际意义。生物反馈疗法适用于排便乏力或盆底反应失调引起的便秘。另外，理疗师也会将球囊逼出实验作为一种训练方式以帮助患者学会排出球状粪块。需要注意的是，生物反馈疗法虽然是安全的，并且也能在某些情况下使患者避免手术，但是其疗效不能保持长久[25-26]。

十、手术治疗

难治性便秘的外科治疗可分为STC的外科治疗和出口梗阻型便秘的外科治疗[27]。

（一）顺行结肠灌洗法

如前所述，STC可采用结肠大容量灌洗液灌洗的方法治疗。人们最初尝试采用逆行的方式进行结肠灌洗，但是效果并不理想，后来发现，顺行灌洗要比逆行灌洗更有效。然而，要通过哪些方式才能将灌洗液从近侧结肠灌入呢？最早采用的方法是Malone阑尾造瘘术。造瘘时可首先借助腹腔镜将阑尾经Trocar拉至腹壁外，然后切除阑尾末端，将其近断端缝合固定于皮肤上。造瘘的位置通常会选择在右下腹比基尼线（阴毛停止生长的地方）的下方。为了有效防止肠内容物经阑尾造瘘口溢出，要使阑尾呈"Z"形穿出腹壁。造瘘结束后，将双腔导尿管的远端自阑尾造瘘口处入盲肠，然后充盈导尿管末端的球囊以防止其脱出，并将导尿管近端固定于腹壁，以备灌肠之用[28-29]。

需要注意的是，导尿管的留置时间至少为2周，并且只有当阑尾与周围组织粘连固定，结肠灌洗时无肠内容物自导尿管周围溢出时，才可将其拔除。为了彻底清洁肠道，每次结肠灌洗时要重置导尿管。为防止发生反流，灌洗结束后要在造瘘管内留置一条尿管或设置一开关样结构。解决这个问题的外科方法是利用盲肠壁将部分阑尾纵行包埋。阑尾造瘘容易出现的另一个常见问题是造瘘口狭窄，解决这个问题的最好办法是建议患者每天用扩张器对瘘管进行扩张[30]。

另外，有很多患者因为曾接受过阑尾切除手术而不能利用阑尾建立顺行结肠灌洗的造瘘通道，此时，医生必须为患者寻求建立通道的其他方法，以方便患者进行顺行结肠灌洗。

利用盲肠壁瓣重建一个类似阑尾造瘘的通道是一种可行的方法。首先在血供较好的盲肠壁上戳一小口，然后经该口置入一条导尿管，继之沿着导尿管用直线形胃肠切割闭合器将包绕尿管的盲肠壁与相连的盲肠壁分开，这样就形成了一条类似阑尾的管道。然后，参照前述方法将其从腹壁穿出就形成了类似阑尾造瘘的通道。另外一个可行的方法是利用回肠末端的部分肠管重建类似阑尾造瘘的通道。自距回盲瓣约10cm离断回肠，将近断端与升结肠吻合，远断端拉出腹壁造口，并通过翻转后与皮肤切口吻合固定，以获得类似回盲瓣的控制反流作用[30]。通常情况下利用回肠末端所做造口的口径较大，灌洗时容易发生反流，为避免这种情况，可在造口时纵行切除造口回肠对系膜缘的部分肠壁，以缩窄肠腔（图36-2）。

另外一种方法是利用降结肠建立结肠顺行灌洗的通道。降结肠离断，远断端拉出腹壁造口，造口肠管外翻与皮肤缝合固定，形如套叠肠管，以减少反流。降结肠近断端与此灌洗通道远侧乙状结肠吻合，以重建消化道连续性。

内镜辅助结肠造瘘术是一种不需要利用自体组织来建立顺行结肠灌洗通道的方法。本方法的具体实施过程与广为人知的胃造瘘术相似，即：将结肠镜自肛管置入，到达盲肠后，在肠镜的引导下，将一空心针经右下腹刺入盲肠腔内，然后将一根导丝经空心针置入肠腔，进而在肠镜下用活检钳夹住导丝并将其从肛管拖出。然后，利用该导丝将胃造瘘管经结肠拉至盲肠并经过右下腹的穿刺位置穿出，最后将其固定于腹壁，即可进行结肠灌洗。由于胃造瘘管在经过结肠腔内时已被污染，当它穿出肠壁及腹壁组织到达腹壁外时可造成穿刺孔周围组织感染，因而该手术的风险要大于胃造瘘术。

上述所有方法都可称为顺行结肠灌洗法，且这些方法都是基于相同的理念，那就是尽量在近侧结肠建立造口通道并进行灌洗，从而达到改善大便性状，促进结肠传输的目的。

（二）切除术

在患者难以接受结肠灌洗治疗时，就得考虑给予实施结直肠部分或全部切除术，这也是其他治疗无效后的最后选择。当患者乙状结肠冗长且传输实验证明其是影响传输的主要因素时，就可以考虑乙状结肠切除术。然而，这种手术往往不能取得理想效果，因而多数医生会选择行结肠次全切除+回肠直肠吻合术。在大多数情况下，这种手术方式能够有效保证大便的正常传输和排出。但是，任何人都不能确定患者在接受手术后是否会由便秘变成腹泻。因此鉴于手术切除的不可逆性，在患者决定接受手术治疗前，要明确告知发生这种情况的可能性，此点极为重要。

对同时患有STC和出口梗阻型便秘患者而言，即使是水样便也会出现排便问题。因此在决定给患者实施结肠次全切除手术之前，笔者通常会先给患者进行结肠灌洗以了解患者的排便情况。如果患者在接受了结肠次全切除术后也不能正常排便的话，就可能需要做直肠切除回肠贮袋肛管吻合术。尽管这种手术方式

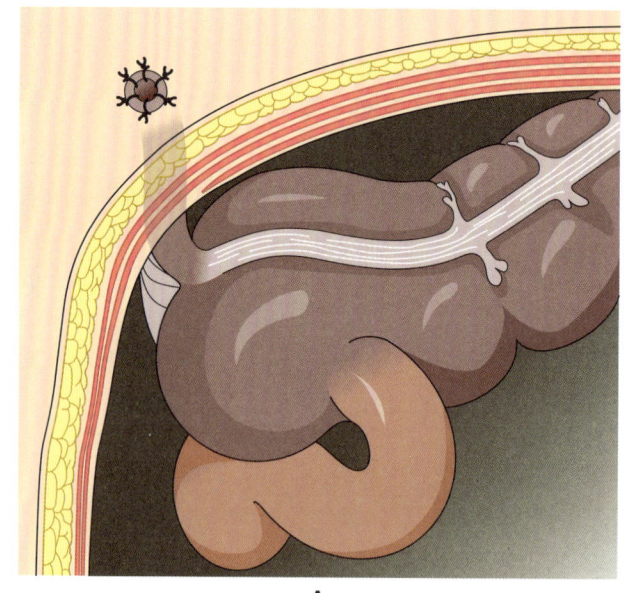

A

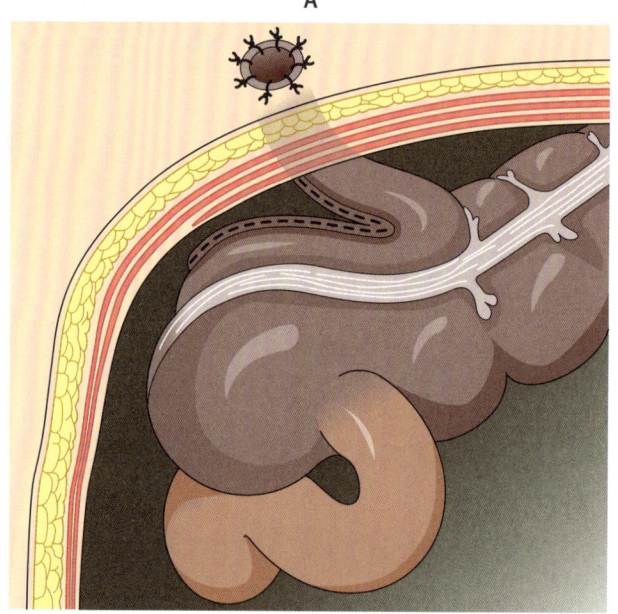

B

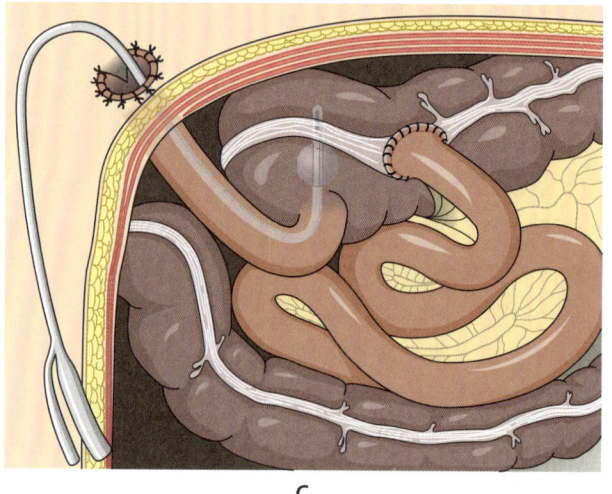

C

A. 利用阑尾；B. 利用盲肠壁瓣；C. 利用回肠末端

图36-2　三种用于结肠顺行灌洗术的通道构建方法

可以最终解决问题，但只能作为最后的选择[31]。

（三）骶神经刺激疗法

骶神经刺激疗法是一种源于泌尿科医生治疗尿失禁的新型疗法。泌尿科医生在对尿失禁合并大便失禁的患者治疗中发现，经过骶神经刺激治疗后，患者的大便失禁状况也同时得以改善。在此基础上，结直肠外科医生尝试采用这种方法来治疗大便失禁。经过治疗，医生发现大便失禁合并便秘患者的排便变得更有规律，便秘也明显好转。同时，泌尿科医生也发现患者的尿潴留情况也得到改善。这引起了人们的思考，或许骶神经刺激疗法也可以用来治疗便秘患者。到目前为止，有关这种疗法的报道并不多，相关的大范围前瞻性研究也刚刚开始。虽然这些研究的结果尚未发表，但这是一个很有意义的研究。目前看来，这种疗法不仅增加了排便次数，而且减轻了腹痛、腹胀、饱胀感及排便不尽感，提高了患者的生活质量。更重要的是，这种方法并不需要患者立即接受手术处理，而只是首先利用一枚空心针经皮肤刺入S₃骶孔进行刺激测试，通过观察电流刺激针能否引起肛管收缩来寻找最佳的刺激位点。发现位点后，经空心针管将电极导入，继之移除空心针管，将电极固定并连接到外源性刺激器上。之后患者就可以在家里进行为期3周的刺激治疗，以判断这种疗法能否有效改善他们的状况。如果实验证明这种疗法是有效的，就可以通过手术将永久性的电极置入刺激位点并与可植入体内的刺激器相连。这种手术可以在局部麻醉、也可以在全身麻醉下进行。目前常用的电压为2.2mV，刺激器电源的使用寿命大约为8年。电量耗尽后，可以在局部麻醉下以微创的方式予以更换[32-33]。

（四）造口

造口术是治疗难治性便秘的最后选择。乙状结肠造口术适用于无法治疗的出口梗阻型便秘患者。手术后，大便可不经直肠肛管而直接从腹壁造口排出，但这种排便不受患者的主观意识控制。

近侧结肠造口或回肠造口适用于无法治疗的STC患者。选择这种手术时要慎重，因为即使接受了这种手术，患者仍有可能出现造口型便秘。对于那些还想将造口关闭患者最好采用襻式的结肠或者回肠造口术。在襻式造口过程中要采取措施清除造口远侧肠管中的大便，因为这些大便可能会"永远"留在远侧肠管并形成粪石，而一旦形成粪石，则极难排出。

第五节　自　我　测　试

1. 之前接受过阑尾切除术，要进行Malone造瘘是：

a. 不可能的。

b. 可借助盲肠壁管进行。

c. 只能给予逆行灌洗。

d. 不可能通过腹腔镜完成。

e. 以上都不是。

2. 骶神经刺激疗法（SNS）是：

a. 治疗大便失禁的方法。

b. 治疗尿失禁的方法。

c. 治疗便秘的方法。

d. 以上都是（a、b、c都是）。

e. 以上都不是（a、b、c都不是）。

3. 排粪造影是一种诊断方式：

a. 为肠疝诊断提供参考。

b. 为直肠传输缓慢的诊断提供参考。

c. 显示膀胱疝。

d. 对生育期妇女是安全的。

e. 不适用于检查男性患者。

4. 下列用于慢性便秘治疗的药物制剂中，尚无证据表明其适用于便秘的是：

a. 乳果糖。

b. 欧车前。

c. 替加色罗。

d. 聚乙二醇电解质散剂。

e. 麦麸。

5. 慢性便秘和排便协同失调的治疗有一些共同之处，下述哪种治疗方式仅对其中一种疾病有效？

a. 如厕训练。

b. 饮食。

c. 缓泻药。

d. 生物反馈疗法。

e. 膨胀剂。

答案与解析

1. 答案：b

解析：可以利用盲肠壁瓣构建类阑尾造瘘，用于顺行结肠灌洗[28-30]。

2. 答案：d

解析：SNS起初源于尿失禁的治疗，后来才被证明对大便失禁及便秘有效[32-34]。

3. 答案：a

解析：它可能是唯一能够为肠疝提供有效诊断参考信息的检查方法。排粪造影也可以利用黏稠的钡对照剂在MRI或CT扫描下进行，但只有在拥有开放式MRI和CT设备的单位才可能进行，因为检查时患者取侧卧位，要做出排便动作以排出粪块样的钡对照剂，对患者而言有时比较困难[35-37]。

4. 答案：e[20]。

5. 答案：d[38]。

（Cor G. M. I. Baeten，Wim Hameetemanz 著

胡宝光　傅传刚 译，欧阳华忠 校）

参考文献

［1］ THOMPSON W G, LONGSTRETH G F, DROSSMAN D A, et al. Functional bowel disorders and functional abdominal pain［J］. Gut, 1999, 45: 1143-1147.

［2］ THOMPSON W G, LONGSTRETH G F, DROSSMAN D A, et al. Functional bowel disorders and functional abdominal pain［M］// DROSSMAN D A, CORRAZZIARI E, TALLEY N J. Functional Gastrointestinal Disorders. Degnon, McLean, VA, 2000: 351-442.

［3］ DROSSMAN D A, SANDLER R S, MCKEE D C, et al. Bowel patterns among patients not seeking health care［J］. Gastroenterology, 1982, 83: 529-534.

［4］ DROSSMAN D A, LI Z, ANDRUZZI E, et al. U. S. house holder survey of functional gastrointestinal disorders［J］. Dig Dis Sci, 1993, 38: 1569-1580.

［5］ LOCKE G R 3RD, PEMBERTON J H, PHILLIPS S F. AGA technical review on constipation. American Gastroenterological Association［J］. Gastroenterology, 2000, 119: 1766-1778.

［6］ HEATON K W, RADVAN J, CRIPPS H, et al. Defecation frequency and timing and stoolform in the general population: a prospective study［J］. Gut, 1992, 33: 818-823.

［7］ DROSSMAN D A, McKEE D C, SANDLER R S, et al. Psychosocial factors in the irritable bowel syndrome. A multivariate study in patients and nonpatients with irritable bowel syndrome［J］. Gastroenterology, 1998, 95: 701-708.

［8］ ASHRAF W, PARK F, LOT J, et al. An examination of the reliability of reported stool frequency and the diagnosis of idiopathic constipation ［J］. Am J Gastroenterol, 1996, 91: 26-32.

［9］ SONNENBERG A, KOCH T R. Epidemiology of constipation in the United States ［J］. Dis Colon Rectum, 1989, 32: 1-8.

［10］ SANDLER R S, DROSSMAN D A. Bowel habits in young adults not seeking healthcare ［J］. Dig Dis Sci, 1987, 32: 841-845.

［11］ EVERHART J E, GO V L W, HOHANNNES R S, et al. A longitudinal study of self-reported bowel habits in the United States ［J］. Dig Dis Sci, 1989, 34: 1153-1162.

［12］ TALLEY N J, FLEMING K C, EVANS J M, et al. Constipation in an elderly community: A study of prevalence and potential risk factors ［J］. Am J Gastroenterol, 1996, 91: 19-25.

［13］ PARE P, FERRAZZI S, THOMPSON W G, et al. An epidemiological survey of constipation in Canada: definitions, rates, demographics, and predictors of health care seeking ［J］. Am J Gastroenterol, 2001, 96: 3130-3137.

［14］ DEVROEDE G, GILLES G, BOUCHOUCHA M. Idiopathic constipation by colonic dysfunction: relationship with personality and anxiety ［J］. Dig Dis Sci, 1989, 34: 1428-1433.

［15］ WHITEHEAD W E, WALD A, DIAMANT N, et al. Functional disorders of the anorectum ［J］. Gut, 1999, 45: 55-59.

［16］ BHARUCHA A, PHILIPS S F. Slow transit constipation ［J］. Gastroenterol Clin North Am, 2001, 30: 77-95.

［17］ MERTZ H, NALIBOFF B, MAYER E. Physiology of refractory chronic constipation ［J］. Am J Gastroenterol, 1999, 94: 609-615.

［18］ CAMILLERI M, ZINSMEISTER A R. Towards a relatively inexpensive noninvasive accurate test for colonic motility disorders ［J］. Gastroenterology, 1992, 103: 36-42.

［19］ O'DONNEL L J D, VIRJEE J, HEATON K. Detection of pseudodiarrhoea by simple clinical assessment of intestinal transit rate ［J］. BMJ, 1990, 300: 439-440.

［20］ JONES M P, TALLEY N J, NUYTS G, et al. Lack of objective evidence of efficacy of laxatives in chronic constipation ［J］. Dig Dis Sci, 2002, 47: 2222-2230.

［21］ RAMKUMAR D, RAO S S C. Efficacy and safety of traditional medical therapies for chronic constipation: systematic review ［J］. Am J Gastroenterol, 2005, 100: 936-971.

［22］ FRANCIS C Y, WHORWELL P. Bran and irritable bowel syndrome: time for reappraisal ［J］. Lancet, 1994, 43: 666-669.

［23］ JOHANSON J F, WALD A, TOUGAS G, et al. Effect of tegaserod in chronic constipation: a randomized, double-blind, controlled trial ［J］. Clin Gastroenterol Hepatol, 2004, 2: 796-805.

［24］ BRIEL J W, SCHOUTEN W R, VLOT E A, et al. Clinical value of colonic irrigation with continence disturbances ［J］. Dis Colon Rectum, 1997, 40: 802-805.

［25］ EMMANUEL A V, KAMM M A. Response to a behavioural treatment, biofeedback, in constipated patients is associated with improved gut transit and autonomic innervations ［J］. Gut, 2001, 49: 214-219.

［26］ RIEGER N A, WATTCHOW D A, SARRE R G, et al. Prospective study of biofeedback for treatment of constipation ［J］. Dis Colon Rectum, 1997, 40: 1143-1148.

［27］ RAO S S C. Dyssynergic defecation: disorders of the anorectum ［J］. Gastroenterol Clin North Am, 2001, 31: 97-114.

［28］ MALONE P, RANSLEY P, KIELY M. Preliminary report: the antegrade continence enema ［J］. Lancet, 1990, 336: 1217-1218.

［29］ KROCH K, LAURBERG S. Malone antegrade continence enema for faecal incontinence and constipation in adults ［J］. Br J Surg, 1998, 85: 974-977.

［30］ RONGEN M J, HOOP A G VAN DER, BAETEN C G. Cecal access for antegrade colon enemas in medically refractory slow transit constipation: a prospective study ［J］. Dis Colon Rectum, 2001, 44: 1644-1649.

［31］ WEXNER S D, DANIEL N, JAGELMAN D G. Colectomy for constipation: Physiologic investigation is the key to success ［J］. Dis Colon Rectum, 1991, 34: 851-856.

［32］ ULUDAG O, KOCH S M, GEMERT W VAN, et al. Sacral neuromodulationin patients with faecal incontinence: a single center study ［J］. Dis Colon Rectum, 2004, 47: 1350-1357.

［33］ JARRETT M E, MOWATT G, GLAZENER C M, et al. Systematic review of sacral nerve stimulation for faecal incontinence and constipation ［J］. Br J Surg, 2004, 91: 1559-1569.

［34］ SCHMIDT R A, JONAS U, OLESON K A, et al. Sacral nerve stimulation for treatment of refractory urinary urge incontinence. Sacral Nerve Stimulation Study Group ［J］. J Urol, 1999, 162: 352-357.

［35］ ANDROMANAKOS N, SKANDALAKIS P, TROUPIS T, et al. Constipation of anorectaloutlet obstruction: pathophysiology, evaluation and management［J］. J Gastroenterol Hepatol，2006，21：638-645.

［36］ SOLOPOVA A，HETZER F，MARINCEK B，et al. MR defecography：prospective comparison of two rectal enema compositions［J］. AJM Am J Roentgenol，2008，190：118-124.

［37］ MAGLINTE D，BARTRAM C. Dynamic imaging of posterior compartment pelvic floor dysfunction by evacuating proctography：techniques，indications，results and limitations［J］. Eur J Radiol，2007，61：454-461.

［38］ CHIARONNI G，SALANDINI L，WHITEHEAD W E. Biofeedback benefits only patients with outlet dysfunction，not patients with isolated slow transit constipation［J］. Gastroentrology，2005，129：86-97.

第三十七章　盆底功能障碍性疾病

第一节　定　义

盆底功能障碍性疾病是指由于盆底支持结构缺陷而导致盆腔脏器脱垂或盆腔脏器功能障碍的疾病。功能障碍可能只局限于单一的器官，但在某种程度上更常涉及包括泌尿、生殖系统和肛管直肠等多个器官。本章将只讨论涉及肛管直肠的盆底疾病，而不涉及具体的泌尿生殖系统问题。直肠脱垂和孤立性直肠溃疡综合征将在第三十八章中讨论。

第二节　解　剖

这个区域令人迷茫的争议主要围绕命名法，与此同时，由于对盆底肌肉形态学的解释存在差异，盆底解剖变得很复杂。盆底横跨骨盆，主要分为上面的盆腔（包含盆腔脏器）及下面的会阴部。盆底或盆膈并不是平面结构，而是一个由肛提肌、小部分尾骨肌及覆盖在肌肉上方的筋膜共同构成的一个漏斗型支持结构，其前方是不完整的，允许尿道通过，在女性还有阴道通行。盆底由纤维结缔组织连接覆盖，可以防止盆腔脏器的突出。肛提肌呈一个广阔的薄片状，前面起源于耻骨体的后方，两侧起源于肛提肌腱弓和坐骨棘，该腱弓是由覆盖在闭孔内肌上的筋膜增厚形成。纤维结缔组织便从这种广泛的起源向下方均匀地置入肌肉之间。前方的纤维形成一个围绕前列腺或者阴道的吊索，连于会阴体。中间的纤维结缔组织包绕吊索一样围绕肛管直肠交界的耻骨直肠肌、耻骨尾骨肌、髂骨尾骨肌和坐骨尾骨肌，进而向后方延伸，连于尾骨尖与肛管之间的肛尾缝和尾骨。

不同的盆腔脏器被两侧的韧带、纤维强化的骨盆腱膜及相关筋膜固定在骨盆上。不同盆腔脏器之间的结合组织本质为是骨盆内脂肪组织和筋膜（女性为阴道前或阴道后筋膜，男性为前列腺后筋膜即Denovilliers筋膜）。

肛管外括约肌（external anal sphincter，EAS）的深部与肛提肌是连续的，构成了盆底漏斗的"陡峭"部分，在直肠周围垂直下降。

肛提肌的神经支配不是恒定不变的，而由阴部神经（S_2、S_3、S_4）和从骶丛直接发出的神经支配（S_3、S_4）。外括约肌则是由阴部神经（S_2、S_3）和S_4神经会阴分支的运动神经纤维支配。

第三节　功　能

肛提肌在两侧形成一个有效的肌肉吊索，支持和维护盆腔脏器的位置，对抗由于腹部肌肉紧张和驱除动作时（如咳嗽）而使盆腔内增加的压力。此外，肛提肌对肛管直肠还有一个重要的括约肌功能，在女性也可作为阴道括约肌。

耻骨直肠肌维持肛管直肠角，如果受刺激，可以牵拉直肠向前和向上方移动，从而关闭肛管直肠。

第四节　病　因　学

拉伸、松弛、异常放松或麻痹、肌肉组件、韧带、筋膜和纤维结缔组织断裂和缺损会增加盆底功能障碍发生的风险。主要病因是怀孕和分娩[22]。过度的用力、盆腔手术、手术切除任何组件[20]及高龄均会导致疾病的发生[29]。

第五节　分　类

关于盆底疾病，从女性骨盆解剖结构的角度可分为前、中、后三部分。疾病可能主要影响一个部分或者影响整个会阴（表37-1）。传统的观点是前、中、后部分别由相应的泌尿科、妇科和结直肠外科医生予以处理。然而，这种处理的前提是仅有一个相应的病变，但现实是患者往往同时存在两个或三个部分的病变，因此目前处置措施有失严谨。对一个部分进行手术可能会对其他部分产生影响[34]。因此每个专业都应掌握其他学科的实用知识，这些患者应该以多学科的方式进行讨论和处理，这点至关重要。

表37-1　女性盆底不同部位的疾病

前盆	阴道前膨出
	膀胱膨出伴/不伴压力性尿失禁
中盆	子宫脱垂
	阴道后膨出
后盆	直肠膨出
	直肠内套叠
	直肠脱垂
全盆	会阴下降
	会阴疝

第六节　病史和体格检查

患者可能会抱怨以下一种或多种症状：疼痛、不完全排空感、用手指辅助排便、里急后重、盆腔包块或脱垂、盆腔脏器突出、黏液便或血便、便秘、尿失禁和（或）大便失禁。一个完整的产科史（包括怀孕次数、出生体重、使用器械和分娩方式[57,74]、临床表现和撕裂类型）及任何盆腔或会阴部的手术史，均应详加询问。应该建立始发症状和任何创伤事件之间按时间顺序的关联性。

临床检查应包括检查会阴部疤痕、阴道或肛管直肠黏膜突出和肛管不对称折叠。如果病史提示可能为直肠脱垂，在厕所或马桶上，用力排便是检查的必要组成部分。直肠检查应评估肛管括约肌的紧张度，确定是否存在直肠膨出。

第七节　其　他　检　查

排粪造影结合小肠对比造影对于盆底疾病的评价至关重要。结合膀胱造影术（参见第八章有关内容）可对特定患者进行膀胱功能障碍的评估[47]。排粪造影是一个动态的检查手段，用以判断肛管直肠、肛管直肠角、直肠阴道隔、Douglas陷凹及其深度情况；可研读因排便、粪便滞留、肠道排泄的完整性和质量差异而导致上述指标变化的信息[77]。

同样的，动态磁共振排粪造影似乎是一个精确的成像技术，以评估临床相关的盆底障碍[26,67,88]。

会阴部、阴道前庭及直肠腔内超声可以提供相关括约肌损伤的信息，已经成为泌尿生殖科在定位膀胱颈、膀胱尿道结合部位及手术前、后比较的不可或缺的诊断手段[18]。

当然，超声扫描和磁共振成像使患者不需要暴露在有害的电离辐射下，从伦理的角度上讲，可以使对照组更容易地接受检查。此点很重要的，因为所谓异常结果的临床意义并不总是马上表现得很明显[89]。

直肠测压法和膀胱测压法应该在大便失禁合并尿失禁时施行，利用直肠内的气囊来评估直肠的感觉功能。

可以测量阴部神经末端运动延迟（pudendal nerve terminal motor latency，PNTML）的情况，因为在一些研究中，会阴下降和PNTML具有重要的关系[41, 52, 56, 83]，尽管一个大型研究并不认同这个观点[43]。结肠传输时间实验可用来排除结肠蠕动无力。

第八节　会阴下降

如果在竭尽全力排便时，齿状线相对于坐骨结节下降超过3cm，即为会阴下降综合征。可使用会阴压力计测量[36]，但现在更常使用排粪造影[42]。

在通常情况下，肛管直肠连接处应该在耻尾线（一条从耻骨联合下缘到尾骨尖的连线）的上方。如果肛管直肠连接处仅仅在用力排便时下降至这条线以下，则称为会阴下降（descending perineum）；如果在静息状态下，肛管直肠连接已经下降到这条线以下，则为下降的会阴（descended perineum），后者在用力排便时，可能会下降得更多。

创伤或多次分娩可能会导致在静息状态或用力排便时会阴下降，盆底肌肉随着多年排便时不断地用力而使其反复拉伸，也会逐步出现神经病变[8, 32, 38]。因此，会阴下降在女性患者中最常见。当存在大便失禁和尿失禁时，问题可能会变得很复杂，尽管观察到的症状经常是由于相关的病变所致。许多患者尽管存在严重的盆腔病变，但却没有相应的症状[96]。

治疗的第一步是再教育、生物反馈和药物治疗，而手术治疗并没有达成共识[11, 96]。已提出的各种手术方式主要治疗存在大便失禁患者。这些包括经肛管后修补、肛管前修补和全盆底修补。全盆底修补似乎比单纯前方或后方修补有更好的结果[78]。这些患者不应行括约肌切开术和痔切除术，因为会增加大便失禁的风险[98]。

第九节　直肠膨出

一、定义与分类

直肠膨出是指直肠壁通过直肠阴道隔向前方膨出，通常认为是由于分娩或过度用力造成直肠阴道隔的损伤所致，也发生在少数的未育女性[23]。直肠膨出根据膨出的位置可以分为低位、中位、高位三种[59]；根据膨出的大小可以分为轻度（<2cm）、中度（2~4cm）、重度（>4cm）[69]。直肠膨出大小的测量方法是在排粪造影的图片上测量膨出顶点到肛管前壁的垂直距离。直肠膨出也可以根据排粪造影所见分为三个临床阶段（表37-2，图37-1）。

表37-2　直肠膨出分类

类型	特点
I	直肠阴道隔出现指状突出的直肠膨出或单一的疝囊
II	呈囊袋状，直肠阴道隔松弛，伴前壁直肠黏膜脱垂，Douglas陷凹变深，常伴有肠疝
III	直肠膨出与直肠内套叠和（或）直肠脱垂相关

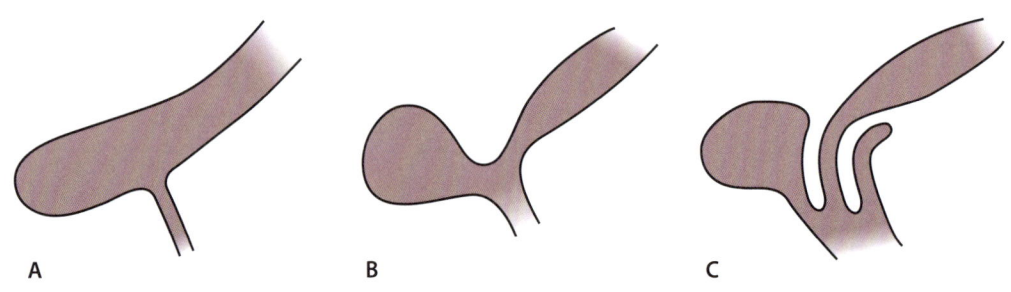

A. 类型Ⅰ；B. 类型Ⅱ；C. 类型Ⅲ

图37-1　直肠膨出分类

二、临床表现

轻度的直肠膨出极少引起临床症状[89, 97]，然而，重度的直肠膨出则可能导致出口梗阻性便秘、疼痛（通常发生在后背部）、出血（由溃疡导致）[99]和性交不适。患者通常采用增大会阴压力和通过阴道手法辅助的方式来帮助排便。直肠前突导致不完全排空突向后方的直肠膨出很罕见，通常是由于盆底支持组织薄弱所致[33]。

三、治疗

（一）非手术治疗
非手术治疗诸如盆底锻炼、盆底肌肉电刺激、支持设备如阴道内使用阴道栓等都有一定的使用限制[92]。

（二）手术治疗
1. 适应证　手术修补应该只适用于那些经过仔细挑选、合并其他盆底障碍患者。似乎术后获得最好效果的是那些需要用手指从阴道辅助排便患者[12]，而不是那些需要对会阴部施加压力或者用手指从直肠辅助排便患者[45]。排粪造影中钡剂残留也经常用作选择标准[63]，尽管它与排便功能障碍无直接关系[33]。结肠传输实验异常的便秘患者，可能不会从修补直肠膨出的治疗中获益[63]。很多种手术方式已经用于修补直肠膨出：

（1）经肛管途径[12, 48, 85-87, 93]。

（2）经肛管用吻合器修补[6, 14-16, 60-61, 81]。

（3）经阴道途径[50, 58, 70, 72]。

（4）经会阴途径[53]。

（5）经腹途径。

手术治疗的策略应根据直肠膨出的程度、与之相关的症状及其他伴随的盆底缺陷。

2. Ⅰ类和Ⅱ类的直肠膨出采用经肛管、经阴道或者经会阴的途径，使用或者不使用假体材料予以修补。

（1）经肛门的手术方法由Sullivan[93]和Sarles等[85-86]报道，患者通常取俯卧折刀位。采用局部注射麻醉药和血管收缩剂的方法，于齿状线上方的直肠前壁黏膜浸润并使之隆起。自直肠环肌表面游离黏膜瓣，达距离齿状线上方6~10cm或直肠膨出口侧缘上方，暴露直肠壁。折叠缝合直肠肌层，通常用一系列5~8个垂直缝合，以加强直肠壁和直肠阴道隔。切除多余的直肠黏膜，然后关闭黏膜切口[85]。一些外科医生更倾向于用水平褥式缝合方法，横行折叠直肠肌层（图37-2）[68]。

如果肛管括约肌无力、肛管前方较短且没有外括约肌的损伤，可以采用两个或三个"双-U"横向缝合来完成纵向折叠以延长肛管长度（图37-2D、图37-2E），这种方法加强了关闭机制，可以改善失禁状态。如果合并阴道穹隆脱垂，还需行骶棘韧带固定术[7, 40, 69]。

（2）直肠前方入路的Delorme手术是进一步经肛管治疗直肠膨出的方法，特别是与之相关的黏膜脱垂[54]或直肠内套叠[95]。

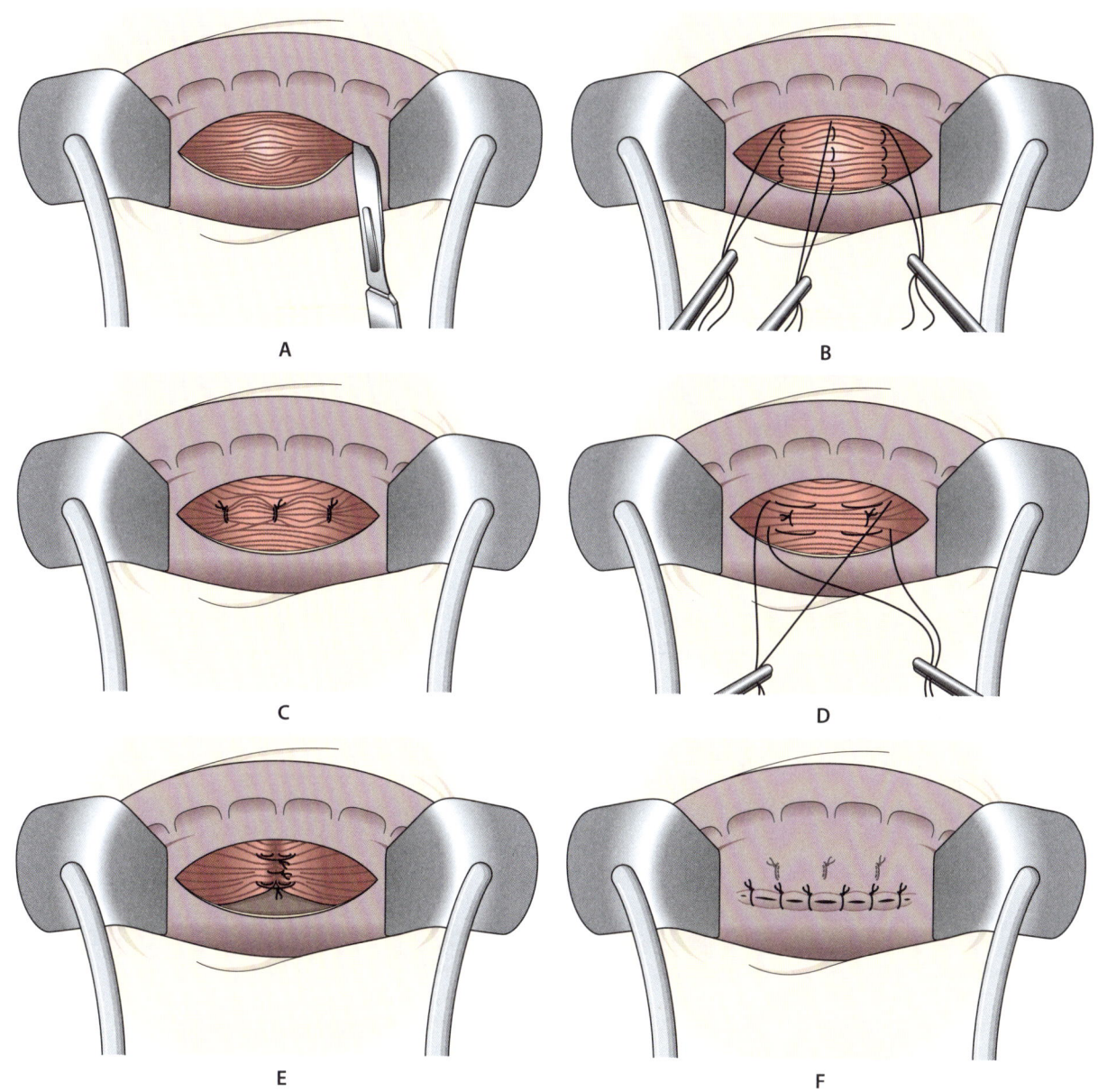

A. 齿状线上0.5cm切开；B. 折叠直肠前壁；C. 缝线打结；D、E. 大便失禁患者需横向折叠；F. 缝合黏膜

图37-2　经肛管途径修补直肠膨出（截石位）

如果使用会阴横切口，可以暴露整个直肠阴道隔，分离相邻结构来显示肛提肌，肛提肌用一系列水平褥式缝合，将其折叠。已经报道于此处放置补片[73]，但也有人提出，这种方法具有局限性，因为此手术无足够空间以达到上方的直肠阴道隔和Douglas陷凹。

（3）经阴道的手术途径，即阴道后缝合术，历来是妇科医生首选的技术，患者常采用截石位。Long Star拉钩颇有裨益。在注射局部麻醉药和血管收缩剂后，横向切开阴道黏膜，并将黏膜游离至子宫颈或Douglas陷凹，此时游离腹膜并向上推开，缝合Douglas陷凹，游离肛提肌和耻骨直肠肌，并在接近中线处予以缝合。如果缝合线包括下面宽1~1.5cm直肠肌层，直肠壁将被提起，可以预防直肠黏膜脱垂。

（4）如果存在括约肌断裂或者拉伸，也可以行括约肌成形术。如果患者表现为阴道穹隆脱垂，可行将其固定在髂棘韧带上的阴道固定术。

（5）Nieminen等在前瞻性的研究中，排除存在肛管括约肌功能障碍或者合并其他脱垂症状患者，直接比较了30名有症状的女性直肠膨出患者经肛门和经阴道修复的效果[70]。每个小组有15例患者。术后1年随访时发现，经直肠修复症状改善的患者比例是73%（11/15）；而经阴道修复症状改善的患者比例是93%（14/15）。需要用手指协助排便的患者比例在两个小组都显著降低，经肛管组从93%（14/15）下降到27%（4/15）；经阴道组从73%（11/15）下降到7%（1/15）。然而，两组临床复发率存在显著差异，经肛管组是40%（6/15），经阴道组是7%（1/15）（*P*=0.04）。两个组都不存在对性功能的不利影响，而27%（8/30）患者性功能得到改善。

关于功能性的结果，经肛门或经阴道的手术途径是相似的，但难以获得长期随访的数据（表37-3、表37-4）。网片植入存在随访时间短或患者数目过小的问题，也广泛存在假体材料的侵蚀或感染及性交困难的问题（表37-5）。假体材料的临床使用仍然存在许多未知，需要进一步的研究[4, 39, 55]。

表37-3 经阴道修补直肠膨出的成功率和复发率

参考文献	患者/例	随访时间/年	成功率/%	复发率/%	性交困难/%
Nieminen et al. [70]	15	1	93	7	0
Maeda et al. [58]	10	7.5	100	—	—
Lamah et al. [50]	60	3.5	82	—	—
Smirnov and Khvorov [90]	22	—	—	27.3	—
Paraiso et al. [72]	37	1	—	14	0
Mellgren et al. [63]	25	1	84	—	—
Abramov et al. [2]	183	>1	—	22	17

表37-4 经肛门修补直肠膨出的成功率和复发率

参考文献	患者/例	随访时间/年	成功率/%	复发率/%	性交困难/%
Nieminen et al. [70]	15	1	73	40	0
Heriot et al. [37]	45	2	78	—	0
Sullivan et al. [93]	151	1.5	79.5	—	—
Sehapayak [87]	355	—	98	—	—
Khubchandani et al. [48]	59	1.5	80	—	—
Sarles et al. [85]	20	3	94	—	—
Marti（unpublished，from 1990）	33	1	90	—	—

表37-5 使用假体材料修补直肠膨出的成功率和复发率

参考文献	患者/例	假体材料	随访时间/年	材料侵蚀率/%	成功率/%	复发率/%	性交困难/%
De Tayrac et al. [21]	132	聚丙烯网片	1	6.3	92.3	2.6	12.8
Smirnov and Khvorov [90]	20	聚丙烯网片	—	—	—	5	5
Lim et al. [55]	37	Vypro网片	3	30	—	22	27
Kobashi et al. [49]	62	尸体筋膜瓣	1	—	93.6	—	10.3
Paraiso et al. [72]	26	猪异种移植瓣膜	1	—	85	—	46
Altman et al. [5]	23	猪异种移植瓣膜	3	0	<50	41	—

3. 对于Ⅲ类或者合并肠疝、阴道穹隆脱垂的直肠膨出患者，经腹或者腹会阴联合手术往往是必要的（图37-1C，表37-2）。腹部的手术操作可以采用腹腔镜或者开放手术的途径，手术过程可能需或者不需置入假体材料。手术原则是完成直肠固定术来处理肠套叠和（或）直肠脱垂、修复直肠膨出和完成Douglas陷凹缝合术以消除多余的囊袋（如果有的话）。如果有必要，膀胱或子宫脱垂也应纠正。如果子宫已经切除，阴道的上部可

以固定在肛提肌上方或者骶棘韧带，以防止阴道穹隆脱垂。

经腹会阴的途径由Zacharin[100]描述，术中打开Douglas陷凹和直肠阴道隔。两条纱布条从腹部穿过Douglas陷凹到会阴，环绕耻骨打结固定，基本上把盆腔的中室和后室分隔开。行直肠固定术，同时在两侧利用3～4针缝线缝合关闭肛提肌裂孔（图37-3）。然后去除纱布条，行阴道后方肌肉的缝合术（图37-4）。

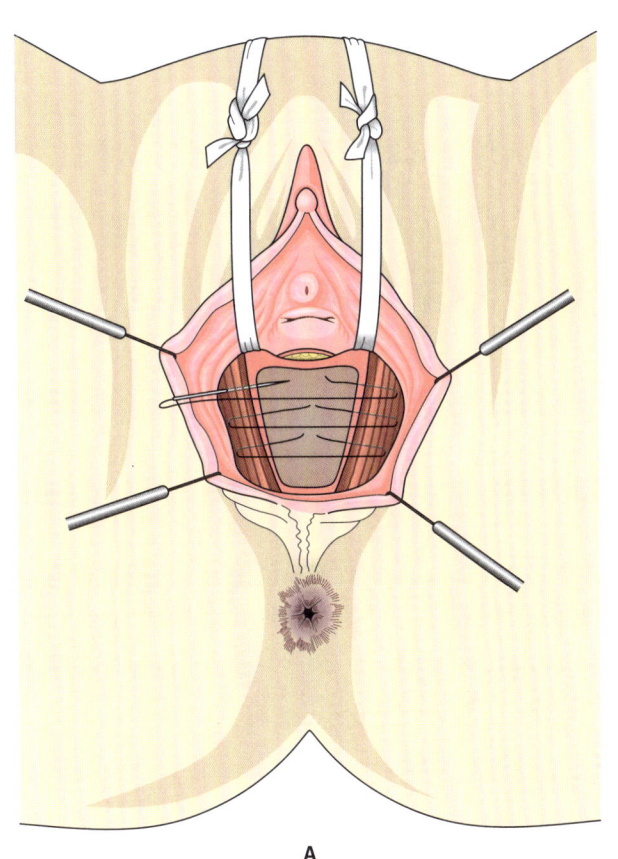
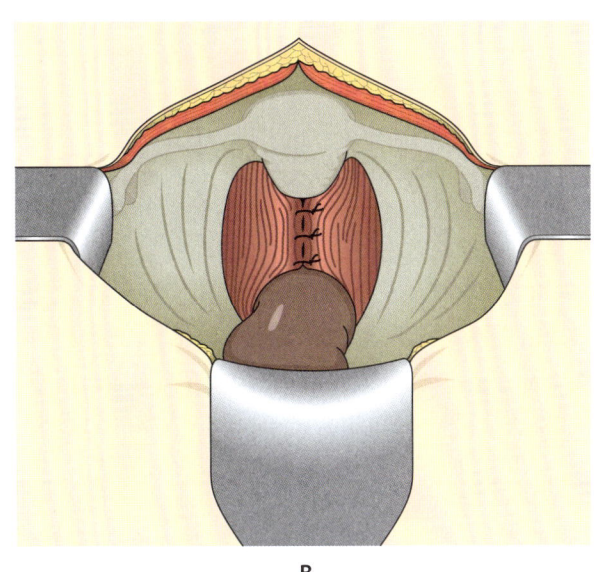

A. 会阴视野；B. 腹部视野

表37-3 Zacharin腹会阴途径修补术

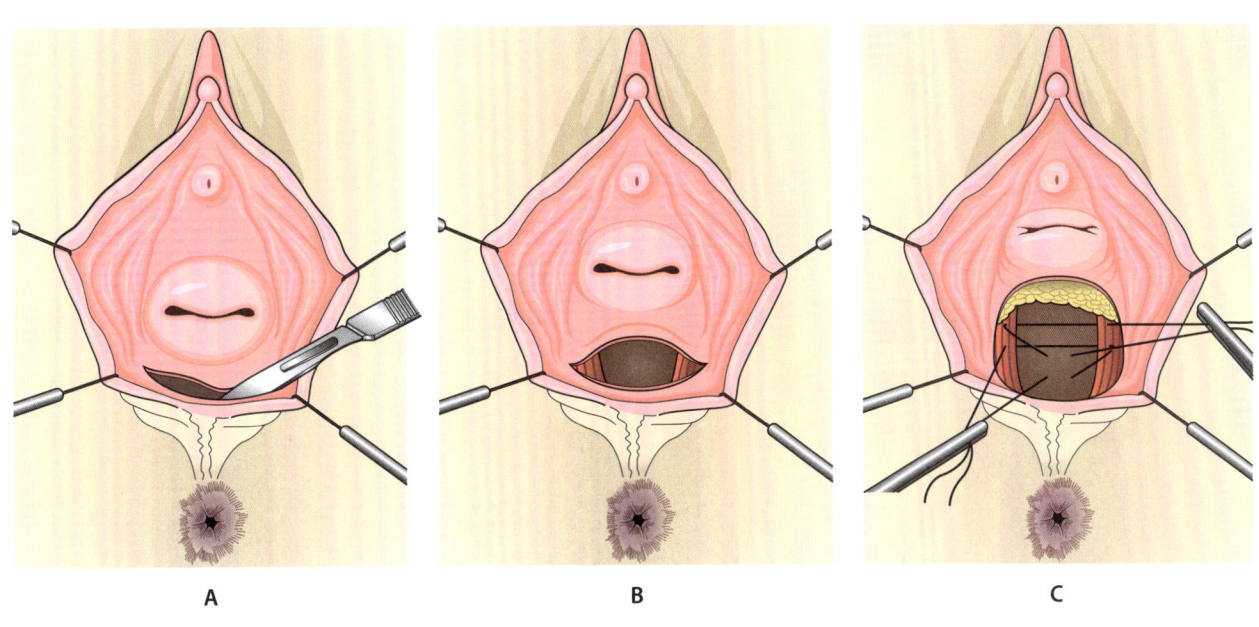

A B C

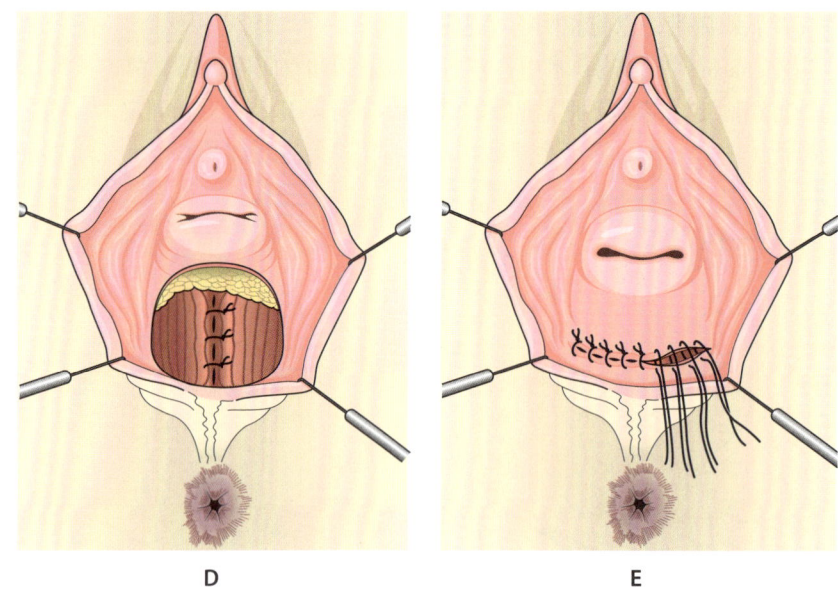

D
E

A. 横行切开阴道黏膜；B. 向上游离黏膜至子宫颈平面；C. 一起缝合下方宽1~1.5cm的直肠前壁、肛提肌和耻骨直肠肌；D. 缝线打结；E. 关闭黏膜切口

图37-4 阴道后方肌肉缝合术

4. 对于较大的Ⅲ型直肠膨出合并直肠内套叠和（或）脱垂（<3cm），同时伴有排便梗阻综合征患者（无法排出粪便、经阴道或直肠用手指辅助排便、利用泻药或灌肠剂辅助排便），推荐使用经肛管直肠切除钉合术（stapled transanal rectal resection，STARR）（图37-5）。通过排粪造影可以看到直肠内套叠，可能是排便机械性梗阻的机制。这组患者切除脱垂的直肠可能有效。STARR手术的主要目的是：

（1）切除脱垂的直肠和恢复正常的解剖。

（2）重建直肠肌层的连续性，以再次获得正常的直肠容积和顺应性。

（3）解剖纠正与直肠膨出相关的阴道后膨出。

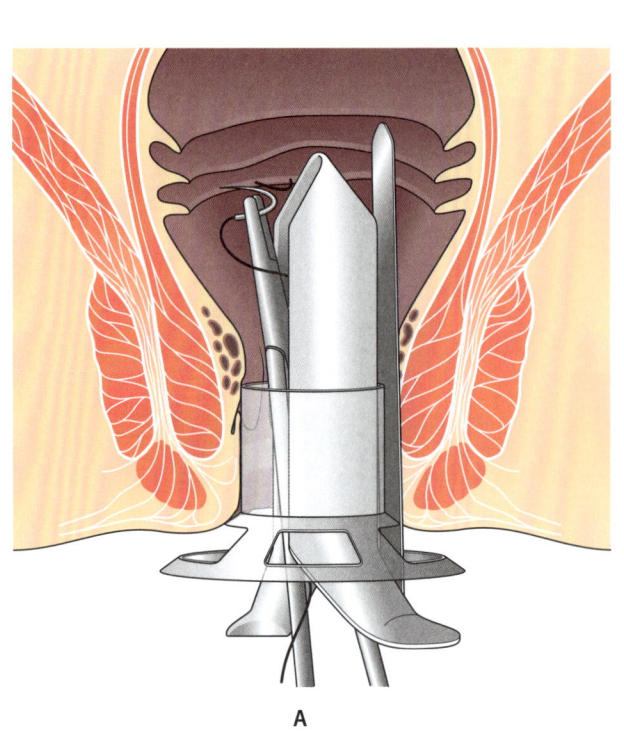

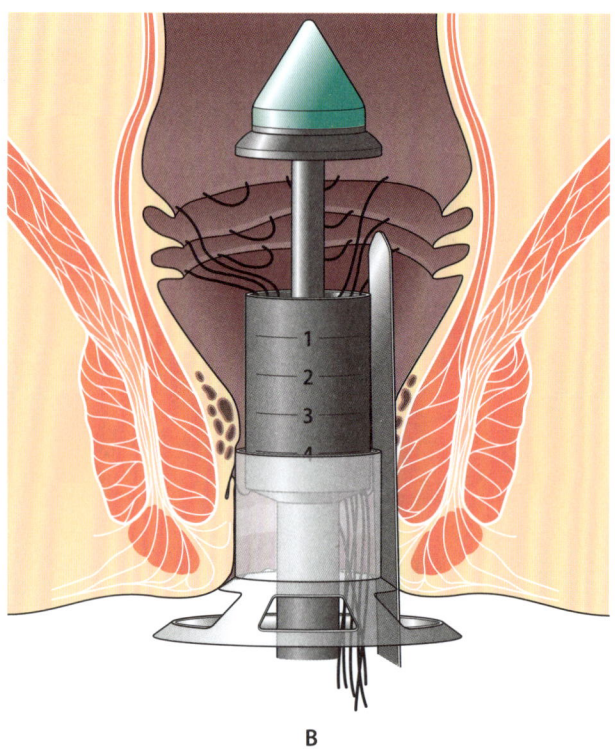

A
B

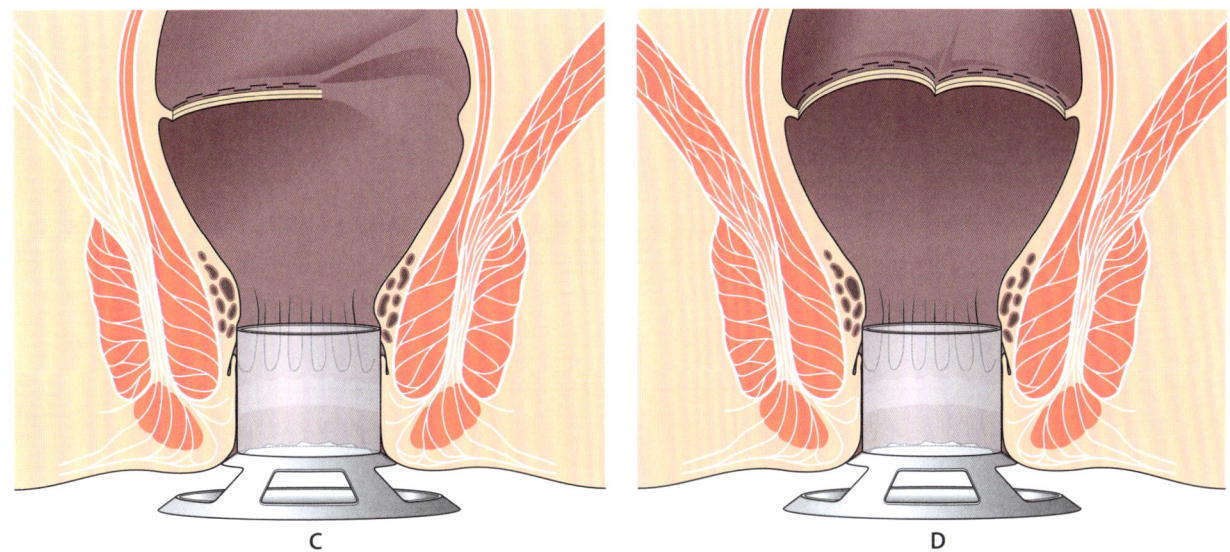

A. 在前方脱垂的直肠行一侧半荷包全层缝合（译者注：图中未显示全层缝合）。使用护肠板保护后方的直肠；B. 在前壁继续做三个半荷包，间隔距离为2cm，插入吻合器。缝线的线尾从吻合器的侧孔中拉出，用钳子加紧后牵引组织，然后将吻合器旋紧并击发；C. 吻合器击发后的直肠前壁；D. 在直肠后壁重复上述的步骤，手术结束前注意止血

图37-5　经肛管直肠切除钉合术（STARR）

初步结果令人鼓舞[27, 71, 75]，最大的前瞻性多中心实验包含了90名患者，均接受了STARR手术，以治疗由直肠内套叠和直肠膨出所致的出口梗阻型便秘。所有患者的便秘症状均得到明显改善，并且没有影响肛管自制功能，术后排粪造影显示直肠内套叠和直肠膨出均消失[14]。然而，STARR存在一些并发症，包括出血、大便急迫、失禁、疼痛、便秘[24]和直肠阴道瘘[9, 13]。目前并存的小肠疝和乙状结肠疝是STARR手术禁忌证，然而，该手术可以在上述病理状态得到纠正后或在腹腔镜监视下施行[76]。

腹腔镜腹侧补片直肠固定术是另一种纠正直肠脱垂方法，需缝合Douglas陷凹和修补直肠膨出，联合或不联合会阴部手术[17]。

第十节　肠　　疝

肠疝定义为阴道和直肠之间的腹膜囊疝，可能包含小肠或乙状结肠疝。肠疝发生的原因可能是行阴道子宫切除术时，没有重建直肠阴道隔，没有正确悬吊阴道穹隆或者没有给予Douglas陷凹足够的支撑[46, 51, 62]。另外一个导致肠疝的原因是膀胱固定术[51]，这是一种罕见的状态，导致肠疝的机制尚不清楚。肠疝只能在使用小肠对比剂的排粪造影中清晰显示，在这些排便障碍患者中，有11%～19%患者会发生肠疝[64, 94]。其他异常现象见于76%患者，如会阴下降、直肠膨出和直肠内套叠[66]。相关症状包括排便梗阻（59%）、便后不适（52%）和盆腔疼痛（27%）[94]。

由于患者较少，外科干预在这些患者中的作用尚不清楚。通过经腹部或经会阴的方式（使用[28, 31]或者不使用[94]合成材料）来减少盆腔入口或者缩小Douglas陷凹的手术已经用于临床，术后结果提示盆腔疼痛和坠胀感得到改善，但是排便困难的症状依然存在[31, 94]。其他相关的盆底障碍很普遍[94]，正在考虑的任何手术需要同时纠正这些异常，因为它们亦可导致这些患者出现排便障碍。

第十一节　乙状结肠疝

乙状结肠的弯曲部分下降至Douglas陷凹，从而导致出口梗阻型便秘的现象相当罕见。用力排便、直肠

饱胀感及疼痛经常互相关联。Jorge 等（1994年）建议根据乙状结肠最低部分下降的程度来进行分类（表37-6），并指出在一项排粪造影研究中，24/289（8%）的便秘患者存在乙状结肠疝[44]。最严重患者需要进行手术治疗。手术方式通常为直肠上段、乙状结肠和远端降结肠扩大切除和直肠固定术、阴道悬吊术和Douglas陷凹封闭术。在正确选择的患者，效果良好[65]。

表37-6　根据排粪造影的乙状结肠疝分类系统

Ⅰ度	位于耻尾线以上
Ⅱ度	位于耻尾线以下
Ⅲ度	位于坐骨尾骨线以下

第十二节　会　阴　疝

会阴疝是一种罕见的疾病，在排粪造影检查中，800例患者中只有37例（4.6%）出现了会阴疝[79]，主要是由于肛提肌的损伤所致。引起肛提肌损伤的主要原因是分娩造成的创伤或慢性的费力排便。在这些患者中，肛提肌极其薄弱，任何增加盆腔压力的动作，均会形成向下方的推力，久之形成会阴疝，而不是向前方形成直肠前突。这样一种疝可能与大便失禁相关，主要是因为盆底结构的薄弱和括约肌控制功能不全。

尽管Mayo诊所回顾性的数据（1990—2000年）显示3 741例经腹会阴联合直肠切除术患者中，只有0.2%（8/3 741）患者出现会阴疝，但历史数据表明此手术后会阴疝的发病率为0.6% ~ 7%[1]。随着经腹会阴联合直肠切除术推广"圆柱状"切除而不是"漏斗状"切除之后，会阴疝的发病率可能会有所提高，尽管仍然需要远期的研究证实[19]。

文献报道许多不同的方法治疗会阴疝，包括开腹或腹腔镜的补片修补[25, 30]，经会阴、经腹[10]或者联合腹会阴手术[84, 91]。特别对于有手术史的患者，可以使用自体组织予以修补[35, 80, 82]。

第十三节　直　肠　脱　垂

请参阅本书第三十八章有关内容。

第十四节　小　　结

盆底功能障碍性疾病包括各种各样的盆腔疾病，在很大程度上归咎于产科创伤。在研究和处理这些患者时，所有盆腔脏器系统都需要考量。为了避免在这个困难的区域出现不理想的结果，需要一个多学科和跨专业的周详的治疗方案。

第十五节　自　我　测　试

1. 有关吻合器经肛管部分直肠切除术的叙述，下列哪个是正确的？

a. 适用于所有的直肠脱垂。

b. 可以联合其他盆底手术，包括：子宫切除术，结直肠悬吊术及尿失禁有关手术。

c. 可以用来改善所有的直肠膨出。

d. 只能切除吻合全层直肠前壁。

e. 可以用于存在解剖学上肠疝患者。

2. 研究盆腔时，下列哪项是不正确的？

a. 排粪造影经常发现直肠膨出发生在无症状患者。

b. 直肠腔内超声可以确定肛管内、外括约肌的缺陷。

c. 会阴下降、直肠膨出和直肠内套叠最好的评价手段是排粪造影。

d. 排粪造影的发现与患者的症状密切有关。

e. 肛管内括约肌（internal anal sphincter，IAS）在直肠腔内超声上表现为一种独特的低回声带。

3. 下列哪项是正确的？

a. 肛提肌的神经支配主要起自S_1和S_2。

b. 直肠的纵肌变厚形成EAS。

c. 肛提肌包围尿道、阴道和低位直肠并起到支撑这些器官的作用。

d. 阴部神经是由S_1和S_2前面的分支形成。

e. 耻骨直肠肌和EAS在排便时收缩会导致功能性的排便梗阻症状。

4. 关于直肠膨出的描述，下面哪个是不正确的？

a. 需要手术治疗。

b. 可发生在未产妇。

c. 可能需要经阴道用手指协助排便。

d. 主要发生在直肠前壁。

e. 在排粪造影中可以很好地显示。

5. 下列哪个是错误的？

a. 阴部神经末端运动延迟测量使用St. Mark带封套电极。

b. 为了从一个整体的角度获得有关盆腔最多的信息，排粪造影时，应行小肠、阴道和膀胱的对比造影检查。

c. 直肠腔内超声和肛管直肠生理学可以分别提供关于肛管括约肌结构和功能的信息。

d. 会阴下降最常见的测量方法是使用会阴测压计。

e. 采用修复直肠膨出来缓解便秘症状患者，如果存在结肠传输实验异常，可能会有更糟的结果。

答案与解析

1. 答案：b

解析：STARR手术可以用于由直肠内套叠、<3cm的全层直肠脱垂或者直肠膨出导致出口梗阻性便秘患者。手术过程涉及直肠前壁和后壁的全层钉合切除。尽管可以联合腹腔镜手术，但如果存在一个解剖上或固定的肠疝或者乙状结肠疝，还是属于STARR手术的禁忌证[76]。STARR手术可以联合其他盆底的手术一起进行，需要各学科之间很好的沟通和讨论，但应该注意避免切开阴道后壁。

2. 答案：d

解析：排粪造影能揭示一些异常表现，直肠膨出是其中最常见的表现。排粪造影的发现可能并不总是反应患者的症状，但确实发现很多患者存在没有症状的直肠膨出[89]。IAS在直肠腔内超声上表现为独特的低回声带。不论是EAS还是IAS的损伤，都可以在超声扫描中发现。

3. 答案：e

解析：肛提肌有双重神经供应，直接的支配来自S_3和S_4骶神经的会阴神经分支，外围部分主要由阴部神经支配。阴部神经是由$S_2 \sim S_4$前方的分支组成。肛提肌环绕低位直肠形成吊索样结构，前方是不完整的，以便女性尿道和阴道通过，纤维结构连接这一不完整的区域，可以防止盆腔脏器的脱垂。直肠纵肌在肛管内、外括约肌之间扩展形成纤维连接至肛周的皮肤。在排便时耻骨直肠肌和EAS应该是松弛的；如果不能松弛，说明存在功能性排便梗阻综合征或肛管痉挛。

4. 答案：a

解析：直肠膨出通常由于分娩时的创伤所引起，但少部分直肠膨出可以出现在未生育的女性[23]。直肠膨出绝大多数发生在直肠前壁，可能需要通过将手指伸入阴道来帮助直肠膨出复位和协助完全排空大便。直肠膨出在排粪造影中很容易发现，但是直肠膨出的存在并不意味着必然需要手术治疗。

5. 答案：d

解析：Henry等认为目前测量会阴下降的主要方法不是会阴压力计，而是排粪造影[36]。

译者注：本书按照原书参考文献顺序排列。

（Michael E. D. Jarrett 著

任东林 译，傅传刚 校）

参考文献

［1］ ABOIAN E，WINTER D C，METCALF D R，et al. Perineal hernia after proctectomy：prevalence，risks，and management［J］. Dis Colon Rectum，2006，49：1564-1568.

［2］ ABRAMOV Y，GANDHI S，GOLDBERG R P，et al. Site-specific rectocele repair compared with standard posterior colporrhaphy［J］. Obstet Gynecol，2005，105：314-318.

［3］ AGACHAN F，PFEIFER J，WEXNER S D. Defecography and proctography. Results of 744 patients［J］. Dis Colon Rectum，1996，39：899-905.

［4］ ALTMAN D，MELLGREN A，ZETTERSTROM J. Rectocele repair using biomaterial augmentation：current documentation and clinical experience［J］. Obstet Gynecol Surv，2005，60：753-760.

［5］ ALTMAN D，ZETTERSTROM J，MELLGREN A，et al. A three year prospective assessment of rectocele repair using porcine xenograft［J］. Obstet Gynecol，2006，107：59-65.

［6］ ALTOMARE D F，RINALDI M，VEGLIA A，et al. Combined perineal and endorectal repair of rectocele by circular stapler：a novel surgical technique［J］. Dis Colon Rectum，2002，45：1549-1552.

［7］ BACKER M H JR. Success with sacrospinous suspension of the prolapsed vaginal vault［J］. Surg Gynecol Obstet，1992，175：419-420.

［8］ BARTOLO D C，READ N W，JARRATT J A，et al. Differences in anal sphincter function and clinical presentation in patients with pelvic floor descent［J］. Gastroenterology，1983，85：68-75.

［9］ BASSI R，RADEMACHER J，SAVOIA A. Rectovaginal fistula after STARR procedure complicated by haematoma of the posterior vaginal wall：report of a case［J］. Tech Coloproctol，2006，10：361-363.

［10］ BECK D E，FAZIO V W，JAGELMAN D G，et al. Postoperative perineal hernia［J］. Dis Colon Rectum，1987，30：21-24.

［11］ BLEIJENBERG G，KUIJPERS H C. Treatment of the spastic pelvic floor syndrome with biofeedback［J］. Dis Colon Rectum，1987，30：108-111.

［12］ BLOCK I R. Transrectal repair of rectocele using obliterative suture［J］. Dis Colon Rectum，1986，29：707-711.

［13］ BOCCASANTA P，VENTURI M，SALAMINA G，et al. New trends in the surgical treatment of outlet obstruction：clinical and functional results of two novel transanal stapled techniques from a randomised controlled trial［J］. Int J Colorectal Dis，2004，19：359-369.

［14］ BOCCASANTA P，VENTURI M，STUTO A，et al. Stapled transanal rectal resection for outlet obstruction：a prospective，multicenter trial［J］. Dis Colon Rectum，2004，47：1285-1296.

［15］ BRESLER L，RAUCH P，DENIS B，et al. Treatment of sub-levator rectocele by transrectal approach. Value of the automatic stapler with linear clamping［J］. J Chir（Paris），1993，130：304-308.

［16］ D'AVOLIO M，FERRARA A，CHIMENTI C. Transanal rectocele repair using EndoGIA：short-term results of a prospective study［J］. Tech Coloproctol，2005，9：108-114.

［17］ D'HOORE A，PENNINCKX F. Laparoscopic ventral recto（colpo）pexy for rectal prolapse：surgical technique and outcome for 109 patients［J］. Surg Endosc，2006，20：1919-1923.

［18］ DALPIAZ O，CURTI P. Role of perineal ultrasound in the evaluation of urinary stress incontinence and pelvic organ prolapse：a systematic review［J］. Neurourol Urodyn，2006，25：301-306.

［19］ DANIELS I R，STRASSBURG J，MORAN B J. The need for future surgical low rectal cancer studies［J］. Colorectal Dis，2006，8：

25-29.

［20］ DANIELS I R, WOODWARD S, TAYLOR F G, et al. Female urogenital dysfunction following total mesorectal excision for rectal cancer ［J］. World J Surg Oncol, 2006, 4: 6.

［21］ DE TAYRAC R, DEVOLDERE G, RENAUDIE J, et al. Prolapse repair by vaginal route using a new protected low-weight polypropylene mesh: 1-year functional and anatomical outcome in a prospective multicentre study ［J］. Int Urogynecol J Pelvic Floor Dysfunct, 2007, 18: 251-256.

［22］ DIETZ H P, LANZARONE V. Levator trauma after vaginal delivery ［J］. Obstet Gynecol, 2005, 106: 707-712.

［23］ DIETZ H P, STEENSMA A B. The role of childbirth in the aetiology of rectocele ［J］. BJOG, 2006, 113: 264-267.

［24］ DODI G, PIETROLETTI R, MILITO G, et al. Bleeding, incontinence, pain and constipation after STARR transanal double stapling rectotomy for obstructed defecation ［J］. Tech Coloproctol, 2003, 7: 148-153.

［25］ DULUCQ J L, WINTRINGER P, MAHAJNA A. Laparoscopic repair of postoperative perineal hernia ［J］. Surg Endosc, 2006, 20: 414-418.

［26］ DVORKIN L S, HETZER F, SCOTT S M, et al. Open-magnet MR defaecography compared with evacuation proctography in the diagnosis and management of patients with rectal intussusception ［J］. Colorectal Dis, 2004, 6: 45-53.

［27］ ELLIS C N. Stapled transanal rectal resection （STARR） for rectocele ［J］. J Gastrointest Surg, 2007, 11: 153-154.

［28］ ESCRIBANO-GUIJARRO J, JANEZ-FURIO M, SANCHEZ-COLODRON E, et al. Transvaginal mesh perineal repair of the rectovaginal septum in the treatment of rectocele and enterocele. Outcomes in 77 patients ［J］. Cir Esp, 2006, 79: 108-113.

［29］ FOX J C, FLETCHER J G, ZINSMEISTER A R, et al. Effect of aging on anorectal and pelvic floor functions in females ［J］. Dis Colon Rectum, 2006, 49: 1726-1735.

［30］ FRANKLIN M E JR, ABREGO D, PARRA E. Laparoscopic repair of postoperative perineal hernia ［J］. Hernia, 2002, 6: 42-44.

［31］ GOSSELINK M J, VAN DAM J H, HUISMAN W M, et al. Treatment of enterocele by obliteration of the pelvic inlet ［J］. Dis Colon Rectum, 1999, 42: 940-944.

［32］ HABIB F I, CORAZZIARI E, VISCARDI A, et al. Role of body position, gender, and age on pelvic floor location and mobility ［J］. Dig Dis Sci, 1992, 37: 500-505.

［33］ HALLIGAN S, BARTRAM C I. Is barium trapping in rectoceles significant? ［J］. Dis Colon Rectum, 1995, 38: 764-768.

［34］ HALLIGAN S, SPENCE-JONES C, KAMM M A, et al. Dynamic cystoproctography and physiological testing in women with urinary stress incontinence and urogenital prolapse ［J］. Clin Radiol, 1996, 51: 785-790.

［35］ HANSEN M T, BELL J L, CHUN J T. Perineal hernia repair using gracilis myocutaneous flap ［J］. South Med J, 1997, 90: 75-77.

［36］ HENRY M M, PARKS A G, SWASH M. The pelvic floor musculature in the descending perineum syndrome ［J］. Br J Surg, 1982, 69: 470-472.

［37］ HERIOT A G, SKULL A, KUMAR D. Functional and physiological outcome following transanal repair of rectocele ［J］. Br J Surg, 2004, 91: 1340-1344.

［38］ HO Y H, GOH H S. The neurophysiological significance of perineal descent ［J］. Int J Colorectal Dis, 1995, 10: 107-111.

［39］ HUEBNER M, HSU Y, FENNER D E. The use of graft materials in vaginal pelvic floor surgery ［J］. Int J Gynaecol Obstet, 2006, 92: 279-288.

［40］ IMPARATO E, ASPESI G, ROVETTA E, et al. Surgical management and prevention of vaginal vault prolapse ［J］. Surg Gynecol Obstet, 1992, 175: 233-237.

［41］ JONES P N, LUBOWSKI D Z, SWASH M, et al. Relation between perineal descent and pudendal nerve damage in idiopathic faecal incontinence ［J］. Int J Colorectal Dis, 1987, 2: 93-95.

［42］ JORGE J M, WEXNER S D. Etiology and management of fecal incontinence ［J］. Dis Colon Rectum, 1993, 36: 77-97.

［43］ JORGE J M, WEXNER S D, EHRENPREIS E D, et al. Does perineal descent correlate with pudendal neuropathy? ［J］. Dis Colon Rectum, 1993, 36: 475-483.

［44］ JORGE J M, YANG Y K, WEXNER S D. Incidence and clinical significance of sigmoidoceles as determined by a new classification system ［J］. Dis Colon Rectum, 1994, 37: 1112-1117.

［45］ KARLBOM U, GRAF W, NILSSON S, et al. Does surgical repair of a rectocele improve rectal emptying? ［J］. Dis Colon Rectum, 1996, 39: 1296-1302.

［46］ KAUPPILA O, PUNNONEN R, TEISALA K. Prolapse of the vagina after hysterectomy ［J］. Surg Gynecol Obstet, 1985, 161: 9-11.

［47］ KELVIN F M, MAGLINTE D D, BENSON J T. Evacuation proctography（defecography）: an aid to the investigation of pelvic floor disorders［J］. Obstet Gynecol, 1994, 83: 307–314.

［48］ KHUBCHANDANI I T, SHEETS J A, STASIK J J, et al. Endorectal repair of rectocele［J］. Dis Colon Rectum, 1983, 26: 792–796.

［49］ KOBASHI K C, LEACH G E, FREDERICK R, et al. Initial experience with rectocele repair using nonfrozen cadaveric fascia lata interposition［J］. Urology, 2005, 66: 1203–1207.

［50］ LAMAH M, HO J, LEICESTER R J. Results of anterior levatorplasty for rectocele［J］. Colorectal Dis, 2001, 3: 412–416.

［51］ LAPALUS M G, HENRY L, BARTH X, et al. Enterocele: clinical risk factors and association with others pelvic floor disorders（about 544 defecographies）［J］. Gynecol Obstet Fertil, 2004, 32: 595–600.

［52］ LAURBERG S, SWASH M, SNOOKS S J, et al. Neurologic cause of idiopathic incontinence［J］. Arch Neurol, 1988, 45: 1250–1253.

［53］ LEHUR P A, BRULEY D V, MOYON J, et al. Disabling rectocele: rectal plication by perineal approach. Apropos of 20 cases［J］. Chirurgie, 1992, 118: 516–520.

［54］ LIBERMAN H, HUGHES C, DIPPOLITO A. Evaluation and outcome of the Delorme procedure in the treatment of rectal outlet obstruction［J］. Dis Colon Rectum, 2000, 43: 188–192.

［55］ LIM Y N, MULLER R, CORSTIAANS A, et al. A long-term review of posterior colporrhaphy with Vypro 2 mesh［J］. Int Urogynecol J Pelvic Floor Dysfunct, 2007, 18: 1053–1057.

［56］ LUBOWSKI D Z, SWASH M, NICHOLLS R J, et al. Increase in pudendal nerve terminal motor latency with defaecation straining［J］. Br J Surg, 1988, 75: 1095–1097.

［57］ LUKACZ E S, LAWRENCE J M, CONTRERAS R, et al. Parity, mode of delivery, and pelvic floor disorders［J］. Obstet Gynecol, 2006, 107: 1253–1260.

［58］ MAEDA K, MARUTA M, HANAI T, et al. Transvaginal anterior levatorplasty with posterior colporrhaphy for symptomatic rectocele［J］. Tech Coloproctol, 2003, 7: 181–185.

［59］ MARKS M M. The rectal side of the rectocele［J］. Dis Colon Rectum, 1967, 10: 387–388.

［60］ MATHUR P, NG K H, SEOW-CHOEN F. Stapled mucosectomy for rectocele repair: a preliminary report［J］. Dis Colon Rectum, 2004, 47: 1978–1980.

［61］ MAUREL J, GIGNOUX M. Surgical treatment of supralevator rectocele. Value of transanal excision with automatic stapler and linear suture clips［J］. Ann Chir, 1993, 47: 326–330.

［62］ MCCALL M L. Posteriorculdeplasty; surgicalcorrection of enterocele during vaginal hysterectomy; a preliminary report［J］. Obstet Gynecol, 1957, 10: 595–602.

［63］ MELLGREN A, ANZEN B, NILSSON B Y, et al. Results of rectocelerepair. A prospective study［J］. Dis Colon Rectum, 1995, 38: 7–13.

［64］ MELLGREN A, BREMMER S, JOHANSSON C, et al. Defecography. Results of investigations in 2 816 patients［J］. Dis Colon Rectum, 1994, 37: 1133–1141.

［65］ MELLGREN A, DOLK A, JOHANSSON C, et al. Enterocele is correctable using the Ripstein rectopexy［J］. Dis Colon Rectum, 1994, 37: 800–804.

［66］ MELLGREN A, JOHANSSON C, DOLK A, et al. Enterocele demonstrated by defaecographyis associated with other pelvic floor disorders［J］. Int J Colorectal Dis, 1994, 9: 121–124.

［67］ MORTELE K J, FAIRHURST J. Dynamic MR defecography of the posterior compartment: Indications, techniques and MRI features［J］. Eur J Radiol, 2006, 61: 462–472.

［68］ MURTHY V K, ORKIN B A, SMITH L E, et al. Excellent outcome using selective criteria for rectocele repair［J］. Dis Colon Rectum, 1996, 39: 374–378.

［69］ NICHOLS D H. Sacrospinous fixation for massive eversion of the vagina［J］. Am J Obstet Gynecol, 1982, 142: 901–904.

［70］ NIEMINEN K, HILTUNEN K M, LAITINEN J, et al. Transanal or vaginal approach to rectocele repair: a prospective, randomized pilot study［J］. Dis Colon Rectum, 2004, 47: 1636–1642.

［71］ OMMER A, ALBRECHT K, WENGER F, et al. Stapled transanal rectal resection（STARR）: a new option in the treatmentofobstructived efecationsyndrome［J］. Langenbecks Arch Surg, 2006, 391: 32–37.

［72］ PARAISO M F, BARBER M D, MUIR T W, et al. Rectocele repair: a randomized trial of three surgical techniques including graft augmentation［J］. Am J Obstet Gynecol, 2006, 195: 1762–1771.

［73］ PARKER M C，PHILLIPS R K．Repair of rectocoele using Marlex mesh［J］．Ann R Coll Surg Engl，1993，75：193-194.

［74］ PATEL D A，XU X，THOMASON A D，et al．Childbirth and pelvic floor dysfunction：an epidemiologic approach to the assessment of prevention opportunities at delivery［J］．Am J Obstet Gynecol，2006，195：23-28.

［75］ PECHLIVANIDES G，TSIAOUSSIS J，ATHANASAKIS E，et al．Stapled transanal rectal resection（Starr）to reverse the anatomic disorders of pelvic floor dyssynergia［J］．World J Surg，2007，31：1329-1335.

［76］ PETERSEN S，HELLMICH G，SCHUSTER A，et al．Stapled transanal rectal resection under laparoscopic surveillance for rectocele and concomitant enterocele［J］．Dis Colon Rectum，2006，49：685-689.

［77］ PFEIFER J，OLIVEIRA L，PARK U C，et al．Are interpretations of video defecographies reliable and reproducible?［J］．Int J Colorectal Dis，1997，12：67-72.

［78］ PINHO M，ORTIZ J，OYA M，et al．Total pelvic floor repair for the treatment of neuropathic fecal incontinence［J］．Am J Surg，1992，163：340-343.

［79］ POON F W，LAUDER J C，FINLAY I G．Perineal herniation［J］．Clin Radiol，1993，47：49-51.

［80］ PORNECZI B，VARGA G，BURSICS A．Gracilis muscle repair of a postoperative perineal hernia［J］．Tech Coloproctol，2006，10：364-365.

［81］ REGADAS F S，REGADAS S M，RODRIGUES L V，et al．Transanal repair of rectocele and full rectal mucosectomy with one circular stapler：a novel surgical technique［J］．Tech Coloproctol，2005，9：63-66.

［82］ REMZI F H，ONCEL M，WU J S．Meshless repair of perineal hernia after abdominoperineal resection：case report［J］．Tech Coloproctol，2005，9：142-144.

［83］ ROIG J V，VILLOSLADA C，LLEDO S，et al．Prevalence of pudendal neuropathy in fecal incontinence. Results of a prospective study［J］．Dis Colon Rectum，1995，38：952-958.

［84］ SALUM M R，PRADO-KOBATA M H，SAAD S S，et al．Primary perineal posterior hernia：an abdominoperineal approach for mesh repair of the pelvic floor［J］．Clinics，2005，60：71-74.

［85］ SARLES J C，ARNAUD A，SELEZNEFF I，et al．Endo-rectal repair of rectocele［J］．Int J Colorectal Dis，1989，4：167-171.

［86］ SARLES J C，NINOU S，ARNAUD A．Rectoceles. Diagnosis and treatment［J］．Chirurgie，1991，117：618-623.

［87］ SEHAPAYAK S．Transrectal repair of rectocele：an extended armamentarium of colorectal surgeons. A report of 355 cases［J］．Dis Colon Rectum，1985，28：422-433.

［88］ SEYNAEVE R，BILLIET I，VOSSAERT P，et al．MR imaging of the pelvic floor［J］．JBR-BTR，2006，89：182-189.

［89］ SHORVON P J，MCHUGH S，DIAMANT N E，et al．Defecography in normal volunteers：results and implications［J］．Gut，1989，30：1737-1749.

［90］ SMIRNOV A B，KHVOROV V V．Comparative evaluation of surgical methods of rectocele correction［J］．Khirurgiia（Mosk），2006，10：22-26.

［91］ SO J B，PALMER M T，SHELLITO P C．Postoperative perineal hernia［J］．Dis Colon Rectum，1997，40：954-957.

［92］ STANTON S L．Vaginal prolapse［M］//SHAW R W，SOUTER W P，STANTON S L．Gynaecology. Edinburgh：Churchill-Livingstone，1997：764-766.

［93］ SULLIVAN E S，LEAVERTON G H，HARDWICK C E．Transrectal perineal repair：an adjunct to improved function after anorectal surgery［J］．Dis Colon Rectum，1968，11：106-114.

［94］ TAKAHASHI T，YAMANA T，SAHARA R，et al．Enterocele：What is the clinical implication?［J］．Dis Colon Rectum，2006，49：75-81.

［95］ TROMPETTO M，CLERICO G，REALIS L A，et al．Transanal Delorme procedure for treatment of rectocele associated with rectal intussusception［J］．Tech Coloproctol，2006，10：389.

［96］ VILLET R，AYOUB N，SALET-LIZEE D，et al．Descending perineum in women［J］．Gastroenterol Clin Biol，2006，30：681-686.

［97］ WALD A，CARUANA B J，FREIMANIS M G，et al．Contributions of evacuation proctography and anorectal manometry to evaluation of adults with constipation and defecatory difficulty［J］．Dig Dis Sci，1990，35：481-487.

［98］ WOMACK N R，MORRISON J F，WILLIAMS N S．The role of pelvic floor denervation in the aetiology of idiopathic faecal incontinence［J］．Br J Surg，1986，73：404-407.

［99］ YOSHIOKA K，MATSUI Y，YAMADA O，et al．Physiologic and anatomic assessment of patients with rectocele［J］．Dis Colon Rectum，1991，34：704-708.

［100］ ZACHARIN F R．Pelvic Floor Anatomy and the Surgery of Pulsion Enterocele［M］．New Yorks：Springer Verlag，1985.

第三十八章　完全性直肠脱垂、内脱垂-孤立性直肠溃疡综合征和直肠前突

第一节　引　言

　　直肠脱垂的外科治疗一直是结直肠外科颇具争议的话题之一。外科文献报道了不同的观点和大量的手术方式。没有什么特殊原因，不同术式曾在不同地区风靡一时，医生仅仅基于个人经验而选择不同术式。目前缺乏比较不同外科技术和手术入路的随机对照研究。本章旨在批判性地简述最常应用的经会阴技术和经腹技术。外科医生应掌握这两项技术，对不同患者予以个体化治疗措施。腹腔镜技术的引入大大降低了经腹途径手术并发症发生率。更新的技术强调减少直肠大范围的游离，避免令人厌烦的术后便秘并发症。对于直肠脱垂手术的评价不仅要注重复发率，也要注重功能方面。

　　手术是否适合梗阻性排便困难综合征（obstructed defecation syndrome，ODS）尚存争议。经肛管直肠切除钉合术（stapled transanal rectal resection，STARR）的引入和腹腔镜直肠前壁固定术改善了直肠排空，但加剧了争议。掌握ODS的多因素发病机制，是科学合理地选择手术患者的前提。

第二节　完全性直肠脱垂

　　完全性直肠脱垂定义为直肠全层套叠突出至肛管外。Broden和Snellman[1]通过排粪造影阐明了脱垂实际上是肠套叠，而不是Moschcowitz所提出的通过盆筋膜缺损形成的滑动性疝[2]。

　　未治疗的直肠脱垂不可避免地会导致肛管括约肌功能不全。对于老年患者而言，完全性直肠脱垂多是更复杂的盆腔脏器脱垂的一部分。

　　应将功能疗效和解剖性复发一起纳入术后效果的评估之中。

一、流行病学

　　直肠外脱垂虽不常见但影响患者功能，主要见于女性（女：男=10：1），两个发病高峰年龄段很好地反映了潜在的病理生理变化。年轻组患者常在直肠脱垂出现前有梗阻性排便困难及排便延迟费力的病史。老年患者的直肠脱垂常是复杂盆腔脏器脱垂的一部分，与盆底薄弱有关（图38-1）。多次分娩必然会造成盆底松弛；然而，一半左右的直肠脱垂女性未曾生育。

　　男性患者的发病与年龄无关，可能与精神疾病有一定关联[3]。

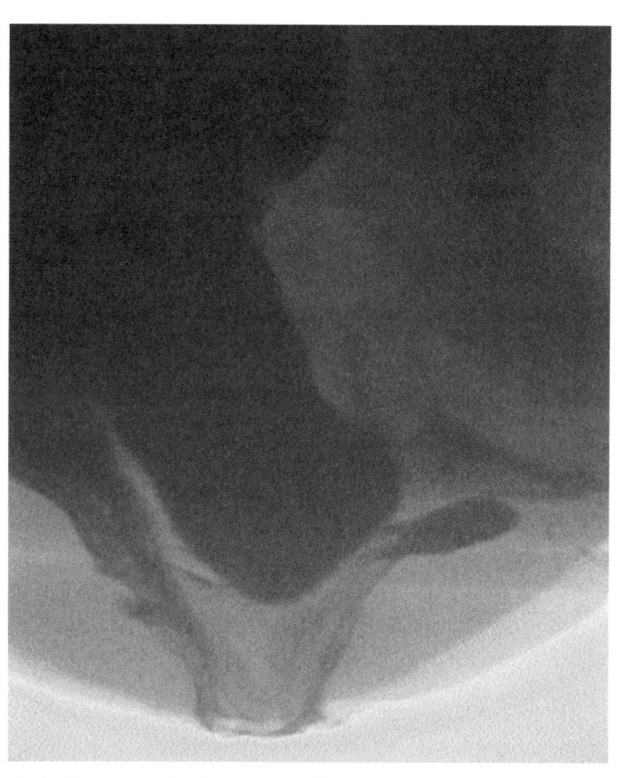

膀胱排空后肠疝明显压入肛管（译者注：图片左侧为直肠，中间为肠疝，右侧为直肠前突，下方为肛管）

图38-1　用力排便时直肠外脱垂

二、临床表现

症状包括排便时粪块前突感，需手助将脱垂直肠复位。黏液便和内裤粪污的情况很常见。便血合并里急后重及疼痛与孤立性直肠溃疡综合征有关。

肛管直肠功能障碍很常见并随年龄差异而表现不同：便秘主要见于年轻患者，而大便失禁常见于老年患者。一定程度的大便失禁见于60%～80%患者。直肠脱垂的扩张效应，阴部神经病变及反复刺激直肠肛管抑制反射等因素一起导致肛管静息压降低[4]。

大约有60%患者术前合并便秘。大多数患者表现为梗阻性排便困难，慢传输型便秘（slow transit constipation，STC）仅见于少数患者[5]。

直肠脱垂有别于肛管黏膜脱垂、直肠前壁黏膜脱垂和混合痔（图38-2）。

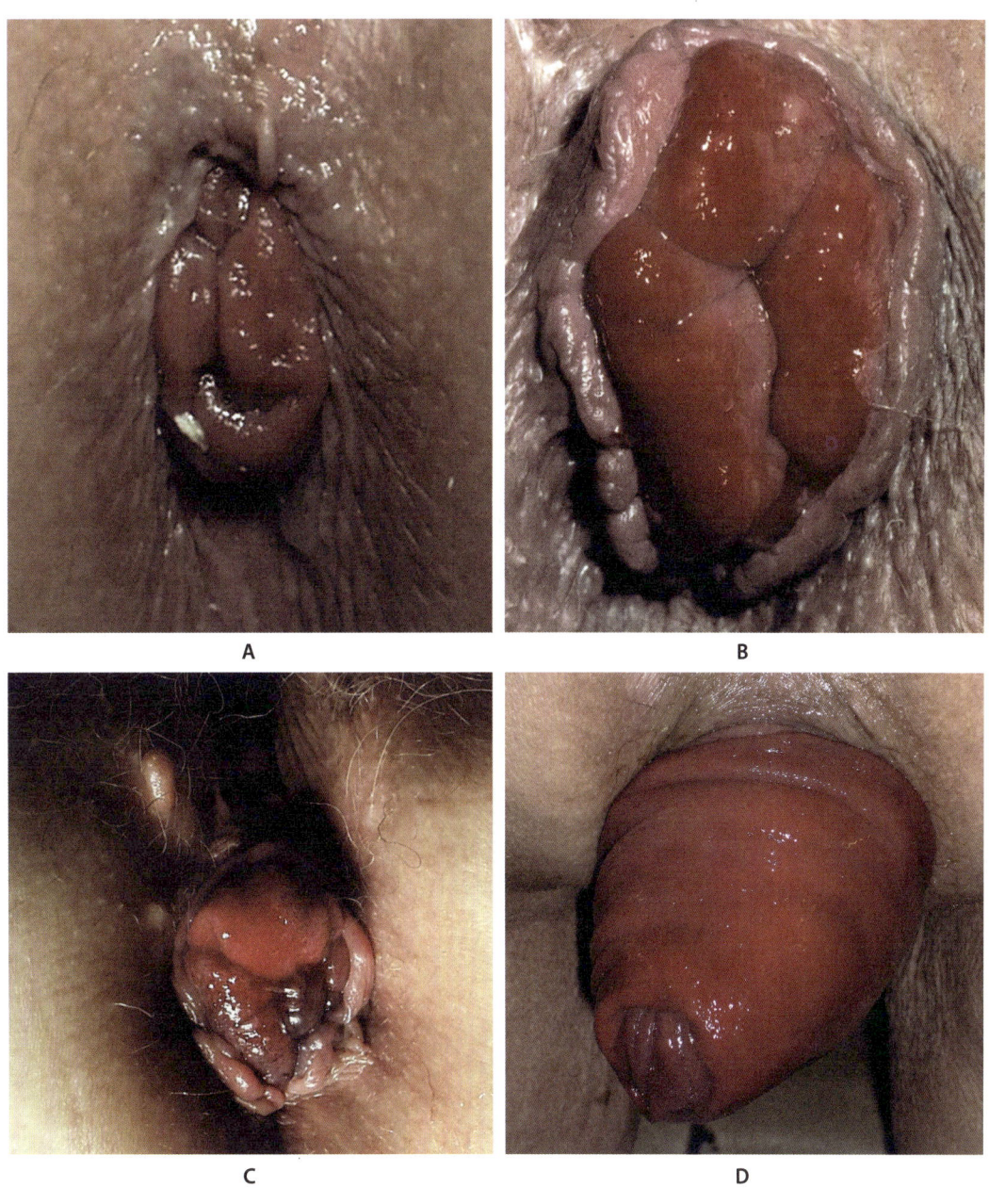

A. 环形黏膜脱垂；B. 内痔脱垂；C. 直肠前壁黏膜脱垂和混合痔；D. 完全性直肠脱垂

图38-2　鉴别诊断

应该进行全面的检查来评估盆腔中间和（或）前方脏器的下降程度。注意盆底的病理性下降（会阴下降综合征），因为它会造成长久的术后功能不良。如果临床检查未见脱垂，患者应该坐在便桶上并增加腹压，诱发出现脱垂。

对于拟行手术治疗的老年患者应进行身体健康情况评估。

三、检查方法

总体而言，最好行纤维结肠镜检查来除外造成脱垂的肠道新生物。广泛憩室病的出现可能会影响手术方式的选择。

直肠孤立性红斑或溃疡形成是孤立性直肠溃疡综合征（solitary rectal ulcer syndrome，SRUS）的基本特点，活组织检查显示有典型的固有层纤维性闭塞改变。

获得更多有关盆腔中间和前方脏器的信息是必要的，应该行盆腔四重造影；后者可显示伴有括约肌失迟缓综合征的直肠内脱垂患者功能方面的信息。表38-1为直肠脱垂放射学分级的概况[6]。

压力测量实验（肛管排出、球囊滞留实验、球囊逼出实验）能客观地评估肛管直肠功能，尤其是伴有完全性直肠脱垂患者的括约肌功能不足及伴有直肠内脱垂和（或）直肠前突患者的协同失调（梗阻性排便困难）[7]。

病史显示有STC患者应行不透射线标志物的检查；近1/3伴出口梗阻型便秘患者表现为全结直肠传输延迟[8]。

表38-1　直肠脱垂的排粪造影分级

项目	Ⅰ度	Ⅱ度	Ⅲ度
直肠前突	<2cm	2～4cm	>4cm
阴道后疝	阴道近段1/3	阴道中段1/3	阴道远段1/3
肠套叠	耻骨直肠线上方*	耻骨直肠线位置	肛管内
乙状结肠疝[63]	耻骨尾骨线上方	耻骨尾骨线位置	耻骨尾骨线下方
会阴下降		用力时下降>4cm	

译者注：*经请教原著主编Bruno Roche教授，确认耻骨直肠线（puborectal line）是指经过耻骨联合下缘的直肠水平线（horizontal line of rectum），如图38-3蓝色线1所示。蓝色线1与2平行，红色线3为肛管纵轴。蓝色线2与红线3交角为肛管直肠角（ARA）。不同学者报道ARA大小差别很大，一般而言，静息时ARA约为90°，排便时约为150°，提肛时约为60°。

四、直肠脱垂的解剖特点

一些解剖特征在直肠脱垂患者相当稳定，可以解释为什么有这么多不同的手术方式。病变解剖学改变包括：肠套叠、深Douglas陷凹、直肠与骶骨因缺乏固定而分离、乙状结肠冗长、盆底和肛管括约肌薄弱。

五、手术修补

外科治疗的目的是纠正脱垂、恢复控制排便能力、防止大便控制功能受损。大量关于直肠脱垂的术式反映了手术的有效性。没有特别科学的证据说明某一术式为何流行，医生对术式的选择主要取决于个人的经验。这些术式可分为经腹和经会阴途径（表38-2）。

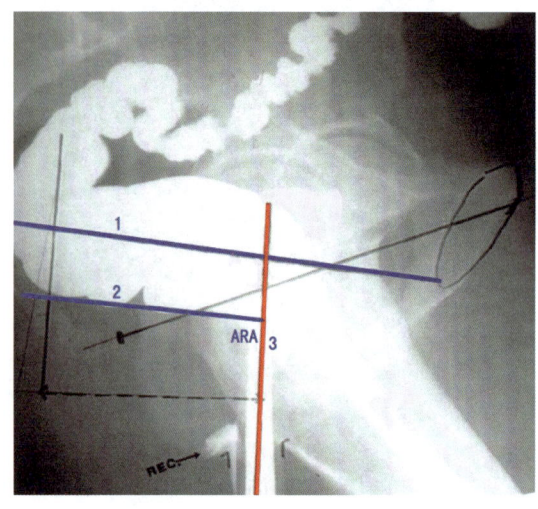

图38-3　耻骨直肠线与肛直肠角

表38-2　纠正直肠脱垂的手术方式

手术入路	术式
经会阴途径	肛管环缩术（银线，聚丙烯带）（废弃）
	Delorme直肠黏膜切除
	Altemeier经会阴直肠乙状结肠部分切除术
经腹途径	直肠缝合固定术
	网片置入固定术
	－Teflon或Marlex网带修补：Ripstein
	－Ivalon海绵：Wells
	－阔筋膜直肠固定术（Mersilene带）：Orr-Loygue
	－直肠前壁固定术
	直肠前切除术：Muir
	直肠缝合固定+乙状结肠切除：Goldberg-Frykman
	盆底修复术：Roscoe Graham（废弃）

根据Cochrane数据库系统评价，目前认为经腹途径可以降低复发率。经腹途径较少发生大便失禁的后遗症。另外，术后便秘似乎与网片直肠固定术相关，尤其是直肠侧韧带结扎之后（直肠过度广泛游离）更为多见。直肠固定联合肠管切除术较少发生术后便秘。然而，相关试验数量有限、样本量小及方法学的不足，严重制约了本篇综述指导实践的有效性[9]。

外科医生应该掌握经会阴途径和经腹途径两种技术。所有经腹途径的操作均可经腹腔镜完成，后者可以减少住院时间和费用[10]。

（一）经会阴修补术

经会阴途径一般适用于伴随多种共存病、体质太弱不能耐受经腹途径或全麻患者。经会阴途径可在区域麻醉下施行（脊髓或骶管麻醉），患者可取侧卧位。

1. 手术方式

（1）Thiersch线：肛管环缩术首先由Thiersch于1891年描述[11]。最初，使用银线紧缩肛管，防止直肠组织脱出肛门外。从此，不同材料被应用于本术式。肛管环缩术已经过时，因其不能纠正脱垂，且随后常出现肛管侵蚀（图38-4）。

（2）Delorme黏膜切除术：本术式最早报道于1900年，盛行于20世纪80年代[12]。手术包括袖状切除脱垂的直肠黏膜，留出直肠肌层。环状切线起始于齿状线头侧1cm。黏膜下注射稀释的肾上腺素有利于分离。间断缝合折叠肌层，减少了肛管上方的脱垂，进而用袖状黏膜覆盖折叠肌层，并吻合至肛管（图38-5）。本术式的主要优点在于避免全层切除和结肠肛管吻合的风险，更适合于治疗较小的直肠脱垂。

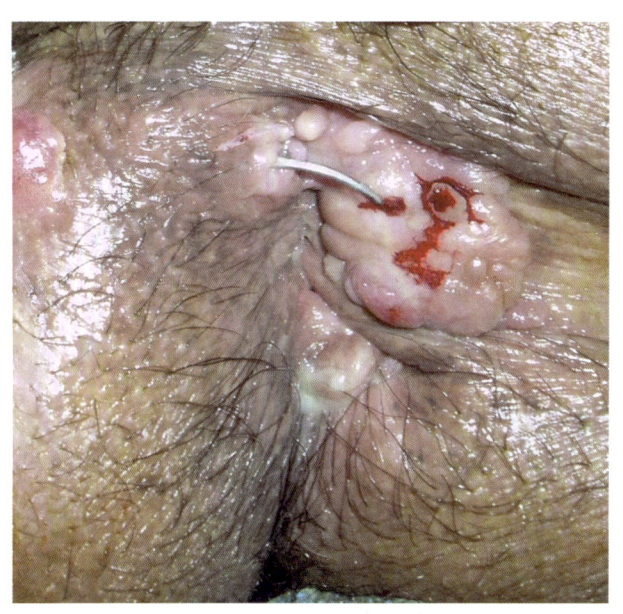

图38-4　金属丝侵蚀后伴有肛管局部脓肿

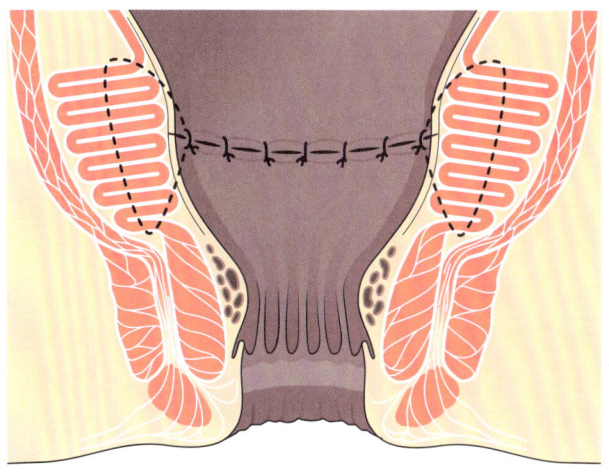

图38-5　Delorme黏膜切除和直肠肌层折叠术（引自Mann和Glass[68]）

（3）经会阴直肠乙状结肠部分切除术（Altemeier术）：与Delorme术不同的是，Altemeier术包括脱垂的直肠、乙状结肠全层切除及结肠肛管吻合[13-14]。为防止损伤肛管内括约肌（IAS），切线通常位于齿状线上1.5cm（图38-6）。术者能触及Douglas陷凹折叠处，从而决定是否切除冗长的乙状结肠。尽管行结肠肛管吻合，但是很少出现感染性并发症和吻合口裂开，可能是剩余的括约肌薄弱的缘故。

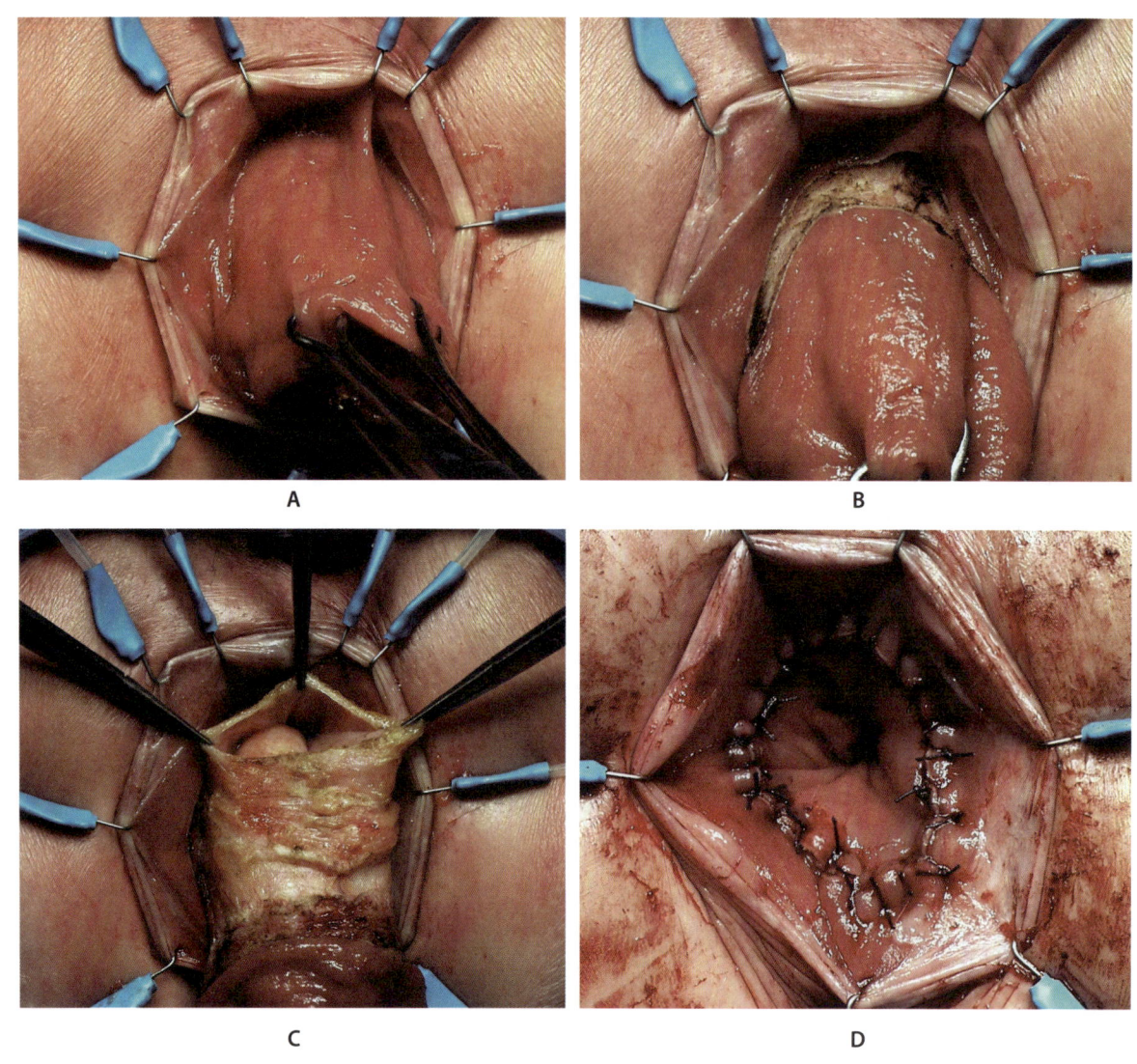

图38-6　Altemeier术操作步骤

2. 经会阴修补术的疗效

（1）复发：基于随访时间和患者选择差异，Delorme术后的复发率为4%～38%。Watts和Thompson[15]报道101例初次Delorme手术患者，5年的累计复发率达到40%，再次行Delorme手术的2年复发率甚至更高，达到60%。Altemeier术后的复发率较低，为0～15%。复发可能反映了切除不足[16]。

（2）功能方面：经会阴修补术的功能方面疗效较差，表现在大便失禁和紧迫感。直肠贮袋的切除或构建会进一步损害已经下降的括约肌功能，降低患者的控便能力[17]。

1）经会阴结肠贮袋成形术：为了解决这个问题，Yoshioka等[18]建议经肛管游离乙状结肠来构建结肠J形袋（图38-7）。然而，这种情况很少见，取决于脱垂肠管的长度。

2）附加肛提肌成形术：除了经典的Altemeier术，还可以联合后路或前路成形术。辨认出耻骨直肠肌的边界，用不可吸收线行后路或前路肛提肌成形术。有些学者赞成后路成形术，因为此术式也可以恢复肛直角。不推荐双重的肛提肌成形术，因为可能导致狭窄。在一项有趣的研究中，Agachan等提示经会阴直肠乙状结肠切

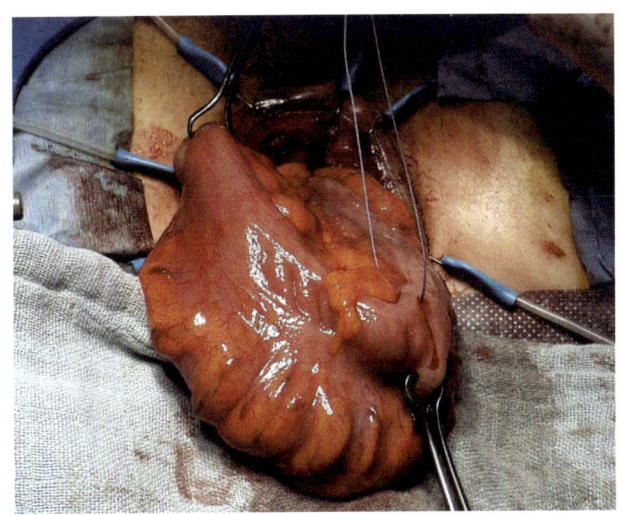

图38-7　Altemeier术后经会阴构建结肠贮袋

除加肛提肌成形术后，不仅大便失禁分值得到改善，而且复发率也降低（图38-8）[19]。

3. 经会阴术式的选择　经会阴途径适于虚弱或伴严重并存病的老年患者。小型的脱垂可行Delorme黏膜切除术。对于较大的脱垂，推荐施行经会阴切除加后侧肛提肌成形术。对于很少见的嵌顿或坏疽性直肠脱垂，适于经会阴切除术，而不适于行经腹直肠固定术。尽管本术式避免了盆腔自主神经损伤的风险，但对于合适的年轻男性患者，行此手术仍存争议。

（二）经腹修补术

保留直肠对于获得满意的排便控制力非常重要。多数悬吊术基于相同的外科原则：直肠游离、脱垂复位、提升直肠并固定于骶骨。

1. 直肠固定术

（1）手术方式

1）直肠缝合固定术：本术式首先由Cutait于1959年报道[20]。将直肠提升后，用不可吸收线将直肠系膜缝合固定于骶前筋膜和骶骨岬。

2）后侧入路网片直肠固定术：在原始的Wells术中[21]，将Ivalon（聚乙烯醇海绵）置入游离的直肠系膜后方，激发炎性粘连，使肠管固定于骶前筋膜。后来，使用聚丙烯或Teflon网片的技术应运而生（图38-9）。

3）前方入路直肠悬带固定术：在Ripstein术中[22]，将阔筋膜或合成材料补片置于直肠前方，并缝合于骶骨岬。为了避免肠梗阻的风险，改良的Ripstein术（McMahan-Ripstein）包括后方固定网片于骶前筋膜，侧方网片向前方缝合于直肠壁，故意留下前方间隙（图38-9）[23]。

4）侧方网片直肠固定术：在所谓的Orr-Loygue术中[24-25]，在提起的直肠和骶骨岬之间的侧方进行固定（使用阔筋膜或合成材料）。

（2）经典的直肠固定术的结果：任何包含广泛直肠游离和固定的经腹途径手术看起来比经会阴途径更有

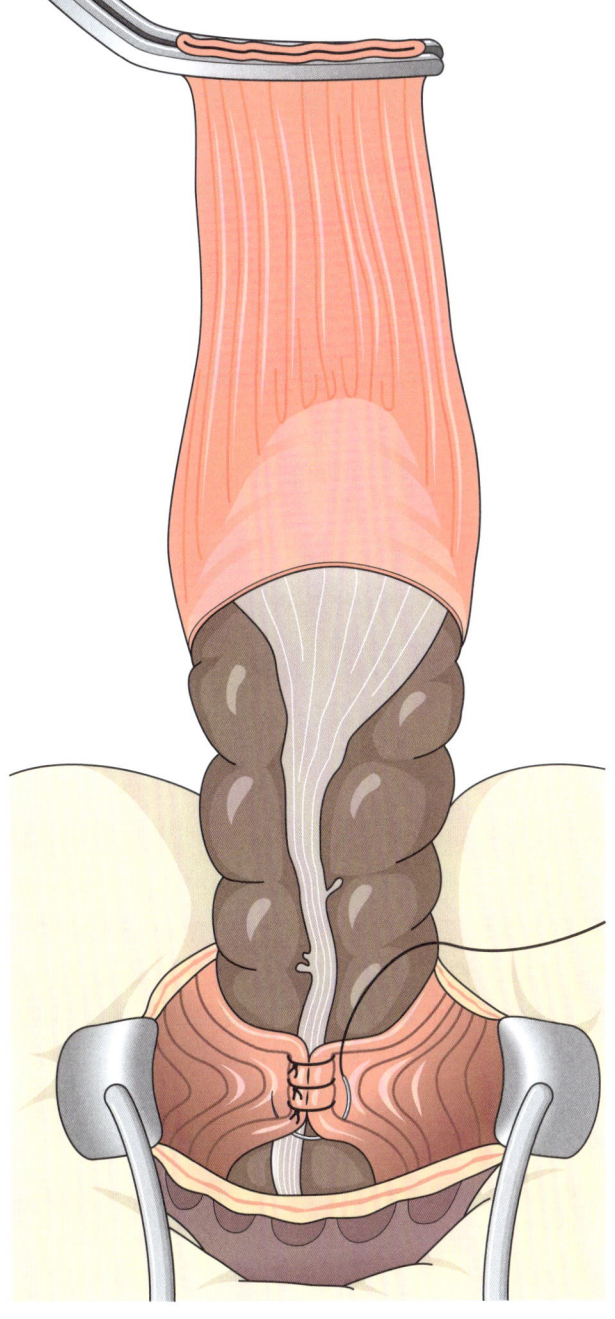

图38-8　改良Altemeier术，经会阴直肠乙状结肠切除联合后方肛提肌成形术

（引自Mann和Glass[68]）

效，大多数研究的复发率介于0～5%之间[26-27]。

（3）功能方面疗效：经腹途径直肠固定术当然能给患者提供最大程度保持或恢复排便控制力的可能性。不幸的是，术后便秘是一个明显的问题，发生率超过50%[28]。不同的机制可能解释这种现象（网片梗阻、直肠壁纤维化），但是由直肠完全游离造成的自主神经损伤也可导致直肠乙状结肠动力障碍[29-32]。如果前外侧方解剖过深（横断所谓的侧韧带），可能切断支配直肠乙状结肠的交感神经（S_2～S_4）。

2. 直肠缝合固定+乙状结肠切除术（Frykman-Goldberg术）　本术式最初目的是为了通过切除冗长的乙状结肠而降低直肠缝合固定术的复发率[33]。手术切除了"无神经支配"的结肠段从而显著降低了术后便秘的发生率。额外的切除术可能增加并发症发生率。

3. 经腹直肠（阴道）固定术　由D'Hoore和Penninckx描述的经腹直肠阴道固定术，手术解剖操作局限于直肠的前方（直肠阴道隔），避免了自主神经的损伤[34]。

（1）腹腔镜手术操作：患者置于可塑性的豆形袋衬垫上，改良膀胱截石位。从脐部套管置入30°腹腔镜，其他三个套管位置如下：一个12mm套管位于右下象限，两个5mm套管分别位于左下象限和右上象限。在骶骨岬上方切开腹膜，向尾侧延伸达Douglas陷凹最深处。保留右腹下神经。切开Denonvilliers筋膜，在直肠侧解剖，打开直肠阴道隔。偶尔，需要切除多余的Douglas陷凹组织。不进行直肠的游离。将一片Marlex网（Bard，Crawley，UK）修剪成3cm×17cm，并缝合至直肠远端的前壁，用缝线或内镜下筋膜缝合器固定于骶骨岬。将阴道后穹隆提升缝合固定在同一

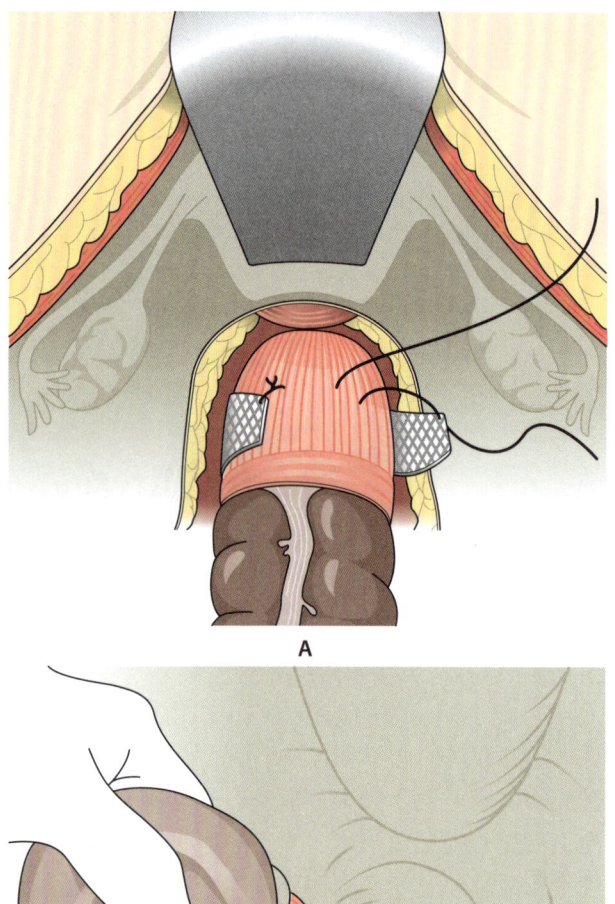

图38-9　经典网片直肠固定术：A. Wells 术；B. Ripstein术
（引自Mann和Glass[68]）

个网片上，即阴道固定。将切开的腹膜边缘在网片上方缝合关闭，使新的Douglas陷凹上提（图38-10）。同样的操作也适于男性患者，解剖止于精囊腺位置，不要试图解剖前列腺后方。

（2）疗效：平均随访49.3个月（12～110个月），109例患者有3例复发（2.75%）。网片脱离骶骨岬固定处是3例患者复发的原因，其中1例患者阴道固定处裂开导致了肠疝复发。

（3）功能方面：长期随访显示有90%患者控便力得到改善，且避免了术后便秘的发生。而且，84%患者便秘（梗阻性排便困难）症状缓解[35]。最近Collinson等[36]的研究证实上述结果。腹腔镜直肠前壁固定术后功能方面疗效总结见表38-3。不同机制可能有助于改善直肠排空功能：

1）自主神经保持完好，避免直肠乙状结肠动力障碍。

2）网片固定位置加强了直肠阴道隔。

3）肠套叠得到纠正。

4）肠疝得到纠正。

与经典直肠固定术比较的优势包括：

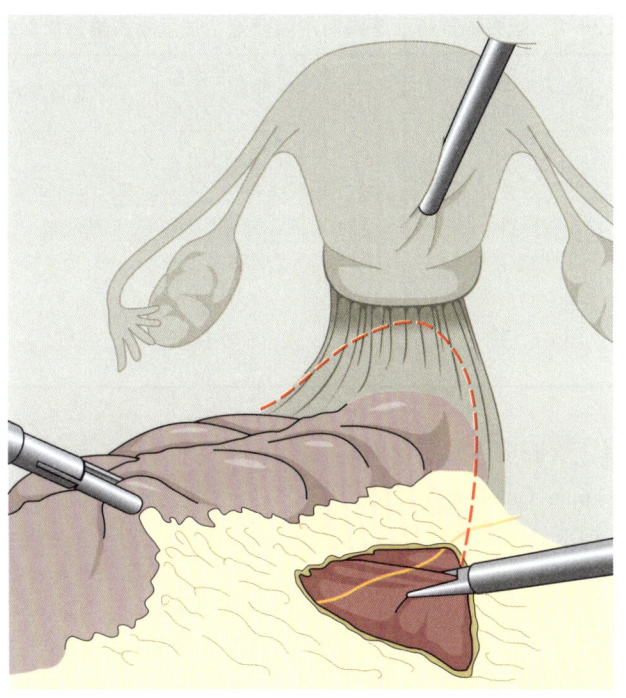

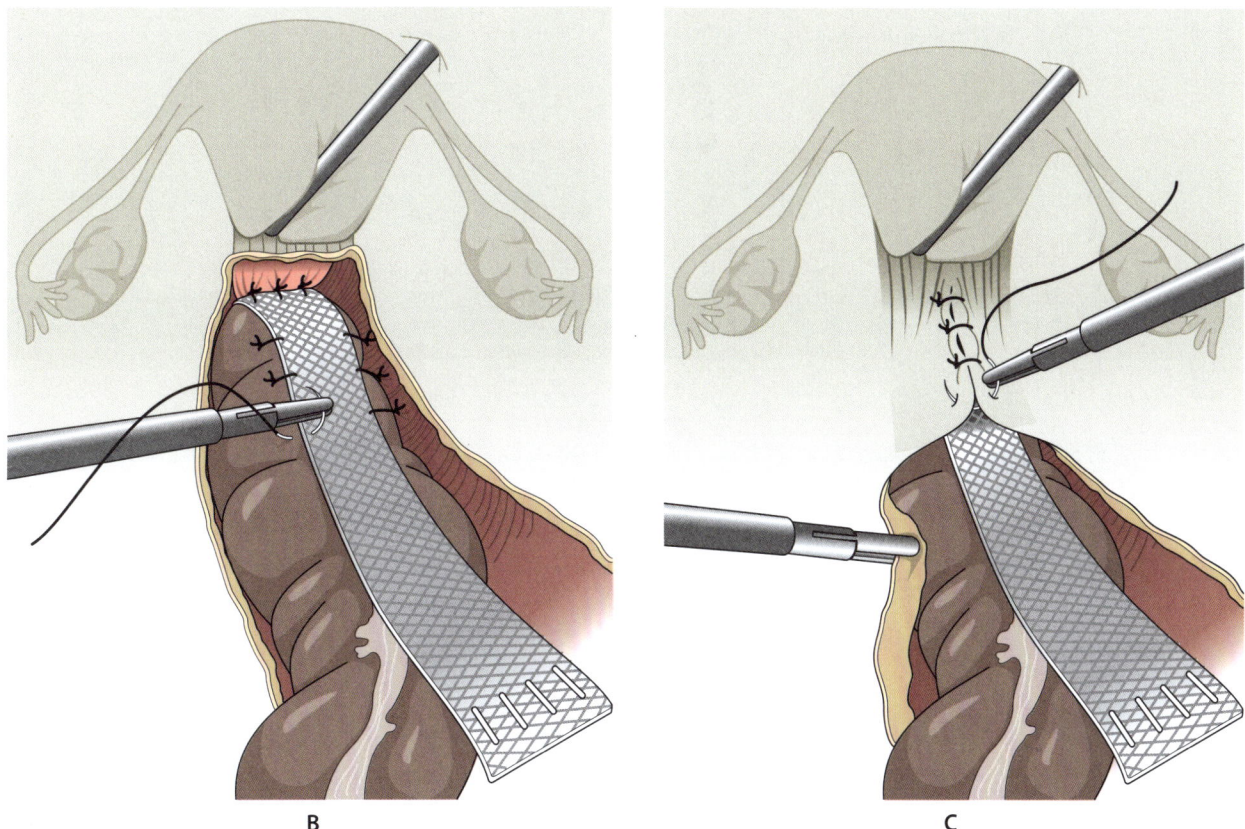

图38-10　腹腔镜直肠前壁阴道固定术的手术步骤

1）解剖局限，腹腔镜技术。

2）保留神经。

3）骶骨岬固定，避免了棘手的骶前静脉丛出血风险。

4）同步纠正肠疝。

表38-3 腹腔镜直肠前壁固定术治疗完全性直肠脱垂的最新结果

项目	患者/例	随访时间/月	住院时间/d	并发症发生率/%	复发率/%	便秘改善率/%	大便失禁改善率/%
Collinson等[36] Oxford	63	18	3	11	2	78	90
Slawik等[64] Bristol （混合病变+内脱垂）	73	54	3	21	0	80	91
Leuven （未公布数据）	147	85	4.8	8.1	3.4	54	90

4. 经腹修补术式的选择　腹腔镜直肠前壁固定术已经成为我们科室治疗大多数直肠脱垂患者的选择。乙状结肠切除直肠固定术（Frykman-Goldberg术）适用于伴有广泛结肠憩室病患者。

大多数直肠脱垂患者伴有出口梗阻型便秘，但是很少伴有STC。对于STC患者，附加乙状结肠切除不会解决便秘问题。在这种情况中，首先施行腹腔镜直肠前壁固定术。术后6个月再次评估患者，尤其要记录残余括约肌功能。如果伴有令人满意的括约肌功能和顽固性STC，应该行结肠次全切除，并在新Douglas陷凹上方的直肠上段行回肠直肠吻合术（图38-11）。

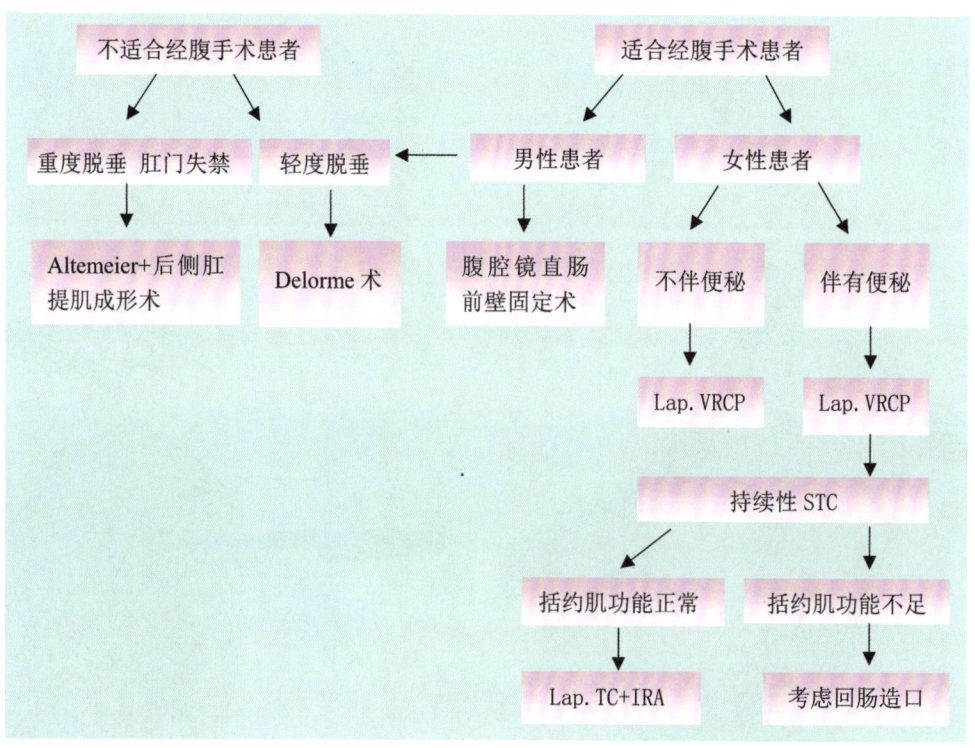

LAP：Laparoscopic，腹腔镜；VRCP：ventral rectocolpopexy，直肠前壁阴道固定术；STC：slow transit constipation，慢传输型便秘；TC：total colectomy，全结肠切除术；IRA：ileorectal anastomosis，回肠直肠吻合术

图38-11　Leuven大学医院完全性直肠脱垂现阶段治疗流程图

第三节　直肠内脱垂和孤立性直肠溃疡综合征

围绕直肠内脱垂的重要性和手术的作用一直存在争论。健康志愿者行直肠排粪造影常可发现直肠套叠或直肠内脱垂。排便时一定程度的肠套叠可能是直肠排空的机制之一[37]。

相反，直肠环周全层套叠进入肛管（Ⅲ度内脱垂，图38-12）可能是梗阻性排便困难（排空不尽、过度用力、肛管直肠阻塞感）、大便失禁及黏液便的原因[38]。套叠部位的损伤可导致SRUS、肛管痛和出血[39]。内脱垂和肛管痉挛均可导致SRUS。

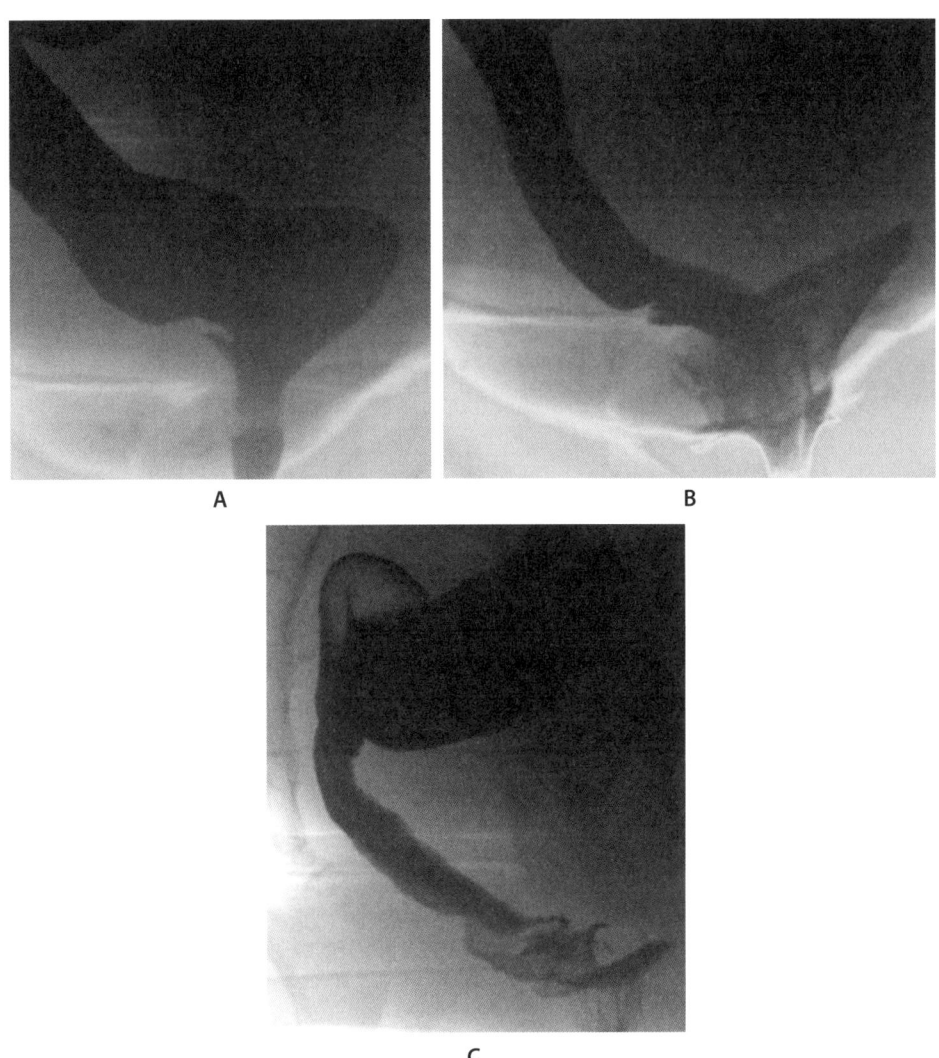

图38-12　Ⅲ度直肠套叠在直肠排粪造影时所见（逐步用力排便）

有关直肠套叠是完全性直肠脱垂前兆的争论仍在继续[40]。这个观点最近遇到了Collinson等研究的挑战，他们的研究表明从内脱垂到外脱垂是一个历时10～15年缓慢发展的过程[41]。

一、检查方法

伴有排便功能不良（梗阻性排便困难）患者应做全面的评估，包括：

（1）动态影像学检查［RX-盆腔四重造影（译者注：指盆腔、阴道、膀胱及排粪同步造影），图38-13］。

1）内脱垂分级（表38-1）。

2）确定脱垂（肠疝、直肠前突）。

3）盆底痉挛的特征（肛管痉挛）：用力排便时，肛直角增大不足或反而减小和（或）持续存在的耻骨直肠压迹。

（2）广泛测压包括排粪参数测定（图38-13）。

　1）球囊逼出实验（筛选协同失调）。

　2）排粪参数测定[42]：排粪时记录直肠压力和肛管压力，分析测压资料来区分不同形式的排粪协同失调[43]。

　（3）需要时，做神经检测。

　（4）直肠镜下组织活检。经常出现SRUS误诊，导致不适宜的内、外科治疗[44]。

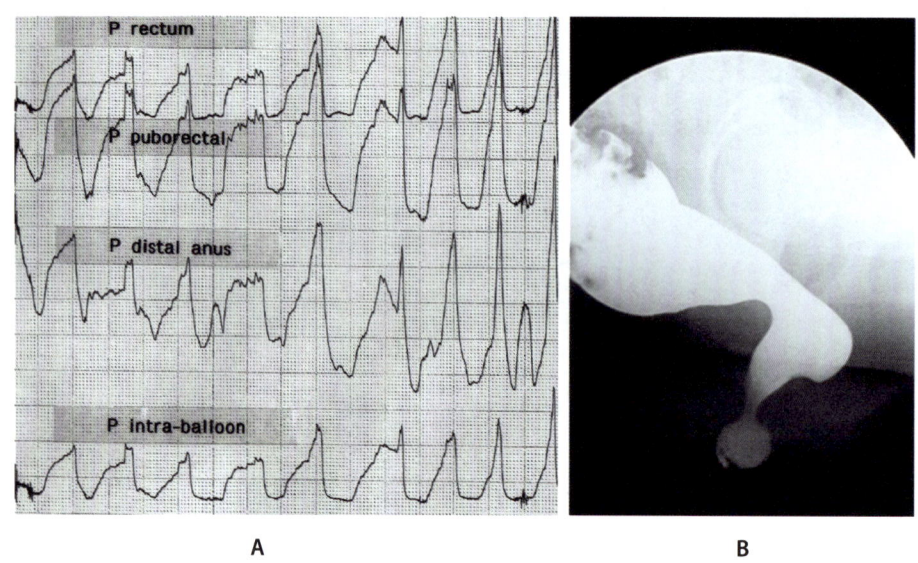

图38-13　肛管痉挛肛管直肠压力测试（A）和排粪造影检查（B）

二、治疗

　　尽管有明确的解剖学改变，非手术治疗仍是大多数患者的一线治疗方案。对临床医生而言，很难判定解剖缺陷和肛管直肠功能障碍之间的相互影响关系。

　　（1）饮食疗法：高纤维素饮食配合生物反馈治疗（对于肛管痉挛或协同失调患者）是主要的治疗方法[45]。局部治疗常对直肠溃疡无效。

　　（2）手术可考虑作为经过长期（6个月）优化非手术治疗失败患者的选择。基于本病自然病程的真实数据，预防性手术看起来似乎不适合。

　　（一）经肛管Delorme术

　　Berman等[46]报道了肛管内Delorme术治疗直肠套叠的满意结果，然而技术上的困难限制了其应用。自从STARR引入后，肛管内Delorme术基本被废弃。

　　（二）经典网片直肠固定术

　　如前述，经典的直肠后方固定术引起的乙状结肠丧失自主神经支配，会造成大约一半患者出现便秘，因此本术式不是直肠内脱垂的有效治疗手段[47]。

　　（三）腹腔镜直肠前壁（阴道）固定术

　　完全性直肠脱垂经腹腔镜直肠前壁固定术，大约80%患者梗阻性排便困难症状得到明显缓解。笔者治疗内脱垂的经验（D'Hoore，Penninckx）来自有限的20例经筛选的小样本患者（15例女性）。在14例患者中，主要的症状是梗阻性排便困难。大多数患者经过平均30个月的随访，症状缓解，1例患者出现排便急迫，所有7例有直肠溃疡患者均痊愈（未发表数据）。另有一组经仔细筛选患者获得类似的疗效[48]。

　　（四）经肛管直肠切除钉合术

　　经肛管直肠切除钉合术（stapled transanal rectal resection，STARR）包括切除直肠脱垂和纠正直肠前突（图38-14）[49]，此技术比腹腔镜技术损伤性更小，并最终能在日间（门诊）手术室完成。本术式已有令人满意的结果报道[50-51]，尽管偶尔有严重并发症发生，如直肠部分切除后贮存功能下降，可能导致或加重排便急迫和急迫性大便失禁症状[52]。最近，出现了专用新器械CCS-30 Transtar（Ethicon Endosurgery，图38-15），可施行改良STARR术[53]。

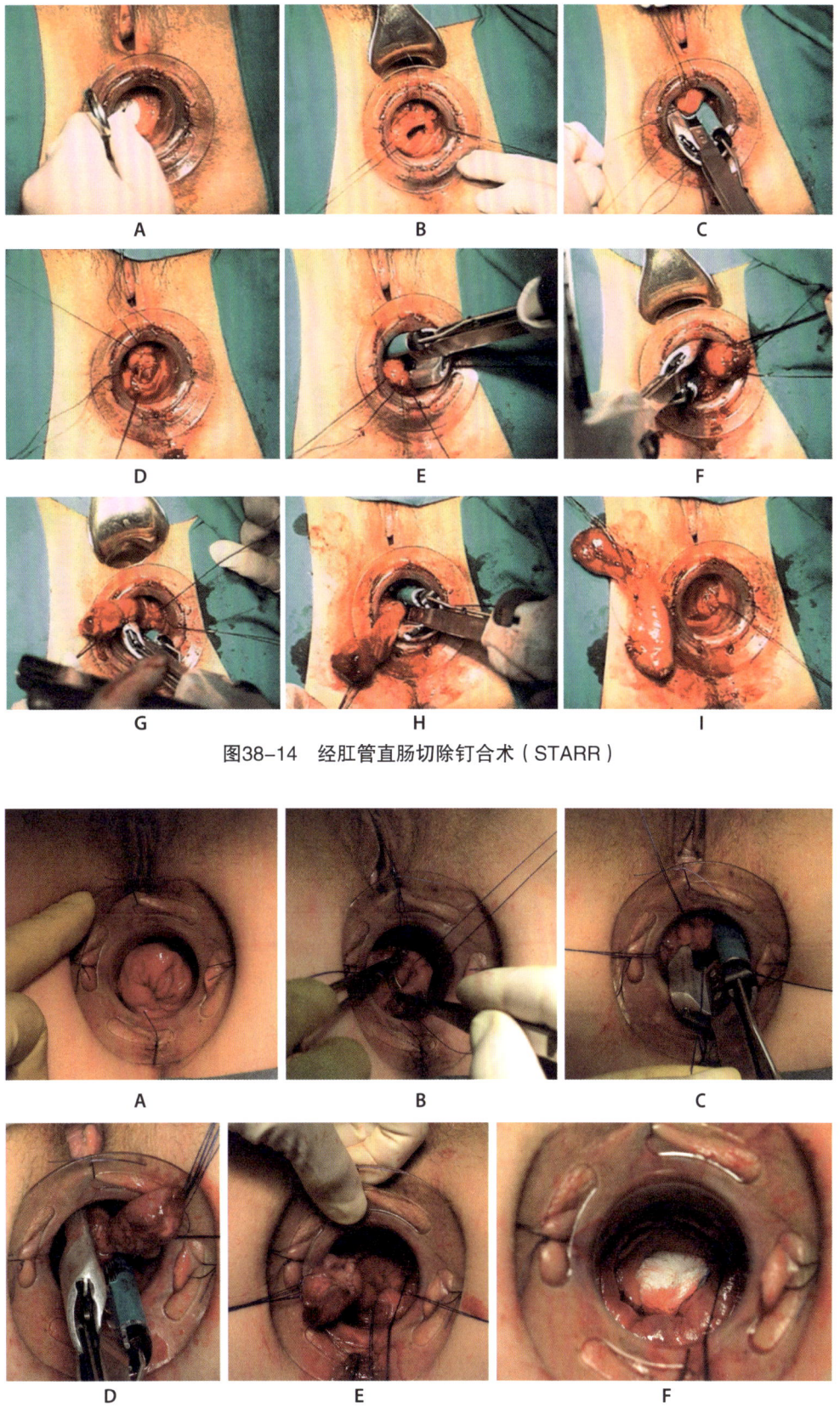

图38-14　经肛管直肠切除钉合术（STARR）

A. 显露脱垂；B. 缝牵引线；C. 打开脱垂肠腔；D. 逐步吻合切除；E. 止血；F. 最后显露钉合线

图38-15　使用Transtar-Contour STARR

　　腹腔镜直肠前壁固定术和STARR术的出现，必然导致对外科手术在直肠内脱垂患者治疗中作用的重新评价。不过，全面的临床和技术评估对于获得满意疗效至关重要。目前缺乏前瞻性随机研究数据，尚不能明确定论。目前也缺乏有效的问卷调查，记录患者的症状，以进行不同治疗方式之间的疗效比较。

第四节　直肠前突

　　直肠前突表现为直肠前壁突入阴道。分娩产伤是主要原因。许多直肠前突无症状且无须外科处理。症状与直肠脱垂（Valsalva动作时有肿块感）或盆底功能不良有关。大多数需采取外科手术的患者，都伴有梗阻性排便困难的症状，包括直肠排空困难和需压迫阴道后壁以协助排便[54]。

　　造成直肠前突患者出现梗阻性排便困难综合征（obstructed defecation syndrome，ODS）的机制：陷入疝囊、直肠排空力方向错误、由肠套叠和（或）直肠前突造成的机械性出口梗阻、由协同失调引起的功能性出口梗阻、直肠充盈感不足。

一、分类

　　从临床角度来讲，直肠前突分为低位或高位膨出。根据对阴道支持结构（盆腔后方脏器）有关的解剖学研究，De Lancey描述了三个不同位置的相关支持结构[55]。不同位置的支持结构缺陷可能导致直肠前突出现不同的临床表现。

　　位置1：阴道旁组织，子宫主韧带和子宫骶韧带。

　　位置2：骨盆内筋膜和直肠阴道隔。

　　位置3：会阴体。

　　位置1缺陷可导致高位直肠前突，偶尔伴有肠疝、盆底腹膜疝、乙状结肠疝、阴道脱垂或直肠套叠。位置2缺陷可导致伴或不伴直肠套叠的中位直肠前突。位置3缺陷可导致会阴膨出或低位直肠前突，前方括约肌缺损很常见（图38-16）。

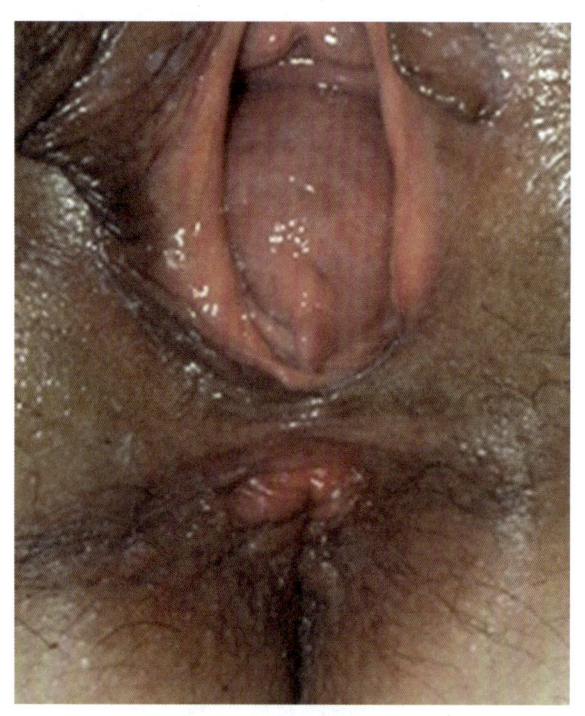

图38-16　低位直肠前突伴前方括约肌缺陷

二、临床表现

　　按前面所述，临床检查应该指导外科医生区分简单直肠前突和更复杂的盆腔中部和后部器官下降。对于会阴膨出，偶尔会伴有明显括约肌缺损（图38-16）。直肠前壁黏膜脱垂可能是低位轻度直肠前突的临床表现。对于直肠中位或高位直肠前突，应该检查是否伴有直肠套叠和（或）肠疝。尤其对于年老患者，可能存在三器官脱垂（包括膀胱膨出或膀胱脱垂），需进一步检查。

三、检查方法

（一）RX-盆腔四重造影

　　直肠排粪造影对于全面掌握脱垂的复杂性和程度是必要的。包含小肠不透光的四重排粪造影明显提高了确诊率[56]。要考虑到充盈的膀胱可能掩盖中间脏器的脱垂。直肠前突内钡剂存留的意义一直存在争议（图38-17）[57]。

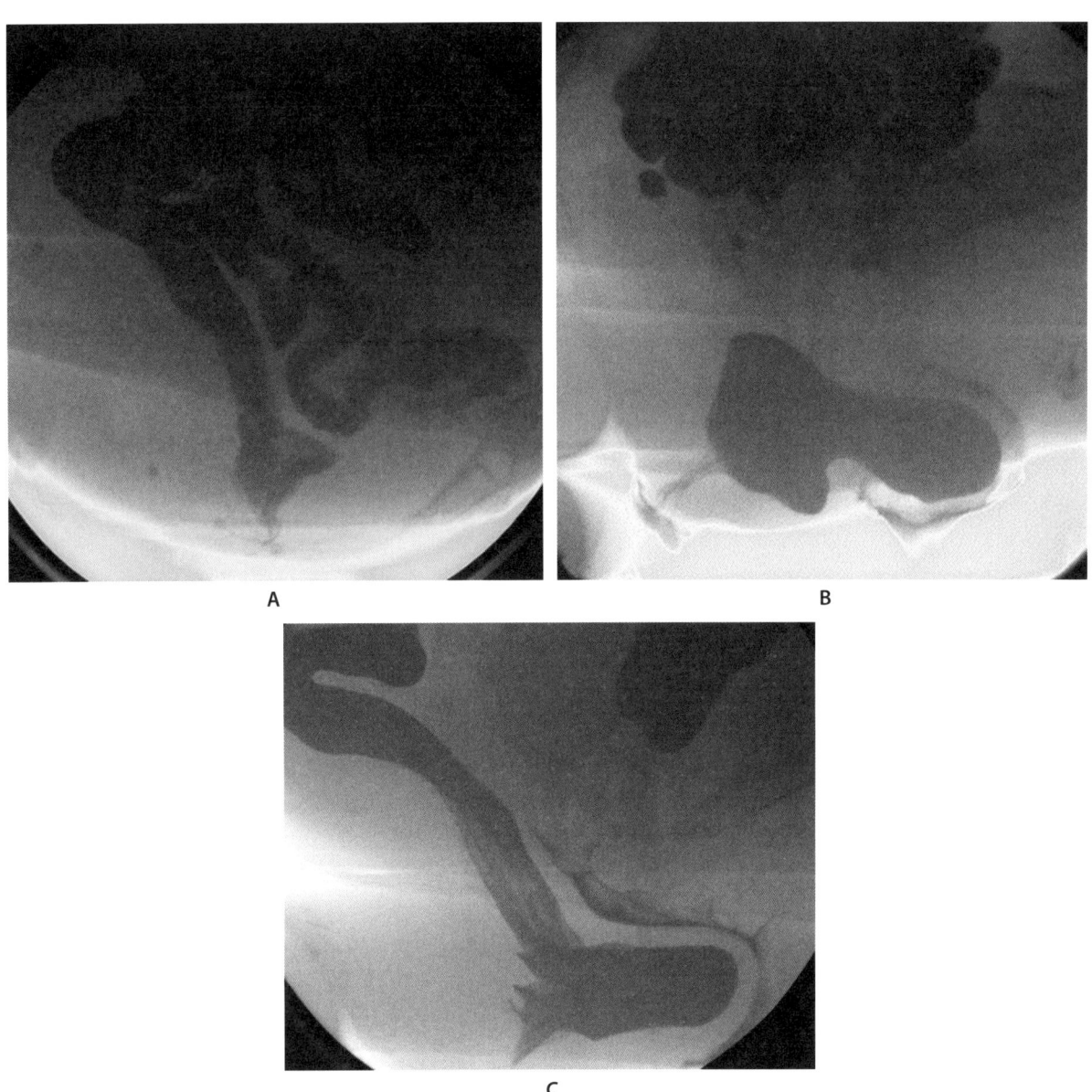

A. 位置1缺陷：肠疝和直肠套叠；B. 位置2缺陷：中位直肠前突；C. 位置3缺陷：会阴膨出（低位直肠前突）和直肠套叠

图38-17　盆腔四重造影显示不同程度的阴道支持结构对应的不同类型脱垂

（二）经肛管超声检查

会阴膨出和临床疑似前方括约肌缺陷患者适于行经肛管超声检查。

（三）测压法

功能性排空实验（球囊逼出实验、排粪参数测定）适于梗阻性排便困难患者，需除外可能延迟直肠前突手术矫正效果的协同失调（肛管痉挛）。

（四）泌尿系检查

基于临床表现和泌尿系主诉（排尿困难、尿失禁），请泌尿科会诊。

四、直肠前突的个体化外科手术

直肠前突患者主要的手术指征是与脱垂本身相关的症状和梗阻性排便困难。手术仅纠正了出口梗阻的器质性病变，不是总能改善功能方面的问题（如协同失调）。如果证实伴有协同失调，应该在外科手术前先行生物反馈治疗。

关于直肠前突的治疗，有多种术式可供选择，包括经阴道、经会阴、经腹和经腹腔镜途径。基于之前的分类，个体化的途径可能更合理。

（1）位置3缺陷（会阴膨出）：阴道会阴后方缝合修补术±括约肌修补或STARR术。

（2）位置3缺陷+直肠套叠：STARR术、Transtar（改良STARR术）、腹腔镜直肠前壁固定术联合会阴切开术（译者注：后者旨在将补片与会阴体缝合固定）[58]。

（3）位置2缺陷：STARR术、Transtar（改良STARR术）、腹腔镜直肠前壁固定术、外盆壁直肠悬吊术（Express术）[59]。

（4）位置2或3缺陷合并肠疝（位置1缺陷）：

1）固定性肠疝（用力排便的后肠疝不复位）：腹腔镜直肠前壁固定术、腹腔镜阴道固定术+ STARR术。

2）不固定性肠疝：STARR术、腹腔镜直肠前壁固定术。

阴道后壁缝合术可经会阴或阴道途径完成。切开直肠阴道隔，折叠缝合直肠前壁，再于耻骨直肠肌中线折叠缝合。缝合位置过高可能导致术后性交困难。本术式联合括约肌重叠修补来恢复会阴体是适宜的手术方式（图38-18）。

STARR术已经取代了其他经肛途径手术[60-61]，用在低位直肠前突，尤其是合并直肠（前壁）黏膜脱垂患者，不仅可治疗低位或中位直肠前突，也适于直肠套叠。最近，Lehur等的一项多中心随机对照研究显示，STARR术治疗梗阻性排便困难较单独使用生物反馈疗法有更高的成功率（81.5% vs. 33.3%，$P < 0.000\ 1$）[62]。

排除存在固定性肠疝很重要（即肠疝在用力排便末期不能自动复位），如果施行STARR术可能导致不经意的小肠损伤。为了避免此风险，应该在STARR术前先行腹腔镜阴道固定术（位置1缺陷悬吊）。

近期由Williams等[59]发展了Express术，需经会阴途径置入Premacol（胶原）网片以纠正直肠套叠和膨出，网片固定于耻骨骨膜上。一项包含13例患者的小样本研究报道，2例患者出现需外科引流的盆腔感染，1例患者需行临时性造口术。

腹腔镜直肠前壁阴道固定术最初是为纠正完全性直肠脱垂设计的。在直肠前方独特的位置放置网片可纠正直肠中位和高位膨出。网片固定于直肠前壁可纠正直肠套叠。阴道固定术可固定于同一网片，可纠正位置1缺陷（肠疝）。最近，D'Hoore等[58]改良了本技术，联合腹腔镜技术和小范围会阴切开术，使网片位置延伸到会阴体位置。这样做可以通过网片加固直肠阴道隔（位置1～3缺陷，图38-19）。一项包括20

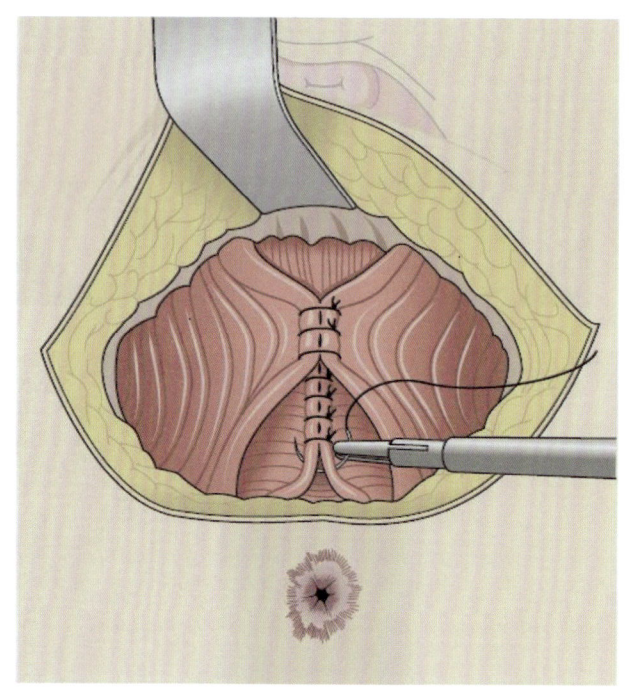

图38-18 阴道会阴后方缝合修补+括约肌重叠术
（引自Mamm和Glass[68]）

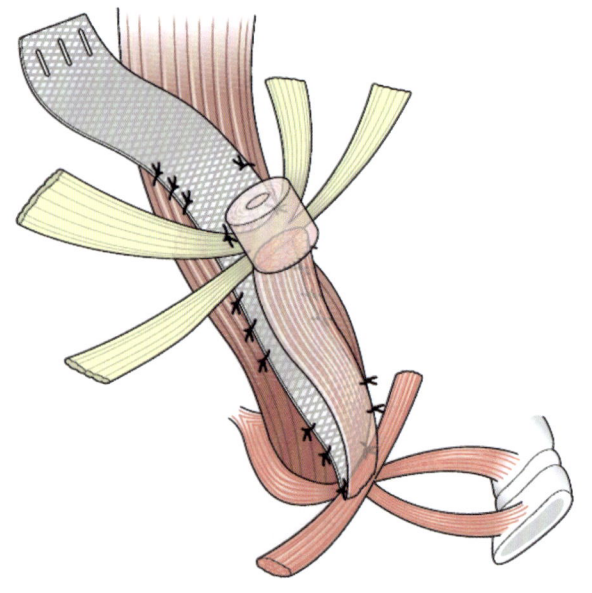

图38-19 图示腹腔镜直肠前壁阴道固定+会阴切开术的网片放置位置

例患者的初步研究，未出现严重的术后并发症。随访24.2个月（13～35个月），直肠前突无复发。17例伴有梗阻性排便困难症状的患者中，有14例症状缓解。

　　直肠前突的外科治疗非常复杂。盆腔后方脏器的下降不可避免的会改变盆腔中间和前方脏器的稳定性。反之亦然，外科手术纠正了直肠脱垂综合征可能会改变泌尿生殖功能。人口老龄化是造成盆底功能不良发病率急速上升的主要原因。结直肠外科医生应该在本病的诊断和治疗中扮演重要的角色。无论如何，了解盆底功能不良的复杂性对于获得好的手术效果至关重要。微创技术给盆底手术注入新的活力。

第五节　小　　结

　　女性患者人群的老龄化将导致盆底下降、直肠脱垂综合征及相关功能问题日益增多。不同的外科技术展示了各自在纠正直肠脱垂和改善直肠功能方面的有效性。腹腔镜技术是大多数患者的优选方案。从功能角度而言，避免广泛的直肠游离颇为重要。而且，腹腔镜直肠前壁固定术可纠正位置1缺陷（肠疝、阴道穹隆脱垂）。近期数据显示本术式避免了术后便秘，从而改善了直肠排空。因此乙状结肠切除联合直肠固定术的使用受到质疑。是否可以扩大直肠套叠、直肠前突和梗阻性排便困难患者的手术适应证需要进一步的临床研究予以证实。是否行切除（STARR术）或悬吊脱垂在不久的将来会成为热点。疗效欠佳的经会阴术式对于饱受直肠脱垂之苦的虚弱和不适宜经腹手术患者，依然具有重要作用。对这些患者，如果脱垂难以避免，Altemeier术联合肛提肌成形术可作为首选术式。

第六节　自　我　测　试

1. 直肠缝合固定术联合乙状结肠切除术适用于：
a. 所有完全性直肠脱垂患者。
b. 所有完全性直肠脱垂和便秘患者。
c. 完全性直肠脱垂合并广泛憩室病患者。
d. 完全性直肠脱垂伴乙状结肠冗长患者。
e. 仅有直肠脱垂和结肠传输时间延迟患者。

2. 以下说法哪个不正确？
a. Altemeier切除术比Delorme术更适合治疗完全性直肠脱垂患者。
b. Delorme术可能导致排便急迫和急迫性大便失禁。
c. Altemeier切除附加肛提肌成形术能改善功能方面疗效。
d. Altemeier切除术结肠肛管低位吻合有风险，因为吻合口漏的发生率较高。
e. 经会阴术式应限定于不适合外科手术患者。

3. 肛管痉挛可能是伴有ODS患者的混杂因素。因此诊断肛管痉挛很重要。下面说法中哪个错误？
a. 临床检查的阴性预测值高。
b. 排便参数的客观测定值能量化肛管痉挛。
c. 球囊逼出实验失败证实肛管痉挛。
d. 不同诊断实验的组合能提高诊断准确性。
e. 适当的用力具体化是诊断肛管痉挛的前提。

4. 对于直肠套叠和梗阻性排便困难患者采取的外科治疗方式再度引起广泛关注。下面说法中哪个错误？
a. 经肛管直肠切除钉合术（STARR）显示出比生物反馈治疗更有效。
b. 腹腔镜保留神经的直肠固定术似乎可以避免术后便秘。

c. 盆底疾病治疗诊断，对梗阻性排便困难的关注度有全面的提升。

d. 新的经肛吻合器手术技术看起来有效（STARR、Transtar）。

e. 内脱垂是ODS的唯一原因，纠正内脱垂即可治愈ODS。

5. 下面哪个说法不正确？

a. 经典的经肛手术仅能解决位置3缺陷。

b. 经会阴式可解决位置2和位置3的缺陷。

c. Transtar与STARR相比，还可以纠正位置1缺陷。

d. 腹腔镜直肠前壁固定术可以纠正位置1及位置2缺陷。

e. 直肠套叠合并肠疝亦适于STARR术，但是肠疝必须能在用力排便结束时复位。

答案与解析

1. 答案：c

解析：当然不是所有患者均应接受经腹术式。多达70%的完全性直肠脱垂患者有便秘症状。出口梗阻可由脱垂本身引起。所有直肠脱垂患者均有冗长的乙状结肠。结肠传输延迟患者是否应附加切除术存在争议；全结肠切除比结肠节段切除更适于伴STC患者。乙状结肠切除适于憩室病患者。当然临近病变结肠应避免使用任何网片修补。

2. 答案：d

解析：尤其是腹腔镜技术的出现，经会阴术式的适应证变为仅限于不适合经腹外科手术的患者。从技术角度来看，切除术比折叠术更适于重度脱垂。Delorme术和 Altemeier术会减少剩余直肠储袋的顺应性，使一些患者出现便急和急迫性大便失禁。经会阴切除术附加肛提肌成形术可以改善术后大便失禁。尽管Altemeier术施行了结肠肛管低位吻合术，但很少出现吻合口漏，发生率不高于直肠癌Dixon手术。

3. 答案：c

解析：肛管痉挛是盆底横纹肌和（或）EAS松弛紊乱的表现。临床检查可以准确排除肛管痉挛[65]。为了克服实验的人为干扰，建议最好采取不同诊断实验的组合[66]。根据功能性肠病的诊断标准[67]，诊断肛管痉挛应该有证据表明用力排便时有足够的排出力。与简单的球囊逼出实验不同，排粪参数测定能证实大便排出力。

4. 答案：e

解析：人们对盆底功能门诊ODS患者的兴趣有很大提升。关于STARR术治疗ODS有效性的各种研究充满希望。而且，腹腔镜保留神经的直肠固定术可以改善直肠排空和避免术后便秘。最近，Lehur等[62]的一项前瞻性的多中心研究证实STARR术比生物反馈疗法更具优越性。然而，对大多数患者而言，ODS具有多因素的发病机制，解剖变化仅是其中之一。这解释了临床上处置的困难性，即如何筛选可能从外科手术获益的ODS患者。

5. 答案：c

解析：位置3缺陷是会阴膨出，可通过经肛管或经会阴途径纠正。位置1缺陷（阴道穹隆脱垂、肠疝）仅能行腹腔镜直肠前壁固定联合阴道固定术来纠正。STARR术仅在肠疝不固定时适用，避免不经意的Douglas陷凹处穿孔。Transtar和 STARR的区别主要是钉合工具的不同。STARR术和Transtar术均可纠正位置2及位置3缺陷，切除肠套叠。

（Andre D'Hoore 著

贾文焯 译，王天宝 校）

参考文献

［1］ BRODEN B，SNELLMAN B. Procidentia of the rectum studied with cinedefecography：a contribution to the discussion of causative mechanism ［J］. Dis Colon Rectum，1968，11：330-347.

［2］ MOSCHCOWITZ A V. The pathogenesis，anatomy and cure of prolapse of the rectum ［J］. Surg Gynecol Obstet，1912，15：7-21.

［3］ KARULF R E，MADOFF R D，GOLDBERG S M. Rectal prolapse ［J］. Current Prob Surg，2001，38：771-832.

［4］ WILLIAMS J G, WONG W D, JENSEN L, et al. Incontinence and rectal prolapse: a prospective manometric study ［J］. Dis Colon Rectum, 1991, 34: 209-216.

［5］ METCALF A M, LOENING-BAUCKE V. Anorectal function and defecation dynamics in patients with rectal prolapse ［J］. Am J Surg, 1988, 155: 206-210.

［6］ SHORVON P J, MCHUGH S, DIAMANT N E, et al. Defecography in normal volunteers: results and implications ［J］. Gut, 1989, 30: 1737-1749.

［7］ RAO S S C, MUDIPALLI R S, STESSMAN M, et al. Investigation of the utility of colorectal function tests and Rome Ⅱ criteria in dyssynergic defecation (anismus) ［J］. Neurogastroenterol Motil, 2004, 16: 589-596.

［8］ CHAUSSADE S, KHYARI A, ROCHE H, et al. Determination of total and segmental colonic transit time in constipated patients ［J］. Dig Dis Sci, 1989, 34: 1168-1172.

［9］ BACHOO P, BRAZEZELLI M, GRANT A. Surgery for complete rectal prolapse in adults ［J］. Cochrane Database Syst Rev, 2000, 2: 1758.

［10］ PURKAYASTHA S, TEKKIS P, ATHANSIOU T, et al. A comparison of open vs lap abdominal rectopexy for full-thickness rectal prolapse. A meta-analysis ［J］. Dis Colon Rectum, 2005, 48: 1930-1940.

［11］ GOLDMAN J. Concerning prolapse of the rectum with special emphasis on the operation by Thiersch ［J］. Dis Colon Rectum, 1988, 31: 154-155.

［12］ DELORME R L. Communication surle traitement des prolapsus du rectum totale par l'excision de la muquese rectal ou recto-colique ［J］. Bull Mem Soc Chir Paris, 1900, 26: 499-518. Translated in Dis Colon Rectum, 1985, 28: 544-553.

［13］ ALTEMEIER W A, GIUSEPPI J, HOXWORTH P. Treatment of extensive prolapse of the rectum in aged or debilitated patients ［J］. Arch Surg, 1952, 65: 72-80.

［14］ ALTEMEIER W A, CULBERTSON W R, SCHOWENGERDT C, et al. Nineteen years experience with the one-stage perineal repair of rectal prolapse ［J］. Ann Surg, 1971, 173: 993-1006.

［15］ WATTS A M, THOMPSON M R. Evaluation of Delorme's procedure as a treatment for full-thickness rectal prolapse ［J］. Br J Surg, 2000, 87: 218-222.

［16］ TAKESUE Y, YOKOYAMA T, MURAKAMI Y, et al. The effectiveness of perineal rectosigmoidectomy for the treatment of rectal prolapse ［J］. Surg Today, 1999, 29: 290-293.

［17］ PENNINCKX F, D'HOORE A, SOHIER S, et al. Abdominal resection rectopexy versus Delorme's procedure for rectal prolapse: a predictable outcome ［J］. Int J Colorect Dis, 1997, 12: 49-50.

［18］ YOSHIOKA K, OGUNBIYI O A, KEIGHLEY M R B. Pouch perineal rectosigmoidectomy gives better functional results than conventional rectosigmoidectomy in elderly patients with rectal prolapse ［J］. Br J Surg, 1998, 85: 1525-1526.

［19］ AGACHAN F, REISSMAN P, PFEIFFER J, et al. Comparison of three perineal procedures for the treatment of rectal prolapse ［J］. South Med J, 1997, 90: 925-932.

［20］ CUTAIT D. Sacro-promontory fixation of the rectum for complete rectal prolapse ［J］. Proc R Soc Med, 1959, 52: 105.

［21］ WELLS C. New operation for rectal prolapse ［J］. Proc R Soc Med, 1959, 52: 602-603.

［22］ RIPSTEIN C B. Treatment of massive rectal prolapse. Am J Surg, 1952, 83: 68-71.

［23］ MCMAHAN J D, RIPSTEIN C B. Rectal prolapse: an update on the rectal sling procedure ［J］. Am Surg, 1987, 53: 37-40.

［24］ ORR T G. A suspension operation for rectal prolapse ［J］. Ann Surg, 1947, 126: 833-840.

［25］ LOYGUE J, NORDLINGER S, CUNCI O, et al. Rectopexy to the promontory for the treatment of rectal prolapse. Report of 256 cases ［J］. Dis Colon Rectum, 1984, 27: 356-359.

［26］ KUIJPERS H C. Treatment of complete rectal prolapse: to narrow, to wrap, to suspend, to fix, to encircle, to plicate or to resect? ［J］. World J Surg, 1992, 16: 826-830.

［27］ RAFTOPOULOS Y, SENAGORE A J, DI GIURO G, et al. Rectal Prolapse Recurrence Study Group. Recurrence rates after abdominal surgery for complete rectal prolapse: a multicenter pooled analysis of 643 individual patient data ［J］. Dis Colon Rectum, 2005, 48: 1200-1206.

［28］ MADIBA T E, BAIG M K, WEXNER S D. Surgical management of rectal prolapse ［J］. Arch Surg, 2005, 140: 63-70.

［29］ DOLK A, BRODEN G, HOLMSTROM B, et al. Slow transit of the colon associated with severe constipation after the Ripstein procedure. A clinical and physiologic study ［J］. Dis Colon Rectum, 1990, 33: 786-790.

［30］ SIPROUDHIS L, ROPERT A, GOSSELIN A, et al. Constipation after rectopexy for rectal prolapse. Where is the obstruction? ［J］. Dig Dis Sci, 1993, 38: 1801-1808.

［31］ SCAGLIA M, FASTH S, HALLGREN T, et al. Abdominal rectopexy for rectal prolapse. Influence of surgical technique on functional outcome ［J］. Dis Colon Rectum, 1994, 37: 805-813.

［32］ SPEAKMAN C T M, MADDEN M V, NICHOLLS R J, et al. Lateral ligament division during rectopexy causes constipation but prevents recurrence: results of a prospective randomized study ［J］. Br J Surg, 1991, 78: 1431-1433.

［33］ FRYKMAN H M, GOLDBERG S M. The surgical treatment of rectal procidentia ［J］. Surg Gynecol Obstet, 1969, 129: 1225-1230.

［34］ D'HOORE A, PENNINCKX F. Laparoscopic ventral recto (colpo) pexy for rectal prolapse. Surgical technique and outcome for 109 patients ［J］. Surg Endosc, 2006, 20: 1919-1923.

［35］ D'HOORE A, CADONI R, PENNINCKX F. Long-term outcome of laparoscopic ventral rectopexy for total rectal prolapse ［J］. Br J Surg, 2004, 91: 1500-1505.

［36］ COLLINSON R J, BOONS P, CUNNINGHAM C, et al. Laparoscopic anterior rectopexy: cures rectal prolapse and improves preop constipation without inducing new-onset constipation ［J］. ANZ J Surg, 2007, 77: 28.

［37］ SHORVON P J, MCHUGH S, DIAMANT N E, et al. Defecography in normal volunteers: results and implications ［J］. Gut, 1989, 30: 1737-1749.

［38］ DVORKIN L S, GLADMAN M A, EPSTEIN J, et al. Rectal intussusception in symptomatic patients is different from that in asymptomatic volunteers ［J］. Br J Surg, 2005, 92: 866-872.

［39］ VAIZEY C J, VAN DEN BOGAERDE J B, EMANNUEL A V, et al. Solitary rectal ulcer syndrome ［J］. Br J Surg, 1998, 35: 1026-1029.

［40］ MELLGREN A, SCHULTZ I, JOHANSSON C, et al. Internal rectal intussusception seldom develops into total rectal prolapse ［J］. Dis Colon Rectum, 1997, 40: 817-820.

［41］ COLLINSON R, CUNNINGHAM C, LINDSEY I. Surgery for internal rectal prolapse ［J］. Colorectal Dis, 2009, 11 (1): 11-12.

［42］ LESTAR B, PENNINCKX F, KERREMANS R. Defecometry. A new method for determining the parameters of rectal evacuation ［J］. Dis Colon Rectum, 1989, 32: 197-201.

［43］ RAO S S C, MUDIPALLI R S, STESSMAN M, et al. Investigation of the utility of colorectal function tests and Rome II criteria in dyssyerngic defecation (anismus) ［J］. Neurogastroenterol Motil, 2004, 16: 589-596.

［44］ KUIJPERS H C, SCHREVE R H, TEN CATE HOEDEMAKERS H. Diagnosis of functional disorders of defecation causing thesolitary rectal ulcer syndrome ［J］. Dis Colon Rectum, 1986, 29: 126-129.

［45］ CHOI J S, HWANG Y H, SALUM M R, et al. Outcome and management of patients with large rectoanal intussusception ［J］. Am J Gastroenterol, 2001, 96: 740-744.

［46］ BERMAN J R, MANNING D H, DUDLEY-WRIGHT K. Anatomic specificity in the diagnosis and treatment of internal rectal prolapse ［J］. Dis Colon Rectum, 1985, 28: 816-826.

［47］ ORROM W J, BARTOLO D C, MILLER R, et al. Rectopexy is an ineffective treatment for obstructed defaecation ［J］. Dis Colon Rectum, 1991, 34: 41-46.

［48］ COLLINSON R V P, CUNNINGHAM C, LINDSEY I. Laparoscopic anterior rectopexy improves obstructed defecation in patients with rectal intussusception ［J］. Colorectal Dis, 2007, 9: 31-104.

［49］ BOCCASANTA P, VENTURI M, SALAMINA G, et al. New trends in the surgical treatment of outlet obstruction: clinical and functional results in two novel transanal stapled techniques from a randomized controlled trial ［J］. Int J Colorect Dis, 2004, 19: 359-369.

［50］ BOCCASANTA P, VENTURI M, STUTO A, et al. Stapled transanal rectal resection for outlet obstruction: a prospective multicenter trial ［J］. Dis Colon Rectum, 2004, 47: 1285-1297.

［51］ OMMER A, ALBRECHT K, WENGER F, et al. Stapled transanal rectal resection (STARR) a new option in the treatment of obstructive defecation syndrome ［J］. Langenbecks Arch Surg, 2006, 391: 32-37.

［52］ DODI G, PIETROLETTI R, MILITO G, et al. Bleeding, incontinence, pain and constipation after STARR for obstructed defecation ［J］. Tech Coloproctol, 2003, 7: 148-153.

［53］ RENZI A, TALENTO P, GIARDELLO C, et al. Stapled transanal rectal resection (STARR) by a new dedicated device for the surgical treatment of obstructed defecation syndrome caused by rectal intussusceptions and rectocele: early results of a multicenter prospective study ［J］. Int J Colorectal Dis, 2008, 23: 999-1005.

［54］AIGNER F, ZBAR A P, LUDWIKOWSKI B, et al. The rectogenital septum. morphology, function and clinical relevance［J］. Dis Colon Rectum, 2004, 47: 131-140.

［55］DE LANCEY J O. Structural anatomy of the posterior pelvic compartment as it relates to rectocele［J］. Am J Obstet Gynecol, 1999, 180: 815-823.

［56］ALTRINGER W E, SACLARIDES T J, DOMINGUEZ J M, et al. Four-contrast defecography. pelvic 'flooroscopy'［J］. Dis Colon Rectum, 1995, 38: 695-699.

［57］GREENBERG T, KELVIN F M, MAGLINTE D D T. Barium trapping in rectoceles: are we trapped by the wrong definition?［J］. Abdom Imaging, 2001, 26: 587-590.

［58］D'HOORE A, VANBECKEVOORT D, PENNINCKX F. A new technique of rectovaginal septum reinforcement with mesh for complex rectocele［J］. Br J Surg, 2008, 95: 1264-1272.

［59］WILLIAMS N S, DVORKIN L S, GIORDANO P, et al. External Pelvic Rectal SuSpension (Express procedure) for rectal intussusception, with and without rectocele repair［J］. Br J Surg, 2005, 92: 589-604.

［60］SULLIVAN E S, LEAVERTON G H, HARDWICK C E. Transrectal perineal repair: an adjunct to improved function after anorectal surgery［J］. Dis Colon Rectum, 1968, 11: 106-114.

［61］KHUBCHANDANI I T, SHEETS J A, STASIK J J, et al. Endorectal repair of rectocele［J］. Dis Colon Rectum, 1983, 26: 792-796.

［62］LEHUR P A, STUTO A, FANTOLI M, et al. For the ODS II Study Group. Outcomes of Stapled Transal Rectal Resection vs. Biofeedback for the Treatment of Outlet Obstruction Associated with Rectal Intussusception and Rectocele: A Multicenter, Randomized, Controlled Trial［J］. Dis Colon Rectum, 2008, 51 (11): 1611-1618.

［63］JORGE J M, YANG Y K, WEXNER S D. Incidence and clinical significance of sigmoidoceles as determined by a new classification system［J］. Dis Colon Rectum, 1994, 37: 1112-1117.

［64］SLAWIK S, SOULSBY R, CARTER H, et al. Laparoscopic ventral rectopexy, posterior colporraphy and vaginal sacrocolpopexy for the treatment of rectogenital prolapse and mechanical outlet obstruction［J］. Colorectal Dis, 2007, 10: 138-143.

［65］SIPROUDHIS L, ROPERT A, VILOTTE J, et al. How accurate is clinical examination in diagnosing and quantifying pelvirectal disorders? A prospective study in a group of 50 patients complaining of defecatory difficulties［J］. Dis Colon Rectum, 1993, 36: 430-438.

［66］GER G C, WEXNER S D, JORGE M, et al. Anorectal manometry in the diagnosis of paradoxical puborectalis syndrome［J］. Dis Colon Rectum, 1993, 36: 816-825.

［67］WHITEHEAD W E, WALD A, DIAMANT N E, et al. Functional disorders of the anus and rectum［J］. Gut, 1999, 45: 58.

［68］MANN C V, GLASS R E. Surgical Treatment of Anal Incontinence［M］. 2nd edn. Berlin Heidelberg New York: Springer, 1996.

第三十九章　肛管直肠狭窄

第一节　引　　言

　　肛管直肠狭窄是临床相对少见的问题,多为肛管直肠手术并发症[11]。由于恶性疾病引起临床症状的狭窄或12mm结肠镜不能通过的狭窄具有临床意义,临床症状随病因和狭窄程度的不同而变化,包括里急后重、排便疼痛、便血、粪便嵌塞、充溢性大便失禁、腹痛和结直肠梗阻。可能的病因可指导治疗方法的选择。

第二节　病　　因

　　病因通常与狭窄的程度有关。肛管狭窄和肛管直肠交接部狭窄最常见于痔切除术、会阴创伤、肛管直肠感染、肛瘘手术、恶性肿瘤或放射治疗。其他不常见原因包括化脓性汗腺炎和巨大尖锐湿疣(Buschke-Lowenstein 肿瘤)。原发性狭窄应怀疑恶性疾病的可能。不管怎样,既往病史通常会提示病因。出生就有症状提示先天性原因,如果不存在肛管闭锁,则异位肛管最为常见,女性可伴有低位阴道瘘[3]。

　　肛管直肠交界部上方的狭窄最常见于恶性病变、炎症性肠病或两者的并发症。结肠肛管或结直肠吻合口狭窄的发生率为3% ~ 30%[20]。危险因素包括术前放疗、组织缺血、脓毒症和预防性造口。直肠狭窄的少见病因包括黑色素瘤、淋巴瘤和其他罕见恶性肿瘤、子宫内膜异位症、克罗恩病和长期使用直肠栓剂[1, 22]。

　　源于前列腺、膀胱、子宫和阴道的恶性肿瘤可能侵犯直肠。虽然Denonvilliers筋膜构成有效的屏障,但是仍有4%的前列腺癌可波及直肠[2]。胃癌、胰腺癌、卵巢癌或结肠癌的种植转移可能造成直肠膀胱陷凹或直肠子宫陷凹(Douglas陷凹)腹膜转移灶。直肠子宫陷凹是子宫内膜异位症常见部位,异位症常伴有致密的纤维化反应,导致直肠或乙状结肠远端的狭窄[16]。骶椎或骶前肿块也可能紧压直肠后壁,表现出直肠狭窄的症状[7]。

第三节　临床表现和诊断

一、肛管狭窄

　　肛管狭窄最常见的临床表现是排便疼痛和便血。症状与肛裂相似,患者有排便恐惧感。此种便秘常需使用缓泻药。症状持续时间和既往病史对诊断有很强的提示作用,尽管很多患者主诉肛门紧缩或狭小,但未见狭窄。对于这些患者,应该寻找功能性排便梗阻的因素。

　　尽管需要麻醉下对疑似恶性病变处进行活检,并正规评估以鉴别狭窄和急性肛裂造成的肛门痉挛,确诊常常通过临床检查。当考虑诊断恶性病变或炎症性肠病时,必须行适当的内镜和影像学检查。如果疑似感染因素,应该做适当的细菌学和血清学检查。

　　传统痔核切除术常用于环形脱垂痔或血栓痔,而肛管狭窄是本术式最难处置的长期并发症。Whitehead环形痔切除术尤其不佳,常出现术后肛管狭窄、外翻和内翻[26]。如果痔核切除时需切除黏膜下痔核组织,应尽可能多地保留肛管皮肤和黏膜[17]。对狭窄而言,开放技术(Milligan Morgan手术)和非开放技术(Ferguson手术)的长期临床结局并无差异。

　　尽管罕见,狭窄可见于吻合器痔切除术或PPH术。狭窄最常发生于吻合口,吻合口位于肛管直肠连接处或其口侧部分。患者有疼痛和梗阻性排便困难的症状。唯一的预测因素是术后严重疼痛。危险因素包括吻合器放置过低、吻合口包含鳞状上皮、直肠壁全层切除和之前的硬化剂治疗[25]。

过度使用电刀治疗湿疣可能导致瘢痕和挛缩，随之而来的便是狭窄。

二、直肠狭窄

直肠壶腹部狭窄可导致直肠顺应性下降，诱发排便习惯改变，尤其是便急、便频和粪便分节。即使是恶性肿瘤引起的直肠狭窄也很少造成结直肠梗阻，除非是直肠上段，靠近直肠乙状结肠交界部的肿瘤。

结直肠吻合、结肠肛管吻合或回肠肛管吻合造成的直肠吻合口狭窄相对常见（图39-1）。吻合口越低，造成狭窄的潜在风险越高[13]。狭窄可能在最初的几周内不会显现，或者在预防性造口关闭后变得明显。造口关闭之前，影像学检查认为完好无损的吻合口，也不能排除临床上潜在的吻合口狭窄。造口关闭之前直肠指诊和硬质内镜检查颇为重要。

对于未做预防性造口患者，术后早期可能会感觉到吻合口狭窄，但是粪便的通过常常足以扩张管腔。造口关闭时确认的狭窄通常很短（<1cm），可以行直肠指诊或使用宫颈扩张器予以扩张。有些狭窄足以引起症状，常发生于术后盆腔脓肿、吻合口漏或放射治疗之后。这些狭窄需要更明确的处理方法[5]。必须除外恶性肿瘤局部复发的可能性。

放射性直肠炎是盆腔恶性肿瘤接受放射治疗后不可避免的副反应。尽管小肠可能不在照射野，但是直肠和膀胱是固定的。放射性损伤早期的临床表现有里急后重、便频和便血。晚期表现包括放疗数年后出现的瘘管和狭窄[6]。

溃疡性结肠炎和克罗恩病均可造成直肠狭窄。溃疡性结肠炎最主要的危险因素是长期严重的直肠炎。多达50%的克罗恩病患者直肠会受累，典型的表现为肛周病变。长期狭窄者恶变风险增高，活检是任何治疗必需的部分。微创治疗通常对肛管狭窄有效。克罗恩病造成的明显直肠狭窄常常需行直肠切除术[4]。溃疡性结肠炎患者行回肠贮袋肛管吻合后，如保留了袖状的直肠炎性黏膜，则可能引起吻合口狭窄，更常见的原因是吻合口部分裂开引起的纤维化和瘢痕形成。

直肠狭窄可能继发于长期经直肠使用非甾体抗炎药，尤其是含扑热息痛和阿司匹林栓剂。治疗持续的时间比治疗剂量与狭窄更具有相关性。目前认为的机制是反复黏膜溃疡纤维化并最终导致狭窄[23]。

放射影像检查在诊断直肠狭窄的本质和程度方面具有重要作用。可疑诊断会指导影像检查的顺序和时机。钡剂灌肠和泛影葡胺灌肠会确定狭窄管腔的情况，包括长度、位置和相关瘘管的情况（图39-2）。CT和MRI对确定病变肠管及其

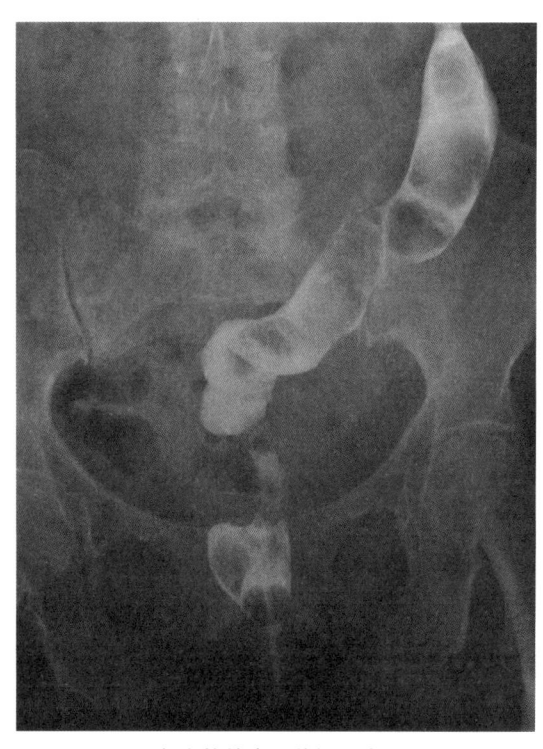

图39-1 有症状的直肠前切除术后直肠狭窄

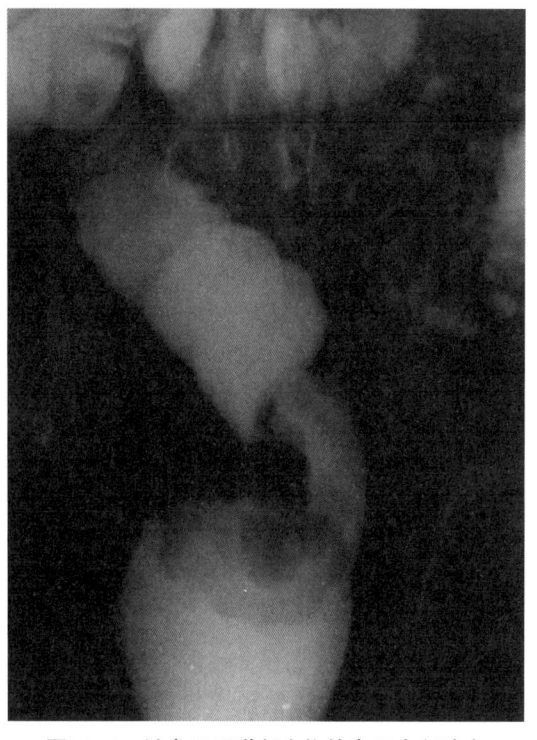

图39-2 继发于肠道新生物的直肠中段狭窄

腔外组织有所帮助。经肛管超声检查是一项有用的辅助检查，但在直肠狭窄时受限。管状狭窄伴直肠壁增厚、溃疡或息肉样增生，在恶性狭窄比良性狭窄更为常见[24]。

第四节　肛管狭窄的治疗

肛管狭窄的非手术治疗主要为使用缓泻药和灌肠剂来防止粪便嵌塞，协助排便。使用肛管扩张器进行规律性自我扩张可能有效，经过一段时间之后，肛管瘢痕组织变得成熟，狭窄程度趋于稳定[15]。然而，反复扩张不能恢复肛管弹性，有时需行外科手术切除瘢痕或同时行肛管成形术。

当瘢痕之间有正常组织且瘢痕局限于肛周皮肤的一个象限，或最多两个象限时，瘢痕切除偶尔是有效的。这种做法类似于肛瘘切除术，通常合并内括约肌切开术。切口二期愈合。尽管有复发风险，但是多数患者病变有所改善。括约肌切开术可能影响大便控制能力。

肛管成形术用于严重的肛管狭窄[14]。瘢痕若局限于一个象限，可行瘢痕切除加内括约肌切开术，肛周皮肤和皮下脂肪组织可游离制作"Y"形或"V"形皮瓣（图39-3）。将皮瓣推进至缺损处，与下层括约肌和直肠黏膜缝合。通常将皮瓣两侧松解以降低张力。需要时可在对侧象限重复上述操作。

另一个替代技术是游离肛周钻石形皮瓣，可以最大限度保留血供。肛管瘢痕切除造成的缺损可用皮瓣推移来填充。然后缝合皮瓣及皮瓣转移缺损处（图39-4）。黏膜推进皮瓣可防止内翻，但是也必须避免在齿状线下

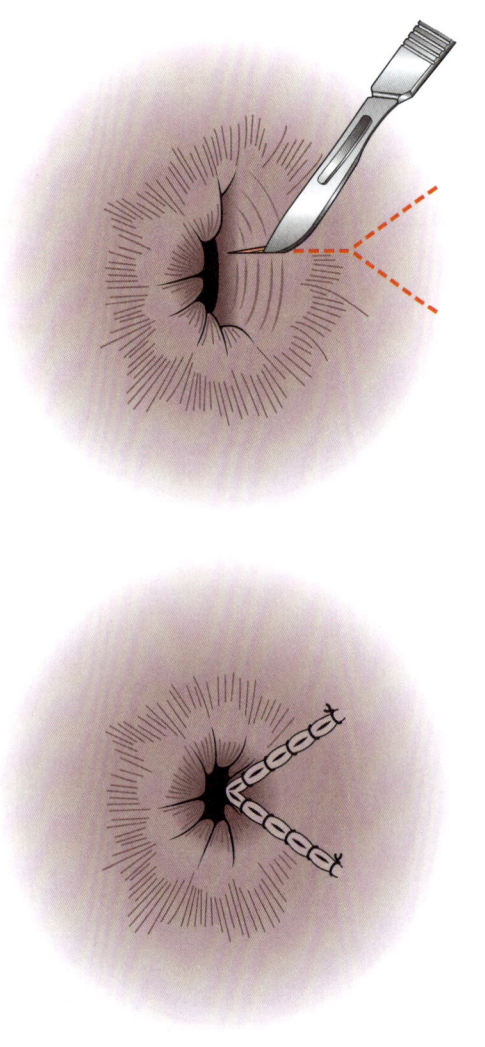

图39-3　Y-V皮瓣

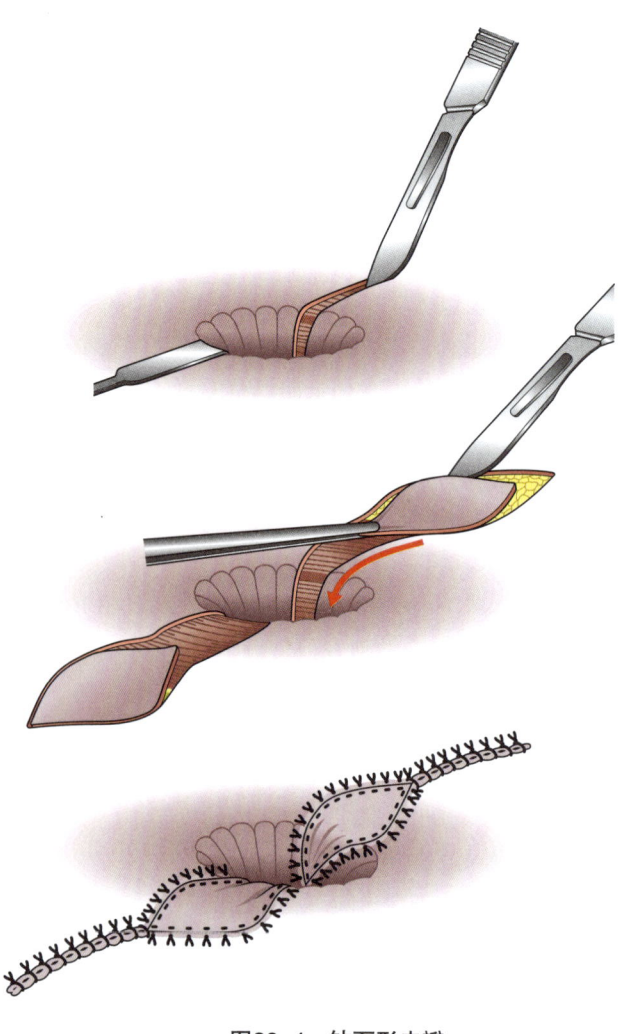

图39-4　钻石形皮瓣

方缝合黏膜瓣导致的外翻（图39-5）。

肛管环形狭窄更难处理，可能需要两侧旋转"S"形皮瓣。环形切除所有瘢痕组织，尽量外翻正常的直肠黏膜。制作两到三个旋转皮瓣移至肛管以覆盖缺损处（图39-6）。另一个方案是四个象限括约肌切开联合肛周皮瓣推进术（图39-7），此时最好做预防性造口。

所谓的Whitehead畸形以肛管狭窄及外翻为特征，Sarafoff手术可纠正外翻。在肛管旁2cm行环形深切口，缺损4～6周后二期愈合（图39-8），肛管黏膜回缩后外翻消失[19]。

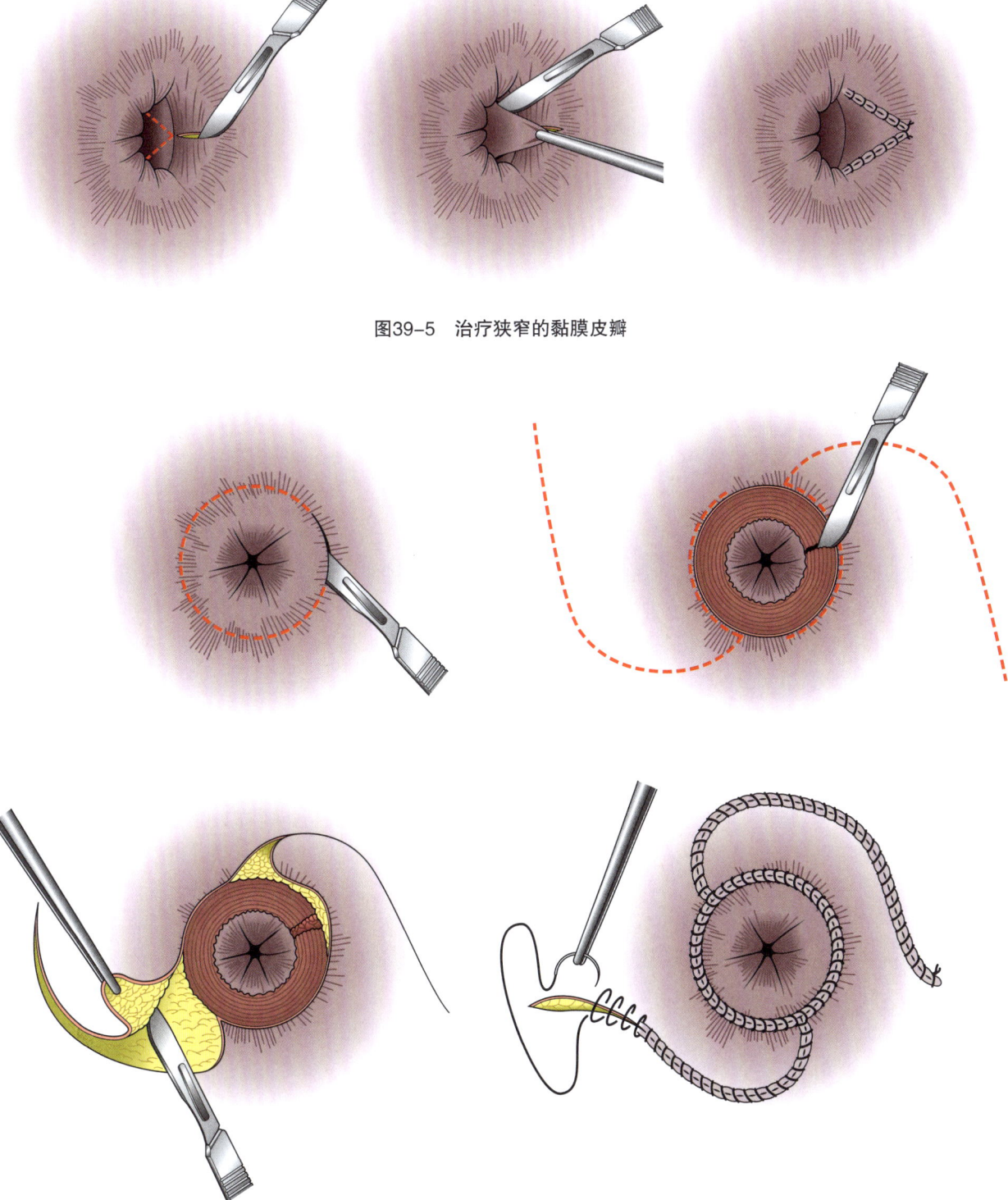

图39-5　治疗狭窄的黏膜皮瓣

图39-6　S-成形术

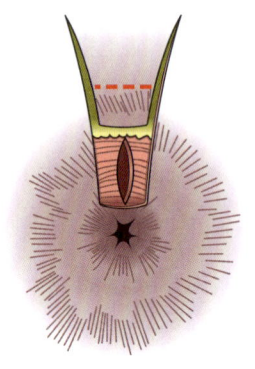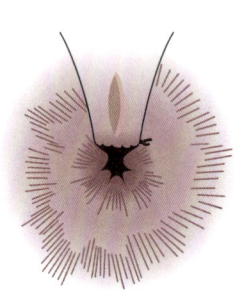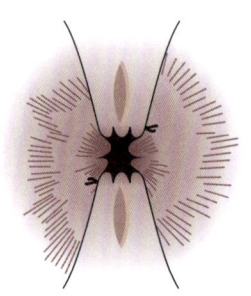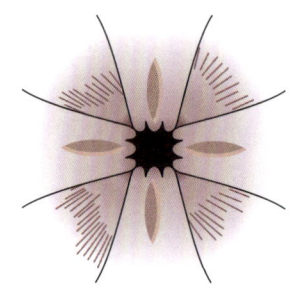

图39-7　四象限肛管括约肌切开+皮瓣推进术

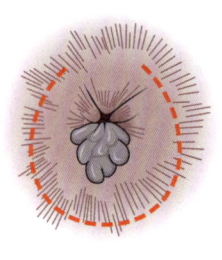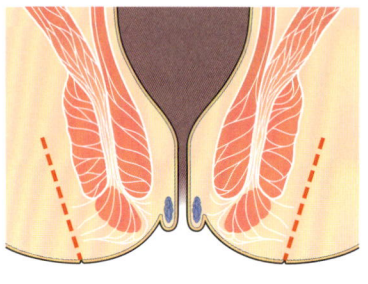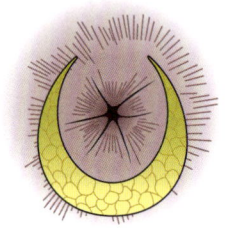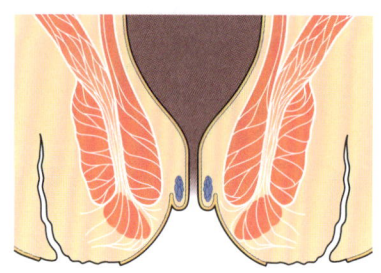

图39-8　Sarafoff 术

第五节　直肠狭窄的治疗

如果患者可以耐受，手指扩张是治疗低位直肠狭窄最简便的方法。子宫颈扩张器或二尖瓣球囊扩张器可作为治疗低位直肠狭窄的补充。内镜下机械扩张适用于高位狭窄，通常需要在静脉镇静和透视导向下用水囊予以扩张即可[9]。一般需要全肠道准备。并发症包括局部穿孔（可采取非手术治疗）、出血、一过性败血症和扩张失败。可能需反复扩张。Lucha等描述了使用长效皮质激素注射（曲安奈德，10mg/象限）联合扩张成功处理连续扩张无效的直肠狭窄[12]。

恶性病变导致的直肠狭窄通常需行外科手术。为保证新辅助治疗的实施，必要时需行预防性造口术。内镜下放置自膨式金属支架可以缓解恶性狭窄；也可作为确定性治疗前，防止梗阻的临时措施[21]。支架对于乙状结肠和直肠乙状结肠交界处的价值比直肠更大，因为支架移位更多见于直肠。

经肛管肿瘤部分切除是直肠恶性狭窄的姑息性治疗措施。目前有商品化的直肠肿瘤切除设备，也可利用经尿路前列腺切除器来完成操作[10]，甚至减少5%～10%的肿瘤体积即可缓解症状。可以反复进行操作，切除过少比过多更为明智。另一个替代方案是通过直肠镜或软质乙状结肠镜用钕：钇铝石榴石激光凝固肿瘤[18]。

吻合口狭窄或短的良性狭窄适合用标准管状吻合器行经肛管狭窄成形术。管腔必须有足够的空间允许吻合器钉砧通过。包含部分狭窄侧壁组织击发吻合器，完成一处切除吻合，然后在对侧进行同样操作，反复操作直到管径满意为止[8]。类似的方法是在狭窄段留置缝合线，将狭窄瘢痕组织带入直线形切割缝合器吻合槽内，然后击发，切开狭窄。

有些患者可能适合行狭窄直肠切除再吻合，这些患者通常有盆腔脓毒症病史，常由于根治性直肠前切除、回肠贮袋肛管吻合或Hartman造口关闭术引起狭窄。此种手术复杂，仅能由处理过这种难题且具有相当经验的术者完成。对既往有盆腔手术史且伴纤维化者，手术游离非常困难。在吻合口下方游离出正常的直肠几乎是不可能的，这种情况下，可选择直肠黏膜切除术联合Soave拖出式结肠肛管吻合术。

第六节 小 结

　　肛管直肠狭窄的原因多种多样，但是全面了解盆腔的解剖有助于明确不同的诊断。造成肛管狭窄最常见的医源性因素是痔切除术。对于一般的狭窄，简单的处理措施即已足够，但是对于中度至重度的狭窄，需要行肛管成形术。直肠狭窄最常见于吻合口，大多数对扩张治疗有效。新出现的直肠缩窄或狭窄，应怀疑恶性病变的可能，需组织病理确诊。姑息性治疗措施包含经肛管肿瘤部分切除术、支架置入术和预防性造口术。克罗恩病造成的直肠狭窄常需要行直肠切除术。

第七节 自 我 测 试

　　1. 无手术或治疗史患者，直肠狭窄最常见的原因是：

　　a. 克罗恩病。

　　b. 腺癌。

　　c. 类癌。

　　d. 前列腺癌侵犯直肠。

　　e. 子宫内膜异位症。

　　2. 直肠上段小于1cm的良性狭窄，最好的治疗是：

　　a. 外科切除。

　　b. 预防性结肠造口。

　　c. 球囊扩张。

　　d. 自膨式金属支架。

　　e. 经肛管狭窄成形术。

　　3. 自膨式金属支架在哪种情况下起作用？

　　a. 直肠良性狭窄。

　　b. 子宫内膜异位症。

　　c. 直肠克罗恩病。

　　d. 非甾体抗炎药诱导的直肠狭窄。

　　e. 直肠乙状结肠癌的姑息治疗。

　　4. 对于结直肠或结肠肛管吻合，关闭预防性造口前应该进行：

　　a. 盆腔MRI检查。

　　b. 盆腔CT检查。

　　c. 胃肠道造影或钡灌肠。

　　d. 造口近侧肠道成像。

　　e. 经肛管超声检查。

　　5. 当狭窄与什么有关时，需要行永久性造口？

　　a. 肿瘤复发。

　　b. 肛周克罗恩病。

　　c. 当狭窄段长和不规则。

　　d. 肛管直肠黑色素瘤。

　　e. 以上全是。

答案

1. b

2. c

3. e

4. c（译者注：应为结肠镜检查和肛诊）。

5. e

（Myles Joyce，P. Ronan O'Connell 著

贾文焊 译，王天宝 校）

参考文献

［1］ ALSALAMEH S, AL-WARD R, BERG P, et al. Rectal stricture associated with the long-term use of ibuprofen suppositories［J］. Z Rheumatol, 2000, 59: 348-351.

［2］ BOWREY D J, OTTER M I, BILLINGS P J. Rectal infiltration by prostatic adenocarcinoma: report on six cases and reviewof the literature ［J］. Ann R Coll Surg Engl, 2003, 85: 382-385.

［3］ CUSCHIERI A, EUROCAT Working group. Descriptive epidemiology of isolated anal anomalies: a survey of 4.6 million births in Europe ［J］. Am J Med Genet, 2001, 103: 207-215.

［4］ GALANDIUK S, KIMBERLING J, AL-MISHLAB T G, et al. Perianal Crohn disease: predictors of need for permanent diversion［J］. Ann Surg, 2005, 241: 796-801.

［5］ GARCEA G, SUTTON C D, LLOYD T D, et al. Management of benign rectal strictures［J］. Dis Colon Rectum, 2003, 46: 1451-1460.

［6］ HAYNE D, VAIZEY C J, BOULOS P B. Anorectal injury following pelvic radiotherapy［J］. Br J Surg, 2001, 88: 1037-1048.

［7］ HEIJ H A, MOORMAN-VOESTERMANS C G, VOS A, et al. Triad of anorectal stenosis, sacral anomaly and presacral mass: a remediable cause of severe constipation［J］. B J Surg, 1990, 77: 102-104.

［8］ HINTON C P, CELESTIN L R. A new technique for excision of recurrent anastomotic strictures of the rectum［J］. Ann R Coll Surg Engl, 1986, 68: 260-261.

［9］ JOHANSSON C. Endoscopic dilation of rectal strictures: a prospective study of 18 cases［J］. Dis Colon Rectum, 1996, 39: 423-428.

［10］ KELLY M J. Use of the urological resectoscope in benign and malignant rectal lesions: review of 12 cases［J］. J R Soc Med, 1989, 82: 588-590.

［11］ LIBERMAN H, THORSON A G. How I do it. Anal stenosis［J］. Am J Surg, 2000, 179: 325-329.

［12］ LUCHA P A, FTICSAR J E, FRANCIS M J. The strictured anastomosis: Successful treatment by corticosteroid injections-report of three cases and review of the literature［J］. Dis Colon Rectum, 2005, 48: 862-865.

［13］ LUCHTEFELD M A, MILSON J W, SENAGORE A, et al. Colorectal anastomotic stenosis. Results of a survey of the ASCRS membership ［J］. Dis Colon Rectum, 1989, 32: 733-736.

［14］ MARIA G, BRISINDA G, CIVELLO I M. Anoplasty for the treatment of anal stenosis［J］. Am J Surg, 1998, 175: 158-160.

［15］ MILSON J W, MAZIER W P. Classification and management of postsurgical anal stenosis［J］. Surg Gynecol Obstet, 1986, 163: 60-64.

［16］ PAKSOY M, KARABICAK I, AYAN F, et al. Intestinal obstruction due to rectal endometriosis［J］. Mt Sinai J Med, 2005, 72: 405-408.

［17］ PARKS A G. Haemorrhoidectomy［J］. Surg Clin North Am, 1965, 45: 1305-1315.

［18］ RAO V S, AL-MUKHTAR A, RAYAN F, et al. Endoscopic laser ablation of advanced rectal carcinoma-a DGH experience［J］. Colorectal Dis, 2005, 7: 58-60.

［19］ SARAFOFF O. Ein einfaches und ungefahrliches Verfahren zur operativen Behandlung des Mastdarmvorfalles［J］. Langenbecks Arch Klin Chir, 1937, 190: 219-232.

［20］ SCHLEGEL R D, DEHNI N, PARC R, et al. Results of reoperations in colorectal anastomotic strictures［J］. Dis Colon Rectum, 2001, 44: 1464-1468.

［21］ SUZUKI N, SAUNDERS B P, THOMAS-GIBSON S, et al. Colorectal stenting for malignant and benign disease: outcomes in colorectal stenting［J］. Dis Colon Rectum, 2004, 47: 1201-1207.

［22］ ULMER A，METZGER S，FIERLBECK G. Successful palliation of stenosing anorectal melanoma by intratumoral injections with natural interferon-beta［J］. Melanoma Res，2002，12：395-398.

［23］ VAN GOSSUM A，ZALCMAN M，ADLER M，et al. Anorectal stenosis in patients with prolonged use of suppositoriescontaining paracetamol and acetylsalicylic acid［J］. Dig Dis Sci，1993，38：1970-1977.

［24］ YAMAMOTO Y，HAYASHI N，HAYAKAWA K，et al. Radiologic spectrum of rectal stenosis［J］. Eur Radiol，2000，10：1268-1276.

［25］ YAO L，ZHONG Y，XU J，et al. Rectal stenosis after procedures for prolapse and haemorrhoids（PPH）-a report from China［J］. World J Surg，2006，30：1311-1315.

［26］ YOKOTA T，YAMAGUCHI T，YAMANE T，et al. Repair of anal stricture after Whitehead operation［J］. Am J Gastroenterol，1990，85：480-481.

第四十章　直肠肛管损伤

第一节　引　　言

　　结直肠损伤是常见的外科急症，常见原因有：腹腔闭合性损伤、开放性损伤、盆腔骨折、肛管损伤、钡剂灌肠及结直肠内镜检查。

　　在过去的一个世纪，结直肠创伤的死亡率有所下降，其原因是把战时的处理经验应用于日常的医疗工作之中。在第一次世界大战前，结直肠创伤非手术治疗的死亡率高达90%，而随着一战时清创缝合技术的引入，其死亡率下降至67%。二战中，随着造口技术及骶前引流技术的使用，其死亡率下降至30%。在越南战争中，对可能修复的结直肠创伤实行了远端直肠灌洗后一期吻合，将死亡率降低至15%[1-3]。之后随着复苏技术的进步、伤员的快速转运及抗生素的广泛使用，死亡率进一步降至6%。

　　由于腹部创伤常导致腹部多系统损伤，因此需要多学科团队的合作，这其中包括腹部外科、泌尿外科及整形外科[4]。

第二节　病　　因

　　当前的战争创伤主要为高速武器复合伤。在日常生活中，腹部创伤主要因闭合伤和钝器伤构成，主要源于车祸、穿刺伤、内镜检查、性行为、异物、打架及枪伤，其中车祸约占结直肠损伤的20%。车祸可以导致肛管、括约肌、泌尿道及盆腔的严重损伤。

　　热源性溃疡是一种常见的直肠损伤，能导致急性大出血，这种溃疡总是位于直肠的前壁。结直肠镜检查所致结直肠穿孔率为0.1%~0.42%。多发生在治疗性操作后，如息肉切除术后[4]。行钡剂灌肠检查时，直肠损伤的风险<1%，而发生直肠损伤的原因多由于暴力插入导管或空气过度充盈。如果早期发现穿孔并终止操作，那么漏出物较少，死亡率较低；如果漏出物过多，死亡率即会增加。腹膜外的穿孔死亡率低于腹膜内的穿孔。

　　在肛交过程中，容易发生多重损伤及感染。在首次肛交或将手插入肛管中，容易导致直肠黏膜的撕裂及括约肌的断裂，有时甚至会发生直肠、乙状结肠穿孔。

第三节　诊　　断

　　尽管医生难以获知许多详细的病史，尤其是对于不良的性行为，但是尽可能获取详细的病史是必需的。在既往史中，医生应该详细询问患者所做过的检查，如内镜、活检、钡剂造影或肠道准备。如果发现在大腿上部或下腹部有入口或出口的贯穿伤、盆腔损伤并伴有破裂或出血，应高度怀疑有直肠损伤[5]。在诊断中，应行膀胱尿道造影、数字造影、直肠乙状结肠镜、X线、腹腔灌洗、水溶性造影及CT等相关检查[4]。

　　如果在直肠或直肠乙状结肠发现积血，应怀疑有肠道损伤。腹腔内直肠穿孔较腹腔外直肠穿孔症状出现早，但是，腹腔外直肠损伤的发生率更高。腹部X线检查对于发现腹腔内或腹膜后气体是必需的检查。CT检查有助于发现病变部位[6]。水溶性造影检查有助于发现穿孔部位。在缺乏肠道损伤影像学证据时，应行乙状结肠镜检查[4]。

　　在有穿透伤时，应检查肛管括约肌。在麻醉松弛括约肌之前，应先行体格检查。评估患者肛管括约肌在静息及自发状态下的反射性收缩功能。经肛管超声内镜检查对评价病变可能有帮助。麻醉后再次检查损伤的范围。

损伤的大小、软组织缺损的范围及腹腔污染的程度决定治疗方式。如果直肠之外的损伤是由于高速弹丸或弹片造成，且损伤严重，那么败血症及大出血的风险就会大幅度增加。

第四节　分　类

按照损伤的部位及有无肛管括约肌损伤分为四类：
（1）腹腔内直肠穿孔无肛管括约肌损伤。
（2）腹腔内直肠穿孔合并肛管括约肌损伤。
（3）腹腔外直肠穿孔无肛管括约肌损伤。
（4）腹腔外直肠穿孔合并肛管括约肌损伤。

第五节　复　合　伤

直肠肛管损伤必须考虑到复合伤。直肠的闭合性损伤常有较高的并发症及死亡率，其原因是常合并盆腔血管、神经、膀胱及尿道损伤。盆腔、会阴及臀肌的联合损伤常因损伤动、静脉、肌肉及骨折等导致难以控制的失血，从而发生失血性休克[4]。

合并会阴伤时，也必须考虑泌尿生殖系统损伤。如果发现阴茎或阴囊肿胀，应高度怀疑前尿道或前列腺部尿道的损伤。

第六节　治　疗

根据以下情况选择治疗策略：
（1）是腹腔内损伤还是腹腔外损伤。
（2）损伤的大小和深度。
（3）是否为复合伤。
（4）肛管括约肌是否受累。
（5）损伤的原因及性质。
（6）粪便污染的程度。
（7）创伤和治疗之间的时间间隔。
（8）患者的身体情况。

在治疗过程中，虽可根据以上情况，选择相应处理措施，但抢救生命最为重要。患者送到急诊科后，即应对其伤情进行判断，常用的评估方法是高级创伤生命支持系统（advanced trauma life support，ATLS）。采取充分的措施开放气道、维持呼吸及循环系统、液体复苏并控制威胁生命的损伤，然后进一步评估结直肠的损伤情况[7]。

一、腹腔内直肠穿孔的治疗

因为腹腔经常受到粪便污染，剖腹手术及广谱抗生素的应用对于腹膜内直肠穿孔者是必需的。手术采用截石位，这样可以同时对直肠、肛管及腹腔进行操作。

对于小的损伤，可行单纯的切除或修补手术。合并多处穿孔或广泛撕裂伤，如枪伤，此时应行部分肠切除术。如果污染比较严重或损伤后时间过长，则应行Hartmann手术。直肠必须冲洗干净，尤其是盆腔遭受高速创伤患者，可通过肠管近端损伤的漏口与肛管联合灌洗或仅通过肛管灌洗清除残留粪便[5, 8]。

如果肠道损伤均已修复且恢复肠道连续性，应先行结肠造口术以避免腹腔再次受到污染。手术过程中，彻底检查整个腹腔，避免遗漏贯穿伤的其他出口，造成严重的并发症。术后放置腹腔引流管；如有必要，经会阴放置骶前引流管，术后4~5天拔除[5]。

二、腹腔外直肠穿孔的治疗

对于每一个重症患者都应灌洗直肠、经肛放置引流管并应用广谱抗生素。小的损伤，如内镜操作或经肛肿瘤切除术后，可不予以处理，等待肉芽组织形成，从而自然愈合，无须冲洗直肠和引流[9]。

在腹膜返折线以下的撕裂伤，未伤及坐骨直肠间隙和骨盆直肠间隙者可经肛管缝合。并不一定要施行造口术[3]。如果创伤的深度及软组织污染的程度难以估计，且对直肠是否受损持怀疑态度，那么行单纯的结肠造口术则应谨慎（图40-1）[5]。

对于腹膜后感染或盆腔血肿患者，需行剖腹探查手术，并行结肠造口使粪便转流，术后留置引流管。

如果是严重的腹膜外直肠损伤，需行急症剖腹探查术。术中将直肠充分游离后予以修补联合行乙状结肠造口。严重的危及生命的损伤应行扩大的低位前切除术或Hartmann术[4]。

术后待直肠损伤愈合，感染得到控制后，可行造口关闭术以恢复肠道的连续性（2~3个月），关闭前应首

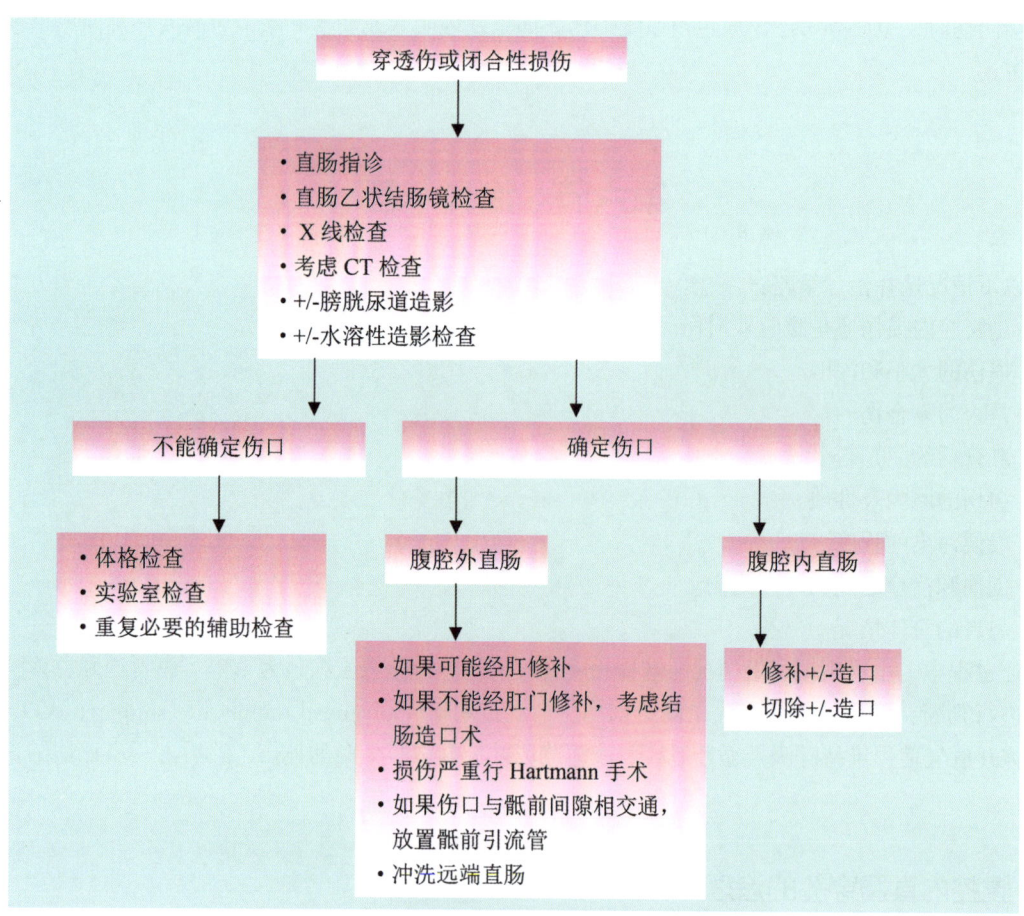

图40-1　治疗开放性或闭合性直肠损伤流程示意图

（改编自Cleary et al.[4]）

先评估肛管括约肌功能。但是，对于一些患者，如术后10天左右经钡剂造影证实直肠的创面已经愈合，可提早关闭造口[4, 10]。

三、会阴及肛管括约肌损伤的治疗

开放性及闭合性损伤中，都可以合并会阴部损伤。对于这类损伤，应首先控制危及生命的损伤，如实质性脏器及空腔脏器的出血。合并有肛管括约肌损伤的复合伤，对于不能马上行修补术患者，可先行结肠造口[4]。

许多会阴部损伤患者都合并有肛管括约肌的损伤，需尽可能地将没有活力的组织清除，确保创面新鲜，应用广谱抗生素，彻底冲洗创面后予以敞开，之后再行二期修补[6, 11]。

在生命体征稳定的情况下，对于创面较大的损伤，在彻底清创后可用软组织覆盖[6]。在创伤性质及程度不明的情况下，可考虑使用经肛管超声内镜检查。在造口关闭前，监测肛管压力及阴部神经末梢刺激对于评估肛管括约肌及阴部神经的功能可能有一定的帮助。如肛管括约肌损伤未合并其他损伤，尤其是因不良性行为造成的损伤，可考虑行一期修复，而不需要先行造口术（表40-1）[4]。

需要注意的是，肛管括约肌的损伤最好先行造口转流术，尤其在有复合伤及会阴损伤导致的大便失禁的情况下[4]。

对于肛管括约肌因严重创伤导致软组织大量缺失患者，修补可能比较困难，这时候，可考虑使用股薄肌及臀肌移植，或使用人造括约肌[4, 11-12]。

在行肛管括约肌修复后，所有患者应进行物理疗法及生物反馈治疗。

表40-1　肛管括约肌损伤程度与相应治疗对照表（改编自Cleary et al.[4]）

临床表现	治疗
无复合伤	一期修复
治疗无延迟	
合并严重的复合伤	二期修复
轻微的括约肌损伤	
合并严重的复合伤	造口后行二期修复
严重的括约肌损伤	
无严重的复合伤	造口后行二期修复
治疗延迟（出现炎症及水肿）	

四、复合伤的治疗

合并有盆腔或会阴部损伤的复合伤患者，应先行造口，避免败血症的发生[13-14]。严重的出血及败血症可能发生在直肠创伤合并骨盆骨折患者[15]。对于直肠损伤合并盆腔骨折患者，应首先妥善固定盆腔，尽量减少出血[4]。如果经肛管能够修补创伤，则应行创伤修补术，并将肠道内容物清理干净后行造口术。严重的肛周撕裂伤及盆腔骨折可导致难以控制的大出血。这时候可考虑使用动脉栓塞止血[16-17]；如果止血失败，可考虑经腹会阴联合手术填塞止血[18-19]。

泌尿生殖道的损伤可能需行膀胱造瘘[6]，尤其是对于前尿道损伤患者。二期再行尿道成形术。合并阴茎或阴囊创伤者，如果可能应尽早行清创修复，二期行皮肤移植。

五、特殊患者的治疗

对于行结肠镜检查导致的烧灼伤可行非手术治疗，但非手术治疗失败或出现弥漫性腹膜炎时，应行手术治疗[4]。因结直肠异物而导致穿孔的治疗参见本书第四十一章有关内容。

第七节 小 结

肛管直肠创伤是常见急症。尽管在1914年以前这方面的诊断知识还很缺乏，但因有战时经验的积累及反复实践，使得这方面的知识得到很大丰富。患者应首先通过创伤高级生命支持标准进行分级。在控制危及生命的创伤及生命体征平稳的情况下，应尽快解决其他损伤，如空腔及实质性脏器的损伤。对于腹膜内直肠穿孔患者，手术仍是重要的治疗方式，有时需要行造口术。对于腹膜外穿孔患者，如果可以，则经肛管行修补术。对于是否行造口、骶前引流及远端直肠冲洗，主要依赖于修补能否经肛管完成、创伤的程度及是否与骶前间隙相交通等因素[4]。

因为会阴部损伤常合并多脏器损伤，这些患者应经多学科协同诊治。对于可能合并复合伤患者，应予以高度重视，因为这类患者的并发症及死亡率均很高。

对于肛管括约肌损伤患者，如果感染轻，无合并复合伤，可考虑一期修复。

第八节 自 我 测 试

1. 在腹腔内直肠穿孔的治疗中，哪一项是错的？
a. 手术是必需的。
b. 任何时候都需要行Hartman手术。
c. 应考虑行造口术。
d. 小的损伤可直接缝合或切除。
e. 每个患者都应留置引流。
2. 在肛管直肠损伤合并盆腔骨折的情况下，下面哪一项是正确的？
a. 首先考虑肛管直肠的修复。
b. 因存在败血症的可能性，所以放弃造口。
c. 血管栓塞是难以控制出血的治疗方法之一。
d. 盆腔固定是盆腔出血的确切治疗方法。
e. 在盆腔骨折的情况下，不应行直肠的冲洗。
3. 关于括约肌损伤，哪一项是错误的？
a. 经肛管超声内镜检查、肛管压力监测及阴部神经末梢刺激对于评估括约肌的修复效果是有用的。
b. 对于迟发性括约肌损伤一期修复是不合适的。
c. 物理治疗对于括约肌修复术后是必需的。
d. 清除所有的坏死组织是必要的。
e. 所有括约肌损伤患者都应考虑行结肠造口。
4. 腹腔内直肠穿孔与腹腔外直肠穿孔的区别：
a. 腹腔外直肠穿孔症状出现的比腹腔内直肠穿孔早。
b. 腹腔内直肠穿孔比腹腔外直肠穿孔更常见。
c. CT可能是评估直肠穿孔部位的必须检查。
d. 热源性溃疡通常位于直肠乙状结肠交界的上方。
e. 腹腔外直肠及腹腔内直肠穿孔的治疗是相同的。
5. 下列哪项不是腹腔外直肠损伤的治疗措施？

a. 小损伤可以旷置至肉芽组织生成。

b. 严重的直肠损伤手术是必需的。

c. 严重的直肠损伤要考虑到结肠造口。

d. 在造口关闭后必须时常评估括约肌功能。

e. 一些腹膜返折以下的撕裂伤可经肛缝合。

答案

1. 答案：b

2. 答案：c

3. 答案：e

4. 答案：c

5. 答案：d

（Nicolas C. Buchs，Joan Robert-Yap，Bruno Roche 著

韩方海 译，王锡山 校）

参考文献

［1］ LEVY R D，STRAUSS P，ALADGEM D，et al. Extraperitoneal rectal gunshot injuries［J］. J Trauma, 1995, 38：273-277.

［2］ MCGRATH V，FABIAN T C，CROCE M A，et al. Rectal trauma：management based on anatomic distinctions［J］. Am Surg, 1998, 64：1136-1141.

［3］ LEVINE J H，LONGO W E，PRUITT C，et al. Management of selected rectal injuries by primary repair［J］. Am J Surg, 1996, 172：575-578.

［4］ CLEARY R K，POMERANTZ R A，LAMPMAN R M. Colon and rectal injuries［J］. Dis Colon Rectum, 2006, 49：1203-1222.

［5］ GONZALEZ R P，TURK B. Surgical options in colorectal injuries［J］. Scand J Surg, 2002, 91：87-91.

［6］ KUDSK K A，HANNA M K. Management of complex perineal injuries［J］. World J Surg, 2003, 27：895-900.

［7］ WARDLE N S，HADDAD F S. Pelvic fractures and high energy traumas［J］. Hosp Med, 2005, 66：396-398.

［8］ SHANNON F L，MOORE E E，MOORE F A，et al. Value of distal colon washout in civilian rectal trauma-reducing gut bacterial translocation［J］. J Trauma, 1988, 28：989-994.

［9］ BAILEY H R，HUVAL W V，MAX E，et al. Local excision of carcinoma of the rectum for cure［J］. Surgery, 1992, 111：555-561.

［10］ RENZ B M，FELICIANO D V，SHERMAN R. Same admission colostomy closure（SACC）A new approach to rectal wounds：a prospective study［J］. Ann Surg, 1993, 218：279-292.

［11］ BRILL S A，MARGOLIN D A. Anal sphincter trauma［J］. Semin Colon Rectal Surg, 2004, 15：90-94.

［12］ CRITCHLOW J F，HOULIHAN M J，LANDOLT C C，et al. Primary sphincter repair in anorectal trauma［J］. Dis Colon Rectum, 1985, 28：945-947.

［13］ MILLER B J，SCHACHE D J. Colorectal injury：where do we stand with repair?［J］. ANZ J Surg, 1996, 66：348-352.

［14］ BRENNEMAN F D，KATYAL D，BOULANGER B R，et al. Long-term outcomes in open pelvic fractures［J］. J Trauma, 1997, 42：773-777.

［15］ VERMEULEN B，PETER R，HOFFMEYER P，et al. Prehospital stabilization of pelvic dislocations：a new strap belt to provide temporary hemodynamic stabilization［J］. Swiss Surg, 1999, 5：43-46.

［16］ SADRI H，NGUYEN-TANG T，STERN R，et al. Control of severe hemorrhage using C-clamp and arterial embolization in hemodynamically unstable patients with pelvic ring disruption［J］. Arch Orthop Trauma Surg, 2005, 125：443-447.

［17］ SMITH W，WILLIAMS A，AGUDELO J，et al. Early predictors of mortality in hemodynamically unstable pelvis fractures［J］. J Orthop Trauma, 2007, 21：31-37.

［18］ GONZALEZ R P，HOLEVAR M R，FALIMIRSKI M E，et al. A method for management of extraperitoneal pelvic bleeding secondary to penetrating trauma［J］. J Trauma, 1997, 43：338-341.

［19］ SMITH W R，MOORE E E，OSBORN P，et al. Retroperitoneal packing as a resuscitation technique for hemodynamically unstable patients with pelvic fractures：report of two representative cases and a description of technique［J］. J Trauma, 2005, 59：1510-1514.

第四十一章　结直肠异物

第一节　引　言

多种病因可导致结直肠异物，最常见的是将异物插入肛管和直肠，这一业已阐明清楚的现象，临床并不罕见[1]。食入的异物引起组织损伤并不常见，偶见报道的腹腔迁移而来的异物则更加罕见。

将异物安全取出的关键是避免相关的结直肠损伤，倘若损伤结直肠而未及时发现，可能会引起致命的后果。异物取出操作的难易程度取决于异物的尺寸、形状及是否迁移[1]。此外，医生的精湛技艺必须胜任取出各种匪夷所思的异物。事实上，即使有经验的外科医生，处理结直肠异物仍然颇具挑战性[2]。

第二节　吞入性异物

经口摄入的食品进入结直肠形成异物，例如刺、种子和软骨，这些食物本可以在回肠段消化，然而鸡和兔子骨头、牙签、贝壳、玻璃碎片、食品包装用塑料及金属夹子通过肠道时则不被消化，并且可导致直肠或肛管损伤。婴儿、儿童或智障成人可以食入各种形状和大小的异物，如电池、刀叉、玩具、钥匙、钉子、螺丝和勺子。义齿也属于最危险的异物之一，因为它们很容易导致肠道穿孔。吞服包裹在避孕套内的毒品以逃避海关检查，可能导致急性肠梗阻，倘若避孕套破裂毒品吸收则可导致急性中毒[3]。假体移位（如十二指肠支架）有可能造成直肠阻塞[4]。临床体征包括直肠压痛、黏膜撕裂、脓肿及肠穿孔，严重者可导致死亡[5-6]。

75%的穿孔发生在回盲瓣及阑尾水平[6]，但吞入的异物也可进一步向直肠或肛管移动从而导致穿孔、脓肿或Fournier坏疽（爆发性坏死性筋膜炎）等损伤[7]。对于外科医生而言，关键的一点是在异物食入的第一个小时内正确决策是等待异物向下运行还是实施内窥镜检查将其取出。即使是大块异物也有可能自行排出。镇静下经肛管抓取，有时需要全身麻醉[5]。只有1%的患者需要手术。如果异物残留于直肠前壁而造成梗阻，可经直肠肛管镜将其取出。

第三节　自腹腔迁移而来的异物

在罕见的胆囊破裂情况下，胆道结石可通过直肠排出体外。脑室－腹腔分流管腹腔端可能自发通过直肠排出[8]。此外，已有报道，被遗漏的阴道子宫托可能侵蚀阴道壁导致直肠阴道瘘，阴道子宫托则可从直肠排出[9]。从腹腔迁移而来的异物是极其罕见的，该情况的处理类似于插入的异物。然而诊断时必须检查清楚异物的具体来源，必要时予以手术处理。

第四节　插入性异物

很多异物可以经外力插入直肠。损伤可能由于插入过程本身引起，也可以因压迫性损伤、穿透肠壁、穿孔及异物没入直肠导致嵌塞等并发症所致。已经报道的直肠插入性异物种类繁多，诸如[10-12]：

（1）为寻求性刺激和自慰的行为[1, 10, 12-14]（主要是男性）：振动器、塑料人工阴茎、棍棒、瓶子、婴儿爽身粉罐、电池、手电筒、灯泡、棒球、黄瓜、香蕉、胡萝卜、柚子、橙子、石头或螺丝刀等。借助异物的手动肛交行为可能引起黏膜裂伤，严重者甚至发生直肠乙状结肠穿孔[15]。

（2）诊疗过程中的医源性行为：温度计、肛管、灌肠导管等装置。

（3）为减轻肛管直肠疾病症状而自行采取的处理：例如用扫帚柄减轻瘙痒或缓解脱垂痔疮。

（4）犯罪行为或监狱内为逃避检查而采取的行为[1]：棍棒、玻璃瓶、空气压缩机盖、自行车泵和刀具等。意外插入肛管的异物整个进入直肠而消失的患者非常罕见。延误就诊的时间不等：从数小时到55天[1, 2]。延误的原因往往描述不清，但详细地询问病史，特别是关于直肠插入的具体情况非常必要，即使是对于没有典型症状者也同样是必需的[1, 5, 16]。假使未发现异物，当患者出现肛管括约肌失常及血性液体或黏液排出，应立即就诊[5]。

第五节　治　　疗

（一）取出异物可能是困难的，原因如下

（1）异物较大[1]。

（2）异物具有光滑的表面，难以抓持。

（3）异物易碎或坚硬难以屈曲。

（4）黏液或者血液较多影响观察。

（5）直肠黏膜可能水肿和肿胀。

（6）处理异物的操作引起负压吸引力与牵引力的相互作用[17]。

（7）骶骨的解剖曲线使得异物末端远离肛管。

（8）肛管括约肌痉挛。

（9）异物位置过深[2]。

（二）应当尽可能地遵循以下原则

（1）急诊科医生应实施肛门指检以确认有无异物。低位异物是指位于直肠乙状结肠交界处以下，而高位异物则位于直肠乙状结肠交界处以上[1]。肛管括约肌异常是医生明确诊断的线索之一[14]。

（2）应实施腹部和骨盆正侧位X线片以确定异物类型、数目、大小和位置，并排除腹膜穿孔[1, 14]。腹部X线片可显示不透明异物（图41-1）；然而，蔬菜和橡胶异物可能难以清楚显示[1]。

（3）异物取出首选截石位，该体位便于同时探查肛管直肠和腹部[1]。一旦需要选择手术，该体位同样是首选。

（4）选择局部麻醉、区域麻醉，甚至全身麻醉来确保括约肌松弛或舒张。一般不必要行括约肌切开术[1]。

（5）润滑肛管。应通过导管或乙状结肠镜向直肠内充气，以尽量减少异物取出时口侧肠腔内的吸引或负压效应[17-18]。

（6）操作时应尽可能轻柔，避免加重损伤[14]。

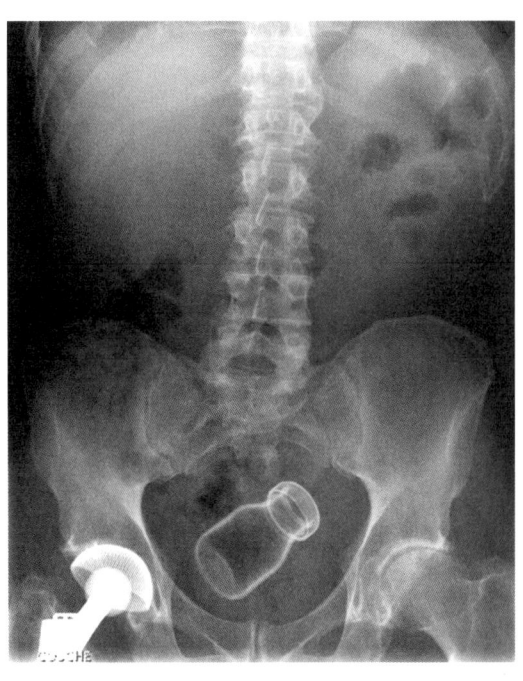

图41-1　盆腔X线片示一男性患者为寻求性刺激而置入直肠的小瓶

（三）取出异物时可以采用以下技巧

（1）利用结肠镜或乙状结肠镜抓取[1, 19]，操作时避免进一步向近端推挤异物。

（2）使用钳子、镊子，甚至产钳[1, 18]，或使用真空吸引抓取器[20]。

（3）使用开塞器，取出橡皮球或玉米芯。

（4）在异物周围放置网状吊索或者是使用强力胶将其黏附后拉出[1]。

（5）将导尿管插入异物的近端，充气后携带异物拉出，此方法可经硬质乙状结肠镜完成[21]。

（6）空心状的异物可用Sengstaken-Blakemore管取出[22]。

（7）使用磁铁将金属物体吸出[22]。

（8）针对空心的异物可以将混有熟石膏的纱布塞入异物中，当石膏纱布成形变硬后向体外牵拉，即可取出异物[1, 13]。

（9）使用经括约肌入路的方法[23]（译者注：Mason手术，即经骶骨后路直肠切开术）。

（四）剖腹探查

仅作为经肛管入路失败后不得已的选择[1-2, 12-13]。腹腔操作者应协助会阴组医生，无须打开结肠。最近有报道证明腹腔镜手术对特别困难的患者有益[24]。针对异物引起直肠活动性出血的患者，内镜下寻找及处理出血病灶有时较为棘手。最近报道认为，动脉栓塞对这一类患者是可行的替代选择[25]。

（五）结肠造口术

只在必要时实施。对合并穿孔或肠管撕裂患者，可能需要实施粪便转流性造口或Hartmann术[1, 5, 16, 18]。异物取出后，必须行乙状结肠镜检查，以确保无黏膜撕裂伤[2, 5, 14, 16]。对所有患者必须予以心理评估和支持[1]。至少住院观察24h以排除出血或延迟穿孔[16]。结肠直肠异物处理策略见图41-2。

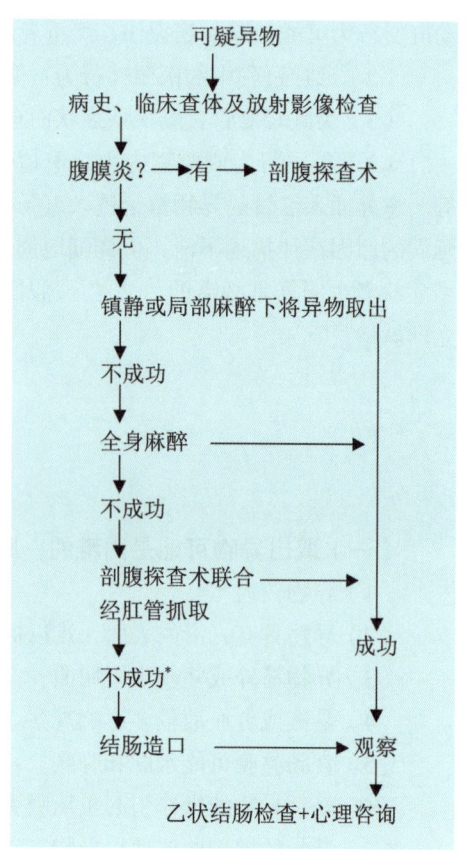

图41-2　结直肠异物处理线路图
（译者注：*适用于术中穿孔或肠管撕裂者）

第六节　小　结

异物插入肛管和直肠是一种业已阐明清晰的现象且临床并非罕见。腹腔异物迁移至结直肠则非常罕见。吞入和插入直肠肛管的异物在急诊科并不罕见，因此急诊外科医生必须熟悉这一疾病的临床处理方法。针对这一类患者的临床诊治措施即使在有经验的医生也颇具挑战性。选择镇静下取出异物，倘若失败则需要实施全身麻醉。除非考虑存在肠道穿孔，否则均应首选经肛管入路抓取异物，必要时实施Hartmann术。取出异物后进一步的内镜检查是必不可少的，以排除可能存在的相关结直肠损伤；倘若未及时发现，甚至会导致灾难性的致命后果。

第七节　自　我　测　试

1. 结直肠异物的诊断中，哪一项是正确的？
a. 普通的X射线是必须完成的，因为所有的异物均可以看出。
b. 肛管括约肌失张力异常提示可能存在异物。
c. 初次体检应始终在镇静下完成。
d. 病史均是典型的。
e. 疼痛是观察到的主要症状。
2. 结直肠异物的处理中，哪一项是不正确的？

a. 在所有情况下，剖腹探查均是必要的，以排除结肠穿孔。

b. 结肠穿孔时才实施Hartmann术。

c. 取出异物后内镜检查是必不可少的，以排除结直肠损伤。

d. 很少需要括约肌切开术。

e. 腹腔镜手术是结直肠异物取出术的一种替代方法。

3. 异物取出可能是困难的，因为：

a. 肛管括约肌可能是失张力。

b. 骶骨的解剖曲线使得异物头端远离肛管。

c. 异物下方负压吸引可阻止将其取出。

d. 直肠黏膜可能水肿和肿胀。

e. 粪便影响观察。

4. 异物取出后可能的并发症，以下情况除外：

a. 出血。

b. 结肠穿孔。

c. 性交疼痛。

d. 大便失禁。

e. 黏膜损伤。

5. 下列哪一项不属于去除异物后随访项目？

a. 乙状结肠镜检查。

b. 心理科咨询。

c. 钡剂灌肠。

d. 血细胞计数。

e. 临床随访24h。

答案

1. 答案：b

2. 答案：a

3. 答案：d

4. 答案：c

5. 答案：c

（Nicolas C. Buchs，Joan Robert-Yap，Bruno Roche 著

王亮 译，王天宝 校）

参考文献

[1] CLARKE D L，BUCCIMAZZA I，ANDERSON F A，et al. Colorectal foreign bodies [J]. Colorectal Dis, 2005, 7: 98-103.

[2] LAKE J P，ESSANI R，PETRONE P，et al. Management of retained colorectal foreign bodies: predictors of operative intervention [J]. Dis Colon Rectum, 2004, 47: 1694-1698.

[3] DASSEL P M，PUNJABI E. Ingested marihuana-filled balloons [J]. Gastroenterology, 1979, 76: 166-169.

[4] HARDING C K，PARKER M C. Incomplete large bowel obstruction caused by a duodenal stent [J]. Surg Endosc, 2001, 15: 1043.

[5] OOI B S，HO Y H，EU K W，et al. Management of anorectal foreign bodies: a cause of obscure anal pain [J]. Aust NZJ Surg, 1998, 68: 852-855.

[6] SCHWARTZ G F，POLSKY H S. Ingested foreign bodies of the gastrointestinal tract [J]. Am Surg, 1976, 42: 236-238.

[7] GOH B K，CHOW P K，QUAH H M，et al. Perforation of the gastrointestinal tract secondary to ingestion of foreign bodies [J]. World J

Surg, 2006, 30: 372-377.

[8] MISEROCCHI G, SIRONI V A, RAVAGNATI L. Anal protrusion as a complication of ventriculo-peritoneal shunt Case report and review of the literature [J]. J Neurosurg Sci, 1984, 28: 43-46.

[9] HANAVADI S, DURHAM-HALL A, OKE T, et al. Forgotten vaginal pessary eroding into rectum [J]. Ann R Coll Surg Engl, 2004, 86: 18-19.

[10] BUSCH D B, STARLING J R. Rectal foreign bodies: case reports and a comprehensive review of the world's literature [J]. Surgery, 1986, 100: 512-519.

[11] FRENCH G W, SHERLOCK D J, HOLL-ALLEN R T. Problems with rectal foreign bodies [J]. Br J Surg, 1985, 72: 243-244.

[12] NEHME KINGSLEY A, ABCARIAN H. Colorectal foreign bodies. Management update [J]. Dis Colon Rectum, 1985, 28: 941-944.

[13] EFTAIHA M, HAMBRICK E, ABCARIAN H. Principles of management of colorectal foreign bodies [J]. Arch Surg, 1977, 112: 691-695.

[14] MAFFEI M, BUCHS N, ZUFFEREY G, et al. Quando la proctologia incontra la sessualita [J]. Pelvi-Perin, 2005, 24: 149-156.

[15] SOHN N, WEINSTEIN M A, GONCHAR J. Social injuries of the rectum [J]. Am J Surg, 1977, 134: 611-612.

[16] COHEN J S, SACKIER J M. Management of colorectal foreign bodies [J]. J R Coll Surg Edinb, 1996, 41: 312-315.

[17] NIVATVONGS S, METCALF D R, SAWYER M D. A simple technique to remove a large object from the rectum [J]. J Am Coll Surg, 2006, 203: 132-133.

[18] KOURAKLIS G, MISIAKOS E, DOVAS N, et al. Management of foreign bodies of the rectum: report of 21 cases [J]. J R Coll Surg Edinb, 1997, 42: 246-247.

[19] AHMED A, CUMMINGS S A. Novel endoscopic approach for removal of a rectal foreign body [J]. Gastrointest Endosc, 1999, 50: 872-874.

[20] JOHNSON S O, HARTRANFT T H. Nonsurgical removal of a rectal foreign body using a vacuum extractor. Report of a case [J]. Dis Colon Rectum, 1996, 39: 935-937.

[21] HUMES D, LOBO D N. Removal of a rectal foreign body by using a Foley catheter passed through a rigid sigmoidoscope [J]. Gastrointest Endosc, 2005, 62: 610.

[22] COULSON C J, BRAMMER R D, STONELAKE P S. Extraction of a rectal foreign body using an electromagnet [J]. Int J Colorectal Dis, 2005, 20: 194-195.

[23] HOITSMA H F, MEIJER S, DE JONG D. The transsphincteric approach for removal of a huge foreign body from the rectum [J]. Neth J Surg, 1984, 36: 83-84.

[24] BERGHOFF K R, FRANKLIN M E JR. Laparoscopic-assisted rectal foreign body removal: report of a case [J]. Dis Colon Rectum, 2005, 48: 1975-1977.

[25] PICHON N, FRANCOIS B, PICHON-LEFIEVRE F, et al. Embolization of rectal arteries: an alternative treatment for hemorrhagic shock induced by traumatic intrarectal hemorrhage [J]. Cardiovasc Intervent Radiol, 2005, 28: 515-517.

第四十二章　腹腔危症和肠功能衰竭

第一节　引　言

定义"腹腔危症"比较困难，但是结直肠外科的本质决定了医生必须经常面对这种困境。腹腔危症跟急诊外科、吻合口漏或者外科再手术都有关系，当然关系最密切的是腹腔内感染。腹腔危症涉及多器官功能衰竭、再手术、肠管损伤和损害、腹腔开放、多处肠道造口或肠瘘、依赖营养支持及长时间虚弱等情况。简单的腹腔危症患者比较容易诊治，但危重复杂患者的处理颇具挑战，且患者的死亡风险显著上升。在过去25年间，笔者所在研究所作为国家级转诊中心，接受英国乃至全欧洲转诊来的复杂患者，共成功诊治超过1 000例。在积累了丰富经验的基础之上，建立了确实有效的诊疗原则，将在本文中予以深入讨论。

肠功能衰竭（intestinal failure，IF）可以被定义为：肠道功能的减退，从而导致机体在营养吸收、水及电解质平衡方面的最低要求得不到满足的状态。在急诊结直肠外科中，这种情况很常见，一般也能够迅速恢复。部分患者由于并发症或者残留消化道过短等因素的影响，肠功能衰竭的状态可以持续数周到数月之久。外科诊治小组不仅要找到并处理引起IF的原发病或并发症，同时还要诊治患者各种相关改变，通常包括进展性的全身感染、营养不良和水、电解质失衡、高流量的肠瘘或肠造口及复杂的腹部外伤。

在本章中，将探讨结直肠外科中腹腔感染的病因、评估和诊治以及针对合并有肠瘘、肠衰竭和其他器官衰竭等复杂情况的诊治策略。

第二节　腹腔危症和肠功能衰竭的病因

结直肠外科是高风险的学科，例如择期直肠前切除术与冠状动脉旁路移植术比较，死亡风险更高，并发症的发病率至少升高了30%。急症结直肠手术的风险比相应的择期手术高5～10倍。所以不必惊讶，许多腹腔危症发生于急诊入院或手术患者，略举数例：肠梗阻、大范围器官组织切除、胰腺炎、复杂的憩室炎，甚至被忽视的阑尾炎。一旦手术出错，会导致器官衰竭、恢复期延长甚至死亡等灾难性的结局。内科共存病和出血可以导致意料之外的术后腹腔危症，但最常见的原因仍然是吻合口漏。任何吻合口都可能（或必将）发生破裂，但是左半结肠吻合或结直肠吻合术后发生吻合口漏的风险最大。一般条件下，吻合口越靠近盆底，发生吻合口漏的风险就越高。许多外科医生常规或选择性的行预防性回肠造口术，用以旷置低位结直肠吻合口，这并不能预防吻合口漏发生，但是可以大大减轻发生吻合口漏之后所造成的恶果。

结直肠外科医生常常通过下述的诊疗原则来恰当地处置腹腔危症，包括严重的憩室炎、吻合口漏或者腹腔脓肿，以期获得满意的治疗效果。笔者的经验显示导致腹腔危症的真正原因，往往都是一系列病变的序贯发生而不是某个单独病变，最终导致患者死亡或者IF。对于不同患者，具体的病因和序贯发生的顺序各不相同，但是许多常见的病因应予以重点关注（表42-1）。一旦产生术后全身感染，很多情况下患者接受的却是延误时机的、不充分的和不适宜的诊治措施。部分外科医生相当抗拒外置已破裂的肠道吻合口，或者在营养状况未能改善和腹腔感染没有得到充分处理的情况下，过于匆忙地行肠管再次吻合。这种情况只会造成感染持续存在，导致患者生理机能恶化，处理更加棘手。对于这种情况，克罗恩病发生IF的研究结论具有重要的参考意义，其结论非常简洁明了：三分之二的IF源于腹腔危症，而不是切除多处肠管的结果[1]。

因此虽然腹腔危症和IF常常发生于复杂的克罗恩病、放射性肠炎或者既往有多次手术史的患者，但很大一部分是由手术操作技术本身所致。事实上，腹腔危症可能发生于所有剖腹探查的患者。

表42-1 腹腔危症的诱发因素

- 未能诊断或延误诊断的全身感染
- 初次抢救手术失败
- 未处理的肠管损伤
- 控制失败的全身感染
- 无经验的外科医生施行手术或再次手术
- 多次不成功的再次手术
- 不恰当的肠吻合术：感染坏死处吻合、营养不良、吻合远端肠梗阻
- 再次肠切除吻合手术施行过早
- 术中遭遇未曾预料到的困难
- 开放腹腔处理的难题
- 肠内营养的难题（耐受不佳、营养管渗漏或堵塞、局部脓肿）
- 肠外营养的难题（导管感染、导管堵塞、黄疸）
- 肠造口、引流管和引流液的难题（渗漏、腐蚀）
- 来自患者和其家属的压力（催促医生过早施行再次手术）
- 外科医生快速治愈患者的意愿
- 超过所在医院处置此类患者的能力

第三节 临床表现和复苏

　　绝大部分外科腹腔危症患者表现为病情急剧恶化，因此迅速确诊和恰当复苏措施至关重要。那些腹腔感染恶化、发生感染性休克、已经送入重症监护室（ICU）的患者，其死亡率至少3倍于那些早期就得到正确诊治者。如果预料之外的并发症能够得到早期诊断和有效治疗，那么在系统性评估和处理术后患者的过程中，年轻无经验的外科医生们也能够得到良好的训练。英格兰皇家外科学会为此建立了专门的训练课程和教材手册《危重外科患者处理课程》[2]。另一个获取外来治疗意见的途径是联系电话咨询小组。将本单位无能力诊治的患者或者接受了高风险治疗措施患者的情况详细告知电话咨询小组，这样能够提高对腹腔危症的警惕，有可能更早地做出正确诊断。

　　全身感染的临床表现多样，而外科患者也常需面对多种多样的内、外科相关并发症，因此系统性评估结合早期复苏非常重要。气道、呼吸和循环状况的快速即时评估，给予高流量吸氧和静脉输液。任何明显的出血都应及时控制并监测基本生命体征。部分病情不稳定患者需要快速转送到重症处理病区或手术室，但大部分患者只需进行详细评估，其目的是为了尽快诊治引起病情恶化的病因。根据临床表现特征，初步的、范围广泛的、各种潜在可能的诊断均必须慎重考虑。在通常情况下，基于疾病发展过程、施行的手术和共存病，多可预测相关的并发症。

　　主治医生亲自检查患者、复习病程记录、血液化验、微生物化验和影像检查结果是诊疗患者的基本手段。对于复杂患者，尤其是ICU患者和在外院有多次手术史患者，复习病程记录需要花费一定的时间。经验丰富的资深医生会留出足够的时间来完成上述至关重要的工作，如果没有充分理解既往的诊治过程，那么进一步的诊治措施效果必然大打折扣。对于复杂和危重患者，良好的团队合作至关重要：一部分小组成员进行复苏、安排转送和病情检查，同时其他小组成员考虑手术策略问题。

　　全身感染会导致生理机能障碍，其严重程度是判断治疗效果的重要因素，并决定了外科医生采取治疗措施的紧急程度和强度。对于病情相对稳定患者，可以有充分的时间进行详细的鉴别诊断并采用非手术治疗，但对于病情迅速恶化乃至出现多器官功能衰竭患者，外科医生可能只有一次可供尝试的机会以挽救患者。全身感染的严重程度分期可见表42-2。分期不仅对于审核和科研有帮助，而且是临床实践中判断感染严重程度、紧急程度和预后的标准。

表42-2　感染严重程度的定义

概念	定义
全身性炎症反应综合征（SIRS）	以下表现中具备两条 ·发热（＞38℃）或者低体温（＜36℃） ·心跳过速（不使用β-受体阻滞剂的情况下＞90次/min） ·呼吸频率过快（＞20次/min或需要机械通气） ·白细胞计数＞1.2×10^9/L或者＜0.4×10^9/L 全身感染（Sepsis）=SIRS+已经确诊来源的感染
严重感染	SIRS+器官灌注改变或者一个或多个器官功能障碍。几乎所有的器官均可牵涉其中。例如： ·心血管系统（CVS）：乳酸盐＞1.2mmol/L或者全身血管阻力（SVR）＜800dyne/（s·cm^3） ·呼吸道：PaO_2/FiO_2＜30kPa或者PaO_2＜9.3kPa ·肾脏：尿量＜120mL/4h ·中枢神经系统（CNS）：不使用镇静药或没有神经系统病变的情况下格拉斯哥评分（GCS）15分
感染性休克	除上述病情外，还出现顽固性低血压和进展性感染的临床表现。感染性休克几乎是所有多器官功能衰竭的组成部分

　　全身性炎症反应综合征（systemic inflammatory response syndrome，SIRS）是全身性炎症的最早期阶段。全身感染是病源明确感染引发的临床表现。下一阶段更严重的病变就与器官功能障碍有关了，一般称为"严重感染"（当感染来源已经明确时）或"感染综合征"（当感染来源未能明确时）。尽管已有精确计分系统用于评估器官功能障碍，但在临床实践中仅凭器官功能障碍的特征性临床表现（如低氧血症、精神障碍、凝血功能障碍和低血压等）就足以确诊。

　　重要的是器官功能障碍的下一个发展阶段，即器官衰竭，每增加一个功能衰竭的器官，死亡率至少增加25%。SIRS的重要性在于，特别是正在接受治疗而SIRS仍持续存在的情况下，它是病情即将进展成危急重症的早期标志，而且这个进展过程可以突然启动。在SIRS的早期给予积极治疗，疗效较好。

　　大约1h后，患者对于初次复苏抢救措施的反应即可变得清晰，是否需要进行进一步检查亦变得明了。除腹腔感染外，源自其他部位的全身感染非常普遍，最多见于尿路、胸腔和导管，可能的诊断非常多，常需进一步的腹部检查以确定或排除腹腔感染。个别患者情况太差或者手术探查指征明确，可以不用进一步的影像学检查，但绝大多数患者需要行CT扫描，且最好做经静脉、口服或直肠灌肠对比增强造影，对诊断非常有帮助。CT扫描不仅可以确定或者排除诊断，而且可以确定某部位的腹腔在手术时不必探查。对于复杂和粘连严重的手术，减少探查范围可以减少副损伤。单个的腹腔积液可以在放射学监视下引流，其紧急程度决定于感染的严重程度。专业的放射科医生能放置更大的引流管并且可引流多处积液。任何体腔内行双套管引流可方便灌洗。

第四节　手术决策

　　患有弥漫性腹膜炎、多处腹腔脓肿或组织坏死、经皮穿刺引流失败患者必须行剖腹探查术，以挽救生命。探查手术距离最近一次手术的时间，会影响探查难易程度和发生并发症的风险大小。3天之内，进一步的探查手术会相对简单，超过这个时间段之后，粘连会增加手术难度，特别是会增加肠管副损伤的风险。这个潜在的风险可能影响疑诊患者的外科决策。无论如何，对于腹腔感染患者，通过各种方法明确感染的病因或者来源都是至关重要的，并且患者的病情越重，留给外科医生的时间就越少。

　　对于多数腹腔感染患者，可能没有"在某个特定的时间必须做某个手术"这样明确的手术适应证，外科医生必须权衡手术的风险和收益，包括每个疑似诊断的可能性大小和相应治疗方案被延误所带来的风险。例如，一个可能患有腹腔感染患者，常常同时具有肺炎的临床表现。另外，患者腹腔感染被医生忽略的危害较大，而对于肺炎患者剖腹探查的结果即使是阴性，也最多不过是延长了机械通气的时间而已。做出正确的临床决策不仅需要资深专家的细致评估，仔细考虑可能性最大的病因，也要同时衡量其他可能的病因及其可能性大小。接下来医生还要详细考虑术后并发症及共存病的影响。对于临床表现不同的患者，必须执行不同的积极或者保守的外科策略，但对于明确的腹腔内感染，就必须采用相应明确的治疗措施。

第五节　重症监护室患者

合并器官衰竭的ICU患者在许多方面必须慎重对待。外科医生评估处理其经管的熟悉患者或被紧急召唤处理其之前完全不了解的陌生患者。这两种情况均各有难点。对于外科医生自己经管患者，其手术就是外科医生本人施行，因此优势在于对之前的病情和手术情况非常了解；劣势在于有时候很难对术后并发症的诊治保持客观的立场。

当被邀请至ICU处理其他外科医生的患者之时，发现需要面对的是病情复杂危重且完全陌生的患者，需要医生决定是否施行高风险的治疗措施。在这种情况下，外科医生必须反复确认：诊断是否明确和手术是否就是最佳手段。在各自评估病情之后，外科医生和重症监护医生应该一起细致地讨论病情，做出双方都认可的治疗方案，再推荐给患者及其家属。

安静患者可能没有典型的腹膜炎表现和体征，但偶尔会戏剧化地出现明确的临床表现，例如引流管内引流出肠内容物。诊断常常基于临床表现加上生命体征恶化的客观证据（表42-3）。

一旦出现器官功能衰竭，清除腹腔感染就变得极其重要。想要挽救合并外科腹腔感染和器官衰竭患者的生命，就必须迅速和恰当地处理感染源。复苏抢救措施和凝血功能障碍的矫正非常重要，但是除非感染灶被引流，否则患者的生命体征无法好转。尚有一部分患者，有时认为"病情太重而无法耐受手术"，企图等待病情改善之后再行手术，这种推迟手术的做法常常是错误的。

表42-3　ICU患者病情恶化的标志

· 对输氧的需求增加
· 对机械通气的需求增加
· 对补液的需求增加
· 心脏功能减弱
· 血管扩张
· 对强心药的需求增加
· 需要做血液透析或血液滤过
· 凝血障碍
· 血小板减少
· 酸中毒
· 高乳酸盐水平

第六节　腹腔危症患者手术策略

在风险评估和术前CT扫描的协助下，做出手术探查的决策之后，手术小组在上手术台之前必须制订一个清晰的临时计划。这个计划应根据术中探查所见做适当调整，但外科医生要警惕尽量避免给危重患者施行时间过长和过于复杂的手术。如果患者在理想的内环境下消化道重建都失败了，又怎么能奢望在腹腔感染的情况下获得成功？对于已经有器官衰竭苗头甚至已经明确的器官衰竭患者，最简单和最安全的手术才是最好的。这也意味着医生往往只能选择脓肿引流、坏死组织清除、破裂肠管外置和预防性肠造口等手术方式。

对于憩室炎，即便近些年来的趋势是行切除后一期吻合，但当发生粪性腹膜炎和感染性休克的时候，绝大多数的外科医生仍然会选择Hartmann手术。对于腹腔危症也采用相同的诊疗思路，典型的例子为吻合口漏。对于一般情况良好患者，如果循环功能正常且早期诊断，术中发现漏口较小且腹腔内污染轻微，采用近端预防性造口加漏口修补术是正确的；但是对于危重患者也采用同样的处理方式往往就是蛮干了。保留吻合口有可能正常愈合，但是发生吻合口漏导致腹膜炎的风险要大得多。对于做过两次手术患者，发生全身感染和器官衰竭的可能性远大于顺利痊愈。早期诊断具有明确器官衰竭的患者是否继发腹膜炎是比较困难的，到了疾病晚期，两者常同时存在。

有多次手术史患者术后腹腔感染，必须采用与前文不同的治疗策略。因为严重的粘连，原发的感染源可能无法清除或无法将破裂的肠管外置。如果感染灶原发于盆腔，不要强行分离盆腔内粘连成团的肠管，而是采用近端肠管造口术，这样可以减轻盆腔感染，但也有可能导致高流量肠瘘，延长了静脉营养的时间。第三种治疗策略是单纯引流脓腔或积聚的肠内容物，然后腹壁切口不予以缝合（腹腔开放术）：只要时间足够，任何泄漏的肠内容物总能找到通往身体表面的通道，漏口周围感染的问题总可以解决。

有时候根本无法选择理想的部位行肠造口，这种情形并不少见。避免造口部位张力过大非常重要。增大造口直径非常有帮助。水肿的肠管可能在造口时无法外翻，因此采用无外翻的造口转流也是可以接受的。最后一个治疗策略是肠管内插入大号气囊导尿管，如果十二指肠升部需要行外置造口的话，因难以操作，这可能是最有效的替代方法，尽管导尿管拔除后可能出现肠管狭窄。

机体内环境经常影响手术效果，不彻底的手术会导致术后并发症持续存在，但有时候也不能为追求手术完美而彻底清除所有积脓积液，这不仅是因为患者有可能一般情况太差而无法耐受长时间手术，也因游离范围过大可能导致肠管副损伤的风险大大增加。在缩小范围的探查手术中，术前CT扫描对于保证基本手术探查范围和效果具有巨大的价值。无论如何，在决定是否切开分离一个粘连严重的部位时，外科医生必须意识到感染灶周围的粘连往往是最致密的。

在病情危重的情况下，可以采用损伤控制手术原则。危重患者或者已经存在酸中毒、低体温和凝血功能障碍，或者即将出现这些病变。手术时间过长对于这些患者而言具有生命危险，简单快捷的手术是更好的选择，如脓腔引流、坏死组织清除、填塞止血和缝合肠道漏口（不做肠切除）。患者术后在ICU监测复苏24～36h，病情稳定后再返回普通病房。

如果肠道功能恢复的时间滞后，则需胃肠外营养支持。在没有远端肠管梗阻的情况下，首选经胃管或经口进食，也可以考虑经空肠营养管管饲。有时候同时经口和经空肠营养管进食对病情恢复很有帮助，例如存在十二指肠瘘的情况下。当然医生也要考虑到任何一种营养管本身也可能渗漏并导致并发症，不过这种风险很小。

外科引流管既有优点也有缺点，当然其在部分患者的治疗中扮演了重要的角色。如果术后消化道瘘出现的概率很大（如十二指肠漏或胰漏）或者存在深部腔隙感染（如腰大肌脓肿），放置引流管首先可以帮助控制感染，其次可以建立窦道。大口径（24号）引流管或双腔引流管的临床效果较佳。不管怎样，任何口径的引流管也不能完全防止结直肠吻合口漏的发生。

偶尔需要采用区域填塞止血，比如盆腔。特别当患者存在休克和凝血功能障碍的时候，需要达到快速止血之目的，任何其他尝试只会给患者带来更大的危害。一旦凝血块稳固，就必须尽可能早（通常术后第1天开始）轻柔地移除填塞物。超过这个时间，小肠就会与填塞物粘连，移除填塞物的时候发生副损伤的风险很大。填塞物必须在直视下小心地移除。

关闭感染腹腔的切口要多方面慎重考虑，避免切口张力非常重要。理想情况下，筋膜采用无张力全层缝合技术关闭。腹腔感染患者，推荐开放皮肤切口，以减少切口感染的概率。尽管如此，肠管水肿、扩张、腹腔出血或有填塞物的情况下，关闭腹腔存在一定困难且会增加腹腔内压力。这会导致腹腔室间隔综合征，此时腹腔内压力导致通气和静脉回流障碍以及其他的功能障碍。对器官衰竭患者的腹腔室间隔综合征的认识正在进一步深入，需要采取措施降低患者的腹腔压力。

当腹腔关闭困难时，下列措施可以考虑实施。笔者喜欢关闭切口两端的筋膜和皮肤，中央部分的切口保持开放，用可吸收的补片（比如薇乔补片）覆盖，将补片缝合在切口筋膜上。如果采用不可吸收的补片将诱发肠瘘，后续治疗极度困难。当剖腹探查发现腹腔感染源无法敞开引流，计划保持腹腔开放时，笔者同样喜欢使用薇乔补片覆盖切口，这样可以避免肠管膨出，降低术后管理难度，减少继发性肠瘘的可能性。少数腹腔内严重污染的患者，覆盖薇乔补片便于术后数天行腹腔灌洗。腹腔以某种形式保持开放时，暴露的肠管必须予以精心覆盖，以尽量减少术后更换敷料时的继发损害。纱布可以止血但会迅速产生粘连，因此在24h内必须将其小心移除。如果计划行术后腹腔灌洗，可以采用无粘连的硅胶薄膜覆盖肠管，通常使用Bogota袋（即配置静脉补液的3L袋），将其剪开，作为临时性的腹腔覆盖物。

一、患者术后重症监护室监护

绝大多数腹腔危症患者在术后需行ICU监护，以期顺利康复，每天持续输液。感染会改变患者的营养需要，增加脂肪供能比例更有利患者康复，小肠解剖结构的改变也会造成同样的结果。小肠过短、不牢固的吻合口、肠瘘或者非理想位置的肠造口均是胃肠外营养支持的适应证，目的是为了预防腹腔感染的复发、促进切口愈合、方便造口护理和保证营养摄入。胃造口置管术和空肠造口置管术放置的营养管需要首先作为胃肠道减压引流管，当胃液或肠液引流量减少后，才能作为营养液的输入管道。每一位患者的病情各不相同，来自手术医生的直接指导非常重要。

外科医生必须参与切口的处理，特别是当剖腹探查术后切口保持开放时。即便没有肠瘘，剖腹探查也会造成大量的体液丢失。如果是化脓性腹膜炎，术后可以使用大量生理盐水灌洗暴露的肠管。切口必须覆盖最大的造口袋。许多切口对于造口袋而言太大了，这种情况下使用"三明治膜"非常有用，它可以防止肠管粘连，这是一种简单可靠的方法。"三明治膜"首先是一层半透膜，胶面朝上，防粘连层朝向肠管，中间是一层湿润的纱布，最外侧一层是超过前两层大小的半透膜，边缘部有胶面以便粘合固定整个"三明治膜"。这种"三明治膜"必须每天更换。可以覆盖在可吸收薇乔补片上方或者直接覆盖在肠管上。如果腹腔浆液性渗出或者肠内容物渗漏非常多，可以在腹腔内放置持续的低负压吸引管，引流管单独戳孔引出。引流积液和切口覆膜操作简便。笔者避免在健康的肉芽创面上放置吸引管，因为这样反而容易导致创面被漏出的肠内容物污染。在感染彻底清除且营养状况良好的情况下，开放剖腹探查术后的切口肉芽组织生长异常迅速。

感染复发对于危重患者始终是个威胁，外科医生需经常重新评估此类复杂患者。尽管前述处理原则仍然适用（找到并尽可能快捷、简便和安全地处理感染源），但也有部分处理措施存在争议。正确诊断复发性腹腔感染比较困难，其死亡率也比较高，若干年前就曾经流行24～48h内的计划性再次剖腹探查术。最终这种治疗方案给绝大多数患者带来的危害远大于收益，故基本上已经摒弃。但计划性再次剖腹探查手术对于损伤控制仍然是必需的（再次探查并最终完成彻底手术），对于缺血性肠病的治疗仍然有很大价值（48～72h再次评估缺血范围）。另外，计划性再次剖腹探查术还用于个别患者，因需再次观察腹腔病变情况或冲洗特定的病变区域。

现在的治疗方案命名为"按需探查（laparotomy on demand）"。决定再次手术之前必须仔细地评估病情和预后。对于ICU患者，每多施行一次手术，彻底清除感染灶的可能性就相应下降，而死亡风险相应上升[3]。患者的年龄也是能否存活的关键性决定因素之一，因此对于腹腔危症患者，如前所述，尽可能地确保首次手术的安全性非常重要。如果腹腔感染需要进一步手术，则按照前述的手术方案施行，但更强调恰当地旷置肠道的作用，保持腹腔开放的可能性更大。此类高龄患者术后病情往往会迁延数月，且拖延时间越长，出现高流量肠瘘和营养不良的可能性越大，因此在施行消化道重建手术之前，必须谨慎处理高龄患者的复发性腹腔感染。

偶尔会在二期愈合的探查切口的下方复发感染。可以采用前入路、腹膜后入路及侧方入路来探查及彻底引流感染灶。探查手术时，切口肉芽组织和造口边缘偶尔会发生大出血，抗凝药物的使用也起了推波助澜的作用。此时需要采用压迫止血、局部填塞止血纱布和缝合等措施予以止血。

还有其他很多可能发生的外科并发症。例如，肠造口或胃造瘘有可能回缩并泄漏至腹腔或腹壁间，导致脓肿或者坏死性筋膜炎。如果重建造口不安全或无法重建，那就敞开切口，每天冲洗，持续负压吸引肠内容物并抑制消化液分泌，均能起到一定效果。无论是暴露在体外的肠管，还是在腹腔内的肠管，都有可能新发肠漏。

即使切口放置了补片，小肠也可能通过探查切口突出体外，此时需要重新放置薇乔补片以覆盖脱出的肠管。

二、术后肠瘘

在腹腔危症的治疗过程中，肠瘘会引起一系列的问题：营养、切口处理、感染复发和住院时间延长是术后肠瘘的典型并发症。肠瘘分型复杂，病因多样，但本文只探讨最为常见的术后肠瘘及其诊疗的一般原则。克罗恩病、憩室炎和其他一些导致原发肠瘘的疾病，还有上消化道肠瘘已经超出本章的讨论范围。

施行简单的剖腹探查术后关闭腹部切口，偶尔误将小肠与切口缝合，导致术后肠瘘的发生；大部分肠瘘还可发生在腹腔感染或肠梗阻再次手术之后（表42-4）。

表42-4　导致术后肠瘘的高危因素

· 肠管副损伤（肠管穿孔或被切断）
· 在非理想的状况下行肠吻合术
· 吻合口远端肠梗阻未缓解
· 继发于肠粘连、腹腔脓肿或蜂窝织炎的肠梗阻
· 腹腔开放

避免肠瘘的发生有赖于彻底且明智的外科手术，尤其是在不利的机体内环境下，肠管修补或肠吻合的手术策略颇为重要。一旦肠瘘诊断明确，最先考虑的事情是处理好相伴而至的腹腔感染，治疗方法参考前文。充分的临床评估和早期的CT扫描是规范的方案，指导下一步的置管引流或者手术探查。新发的切口感染合并肠瘘在充分引流之后，可以迅速好转。大多数有经验的肠瘘专科外科医生都支持早期禁食，使用全胃肠外营养，以减少肠液漏出量，有以下四个方面利于肠瘘愈合：

（1）无论对患者本人还是治疗小组而言，切口的处理更加容易。

（2）利于控制局部感染。

（3）确保充分的营养摄入。

（4）增加肠瘘自发愈合的可能性。

肠瘘可分为低流量瘘（<500mL/24h）和高流量瘘。低流量瘘对于水、电解质平衡和营养状况影响极小，但是高流量瘘可能造成水、电解质紊乱或者营养失衡，或者两者同时出现，此时必须采取营养替代方案。TPN自身也会带来风险，使用专用输液管道来输注营养液的方法可以大大减少导管感染的风险，营养小组的建议也非常有用。

影响肠瘘自发愈合的不利因素包括远端肠管梗阻、瘘相关脓肿、肠黏膜与皮肤愈合使瘘口呈唇状、前文所述导致肠瘘的病变未愈及包含两处或以上瘘口的复杂肠瘘。抑制肠蠕动的药物对于减少肠液量有帮助，副作用则为便秘。在腹腔开放的情况下，皮肤黏膜愈合连续性越好，肠瘘自发愈合的可能性就越低。

如果感染控制，营养保持良好，那么最常见的是位于切口的瘘，其瘘口位于肠管侧壁，在数周内自发愈合的概率非常大。但是，一旦肠瘘存在时间超过6周，自发愈合的可能性就明显变小，需要慎重考虑后续治疗，允许患者经口进食。需要进行适当的消化道造影，以了解整个胃肠道精确的解剖变化情况。

肠瘘修补手术最好推迟到患者营养状况良好、感染完全控制和机体可耐受进一步的重大手术之时。另一个需要慎重考虑的因素是腹腔本身情况务必稳定，此时易于手术。这需要花费数月的时间，如距离前次探查手术时间不超过6个月，笔者一般不会施行下一步的手术（腹腔感染被迫接受手术除外）。肠瘘修补手术的操作细节本章不予讨论，但外科医生必须清楚地了解前次手术情况和病理结果，必须在脑海中详细刻画当前解剖状况，对手术的困难要有清晰的认识。如果需要做多个吻合口，那么在其近端做预防性肠造口则更加安全。

中等程度病变的肠管切除还是保留，是否行下一步的肠吻合术，做出这些决定是非常困难的。这些决定必须是整个外科手术策略的有机组成部分。保留肠管的长度对患者康复有决定性影响，这是外科医生必须掌握

的要点。如果保留肠管的长度不足100cm，就可能要行长期的营养支持。如果结肠也同时被切除或旷置，那么小肠的长度不短于150cm，才能不依赖营养支持。如果小肠同时合并有某种疾病，那么保留肠管的长度还要延长。明确前述要点之后，外科医生必须尽可能地保留那些可能存活的肠管。即使患者必须依赖长期的胃肠外营养支持，那些一周只需要输注3次营养液的患者，其生活质量优于那些每天都需要输注者。因此保留适当长度肠管对于患者的康复至关重要。

那些继发性腹壁切口中央缺损的患者关闭腹腔相当困难，可以采用以下手术技术。首先，非常重要的第一步是将腹壁按照解剖结构分层游离，然后通过游离腹直肌鞘或者加做侧方减张切口，可以大大增加切口组织延展宽度。使用切口上、下端交替缝合技术可以帮助关闭腹直肌鞘，但常常会遗留切口中间部分缺损。笔者禁止在施行了肠吻合术的同时使用不可吸收补片（例如聚丙烯和聚酯补片），因为一旦发生肠瘘就将是一场灾难。笔者推荐放置可吸收补片（例如薇乔补片）。这些患者有2/3的概率发生切口疝，但可以在数月之后行彻底的手术处理。

三、慢性肠功能衰竭

在等待肠瘘修补术的过程当中，或者选择不进行任何手术，或者罹患短肠综合征，以上情况都意味着患者进入"慢性IF"的状态。IF可分成3种：

（1）许多外科患者在围手术期或ICU期间，需要全胃肠外营养或者肠内营养支持，这段时间可持续数天或数周，然后患者可以恢复正常饮食。

（2）施行组织器官切除、外科感染、肠瘘、肠梗阻等复杂的重大手术之后，需要给予数周或数月的营养支持治疗。

（3）当感染逐渐控制，病情稳定，部分患者根据残留肠管的长度和功能，需要长期营养支持。随着时间推移，残留肠管可逐渐代偿适应，营养支持常可减少。

慢性IF可以是永久性的，但通过自助式家庭胃肠外营养，患者可以保持积极与高质量的生活和工作。当决定是否行大范围的小肠切除时，要牢记会造成慢性IF的潜在后果，当然患者的年龄、主观意愿和一般情况也需要综合考虑。

根据残留肠管的状态，肠衰竭患者需要输注部分或全部营养液。尽管很多患者可以采用特制饮食施行肠内营养，安全的全胃肠外营养仍然是有效治疗IF的基石。至少很多患者可以进行自助营养支持，但却不能保持水、电解质平衡，这些患者需要静脉输液且常需补充微量元素镁。不管是肠管过短还是高流量的高位肠造口，使用制酸药及可待因或洛派丁胺以减慢肠蠕动，均可减少消化液流失。病情逐渐稳定，切口和瘘口变得更容易处理，患者对肠内营养的耐受性加大，对营养液的消化吸收效率也会提高。如果高位肠造口或肠瘘仍然拥有旷置的远端正常肠管，那么这些肠管可以用来施行肠内营养。该技术的建立需要熟练的造口管理和肠内营养配置技术，但是对于远端旷置肠管超过75cm患者，大约有75%患者可以显著减少或者完全取消胃肠外营养支持[4]。

第七节　小　　结

不幸的是，腹腔危症是结直肠外科不可分割的固有组成部分。对复杂的择期手术精心设计，尤其是机体内环境不够理想时，慎重考虑预防性造口，这样可以预防或者减少腹腔危症的发生。当病情恶化的时候，建立快速诊断和有效治疗的机制非常重要。应该请资深外科医生参与评估病情。对于危重患者，最好（有时候是唯一）的有效抢救机会就是第一次再手术，预防性造口和肠管外置是治疗的基础。外科医生必须积极参与ICU的诊断和处理。感染等并发症的复发颇为常见。如果患者病情尚未稳定，就计划行消化道重建手术往往是不明智的，至少要与前一次剖腹探查手术相隔6个月或更长时间。除了患者经管外科医生和所在医院，也欢迎其他医疗单位的医护人员参与诊治，进行热烈的讨论和对成功及失败经验的分享。

第八节　自　我　测　试

1. 对于一个腹腔开放合并多发小肠瘘的腹腔危症患者：

　　a. 择期手术后比急症手术后更常见。

　　b. 通常是临床诊疗过程中某单独不良事件的结果。

　　c. 仅见于罕见的、难以治愈的潜在疾病过程。

　　d. 绝大多数外科医生在其执业生涯中都会发生。

　　e. 30天平均死亡率超过75%。

2. 一例73岁患者，高位直肠前切除术后4天，因为吻合口漏导致弥漫性粪性腹膜炎。在麻醉科监护发现，患者体温35℃，血小板减少，肾功能损害，强心药依赖。

　　a. 推迟手术，直到第二天患者一般情况好转。

　　b. 拆除吻合口，肠管末端外置（译者注：首先应冲洗清除腹腔粪液）。

　　c. 修补或重做吻合口。

　　d. 冲洗腹腔内积液，保持腹腔开放。

　　e. 修补或重做吻合口，再加做近端肠造口。

3. ICU患者，腹腔感染合并多发器官衰竭，正在实行8天内的第3次剖腹探查术，计划关闭腹腔。即使充分松弛肌肉，因为肠管水肿，腹腔内显得张力过高。根据现代观点，以下哪项错误？

　　a. 双重聚丙烯缝线张力缝合。

　　b. 放置可吸收补片。

　　c. 使用Bogata袋。

　　d. 放置临时性无粘连（硅橡胶）薄膜。

　　e. 保持腹腔开放。

4. 在周末值班的时候，你被邀请去ICU会诊一位同事的患者，可能存在腹腔感染。患者6天前因憩室炎穿孔行Hartmann手术，合并败血症和器官衰竭（人工通气、使用强心药物、血液滤过）。肠造口正常但未恢复功能。考虑到下一步的诊断和治疗，下列哪项正确？

　　a. 临床评估腹膜炎征象通常较有价值。

　　b. 强心药剂量和最近人工通气支持状态的变化对于外科医生评估患者整体病情有较大价值。

　　c. 超声检查阴性结果足以合理的排除腹腔感染。

　　d. 增强对照CT扫描不再是最佳检查手段。

　　e. 第2天行二次开腹探查手术以阻止病情持续恶化，这适用于所有的合并严重腹腔感染的患者。

5. 一位保持腹腔开放的患者出现空肠瘘。肠瘘看上去来自屈氏韧带远端100cm的未愈合的吻合口。考虑到肠瘘的问题，下列哪项正确？

　　a. 现阶段患者不需要全胃肠外营养。

　　b. 患者不能进食任何食物直到施行完毕消化道重建手术。

　　c. 消化道重建手术应该在下个月施行。

　　d. 肠瘘有较大的概率自发愈合。

　　e. 治疗的第一步是排除腹腔内感染。

答案与解析

1. 答案：d

解析：腹腔危症在急症手术后常见。即使在一般情况尚可的典型外科患者，术后也可发生一系列的并发症。大多数外科医生在其执业生涯中都将会遇到本并发症。采用简便、安全的处理原则，可以将死亡率降低到普遍可以接受的水平。

2. 答案：b

解析：患者有多发性器官功能损害或者衰竭，相比术前，腹腔空间大大减少。如果将肠管修补而不是外置，肠瘘的风险非常大。进一步的手术将带来很高的死亡风险，手术成功的概率非常小，即使患者存活，发生腹腔危症的概率也非常大。因此对于本例危重患者，争取抢救成功的最好方法就是将肠管外置后迅速结束手术，后续的手术留待日后再考虑。尽管外科医生与ICU医生共同决策希望病情进一步好转，但贻误时机会使病情进一步恶化，因此只要患者达到适当的复苏，就应手术。保持腹腔开放在本例中并不需要，因其本身就会带来很多副作用，清除感染源（本例中就是将肠管外置）是最基本的治疗原则。

3. 答案：a

解析：将水肿的腹壁大力拉拢，张力缝合可能会引发较大的危害。腹腔压力过大发生腹腔室间隔综合征，会导致呼吸系统、心血管系统和肾功能损害。张力过大的缝线很可能导致缝合组织坏死并置患者于坏死性筋膜炎和切口裂开的风险之中。对于一个病情未稳定的腹腔感染患者，根据患者的个体情况不同（水肿程度、并存病、腹腔污染情况、再次手术的可能性大小），简捷的临时性关腹措施（本题b～e选项）才是恰当的治疗方案。本阶段不建议使用不可吸收补片，因为后续感染和肠瘘对患者而言是一种灾难。

4. 答案：b

解析：合并器官衰竭的ICU患者可以通过以下特征显示病情恶化：心肺功能支持（强心药、机械通气）强度变化、酸中毒、凝血功能障碍、低蛋白血症和肾功能衰竭。这些特征加上临床怀疑腹腔感染且其他感染源（肺部、尿路、静脉导管、真菌感染）证据不足，那就需要进一步的临床干预。造影增强CT仍然是最佳检查手段。临床腹部状况评估非常重要，但对于近期手术仍在机械通气的患者而言帮助不大。超声扫描诊断腹腔感染的假阴性率太高。常规二次腹部探查手术与按需探查手术相比，死亡率升高，现在已经得不到广泛支持了。

5. 答案：e

解析：肠瘘治疗的第一步同时也是最重要的措施就是定位并处理腹腔感染。这个步骤决定了后续病情能否稳定和恢复是否顺利。屈氏韧带远端100cm处的肠瘘至少在病情初始阶段必须给予全胃肠外营养，且后者可能需要持续数周。少部分患者的残留肠管能够逐步耐受适应并代偿，但是绝大多数患者做不到这一点。保持腹腔开放患者的肠瘘几乎不可能愈合，因为皮肤黏膜会快速愈合。但这对于患者早期进食的安全性却有一定的优势。通常6个月之后，腹腔内情况好转，才能考虑消化道重建手术。早期手术的失败率更高，有时候会导致腹腔危症复发，患者生命遭受巨大威胁，务必小心。

（Antje Teubner，Iain D. Anderson 著

左继东 译，王天宝　周俊强 校）

参考文献

［1］AGWUNOBI A O，CARLSON G L，ANDERSON I D，et al. Mechanisms of intestinal failure in Crohn's disease［J］. Dis Colon Rectum，2001，44：1834-1837.

［2］ANDERSON I D. Care of the critically ill surgical patient［M］. Arnold，London，2003.

［3］ANDERSON I D，FEARON K C H，GRANT I S. Laparotomy for abdominal sepsis in the critically ill［J］. Br J Surg，1996，83：535-539.

［4］TEUBNER A，MORRISON K，RAVISHANKER H R，et al. Fistuloclysis can successfully replace parenteral feeding in the nutrition support of patients with enterocutaneous fistula［J］. Br J Surg，2004，91：625-631.

第四部分

其他专科相关问题

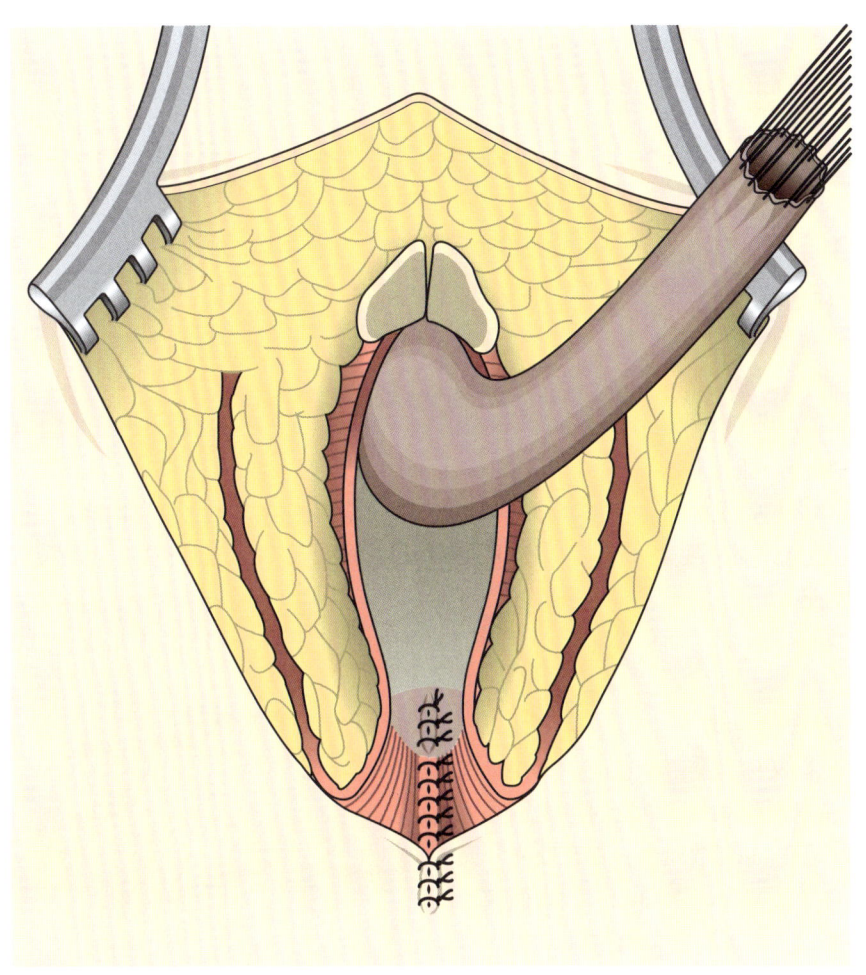

第四十三章 小儿结直肠外科

第一节 引 言

很多儿童结直肠疾病与成人类似，因此本章重点关注疾病的病理，特别是儿童的特殊之处，包括获得性和先天性疾病。

第二节 息肉性疾病

息肉在儿童中较常见，可见于大约1%的学龄前和学龄期儿童。发病率高，也是引起刚学步儿童和学龄前儿童胃肠道出血的最常见原因[1-2]。根据组织学类型将息肉分为错构瘤（幼年性息肉和Peutz-Jeghers息肉）和腺瘤［家族性腺瘤性息肉病（familial adenomatous polyposis，FAP）］。第三类息肉，增生性息肉，现在越来越受重视，通常见于40岁以上的人群，也可能是结直肠癌的前期病变[3]。

一、幼年性息肉

最常用的分类基于Jass和Sachatello的研究[4-5]：

1. 单发的幼年性息肉：

a. <5岁；

b. 局限于结肠；

c. 无家族史。

2. 幼年性息肉病综合征：

a. 婴儿幼年性息肉病：发生在年龄<6个月的婴儿，累及全胃肠道的广泛性息肉病。

b. 一般性幼年性息肉病：发生于年龄在6个月至5岁的儿童，累及全胃肠道的多发性息肉，绝大多数发生在胃、远端结肠和直肠。

c. Juvenile息肉病综合征（幼年性结肠息肉病）：发生于年龄在5～15岁的儿童，息肉位于远端结肠和直肠。

（一）单发的幼年性息肉

单发的幼年性息肉又称为潴留性息肉、炎性息肉或囊性息肉，占儿童息肉的80%。单发的息肉不是癌前病变[6]。息肉大小从2mm到数厘米，带有反光、光滑、球形的红色头部（图43-1、图43-2），表面通常有溃疡（可导致出血），体部有肠黏膜覆盖。

幼年性息肉显微镜下结肠组织呈杂乱无章的错构性的分布方式（图43-3）。息肉表面被覆单层结肠上皮，有时出现溃疡，或者被立状上皮替代。发生炎症时，上皮呈反应性增生，类似异型增生或腺瘤样改变。

约1%的学龄前儿童有单发的幼年性息肉，40%

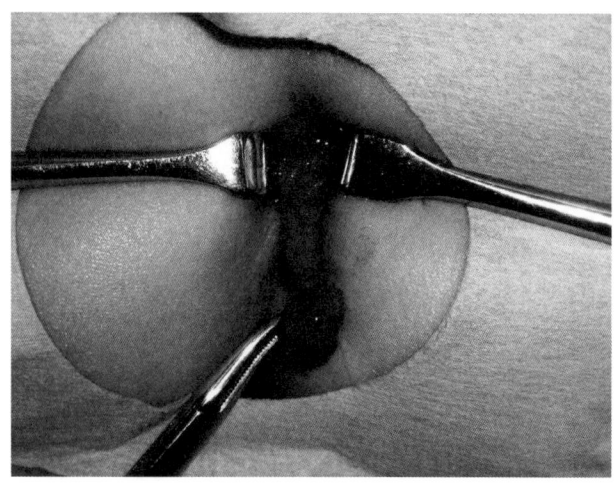

图43-1 带蒂的直肠幼年性息肉

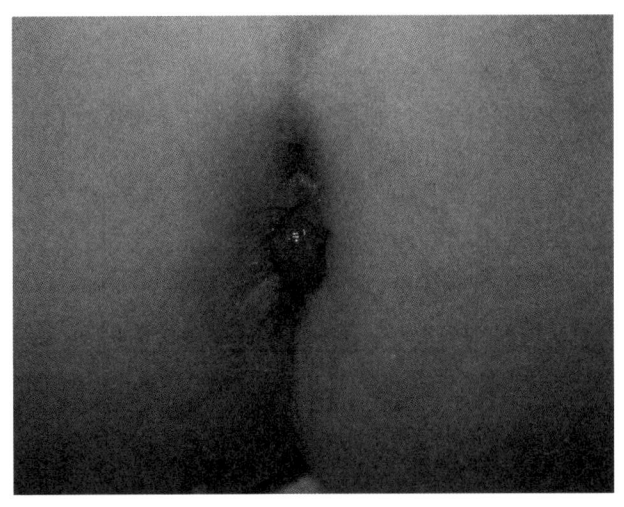

图43-2　肛管脱垂性息肉，与图43-47所示的痔有所不同

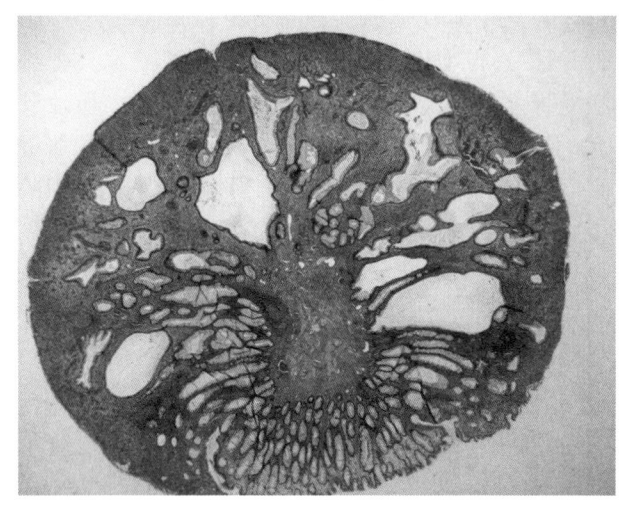

图43-3　幼年性息肉镜下所见

的息肉位于直肠和乙状结肠，60%的息肉均匀地分布在近侧结肠，青少年以后很少见。临床表现有直肠出血（93%）、腹痛（10%）和直肠脱垂（4%）。根据病史、直肠指检、乙状结肠镜、结肠镜和气钡对比灌肠检查，多可诊断。治疗方法为切除位于远端结肠和直肠的息肉。

因为多发性幼年性息肉有更高的结肠肿瘤发病风险，发现直肠息肉时要行结肠镜检查。当息肉＞5个，全结肠均需检查，以便诊断幼年性息肉病综合征。

（二）幼年性息肉病综合征

幼年性息肉病综合征（juvenile polyposis syndrome）是一种不完全显性的常染色体遗传疾病，机制是*SMAD4*和*BMPR1A*两个基因的突变，进而导致TGF-β受损[7]。

1. 婴儿幼年性息肉病（juvenile polyposis in infancy）　此病发生于出生后前几个月，不伴有息肉病的家族史。腹泻、直肠出血、肠套叠、蛋白丢失性肠下垂、巨人症、杵状指和张力减退是最常见的临床表现。全消化道受累最为常见。

2. 一般性幼年性息肉病（generalised juvenile polyposis）　该病在6个月至5岁的儿童中发病，主要临床表现有腹泻、轻度直肠出血、肠套叠和直肠脱垂。对于此年龄段儿童，与FAP相鉴别很重要。息肉可发生于全部肠道，最常见于胃、远侧结肠和直肠。治疗包括内镜下息肉切除，但可能需要切除部分肠段及反复治疗。

3. 幼年性结肠息肉病（juvenile polyposis coli）　此病发生于5~15岁儿童，以直肠出血、贫血和直肠脱垂为特点。息肉局限于远端结肠和直肠，约50%患者有家族史，为常染色体显性遗传。相关的其他缺损有腭裂、肠旋转不良和多指畸形。

（三）病理

息肉数目≥5个，或全消化道息肉，或者单个肠息肉伴有家族史的儿童都应该诊断为幼年性息肉病综合征。此类患者需要长期监测，因为早年即有较高的癌变风险[8]。该类息肉的大体外观与单发的幼年性息肉一样，但呈现出分叶状肿块，像一簇息肉长在柄部一样，镜下为绒毛状或乳头状的上皮结构。异常增生上皮可见于幼年性息肉和与之相连的共存腺瘤。重度异形增生或称原位癌，可见于幼年性息肉和幼年性息肉病综合征。叶状息肉比非叶状息肉有更高的重度异形增生的倾向。

二、Peutz-Jeghers综合征

（一）病理

Peutz-Jeghers综合征指胃肠道多发的错构性息肉，常伴有黑色素斑，呈棕色到黑色，常发生在唇部、口周和颊部黏膜（图43-4），在手、足、鼻部黏膜、结膜和直肠也有发生。常在婴儿期开始发病，青春期消退，

可发生于胃到直肠的全胃肠道，但最常见于小肠（55%）、胃（30%）和直肠（15%）[9]。大体上息肉大小从数毫米到数厘米不等，表面光滑，质地较韧，带蒂，呈分叶状（图43-5）。组织学上黏膜肌层肌纤维呈错构瘤样分布。上皮与固有层之间的组织所占比例较幼年性息肉更高（图43-6）。Peutz-Jeghers息肉的另外一个特点是有与血管无关的平滑肌错乱分布，延伸至息肉的分叶部。无潴留性囊肿，可见与Peutz-Jeghers息肉并发的腺瘤。

（二）病因与遗传

该病男女发病比例相同，大多数是常染色体显性遗传，但部分是新发的患者；45%患者无家族史[9]，Peutz-Jeghers综合征是由生殖细胞抑制基因突变所致[10]。

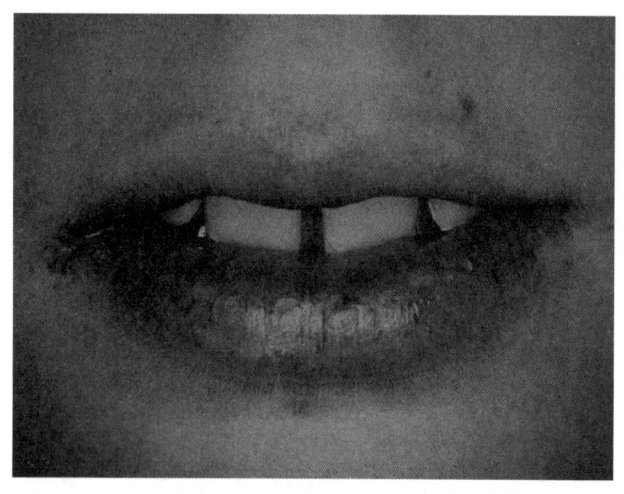

图43-4　一位患Peutz-Jeghers综合征的8岁儿童：下嘴唇黑色素斑

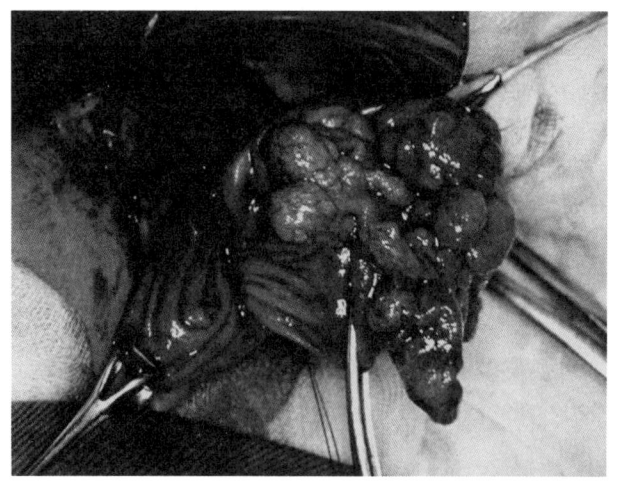

图43-5　Peutz-Jeghers 综合征，切开横结肠后见多个息肉

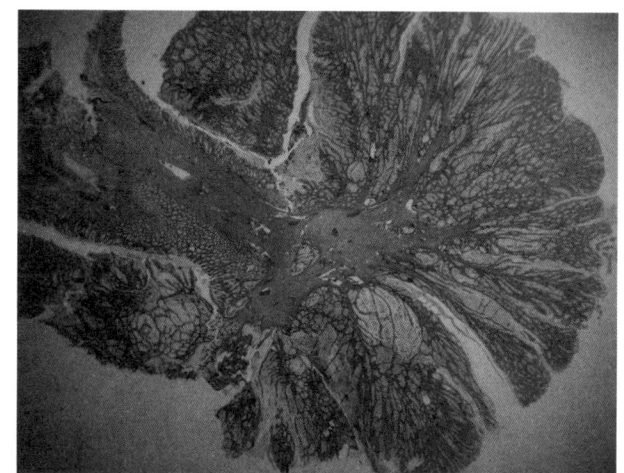

图43-6　Peutz-Jeghers息肉镜下观

（三）临床表现

因为该病有家族相关性，故常在有家族史的患者中筛查发现，而由肠套叠引起的反复腹痛、出血引起的贫血或恶病质是最初的临床症状。30%患者在10岁以内出现症状，而50%患者在20岁以内发病。文献报道Peutz-Jeghers综合征可导致小肠肿瘤[9]，而Peutz-Jeghers错构型息肉出现恶变也有报道。其他相关肿瘤包括卵囊肿瘤、宫颈肿瘤、睾丸肿瘤，乳腺癌、甲状腺癌、胆管癌、胰腺癌和胆囊癌。

（四）治疗

该病的处理方式包括每年评估与息肉相关的症状，如血象分析血液丢失情况，女性检查乳腺、盆腔并且取宫颈分泌物活检，男性检查睾丸及胰腺超声检查等。内镜下发现>0.5mm的息肉应予以切除，而直径>15mm的息肉推荐剖腹手术联合术中内镜定位。

三、家族性腺瘤性息肉病

结直肠内出现>100个息肉则定义为FAP，其一般特点是存在于结直肠，通常在结肠内散在分布，为1~2mm甚至更大的大小不等的带蒂息肉（图43-7）。

（一）病理

FAP起源于陷窝增殖区域的上皮细胞的瘤性转化（图43-8）。如果肿瘤细胞侵犯基底膜，称为原位癌；若

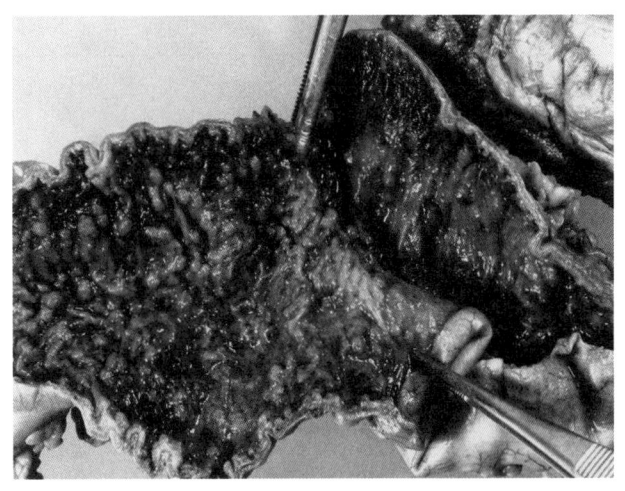
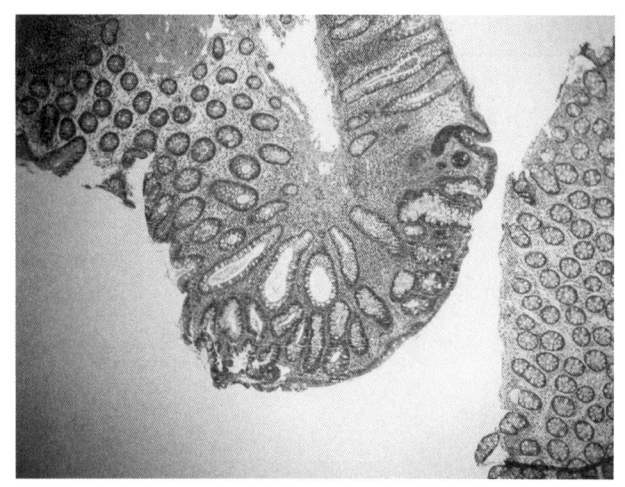

图43-7　家族性腺瘤性息肉病：打开降结肠后见多个息肉　　　　图43-8　腺瘤性息肉镜下观

突破基底膜，肿瘤镜下可有侵袭性。腺瘤性息肉也可见于小肠，但胃内罕见。

（二）临床表现和遗传

FAP的发病率为1∶6 000～1∶12 000，该病为常染色体显性遗传，有10%的患者为新发突变[11]。该病是位于染色体5q21上的结肠腺瘤性息肉病（adenomatous polyposis coli，APC）基因在体细胞发生突变所致。大多数发病于青少年，但在婴儿和低龄儿童中也有发现。大多数因有家族史在常规筛查中发现。患者无明显症状或者出现大便次数增多、腹痛、直肠出血或贫血。

息肉多为乙状结肠镜检发现，偶尔见于气钡灌肠检查。高达60%患者存在胃息肉[12]，但胃内息肉常是错构瘤，仅6%为腺瘤性息肉。十二指肠也可见息肉，且更倾向于为腺瘤性息肉。

（三）治疗

FAP患者若不治疗息肉终会恶变，手术切除全结肠能预防结肠癌。虽然提出了很多种手术方式，但大多数都推荐回肠直肠吻合，术后监测直肠[13-14]。目前笔者更倾向于腹腔镜下行全结肠切除，直肠黏膜切除后经直肠脱出回肠，行回肠肛管吻合（详见先天性巨结肠的经肛管直肠内脱出术的相关内容）。

（四）Gardner综合征

Gardner综合征指伴随FAP发生的结肠外皮肤和软组织肿瘤，包括硬纤维瘤、甲状腺瘤和下颌骨、头骨或长骨骨瘤。

（五）Turcot 综合征

Turcot综合征指结直肠FAP同时伴发中枢神经系统的原发肿瘤，主要包括髓母细胞瘤、室管膜瘤和星形细胞瘤。

第三节　肛管直肠畸形

一、概述、发病率及分类

肛管直肠畸形（anorectal malformation，ARM）发病率为1∶4 000～1∶5 000，直肠或肛管可形成闭锁性盲管或者与周围邻近组织有瘘管相通，如皮肤、女性外阴或阴道、男性皮肤及尿道甚至膀胱。Wingspread分类（表43-1）建立在影像学检查和解剖结构之上，应用广泛，但在预测术后大便控制能力的方面价值不大。该分类将缺陷分为低位或肛提肌以下和高位或肛提肌以上病变（图43-9至图43-17）。最近一种间接分类方法取代了其他分类[15]。

表43-1　肛管直肠畸形的Wingspread分类

异常部位	女性	男性
高位异常	肛管直肠发育不全	肛管直肠发育不全
	·直肠阴道瘘	·直肠前列腺或直肠膀胱颈瘘
	·无瘘型	·无瘘型
	·直肠闭锁	·直肠闭锁
中间型异常	直肠阴道瘘	直肠尿道球部瘘
	直肠前庭瘘	
	无瘘型发育不全	无瘘型发育不全
低位异常	肛管前庭瘘	肛管皮肤瘘
	肛管皮肤瘘	
	肛管狭窄	肛管狭窄
特殊类型的异常	泄殖腔残留	
	罕见异常	罕见异常

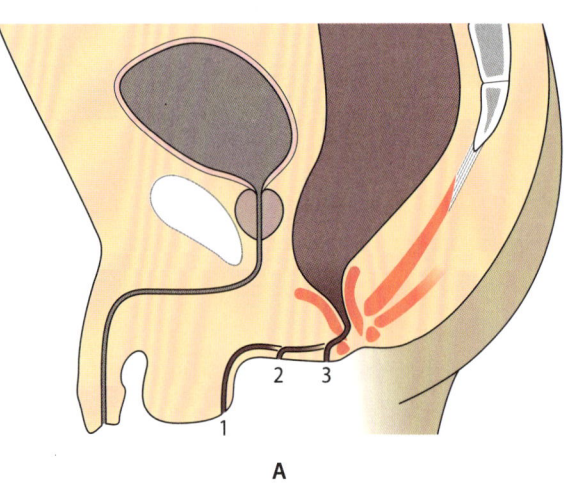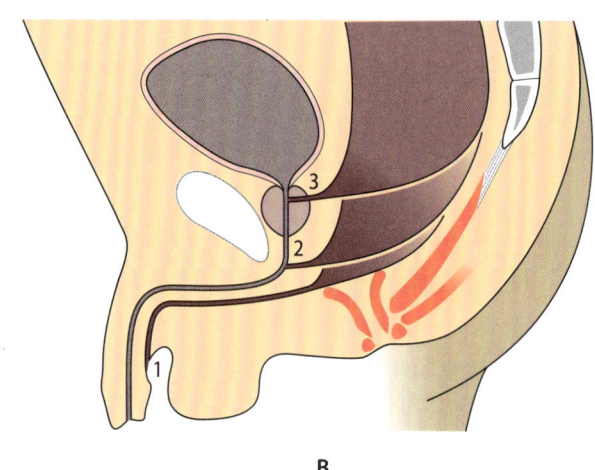

A. 肛管会阴瘘低位缺损；B. 中位缺损横跨阴囊（1），直肠尿道球部瘘（2）和直肠前列腺瘘的高位缺损（3）

图43-9　男性肛管直肠畸形的不同位置

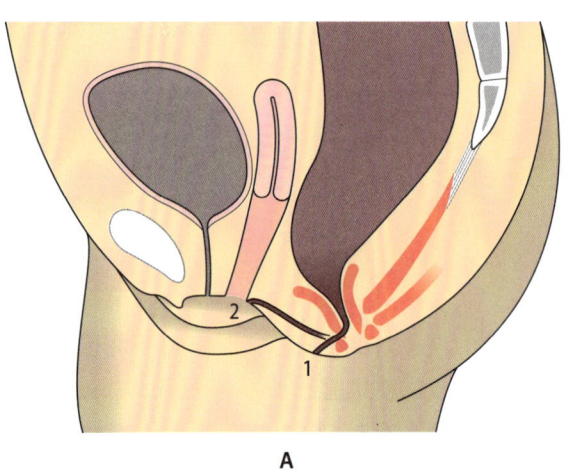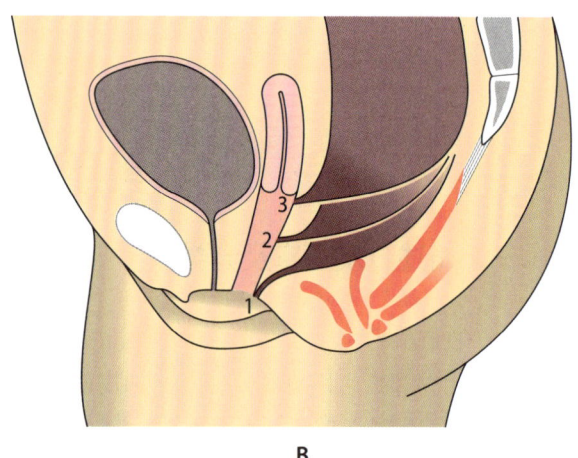

A. 低位肛管会阴瘘（1）和肛管前庭瘘（2）；B. 中间型缺损直肠前庭瘘（1）、直肠阴道瘘（2）和直肠阴道瘘高位缺损（3）

图43-10　女性肛管直肠畸形不同位置的瘘管

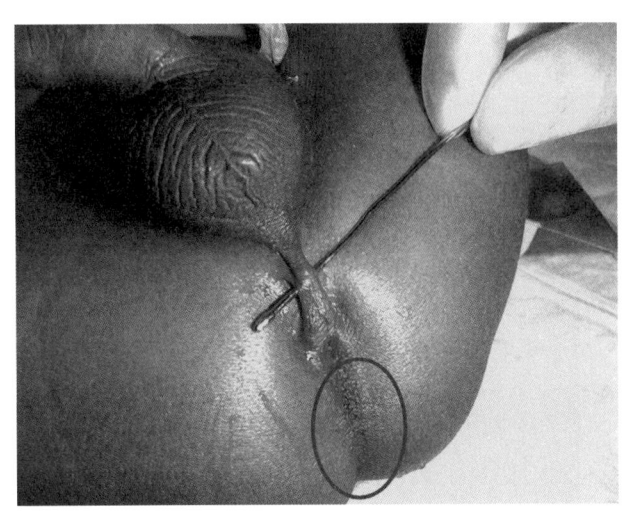

图43-11 男性典型桶柄状低位肛管直肠畸形缺损

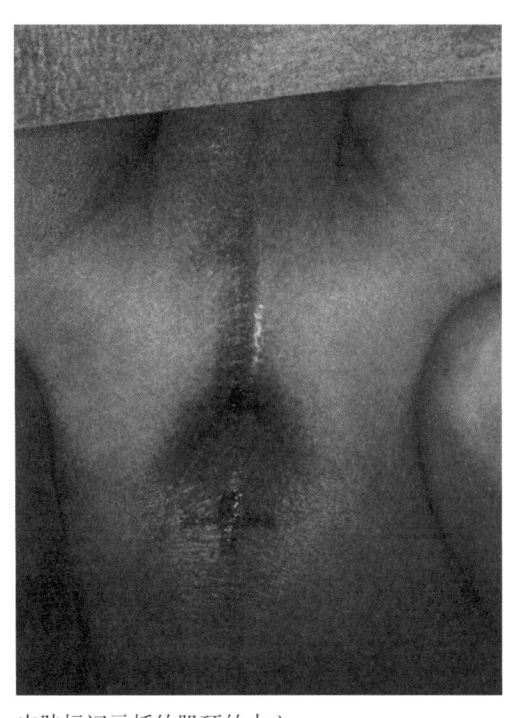

皮肤标记示括约肌环的中心

图43-12 男性肛管会阴瘘

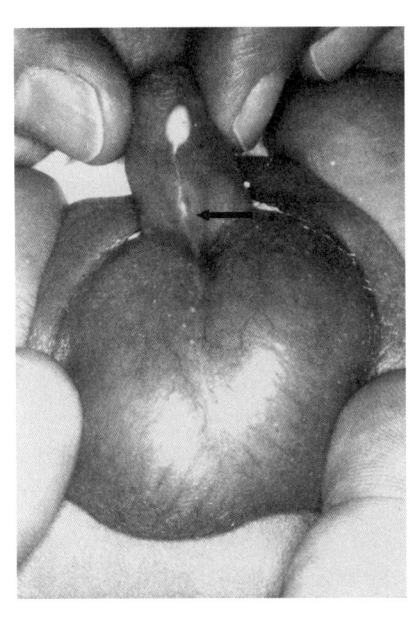

箭头示瘘管尖部

图43-13 中间型肛管直肠畸形出现横跨阴囊的长瘘

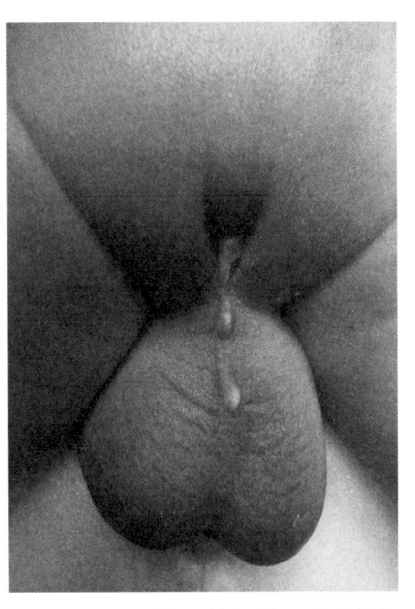

图43-14 男性肛管闭锁，典型的低位缺损，在阴囊脊上有珍珠状的粪便溢出

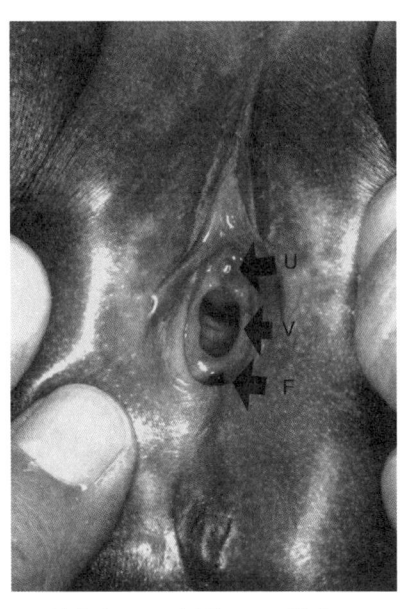

F：前庭瘘，U：尿道，V：阴道

图43-15 肛管直肠畸形女孩

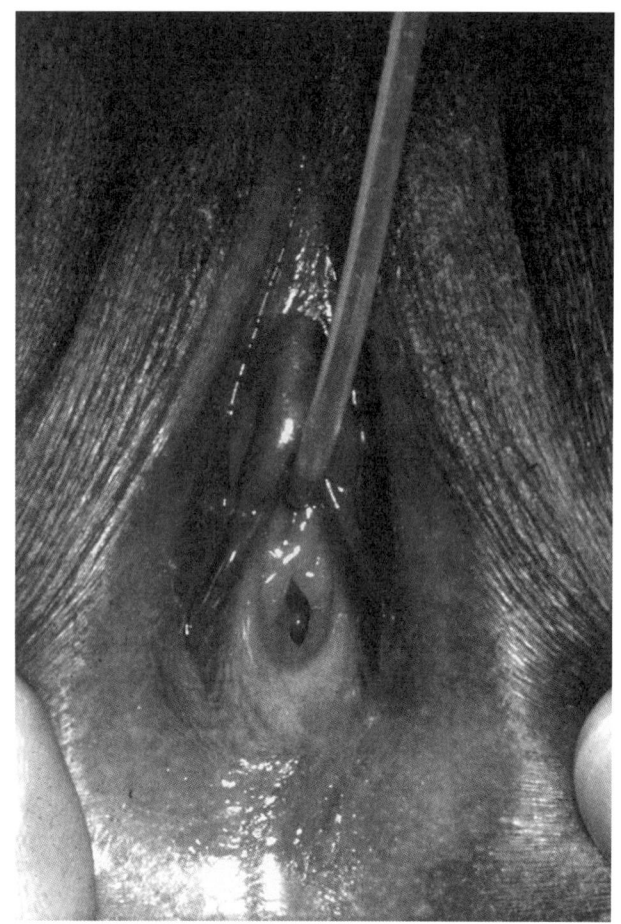

图43-16　直肠阴道瘘的肛管直肠畸形女性患者，已插入导尿管

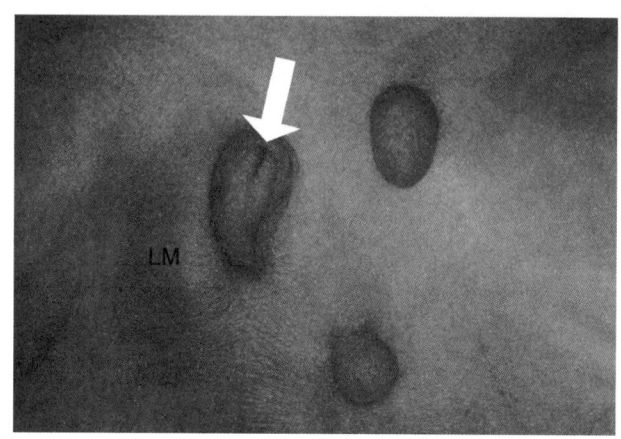

箭头示单个泄殖腔孔，注意左侧异常分开的大阴唇，LM：右侧大阴唇

图43-17　泄殖腔残留

二、相关畸形

ARM常伴有泌尿道、脊柱、脊索、心脏、支气管和肠管的畸形，应该仔细检查予以排除，因为这些畸形是引起发病和死亡的重要因素。约50%患者发现有脊柱和脊索畸形[16]，但与肛管直肠缺损的严重程度无关。大多数脊柱缺损患者背部有气孔状小窝（图43-18）、多毛症、皮肤附属物或中线痣。相关的上尿道或下尿道畸形发病率为50%，包括肾脏、输尿管畸形、膀胱输尿管反流及内、外生殖器畸形。在重度ARM患者中，这些畸形更为常见。1987年，McLorie报道了在低位和高位ARM中，泌尿道相关畸形发生率分别为20%和60%[17]，但不幸的是没有前瞻性的研究报道。在笔者的50例ARM患者中，泌尿道畸形发病率为22%，而28%患者存在心血管缺损，如心房或房间隔缺损、动脉导管未闭、肺脏悬吊、肺动脉瓣狭窄和右心室缺损。因为先天性的相关畸形发病率高，笔者认为有必要在治疗ARM患者时，同时进行脊柱MRI、心脏超声、肾脏超声和膀胱泌尿道造影摄片检查。

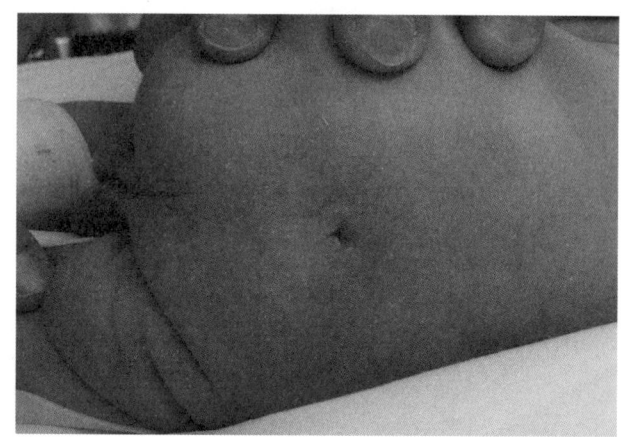

图43-18　高位肛管直肠畸形男性患者背部的皮肤红斑，该患者同时有部分骶骨发育不全和条索状脊髓脂肪瘤，注意扁平状的会阴和分裂状的阴囊

三、初始治疗

新生儿ARM的初始治疗应该考虑3个问题：缺损的诊断、结肠造口术的必要性和发现其他畸形（表43-2，图43-19，图43-20）。

表43-2　诊断肛管直肠畸形和相关畸形的影像学检查

检查	目的	技巧
心脏超声	排除心脏畸形	
腹部超声	排除肾脏畸形及脏器旋转不良	
脊柱磁共振成像（MRI）	排除脊柱和脊索畸形	
排泄性膀胱尿道造影	膀胱成像、排除膀胱输尿管反流、排尿分析、尿道成像。	通过排尿以分析泌尿系疾病和尿道畸形，不能显示尿道瘘
逆行造影	测量直肠/肛管盲袋和皮肤距离	俯卧位，臀部抬高5min，照侧位片，将不透明的标记置于肛窝皮肤，用不透明尺测量
结肠造影	缺损分型，显示瘘管	使远端肠管在压力下充盈（使用球囊导管），等待会阴部肌肉松弛

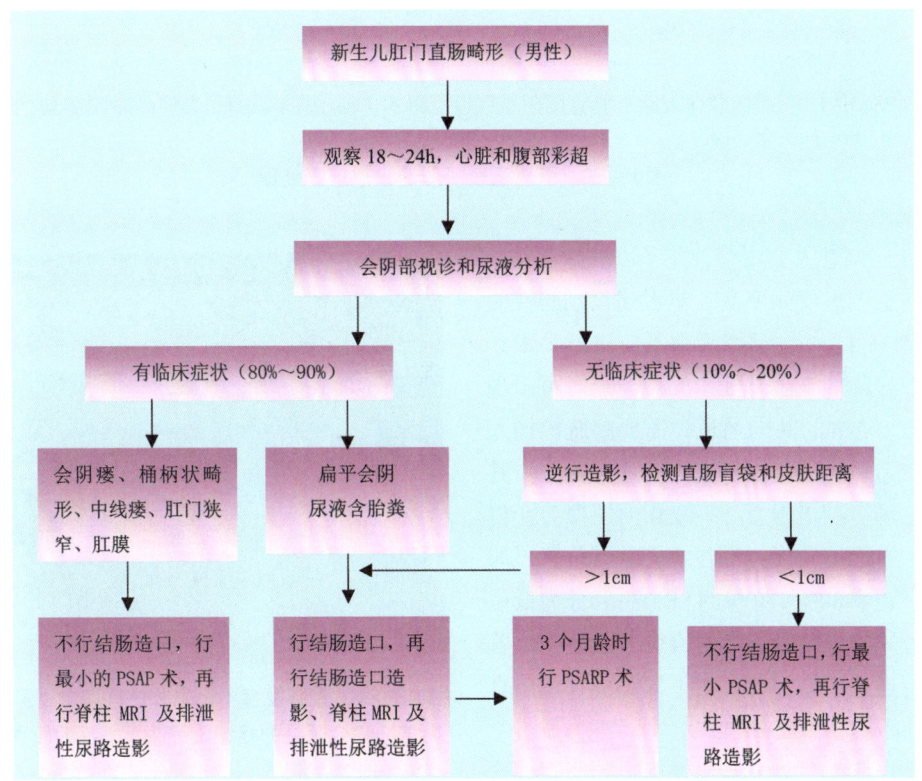

MRI：磁共振成像；PSAP：后矢状位入路经肛管拖出术（posterior sagittal anal pull-through）；PSARP：后矢状位入路经肛管直肠拖出术（posterior sagittal analrectal pull-through）

图43-19　肛管直肠畸形的男性患者处理

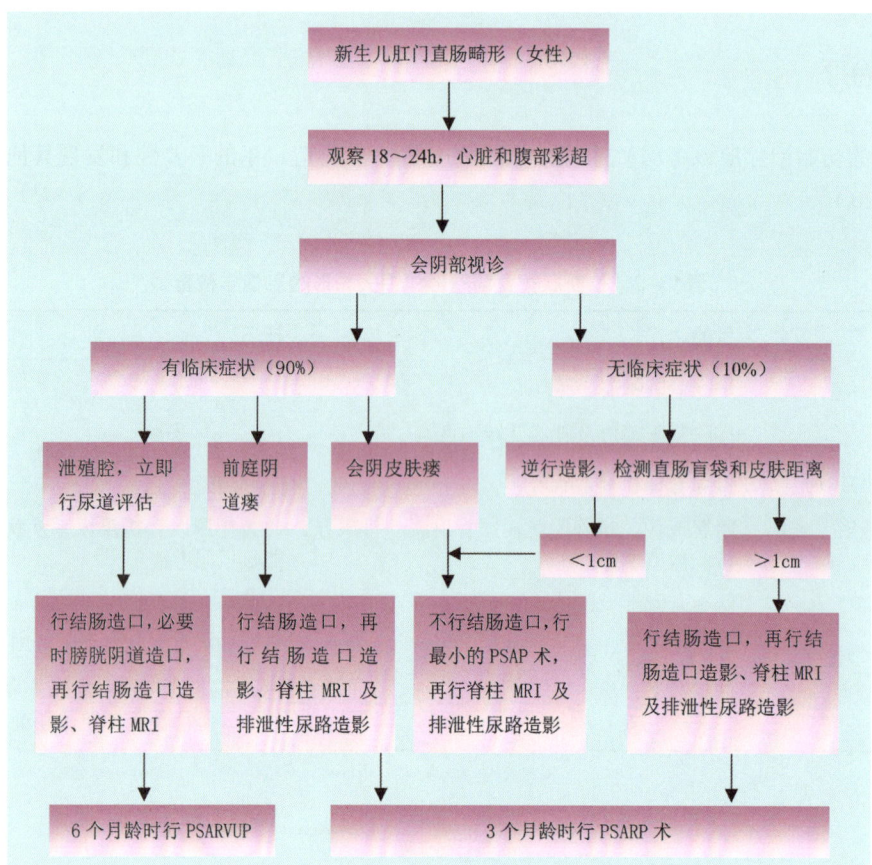

PSARVUP：后矢状位入路肛管直肠阴道尿道拖出术（posterior sagittal analrecto-vagino-urethral pull-through）

图43-20　肛管直肠畸形的女性患者处理

ARM新生儿应该置入鼻胃管，并予以静脉营养。因为伴随的泌尿道畸形发病率高，笔者建议预防性使用抗生素。ARM在小儿出生后2天内不应进行手术，但除外有泄殖腔残留的女孩。泄殖腔残留患者可出现阴道积液，形成＞3cm的共同通道，需要膀胱内插入导尿管或行膀胱造口，甚至阴道造瘘，避免无尿。其他类型的ARM，在小儿出生后18~24h内缺损会变得明显。根据会阴方面的缺损、存在瘘管及其位置、尿液中有无粪便，可将80%~90%的ARM患者分为低位或高位缺损。若未发现瘘管或者对直肠盲袋解剖位置有所怀疑，应行逆行造影，在肛窝平面测量并标出直肠盲袋和皮肤的距离（图43-21）。

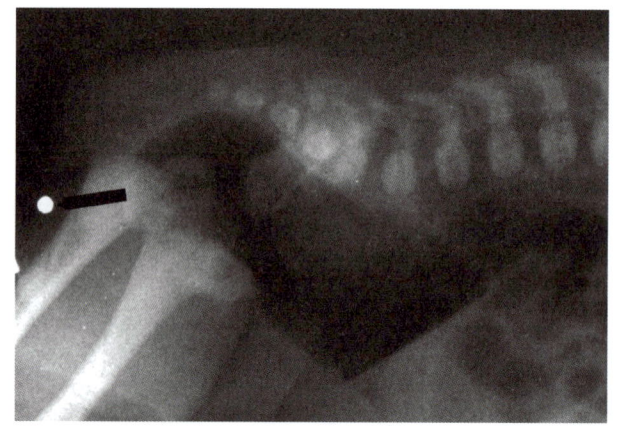

图43-21　直肠发育不良患儿逆行造影，务必测量直肠盲袋内气泡和会阴处的标记（箭头）之间的距离

膀胱尿道造影不是总能发现男性患者的瘘管，这类患者及直肠阴道瘘的女孩，只有行结肠造口造影，才能发现直肠盲袋位置，也可发现直肠尿道瘘或直肠阴道瘘（图43-22）。

新生儿会阴瘘（如通往皮肤）及逆行造影示直肠盲袋和皮肤距离＜1cm的新生儿考虑存在低位缺损，不需要行结肠造口。尿道瘘或膀胱瘘的男孩，阴道前庭瘘或阴道瘘的女孩及直肠盲袋和皮肤的距离≥1cm患者，考虑存在高位缺损，需要行结肠造口术。对于罕见缺损（如H-瘘或通往阴茎远端的瘘）及畸形类型不清楚患者，还有泄殖腔残留的女孩，笔者也做结肠造口术（表43-3）。

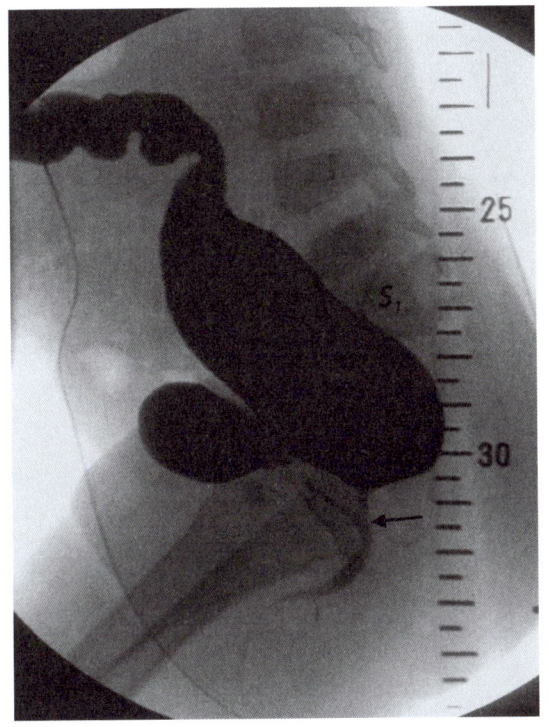

箭头示直肠尿道球部瘘

图43-22　部分骶骨发育不全的高位缺损型男孩的结肠造口造影

表43-3　根据不同类型肛管直肠畸形行结肠造口术的适应证

主要临床分组	结肠造口适应证
男性	
会阴（皮肤）瘘	否
直肠尿道球部瘘	是
直肠尿道前列腺瘘	是
直肠膀胱瘘	是
无瘘（闭锁），间隔<1cm	否
无瘘（闭锁），间隔>1cm	是
肛管狭窄	否
女性	
会阴（皮肤）瘘	否
前庭瘘	是
无瘘（闭锁），间隔<1cm	否
无瘘（闭锁），间隔>1cm	是
肛管狭窄	否
泄殖腔	是
罕见或区域性变异	
直肠阴道瘘	是
H-瘘	是

（一）结肠造口术

行结肠造口术时，务必记住造口留置时间约6个月，此点极为重要，造口是防止粪便从远端结肠流出，以便后续结肠造影检查，并保护各种脱出手术后的肛管区域。笔者喜欢经左腹直肌旁切口开腹手术，然后在乙状结肠和降结肠交界处行两个襻式造口，二者之间相距约4cm，该造口结肠位置能防止近端肠管脱垂，也能避免损害远端肠管的血供，同时保留足够长的结肠行拖出手术（图43-23）。

（二）肛管直肠重建

虽然可用于ARM重建的术式有很多，但笔者更喜欢采用Pena[18]描述的后矢状位途径来处理各类缺损，对于新生儿低位缺损也可采用此类重建方式。该术式称为最小的后矢状位入路经肛管拖

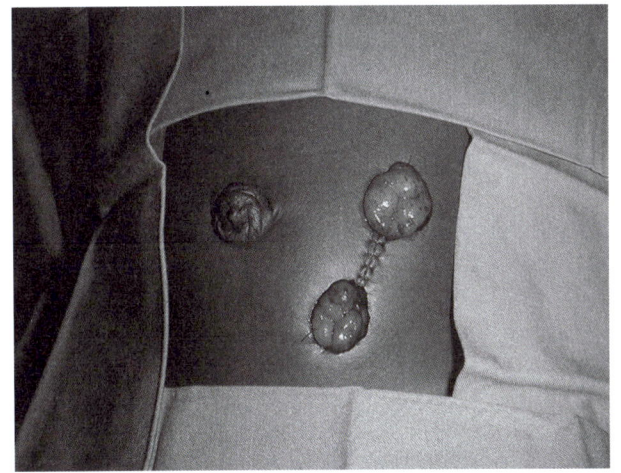

图43-23　分开造口的结肠造口术

出术（posterior sagittal anal pull-through，PSAP）。较高位缺损患者，笔者在患者3个月龄大时，予以后矢状位入路经肛管直肠拖出术（posterior sagittal analrectal pull-through，PSARP）。泄殖腔异常的患儿，在6～12个月时，行后矢状位入路肛管直肠阴道尿道拖出术（posterior sagittal analrecto-vagino-urethral pull-through，PSARVUP）[19]。

此类手术术前常规放置导尿管，必要时于膀胱镜下留置。大多数情况下放置导尿管能协助定位男性尿道。患者取俯卧位，盆腔抬高，双肩下垫枕防止颈部过伸。术中通过肌肉刺激器来鉴别肌肉，刺激外括约肌（也称为旁矢状纤维）则可见其向心性收缩，刺激肌肉复合体能使肛窝更明显，从而将皮肤更深地拉向会阴部，而刺激肛提肌能将直肠向前方牵拉。肌肉复合体与外括约肌的交界处为肛管边缘。分离时严格保持在中线位置，能

避免尿道、阴道及肌肉损伤，因为神经和血管不会穿过中线。中线切口从尾骨尖延伸到会阴或阴道前庭。对于存在会阴瘘或前庭瘘的ARM，皮肤切口仍然围绕瘘口切开，并在瘘口周围行多根丝线缝合，以便牵拉直肠。对于低位缺损，分离外括约肌和肌肉复合体，使其能有足够长度做直肠拖出手术。对于高位缺损，肛提肌需要分离到直肠盲袋。对于极高位缺损，如男性直肠膀胱颈瘘和女性高位直肠阴道瘘，有时矢状位途径不能显示直肠，需要开腹找到瘘管并游离直肠。若未发现瘘管，或者存在直肠阴道瘘或直肠尿道瘘时，应先找到直肠盲袋（图43-24），再正中切开，直达远端直肠的瘘管（图43-25），然后分离，再缝合尿道或阴道。在直肠瘘管开口处，用多根丝线缝合，这样能起到牵拉作用。分离直肠前壁时要特别小心，特别是在低位缺损，因为直肠前壁与尿道或阴道共用一个壁，中间无其他解剖结构（图43-26）。将直肠从阴道或尿道分离后，再环周分离直肠壁，使直肠能松动，以减少对会阴神经的损伤。需要开腹时，先分离肌层，再暴露尿道，在肛提肌前面置入橡胶导管以模拟直肠。患者转向仰卧位，调整患者下半身，

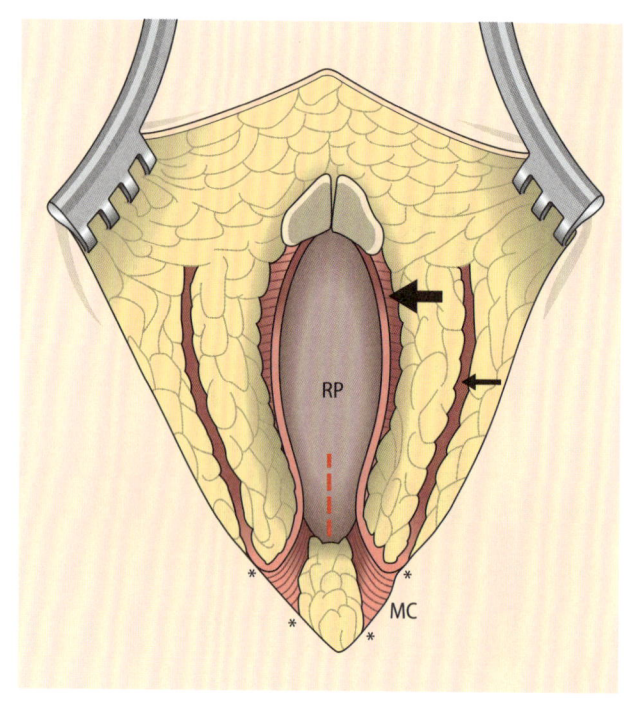

图43-24　男性直肠尿道瘘患者行PSARP示意图，皮肤、皮下组织、外括约肌（小箭头）、肌肉复合体（MC）和肛提肌（粗箭头）均已分离，显示直肠盲袋（RP）。分别为左侧和右侧的肛管前后面观，点状线为直肠盲袋切口

使术者便于同时经腹会阴手术。当直肠处理完毕而且瘘关闭后，将直肠固定于橡胶管，将患者再次转向俯卧位。当游离出足够长的直肠做拖出式手术时，对于直肠前庭瘘的女性患儿，先通过重建外阴来重建会阴体。在肌肉复合体前缘及深部进行缝合，逐层关闭（图43-27）。对于极度扩张的直肠，有时需要将直肠后壁做成锥形。若肛提肌需要分离，应该先进行缝合（图43-28），然后再分离肌肉复合体的后缘。直肠背部应该缝合固

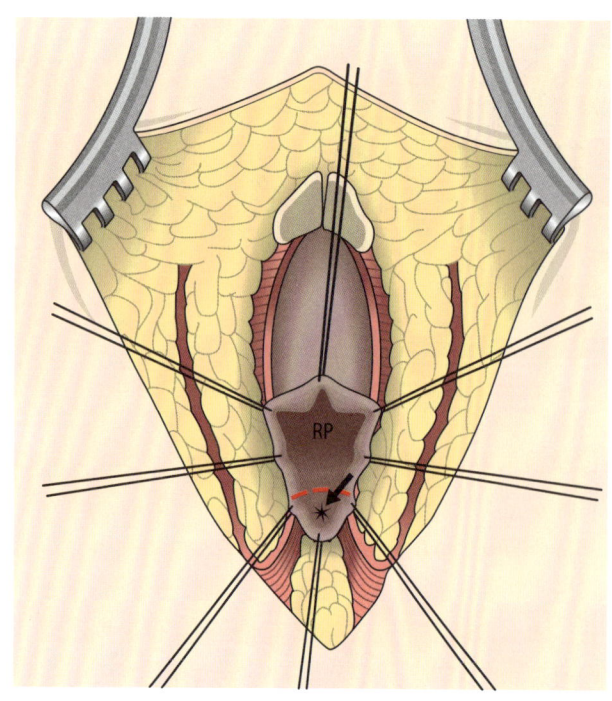

图43-25　男性直肠尿道瘘患者形行PSARP示意图，直肠盲袋（RP）已打开，显露出直肠尿道瘘

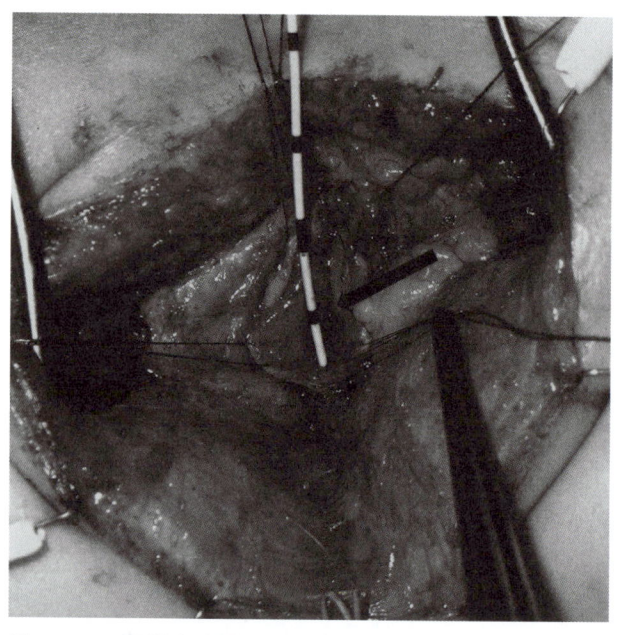

图43-26　男性直肠尿道瘘患者行PSARP示意图，直肠盲袋（箭头）已经切开，导尿管已插入尿道瘘

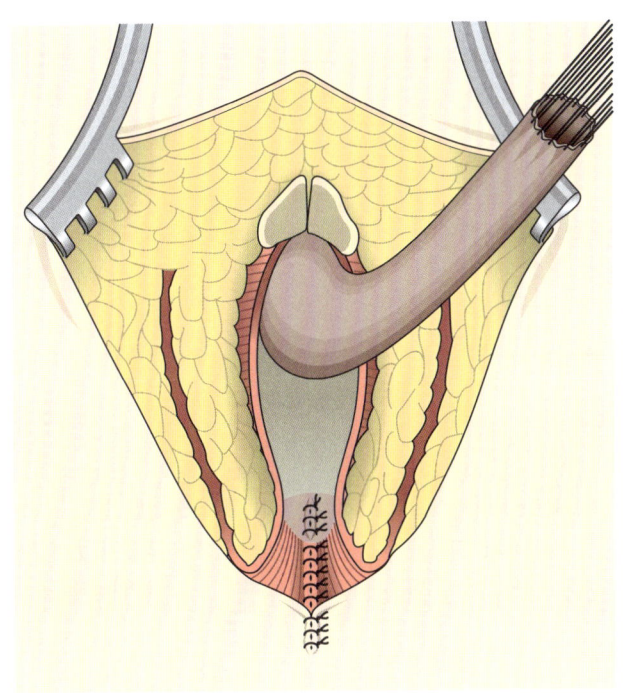

图43-27 男性直肠尿道瘘患者行PSARP示意图，打开尿道瘘和会阴体近端后，前面观示肌肉复合体和皮肤毗邻

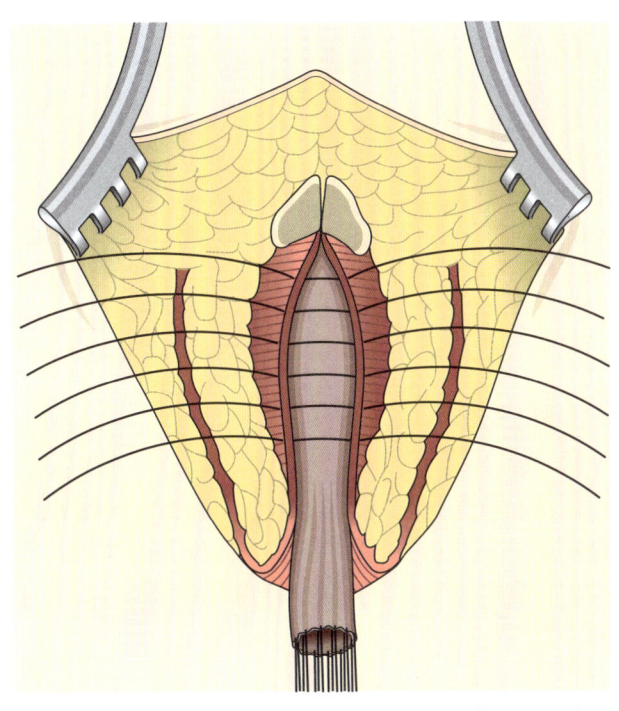

图43-28 男性直肠尿道瘘患者行PSARP示意图，重建肛提肌

定，防止脱垂，然后再找到肛缘，后者位于外括约肌与肌肉复合体的交界处，使外括约肌浅、深部比较接近，缝合皮下组织和皮肤。所有缝合均使用5-0或6-0的可吸收线。再进行肛管成形术，将直肠分为左右各半，再将每部分予以修剪，用5-0或6-0的可吸收线将其环周缝合固定于皮肤。

（三）泄殖腔异常的重建

因为内生殖器和尿道畸形比较常见，差异也比较大，即使是有经验的儿科外科医生，重建修复异常的泄殖腔也颇具挑战，因此这里只阐述修复的一些基本原则。术前要进行彻底的解剖学评估，泄殖腔异常患儿，尿道、阴道和直肠融合成共同的末端，形成共同通道。该通道在低位缺损时较短，<3cm；在高位缺损时较长，>3cm。

虽然本章中谈及的大多数治疗常见肛管直肠异常的手术方式，同样适用于泄殖腔异常的修复，但这种特殊类型的缺损手术也有独特之处。阴道常常会包绕尿道，因此分离起来较困难。尿道从共同通道中分离出来，而这会使阴道和外阴之间形成一道长沟。若阴道不足以游离到达会阴，则需要进行其他手术。阴道通常足够宽，其前面能部分地（像网球拍状）分开，同时能保证良好血供，呈管状抵达外阴。对于双阴道患儿，可以切除一半子宫，保留对侧卵巢和另一半子宫。保留的一半阴道下移到达会阴。直肠瘘能到达共同通道，但也会终止于阴道后壁，或偶尔在双阴道到达阴道中隔水平。直肠游离按前面描述的方式进行。因为泄殖腔异常，患儿外阴常常发育不良或者缺如，在阴道背部形成外阴，从而使重建三条通往会阴的通道成为可能。

Pena描述了另外一种泄殖腔异常的手术方式，避免了修复时仅仅依靠单纯分离，游离整个泌尿生殖道。手术结果较满意，但未见有关小便控制能力的长期随访结果[20-21]。

（四）术后扩肛

所有ARM患者术后2周应该开始扩肛，这对防止肛管和括约肌区域狭窄非常重要。扩张时使用Hegar扩张器（即宫颈扩张器），且随患儿年龄增长逐渐增加扩张器的大小（表43-4）。

选择最佳扩张器后，每天扩肛两次，然后每个月扩张次数逐渐减少，持续4~6个月，结肠造口在拖出式术后3个月予以关闭。

表43-4　术后扩肛所用Hegar宫颈扩张器大小

年龄	Hegar宫颈扩张器大小
1～4个月	12
4～8个月	13
8～12个月	14
1～3岁	15
3～12岁	16
>12岁	17

四、并发症

所有肠道手术、尿道手术、内生殖器手术的已知并发症在ARM修复过程中都可能遇到。若结肠造口时比较注意的话，切口裂开和感染很少见。在标准的扩肛协助下，能预防肛管狭窄。若瘘关闭时尿道存在张力可能发生直肠尿道瘘。当分离时损伤了阴道和直肠，就可能出现直肠阴道瘘。修复阴道和直肠后，游离直肠能防止此类瘘的发生。

五、疗效

ARM重建术的结果取决于两个主要因素：缺损的类型和骶骨相关异常。缺损位置越高，括约肌复合体功能越差。高位缺损通常是"平底"，术后控便能力比较差。骶骨发育不良常会导致肛管和膀胱神经支配异常。术后因为括约肌功能不全而致粪污和便秘。术后疗效的分析方法目前尚未统一，存在多种分类方法。最新的一种分类方式[22]比较简便，并且能更好地比较不同类型ARM的术后结果（表43-5）。一般来讲，括约肌功能较好而出现便秘患者比括约肌功能差导致粪便遗漏患者承受更多的痛苦。低位缺损重建术后80%～100%患者能有好的控便能力；而高位缺损的良好控便率则为30%～60%，总体控便率为40%，但患者对术后长期疗效和生活质量比较失望[22-26]。

表43-5　术后大便控制能力评估：Krickenbeck分类

1. 自主控制排便
2. 粪污
   1级　偶尔（1～2次/周）
   2级　每天，对社交活动无影响
   3级　持续性，影响社交活动
3. 便秘
   1级　调节饮食可控制
   2级　需要使用泻药
   3级　调节饮食和使用泻药无效

第四节　先天性巨结肠与相关神经支配异常

先天性巨结肠（hirschsprung's disease，HD）以远端肠管缺乏神经节细胞为特点，可从肛管内括约肌（IAS）开始呈不同程度地向近端扩展。68%～75%患者神经节缺失区域局限于直肠和直肠乙状结肠交界处，17%患者此区域可延伸至脾曲或横结肠，剩余8%患者会累及全结肠甚至累及回肠末端。也有报道其他类型的异常神经节细胞。神经节细胞减少可发生在无神经节细胞区域口侧附近或者单独出现[27-28]。30%的HD患者有神经节细胞增多或者肠神经元发育不良，同样位于神经节细胞缺乏区域口侧附近或者单独出现[29]。目前如何描述这些异常神经节细胞尚存争议[30]。

一、肠神经系统起源：神经嵴细胞迁移

肠神经节细胞最初起源于迷走神经嵴细胞[31]，该类细胞在妊娠第4～12周以头尾位方向进行迁移。形成肠肌间神经丛后，这类细胞继续向肠壁深层迁移形成黏膜下神经丛。神经节细胞缺失是因迷走神经嵴细胞迁移、分化和存活异常所致[32]。

二、病因

多种因素与迷走神经嵴细胞迁移停滞有关。细胞外基质是神经元通路的重要因素，其变化会导致迷走神经嵴细胞迁移停滞或肠神经节细胞异常发育。纤维连接蛋白和透明质酸能给迷走神经嵴细胞提供迁移途径，层粘连蛋白和IV型胶原能促进神经突起向外生长和成熟[32]。神经营养因子如神经生长因子和神经营养因子3在神经元发育和存活中起关键作用。在HD患者的肌肉中，证明缺乏神经元细胞黏附分子[32]。

三、遗传

很早就发现HD不止在家族中一个成员发病。Lyonnet等人第一次报道了与HD相关的第10号染色体缺失[33]。从那以后，大量异常和综合征性的HD患者见诸文献（TAB遗传）[33]。不同类型的基因突变也见于HD患者（表43-6）[34]。

表43-6　先天性巨结肠（HD）的基因突变[34]

基因	简称	染色体位置	突变频率
转染重排基因	RET	10q11.2	短型HD患者：17%～38%
			长型HD患者：70%～80%
			家族性HD患者：50%
			散发型HD患者：15%～35%
内皮素受体B	EDRNB	13q22	3%～7%
内皮素3	EDN3	20q13.2～13.3	5%
内皮素转化酶	ECE-1	1p36.1	<1%
SRY样HMG基因盒	SOX10	22q13.1	<1%
GDNF	GNDF	5p12～13.1	<1%
神经生长因子抗体	NTN	19p13.3	<1%
GDNF受体a-1	GNDF a1	10q26	<1%
同源异型基因盒	HOX11L1	2p12-p13	见于某些肠神经发育不全患者

注：GDNF为神经胶质细胞起源的神经营养因子。

四、病理生理

胆碱能神经增生认为与无神经节肠段痉挛有关，也发现这些肠段非肾上腺非胆碱能神经递质的异常分布。

同时发现在此肠段内血管活性肠肽、P物质、甲硫氨酸和胃泌素释放肽神经纤维减少，而Y类神经肽细胞及纤维则增加。肠道间质的起搏细胞（Cajal细胞），在无神经节细胞区域是要么减少要么正常[35-36]，其超微结构可能异常[35]。

五、病理

HD的一般病理学特征是靠近无神经节区域的结肠扩张，而移行区域肠腔则逐渐变窄，无神经节区域肠腔因痉挛而变得狭窄。组织学上，HD的特点是缺少神经节细胞，存在过度增生的节前胆碱能神经纤维。移行区域出现不同程度的神经节细胞减少（图43-29）。

六、临床表现

80%～90%患者在新生儿期出现症状，出生后24h粪便延迟排出是主要症状，大多数表现为腹胀、便秘和呕吐。可能首先出现小肠结肠炎，表现为腹泻、呕吐胆汁、腹胀、发热和脱水征象等症状，这些症状是致命的，需要立即进行有效的直肠灌洗和静脉注射抗生素。

七、诊断

根据临床病史、影像学表现、肛管直肠测压和直肠活检即能得以诊断。

（一）影像学检查

腹部平片显示小肠肠襻扩张，对于小肠结肠炎患者，肠壁增厚，肠襻扩张，3%患者会出现自发性肠穿孔。直肠灌洗或直肠指检前应先行钡剂灌肠，因为前者可能会干扰到移行带的观察，得到假阴性的诊断。灌肠不可用球状导管，因为可能会导致穿孔和扩张，导致移行带扭曲。有时灌肠后24h延迟摄片可以确诊。对于HD典型患者，灌肠能显示痉挛的无神经节区域，其近端肠管呈漏斗样进行性扩大，同时肠管扩张（图43-30）[37]。

（二）肛管直肠测压

在正常肠道，直肠扩张会导致肛管内括约肌压力降低，即直肠肛管抑制反射（RAIR）。直肠扩张3s后，此反射会持续15s（图43-31），而HD患者此反射消失（图43-32），该诊断方法的敏感性和特异性分别为75%和95%[38]。虽然RAIR机制尚不清楚，但

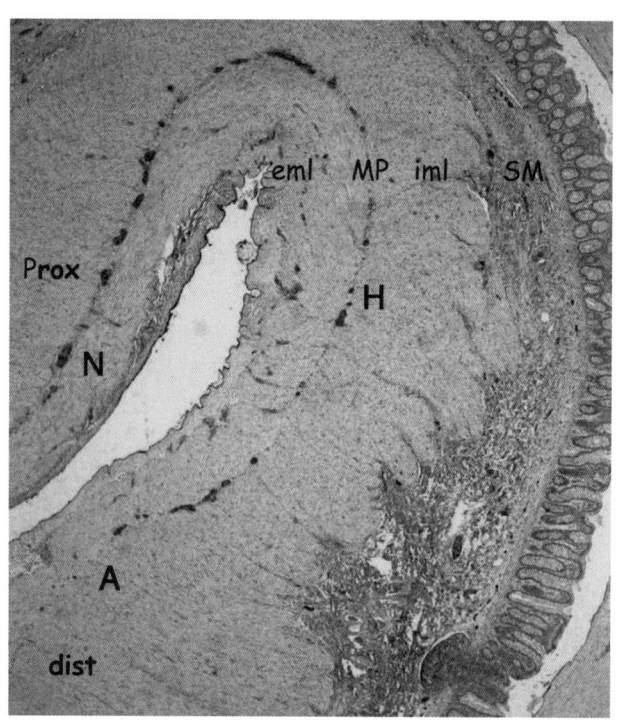

图43-29　HD病手术切除结肠标本的镜下观。Prox：近侧结肠，N：正常结肠，dist：远端结肠，A：无神经节细胞的结肠，H：神经节细胞减少的结肠，eml：外纵肌层，iml：内环肌层，MP：肌间神经层，SM：黏膜下层

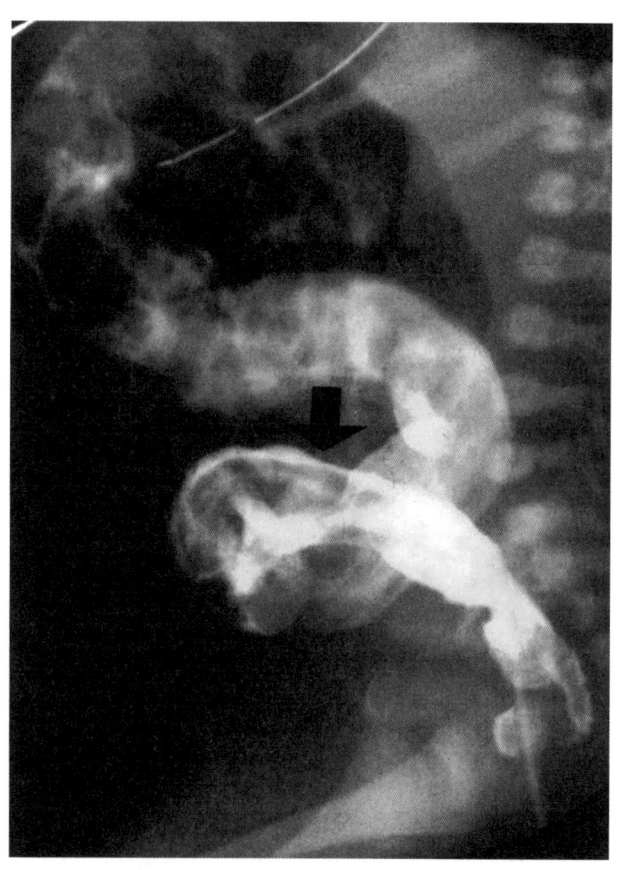

图43-30　HD患者灌肠，箭头示移行带

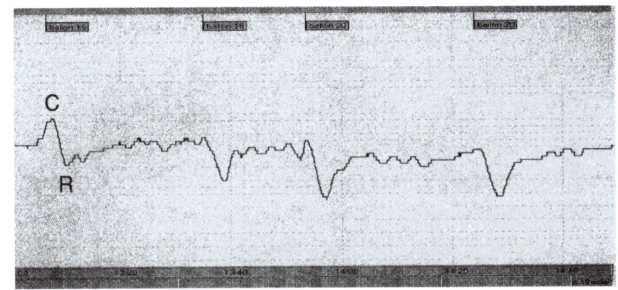

图43-31 正常直肠肛管抑制反射：刺激直肠（气球）后立即引起横纹肌收缩（C），然后平滑肌松弛（R）

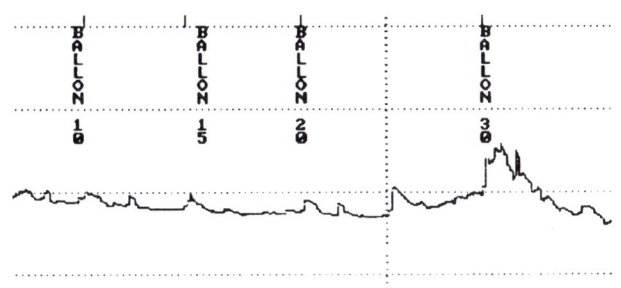

图43-32 HD患者直肠肛管抑制反射消失

研究人员发现间质的Cajal细胞参与此反射的刺激传入通路，而一氧化氮（NO）是中介物质[39]。

（三）直肠活检

自从1969年Noblett描述了直肠吸引活检后，直肠活检成为HD诊断的金标准[40-41]。目前有很多不同的活检设备，并且只要能获取足够厚度和大小的组织，包含黏膜和黏膜下层，用传统的苏木精和伊红染色（HE染色）或乙酰胆碱酯酶（AChE）组织化学法检测，均有相同的诊断价值[42-44]。正常活检组织经AChE组织化学染色后，显示神经节细胞存在于肠肌层和黏膜下神经丛内，而神经纤维很少见。HD患者的诊断是根据AChE染色后发现神经节细胞缺如和存在肥大的神经纤维，同时在固有层和黏膜肌层内AChE活性明显增强。

八、治疗

笔者在患者确诊后就开始予以盐水冲洗直肠，直到进行手术，患者术前均正常进食。一般不需要行结肠造口，除非在无神经节细胞肠段很长或存在肠穿孔导致冲洗不充分时，需要在术中进行正常神经支配区域活检以确定移行带，在其近端肠管行双腔结肠造口。

（一）脱出式手术

虽然已报道多种脱出式手术（pull-through，PT）方式，但最常用的是Swenson直肠乙状结肠切除术、Duhamel经肛管直肠后PT术和Soave直肠内PT术。上述每种术式都有不同术者予以改良，且均能获得类似的满意疗效。最近，De-la-Torre描述了一种新的直肠内PT术式，与其他术式有同样的疗效。笔者更喜欢这种术式，因为不但能适用于典型的HD患者，也可用于存在较长无神经节细胞肠段的患者。

1. Swenson手术　此术式最先于1948年报道[45]，目前仍然广泛应用，仅有少许改良，是第一种成功治疗HD的术式。无神经节细胞肠管的游离和切除均在腹腔内进行。无神经节细胞直肠也进行切除和缝合。从直肠远断端周围腹膜反折处切开，保持张力，在直肠壁内向尾侧分离（译者注：此处可能为原作者笔误，查询文献及参照图43-33，应为紧贴直肠壁分离），以避开对泌尿生殖神经的损伤，同时牵拉直肠便于分离（图43-33）。直肠后壁分离到达肛缘，但前壁分离不宜过深，避免损伤自主神经。术中冰冻切片确定正常肠管位置后，准备好近侧结肠以行PT术，此时开始会阴部手术。直肠外翻后拉出肛管，再斜形离断，后壁剩余长度应≤1cm，前壁保留2cm（图43-34）。有神经节细胞的结肠经肛管拖出并进行吻合，再将吻合后的肠管回纳腹腔（图43-35）。

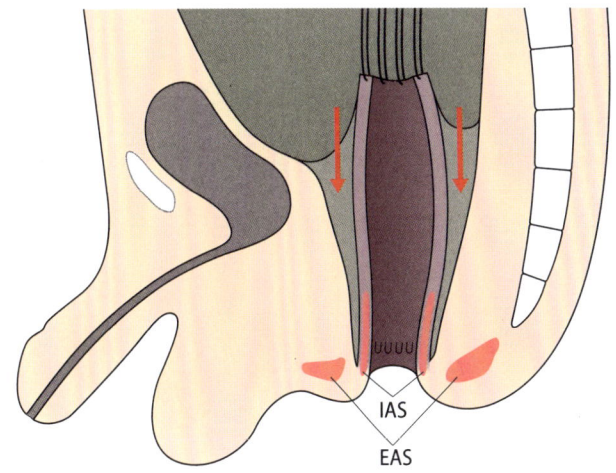

图43-33 Swenson手术，腹腔分离直肠（箭头处），IAS：内括约肌，EAS：外括约肌

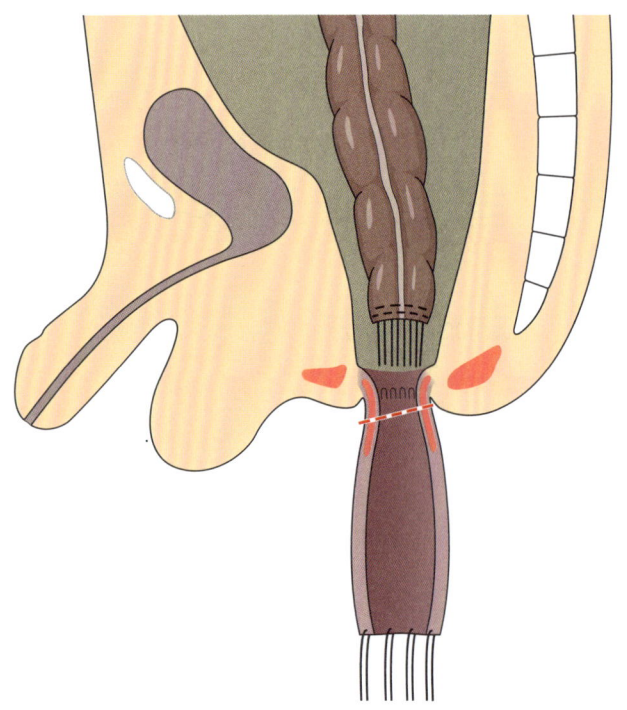

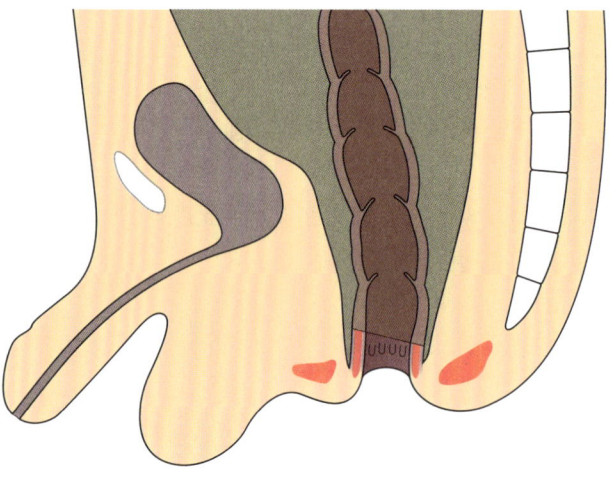

图43-34　Swenson手术，近端正常结肠经过翻转的直肠拖出，点状线为直肠切断处

图43-35　Swenson手术，将结肠与直肠缝合，再翻转还纳入腹腔

　　2. Duhamel手术　　1960年，Duhamel设计一种保留部分无神经节细胞直肠的术式，因而避免了Swenson术式切除直肠过多的弊端[46]。Martin等[47-48]对此术式进行了改良，避免前壁留下过多的直肠盲袋。患者取截石位，以便行腹会阴途径联合切除。手术第一部分是在腹腔内进行，包括切除直肠到腹膜反折处，准备有神经节细胞的结肠做PT术，再游离出直肠后间隙以便拖出结肠。腹膜反折切开后，直肠后壁分离必须严格在中线进行，贴近直肠壁，防止损伤盆腔神经和括约肌。直视下进行操作，以防止误伤输尿管。然后进行会阴部手术，助手往直肠后间隙插入一把血管钳，且术者手指可在肛缘上1.5cm处触及此钳（图43-36）。在齿状线上缘1cm直肠后壁电切，形成一个半圆切口，将有神经节细胞的结肠经此切口拖出（图43-37）。拖出结肠的前面做开口，并缝合到直肠切口的上部（图43-38）。拖出结肠的剩余后半部分予以切除，并将结肠后壁缝合到直肠切口下缘。于腹腔内在拖出的结肠前壁做一切口，该切口位于直肠断端水平，再将结肠切口下缘与直肠断端后壁间断缝合。从肛管插入一个长的直线形切割闭合器，一个臂插入直肠，另外一个臂插入拖出的结肠，以便在肠

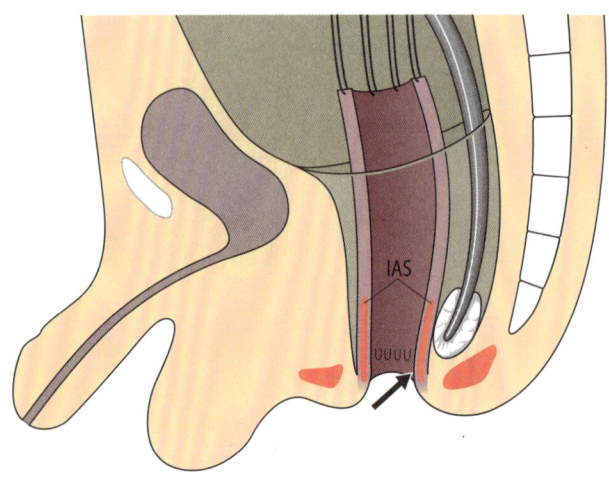

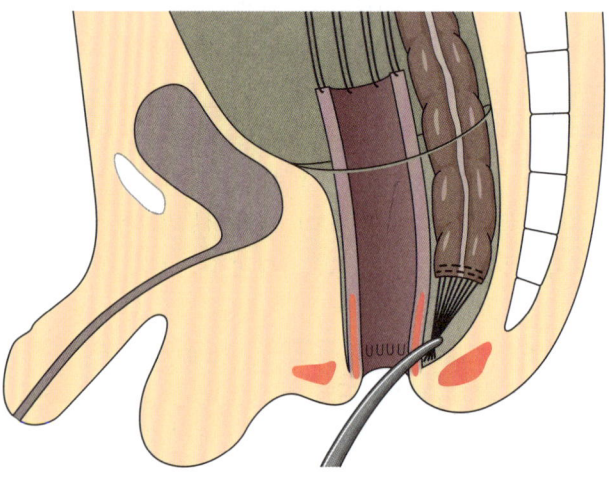

图43-36　Duhamel手术，游离出直肠后间隙，定位直肠后半圆切口（箭头处）

图43-37　Duhamel手术，含正常神经节细胞的结肠通过直肠后切口拖出

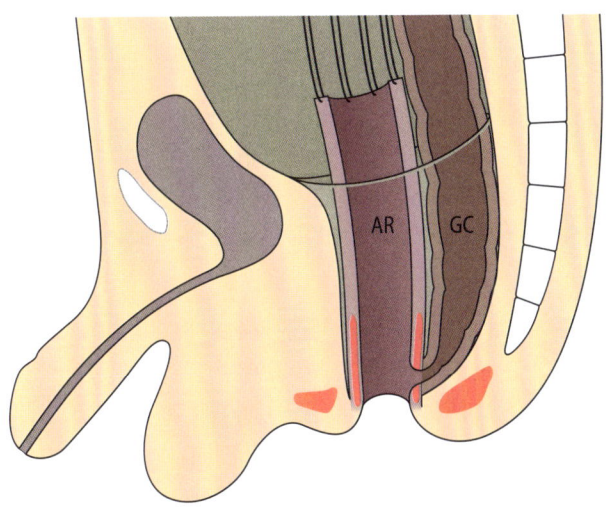

图43-38　Duhamel手术，无神经节细胞的直肠（AR）和有神经节细胞的结肠（GC）间的半圆形远端缝合处

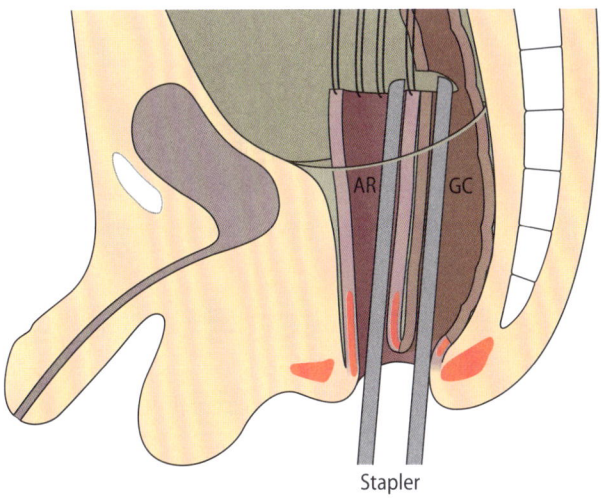

图43-39　Duhamel手术，吻合器行远端肠腔成形

道远端形成单一肠腔，该腔前部为无神经节细胞的直肠，后部为有神经节细胞的结肠（图43-39）。通过结肠切口检查吻合器位置，检查侧侧吻合口是否完整，再将直肠断端前壁与结肠切口上缘缝合。

3. Soave手术　1964年，Soave最先介绍了两步法术式[49]，后来Boley对此术式进行了改良[50]。患者取截石位，以便于腹会阴联合手术。术中冰冻切片确定无神经节细胞的肠管，其近侧结肠游离便于行PT术，远端结肠在腹膜反折处切断。先切除直肠黏膜，向下直达齿状线上约1cm（图43-40）。黏膜管外翻出肛管，并在齿状线上1cm处切断（图43-41）。含神经节结肠从直肠平滑肌袖内拖出，吻合到远端直肠黏膜切缘，再将其回纳腹腔（图43-42）。直肠壁肌层在腹腔内切开，以防止出现狭窄，使直肠壁贴紧拖出的结肠以防止其脱垂[51-53]。

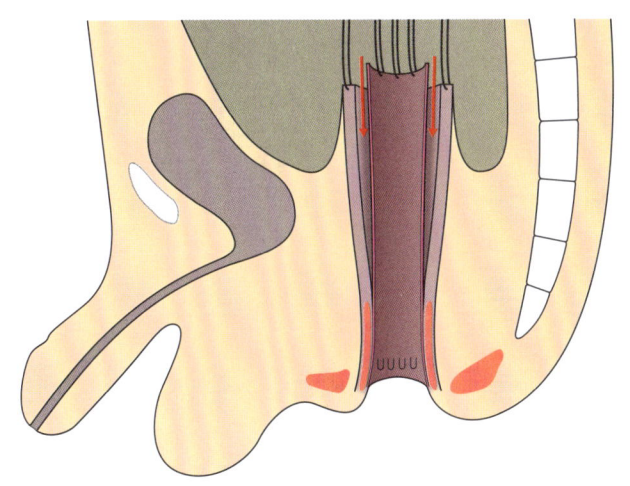

图43-40　Soave手术，黏膜切除术（箭头处）

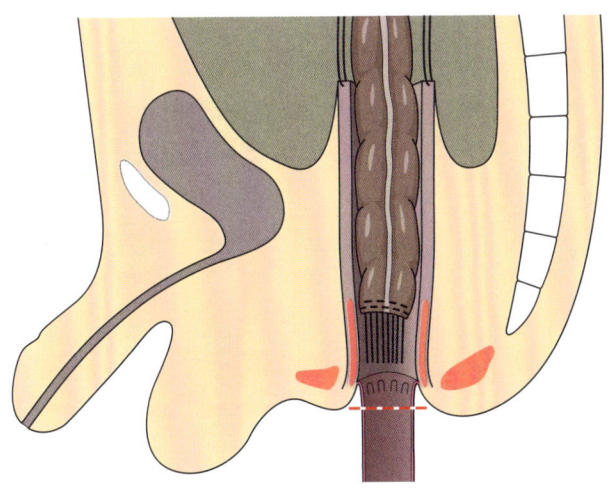

图43-41　Soave手术，结肠在直肠袖套内经翻转的直肠黏膜拖出，点状线示直肠黏膜切除处

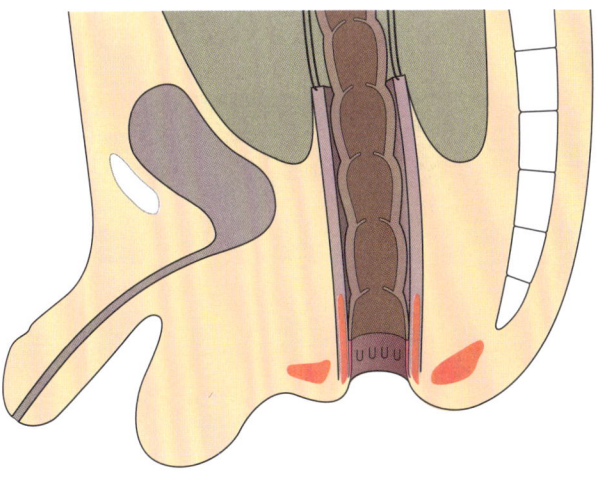

图43-42　Soave手术，结直肠环状吻合后，结肠通过平滑肌袖套纳入腹腔

4. 经肛门直肠内PT术　为避免开腹手术，De-la-Torre在1998年描述了一种经会阴途径的直肠内PT术[54-55]。此术式原则上类似Soave的直肠黏膜切除方式，切除无神经节细胞的结肠，再做PT术，将正常结肠与肛管吻合，但此术式仅通过肛管完成。术前通过钡剂灌肠更容易定位移行带。

患者取仰卧截石位，术前准备包括整个下半身，以便于使用腹腔镜或开腹帮助向下拖出结肠。术中留置导尿管检测肾脏排尿状态，在臀部纵行卡住两条橡皮带以固定牵拉缝合线。在肛缘周围呈环形地放置多根缝线进行牵拉，以显露肛管和齿状线，并将缝线固定到橡皮带上。黏膜下层注入稀释的肾上腺素以利于分离，齿状线以上约1cm做环周切口（图43-43），同时牵拉穿过黏膜的缝线以协助黏膜切除。黏膜切除必须在黏膜下层进行，以免在分离黏膜时损伤到平滑肌袖套，否则会出现出血和狭窄。在新生儿分离较容易，可以用无菌棉签钝性分离并凝固黏膜血管（图43-44）。黏膜切除要向近端延伸，达腹膜反折处。笔者发现对于新生儿和刚学步患儿需要切除长度为8～10cm。然后再从前面开始环形切除肌袖，以便进入腹腔。牵拉置于肌袖近端的缝线，从而帮助从后面切开肌袖。笔者开始从近端切开，保留1cm的远端完整的肌袖。当拖出结肠时，向尾侧牵拉肌袖近切缘缝线即可将肌袖向外翻转至原处。当到达腹腔时，游离直肠和乙状结肠，肠系膜血管也能在直视下进行烧灼或用Ligature分离（图43-45）。术中冰冻切片确定含神经节细胞的区域后，在正常活检部位近端切断结肠，再行结肠肛管吻合（图43-46）。此术式适用于直肠乙状结肠处无神经节细胞患者。若钡剂灌肠对移行带

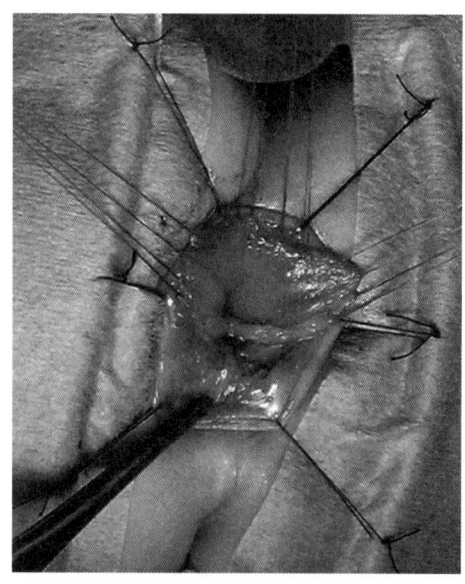

图43-43　De-la-Torre手术，黏膜切口，在黏膜边缘缝多根牵拉缝线

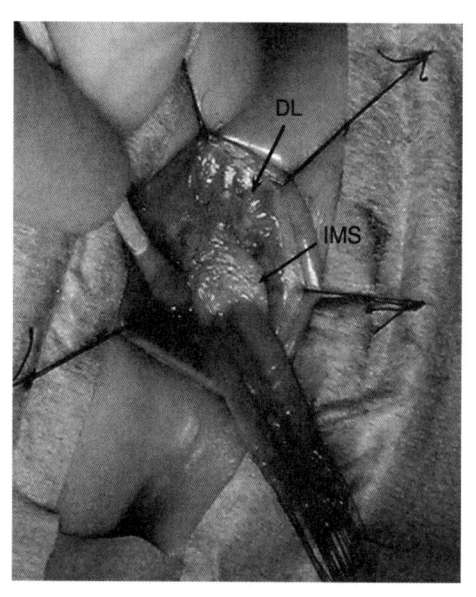

图43-44　De-la-Torre手术，黏膜切除术，黏膜从平滑肌上轻轻地分离下来，DL：齿状线，IMS：内部肌肉袖套

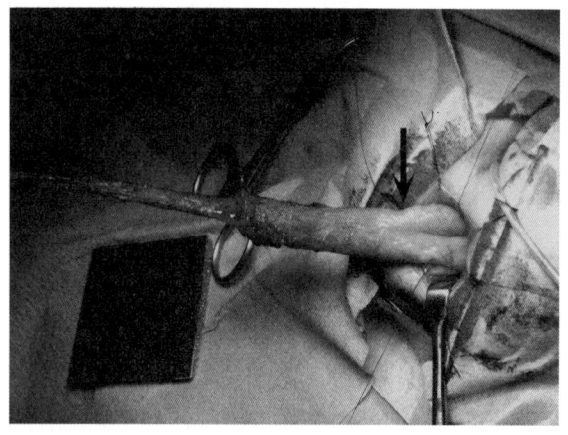

图43-45　De-la-Torre手术，直肠和乙状结肠通过肛管拖出，箭头示移行带

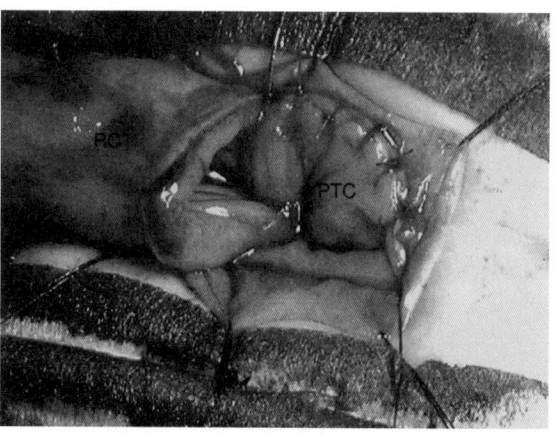

图43-46　De-la-Torre手术，拖出含神经节细胞结肠（PTC）已部分切除（RC），进而行结直肠环状吻合

的定位不很确定时，或无神经节细胞的区域高达降结肠，可在腹腔镜辅助下行肠壁浆肌层活检或游离结肠。有时候也需要进行开腹手术。需要强调的是，这种PT术后扩肛也是必要的，笔者采用的也是前面提到的ARM术后扩肛方法。

九、并发症和疗效

小肠结肠炎（enterocolitis）是各类PT术后最重要的并发症，有时也是致命性的，发生率为15%~30%[56]，直肠内PT术发生率更高。与其他术式比，Duhamel术并发症更为多见，包括腹腔内吻合口漏和会阴脓肿。直肠内PT术，如Soave术和De-la-Torre术，分离肌袖导致的狭窄发生率为15%。70%患者长期疗效满意，便秘是HD患者PT术后的主要问题。各种不同术式报道的疗效相近[57-60]。

第五节　其他肛管直肠疾病

一、直肠脱垂

儿童直肠脱垂常见[61]，黏膜脱垂在1~3岁幼儿是自限性疾病，不需要外科处理。通常发生在训练大小便的年龄，常在便秘和排便疼痛后发作。黏膜脱垂长度不足3cm，呈玫瑰花瓣样水肿，局限在肛管连接处并见放射状皱褶。全层脱垂较少见，能达到数厘米。黏膜皱褶会演变成环状。此类患者年纪往往较大，常有大便失禁或大便颜色改变。大多数脱垂是先天性的，但常见于有神经肌肉疾病的儿童（如脊髓脊膜突出症）、寄生虫病、肠息肉及炎症性疾病患者。治疗首先是治愈潜在的病因，黏膜脱垂通常不需要外科手术治疗。极少数情况下，为防止脱垂复发，需要注射硬化剂，而笔者则用50%的葡萄糖于4个象限处注射。若反复全层脱垂且非手术治疗无效时，需要外科手术治疗，可在腹腔镜或经Pfannenstiel横切口行直肠固定术。先分离到腹膜反折处，然后游离直肠后部，并将直肠用不可吸收线缝合3~4针固定于骶骨岬，术后疗效满意[62]。

二、痔疮

痔疮在儿童不常见，直肠静脉充血或直肠息肉脱垂常被误诊为痔疮。父母对病变的描述常帮助诊断：直肠黏膜通常是桃红色的，息肉像一棵小红莓（图43-2），而痔疮是紫色的（图43-47）。因为痔疮常见于门脉高压，故需要行腹部多普勒超声检查以排除此病[63]。痔疮通常见于便秘的儿童[64]，首要治疗是软化大便。部分患者在药物治疗下反复出现症状时需要手术。笔者倾向于简单的电凝扩张静脉，可以预防括约肌损伤。有时痔疮仅在幼儿用力排便时出现，通过从肛管插入一根20F的Foley导尿管，再轻轻地将其拖出肛缘，模拟大便，即见痔疮[65]。

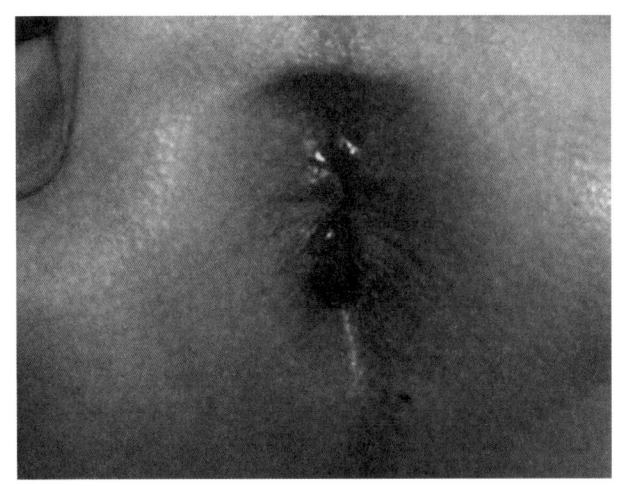

图43-47　痔，与图43-2息肉鉴别

三、肛周脓肿和肛瘘

肛周脓肿在婴幼儿常见，表现为在肛门口有一质硬或有波动感的肿块，常起源于肛腺感染，可以发展为肛瘘[66]。若出现在较大儿童或位于不常见的较深部位[67]，还应该考虑到炎症性疾病如克罗恩病等的可能。若脓肿位置表浅，单纯切开就足够了。但需要仔细检查有无窦道；若存在窦道，需要在第一次手术时，即充分敞开窦道引流（图43-48）[64]。

四、尖锐湿疣

成人尖锐湿疣是儿童湿疣的始动原因。>1岁的尖锐湿疣患儿，应该调查有无性虐行为[68]。较小的婴幼儿，母婴垂直传播是最常见病因。局部药物如稀释的足叶草碱治疗常常有效，但复发率较高。若存在多发湿疣，需要电灼或激光切除。

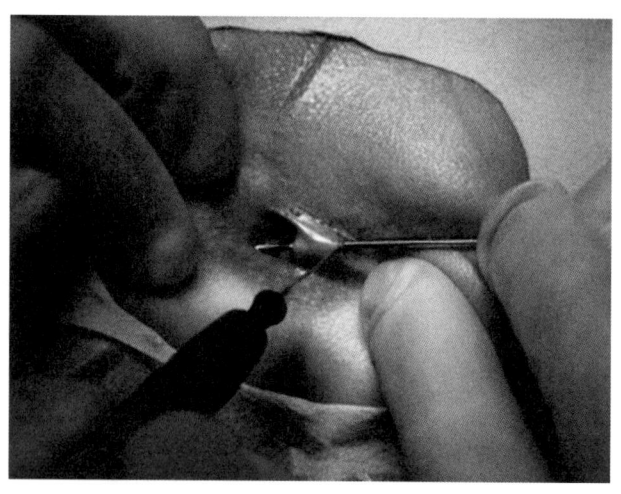

图43-48　肛周脓肿，窦道在泪腺探针下切开

第六节　小　　结

小儿外科医生必须处理大多数遇到的疾病并牢记治疗的是正处于生长阶段患者。这也意味着当涉及器官功能时，尽量行非手术治疗。未来日益发展的微创外科技术肯定会代替目前创伤较大的手术方式。

第七节　自 我 测 试

1. 患儿存在从肛门脱垂的息肉，建议采用以下哪种处理：

a. 息肉切除。

b. 息肉切除和气-钡对比灌肠。

c. 息肉切除和检测血色素观察出血情况。

d. 等待息肉自行消退。

e. 息肉切除和结肠镜检查。

2. 一位5岁患儿发现横结肠多个腺瘤性息肉，有结肠癌家族史，建议采取哪项治疗：

a. 内镜下切除息肉和化疗。

b. 由于此年龄阶段恶性危险性低，切除横结肠即可。

c. 此年龄患者采取结肠切除，保留直肠，行结直肠吻合会有帮助。

d. 此年龄阶段，又无恶性征象，每年重复活检是最佳治疗。

e. 全结直肠切除。

3. 一位12岁患儿结肠存在5枚错构性息肉，直径均<1cm，嘴唇处有黑斑，无肠道疾病家族史，建议行以下哪项治疗：

a. 此年龄阶段又无家族史，行单纯内镜下切除即可。

b. 先行气-钡对比造影，再切除息肉处结肠。此年龄患儿无家族史，不需要进一步监测。

c. 每年评估息肉相关症状，根据临床表现排除腹膜外肿瘤可能。

d. 每年行结肠镜检查，并切除所有>0.5cm的息肉。

e. 暂不处理，此年龄段又无家族史的息肉会自行消退。

4. 一位出生时无肛门的女孩，会阴处只有一个孔道，生后立即行结肠造口。出生后第5天，出现腹部包块，最可能的诊断和应该采取何种治疗：

a. 肿块可能是阴道积水，可通过膀胱镜向膀胱内置入导尿管。

b. 患儿可能存在假两性畸形及相关肿瘤，需要行MRI（磁共振检查）来排除此病。

c. 结肠远端存在粪便堵塞，用生理盐水冲洗肠道可帮助解决。

d. 患儿可能存在肠套叠，行结肠造影可协助诊断。

e. 肾脏畸形常见，此肿物可能是异位肾形成肾盂积水。

5. 以下哪项是排除2岁患儿先天性巨结肠病的最佳方法：

a. 此年龄患儿，肛管指检能评估HD的肛管痉挛状况。

b. 钡剂灌肠，能显示此年龄患者的移行带。

c. 此年龄段患儿腹腔镜下行连续结肠活检能发现无神经节区域。

d. 直肠针吸活检。

e. 肛管直肠测压检查直肠肛管抑制反射，此方法安全、无创，特异性和灵敏度均约为98%。

答案与解析：

1. 答案：e

解析：需要行结肠镜检查以排除幼年性息肉病综合征。

2. 答案：e

解析：无论在哪个年龄出现，100%有恶变风险，因此需要全结肠切除，因为直肠恶变风险高，切除应该扩大到直肠。

3. 答案：c

解析：患者可能有Peutz-Jeghers综合征，每年监测是必要的，不仅要注意息肉症状，还要注意有无腹膜外肿瘤，如睾丸瘤或者腹腔内肿瘤如胰腺肿瘤。同时要记住Peutz-Jeghers息肉存在于整个肠道，而不仅仅是结肠。

4. 答案：a

解析：一位出生时无肛管的女婴存在肛管直肠畸形，如果会阴处只存在单个孔道，此畸形称泄殖腔残留畸形。对于高位泄殖腔畸形（如存在较长的共同通道），括约肌位于尿道和阴道汇合处以下，尿液逐渐积聚形成阴道积液，反过来导致无尿。紧急处理是在膀胱镜下放置导尿管，若盲法插入导尿管则进入阴道；另外要行阴道造口。膀胱造口很难，因为阴道有时异常增大。

5. 答案：d

解析：由于神经节细胞呈头尾方向迁移，无神经节细胞区域常见于直肠，但会延伸至近端肠管。连续结肠活检虽能帮助确诊无神经节细胞的范围，但对于诊断此病无价值。直肠活检是排除HD的唯一方法，无论多大年龄。肛管痉挛时难以行直肠指检评价。钡剂灌肠会出现假阴性结果，因此不可信。直肠肛管抑制反射有时很难引出，结果可信度低。

（Blaise J. Meyrat 著

王磊 袁紫旭 译，王天宝 校）

参考文献

［1］ ERDMAN S H, BARNARD J A. Gastrointestinal polyps and polyposis syndromes in children［J］. Curr Opin Pediatr, 2002, 14: 576-582.

［2］ DURNO C A. Colonic polyps in children and adolescents［J］. Can J Gastroenterol, 2007, 21: 233-239.

［3］ SNOVER D C, JASS J R, FENOGLIO-PREISER C, et al. Serrated polyps of the large intestine［J］. Am J Clin Pathol, 2005, 124: 380-391.

［4］ JASS J R, WILLIAMS C B, BUSSEY H J, et al. Juvenile polyposis-a precancerous condition［J］. Histopathology, 1988, 13: 619-630.

［5］ SACHATELLO C R, HAHN I S, CARRINGTON C B. Juvenile gastrointestinal polyposis in a female infant: report of a case and review of the literature of a recently recognized syndrome［J］. Surgery, 1974, 75: 107-714.

［6］ NUGENT K P, TALBOT I C, HODGSON S V, et al. Solitary juvenile polyps: not a marker for subsequent malignancy［J］. Gastroenterology, 1993, 105: 698-700.

［7］ CHOW E, MACRAE F. Review of juvenile polyposis syndrome［J］. J Gastroenterol Hepatol, 2005, 20: 1634-1640.

［8］ BROSENS L A A, VAN HATTEM A, HYLIND L M, et al. Risk of colorectal cancer in juvenile polyposis［J］. Gut, 2007, 56: 965-967.

［9］ SCHULMANN K, POX C, TANNAPFEL A, et al. The patient with multiple intestinal polyps［J］. Best Pract Res Clin Gastroenterol, 2007, 21: 409-426.

［10］ HEMMINKI A, MARKIE D, TOMLINSON I, et al. A serine/threonine kinas gene defective in Peutz-Jeghers syndrome［J］. Nature, 1998, 391: 184-187.

［11］ LOWICHIK A, JACKSON W D, COFFIN C M. Gastrointestinal polyposis in childhood: clinicopathologic and genetic features［J］. Pediatr Dev Pathol, 2003, 6: 371-391.

［12］ GALATSIATOS P, FOULKES W D. Familial adenomatous polyposis［J］. Am J Gastroenterol, 2006, 101: 385-398.

［13］ CHURCH J, BURKE C, MCGANNON E, et al. Risk of colorectal cancer in patients after colectomy and ileorectal anastomosis for familial adenomatous polyposis［J］. Dis Colon Rectum, 2003, 46: 1175-1181.

［14］ ONCEL M, CHURCH J M, REMZI F H, et al. Colonic surgery in patients with juvenile polyposis syndrome: a case series［J］. Dis Colon Rectum, 2005, 48: 49-56.

［15］ HOLSCHNEIDER A, HUTSON J, PENA A, et al. Preliminary report on the international conference for the developments of standards for the treatment of anorectal malformations［J］. J Pediatr Surg, 2005, 40: 1521-1526.

［16］ BOEMERS T M L, BEEK F J A, BAX N M A. Guidelines for the urological screening and initial management of lower urinary tract dysfunction in children wit anorectal malformations-the ARGUS protocol［J］. BJU Int, 1999, 83: 662-671.

［17］ MCLORIE G A, SHELDON C A, FLEICHER M, et al. The genitourinary system in patients with imperforate anus［J］. J Pediatr Surg, 1987, 22: 1100-1104.

［18］ DEVRIES P A, PENA A. Posterior sagittal anorectoplasty［J］. J Pediatr Surg, 1982, 17: 638-643.

［19］ KIELY E M, PEÑA A. Anorectal malformations［M］// O'NEILL J A. Pediatric Surgery. 5th ed. St Louis: Mosby-Year Book, 1998: 1425-1428.

［20］ PEÑA A. Total urogenital mobilization: an easier way to repair cloacas［J］. J Pediatr Surg, 1997, 32: 263-267.

［21］ LECLAIR M D, GUNDETTI M, KIELY E M, et al. The surgical outcome of total urogenital mobilization for cloacal repair［J］. J Urol, 2007, 177: 1492-1495.

［22］ RINTALA R J, PAKARINEN M P. Imperforate anus: long- and short-term outcome［J］. Semin Pediatr Surg, 2008, 17: 79-89.

［23］ TSUJI H, OKADA A, NAKAI H, et al. Follow-up studies of anorectal malformations after posterior sagittal anorectoplasty［J］. J Pediatr Surg, 2002, 37: 1529-1533.

［24］ RINTALA R J, LINDAHL H G. Fecal continence in patients having undergone posterior sagittal anorectoplasty procedure for high anorectal malformation improves at adolescence, as constipation disappears［J］. J Pediatr Surg, 2001, 36: 1218-1221.

［25］ HAMID C H, HOLLAND A J A, MARTIN H C O. Long-term outcome of anorectal malformations: the patient perspective［J］. Pediatr Surg Int, 2007, 23: 97-102.

［26］ LEVITT M A, PEÑA A. Outcomes from the correction of anorectal malformations［J］. Curr Opin Pediatr, 2005, 17: 394-401.

［27］ MEIER-RUGE W A, BRUNNER L A, ENGERT J, et al. A correlative morphometric and clinical investigation of hypoganglionosis of the colon in children［J］. Eur J Pediatr Surg, 1999, 9: 67-74.

［28］ MEIER-RUGE W A, LONGO-BAUER C H. Morphometric determination of the methodological criteria for the diagnosis of intestinal neuronal dysplasia（INDB）［J］. Pathol Res Pract, 1997, 193: 465-469.

［29］ KOBAYASHI H, HIRAKAWA H, SURANA R, et al. Intestinal neuronal dysplasia is a possible cause of persistent bowel symptoms after pull-through operation for Hirschsprung's disease［J］. J Pediatr Surg, 1995, 30: 253-259.

［30］ MARTUCCIELLO G, PINI P A, PURI P, et al. Controversies concerning diagnostic guidelines for anomalies of the enteric nervous system: a report from the fourth International Symposium on Hirschsprung's disease and related neurocristopathies［J］. J Pediatr Surg, 2005, 40: 1527-1531.

［31］ LE DOUARIN N, DUPIN E. Multipotentiality of the neural crest［J］. Curr Opin Genet Dev, 2003, 13: 529-536.

［32］ YOUNG H M, NEWGREEN D F, BURNS A. Development of the enteric nervous system in relation to Hirschsprung's disease［M］// FERRETTI P, COPP A, TICKLE C, et al. Embryos, Genes and Birth Defects. 2nd ed. Chichester: John Wiley Sons, 2006: 263-300.

［33］ LYONNET S, BOLINO A, PELET A, et al. A gene for Hirschsprung disease maps to the proximal long arm of chromosome 10［J］. Nat Genet, 1993, 4: 345-350.

［34］ AMIEL J, LYONNET S. Hirschsprung disease, associated syndromes, and genetics: a review［J］. J Med Genet, 2001, 38: 729-739.

［35］ STREUTKER C J, HUIZINGA J D, DRIMAN D K, et al. Interstitial cells of Cajal in health and disease. Part I: normal ICC structure and function with associated motility disorders［J］. Histopathology, 2007, 50: 176-189.

［36］ NEWMAN C, LAURINI R, LESBROS Y, et al. Interstitial cells of Cajal are normally distributed in both ganglionated and aganglionic bowel in Hirschsprung's disease［J］. Pediatr Surg Int, 2003, 19: 662-668.

［37］ PROCTOR M L, TRAUBICI J, LANGER J C, et al. Correlation between radiographic transitional zone and level of aganglionosis in Hirschsprung's disease: implications for surgical approach［J］. J Pediatr Surg, 2003, 28: 775-778.

［38］ LOENING-BAUCKE V, PRINGLE K C, EKWO E E. Anorectal manometry for the exclusion of Hirschsprung's disease in neonates［J］. J Pediatr Gastroenterol Nutr, 1985, 4: 496-603.

［39］ DE LORIJN F, DE JONGE W J, VANDERWINDEN J M, et al. Interstitial cells of Cajal are involved in the afferent limb of the rectoanal reflex［J］. Gut, 2005, 54: 1107-113.

［40］ NOBLETT H R. A rectal suction biopsy tube for use in the diagnosis of Hirschsprung's disease［J］. J Pediatr Surg, 1969, 4: 406-409.

［41］ PINI-PRATO A, MARTUCIELLO G, JASONNI V. Rectal suction biopsy in the diagnosis of intestinal dysganglionosis: 5-year experience with solo-RBT in 389 patients［J］. J Pediatr Surg, 2006, 41: 1043-1048.

［42］ KOBAYASHI H, LI Z, YAMATAKA A, et al. Rectal biopsy: what is the optimal procedure?［J］. Pediatr Surg Int, 2002, 18: 753-756.

［43］ CROFFIE J M, DAVIS M M, FAUGHT P R, et al. At what age is a rectal suction biopsy less likely to provide adequate tissue for identification of ganglion cells?［J］. J Pediatr Gastroenterol Nutr, 2007, 44: 198-202.

［44］ KOBAYASHI H, WANG Y, HIRAKAWA H, et al. Intraoperative evaluation of extent of aganglionosis by a rapid acetylcholinesterase histochemical technique［J］. J Pediatr Surg, 1995, 30: 248-252.

［45］ SWENSON O, BILL A H. Resection of rectum and rectosigmoid with preservation of the sphincter for benign spastic lesions producing megacolon. An Experimental Study［J］. Surgery, 1948, 2: 212-220.

［46］ DUHAMEL B. A new operation for the treatment of Hirschsprung's disease［J］. Arch Dis Child, 1960, 35: 38-39.

［47］ MARTIN L W, ALTMEIER W A. Clinical experience with a new operation (modified Duhamel procedure) for Hirschsprung's disease［J］. Ann Surg, 1962, 156: 678-681.

［48］ MARTIN L W, CAUDILL D R. A method for elimination of the blind rectal pouch in the Duhamel operation for Hirschsprung's disease［J］. Surgery, 1967, 62: 951-953.

［49］ SOAVE F. Hirschsprung's disease: a new surgical technique［J］. Arch Dis Child, 1964, 39: 116-124.

［50］ BOLEY S J. New modification of the surgical treatment of Hirschsprung's disease［J］. Surgery, 1964, 56: 1015-1017.

［51］ TEITELBAUM D H, CORAN A G, WEITZMAN, et al. Hirschsprung's disease and related neuromuscular disorder of the intestine［M］// O'NEILL J A. Pediatric Surgery. 5th ed. St Louis: Mosby-Year Book, 1998: 1381-1424.

［52］ TEITELBAUM D H, CORAN A G. Primary pull-through for Hirschsprung's disease［J］. Semin Neonatol, 2003, 8: 233-241.

［53］ CORAN A G, TEITELBAUM D H. Recent advances in the management of Hirschsprung's disease［J］. Am J Surg, 2000, 180: 382-387.

［54］ DE LA TORRE-MONDRAGON L, ORTEGA-SALGADO J A. Transanal endorectal pull-through for Hirschsprung's disease［J］. J Pediatr Surg, 1998, 33: 1283-1286.

［55］ DE LA TORRE L, ORTEGA A. Transanal versus open endorectal pull-through for Hirschsprung's disease［J］. J Pediatr Surg, 2000, 11: 1630-1632.

［56］ ELHALABI E A, CORAN A G, BLANE C E, et al. Enterocolitis associated with Hirschsprung's disease: a clinical-radiological characterization based on 168 patients［J］. J Pediatr Surg, 1995, 30: 76-83.

［57］ ANTAO B, RADHAWAN T, SAMUEL M, et al. Short-pouch and low anastomosis Duhamel procedure results in better fecal control and normal defecation pattern［J］. Dis Colon Rectum, 2005, 48: 1791-1796.

［58］ MINFORD J L, RAM A, TURNOCK R R, et al. Comparison of functional outcomes of Duhamel and transanal endorectal coloanal anastomosis for Hirschsprung's disease［J］. J Pediatr Surg, 2004, 39: 161-165.

［59］ EL-SAWAF M I, DRONGOWSKI R A, CHAMBERLAON J N, et al. Are the long-term results of the transanal pull-through equal to those of the transabdominal pull-through? A comparison of the 2 approaches for Hirschsprung's disease［J］. J Pediatr Surg, 2007, 42: 41-47.

［60］ MENEZES M, CORBALLY M, PURI P. Long-term results of bowel function after treatment for Hirschsprung's disease: a 29-year review ［J］. Pediatr Surg Int, 2006, 22: 987-990.

［61］ ANTAO B, BRADLEY V, ROBERTS J P, et al. Management of rectal prolapse in children ［J］. Dis Colon Rectum, 2005, 48: 1620-1625.

［62］ KOIVUSALO A, PAKARINEN M, RINTALA R. Laparoscopic suture rectopexy in the treatment of persisting rectal prolapse in children ［J］. Surg Endosc, 2006, 20: 960-963.

［63］ MISRA V, MISRA S P, DWIVEDI M, et al. Portal hypertension: imaging and endoscopy ［J］. J Gastroenterol Hepatol, 2003, 18: 302-308.

［64］ STITES T, LUND D P. Common anorectal problems ［J］. Semin Pediatr Surg, 2007, 16: 71-78.

［65］ BABU R, BURGE D M. A technique to demonstrate external haemorrhoids ［J］. Pediatr Surg Int, 2004, 20: 476-478.

［66］ MURTHI G V S, OKOYE B O, SPICER R D, et al. Perianal abscess in childhood ［J］. Pediatr Surg Int, 2002, 18: 689-691.

［67］ STRONG S A. Perianal Crohn's disease ［J］. Semin Pediatr Surg, 2007, 16: 185-193.

［68］ JAYASINGHE Y, GARLAND S M. Genital warts in children: what do they mean? ［J］. Arch Dis Child, 2006, 91: 696-700.

第四十四章 妊娠和分娩相关的结直肠肛门疾病

第一节 引 言

正常的结直肠功能在孕期会发生一系列的改变，由于这些改变并不显著，孕妇一般均可良好耐受。便秘是孕期最常见的结直肠功能性病变。虽然便秘对正常妊娠过程影响非常小，但是有时会出现一些严重的结直肠急症，这些急症应尽快确诊并予以治疗。阑尾炎是孕期最常见的急腹症，需要迅速诊断并给予治疗。一般认为，孕期结直肠特殊炎症性疾病的病情平稳，但是，更大规模的研究并不完全赞同此观点。

由于子宫的压迫，孕期经常出现直肠静脉系统远端静脉高压，这样就会增加孕期结直肠并发症的发生率，比如痔疮、肛裂及急性血栓性并发症。

结直肠系统最重要的改变出现在经阴道分娩时，尤其是用产钳辅助分娩者。即使顺产对于肛管括约肌神经肌肉结构的损伤也是不可避免的。这些结构的损伤可能造成某种程度的大便失禁，在正常产后的年轻女性中，其发生率可达3%~5%。

第二节 孕期结直肠系统生理功能变化

怀孕期间，激素的生理或病理性改变是否为导致便秘的一个重要因素尚存争议。在15~50岁的成年人中，女性较男性更容易发生便秘。除此之外，女性的胃肠功能会因处在月经周期中的不同阶段而出现相应变化。然而，在18例已排卵的健康女性，研究卵泡期和黄体期整个胃肠运转率的差异；在卵泡期45h平均转运率明显不同于黄体期51h的转运率[1]；在月经周期的两个阶段，每天粪便重量也是明显有区别的（132g vs. 123g）。有些女性在月经周期的第1天，其肠道收缩较月经周期其他阶段更加频繁，但更加微弱，这通常认为是由于前列腺素的作用而不是激素引起的。怀孕期间，血清中的黄体酮比黄体期还要高。15例女性在怀孕的第9个月和产后4~6周，经口至盲肠转运时间明显比产后时间长。所以，性激素在正常生理条件下并没有表现出对肠功能有明显的影响，但在怀孕期间，则有可能改变肠道功能，从而产生胃肠道症状。

怀孕期间激素水平的改变主要是雌激素水平的增加和身体不同部位孕激素受体的增加。对于结直肠系统而言，孕激素受体活性的增加可能会生理性延长非孕时期的转运时间。

最近，在严重便秘和非便秘女性身上分离出的结肠环形肌细胞的对比研究发现，便秘患者的结肠环形肌细胞在接受G蛋白依赖的受体激动剂（胆囊收缩素和乙酰胆碱）和G蛋白活化剂（鸟苷5'-O-3-硫代磷酸）刺激时，收缩十分微弱[2]。非G蛋白依赖的受体激动剂（甘油二酯和氯化钾）刺激时出现正常收缩。免疫印迹法显示，慢性便秘患者G（alpha）q/11下调、而G（alpha）s上调。和非便秘患者相比，G（alpha）q的mRNA水平低下，同时孕酮受体过度表达。作者由此得出结论，女性慢性便秘可能是由于收缩G蛋白下调及抑制G蛋白上调引起的，而这些都可能与孕激素受体的过度表达有关。

第三节 孕期结直肠疾病

一、便秘

一些临床研究表明，怀孕期间肠道功能会发生变化。文献指出[3]，孕期便秘的发生率为11%~38%。另一篇文献报道[4]，孕期便秘的发生率要低一些，怀孕12周时为8.9%，产后1年降至4.2%。这种发生率的差别是由于两种文献对于便秘的定义不同所致，在后一篇文献中更加保守一些，当她们1周之内少于3次大便且每次大便时间要比正常排便时间多出25%则认为是便秘。在12周时，29%女性感觉有排便痛，42%有肛管阻塞感，11%有排便不尽感。然而，36周后，所有症状均稍微有所缓解，发生率便秘为4.5%，排便痛为25%，肛管阻塞感为35%，排便不尽感为9.5%。

怀孕期间，饮食因素在防止或缓解肠功能抑制方面起着重要作用。最近一项研究，其内容为记录4～7天饮食重量日记、国际体力活动调查问卷及7天排便日记，分别在怀孕的13周、25周和35周评估和检测孕妇的食谱因素、体力活动水平和排便习惯参数[5]。研究对便秘组和非便秘组妊娠的三个阶段的重要饮食因素和体力活动水平进行了比较。在妊娠期的前三个月，相较于非便秘组，便秘组饮水量明显减少（$P=0.04$）；在妊娠中期摄入更多的食物（$P=0.04$）；在妊娠后期，摄入更少的铁（$P=0.02$），进食减少（$P=0.04$）；在日照时间、温度及体力活动方面，两组之间无显著差异。

传统观点认为，铁化合物有胃肠道副作用。为了评估孕期铁化合物的副作用，最近进行了一项随机双盲研究，将404名健康的孕妇分成4组，从怀孕的18周开始直到分娩，补充二价铁（富马酸亚铁），每组的剂量分别为20mg（n=99）、40mg（n=100）、60mg（n=102）及80mg（n=103）[6]。主要是在睡前补充铁剂。在妊娠的18周、32周及39周，对孕妇黑便、应用泻药的次数及胃肠道症状进行记录，胃肠道症状包括：恶心、呕吐、上腹痛、呃逆、胃灼热、腹胀、腹鸣、肠绞痛、肠胀气、便秘、稀便和腹泻。在4组之间胃肠道症状无明显差异，包括妊娠的32周和39周，故胃肠道副作用与铁剂的剂量无关。该研究表明，餐间服用20～80mg的二价铁（富马酸亚铁）亦不会出现有临床意义的胃肠道副作用。因此孕妇在预防性补铁时，不必对胃肠道副作用过度担心。

孕期便秘是罕见的并发症。在美国，乙状结肠扭转发病率仅次于癌症和憩室炎，是引起结肠梗阻第三位的常见原因，可发生在妊娠期，对孕妇和胎儿造成极大危险，故需在妊娠的不同时期采取相应的治疗策略[7]。妊娠后期的三个月，乙状结肠扭转可作为剖腹产的指征，然后施行肠扭转外科手术。

妊娠期间也可出现盲肠扭转。笔者曾接诊一名妊娠36周并严重便秘的孕妇，存在早产高危因素而绝对卧床6周，因盲肠低位扭转坏死而急症施行剖宫产手术联合右半结肠切除术（个例报告）。

孕期严重便秘的治疗

大多患者采用饮食调节和单纯使用通便药物治疗。

1. 饮食管理　在饮食管理方面，有证据支持应增加纤维素补充量和液体摄入量。在一项关于摄入水量的研究中，将健康志愿者随机分组，一组每天液体摄入量超过2 500mL，另一组每天液体摄入量低于500mL，各自维持1周。液体摄入量较少的组，排便频率从每周（6.9±0.9）次降至（4.9±0.3）次（$P=0.041$），粪便重量从每周（1.29±0.20）kg降至（0.94±0.17）kg（$P=0.048$）。在2周的研究时间内，平均口腔至肛管的转运时间相似。然而，同一作者发现，在一个类似实验中，液体摄入量的变化对粪便重量的影响非常小。1周内随机每天摄入1L或2L液体，无论给予纯水还是等渗溶液，对于排便习惯无明显影响。建议每天食用水果、新鲜蔬菜和带糠全麦面包。

2. 泻药　如果怀孕期间使用泻药治疗便秘，则必须权衡其可能的副作用。尽管大多数泻药适合孕妇服用，药物分级为B类、C类，但渗透性泻药（译者注：乳果糖、山梨糖醇、硫酸镁、聚乙二醇电解质散剂）对于某些孕妇是有益的。

如果必须使用泻药，渗透性泻药应作一线药物，该药物具有"海绵样"效应，可吸收水分而使粪便软化、增加粪便容积。

刺激性泻药（bourdaine等植物提取物和甘油栓剂）对结直肠黏膜有刺激性，刺激小肠蠕动。滥用这类泻药可能导致结直肠炎，导致严重后果。

短期内应用渗透性或刺激性泻药通常仅针对饮食调理无效或使用粪便膨松剂无效的患者[8]。

二、痔疮

怀孕导致整个盆底静脉系统压力显著增加。高压贯穿整个孕期，在妊娠后3个月达到最大。在这个时期，子宫重量显著增加，到怀孕末期达到5~6kg。受其影响，肛管直肠静脉系统压力增大，从而阻止静脉回流，导致肛周静脉曲张。

对于孕期无症状的痔疮无须治疗，除非为血栓性痔疮。血栓性外痔和肛裂是分娩期间引起肛管疼痛最常见的两个原因。

血栓性外痔

一项研究对165名孕妇在妊娠后期（孕期后3个月）及产后2个月内血栓性外痔的发病率情况进行了调查，该研究发现，血栓性外痔的发病率在妊娠的最后3个月内为7.9%，产后两个月内为20%[9]。其他研究中，在妊娠后3个月，血栓性外痔的发病率为24%~34%，产后血栓性外痔的发病率为5%~34%[10]。

采用随机效应模型行Meta分析显示，对于伴有疼痛、出血、瘙痒、脱出等症状的痔疮，纤维素类的通便药物会发挥良好的效果。纤维素类药物组用药后，痔疮症状不改善或症状持续存在的风险降低53%（风险下降，RR，0.47），痔疮出血的症状也有显著性改善（RR，0.50）。顽固的急性血栓性外痔（极为罕见），可以在硬膜外麻醉或蛛网膜下腔麻醉下行手术切开。

三、肛裂

少数研究对此病理状况进行了报道。在相对小范围的孕妇人群内研究发现，在妊娠后期（后3个月），其患病率从1.2%升至20%，产后患病率从9%升至15%。值得一提的是，在遭受肛肠疾病困扰的女性参加的一个咨询会议上同样发现，肛裂的患病率孕后期为20%，产后期则为15%。怀孕妇女肛裂的治疗与非孕女性治疗相同。

四、阑尾炎

急性阑尾炎在孕妇和非孕女性中的发病率是一致的（1/1 000），但孕期阑尾炎诊断往往不明确，因为妊娠子宫体积增大，阑尾被推挤到更高的位置，故腹痛往往在右上腹。临床检查及超声影像有助于诊断，但诊断往往不明确。此时应行MRI检查：如果阑尾直径≤6mm，或者阑尾充满空气或口服造影剂，这提示阑尾是正常的；但如阑尾体积增大（直径>7mm）或充满液体，则认为是异常的[11]。

孕期阑尾穿孔发生率是正常的1.5~3.5倍，一旦穿孔将显著增加新生儿窘迫和胎儿死亡的风险。个案报道，一名妊娠35周后分娩的33岁女性就是因阑尾穿孔最终导致坏死性筋膜炎，从而被迫施行髋关节离断术[12]。

阑尾炎的治疗从根本上而言应该手术治疗，妊娠期阑尾手术的切口比常规的麦氏切口位置应该更高、更长。许多外科医生应用腹腔镜阑尾切除术（LA）代替开腹阑尾切除术（OA）。少数研究比较了孕早期LA和OA行阑尾手术对胎儿和妊娠影响：一项研究证实，在受孕的前6个月，OA可能是阑尾切除的首选方法，因为与LA组相比，OA组不明原因的流产相对较少[13]。

极少数情况下，对于临近分娩的孕妇可以考虑施行剖宫产，以便进行阑尾切除术。

五、Meckel憩室穿孔

Meckel憩室穿孔是孕期罕见急腹症，但是必须和腹腔内其他疾病相鉴别，其临床表现和阑尾炎类似。由于穿孔可导致新生儿和产妇感染甚至死亡，故对Meckel憩室及时正确诊断并予以行之有效的治疗是十分必要的[14]。

六、炎症性肠病（克罗恩病和溃疡性结肠炎）

怀孕和炎症性肠病（IBD）之间很少相互影响。最近一项研究显示[15]，怀孕并未影响IBD发展。在孕期、分娩、产后均未对IBD产生不良影响。控制炎症性肠病是影响预后的主要围产期因素。如果IBD处于静止期，且一旦突然起病能够得到积极有效的处理，可以建议患者受孕。根据孕前肛管控便能力及会阴部临床表现，分娩方式应因人而异。其他研究也同意这一观点[16]，怀孕不影响IBD的临床表现和手术率，但是与随后几年的复发次数降低有关。

另一项研究[17]则表明，IBD患者更容易发生不良妊娠事件。Medline检索有关IBD女性怀孕结局的文献，并且做了IBD妊娠女性和正常对照女性妊娠结局的随机影响Meta分析。12项研究中的3 907名IBD患者［1 952例（63%）为克罗恩病，1 113例（36%）为溃疡性结肠炎］和320 531名正常女性。IBD女性发生早产（<37周妊娠）风险增加1.87倍，低体重儿（<2 500g）风险增加超过2倍，剖腹产风险增加1.5倍，先天性畸形风险增加2.37倍。

一项研究评估了IBD女性分娩的胎儿发展为IBD的风险[18]。该研究显示，孕早期孕妇吸烟能降低儿童因IBD而入院的风险，但会增加新生儿重度感染的风险。因此胎儿期和新生儿期暴露于某些因素可能影响后天IBD易感性。

至今尚未发现IBD女性不能受孕的禁忌证，但是如果IBD女性孕期发生急性炎症性肠病复发，应该积极地及时救治，以免发生自然流产、胎儿生长发育缺陷及胎儿死亡。

目前的治疗包括肾上腺皮质类固醇、柳氮磺胺吡啶和新的衍生药品（奥沙拉秦和美沙拉嗪），这些治疗方案应当继续。尽管孕期服用硫唑嘌呤可能是安全的，但如有可能，孕期最好停用免疫抑制剂。

除非IBD孕妇伴有肛管直肠瘘管或脓肿而必须行剖腹产，一般IBD孕妇可以经阴道分娩。

七、伪膜性肠炎

通常在抗生素治疗开始后第4天出现症状，直至抗生素治疗结束后5周症状消失。起病急骤，表现为发热、腹泻、腹部绞痛。大便培养难辨梭状芽孢杆菌及其毒素阳性。治疗包括补液、隔离、卧床休息和暂停抗生素使用。必要时可应用万古霉素（无肠道吸收）或甲硝唑。

八、Ogilvie 综合征（急性假性结肠梗阻综合征）

Ogilvie 综合征，又称为急性假性结肠梗阻综合征，通常发生于正在接受内科或外科治疗的住院重症患者，特点是在无明显的机械性梗阻的情况下，出现急性结肠扩张。其发病机制尚未完全阐明，但就像药理学因素和代谢因素那样，自主神经系统功能的变化可能在本病的发展过程中发挥重要作用，其他还包括代谢性及药物性因素。因为该病的发病率和死亡率很高，所以，早期诊断和适宜的治疗至关重要。Ogilvie 综合征涉及全部结肠，一般剖腹产后甚至顺产后都能看到。患者在产后1~2天之后，出现伴腹痛的便秘或腹泻症状，无其他异常症状。腹部CT显示，盲肠和升结肠扩张，应每天密切观察扩张情况以避免盲肠穿孔，当结肠直径为9~12cm时，穿孔风险非常高。

该病应行非手术治疗，包括：补液、胃肠减压及应用拟副交感神经药物以增加胃肠蠕动。盲肠穿孔风险高的患者，应持续胃肠减压；必要时行结肠镜减压术；如无效，可采用盲肠造口甚至右半结肠切除术[19]。

第四节　分娩过程中及产后结直肠疾病：产伤对肛肠结构的影响

产伤对肛肠结构具有一定的影响，当胎头在产道内下降时及胎头、胎肩娩出时，后盆底的神经肌肉结构，特别是肛管括约肌复合体，受到高度的生物力学牵拉。后盆底的神经肌肉结构损伤有两种病理生理学机制：阴部神经牵拉伤及神经肌肉结构的直接损伤。

一、阴部神经牵拉伤

阴部神经的后支从Alcock管（阿尔科克氏管）潜出，支配肛管括约肌复合体的神经肌肉结构。胎头下降时，神经受到牵拉，产后4~6周，其末梢运动潜伏期从1.8ms（正常值）延长到2.4ms（病理值）。90%患者在产后3个月恢复至正常值，但仍有10%患者，该值始终维持在2.4ms[20]。然而，阴部神经运动末梢潜伏期（PNMTL）测量的是传播速度最快的神经纤维（也是最大的神经纤维），而不是最小的神经纤维（比如，C类和A-delta无髓鞘纤维），这些最小的神经纤维也可受到牵拉伤。一个类似的研究表明，PNMTL在产后两个月恢复至产前的水平，然而，肛管内收缩压在产后6个月仍处于较低水平，这种影响可能是永久的[21]。研究显示会阴牵拉伤的影响是复杂的，肛管括约肌定量肌电图（EMG）可表现为脱髓鞘病变和（或）轴突病变。产后大便失禁的妇女，38%表现为肌电图异常[22]。可以得出这样的结论，即使患者无PNMTL异常、无肛管括约肌超声影像异常或大便失禁症状[23]，正常分娩后的女性都会有一定程度的肌电图异常。

二、肌肉和神经的直接创伤

这一部分包括了肛提肌下部（耻骨尾骨肌和耻骨直肠肌）的神经肌肉结构和肛管内、外括约肌复合体。"盆底破坏者"（比如，胎头；图44-1）下降造成牵拉盆底不同神经肌肉单元。女性骨盆MRI模型研究发现，这种承压下行的牵拉效应可将肛提肌肌束拉至其正常静息状态长度的3倍[24]，这种牵拉效应在耻骨直肠肌最为明显，主要和胎头直径相关。

通过MRI对160个经阴道分娩的初产妇进行检查发现，32人（20%）存在肛提肌缺陷，其中29人存在肛提肌下部缺陷，有时出现肛提肌双侧缺陷[25]。临床体检亦可发现这些肌肉缺陷，即行阴道指检对盆底进行触诊时，可在肌肉中触及裂隙。目前，这些肌肉缺陷可以通过盆底3D~4D检查进行评估（图44-2）。

肛提肌部分撕裂影响肛管直肠的控便能力，所以，在评估产后发生大便失禁和肛管括约肌复合体功能时，应检查肛提肌是否存在撕裂伤。最好的解决方法是，分娩时及时发现与缝合。

经阴道分娩时，肛管括约肌复合体是会阴部承受牵拉力最强的解剖部位，无论是自然分娩、产钳或负压吸引助产所产生的"下坠力"都直接作用于该部位。

尽管初产后，孕妇大便失禁的发生率为3%~5%，但"隐匿性"肛管括约肌损伤的发生率要高得多。一项研究表明，在202个初产妇中，35%在产后6周经超声诊断为肛管括约肌损伤，在产后6个月则为79%[26]。另外两个研究也证实了这一点，分别

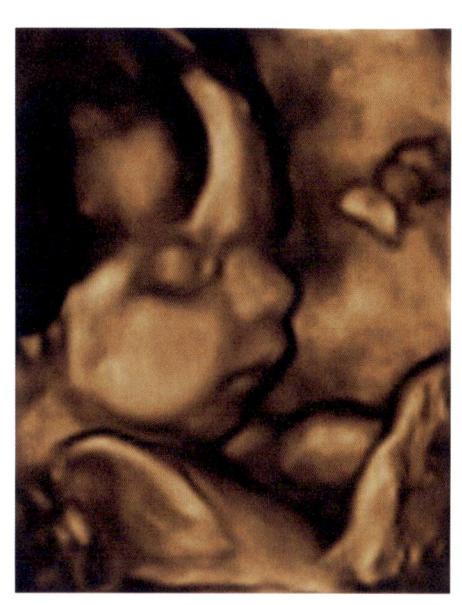

图44-1 "盆底的破坏者"

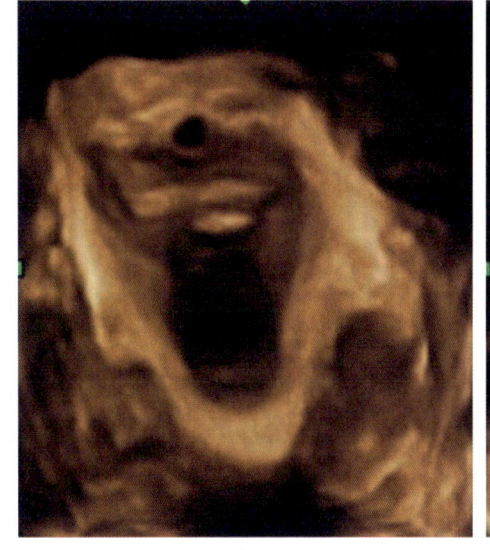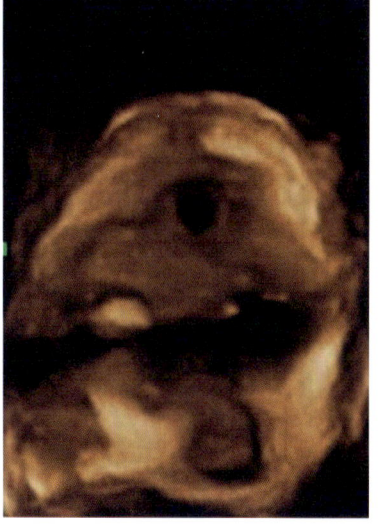

A 　　　　　　　　　　　　　　B

A. 超声三维重建显示的盆底完整肌肉组织；B. 左、右侧撕裂后盆底肌肉组织缺陷

图44-2 盆底评估

为26%（31/118）及28%（42/150）[27-28]。剖宫产后产妇未发现隐匿性损伤。

分娩前后对肛管括约肌复合体的测量发现初产妇无论有、无大便失禁，肛管静息压力平均下降8cmH$_2$O。但对大便失禁的女性，盆底收缩时，肛管压力的下降幅度显著增加（下降约20cmH$_2$O，无大便失禁的女性肛管压力下降约8cmH$_2$O[29]）。作者认为，每一次分娩过程，都会对肛管括约肌功能造成损害，即便是无大便失禁的产妇亦然。

研究表明，对于伴有肛管括约肌测压及超声诊断的隐匿性肛管括约肌损伤的女性，盆底收缩时，肛管内压力从产前的96cmH$_2$O（产前水平）降至产后的48cmH$_2$O，而对于超声诊断无隐匿性肛管括约肌损伤的女性，盆底收缩时，肛管压力从产前的96cmH$_2$O（产前水平）仅下降至产后的88cmH$_2$O[30]。

第五节　肛管括约肌损伤的产科危险因素

"早期下坠力"和"晚期下坠力"对产后大便失禁的影响没有显著性差别（26% vs. 38%）[31]。在一项研究中发现，第二产程的持续时间不会对控便能力产生不利影响[32]，但其他研究发现，第二产程的延长会大大增加产道Ⅲ°～Ⅳ°撕裂伤的风险[33-34]。

枕后位分娩占所有头位分娩方式的3%～4%，比枕前位分娩时发生肛管括约肌撕裂的风险高7倍[35]。同样，生产时手压宫底（Kristeller手法）进行助产的分娩方式使肛管括约肌撕裂的风险增加4～5倍[36]。

目前，除非必要，分娩时常规使用外阴切开术的方法已经被摒弃。通过对比常规外阴切开术和必要时外阴切开术，Cochrane数据库Meta分析显示，必要时外阴切开对后路的创伤较常规外阴切开术要小[37]。其他数据库分析亦未见常规外阴切开术在预防大便失禁方面的优势[38]。

对于中央和联合内、外侧会阴切开术而言，中央外阴切开术导致的因肛管括约肌Ⅲ°～Ⅳ°损伤而引起大便失禁的风险明显增加[39-40]。

分娩过程需要助产时，如果条件允许，相对于产钳助产，更应采用负压牵引助产。因为较无器械辅助的分娩而言，负压牵引助产导致产后大便失禁的风险增加7倍，而产钳助产则会增加12倍[41]。其他研究亦证实使用产钳助产时，导致产后大便失禁的风险更高，但是这种影响并不显著。一项研究显示，产钳助产联合内、外侧会阴切开术导致大便失禁的风险将增加5倍[34]。另一项研究则显示，两者联合使用风险增加3.3倍[42]。

婴儿出生体重也是导致妇女产后大便失禁的一个作用较小但有意义的因素，其相对危险度为1.7[25]～2.5[43]。

第六节　超声诊断的隐匿性肛管括约肌缺陷与大便失禁的相关性

不同研究其结果相互矛盾。三个研究中，在隐匿性肛管括约肌缺陷达31%的初产妇中，仅14%发生大便失禁；在经产妇中也存在相同比例[26-27, 44]。另一项研究不太乐观，在经超声诊断的隐性肛管括约肌缺陷的妇女中，并发大便失禁可能概率高达77%～82%[45]。

肛管括约肌测压和大便失禁之间的相关性更加明显，括约肌撕裂程度越高，肛管括约肌测压值越低[46]。

分娩时，应评估肛管括约肌撕裂程度。根据国际控便协会2004年推荐意见[47]，肛管括约肌损伤程度最新分级如下：

Ⅰ：阴道黏膜或会阴部皮肤撕裂。

Ⅱ：会阴部肌肉组织撕裂，不包括肛管括约肌。

Ⅲ：肛管括约肌撕裂。

Ⅲa. <肛管外括约肌（EAS）宽度的50%。

Ⅲb. >EAS宽度的50%。

Ⅲc. 肛管内括约肌（IAS）撕裂。

Ⅳ：直肠黏膜撕裂（图44-2）。

　　笔者认为，认真检查分娩后肛门区域至关重要，对于可疑损伤，应在手术室较好照明和充分麻醉下，探查并修复会阴后部的损伤（图44-3）。根据这些推荐建议，1997年，进行了Ⅲ级会阴部撕裂的核查，1998年和1999年再次进行修订[48]。根据上述推荐，在手术室中，充分麻醉下采用聚丙烯缝线修复损伤的手术例数显著上升。随访发现，术后第1年排便症状有短暂改善（1997年为45%，1998年为32%。1999年为50%，$P<0.01$）。逐渐出现更多聚丙烯缝线缝合的患者。作者得出结论，采用上述推荐意见后，适宜的创伤修复方法改善了功能，但后续随访发现，排便症状并没有得到持续改善。

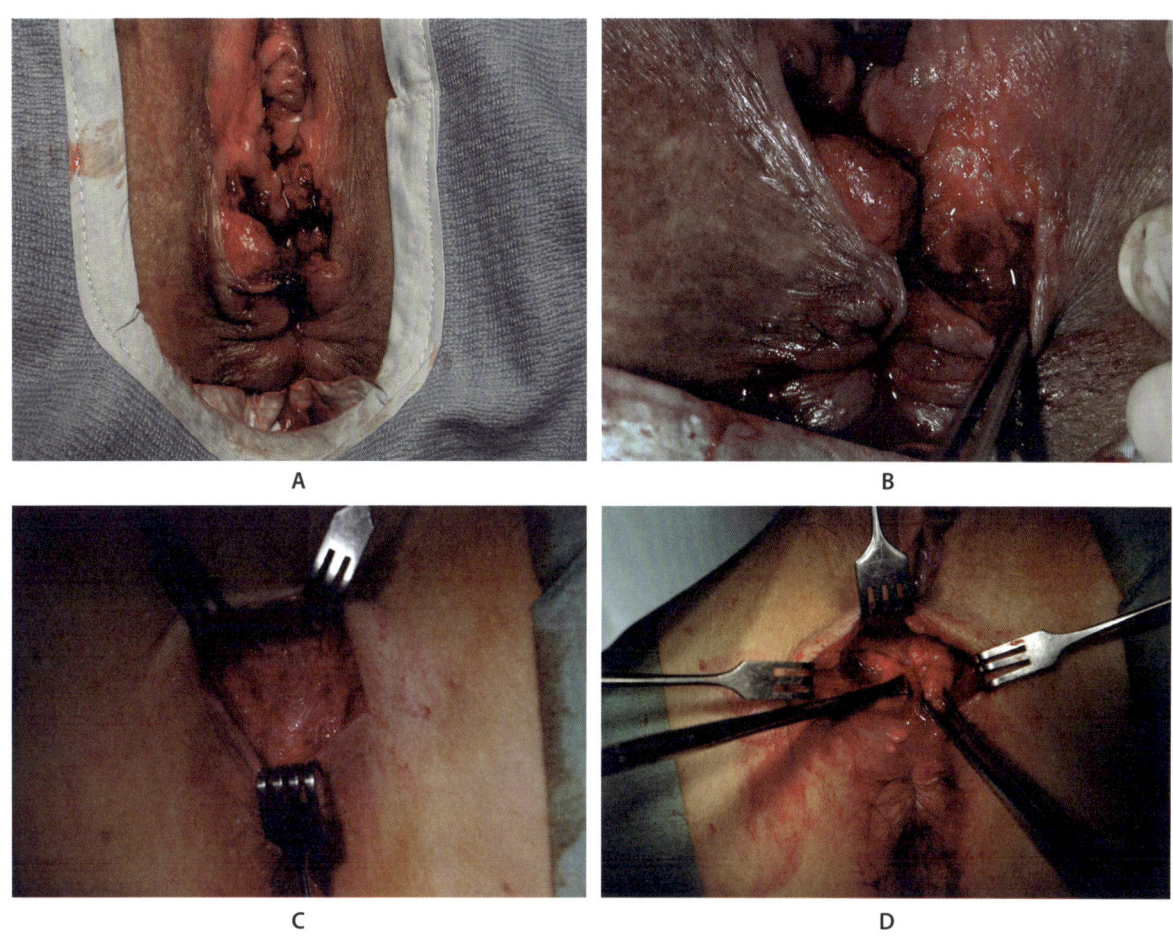

A. 新发Ⅳ级，胎儿娩出时直肠撕裂；B. 新发Ⅳ级，手术室中肛管括约肌断裂：肛管括约肌断裂两端在缝合前容易区分；C. Ⅲc级，产后6个月，肛管括约肌断裂，肛管括约肌两端不易区分；D. Ⅲc级，产后6个月，肛管括约肌断裂，解剖后重新显示肛管括约肌两端

图44-3　探查并修复会阴后部的损伤

肛管括约肌缝合方法

　　通常在确认EAS两端之后，采用单股聚乙醇可缓慢吸收的缝合线进行缝合。IAS也应该尽可能缝合，有时水肿范围广泛，解剖结构难以辨认。

　　EAS损伤两种公认的适宜修复方法：端对端修复（近似的）和重叠修复，通常选择后者。Meta分析[49]表明，在12个月内，两种修复方法在会阴部胀痛、肛门排气失禁和大便失禁方面均无显著性差异，但在重叠法修复组，便急和大便失禁评分明显降低。在12个月后，重叠修复法也明显降低了大便失禁症状恶化的风险。两种修复技术对患者生活质量影响均无显著差异。Cochrane数据库得出的结论：因为外科医生的经验并未纳入研究，所以认为一种修复方式优于另一种修复方式是不恰当的。

第七节　女性患者肛管括约肌撕裂缝合后持续性或新发大便失禁的概率

即便撕裂的肛管括约肌得到完美修复，依然出现直肠肛管功能障碍症状，肛管括约肌成形术对大便失禁的长期治疗效果亦不尽如人意，5年甚至更长时间内，自控排便率低于20%[50]。

回顾20项研究[51]发现，产后行肛管括约肌缝合的妇女37%出现大便失禁，但这些研究结果因存在访时间（1个月~13年）及研究对象人数（15~177名妇女）的较大差异而分歧较大。

另一项研究将对照组和分娩时肛管括约肌Ⅲ°~Ⅳ°撕裂伤的女性[52]进行对比。括约肌撕裂组女性较对照组更易出现大便失禁（23.0% vs. 13.4%，P<0.05）。分娩时Ⅳ°撕裂伤的女性发生控便能力降低的概率约是Ⅲ°撕裂伤的10倍（30.8% vs. 3.6%，P<0.001）。巨大胎儿（优势比，OR=2.19）、产钳助产（OR=4.75）、负压牵引助产（OR=3.51）联合中央会阴切开术（OR=2.24）更易发生Ⅲ°~Ⅳ°括约肌撕裂伤，但联合内、外侧会阴切开术发生括约肌撕裂伤概率则较低（OR=0.66）。超过一半的女性，在分娩后会出现新发大便失禁，而且可通过很多生活方式的改变来预防这种并发症。作者得出结论：分娩时发生Ⅲ°~Ⅳ°撕裂伤的妇女较无肛管括约肌撕裂伤的妇女更易发生大便失禁，而且Ⅳ°撕裂伤比Ⅲ°更容易影响肛管的控便能力。

一项研究对产后18年的女性使用调查问卷进行长期随访[53]。这项研究给出了较为乐观的结果：在发生括约肌撕裂的259名女性中，13%有重度大便失禁；281名对照组女性中，7.8%有重度大便失禁（RR=1.7）。大便失禁的调查中只有6.4%是由于括约肌撕裂造成的。由此作者得出结论，即便有些女性未发生持续肛管括约肌撕裂，大便失禁案例依然频繁发生，只有一小部分大便失禁源自括约肌撕裂。

显而易见，即便对撕裂后肛管括约肌进行完美修复，其功能也不能完全恢复，所以，强调预防肛管括约肌撕裂伤才是最重要的。

产后经常发生盆底稳固性问题，发生Ⅲ°~Ⅳ°脱垂的概率约为3%。直肠脱垂、膀胱脱垂及子宫脱垂的问题将在本书第四十五章具体讨论。

总结本章内容，将这些信息提供给经常咨询法语网站的女性朋友是十分有价值的："初次分娩后大便失禁发生率为13%，大多数是排气失禁，虽然1%~2%的初产妇在产前即已存在稀便失禁。稀便失禁的比例似乎比较低，但是在法国，一年有700 000人分娩，就意味着每年有7 000~14 000例年轻女性遭受稀便失禁的困扰。"

第八节　小　　结

结直肠疾病是胃肠病专家、结直肠外科医生、妇产科医生共同感兴趣的领域。该领域的每个专科医生都应充分认识到这些疾病的特点，应建立多学科协作的最佳治疗模式，为那些遭受这些疾病困扰的女性提供最佳治疗方案。

虽然怀孕诱发的结直肠相关疾病很常见，但通常对女性日常生活质量影响较小。虽然孕期急性结直肠疾病发病并不常见，但是漏诊结直肠疾病，尤其是阑尾炎，可能会严重威胁年轻女性患者及胎儿的健康，这些紧急情况则为产科急症，导致特殊产科处理问题。

自然分娩，尤其是产钳助产时，引起后盆底神经肌肉结构创伤，特别是肛管括约肌复合体的损伤，可能是最严重的结直肠并发症。该并发症出现在年轻女性患者身上，发生在通常所说的"生命中的决定性时刻"之后，这一时刻认为是女性最神奇最重要的时刻，大便失禁带来"日常生活困扰"，是一个"难以启齿的、经常被隐藏起来"的问题，医生应认真研究、调查并治疗这一并发症。治疗方法包括再教育、盆底肌肉锻炼、生物反馈技术及外科修复治疗。当这些治疗均不奏效时，骶神经刺激调节不失为一种治疗手段。但是，这种让人难堪的症状通常只能缓解而不能治愈。

第九节　自 我 测 试

1. 妊娠期间便秘发病率是:

a. 5% ~ 10%。

b. 11% ~ 40%。

c. 40% ~ 70%。

d. >70%。

e. <5%。

2. 妊娠期间，便秘更常见于:

a. 怀孕的前三个月。

b. 怀孕的中间三个月。

c. 怀孕的后三个月。

d. 分娩后。

e. 发生在年轻受孕的女性。

3. 关于妊娠期间阑尾炎的说法，下列哪个是正确的?

a. 妊娠期间急性阑尾炎的发病率更高。

b. 妊娠期和非孕期急性阑尾炎的诊断思路相同。

c. 妊娠期间发生阑尾穿孔的概率增加1.5 ~ 3.5倍，增加了新生儿窘迫的风险。

d. 从根本上而言，妊娠期急性阑尾炎的治疗方法是应用抗生素，行非手术治疗。

e. 妊娠期间阑尾炎可以自愈。

4. 下列哪个是肛管括约肌创伤的病理生理机制?

a. 子宫增大的体积。

b. 胎头下降时对耻骨联合的压迫。

c. 下坠力在分娩过程中的作用。

d. 会阴部神经的牵拉伤和后盆底神经肌肉的直接损伤。

e. 肛管直肠区域静脉压力的升高。

5. 经产妇大便失禁的发病率:

a. 3% ~ 5%。

b. 10% ~ 15%。

c. 15% ~ 20%。

d. >20%。

e. <3%。

答案

1. b

2. a

3. c

4. d

5. a

（Sylvain Meyer, Chahin Achtari 著

康维明　朱长真 译，王岚 校）

参考文献

［1］ MULLER-LISSNER S A, KAMM M A, SCARPIGNATO C, et al. Myths and misconceptions about chronic constipation［J］. Am J Gastroenterol, 2005, 100: 232-242.

［2］ ZUO-LIANG X, VICTOR P, BIANCANI P, et al. Role of progesterone signaling in the regulation of G-protein levels in female chronic constipation［J］. Gastroenterology, 2005, 128: 667-675.

［3］ JEWELL D J, YOUNG G. Interventions for treating constipation in pregnancy［J］. Cochrane Database Syst Rev, 2001, 2: CD001142.

［4］ VAN BRUMMEN H J, BRUINSE H W, VAN DE POL G, et al. Defecatory symptoms during and after the first pregnancy: prevalences and associated factors［J］. Int Urogynecol J, 2006, 17: 224-230.

［5］ MILMAN N, BYG K E, BERGHOLT T, et al. Side effects of oral iron prophylaxis in pregnancy-myth or reality?［J］. Acta Haematol, 2006, 115: 53-57.

［6］ DERBYSHIRE E, DAVIES J, COSTARELLI V, et al. Physical inactivity and the prevalence of constipation throughout and after pregnancy ［J］. Mater Child Nutr, 2006, 2: 127-134.

［7］ LAL S K, MORGENSTERN R, VINJIRAYER E P, et al. Sigmoid volvulus an update［J］. Gastrointest Endosc Clin North Am, 2006, 16: 175-187.

［8］ PRATHER C M. Pregnancy-related constipation［J］. Curr Gastroenterol Rep, 2004, 6: 402-404.

［9］ ALONSO-COELLO P, GUYATT G, HEELS-ANSDELL D, et al. Laxatives for the treatment of hemorrhoids［J］. Cochrane Database Syst Rev, 2005, 4: CD004649.

［10］ ABRAMOWITZ L, BATALLAN A. Epidemiology of anal lesions（fissure and thrombosed external hemorrhoid）during pregnancy and post-partum［J］. Gynecol Obstet Fertil, 2003, 31: 546-549.

［11］ PEDROSA I, LEVINE D, EYVAZZADEH A D, et al. Imaging evaluation of acute appendicitis in pregnancy［J］. Radiology, 2006, 238: 891-899.

［12］ PENNINGA L, WETTERGREN A. Perforated appendicitis during near-term pregnancy causing necrotizing fasciitis of the lower extremity: a rare complication of a common disease［J］. Acta Obstet Gynecol Scand, 2006, 85: 1150-1151.

［13］ CARVER T W, ANTEVIL J E, BROWN J C, et al. Appendectomy during early pregnancy: what is the preferred surgical approach?［J］. Am Surg, 2005, 71: 809-812.

［14］ HUERTA S, BARLEBEN A, PECK M A, et al. Meckel's diverticulitis: a rare etiology of an acute abdomen during pregnancy［J］. Curr Surg, 2006, 63: 290-293.

［15］ BENIADA A, BENOIST G, MAUREL J, et al. Inflammatory bowel disease and pregnancy: report of 76 cases and review of the literature ［J］. J Gynecol Obstet Biol Reprod, 2005, 34: 581-588.

［16］ RIIS L, VIND I, POLITI P, et al. Does pregnancy change the disease course? A study in a European cohort of patients with inflammatory bowel disease［J］. Am J Gastroenterol, 2006, 101: 1539-1545.

［17］ CORNISH J A, TAN E K, TEARE J, et al. A meta-analysis on the influence of inflammatory bowel disease on pregnancy［J］. Gut, 2007, 56: 830-837.

［18］ ASPBERG S, DAHLQUIST G, KAHAN T, et al. Fetal and perinatal risk factors for inflammatory bowel disease［J］. Acta Paediatr, 2006, 95: 1001-1004.

［19］ TACK J. Acute colonic pseudo-obstruction（Ogilvie's syndrome）［J］. Curr Treat Options Gastroenterol, 2006, 9: 361-368.

［20］ TETZSCHNER T, SORENSEN M, JONSSON L, et al. Delivery and pudendal nerve function［J］. Acta Obstet Gynecol Scand, 1997, 76: 324-331.

［21］ LEE S J, PARK J W. Follow-up evaluation of the effect of vaginal delivery on the pelvic floor［J］. Dis Colon Rectum, 2000, 43: 1550-1555.

［22］ FITZPATRICK M, O'BRIEN C, O'CONNELL P R, et al. Patterns of abnormal pudendal nerve function that are associated with postpartum fecal incontinence［J］. Am J Obstet Gynecol, 2000, 189: 730-735.

［23］ GREGORY W T, LOU J S, STUYVESANT A, et al. Quantitative electromyography of the anal sphincter after uncomplicated vaginal delivery ［J］. Obstet Gynecol, 2004, 104: 327-335.

［24］ LIEN K C, MOONEY B, DELANCEY J O, et al. Levator ani muscle stretch induced by simulated vaginal birth［J］. Obstet Gynecol,

2004，103：31-40.

[25] DELANCEY J O，KEARNEY R，CHOU Q，et al. The appearance of levator ani muscle abnormalities in magnetic resonance images after vaginal delivery [J]. Obstet Gynecol，2003，101：46-53.

[26] SULTAN A H，KAMM M A，HUDSON C N，et al. Analsphincter disruption during vaginal delivery [J]. New Engl J Med，1993，329：1905-1911.

[27] ABRAMOWITZ L，SOBHANI I，GANANSIA R，et al. Are sphincter defects the cause of anal incontinence after vaginal delivery？ Results of a prospective study [J]. Dis Colon Rectum，2000，43：590-596.

[28] FALTIN D L，BOULVAIN M，IRION O，et al. Diagnosis of anal sphincter tears by postpartum endosonography to predict fecal incontinence [J]. Obstet Gynecol，2000，95：643-647.

[29] HOJBERG K E，HUNDBORG H H，RYHAMMER A M，et al. The impact of delivery on anorectal function in women with and women without anal incontinence-a prospective study [J]. Int Urogynecol J，2003，14：38-45.

[30] PINTA T M，KYLANPAA M L，TERAMO K A，et al. Sphincter rupture and anal incontinence after first vaginal delivery [J]. Acta Obstet Gynecol Scand，2004，83：917-922.

[31] FITZPATRICK M，HARKIN R，MCQUILLAN K，et al. A randomized clinical trial comparing the effects of delayed versus immediate pushing with epidural analgesia on mode of delivery and faecal continence [J]. BJOG，2002，109：1359-1365.

[32] EASON E，LABRECQUE M，MARCOUX S，et al. Anal incontinence after childbirth [J]. CMAJ，2002，166：326-330.

[33] JANNI W，SCHIESSL B，PESCHERS U，et al. The prognostic impact of a prolonged second stage of labor on maternal and fetal outcome [J]. Acta Obstet Gynecol Scand，2002，81：214-221.

[34] WOOD J，AMOS L，RIEGER N. Third degree anal sphincter tears：risk factors and outcome [J]. ANZ J Obstet Gynaecol，1998，38：414-417.

[35] FITZPATRICK M，MCQUILLAN K，O'HERLIHY C. Influence of persistent occiput posterior position on delivery outcome [J]. Obstet Gynecol，2001，98：1027-1031.

[36] COSNER K R. Use of fundal pressure during secondstage labor. A pilot study [J]. J Nurse Midwifery，1996，41：334-337.

[37] CARROLI G，BELIZAN J. Episiotomy for vaginal birth [J]. Cochrane Database Syst Rev，2005，2：CD000081.

[38] HARTMANN K，VISWANATHAN M，PALMIERI R. Outcomes of routine episiotomy：a systematic review [J]. JAMA，2005，293：2141-2148.

[39] BAESSLER K，SCHUESSLER B. Childbirth-induced trauma to the urethral continence mechanism：review and recommendations [J]. Urology，2003，62：39-44.

[40] CHRISTIANSON L M，BOVBJERG V E，MCDAVITT E C，et al. Risk factors for perineal injury during delivery [J]. Am J Obstet Gynecol，2003，189：255-260.

[41] HUDELIST G，GELLE'N J，SINGER C，et al. Factors predicting severe perineal trauma during childbirth：role of forceps delivery routinely combined with mediolateral episiotomy [J]. Am J Obstet Gynecol，2005，192：875-881.

[42] BENIFLA J L，ABRAMOWITZ L，SOBHANI I，et al. Postpartum sphincter rupture and anal incontinence：prospective study with 259 patients [J]. Gynecol Obstet Fertil，2000，28：15-22.

[43] SAMUELSSON E，LADFORS L，WENNERHOLM U B，et al. Anal sphincter tears：prospective study of obstetric risk factors [J]. BJOG，2000，107：926-931.

[44] DONNELLY V，FYNES M，CAMPBELL D，et al. Obstetric events leading to anal sphincter damage [J]. Obstet Gynecol，1998，92：955-961.

[45] OBERWALDER M，CONNOR J，WEXNER S D. Meta-analysis to determine the incidence of obstetric anal sphincter damage [J]. Br J Surg，2003，90：1333-1337.

[46] FORNELL E U，MATTHIESEN L，SJODAHL R，et al. Obstetric anal sphincter injury ten years after：subjective and objective long term effects [J]. BJOG，2005，112：312-316.

[47] SULTAN A H. Editorial：obstetric perineal injury and anal incontinence [J]. Clin Risk，1999，5：193-196.

[48] WILLIAMS A，ADAMS E J，BOLDERSON J，et al. Effect of a new guideline on outcome following third degree perineal tears：results of a 3 year audit [J]. Int Urogynecol J，2003，14：385-389.

[49] FERNANDO R，SULTAN A H，KETTLE C，et al. Methods of repair for obstetric anal sphincter injury [J]. Cochrane Database Syst Rev，

2006, 3：CD002866.

［50］ HALVERSON A L, HULL T L. Long-term outcome of overlapping anal sphincter repair ［J］. Dis Colon Rect, 2002, 45：345-348.

［51］ ABRAMS P, CARDOZO L, KHOURY S, et al. Incontinence, Proceedings of the Second International Consultation on Incontinence ［M］. 2nd ed. Plymouth：Health Publications, 2002.

［52］ FENNER D E, GENBERG B, BRAHMA P, et al. Fecal and urinary incontinence after vaginal delivery with anal sphincter disruption in an obstetrics unit in the United States ［J］. Am J Obstet Gynecol, 2003, 189：1543-1549.

［53］ FALTIN D L, OTERO M, PETIGNAT P, et al. Women's health 18 years after rupture of the anal sphincter during childbirth：Ⅰ. Fecal incontinence ［J］. Am J Obstet Gynecol, 2006, 194：1255-1259.

第四十五章　与结直肠肛门疾病相关的妇科问题

第一节　引　　言

　　胚胎时期，泄殖腔被直肠阴道隔分隔为前部的泌尿生殖窦和后部的肛管直肠，前者进一步演变成为膀胱和尿道。盆腔脏器不仅有共同的起源，而且具有相似的功能：既作为容纳器官，又具有控制排尿排便的作用。所有的盆腔脏器共用一套承载结构，即由肌肉和筋膜构成的盆底。盆腔脏器的生理功能和神经支配也非常相似。在女性，盆腔中间部分被阴道和子宫占据，阴道通过其与盆腔侧壁的紧密联结对盆腔脏器具有支持作用。所以不同的盆腔脏器同时出现功能和解剖异常也就不足为奇。大便失禁患者中有10%～40%存在尿失禁[14]，而尿失禁的女性患者中有1/3同时存在大便失禁。盆腔脏器脱垂也影响排泄功能。因此对于专科医生而言，在处理盆底功能障碍的同时，需要认识到同时存在的其他盆腔脏器异常，这一点颇为重要。

第二节　盆腔脏器脱垂

　　盆腔脏器脱垂大多见于女性，大约10%的患者需要外科矫正[18]。对年龄在40～60岁的女性的问卷调查显示，15%的女性有盆腔下坠感，4%的女性有外阴膨出，12%的女性需要用手指按压阴道或会阴部协助排便[9]。Swift调查数据显示[22]，在常规的妇科咨询患者中，大约半数的经产妇女存在不同程度的阴道松弛。盆腔脏器松弛的症状包括坠痛、阴道膨出或外突，而且可能合并尿失禁。

　　阴道和宫颈的支持结构为盆内筋膜（endopelvic fascia，EPF），是覆盖肛提肌的一层致密结缔组织。阴道前壁紧挨着膀胱和尿道，因此根据脱垂的部位不同，阴道前脱垂也称为膀胱膨出或者尿道膨出。阴道前脱垂是一个专业术语，物理检查无法区别到底是哪个器官在阴道壁的后面膨出。子宫切除术后，阴道穹隆和道格拉斯陷凹的腹膜紧密相连，所以阴道穹隆膨出与直肠膨出很难鉴别。阴道后壁与直肠和肛管相邻。

　　阴道的每个部分和层次都有特殊的结构支持，使得盆腔脏器保持其正常的解剖位置[4]。肛提肌复合体对盆腔脏器的支持起主要作用，可以分为几个部分：前部（耻骨直肠肌）起到悬吊作用，把盆腔脏器拉向前方；后部（耻骨尾骨肌和髂尾骨肌）给盆腔脏器提供一个休息的平台。这些肌肉组织既能提供基本的张力支持，又可以自主收缩，以协助排尿和排便。肛提肌直接受源自于S_3～S_5骶神经根前支的神经支配[3]。

　　EPF是一层含有血管和神经的致密结缔组织，可将盆腔脏器固定在盆腔侧壁上，具有支撑稳固盆腔脏器的作用。阴道和宫颈顶部的支持依靠宫旁组织，即韧带复合体，包括子宫骶韧带和子宫主韧带，它们将阴道和宫颈的上1/3悬吊于盆腔侧壁和后壁上。阴道中1/3部水平拉伸，由一些连接到盆筋膜腱弓的短结缔组织纤维（阴道旁组织）固定于盆腔侧壁上。盆筋膜腱弓是指EPF中增厚的筋膜带，从耻骨的后部延伸至坐骨棘。阴道远端1/3直接融合到周围的器官和组织中，包括尿道、耻骨直肠肌和会阴体。

　　膀胱与尿道的结合部需要维持在耻骨后高位以抵抗突然增加的腹内压，避免尿失禁[6]。尿道的远端与尿生殖隔下筋膜相连，中间部分与耻骨的后面部分相连（通过耻骨尿道韧带）。通过与肛提肌之间的肌肉连接对尿道的稳定性起到保护作用，并在做Valsalva运动时对尿道提供后部支持。

　　按照以往的理论，前部的支持是由耻骨宫颈筋膜提供，或者称为Halban筋膜，是EPF中单独的一层，分隔开阴道前壁和膀胱。更多新近的研究显示，阴道前壁和EPF形成单独的一层内脏筋膜层。后部的支持是由Denonvilliers筋膜（直肠阴道隔）提供。最近的解剖学显示肛提肌腱弓后部对阴道后壁的中部起到锚定和稳固作用[13]。

　　阴道侧方支持的撕裂（阴道旁缺陷）或者耻骨宫颈筋膜的撕裂（中心缺陷）都能导致阴道前脱垂（图

45-1）。撕裂可发生于宫颈盆内筋膜的顶部，或者在正中或两侧发生纵向撕裂。耻骨宫颈筋膜的撕裂通常可行阴道筋膜折叠术，阴道周围缺陷修补术一般通过经腹途径、腹腔镜或经阴道实施。沿盆腔侧壁分离阴道旁间隙来显露盆筋膜腱弓。阴道的外侧部缝合到盆腔侧壁上。不幸的是，无论哪种技术，复发率均可高达15%。新技术包括放置合成网片或者其他植入物以降低复发率，但应用合成网片有可能导致感染、侵蚀或者性交痛等问题。

　　阴道前壁脱垂也经常合并阴道后壁或者阴道穹隆脱垂（图45-2），而且其危险因素相似。开腹或者腹腔镜阴道骶骨固定术是治疗阴道顶端脱垂最有效的办法之一。可以通过开腹或者腹腔镜实施手术[11]，包括在阴道顶壁和骶岬之间放置合成网片的方法。并发症包括补片侵蚀邻近器官，例如直肠和输尿管。其他的步骤可通过阴道途径实施，包括缝合阴道壁和骶棘韧带[19]、棘前筋膜[15]或者子宫骶韧带[21]。当其他部分需要矫正时，选择经阴道途径更为适合。

　　Denonvilliers筋膜和（或）会阴体撕裂均可导致直肠前突[5]。Denonvilliers筋膜和会阴体撕裂的后果是不同的，前者导致中部阴道直肠膨出，后者导致阴道远端1/3的膨出。盆腔后间隙脏器的纠正一般通过经阴道途径，将撕裂处与盆内筋膜缝合或者实施筋膜折叠术。修复会阴可行会阴修补术或肛提肌折叠术，后者

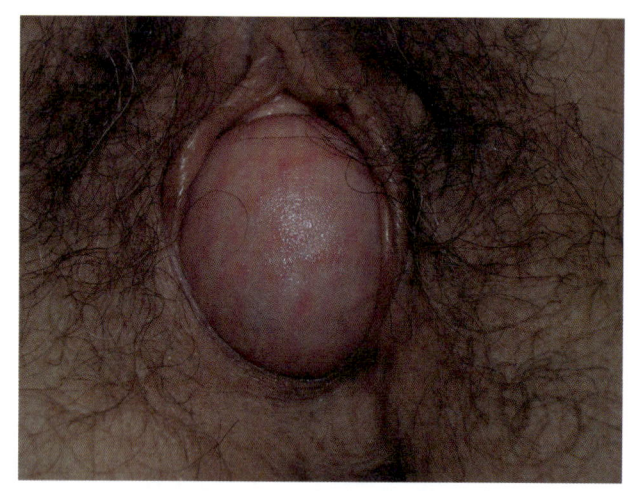

图45-1　Ⅲ级膀胱膨出

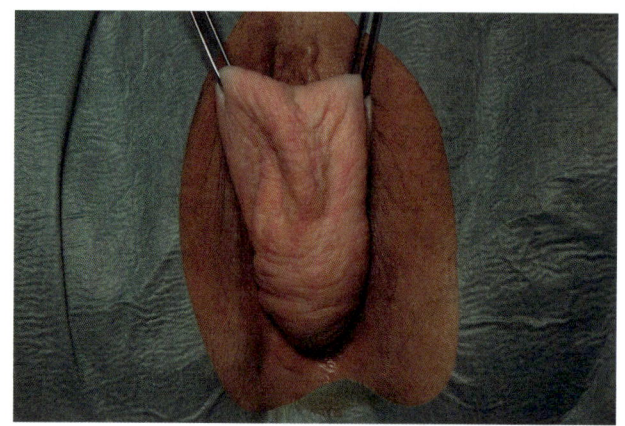

图45-2　阴道穹隆脱垂

可很好地恢复解剖结构，但术后性交痛的发生率较高[1]。在后部修复中，补片的应用相对于传统手术有理想的修复效果，虽然这一结论仍存有争议。Milani等[16]设计的一个随机试验对比了传统的肛提肌折叠术加或不加用补片的两种术式的效果，结论是加用补片后，性交痛的发生率明显提高，然而其他研究者在非随机实验中的结论与其并非一致[8]。另一个随机对照研究对比经肛途径和经阴道途径修补直肠前突的效果，两种术式都使患者的症状明显减轻，但是经肛途径伴有更多的经临床确认的直肠前突或（和）肠疝复发[17]。

第三节　尿　失　禁

　　尿失禁是一个经常出现的症状，有高达25%的女性在人生的某个阶段有尿失禁的情况[10]。年龄段在50～59岁的女性中，有10%存在严重的尿失禁。50岁时尿失禁的人群发病率达第一个高峰，在60～70岁逐渐下降，70岁时又显著升高。

　　尿失禁定义为一种无意识的尿流失，已成为一个社会问题或卫生保健问题，应引起足够的重视。尿失禁的原因归结为腹内压增加，包括运动、咳嗽、打喷嚏（压力性尿失禁），或者伴随强烈的、突发的排泄意愿（急迫性尿失禁）。混合型尿失禁同时存在以上两种情况。患者很少主动诉及尿失禁，但在所有存在盆底功能障碍患者的既往史中，均有尿失禁的发生。细致的妇科查体是必要的，既可以用来评估是否同时存在盆腔脏器脱垂，还可以客观地显示尿失禁的程度。

　　一个简单的判断患者有无症状和评估其严重程度的办法是要求患者填写一个历时1～3天的排尿记录。将液体摄入量、排尿的频繁程度及尿失禁的次数都反映在一张图表上。排泄日记提供了许多关于排尿习惯的有用信

息，并可以对治疗期间和治疗之后的状态有一个客观的随访评价。症状的严重程度同样可以通过疾病相关调查问卷进行评估。

尿失禁的一线治疗方案包括盆底肌训练、膀胱训练及生活方式的改变，诸如减肥、戒烟、减少咖啡因和茶的摄取。对初始治疗效果较差的患者，一份完整的尿流动力学检测是必要的，包括尿流率、膀胱内压测定、尿道括约肌压力测定，以用来确诊和制定适当的治疗方案。尿流率测量包括尿流速度和残余尿量。膀胱灌注实验可以判断膀胱的稳定性、充盈感、容量和顺应性等情况。膀胱灌注时膀胱收缩的现象称为逼尿肌不稳定，通常出现急迫性尿失禁和膀胱高度敏感的症状。治疗手段包括抗胆碱能药物的应用，包括近期开发的M_3受体特异性拮抗剂。其他治疗棘手的逼尿肌不稳定的方法包括逼尿肌内肉毒杆菌毒素注射或者骶神经刺激疗法。

当作Valsalva动作或者在尿充盈的情况下咳嗽时，在无膀胱收缩的情况下出现尿失禁，可以诊断为压力性尿失禁。压力性尿失禁的原因为尿路解剖结构或者功能受损，或者两者同时受损。尿道能否保持一个高于膀胱内压的关闭压完全取决于尿道肌层的完整性（可以通过测定尿道括约肌压力评估）和其筋膜的固定作用，筋膜将尿道固定于耻骨后高位。盆底肌肉同样对尿道起到支持作用，这正是盆底肌功能训练用来治疗压力性尿失禁的理论依据。外科治疗的目标是恢复对尿道的支撑。经开腹或者腹腔镜途径行Burch阴道悬吊术，将阴道壁悬吊于髂耻韧带（译者注：此处原文为iliopectineal ligment，但文献报道应悬吊于耻骨梳韧带，即Cooper韧带），是治疗压力性尿失禁最常用也是最有效的措施。近来，一个随机对照的研究显示，无张力阴道悬吊术（TVT手术，在中尿道下方以微创的方法插入一条合成的悬吊带）与Burch阴道悬吊术在治疗压力性尿失禁方面疗效相当，而且具有术后并发症少、住院时间短及恢复快等优点[23]。因此，TVT手术，包括新近开展的经闭孔的悬吊技术，变得更受欢迎，手术成功率达到85%~90%[12]。

第四节　妇科肿瘤

结直肠疾病专家同时也对妇科肿瘤感兴趣，许多妇科肿瘤可能侵及周围盆腔脏器。

一、宫颈癌

宫颈癌在发达国家的发病率很低，然而在发展中国家，仍处于妇科肿瘤的首位，主要患者群为中年妇女。现在认为，宫颈癌与肛管直肠癌类似，源于人乳头状瘤病毒（HPV）的局部感染。宫颈癌局部进展缓慢，可以向多个方向侵犯：向两侧侵犯宫旁组织，向近端侵犯子宫，向远端侵犯阴道，向前侵犯膀胱，向后侵犯直肠，并可通过淋巴转移播散至盆腔和主动脉旁淋巴结。对于无淋巴结转移的宫颈癌可行根治性子宫切除联合盆腔淋巴结清扫术。无淋巴结转移的盆腔中心性复发需要行盆腔廓清术。淋巴结转移说明盆腔放疗可能需要扩展到腹主动脉旁淋巴结，因此，小肠也不可避免地暴露于射线之下，如果放射剂量超过30Gy就会产生近期和长期的副反应。

二、卵巢癌

外科治疗卵巢癌的基石是减瘤术。必须尽量切除肿瘤原发灶和所有肉眼可见的转移灶，在腹膜腔内尽量不残留癌细胞。当腹腔转移灶<1.5cm时，辅以化疗，生存率有显著提高；如果转移灶<5mm，生存率更高。子宫切除+双侧输卵管卵巢切除+相应网膜切除+腹膜活检+阑尾切除为根治术的金标准。如果肿瘤侵犯了小肠或结直肠，在所有的转移灶都能切除的前提下，切除受累肠段也是必要的。

第五节　子宫内膜异位症

子宫内膜异位症是生育期女性的常见疾病。子宫内膜细胞和腺体通过经血逆流，进入腹腔，并种植在腹膜表面。子宫内膜可种植在任何腹膜表面，但是在某些部位更多见，比如Douglas陷凹、子宫骶韧带或膀胱前间隙。不同阶段病变的表现不同，从最初的红色炎症区，到月经结束因为纤维化而病灶中心呈青色固定区。强烈的局部炎症反应促使粘连形成，可导致冰冻骨盆。子宫内膜也可种植于卵巢形成囊肿，其内容物呈巧克力色，所以很好识别。症状包括不孕和骨盆痛，通常在月经前期疼痛最为强烈。

异位至直肠阴道隔的深部子宫内膜异位症，是疾病的一种特殊的形式[7]。症状包括严重的性交痛、排便困难、偶发性直肠出血。阴道检查会发现质硬、触痛及特有的蓝色病灶，有时会累及子宫骶韧带。磁共振检查是深部子宫内膜异位症最好的检查手段，可以显示疾病的程度和周围器官有无侵犯。外科治疗包括完整的病灶切除，有时需要直肠切除。术前固然可以应用促性腺激素释放激素激动剂以缓解症状，也可以减轻炎症反应和缩小病变范围，但是作为治疗手段是远远不够的，因为药物治疗后复发率很高。

第六节　小　　结

结直肠外科医生处理盆底功能紊乱时，应该了解诸如尿失禁和盆腔脏器脱垂等相关的妇科疾病。应创建专业的盆底疾病医疗机构，鼓励结直肠外科医生和妇科医生通力协作，来分享他们的经验和提高会阴区疾病的诊疗效果。

第七节　自　我　测　试

1. 以下关于压力性尿失禁的描述，正确的是：

a. 是由逼尿肌不稳定造成的。

b. 常伴发盆腔脏器脱垂。

c. 是由膀胱颈部活动度过大所致。

d. 最好的治疗办法是抗胆碱能药物治疗。

e. 发病少于急迫性尿失禁。

2. 以下关于阴道穹隆脱垂的描述，正确的是：

a. 常伴发尿失禁。

b. 缺乏子宫骶韧带支撑可以导致其发生。

c. 是由 Denonvilliers筋膜缺陷引起的。

d. 常引起性功能障碍。

e. 不应用合成补片治疗。

3. 以下关于深部子宫内膜异位症的描述，正确的是：

a. 常并发腹腔内子宫内膜异位症。

b. 超声是最好的诊断方法。

c. 能引起直肠出血。

d. 应使用促性腺激素释放激素激动剂治疗。

e. 多无症状。

4. 以下关于宫颈癌的描述，正确的是：

a. 由人乳头瘤状病毒（HPV）感染引起。

b. 化疗是最好的治疗方法。

c. 主要经血行途径扩散。

d. 宫旁组织受侵时应手术切除。

e. 淋巴结状态是分期依据之一。

5. 以下关于卵巢癌的描述，正确的是：

a. 可通过每年的超声筛查发现。

b. 多于疾病早期被发现。

c. 是最常见的性器官恶性肿瘤。

d. 常并发疼痛、性交出血。

e. 常并发乳腺癌。

答案与解析

1. 答案：c

解析：压力性尿失禁的原因为尿路解剖结构或者功能受损，或者兼而有之。

2. 答案：b

解析：缺乏子宫骶韧带支撑可以发生阴道穹隆脱垂，其治疗方法包括开腹或者腹腔镜实施手术，包括在阴道顶壁和骶岬之间放置合成网片的方法。并发症包括补片侵蚀邻近器官，例如直肠和输尿管。其他的手术步骤可通过阴道途径实施，包括缝合阴道壁和骶棘韧带、棘前筋膜或者子宫骶韧带。

3. 答案：c

解析：深部子宫内膜异位症可以位于直肠阴道隔并浸润直肠壁，最佳治疗方法是手术切除。

4. 答案：a

解析：针对高致病性HPV的疫苗对预防青年宫颈癌具有一定的作用。淋巴结转移与否虽是宫颈癌最重要的预后因子，但未纳入国际妇产科联合会临床分期。可行手术切除、MRI或PET-CT检查，以判断淋巴结转移情况。

5. 答案：e

解析：卵巢癌的发生与基因有关，5%～10%的卵巢癌患者存在乳腺癌基因（*BRCA*）异常。

（Chahin achtari，Sylvain Meyer 著

丁印鲁 译，牛兆园 校）

参考文献

［1］ ACHTARI C，DWYER P L. Sexual function and pelvic floor disorders［J］. Best Pract Res Clin Obstet Gynaecol，2005，19：993-1008.

［2］ ACHTARI C，HISCOCK R，O'REILLY B A，et al. Risk factors for mesh erosion after transvaginal surgery using polypropylene（Atrium）or composite polypropylene/polyglactin 910（Vypro Ⅱ）mesh［J］. Int Urogynecol J Pelvic Floor Dysfunct，2005，16：389-394.

［3］ BARBER M D，BREMER R E，THOR K B，et al. Innervation of the female levator ani muscles［J］. Am J Obstet Gynecol，2002，187：64-71.

［4］ DELANCEY J O. Anatomic aspects of vaginal eversion after hysterectomy［J］. Am J Obstet Gynecol，1992，166：1717-1724.

［5］ DELANCEY J O. Structural anatomy of the posterior pelvic compartment as it relates to rectocele［J］. Am J Obstet Gynecol，1999，180：815-823.

［6］ DELANCEY J O. Structural support of the urethra as it relates to stress urinary incontinence：the hammock hypothesis［J］. Am J Obstet Gynecol，1994，170：1713-1720.

［7］ DONNEZ J，VAN LANGENDONCKT A，CASANAS-ROUX F，et al. Current thinking on the pathogenesis of endometriosis［J］. Gynecol Obstet Invest，2002，54：52-62.

［8］ DWYER P L, O'REILLY B A. Transvaginal repair of anterior and posterior compartment prolapse with Atrium polypropylene mesh［J］. BJOG, 2004, 111: 831-836.

［9］ EVA U F, GUN W, PREBEN K. Prevalence of urinary and fecal incontinence and symptoms of genital prolapse in women［J］. Acta Obstet Gynecol Scand, 2003, 82: 280-286.

［10］ HANNESTAD Y S, RORTVEIT G, SANDVIK H, et al. A community-based epidemiological survey of female urinary incontinence: the Norwegian EPINCONT study. Epidemiology of Incontinence in the County of Nord-Trondelag［J］. J Clin Epidemiol, 2000, 53: 1150-1157.

［11］ HIGGS P J, CHUA H L, SMITH A R. Long term review of laparoscopic sacrocolpopexy［J］. BJOG, 2005, 112: 1134-1138.

［12］ LAURIKAINEN E, VALPAS A, KIVELA A, et al. Retropubic compared with transobturator tape placement in treatment of urinary incontinence: a randomized controlled trial［J］. Obstet Gynecol, 2007, 109: 4-11.

［13］ LEFFLER K S, THOMPSON J R, CUNDIFF G W, et al. Attachment of the rectovaginal septum to the pelvic sidewall［J］. Am J Obstet Gynecol, 2001, 185: 41-43.

［14］ LEROI A M, WEBER J, MENARD J F, et al. Prevalence of anal incontinence in 409 patients investigated for stress urinary incontinence［J］. Neurourol Urodyn, 1999, 18: 579-590.

［15］ MEEKS G R, WASHBURNE J F, MCGEHEE R P, et al. Repair of vaginal vault prolapse by suspension of the vagina to iliococcygeus (prespinous) fascia［J］. Am J Obstet Gynecol, 1994, 171: 1444-1452.

［16］ MILANI R, SALVATORE S, SOLIGO M, et al. Functional and anatomical outcome of anterior and posterior vaginal prolapse repair with prolene mesh［J］. BJOG, 2005, 112: 107-111.

［17］ NIEMINEN K, HILTUNEN K M, LAITINEN J, et al. Transanal or vaginal approach to rectocele repair: a prospective, randomized pilot study［J］. Dis Colon Rectum, 2004, 47: 1636-1642.

［18］ OLSEN A L, SMITH V J, BERGSTROM J O, et al. Epidemiology of surgically managed pelvic organ prolapse and urinary incontinence［J］. Obstet Gynecol, 1997, 89: 501-506.

［19］ RANDALL C L, NICHOLS D H. Surgical treatment of vaginal inversion［J］. Obstet Gynecol, 1971, 38: 327-332.

［20］ RICHARDSON A C, LYON J B, WILLIAMS N L. A new look at pelvic relaxation［J］. Am J Obstet Gynecol, 1976, 126: 568-573.

［21］ SHULL B L, BACHOFEN C, COATES K W, et al. A transvaginal approach to repair of apical and other associated sites of pelvic organ prolapse with uterosacral ligaments［J］. Am J Obstet Gynecol, 2000, 183: 1365-1373.

［22］ SWIFT S E. The distribution of pelvic organ support in a population of female subjects seen for routine gynecologic health care［J］. Am J Obstet Gynecol, 2000, 183: 277-285.

［23］ WARD K, HILTON P. Prospective multicentre randomized trial of tension-free vaginal tape and colposuspension as primary treatment for stress incontinence［J］. BMJ, 2002, 325: 67-74.

第四十六章　与结直肠肛门疾病相关的泌尿外科问题

第一节　引　言

　　直肠和泌尿生殖器官的解剖毗邻关系使两者病变的临床表现相互重叠，因此需要根据两者各自的特点进行区分。在行鉴别诊断时，不同专业的医生难以避免受各自专业角度的影响，可能有诊治不当的风险。在这一章中，将讨论直肠疾病中的泌尿表现和泌尿疾病中的直肠表现。

第二节　前　列　腺　炎

一、流行病学与分类

　　前列腺炎的推荐疗法范围广泛，可见医生对前列腺炎的病因、诊断和治疗所知甚少。然而，前列腺炎为泌尿科门诊50岁以下男性患者就诊的主要原因。流行病学研究显示11%～16%的男性目前有前列腺炎或既往有前列腺炎病史[2, 27, 35]；到85岁之前，男性被诊断为急性或慢性前列腺炎的累积可能性为26%[36]。实际上，国家卫生统计中心的数据显示，来访者中前列腺炎比前列腺增生或前列腺癌更加常见[35]。如表46-1所示，前列腺炎可分为四型，Ⅰ型前列腺炎（急性细菌性前列腺炎），可基于复发性膀胱炎及膀胱炎发作期间前列腺分泌物中的尿路病原体阳性培养结果做出诊断，虽然Ⅰ型前列腺炎相对而言容易诊断，但它只约占前列腺炎患者的5%（美国国家卫生研究院NIH分类，分类Ⅱ）。慢性前列腺炎更加常见，而且更加难以诊治。在慢性前列腺炎的分类中，慢性细菌性前列腺炎较为罕见，只占了前列腺炎患者的5%；超过90%的前列腺炎患者是慢性非细菌性前列腺炎。

表46-1　NIH前列腺炎分类系统

类别	种类
Ⅰ	急性细菌性前列腺炎
Ⅱ	慢性细菌性前列腺炎
Ⅲ	慢性前列腺炎/慢性骨盆疼痛综合征
ⅢA	炎症性
ⅢB	非炎症性
Ⅳ	无症状的炎症性前列腺炎

二、Ⅰ型和Ⅱ型细菌性前列腺炎的病原体

　　急性前列腺炎是前列腺的感染，从而导致下泌尿道感染（UTIs）或败血症。慢性细菌性前列腺炎与复发性下尿路感染有关，由前列腺内细菌引起。急性前列腺炎中，可鉴定出的最常见的微生物是大肠杆菌（65%～80%），而绿脓杆菌、沙门氏菌、克雷伯菌及产气杆菌占20%～35%。文献报道引起慢性细菌性前列腺炎最常见的微生物如表46-2所示。其他可能存在的重要微生物包括：①淋病奈瑟菌，是未使用抗生素时期引起前列腺炎的最常见微生物；②生殖性病毒，特别是Ⅰ型单纯性疱疹病毒、Ⅱ型单纯性疱疹病毒及巨细胞性疱疹病毒；③真菌[19, 30-31]。

表46-2　引起慢性细菌性前列腺炎的微生物

传统公认的病原体	可能的病原体
大肠杆菌	腐生葡萄球菌
肺炎杆菌	金黄色葡萄球菌
奇异变形杆菌	表皮葡萄球菌
绿脓杆菌	生殖支原体
肠球菌	解脲脲原体
	沙眼衣原体

三、Ⅰ型和Ⅱ型细菌性前列腺炎的临床表现

急性细菌性前列腺炎常表现为发热、寒战、会阴区疼痛、全身不适的急性发生。梗阻性和刺激性排尿症状（尿频、尿急及尿痛）可能继发于膀胱下方梗阻（良性前列腺增生、前列腺癌、膀胱颈硬化及尿道狭窄）、神经源性膀胱出口梗阻（椎间盘突出、脊髓损伤、神经性疾病）、异物置入如Foley导尿管等。直肠指检可触及较为柔软的沼泽样的前列腺。需避免前列腺按摩和经尿道操作，以防止尿源性脓血症和败血症。

反复发作的泌尿系感染提示慢性细菌性前列腺炎。在发作间期内，患者可能完全无症状或者有骨盆疼痛。直肠检查可能正常或无痛，也可能增大，质地较软。

四、Ⅲ型和Ⅳ型前列腺炎简介和临床表现

慢性骨盆疼痛综合征（chronic pelvic pain syndrome，CPPS）可能是炎症性或非炎症性的，是慢性前列腺炎的最常见类型，然而慢性前列腺炎是目前了解最少且最难以治疗的病变。已发表的临床试验无明确结论以及疾病本身性质不明确等仍是慢性前列腺炎研究所面临的挑战。另外，疾病症状常见而无特异性，主要疼痛部位在会阴、阴茎及耻骨上区域，甚至整个骨盆区。另一个常见主诉是射精期间或射精后疼痛。排尿症状包括尿急、尿频、排尿困难、尿无力和排尿间断。这些患者的生活质量很差，其相关症状可经慢性前列腺炎症状指数量表予以评估。体检可触及柔软且疼痛的前列腺，疼痛可辐射至阴茎顶端和睾丸。

CPPS的病因学很复杂，涉及多种因素，如感染、炎症、自身免疫及神经肌肉痉挛。另外，采用针对上述病因的不同疗法，均可使表现出相同症状患者的病情改善。谈到感染，沙眼衣原体很可能是引起慢性非细菌性前列腺炎的原因，因为30%的患者可以检出其抗体[24]。沙眼衣原体见于31%的前列腺炎患者的石蜡标本；而无炎症的良性前列腺增生患者中，没有检出沙眼衣原体[43]。然而，自从衣原体的检测方法受到质疑以来，支原体的病因学角色一直未能明确。其他重要因素包括功能性梗阻，例如膀胱排尿功能障碍或盆底肌肉痉挛（假性协同失调），可能会导致前列腺导管尿液反流及随后的刺激、炎症和疼痛症状。

炎症性前列腺炎（Ⅳ型）是无症状疾病，可基于切除的良性前列腺增生腺体、前列腺癌组织样本、前列腺活检等病理组织检查而诊断。患者没有症状，诊断后也无须治疗。

五、诊断

急性细菌性前列腺炎直肠指检时较为柔软，确诊需要中段尿培养。对于慢性前列腺炎而言，中段尿液培养还不能作为确诊手段，还需要更多复杂的检查。尿三杯检测法可明确感染来自于尿道、膀胱还是前列腺（图46-1）。起始排空的10mL尿液（VB1）代表尿道的样本；VB2收集的中段尿液代表膀胱尿液；VB3样本是按摩前列腺后收集到的起始10mL尿液，与前列腺的分泌物有关。慢性细菌性前列腺炎定义为VB3中的细菌量为VB1与VB2的10倍。VB3中过度的白细胞增多且没有尿源性细菌可诊断为ⅢA型CPPS。既不能培养出细菌且在VB3中显微镜检未见明显的白细胞增多者，可诊断ⅢB型CPPS。

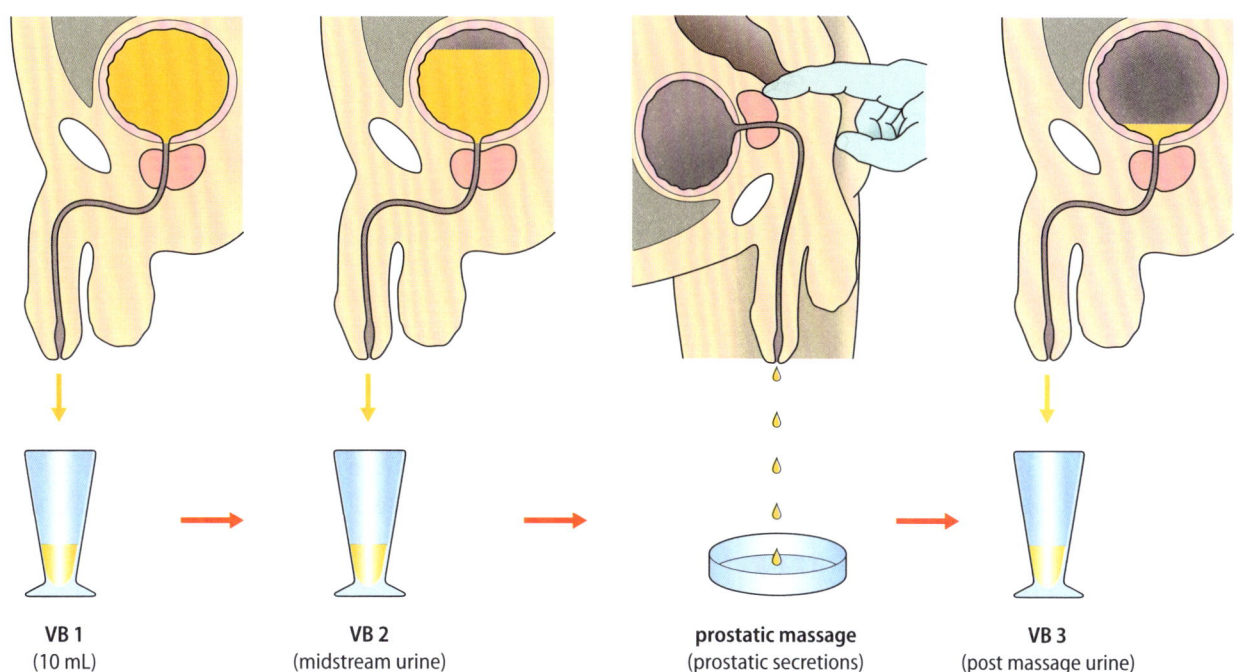

VB 1	VB 2	prostatic massage	VB 3
(10 mL)	(midstream urine)	(prostatic secretions)	(post massage urine)

起始排空的10mL尿液（VB1）代表尿道的样本。中间的一部分尿液（VB2）代表膀胱尿液。VB3样本是按摩前列腺后收集到的起始10mL尿液，与前列腺分泌物有关

图46-1　三杯尿液收集

六、治疗

若前列腺炎是细菌性的，那么抗菌疗法可成功去除前列腺中的细菌，从而缓解症状。根据病情严重程度，基础疗法包括有广谱盘尼西林（如氨苄西林）和氨基糖苷类（如庆大霉素）、二代或三代头孢菌素、氟氯喹酮（如环丙沙星）。一旦急性感染有所缓解，继续口服氟氯喹酮2～4周。在严重患者中，建议采用耻骨上膀胱造瘘引流尿液。

大肠杆菌和其他革兰阴性菌引起的慢性前列腺炎，需要4周的氟氯喹酮治疗。环丙沙星根除革兰阴性细菌有效率为70%。盘尼西林衍生物和呋喃妥因的前列腺穿透性较差，所以除非作为预防药物，否则不推荐使用。复方新诺明和强力霉素常作为二线药物（表46-3）。

表46-3　慢性细菌性前列腺炎的治疗

慢性细菌性前列腺炎的治疗（NIH Ⅱ）
首选治疗方案
氟氯喹酮（4周）
次选治疗方案
甲氧苄啶
复方新诺明，强力霉素（3个月）
附加α-受体阻滞剂（6个月）

有趣的是，抗菌治疗看起来能够缓解非细菌性前列腺炎（Ⅲ A型）患者的症状。CPPS患者也可得益于使用α-受体阻滞剂，且后者在前列腺炎的治疗中越来越重要。膀胱颈部和前列腺内有大量α-受体，将其阻断后能减轻流出道梗阻，继而改善排尿症状，减少前列腺导管尿液反流。联合治疗如抗菌药物和α-受体阻滞剂一同使用；非类固醇类抗炎药物和抗抑郁药也可能有效。非药物治疗方法包括生物反馈、骨盆电刺激、经尿道前列腺热疗和电磁疗法，但这些非药物方法仍缺乏对照试验、明确的纳入标准和患者反应的定量测量。到今天为止，还没有针对无症状前列腺炎（Ⅳ型）的标准治疗方法。

第三节 肠 膀 胱 瘘

瘘管是两个空腔器官或一个空腔器官与体表间的上皮管道。当增殖过程、创伤及炎症反应跨越器官的边界时，则出现瘘管。泌尿生殖瘘管在临床表现、病因学和发病率上，变化多样，且可能涉及消化道、心血管系统、淋巴系统和皮肤。

尿路结石、医源性损伤、憩室炎、放射治疗、移行细胞癌及结核病等是输尿管结肠瘘的常见原因[32-33]。输尿管消化道瘘患者可能有许多主诉，包括腰腹部疼痛、血尿、反复的泌尿系感染、气尿、粪尿、腹泻。影像学检查如静脉尿路造影、逆行性肾盂造影及延迟性对比增强断层扫描（CT）可辅助诊断。

膀胱瘘常继发于憩室炎、胃肠道或泌尿生殖道肿瘤、炎症性肠病和膀胱癌[25]。膀胱瘘也与放射治疗、盆腔手术和异物有关。累及肠道的位置可预测病因[47]。结肠膀胱瘘常由憩室病引起，可见于65%的憩室瘘。结肠腺癌也可引起膀胱瘘。直肠膀胱瘘多数由肿瘤或创伤引起[28]。结肠或直肠膀胱瘘的临床表现包括复发性膀胱炎、气尿、粪尿、发热和腹部疼痛。CT是针对可疑病变主要非侵入性的影像诊断方法，典型的影像学表现是膀胱内气体和局灶性膀胱壁增厚，然而却经常难以显示瘘管本身（图46-2A）。钡剂灌肠可以检测出35%的瘘管，膀胱造影排空尿液时，可能只显示出10%~40%瘘管（图46-2B）[29, 39]。膀胱镜检查可用来观察瘘口或特定的炎症区域（图46-2C）。然而如果口服给药，可利用活性炭，则膀胱镜检查更加有价值，因为在

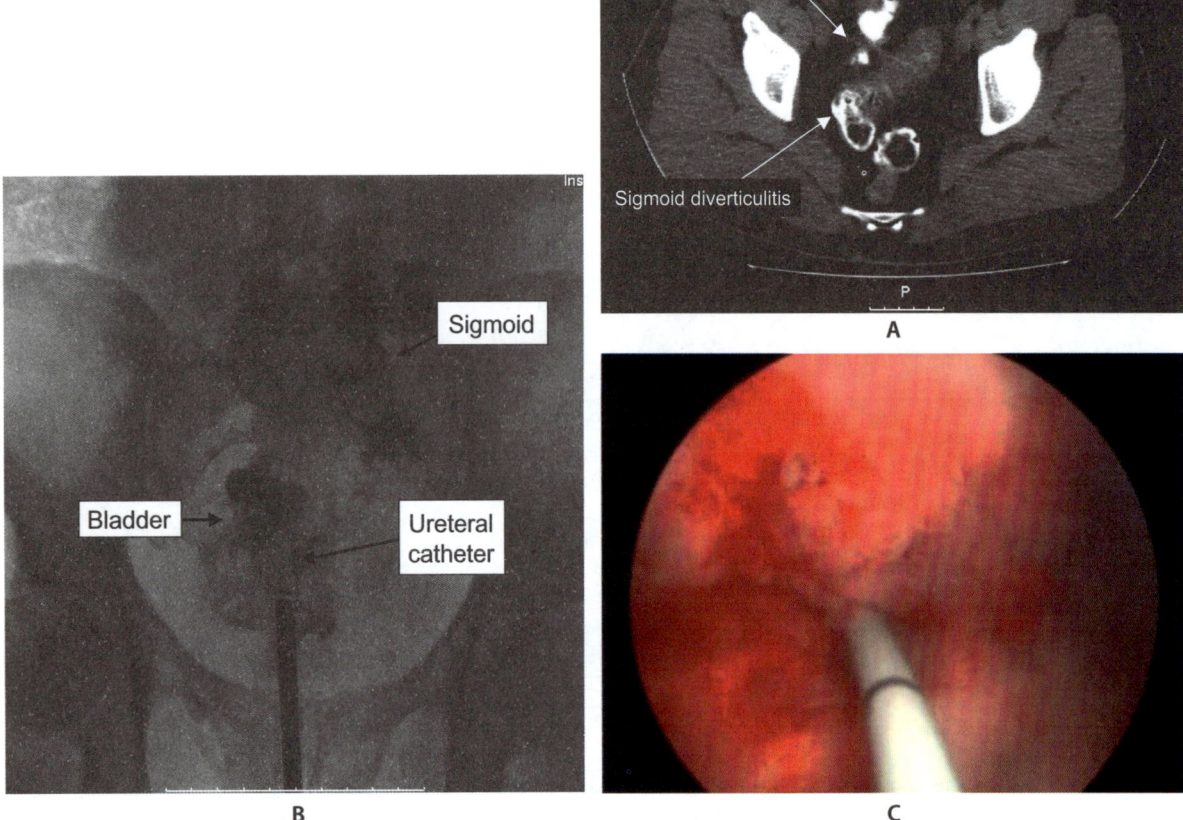

A. 乙状结肠憩室炎伴结肠膀胱瘘患者CT扫描见膀胱气体充盈，与乙状结肠形成明显对比；B. 同一患者的膀胱造影照片提示造影剂通过前端有开口的输尿管导管进入膀胱瘘的部位，随后进入乙状结肠；C. 同一患者的膀胱镜下表现，在瘘道处放置输尿管导管

图46-2　肠膀胱瘘

50%~85%患者中可观察到活性炭碎片通过瘘管。结肠镜检查也可以明确0~55%患者的瘘口位置[3, 17]。另一个在历史上很有趣并且简单的诊断方法是口服罂粟种子，若种子在尿液中排出，便可证实肠道膀胱瘘[46]。

　　虽然有非手术治疗方法，大多数患者仍然需开放性手术。病变结肠节段切除术是必要的，随后进行一期吻合或Hartmann手术。膀胱缺损部位可同时行包含全部瘘管的膀胱袖套状切除术。

第四节　结直肠术中输尿管损伤

一、概述

　　所有在盆腔或腹膜后进行的盆腔手术（包括血管、妇产科及盆腔脏器手术）都有可能导致输尿管损伤。妇产科手术发生泌尿系损伤的风险较高，腹腔脏器手术紧随其后。相关研究显示，医源性输尿管损伤的发生率约为1%~10%。如未及时发现，则可能导致同侧肾切除，甚至威胁生命。

　　由于输尿管与结直肠毗邻，特别当出现肿瘤侵犯、炎性渗出或粘连导致输尿管解剖结构不清晰的情况下，结直肠手术可能损伤输尿管。由于在游离乙状结肠、结扎肠系膜下动脉及切断直肠侧韧带过程中易损伤输尿管，因此输尿管损伤大多见于低位直肠乙状结肠和经腹会阴直肠切除术。

二、临床表现与诊断

　　输尿管损伤的原因主要有：术中全部或部分缝扎、钳夹；术中切开、切断；输尿管剥离范围过大导致血运障碍；肿瘤浸润导致不得不予以切断。

　　术中及时发现输尿管损伤极其重要，但在临床实际工作中只有20%~30%的输尿管损伤能于术中及时发现。相关研究显示，术后与术中发现输尿管损伤相比较，重建输尿管连续性的难度前者要高得多；此外，及时发现及修补损伤的输尿管可降低并发症发生率及肾功能丧失的可能性[13]。

　　输尿管的损伤，有相当一部分未能在术中诊断。在术后早期，当出现下列情况时，应高度怀疑有输尿管损伤：无尿、不明原因的腰背痛、肉眼血尿、伴或不伴发热的肾盂积水及盆腔引流出尿液等。腹部CT可发现尿液外渗至后腹腔或腹腔；静脉肾盂造影及逆行肾盂造影可评估输尿管狭窄长度及损伤部位与膀胱之间距离；另外辅以膀胱造影，可排除输尿管瘘或膀胱瘘。

三、治疗

　　术中怀疑输尿管损伤时，可静脉注射5mL靛胭脂观察有无输尿管的损伤，同时及时修补是其最佳治疗方案。处理原则包括：在保留血供前提下游离输尿管、清除坏死的输尿管组织及无张力端端吻合。

　　手术方式选择与输尿管损伤的具体情况相关。如输尿管损伤处组织仍有活力，则在输尿管切口或裂口边缘行间断缝合，同时应注意游离输尿管断端，这是行无张力端端吻合所必需的。若输尿管切口较长，则需内置双J管支撑。切口或裂口周围输尿管组织已机械性损伤或血供较差时，则需在切除该段输尿管的基础上行匙形端端吻合（图46-3）；这种方法特别适用于损伤段输尿管≤5cm时的情况。总体而

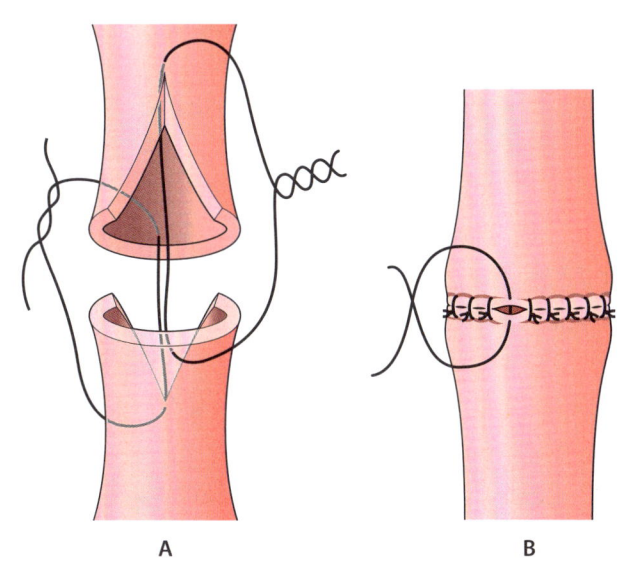

A. 修剪为斜面以扩大吻合口面积；B. 间断缝合切口

图46-3　输尿管端端吻合

言，手术方法的选择取决于输尿管损伤的部位。

（一）下段输尿管损伤

输尿管下1/3段损伤，特别是有较长缺损时，由于输尿管远端血供严重受损，为避免张力，有可能需要采用腰大肌悬吊的方法将膀胱前外侧壁固定于腰大肌，并同时行抗反流的输尿管膀胱再植术。

（二）中段输尿管损伤

缺损长度＜5cm的输尿管中段损伤，可行无张力端端吻合，并根据实际需要决定是否游离肾脏使其下移，以缩短受损输尿管近端与远端之间的距离。若未能行无张力吻合，但患者符合膀胱容量尚可、膀胱壁顺应性正常及无膀胱放疗史，可行膀胱瓣输尿管成形术，与肾下极相连。

（三）上段输尿管损伤

通常在游离肾脏和输尿管远端后行端端吻合。缺损＞5cm时，缺损部分的输尿管可用回肠节段代替。一般而言，较大的输尿管重建手术不与较大的内脏切除手术同时进行，一是因为手术时间长，二是可能会导致手术切口愈合不良、吻合口裂开及尿道瘘等并发症，特别是有术前放疗的患者。因此对于此类患者，应待其一般情况好转，能耐受长时间的手术后，择期行手术治疗。此外，当输尿管吻合术或输尿管膀胱再植术有困难时，应先行相应肾脏的尿流改道，将支架置入受损输尿管的近端后穿出皮肤，即原位输尿管造口术。此外，也可用钛夹将近段输尿管残端的远端夹闭，随后行经皮肾造口术。一般于3个月后行二期输尿管重建术。

第五节　直肠尿道瘘

耻骨后、会阴的开放手术及腹腔镜下前列腺癌根治术，均有可能导致直肠损伤。相关研究显示，由于前列腺与肛管括约肌相邻，经会阴前列腺切除者，有2.7%～7%的患者出现大便习性的改变及大便失禁[14]。

多数直肠损伤可于术中发现并及时修补，在某些情况下也需行结肠造口术。术中损伤直肠的危险因素包括盆腔放疗、直肠手术及经尿道前列腺切除等病史[26]。尽管术中直肠损伤发生率低（1%～2%），但其仍会造成严重后果。盆腔放疗、前列腺癌及结直肠癌手术、冷冻治疗、高能聚集超声治疗及局部进展的恶性前列腺或直肠疾病，均可能并发直肠尿道瘘，临床上表现为肛管直肠疼痛、粪尿、黏性白带、腹泻、直肠溃疡或出血[41]。相关研究显示，放疗后，发生该并发症的平均时间为25个月[20, 41]，但在这期间需连续随访，以便及时发现直肠尿道瘘并做出处理。对于前列腺癌根治术后患者，绝大部分直肠尿道瘘由隐匿的直肠损伤发展而来，拔除导尿管后直肠尿道瘘随即表现出来。

为了明确诊断，可能需要行盆腔CT、膀胱镜、直肠镜、尿道逆行造影及膀胱造影等检查。治疗方面，首先需行粪便转流术（包括结肠造口术和回肠造口术），以降低败血症、瘘道及周围组织炎性改变的风险；同时行耻骨上膀胱造瘘术。部分患者经过上述处理后瘘管可自行闭合。

手术治疗包括经会阴瘘管切除术，切除周围瘢痕组织，直至见到正常组织。首先行黏膜和黏膜下组织缝合，进而行肌层缝合以包埋直肠缺损，最后以4-0可吸收线缝合尿道。直肠与尿道之间可以填充正常组织如脂肪、腹膜、大网膜或股薄肌等。也可用颊黏膜移植以修补前列腺尿道缺损。手术过程中，游离直肠、尿道及无张力缝合最为重要。由于在修复过程中可能损伤尿道外括约肌，因此术前必须告知患者，日后若再行经尿道前列腺切除术或膀胱颈切开术，均有导致尿失禁的风险。

另一种手术方法是经直肠肛管括约肌途径修复术（York-Mason术）。患者采取俯卧位，从尾骨顶部切开直肠后壁和肛管括约肌（译者注：一般无须切开肛管），暴露瘘管后行瘘管切除术，最后小心缝合关闭直肠后壁，精确对端缝合括约肌断端。

此外，有少数患者是否需要行经腹会阴直肠切除术取决于其合并症的情况，而并非手术或放射损伤的程度。

第六节　前列腺癌相关的直肠并发症

一、概述

前列腺癌是西方国家男性最常见的非皮肤性恶性肿瘤，而且居美国男性恶性肿瘤死亡原因的第二位。随着前列腺特异抗体（PSA）筛查的普及，有些患者的前列腺癌并没有临床症状，所以疾病的诊断既没有延长患者寿命，也并未能改善其生活质量。由于治疗取决于诊断，因此过度诊疗也就成为一个问题。随着时间的推移，早期低风险的前列腺癌患者越来越多，但他们已不像十年前那样愿意接受观察等待的处理措施。

直肠指检和血清PSA是最常用的前列腺癌诊断方法。超过50岁的男性都应行PSA检查。由于确诊前，25%的前列腺癌患者PSA值<4.0ng/mL。因此若怀疑有前列腺癌，不管患者的PSA浓度高低，均推荐行前列腺穿刺活检。

局限性前列腺癌可采取随访观察、放射治疗或前列腺癌根治。放射疗法包括外放射治疗（EBRT）及近距离放疗（BT）。近距离放疗又可分为低剂量和高剂量，前者将多个放射性粒子永久性植入前列腺（图46-4），后者采用储存在远程后装治疗机里的单个高强度放射源。后装治疗机负责控制放射源，可短时间内向各个植入的针头传送辐射。外放射治疗每次剂量为2Gy，1周5次，采用四野照射及旋转技术，以确保膀胱和直肠也能获得高剂量的照射。此外，调强放射治疗（IMRT）的应用在前列腺获得照射量增加的同时，减少直肠的照射剂量。剂量的计算是基于CT结果获得的数据，然后通过计算机治疗计划系统计算而确定。尽管在肿瘤的治疗中，生化和肿瘤特异性结果是

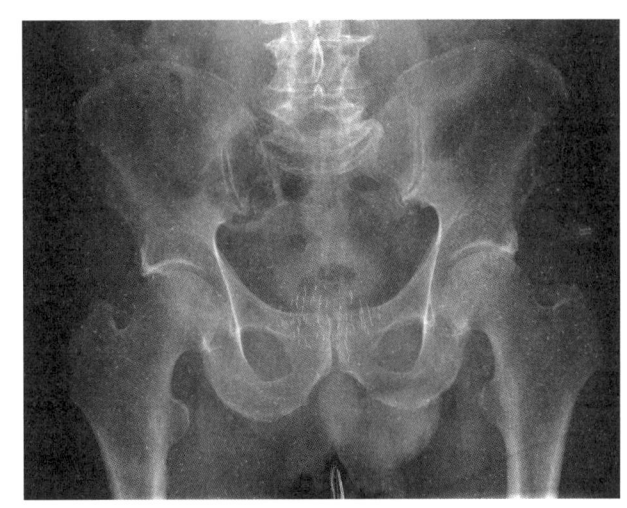

图46-4　前列腺癌放射性粒子植入术

剂量依赖的，但是，照射量从60Gy提高至84Gy，疗效提高的同时也增加了副反应的严重程度。

二、放疗相关的直肠毒副反应

外放射治疗及近距离放疗相关的急性直肠毒副反应指放射治疗3个月内发生的直肠放射性损伤。慢性放射性直肠炎可以是急性炎症迁延不愈所致，也可以是放疗90天后初发[7]。急性放射性直肠炎的发生，与肠黏膜隐窝的小动脉水肿及纤维化有关[6, 38]，随着纤维化的发展，直肠黏膜逐渐变脆而易于出血。潜在的血管疾病（包括糖尿病、高血压及外周血管疾病）和慢性炎症性肠病，均会增加放射性直肠炎的风险，同时也会增加瘘管形成的风险。放射相关直肠毒性反应一般发生在前6周，但是长期并发症的病情更加严重。行近距离放疗的患者中，直肠炎是其中一个最主要的并发症，发生率为2%～72%[12, 44]。尽管症状轻微且为自限性疾病，但仍有14%患者直肠炎症状可持续到第3年[44]，且放疗后8个月是出现1级和2级毒性反应的高峰。令人关注的是，同时行外放射治疗及近距离放疗并未影响直肠并发症的发生率[12]。直肠并发症（包括腹泻、里急后重和大便失禁等）均明显影响患者的生活质量（表46-4）[18, 40]。

盆腔放疗后10年内发生晚期严重毒副反应的危险性可达5%，这些毒副反应包括瘘管形成、直肠狭窄及新发恶性肿瘤等[5]。过去有关三维适形外放射治疗的系列研究显示，该治疗增加了直肠出血及不适的发生率[40, 42, 48]，12个月内2级及3级毒副反应的发生率分别为40%和25%[45]。最近更多的研究显示，现代化放疗技术的应用，使得直肠晚期毒副反应率有所下降：使用IMRT技术，晚期1～3级毒副反应的发生率依次降至12.6%、2.2%和2.2%[21]；使用高剂量BT技术时，晚期1级毒副反应的发生率为5%～8%[15]。

表46-4　根据放射治疗肿瘤学评分系统制定的急性胃肠道并发症分级标准

级别	标准
1级	排便次数增加并大便性质改变，但未造成直肠不适或不需药物治疗
2级	需副交感神经阻断药治疗的腹泻，有黏性分泌物，但不需使用卫生垫，需止痛药治疗的直肠或腹部疼痛
3级	需肠外营养支持的腹泻，有黏性或血性分泌物，需使用卫生垫，腹部膨隆（腹部平片提示肠管扩张）
4级	肠梗阻、瘘管或穿孔，消化道出血并需要输血，腹痛或里急后重并需要胃肠减压或粪便转流术（肠造口）

三、处理

目前，放疗相关直肠并发症的治疗并没有一个标准的方案，一线治疗方案主要为抗炎药物，包括泼尼松直肠给药、硫酸盐悬浮液或倍他米松灌肠剂灌肠及口服药物（甲硝唑、美沙拉嗪和柳氮磺胺吡啶等）。此外，以丁酸为重要成分的短链脂肪酸也是一重要药物，以灌肠剂的形式使用。短链脂肪酸可营养结肠黏膜及舒张小动脉，从而促进肠功能的恢复。

硫糖铝也是治疗放疗相关直肠并发症的一种重要药物，经直肠给药，可促进上皮愈合并形成保护屏障。此外，福尔马林可硬化及封闭受损组织质脆的新生血管，以防止出血。

有研究显示，硫糖铝优于抗炎药物，与甲硝唑交替使用可获得更好的效果；此外，直肠用氢化可的松优于倍他米松[5]。热凝术一般用于局部出血，而非大面积的质脆的黏膜。

四、局部进展的前列腺癌、膀胱癌与直肠梗阻

多篇文献报道了由前列腺癌及膀胱移行细胞癌引起的直肠梗阻，其梗阻症状（包括直肠出血）类似于结直肠癌。直肠梗阻可由增大的前列腺直接压迫导致，也可由肿瘤浸润直肠所致，后者可形成环状病灶。直肠黏膜完整提示梗阻是由前列腺癌或膀胱癌所导致[10]，同时，经直肠或经膀胱活检，可明确诊断并指导治疗方案：若为前列腺癌，可行雄激素剥夺治疗以缩小前列腺；若为膀胱癌，则可先行新辅助化疗或姑息化疗，再行盆腔清扫术。

另一方面，5%～12%局部复发的直肠癌或原发体积较大的直肠癌患者，恶性肿瘤可侵犯包括前列腺、膀胱和输尿管在内的邻近组织[1, 4, 8, 34]。若手术切缘未见癌，则结直肠癌侵犯腹壁及膀胱与否并不影响预后[9]。此类晚期恶性肿瘤的手术切除范围一般包括泌尿系统，最主要的原则为不允许有肿瘤残留。根据肿瘤的浸润程度可采取不同的手术方案：膀胱部分切除术、前列腺切除术及盆腔脏器切除术。若扩大性手术可完整切除肿瘤且能改善预后，则应切除泌尿生殖系统相应组织结构，然后再予以相应的缺损修补。尿流改道术可选用原位新膀胱术或回肠膀胱术，而输尿管皮肤造口术可作为最后备选的方法。由于具有较低的手术并发症发生率及可改善术后生活质量的特点，保留膀胱的手术优于其他术式[11]。手术一期或二期尿道重建，需要经验丰富的泌尿外科医生及结直肠外科医生合作完成（图46-5）。

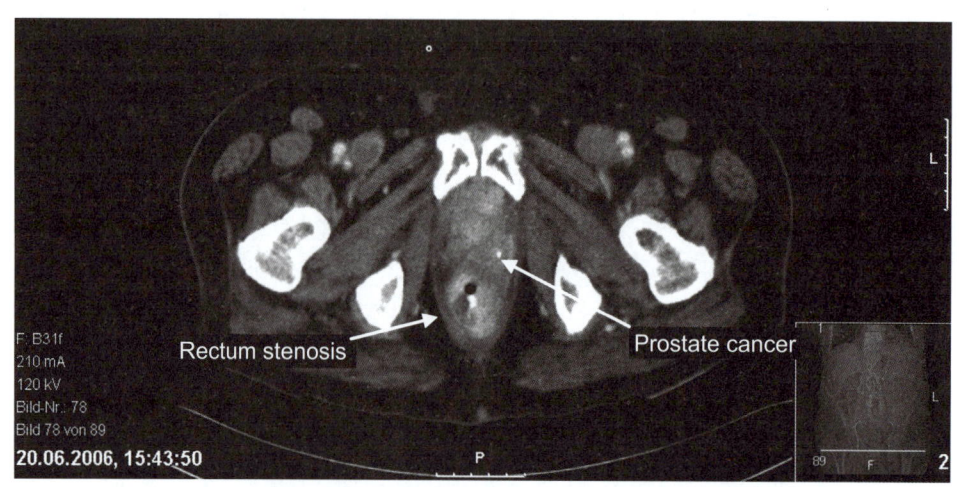

图46-5　因局部晚期前列腺癌浸润及压迫直肠而需行结肠造口术

第七节　盆腔和直肠手术对膀胱及性功能的影响

直肠手术可能损伤骶副交感神经和盆腔自主神经丛，从而影响膀胱功能和性功能。骶副交感神经纤维由 $S_2 \sim S_4$ 发出，支配阴茎勃起、阴道润滑和膀胱逼尿肌的收缩。因此骶副交感神经受损，不仅会导致勃起障碍、阴道干涩和性交疼痛，也会导致外周、部分或全部的膀胱去神经、膀胱逼尿肌收缩功能减弱或消失，导致 9%～40% 患者出现排尿不完全或尿潴留[16]。

交感神经纤维起源于脊髓段 $T_{10} \sim L_2$，形成交感神经干后向前进入上腹下神经丛，向下进入下腹下神经丛，再向前外侧到达直乙状结肠交界处。交感神经兴奋可使膀胱颈关闭，防止逆行射精及控制排尿；此外，其还负责将精子从精囊输送到尿道。若直肠手术损伤了交感神经通路则会导致射精障碍。

可早期行耻骨上膀胱造瘘术以解决排尿困难问题，膀胱功能及自主排尿功能一般在2～3个月后恢复，若3个月后残余尿量仍未减少，则应行尿流动力学检查，评估逼尿肌的收缩功能及判断是否存在膀胱出口梗阻（比如良性前列腺增生）。若逼尿肌收缩功能缺乏，则应及早行清洁性自我间歇性导尿。

外周神经损伤导致的性功能障碍包括勃起障碍（25%）和不射精症/逆行射精（16%）。相关研究显示，经腹会阴直肠切除术导致的性功能障碍的频率超过了低位前切除术[16]。对于术后勃起障碍患者，首先推荐使用 5-磷酸二酯酶抑制剂（包括西地那非、他达拉非及伐地那非），治愈率可达到80%[22]。对于难治愈患者，则需要静脉注射前列腺素类药物。

因此在手术过程中应尽最大努力保护盆腔自主神经，以防神经源性膀胱和性功能损害的发生。作为一位经验丰富的外科医生，神经功能的保留应在不牺牲肿瘤的局部控制率及生存率的前提下实施[23]。

第八节　小　　结

虽然泌尿系统疾病与直肠疾病分属不同的专科，但是这两类疾病仍有重叠的部分，每位专家均应了解其他专科不同的疾病特点、诊断方式及治疗方案的选择。因此跨学科协作是治疗患者的最佳方案，可以实现对所有不同的疾病进行系统外评估，进而有助于制定相应的最佳治疗方案。

第九节　自　我　测　试

1. 下列哪个关于前列腺炎的说法是错误的？

a. 门诊患者中前列腺炎比前列腺增生或前列腺癌更为常见。

b. 人一生中被诊断为前列腺炎的累积概率约为25%。

c. 急性前列腺炎比慢性前列腺炎更为常见。

d. 急性前列腺炎最常见的致病菌是大肠埃希菌。

e. 直肠指检触及柔软的沼泽样前列腺。

2. 下列哪个关于前列腺炎的说法是错误的？

a. 急性前列腺炎时禁忌行前列腺按摩，因为有导致败血症或尿源性脓毒血症。

b. 前列腺炎的诊断可由尿三杯实验得出。

c. 衣原体认为是慢性骨盆疼痛综合征的潜在的致病因子。

d. Ⅲ型前列腺炎用2周的抗生素治疗即可。

e. α-受体阻滞剂对前列腺炎的治疗是有益的，可减轻膀胱出口梗阻和减少前列腺的反流。

3. 下列关于肠膀胱瘘的说法哪个是错误的？

a. 结肠膀胱瘘常由憩室病引起，代表了65%的憩室瘘。

b. 肠道或泌尿系肿瘤、放射治疗、炎症性肠病等是诱发因素。

c. 临床表现包括复发性膀胱炎、气尿、粪尿和腹痛。

d. 通常CT即能单独诊断肠道膀胱瘘。

e. 切除病变结肠段及包括全部瘘管的膀胱袖套状切除术是最常用的治疗方式。

4. 下列关于盆腔放疗的说法哪个是错误的？

a. 尽管目前放射治疗前列腺癌将照射量从60Gy提高至84Gy能提高肿瘤控制率，但也增加了副反应的数量及其严重程度。

b. 放射性直肠炎是最常见的直肠毒副反应，其发病率高达72%。

c. 在治疗放射性直肠炎时，硫糖铝可能是一个比经直肠泼尼松等抗炎治疗更好的治疗选择。

d. 直肠尿道瘘常发生于前列腺癌的放射治疗后，多数在近距离放疗后1年内出现。

e. 侵犯泌尿系统器官的进展期直肠肿瘤也应予以切除，只要能切除干净，对患者的预后就无明显的负面影响。

5. 下列关于盆腔神经支配的说法哪个是错误的？

a. 骶副交感神经纤维由$S_2 \sim S_4$发出，支配阴茎勃起、阴道润滑和膀胱逼尿肌的收缩。

b. 交感神经纤维起源于脊髓段$T_{10} \sim L_2$，形成交感神经干后向前进入上腹下神经丛，向下进入下腹下神经丛，再向前外侧到达直乙交界。

c. 术中副交感神经损伤和继发的膀胱功能障碍时，早期行耻骨上膀胱造瘘后，膀胱功能一般在2～3个月后恢复。

d. 低位前切除术时发生外周去神经导致勃起功能障碍或逆行射精的概率要高于经腹会阴直肠切除术。

e. 在不牺牲肿瘤的局部控制率及生存率的前提下，术中保留盆腔自主神经是可能的。

答案

1. 答案：c

2. 答案：d

3. 答案：d

4. 答案：d

5. 答案：d

译者注：原文未标注参考文献37。

（Dirk Westermann，Urs E. Studer 著

王道虎　莫承强 译，王天宝 校）

参考文献

［1］ BONFANTI G, BOZZETTI F, DOCI R, et al. Results of extended surgery for cancer of the rectum and sigmoid［J］. Br J Surg, 1982, 69：305–307.

［2］ COLLINS M M, STAFFORD R S, O'LEARY M P, et al. How common is prostatitis? A national survey of physician visits［J］. J Urol, 1998, 159：1224–1228.

［3］ DANIELS I R, BEKDASH B, SCOTT H J, et al. Diagnostic lessons learnt from a series of enterovesical fistulae［J］. Colorectal Dis, 2002, 4：459–462.

［4］ DAVIES G C, ELLIS H. Radical surgery in locally advanced cancer of the large bowel［J］. Clin Oncol, 1975, 1：21–26.

［5］ DENTON A, FORBES A, ANDREYEV J, et al. Non surgical interventions for late radiation proctitis in patients who have receIVed radical radiotherapy to the pelvis［J］. Cochrane Database Syst Rev, 2002：CD003455.

［6］ DONNER C S. Pathophysiology and therapy of chronic radiation–induced injury to the colon. Dig Dis, 1998, 16：253–261.

[7] EIFEL P J, LEVENBACK C, WHARTON J T, et al. Time course and incidence of late complications in patients treated with radiation therapy for FIGO stage IB carcinoma of the uterine cervix [J]. Int J Radiat Oncol Biol Phys, 1995, 32: 1289-1300.

[8] ELDAR S, KEMENY M M, TERZ J J. Extended resections for carcinoma of the colon and rectum [J]. Surg Gynecol Obstet, 1985, 161: 319-322.

[9] EL-DOMEIRI A, WHITELEY H W JR. Prognostic significance of abdominal wall involvement in carcinoma of cecum [J]. Cancer, 1970, 26: 552-556.

[10] FRY D E, AMIN M, HARBRECHT P J. Rectal obstruction secondary to carcinoma of the prostate [J]. Ann Surg, 1979, 189: 488-492.

[11] FUJISAWA M, NAKAMURA T, OHNO M, et al. Surgical management of the urinary tract in patients with locally advanced colorectal cancer [J]. Urology, 2002, 60: 983-987.

[12] GELBLUM D Y, POTTERS L. Rectal complications associated with transperineal interstitial brachytherapy for prostate cancer [J]. Int J Radiat Oncol Biol Phys, 2000, 48: 119-124.

[13] GHALI A M, EL MALIK E M, IBRAHIM A I, et al. Ureteric injuries: diagnosis, management, and outcome [J]. J Trauma, 1999, 46: 150-158.

[14] GILLITZER R, MELCHIOR S W, HAMPEL C, et al. Specific complications of radical perineal prostatectomy: a single institution study of more than 600 cases [J]. J Urol, 2004, 172: 124-128.

[15] GRILLS I S, MARTINEZ A A, HOLLANDER M, et al. High dose rate brachytherapy as prostate cancer monotherapy reduces toxicity compared to low dose rate palladium seeds [J]. J Urol, 2004, 171: 1098-1104.

[16] HAVENGA K, MAAS C P, DERUITER M C, et al. Avoiding long-term disturbance to bladder and sexual function in pelvic surgery, particularly with rectal cancer [J]. Semin Surg Oncol, 2000, 18: 235-243.

[17] KAVANAGH D, NEARY P, DODD J D, et al. Diagnosis and treatment of enterovesical fistulae [J]. Colorectal Dis, 2005, 7: 286-291.

[18] KOLLMORGEN C F, MEAGHER A P, WOLFF B G, et al. The long-term effect of adjuvant postoperative chemoradiotherapy for rectal carcinoma on bowel function [J]. Ann Surg, 1994, 220: 676-682.

[19] KRIEGER J, ROSS S O, BERGER R E, et al. Cryptic microorganisms and prostatitis [M] // NICKEL J C, et al. Textbook of Prostatitis. Oxford: ISIS Medical Media, 1999: 139-148.

[20] LANE B R, STEIN D E, REMZI F H, et al. Management of radiotherapy induced rectourethral fistula [J]. J Urol, 2006, 175: 1382-1387.

[21] LEIBEL S A, FUKS Z, ZELEFSKY M J, et al. Technological advances in external-beam radiation therapy for the treatment of localized prostate cancer [J]. Semin Oncol, 2003, 30: 596-615.

[22] LINDSEY I, GEORGE B, KETTLEWELL M, et al. Randomized, double-blind, placebo-controlled trial of sildenafil (Viagra) for erectile dysfunction after rectal excision for cancer and inflammatory bowel disease [J]. Dis Colon Rectum, 2002, 45: 727-732.

[23] MAAS K, MORIYA Y, KENTER G, et al. A plea for preservation of the pelvic autonomic nerves [J]. Lancet, 1999, 354: 772-773.

[24] MARDH P, COLLEEN S, HOLMQUIST B. Chlamydia in chronic prostatitis [J]. Br Med J, 1972, 4: 361.

[25] MCBEATH R B, SCHIFF M JR, ALLEN V, et al. A 12-year experience with enterovesical fistulas [J]. Urology, 1994, 44: 661-665.

[26] MCLAREN R H, BARRETT D M, ZINCKE H. Rectal injury occurring at radical retropubic prostatectomy for prostate cancer: etiology and treatment [J]. Urology, 1993, 42: 401-405.

[27] MOON T D. Questionnaire survey of urologists and primary care physicians' diagnostic and treatment practices for prostatitis [J]. Urology, 1997, 50: 543-547.

[28] MUNOZ M, NELSON H, HARRINGTON J, et al. Management of acquired rectourinary fistulas: outcome according to cause [J]. Dis Colon Rectum, 1998, 41: 1230-1208.

[29] NAJJAR S F, JAMAL M K, SAVAS J F, et al. The spectrum of colovesical fistula and diagnostic paradigm [J]. Am J Surg, 2004, 188: 617-621.

[30] NICKEL J C, COSTERTON J W. Coagulase-negat IV estaphylococcus in chronic prostatitis [J]. J Urol, 1992, 147: 398-400.

[31] NICKEL J C, BRUCE A W, REID G. Pathogenesis, diagnosis and treatment of the prostatitis syndromes [M] // KRANE R, SIROKY M, FITZPATRICK J, et al. Clinical Urology. Philadelphia: Lippincott, 1994: 925-938.

[32] NOORDZIJ J W, GARIBYAN H, KURTH K H. Ureterocolic fistula [J]. Eur Urol, 1991, 19: 85-86.

[33] PATIL K P, SHETTY S D, ANANDAN N, et al. Ureterocolic fistula due to impacted ureteric stone [J]. Br J Urol, 1992, 70: 332-333.

[34] POLK H C JR. Extended resection for selected adenocarcinomas of the large bowel [J]. Ann Surg, 1972, 175: 892-899.

［35］ ROBERTS R O, LIEBER M M, BOSTWICK D G, et al. A review of clinical and pathological prostatitis syndromes［J］. Urology, 1997, 49: 809-821.

［36］ ROBERTS R O, LIEBER M M, RHODES T, et al. Prevalence of a physician-assigned diagnosis of prostatitis: the Olmsted County Study of Urinary Symptoms and Health Status Among Men［J］. Urology, 1998, 51: 578-584.

［37］ ROSEN R C, RILEY A, WAGNER G, et al. The international index of erectile function（ⅡEF）: a multidimensional scale for assessment of erectile dysfunction［J］. Urology, 1997, 49: 822-830.

［38］ RUBIN P, CASARETT G W. Clinical radiation pathology as applied to curative radiotherapy［J］. Cancer, 1968, 22: 767-778.

［39］ SARR M G, FISHMAN E K, GOLDMAN S M, et al. Enterovesical fistula［J］. Surg Gynecol Obstet, 1987, 164: 41-48.

［40］ SCHULTHEISS T E, LEE W R, HUNT M A, et al. Late GI and GU complications in the treatment of prostate cancer［J］. Int J Radiat Oncol Biol Phys, 1997, 37: 3-11.

［41］ SHAH S A, CIMA R R, BENOIT E, et al. Rectal complications after prostate brachytherapy［J］. Dis Colon Rectum, 2004, 47: 1487-1492.

［42］ SHIPLEY W U, ZIETMAN A L, HANKS G E, et al. Treatment related sequelae following external beam radiation for prostate cancer: a review with an update in patients with stages T1 and T2 tumor［J］. J Urol, 1994, 152: 1799-1805.

［43］ SHURBAJI M S, GUPTA P K, MYERS J. Immunohistochemical demonstration of Chlamydial antigens in association with prostatitis［J］. Mod Pathol, 1988, 1: 348-351.

［44］ SNYDER K M, STOCK R G, HONG S M, et al. Defining the risk of developing grade 2 proctitis following ^{125}I prostate brachytherapy using a rectal dose-volume histogram analysis［J］. Int J Radiat Oncol Biol Phys, 2001, 50: 335-341.

［45］ TESHIMA T, HANKS G E, HANLON A L, et al. Rectal bleeding after conformal 3D treatment of prostate cancer: time to occurrence, response to treatment and duration of morbidity［J］. Int J Radiat Oncol Biol Phys, 1997, 39: 77-83.

［46］ WENSKY H, JONGEN J. Diagnosis of enterovesical fistula using poppy seeds［J］. Colorectal Dis, 2006, 8: 71-72.

［47］ WOODS R J, LAVERY I C, FAZIO V W, et al. Internal fistulas in diverticular disease［J］. Dis Colon Rectum, 1988, 31: 591-596.

［48］ ZELEFSKY M J, LEIBEL S A, KUTCHER G J, et al. The feasibility of dose escalation with three-dimensional conformal radiotherapy in patients with prostatic carcinoma［J］. Cancer J Sci Am, 1995, 1: 142.

第四十七章　与结直肠肛门疾病相关的性传播感染

第一节　引　　言

William Osler（1849—1919）曾经说过"了解梅毒及梅毒相关的临床表现将凸显你的临床水平"。

奇怪的是，在William Osler死后百年，梅毒又在发达国家重新出现，并成为一个主要的公共健康问题。尽管过去50年，医学科学领域有极大发展，公共健康领域投入巨大，但是性传播感染（sexually transmitted infections，STIs）在过去30年中还是有增无减。青春期和成人期是人类的性活跃阶段，增加了获得或传播STIs的风险。在大多数的医学专科中，都需要与一种或一种以上STIs进行鉴别诊断。本章将概述目前STIs的流行病学分布、相关性行为和易患人群风险评估，并概述疾病的诊断和处理，尤其是跟肛管直肠临床医学相关的STIs疾病的诊疗策略。

第二节　流　行　病　学

在世界范围内，STIs及其相关疾病仍然是影响疾病发病率和死亡率的主要因素。在过去几个世纪中，尤其是20世纪末期，STIs的发病率、死亡率和致病力都有了一些变化。在20世纪早期的英国，淋病和梅毒是影响围产期、婴儿期和成人发病率及死亡率的主要因素。1913年，皇家委员会在一份探索控制性病传播方法的报告中[1]，指出"成年患者在疾病早期即丧失劳动能力，这一点很严重。1912年，来自海军方面的统计显示，性病导致大约119 510人丧失劳动能力，共计269 210天；同年，本土军队约为107 582人……共计216 445天……，如果能获得相应时期内普通人群的数据，那也将是非常惊人的"，缺乏及时治疗使问题更糟糕。目前，感染在英国导致的死亡率<1%[2]。

20世纪晚期，全球范围内淋病的比例开始下降，沙眼衣原体感染逐渐成为发达国家的主要问题。从20世纪80年代报告第一例艾滋病（AIDS）患者开始到21世纪，在欧洲中部一些男同性恋人群（men who have sex with men，MSM）中，陆续发现性病淋巴肉芽肿患者，而这种疾病通常认为仅仅局限于热带地区[3]。皇家学会建议特设一个遍布英国大陆的诊疗系统，称之为"特别门诊"[4]。整个系统为开放式，注重保护隐私，对性病患者进行免费治疗。门诊还收集三种法定性病患者的资料：梅毒、淋病及软下疳。这个诊疗系统在1974年扩展到治疗收集其他STIs病，是一个非常有效的管理方式。例如，20世纪梅毒和淋病在英国有3次大流行：第一次和第二次世界大战后，在异性恋人群中先后两次大爆发；20世纪60年代，在MSM中第三次大爆发（图47-1）。最近的资料表明，早期梅毒患者增加迅速。个体诊所患者的绝对数很小，但是整个英国综合在一起就是几百倍的增加，这种趋势在欧洲其他国家也不例外[5]。

在过去30年中，三种新近发现的感染性疾病增长迅速：沙眼衣原体、HIV和丙型肝炎。

1969年，第一次分离到沙眼衣原体，尽管临床医生在过去几十年间就注意到一组临床症状与淋病很相似但淋球菌检查阴性患者。此后随着核酸扩增检测技术的发展，使得这种病原体在发达国家的患病率迅速飙升[6]。

20世纪80年代，早期发现艾滋病的病原体HIV，是一种新的性传播病原体。HIV最初被认为是一种嗜人类T淋巴细胞病毒（human T-lymphotropic viruses，HTLVs），定义为HTLV-Ⅲ[7]。后续研究证明病毒分两种：HIV1和HIV2[8]，两种病毒在人类引起的疾病谱类似，但是HIV2的致病性较弱。HIV自从被发现后迅速传播。20世纪80年代早期，HIV/AIDS在发达国家主要见于MSM（也称为1型模式国家）；而在撒哈拉以南的非洲地区，主要在异性恋患者中流行（2型模式国家，图47-2）。

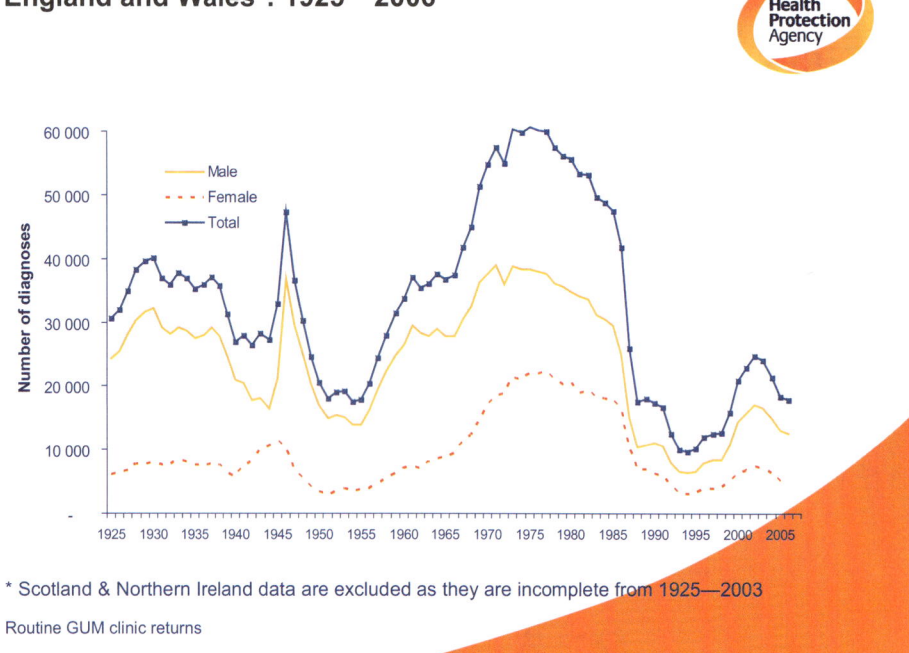

图47-1 1925—2006年英格兰和威尔士确诊淋病患者[52]

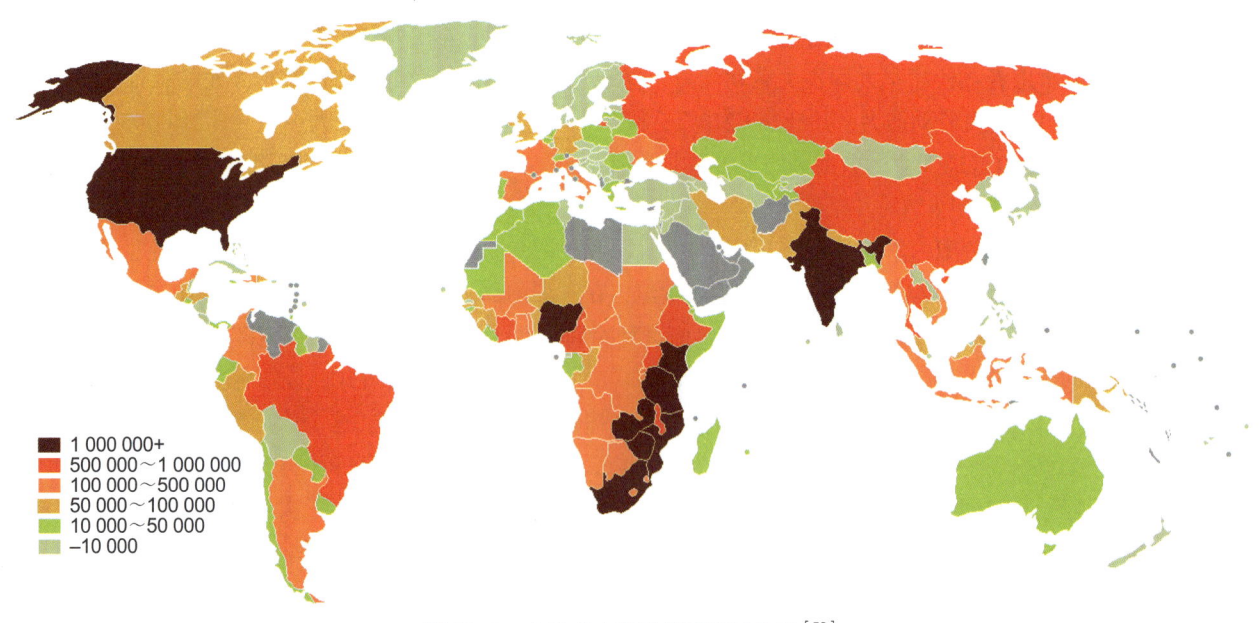

图47-2 全球成人艾滋病病毒感染率[53]

20世纪80年代后期，HIV/AIDS陆续出现于泰国和远东地区，主要通过静脉注射用药、卖淫和异性恋传播[9]。最近HIV/AIDS在印度城市如孟买中流行，主要也是通过卖淫和异性恋传播。1980年后，HIV感染在印度蔓延至整个普通人群。在以往认为"低风险"的人群中，如家庭主妇和富裕社区人群，患者数量也不断增加[10]。

丙型肝炎（hepatitis C virus，HCV）病毒是新定义性传播疾病的第三大病原体。发现这种非A非B型肝炎已经有数十年，是一种血源性病毒感染，与慢性肝病有关。1989年，分离到病原体并命名为丙型肝炎[11]。

大多数HCV通过静脉用药、输血和针刺损伤传播，近来发现5%～10%的感染是通过性传播，最新证据表明，在MSM人群中传染率明显升高，与HIV感染密切相关（图47-3）[12]。

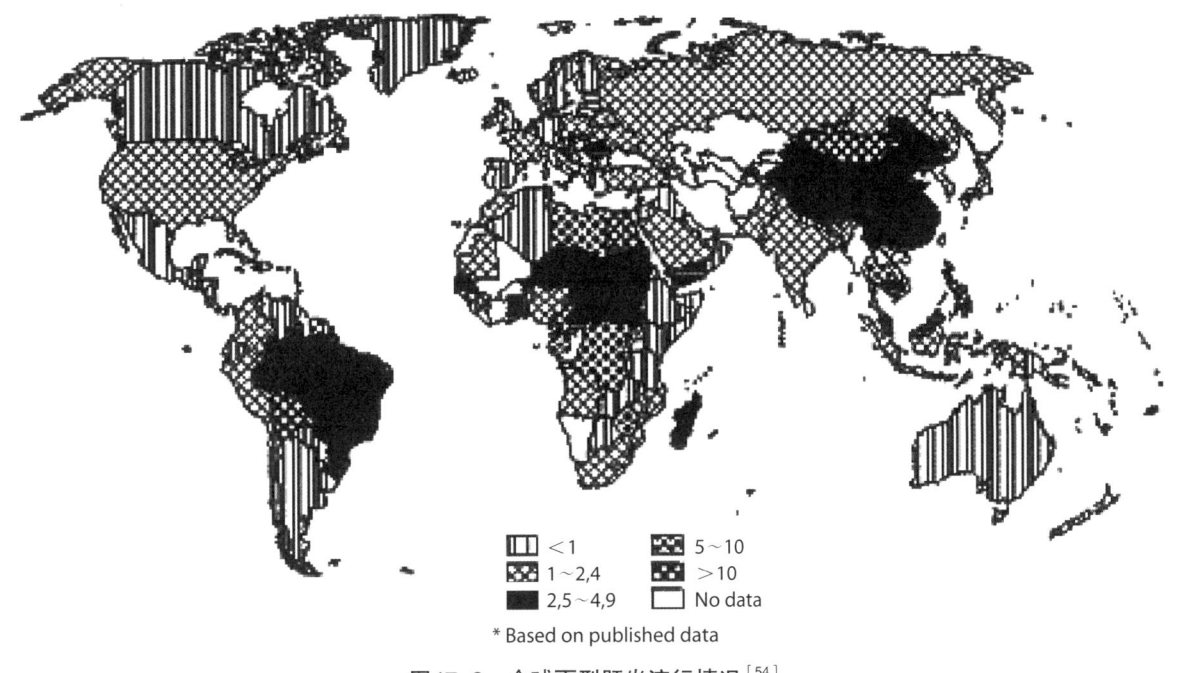

　　图47-3　全球丙型肝炎流行情况[54]

第三节　性传播感染和肛肠疾病

　　了解STIs的流行病学和病理学在以下两方面与肛肠病学密切相关。首先，一些鉴别诊断与STIs有关；其次，患者的潜在感染，如HIV，会影响治疗。

　　对临床医生而言，血源性病毒感染如乙型肝炎、HCV和HIV是实施有创治疗，尤其是盆腔部位手术的危险因素。研究表明，血源性病毒感染往往是隐性的，外科医生也没有意识到这方面的风险[13-14]。外科手术中的针刺感染很常见，但往往未予以报道[15]。

　　乙型肝炎病毒可以通过疫苗接种预防，而其他血源性病毒感染则予以另外的措施预防。这包括明确高危患者以便进一步检查评估或采取其他治疗方法。例如，HIV病毒感染与病毒载量有关，未经治疗的HIV阳性患者病毒载量很高，通过术前积极抗病毒治疗可以降低外科医生的感染风险。其他建议包括尽量选择另外方法，而不是手术刀切除该类患者的病灶。一旦发现危险因素，应对患者是否或应该在哪里进行HIV检查进行讨论和咨询。快速检测方便快捷，在一定情况下可以考虑[16]。这些原则也适用于其他传染性疾病的临床实践，如乙型肝炎病毒、HCV和梅毒。

第四节　性传播感染

一、基本原则

　　50%以上的STIs患者没有临床症状，所以STIs诊断的关键是对危险因素的高度警惕性和详细询问性行为史。表47-1列出了STIs的危险因素。跟其他感染不一样，STIs由于其病原体传播途径的特殊性（如密切性接触且大多数源于性交过程），所以传染性很低。积极的处理措施包括追踪并治疗性伴侣（至少有另外一个个体被感染）。细菌性STIs反复发作的常见原因是缺乏对性伴侣的有效筛查和治疗。

表47-1　性传播感染的危险因素

- ·年龄（16～25岁）
- ·性伴侣变换（一年内 ≥ 2个 或最近3个月内有新性伴侣）
- ·多个性伴侣
- ·男同性恋人群
- ·社会经济地位低下
- ·一些少数民族（如非裔/非洲加勒比海裔）淋病患病率高
- ·屏障避孕法失败
- ·患有其他STIs
- ·与STIs患者有性接触
- ·STIs既往史

二、危险因素

性传播感染的危险因素见表47-1。

三、性行为史

性行为史应该是常规病史的一部分，这样就可以避免临床医生一些想当然的想法，最常见的一些想当然做法包括：

（1）已婚者没有STIs的危险性。

（2）已婚男性患者不会和其他男性有性行为。

（3）只有男同性恋者才会肛交[17]。

（4）老年或16岁以下患者不是性活跃人群。

英国全国性行为研究显示[18]，13%的异性恋患者曾有过肛交，7%异性恋男性有过同性性行为史，19% 男性和7%的女性第一次性交＜16岁。最近发现，因为离婚或关系破裂，40岁以上STIs患者数量也在增加。表47-2概述了基本性行为史，表47-3列出了HIV的危险因素。

表47-2　基本性行为史

1. 性行为史是常规病史的一部分
2. 性行为史的基本内容
  a. 最近一次性交史 "最近一次性交是什么时候"
  b. 跟谁？是固定还是临时性伴侣（详细询问他们之间的关系，以明确是固定还是临时的性伴侣）
  c. 性伴侣的性别、国家
  d. 是否应用屏障避孕法
3. 以同样的方法收集6个月内曾经跟患者有过性接触人的性行为史
4. HIV风险评估

注：HIV为人类免疫缺陷病毒。

表47-3　HIV危险因素

- ·男同性恋人群
- ·静脉毒品用药史
- ·模式2国家（异性恋传播见图47-2）
- ·与上述人员有任何性行为的人

第五节　性传播感染和结直肠疾病

多数性传播病原体可以直接引起肛管直肠感染或相关疾病，其中有一些病原体的易感性相对更高。表47-4列出了肛周和（或）肛管STIs及相关肛管直肠疾病危险因素。

表47-4　肛管直肠STIs的临床表现

分类	病原体	疾病	直肠结肠临床表现
细菌	奈瑟淋球菌	直肠淋病	通常无症状，偶有直肠炎 ± 直肠分泌物
	沙眼衣原体	直肠衣原体病	通常无症状，偶有直肠炎 ± 直肠分泌物
	沙眼衣原体（L1-3）	性病淋巴肉芽肿（S1-3）	直肠炎 ± 直肠分泌物
	梅毒螺旋体	梅毒	原发性硬下疳，类似于肛瘘
	杜克雷嗜血杆菌	软下疳	生殖器溃疡
	肉芽肿杆菌	腹股沟肉芽肿	阴茎/阴唇部位的生殖器溃疡
病毒	HSV-1和HSV-2	直肠疱疹	肛周溃疡，可完全愈合
	HPV（6，11，16和18型生殖器部位最常见）	肛管疣 6/11	肉眼可见，外生性疣状损害
		高分化AIN与16/18型有关	扁平角化性斑块
		鳞癌 16/18	溃疡，肛周边缘隆起
	传染性软疣	肛周软疣	珍珠样光泽且有脐凹的丘疹
	HIV 1和HIV 2	AIDS	通常不仅仅局限于肛周；卡波济氏肉瘤（与HIV相关，由人类疱疹病毒8型所致，表现为肛周疱疹）
	乙型肝炎	急性肝炎	无结直肠肠表现
	丙型肝炎	急性肝炎	无结直肠肠表现
酵母/真菌	白色念珠菌	肛周念珠菌病	肛门瘙痒，提示念珠菌感染
原虫			同性恋肠道综合征

注：AIN为肛管上皮内瘤变，AIDS为自身免疫缺陷综合征，HPV为人类乳头状瘤病毒，HSV为单纯疱疹病毒。

一、基本检查方法

直肠的一些症状和体征提示STIs，但多数不具有特异性（表47-5）。具有直肠症状的患者需要进行STIs方面的检查，包括：

表47-5　STIs相关的直肠症状和体征（多数没有特异性）

- 肛周/直肠疼痛或烧灼感 ± 分泌物
- 肛周/直肠溃疡或肛裂
- 肿块
- 瘙痒
- 肛瘘/狭窄：是无症状的、诊断延迟患者的晚期并发症

（1）详尽的性行为史（见表47-4）。
（2）尽可能行肛管直肠镜检（除非特别痛）。

（3）直肠拭子行革兰染色查革兰阴性双球菌或炎症细胞。

（4）淋球菌（细菌培养最可靠）和沙眼衣原体［（聚合酶链反应-PCR，初检阳性的男同性恋患者应进一步查沙眼衣原体血清型L1-3（LGV）］检查。

（5）根据临床表现进一步行其他检查（如：对溃疡皮疹行拭子检查单纯疱疹病毒-HSV）。

（6）血清梅毒检查。

（7）根据危险因素进行其他血液学检查，例如HBV、HCV和HIV。

二、细菌性性传播疾病

（一）淋病：奈瑟淋球菌（革兰阴性双球菌）

1. 临床表现　直肠淋病很常见，不仅仅发生于有肛交行为的男同性恋患者，25%～70%的女性淋病患者，直肠培养可见淋球菌。多数没有肛交史，认为是一种邻近播散。直肠淋病通常无症状（>50%）[20-21]或有轻、中度症状，表现为局部刺激、肛管直肠部不适、便秘和黏膜脓性分泌物。并发症很少，长期未治疗患者，可以并发肛瘘、脓肿、狭窄和播散性感染。

2. 传播途径　成年患者通过性传播。

3. 诊断　源于对高危人群的筛查，包括与确诊患者有性接触人群的筛查。无症状患者，肛管直肠镜检可以发现直肠炎或分泌物。

4. 实验室检查　取直肠拭子进行革兰染色和培养可以确诊。革兰染色可以发现细胞内的革兰阴性双球菌（感染患者的阳性率为40%），细菌培养的阳性率为80%～90%。如果初次培养阴性，24～48h后，取标本再培养，可以提高阳性率。

5. 治疗　淋球菌对一些常用广谱抗生素产生耐药性是一个全球化问题。多数医疗中心都有淋病抗生素治疗指南。青霉素和喹诺酮类因有广泛耐药性而不再作为一线用药。在性伴侣得到有效治疗之前避免性交是成功治疗淋病的关键[22-23]。对一些无并发症的淋病患者的推荐治疗方案如下：

（1）头孢三嗪：250mg，单剂量，肌内注射。

（2）头孢克肟：400mg，单剂量，口服。

（3）大观霉素：2g，单剂量，肌内注射。

大多数医学中心根据流行病学的资料同时治疗沙眼衣原体，因为两者同时感染的概率为30%。

6. 随访　治疗7～10天后，常规随访患者，以保证其对治疗的依从性，追踪与其有过性接触的人，并重复细菌培养。

（二）沙眼衣原体和非特异性直肠炎

衣原体（血清型D-K）感染比淋球菌感染更为常见，尤其是在发达国家。两者临床表现相同或类似，多数直肠感染无症状[21]。直肠感染在男同性恋人群中很常见，直肠衣原体检查是该人群常规检查的一部分。女性感染率为5%～10%，衣原体不作为常规检查，有直肠炎症状或有肛交史患者应进行该项检查。

1. 诊断　轻、中度症状，包括分泌物、直肠不适或里急后重。直肠镜检查正常或轻度直肠炎。

2. 实验室检查　直肠拭子革兰染色可见中性粒细胞（5～10个/高倍镜视野），细胞内无革兰阴性双球菌。NAAT检测衣原体阳性。在英国，多数医学中心对衣原体阳性的标本，再进一步进行LGV血清型分析（见下文）。

如果中性粒细胞阳性、淋球菌和衣原体阴性，则诊断为非特异性直肠炎[24]。在多数患者，非特异性直肠炎由衣原体所致。沿用非特异性直肠炎一词，是因为一些地方还不具备衣原体特异性检查条件，而中性粒细胞又提示炎症存在。随着特异性和敏感性都比较高的NAATs检查方法的推广，会越来越少使用非特异直肠炎一词。非特异性直肠炎处理与衣原体感染相同。

3. 治疗　沙眼衣原体对四环素类、大环内酯类/氮环内酯类和氧氟沙星（4-喹诺酮）敏感[22]。抗生素无效导致治疗失败的患者很罕见。跟淋病一样，在性伴侣得到有效治疗之前，避免性接触是治疗成功的关键。无并发症患者的推荐治疗方案如下：

（1）多西环素：100mg，每天2次，口服7天。

（2）阿奇霉素：1g，单剂量，顿服。

4. 随访　完成治疗后7~10天，常规随访患者，以保证其对治疗的依从性，追踪与其有过性接触者。通过PCR检测已确诊的患者，不需要再行特殊检查。

（三）梅毒：梅毒螺旋体

20世纪80~90年代，梅毒患病率在发达国家一直呈下降趋势。随着苏联解体，梅毒在俄罗斯又呈上升趋势[25]。研究发现这种现象是因为早期梅毒在其周边邻近国家不断增加，如芬兰，1994—1995年，增加了2倍[26]。此后，早期梅毒的发病率在欧洲其他几个国家也有所增加，这种趋势一直持续到现在。异性恋和同性恋人群患者均有增加[5]。

1. 诊断　大多数梅毒患者无症状，诊断多源于常规STIs筛查[22]。有症状患者，早期梅毒表现为原发性硬下疳，是在接触部位的单发无痛性溃疡，多在感染后10~14天出现。继发表现为皮疹、淋巴结肿大、口腔和生殖器部位的斑片。一些肛交患者，如果不检查相关部位，很难发现原发性硬下疳。另外，原发性肛管直肠梅毒误诊为肛裂、痔疮或创伤性皮疹也不少见。Drusin等[27]报道了一个外科中心的4例患者，认为"造成肛管直肠原发性梅毒误诊的原因有两个：其一是医生对原发梅毒的各种临床表现缺乏足够认识；其二，也是最重要的，肛管直肠梅毒的诊断率低也造成在处理该部位皮疹时缺乏对该病的警惕性"。这4例患者着重强调了原发性硬下疳在该部位表现通常不典型。例如，其中3例患者出现局部疼痛，而经典硬下疳是无症状的。这可能源于继发感染，其中一例患者疼痛和继发感染很严重，误诊为是肛管直肠脓肿。另外作者还建议，"如果痔疮、肛裂、肛瘘或脓肿有任何一点不典型的临床表现，都应该考虑到梅毒。例如，发生在肛管侧缘而不是前、后正中位的肛裂，就应该高度怀疑梅毒"。详细地询问性行为史和血液学检查也是诊断的线索。STIs门诊可以通过暗视野显微镜检查而做出快速诊断。

2. 患者实例　35岁的男性同性恋患者，因肛周不适到STIs门诊就诊。患者长期间歇性便秘，常用泻药缓解。14天前与一临时性伴侣有过肛交，无任何防护措施。一位年轻的医生给他进行了生殖器和肛周部位的详细检查，直肠镜检仅发现一些小的肛裂，其他均正常。另外还对他进行了全面的STIs筛查实验，并建议其增加膳食纤维。2天后患者因为直肠部位的持续性疼痛再次就诊。一位有经验的资深医生，取标本进行暗视野显微镜检查，发现有梅毒螺旋体，快速血清学反应滴度为1.64，最后确诊为原发梅毒。

3. 知识点　原发性硬下疳，尤其是肛周皮疹，表现往往不典型。仔细询问性接触史和了解性取向，有助于发现危险因素。正如Drusin所言"外科手术在治疗肛管直肠原发性梅毒方面无任何用武之地"。

4. 治疗　无青霉素过敏史的患者，注射用青霉素是首选。治疗方案比较复杂，患者及其性伴侣都应该到指定医疗机构行进一步的检查处理[22]。

原发/继发/早期梅毒的推荐治疗方案（HIV阴性患者）包括：

（1）苄星青霉素：2.4MU，单剂量，肌内注射。

（2）普鲁卡因青霉素G：0.6MU，每天1次，肌内注射，连续10~14天。

（3）青霉素过敏的患者：多西环素，100mg，每天2次或200mg，每天1次，口服，连用14天。

HIV阳性患者复发率很高，需要每天注射用药，并且认真随访。

（四）热带细菌性性传播感染

三种热带细菌性STIs：性病淋巴肉芽肿（LGV，沙眼衣原体血清型：L1-3）、软下疳（杜克雷嗜血杆菌）和第五性病（肉芽肿杆菌）。三种感染都可以表现为生殖器溃疡和淋巴结肿大[28]。其中只有LGV见于发达国家，需要与其他感染性肛肠疾病鉴别。软下疳和第五性病很少引起肛周溃疡，尤其是在发达国家更为少见，因此在此仅做略述。

1. LGV：沙眼衣原体血清型L1-3　LGV是由沙眼衣原体血清型L1-3感染所致。常见于热带地区和亚热带地区如亚洲、非洲、南美洲和加勒比海地区，但是近来在欧洲国家和美国也有发现，主要在MSM人群中引起直肠炎[29]。这些患者中，大部分为HIV阳性（图47-4）[30-31]。

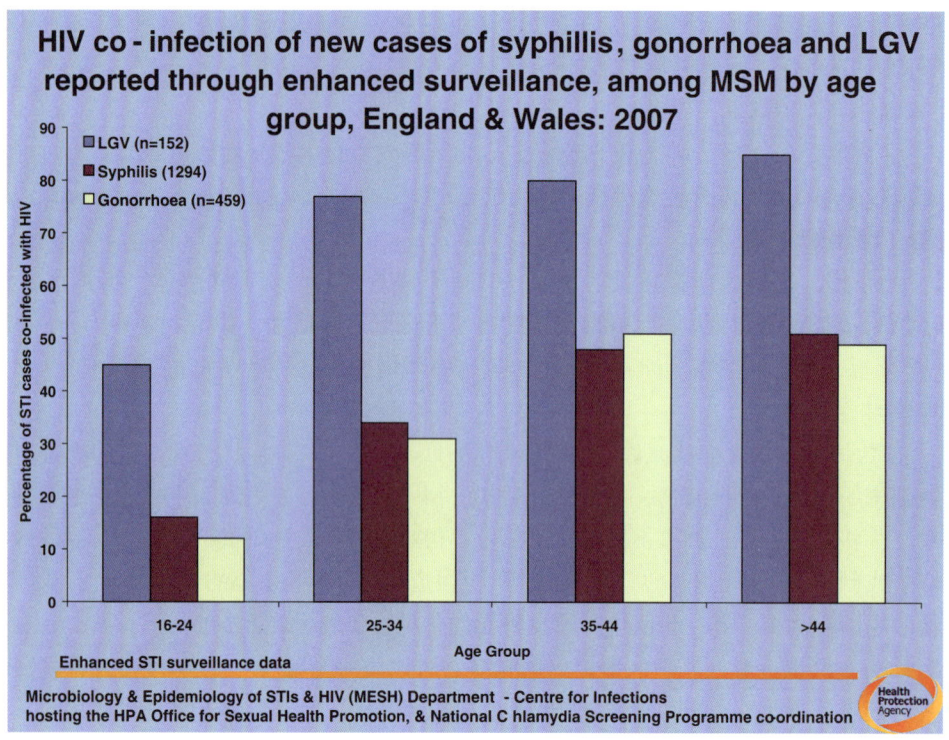

图47-4　男同性恋（MSM）中新发梅毒、淋病和性病淋巴肉芽肿同时合并HIV感染的患者[55]

（1）诊断：典型LGV表现为短期内存在的容易被忽视的小脓疱或溃疡。直肠LGV可以无症状或仅仅以肛门瘙痒或分泌物为初始表现，继之出现肛肠疼痛、发热或里急后重。有症状患者直肠镜检可以发现黏膜溃疡或结节。初始感染10天至6个月后，疾病进入第二期，以腹股沟淋巴结肿大为特点，少数患者大腿淋巴结肿大。患者可以出现系统症状，如发热、乏力等。早期未确诊的患者，可以出现直肠瘘或狭窄等并发症[28]。

（2）实验室检查：沙眼衣原体的检查如上文所述。如果核酸扩增试验阳性，应进行LGV特异DNA检查。MSM人群中HIV阳性患者比例很高，所有MSM人群中的LGV患者，都应进行HIV、其他STIs和HCV筛查。

（3）治疗：LGV的推荐治疗方案是多西环素，100mg，每天2次，连续口服3周[28]。备选方案为红霉素，500mg，每天4次，连用21天。如前文所述，对性伴侣的追踪和治疗同样重要。

2. 软下疳：杜克雷嗜血杆菌（革兰阴性球杆菌）[28]　这是一种热带STIs，西欧国家很少见，主要见于非洲、亚洲、拉丁美洲、加勒比海和美国的部分地区。发生在社会经济地位低下和卫生条件差的人群。很少引起肛管直肠的原发性溃疡。

（1）诊断：典型表现为大的、多发的、生殖器部位的痛性溃疡。来自疫区或与来自疫区的人有性接触的患者，出现生殖器溃疡都应该考虑本病。主要通过性传播，生殖器以外其他部位的自体接种也有报道。核酸扩增试验检测可以确诊。

（2）治疗：推荐治疗方案如下。

1）环丙沙星：500mg，每天2次，连用3天。

2）红霉素：500mg，每天3次，连用7天。

3）阿奇霉素：1g，单剂量，顿服。

4）头孢三嗪：250mg，单剂量，肌内注射。

3. 腹股沟肉芽肿：肉芽肿杆菌　该病亦称第五性病，具有地域性，主要见于印度、巴布亚新几内亚、巴西和南美洲，还有北澳大利亚的土著居民，后者因为针对性卫生项目的实施，该病已基本被消灭。跟软下疳一样，腹股沟肉芽肿多见于社会经济地位低下和卫生条件比较差的人群，发达国家很少见。该病病原菌为肉芽肿杆菌。第五性病很少引起原发性肛周溃疡，可能是未经治疗患者的一个后期表现[28]。

（1）诊断：90%患者累及生殖器部位，男性多见于阴茎，女性多见于小阴唇和阴唇系带。初起为丘疹，继之破溃形成溃疡，多在感染后9~90天出现。溃疡多为单发，常伴有淋巴结肿大，继之出现更多溃疡。10%患者皮疹见于生殖器以外的部位，诊断需要有经验的临床医生，结合吉姆萨染色找到杜诺凡氏小体。

（2）治疗：推荐方案如下。

1）阿奇霉素：首剂为1g，之后500mg，每天1次，连用7天；或者1g/周，连用4周。

2）复方新诺明：960mg，每天2次，连用14天。

3）多西环素：100mg，每天2次，连用14天。

4）红霉素：500mg，每天2次，连用14天。

5）四环素：500mg，每天2次，连用14天。

三、病毒性性传播感染

（一）生殖器疱疹：HSV-1和HSV-2

生殖器疱疹在全球发病率都很高，是原发性生殖器溃疡（genital ulcer disease，GUD）的主要原因[32]。两种亚型：HSV-1，主要引起口唇疱疹；HSV-2，主要与GUD有关。发展中国家HSV-1型生殖器疱疹很少见，但在美国占原发性GUD的比例>30%；另有>30%的患者并不知道自己是携带者。生殖器疱疹主要（>50%）通过无症状的携带者传播[33]。

1. 原发性/首次发作的生殖器疱疹　首次发生生殖器疱疹患者，仅有<25%的患者有自觉症状；70%~80%的患者无症状。他们在性伴侣出现症状时才发现或者根本不知道自己患有生殖器疱疹。

（1）诊断：根据典型病史即可诊断。直肠原发性单纯疱疹症状与流感类似，可伴有腹股沟淋巴结肿大、肛管直肠部位剧烈疼痛、里急后重、便秘及分泌物等。有些患者可出现前驱症状，骶丛神经支配区域刺痛或神经性疼痛。其他症状还包括尿频及排尿困难，大腿屈侧疼痛，臀部、会阴部位感觉异常和阳痿（大约50%）[34]。有些临床表现在HSV直肠炎中更常见，但在其他原因引起的直肠炎中相对少见（表47-6）[34]。

表47-6　HSV直肠炎常见的临床表现（相对于其他原因所致的直肠炎）[33]

临床表现	发生率/%（n=23）
肛管直肠部疼痛	100
里急后重	100
便秘	78
肛周溃疡	70
腹股沟淋巴结肿大	57
发热	48
排尿困难	48
骶尾部感觉异常	26

有些临床表现比局部症状出现早，容易导致误诊。前驱期为14天（从暴露到出现症状），或者更长一点。直肠镜检可见肛管上方直肠小水疱或溃疡，多位于距离肛门缘10cm范围之内，但因为直肠镜检可导致肛门剧烈疼痛而不作为常规检查手段。

（2）患者实例：24岁女性，因近期便秘和直肠不适就诊。未经体检，予以缓泻药，24h以后便秘无缓解，肛管直肠不适加剧，遂到急诊科就诊，普外科医生在局部麻醉和扩肛下检查发现肛周裂伤和溃疡，予以止痛药，次日出院。出院后，患者肛管和直肠疼痛加剧，STIs门诊就诊。性行为史表明，患者长期以来有固定性伴侣，其性伴侣没有任何症状，也没有任何STIs病史；他们之间偶有肛交。患者诊断为原发性肛周疱疹。口服阿昔洛韦，2周后症状缓解。

（3）知识点：

1）生殖器疱疹早期症状和体征会误导诊断。

2）性行为史是常规病史的重要部分。

3）HSV是一种嗜神经病毒，小便不畅或尿潴留是女性生殖器感染的常见并发症。原发性肛周生殖器疱疹表现为直肠疼痛、便秘、尿潴留，男性患者还可以出现阳痿。这些临床表现容易被忽视，但是在MSM和有肛交史的异性恋患者，一定要谨慎考虑。

（4）实验室检查：大多数生殖器/肛周疱疹可以通过病史、生殖器溃疡、性病拭子培养或PCR检查而确诊。PCR检查因为其敏感性高而逐渐替代培养检查。HSV-2抗体血清学检查也有助于生殖器疱疹的诊断，但不适用于无症状患者的诊断，因为该项检查不能提示是口腔还是生殖器感染。

多数原发性生殖器疱疹患者在初次发作一年内至少复发1次，并伴有临床症状[34]。HSV-2感染患者复发率更高。大多数患者在原发感染后2年内复发频率会显著降低。多数患者临床症状不严重，止痛药或安慰剂可以缓解。反复发作患者要给予一段时间的治疗（见下文）。

2. 复发性生殖器疱疹　在发达国家，疱疹是反复发作的生殖器溃疡的最常见原因。如果患者有间断发作性瘙痒、疼痛、肛裂及溃疡，能够完全自行缓解，并反复发作（一年内1～2次或多次），那么当患者出现明显症状时，应进行性病拭子检查。一些患者因为反复发作而易于和其他生殖器感染混淆，延误诊断。例如，女性轻、中度外阴阴道疱疹应与反复发作的念珠菌感染鉴别，肛周疱疹容易误诊为肛裂或肛门瘙痒症。疱疹的一个重要特点是具有自限性，最多持续数日。对该病保持高度警惕性有助于做出正确诊断[33]。

3. 治疗　原发性疱疹（第一次发作）应尽早口服抗病毒药物[22]，以缩短病程和减少如尿潴留及便秘等并发症的发生。但是如果患者的临床症状已经出现5天，并且没有新疹发生，那么再进行抗病毒治疗的意义不大。

推荐治疗方案：

（1）阿昔洛韦：200mg，口服，每天5次，连用5天。

（2）伐昔洛韦：500mg，口服，每天2次，连用5天。

（3）泛昔洛韦：125mg，口服，每天2次，连用5天。

复发性疱疹往往不需要特别治疗，因为患者的症状轻微，可以很快自愈，发作的频率也不高。如果患者的发作频率很高，1年内≥6次；或者发作频率<4次，但发作期较长（>10天），则应进行为期3～6个月的抗病毒治疗。

推荐治疗方案，应用6～12个月：

（1）阿昔洛韦：400mg，口服，每天2次；或200mg，口服，每天4次。

（2）伐昔洛韦：500mg，口服，每天1次。

（3）泛昔洛韦：250mg，口服，每天1次。

（二）生殖器疣：人乳头状瘤病毒

人乳头状瘤病毒（HPV）是生殖器疣（尖锐湿疣）的病原体。在英国，生殖器疣病毒是STIs门诊患者中最常见的STIs病毒感染，20～24岁男性患者和16～19岁女性患者感染率最高（图47-5）。

目前有100多种HPV亚型，其中40多种具有致癌性，与生殖器鳞状上皮癌、腺癌、癌前病变、生殖器疣及生殖器乳头瘤样病毒疾病有关[35]。生殖器部位最常见的亚型为HPVs6、HPVs11、HPVs16和HPVs18，其中HPVs16和HPVs18型具有致癌性。HPVs6和HPVs11型是引起肉眼可见生殖器疣的最常见类型。大约70%的HPV相关性肿瘤与HPVs16和HPVs18型有关（图47-6）[36]。

1. 临床表现　与其他的STIs一样，大多数生殖器HPV感染患者无症状，临床检查无疣体[16]。临床出现疣体患者，可以通过视诊、触诊或伴随瘙痒症状等确诊。肛周疣容易漏诊，多数是在进行其他疾病检查时发现。部分患者表现为肛周瘙痒，应与外痔鉴别。不常见的鉴别诊断包括扁平湿疣（Ⅱ期梅毒的典型临床表现）、恶性肿瘤（多为单发，而疣为多发）和其他皮肤病。

2. 传播途径　生殖器疣通过性交或皮肤直接接触传播。引起手足感染的HPV类型很少导致生殖器部位感染，仅有<2%的非生殖器HPV亚型见于生殖器部位。HPV通常由无症状的携带者传播，他们往往不知道自

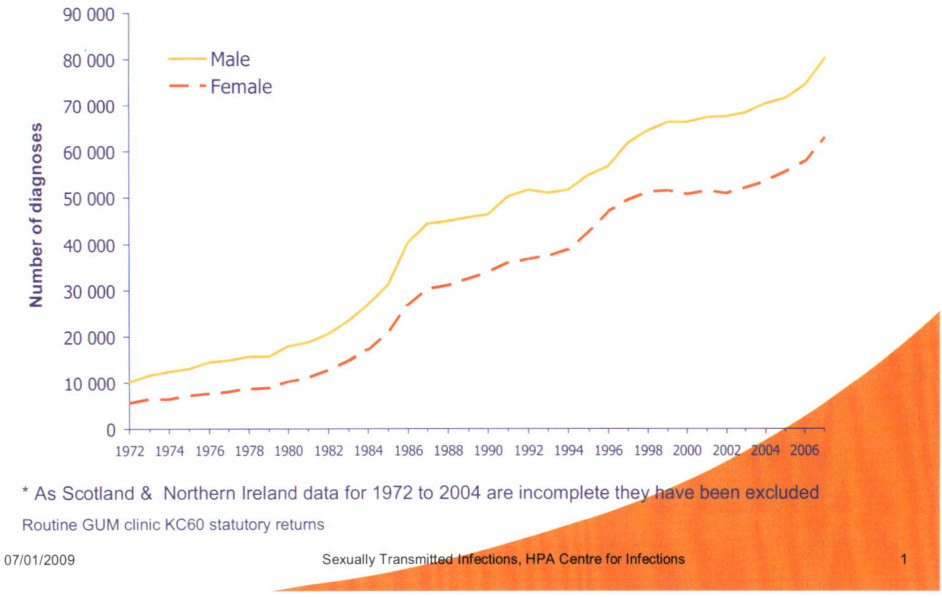

图47-5　英格兰和威尔士1972—2007年间生殖器疣的诊断情况
（GUM：泌尿生殖医学）[56]

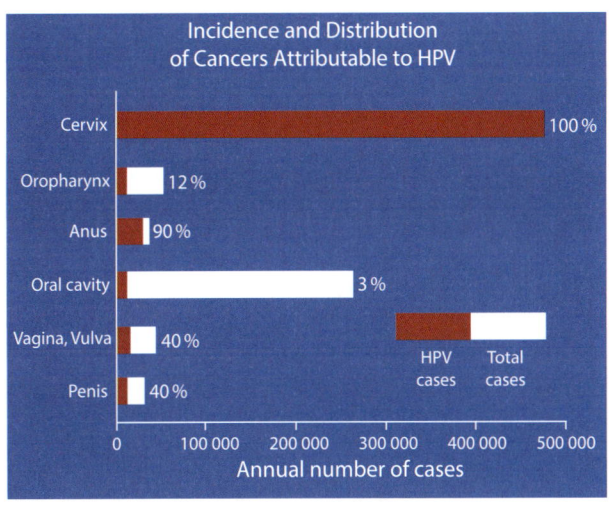

图47-6　人乳头状瘤病毒相关性肿瘤
（引自《2002年感染相关性肿瘤的全球健康负担》）[57]

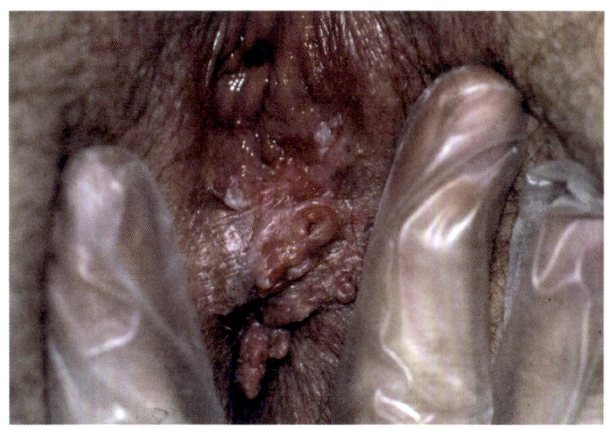

图47-7　非典型的会阴肛周疣，伴有会阴部表皮内肿瘤，活检考虑存在恶变可能

已感染HPV。一部分与新诊断的HPV患者有性接触的人也可能感染，因此应对这部分人群进行STIs筛查（图47-7）。

3. 治疗　大约80%患者的疣体在感染后12个月内可以清除[37]。大多数患者门诊治疗即可，如冷冻联合外用三氯醋酸，电灼或热疗（需要局部麻醉）联合外用抗有丝分裂制剂如鬼臼毒素等。对初始治疗方案有效者，大约30%会在治疗后3个月内复发。初始治疗方案对这部分患者仍有效。对顽固性皮疹或肛周大面积受累者可以手术切除。因为复发率很高，所以应密切随访，以尽早发现并治疗新发皮疹，防止扩散。门诊患者的二线治疗方案是免疫治疗，如外用咪喹莫特等。

4. 预防　目前，生殖器HPV感染可以通过疫苗接种而预防。现有2种疫苗，一种是针对HPVs6、HPVs11、HPVs16和HPVs18型（Gardasil），另一种是针对HPVs16和HPVs18型（Cervarix）。大多数发达国家开始推行这一项目。

5. 晚期并发症　致癌型HPV与90%的肛管恶性肿瘤有关（参见本书第二十二章有关内容）。

6. 患者实例　45岁男性患者，因肛周瘙痒、肛周团块就诊于普通门诊。患者两年前结婚，妻子没有任何症状；在过去两年中患者没有除妻子以外的其他性伴侣，否认男性性接触史。体检见肛周部位数个疣体。患者转到STIs门诊进行筛查和治疗。外用药治疗3周后皮疹消退。患者妻子检查未发现生殖器疣，但是12个月以前宫颈涂片检查曾发现中度异常。

7. 知识点　肛周疣见于异性或同性恋男性患者。虽然多见于MSM人群，但并不是所有的肛周疣男性患者都有与男性的性接触史。

（三）传染性软疣

痘病毒是这种良性、自限性皮肤病的病原体。世界范围内均可发生，热带地区多见。感染多见于儿童、性活跃期的成年人和细胞免疫缺陷人群，尤其是HIV阳性患者。尽管传染性软疣多见于儿童，但成人中也有上升趋势，一定程度上提示性传播的可能性[38]。

1. 临床表现　性活跃期的成年患者多表现为位于生殖器的孤立不融合、中间脐凹且有珍珠样光泽的小丘疹。巨大疣体多发生于非常见部位，如颜面和颈部，往往提示HIV感染。肛周部位皮疹很少见。

2. 传播途径　在性活跃期的成年患者中，通过皮肤直接接触传播，不通过性交传播。

3. 诊断　通过典型的临床表现即可诊断。需要跟生殖器尖锐湿疣鉴别，通过放大镜很容易鉴别。

4. 治疗　感染具有自限性，针刺挑破病变联合或不联合苯酚治疗均可以加速自愈。

（四）HIV感染：HIV1和HIV2

这种新的STIs发现于20世纪80年代早期，当时纽约一些流行病学家注意到卡波西肉瘤（Kaposi's sarcoma，KS）在白种年轻人中呈上升趋势。1981年3月，纽约至少发现8例侵袭性KS，都是年轻男同性恋患者[39]。这种现象很不正常，因为KS是一种慢性疾病，多见于老年男性非裔黑人。与此同时，纽约和加州的卡氏肺囊虫患者数量也增加，这是一种比较少见的肺部感染[40]。根据这些现象，最终发现了HIV，也就是AIDS的病原体。

一直到最近，AIDS从诊断到死亡都不会超过5年。20世纪90年代，开始高效抗逆转录病毒治疗（highly active antiretroviral therapy，HAART）的药物研发，联合应用3种以上的药物，可以有效预防免疫缺陷和AIDS，延长寿命。这些药物还可以有效减少怀孕期间的母婴传播，并使围产期的传染率从25%降至<2%[41]。

1. 临床表现　多数获得性HIV感染者无临床症状，仅有30%的患者在血清学转换过程中出现类似于传染性单核细胞增多症样的表现[42]。临床诊断多依赖于临床医生和患者对该病的警惕性。发达国家HIV多见于MSM人群，还见于2型模式国家的异性恋者或有高危性伴侣的人。详细的性行为史作为常规病史采集的一部分，有助于发现高危患者。

一些患者没有意识到这些高危因素，或者拒绝HIV检查，这些患者可以表现为免疫缺陷的各个阶段，并最终被诊断为HIV的晚期携带者。

2. 患者实例　40岁男性未婚患者，就诊于普通门诊，咨询直肠手术相关问题。患者诉肛周不适数周，体检可见肛周数个黑色皮疹。局部麻醉下行乙状结肠镜检查和病理活检。组织病理示KS，建议其行HIV检查。患者转诊到STIs门诊，性行为史明确其为同性恋，有一个长达6个月的固定性伴侣，有时在不戴避孕套或使用润滑剂的情况下进行肛交。此段时间内，患者还有两个不固定性伴侣。经过讨论和咨询以后，患者行HIV检查，结果为阳性。血液学检查有免疫缺陷异常，提示感染已经存在一段时间。

3. 知识点

（1）性行为史提示HIV高危感染因素，有助于早期诊断。

（2）KS目前在发达国家已经比较少见，因为大多数患者获得早期诊断，在出现免疫力下降之前，已经得到有效的抗逆转录病毒治疗。

（3）KS容易被漏诊。皮疹可以出现在皮肤和口腔的任何部位。在检查肛周皮疹的同时也应该仔细检查全身其他部位的皮肤。

4. 传播途径　HIV多数经性传播（世界范围内大约为90%）。其他传播途径包括怀孕、围产期或哺乳期母婴传播、静脉毒品、针刺损伤和接触污染物品等。

5. 诊断　几乎所有患者都会产生抗HIV抗体，在感染后的3个月内，可以通过血液学检查而确诊。如果血液标本取自窗口期，那么危险期过后的3个月内，要重复检查。所有阳性患者都要复查，以便做出正确诊断。

6. 治疗　20世纪90年代中期，开始逐渐推广抗逆转录病毒治疗。如果患者的依从性好，应用3种或3种以上抗病毒药物可以有效控制病毒复制，延缓免疫缺陷的发生。这些处理措施都很复杂，HIV患者应由专门医生负责，长期随访。

（五）HBV：嗜肝DNA 病毒

HBV原发感染远期结果有3种：完全免疫、低危（表面抗原阳性）或高危（e-抗原阳性）HBV长期携带者（5%~10%的普通患者，18%~20%的HIV阳性患者）[43]。

1. 临床表现　多数患者无症状（60%~80%）；部分患者表现为急性肝炎、黄疸或肝功能紊乱，但多数能够自行缓解；<1%的患者可以出现暴发性肝炎，死亡率较高。

2. 传播途径　在HBV流行区域内，多数为围产期、婴儿期和儿童期的获得性感染。HBV携带者可以将病毒传染给未感染的但未经免疫的性伴侣。发达国家高危人群是MSM或频繁更换性伴侣的异性恋者。

3. 诊断　依赖于血清学检查。

4. 治疗　治疗比较复杂，HBV患者应由专门医生负责[44]。现有疫苗用于预防原发性感染，不同国家采取不同预防接种方案。一些国家推行儿童免疫，而英国倾向于免疫高危人群，包括MSM和静脉注射毒品人群。低危携带者（表面抗原阳性，e-抗原阴性）要进行年度肝功能检查，若有异常应及时采取措施。高危携带者（e-抗原阳性）是肝硬化和肝癌的高危因素，应积极治疗。

（六）丙型肝炎

1. 临床表现　HCV都是获得性的，多数患者无症状，5%~10%患者出现黄疸和轻中度肝炎。

2. 传播途径　大部分HCV都是经胃肠外传播。大约50%的现行或既往静脉注射毒品者感染HCV；<10%的HCV经性传播，性伴侣关系时间越长（如>12个月），感染率越高。MSM人群中HCV患者的群集出现，提示性传播的概率可能比医生以往所认为的要高。这可能与"拳头"性交有关（将拳头插入直肠）[45]。HCV与HIV血清学阳性密切相关[46]。

3. 诊断　多数患者都是获得性的，多无症状，诊断依赖于对危险因素的警惕性。MSM，尤其是HIV阳性患者、有现行或既往静脉注射毒品者或来自HCV高发区的人都应该进行HCV筛查（图47-3）。初筛实验是抗体检测，所有抗体阳性的标本都要进行PCR检测。如果PCR阳性，则是活动性感染。如果抗体阳性而PCR阴性，往往视为免疫状态。

4. 治疗　直到最近，尚无有效的治疗方法，大约50%活动性感染者会进一步发展为肝硬化。现在有一些针对HCV携带者的治疗方法，只有专科的医生才可以执行。

四、其他性传播感染

其他病原体，一些寄生虫和病毒，例如巨细胞病毒和甲型肝炎病毒，也可以经性传播，但通常都不包括在STIs中（表47-7）[47]。性传播的高危因素是男同性恋间的肛交和舔肛[48]。多数患者无症状。这些感染以前在HIV阳性患者中发生率很高，但是最近在发达国家，随着高效抗逆转录病毒治疗（HAART）抗病毒药物的应用，患者中出现肠道疾病的比例显著下降。其他提示性传播的因素还包括MSM人群中患病率高，但该病与旅行无关。

表47-7　性传播感染（HIV-相关或不相关）：临床表现、诊断和治疗

病原体	临床表现	实验室检查	治疗
志贺氏杆菌	突发腹泻（通常为水样/脓血便）、发烧、呕吐、痉挛	培养	支持治疗，尽可能避免应用抗生素
弯曲杆菌属（非空肠弯曲菌）少见，非典型，传播途径不清楚，在MSM中携带率高	慢性腹泻及轻中、度直肠炎	培养	通常不需要，如果症状明显可以治疗
肠兰伯式鞭毛虫	腹泻、腹部绞痛或腹胀、呕吐	反复粪便检查，空肠标本或活检	建议治疗
阿米巴痢疾	50%患者无症状；其他患者症状轻重不一，可以表现为轻、中度腹泻，暴发性出血性痢疾或直肠结肠炎	粪便拭子或组织活检	建议治疗，包括无症状患者
CMV	多数无症状，晚期HIV患者表现为结肠炎	组织活检，血清CMV抗体，HIV抗体	急性结肠炎抗病毒治疗，HAART治疗HIV
甲型肝炎	多数无症状或急性自限性肝炎	血清抗体	支持治疗

注：CMV为巨细胞病毒；HAART为高效抗逆转录病毒治疗。

五、相关问题

男性性创伤，一些自愿或非自愿的性行为，包括男性性侵和儿童性虐待，常常会漏报或被忽视，除非临床医生有这种意识[49]。创伤增加STIs感染机会[50-51]。2005—2006年，英国警察部门收到了1 118例男性性侵报告（Home Office Statistics：verbal communication Philip Rumney，Law School，Sheffield-Hallam University）。报告率为15%~25%，提示男性性侵被低估。这些患者在经急诊科或其他机构检查时，发现有直肠创伤。另外，一些自愿性行为，如应用拳头、假阴茎和其他物体，都可以引起创伤和（或）感染。这些在MSM人群中更常见，异性恋人群采取上述性行为也可以出现上述改变。

第六节　小　结

STIs及其相关并发症非常重要，但是在临床实践中往往被忽视。流行病学资料和过去30年中的一些事件表明，尽管医学有巨大发展，但是离控制或消灭这些感染还很遥远。HPV预防接种的推行是一个显著的进步，但是针对其他STIs感染的预防接种研究令人非常失望。新的抗生素研发总是与新出现的耐药性结伴而行。

性行为史的采集顺理成章是常规病史采集的一部分。尽管如此，STIs应作为鉴别诊断或疾病并发症的一部分，但还是经常被忽视。在一些漏诊的HIV患者和一些诊断为其他STIs感染患者，当出现一些短期应用抗生素即可解决的问题时，偶尔还是接受了一些不必要的实验室检查和（或）手术治疗。

第七节　自　我　测　试

1. 外科医生手术中血源性感染的危险因素不包括：

a. 乙型肝炎。

b. 丙型肝炎。

c. HIV。

d. 梅毒。

e. 淋病。

2. 细菌性性传播感染：

a. 通常有症状。

b. 仅仅通过性交传播。

c. 如果性伴侣未治疗容易再感染。

d. 多数抗生素有效。

e. 仅见于有多个性伴侣的个体。

3. 肛周疱疹：

a. 仅见于男同性恋。

b. 通常有症状。

c. 可以通过接种预防。

d. 抗病毒治疗有效。

e. 与直肠肿瘤有关。

4. 以下有关直肠STIs的叙述哪项是正确的？

a. 直肠淋病通过肛交获得。

b. 男异性恋者不发生直肠淋病。

c. 与其他感染并存很常见。

d. >40岁患者不可能仅有一种STIs。

e. HPVs6和HPVs11型与肛管肿瘤有关。

5. 肛周溃疡通常与下列哪项无关：

a. 肿瘤。

b. 梅毒。

c. 性病淋巴肉芽肿。

d. HPV。

e. 软下疳。

答案与解析

1. 答案：e

解析：a～d均是系统感染，可以通过污染的血液传播。

2. 答案：c

解析：细菌性STIs复发的重要原因是接触未经治疗的性伴侣而再次感染。性伴侣追踪和治疗是治愈细菌性STIs的关键。

3. 答案：d

解析：异性恋者可以有肛交；多数STIs通常无症状，疱疹通常由无症状的携带者传播。目前没有疱疹疫苗。疣病毒与直肠癌有关，而不是疱疹病毒。

4. 答案：c

解析：如果已经确诊一种STIs，应该对其他STIs进行相关检查。

5. 答案：d

解析：HPV引起外生性菜花状损害。如果溃疡同时有HPV感染，应该进行组织病理活检以排除肿瘤。

（Anne Edwards 著

王亮春译，王天宝校）

参考文献

［1］ Royal Commission on Venereal Diseases Final Report of the Commissioners. The Report of the Royal Com-mission on Venereal Diseases［J］. Br Med J, 1916, 1: 380-384.

［2］ West Midlands Public Health Observatory. Major causes of mortality in the UK［EB / OL］//Major Causes of Morbidity and Mortality in the UK, 2007. http: // www.wmpho.org.uk/resources/MPHMM02.pdf.

［3］ RICHARDSON D, GOLDMEIER D. Lymphogranuloma venereum: an emerging cause of proctitis in men who have sex with men［J］. Int J STD AIDS, 2007, 18: 11-14.

［4］ EVANS D. Tackling the 'hideous scourge': the creation of the venereal disease treatment centres in early twentieth-century Britain［J］. Soc Hist Med, 1992, 5: 413-335.

［5］ FENTON K A. A multilevel approach to understanding the resurgence and evolution of infectious syphilis in Western Europe［J］. Euro Surveill, 2004, 9: 3-4.

［6］ JOHNSON R E, NEWHALL W J, PAPP J R, et al. Screening tests to detect Chlamydia trachomatis and Neisseria gonorrhoeae infections ［J］. MMWR Recomm Rep, 2002, 51: 1-38.

［7］ SARNGADHARAN M G, SCHÜPBACH J, BRUCH L, et al. Seroepide-miological evidence for HTLV-Ⅲ infection as the primary etiologic factor for acquired immunodeficiency syndrome［J］. Prog Clin Biol Res, 1985, 182: 309-327.

［8］ Human Immunodeficiency Virus Type 2［EB / OL］. http: //www.cdc.gov/hiv/resources/factsheets/hiv2.htm.

［9］ BAMBER S D, HEWISON K J, UNDERWOOD P J. A history of sexually transmitted diseases in Thailand: policy and politics［J］. Genitourin Med, 1993, 69: 148-157.

［10］ PEMBREY G. The History of HIV/AIDS in India［EB / OL］, 2009. http: //www.avert.org/aidsindia.htm.

［11］ CHOO Q L, WEINER A J, OVERBY L R, et al. Hepatitis C virus: the major caus-ative agent of viral non-A, non-B hepatitis［J］. Br Med Bull, 1990, 46: 423-441.

［12］ URBANUS A T, VAN DE LAAR T J W, SCHINKEL J, et al. HCV is emerging as an STI among HIV-infected MSM: a threat to the MSM community?［C］// Mexico City: AIDS 2008- ⅩⅦ International AIDS Conference, 2008, 2: THPDC203.

［13］ PURO V, LO PRESTI E, D'ASCANIO I, et al. The seroprevalence of HIV, HBV and HCV infections in patients coming to the departments of general surgery of a public hospital（S. Camillo, Rome）［J］. Minerva Chir, 1993, 48: 349-354.

［14］ WEISS E S, MAKARY M A, WANG T, et al. Prevalence of blood-borne pathogens in an urban, university-based general surgical practice ［J］. Ann Surg, 2005, 241: 803-807.

［15］ Johns Hopkins Medical Institutions. Needle-stick injuries are common but unreported by surgeons in training［EB / OL］. Science Daily, 2007. http: //www.sciencedaily.com/releases/2007/06/070627221733.htm.

［16］ GREER L, WENDEL G D JR. Rapid diagnostic methods in sexually transmitted infections［J］. Infect Dis Clin North Am, 2008, 22: 601-617.

［17］ ZENILMAN J, EDWARDS A, SHERRARD J. Fast Facts: Sexually Transmitted Infections［M］. 2nd ed. Albu-querque. NM: Health Press, 2007.

［18］ VOELLER B. AIDS and heterosexual anal intercourse［J］. Arch Sex Behav, 1991, 20: 233-276.

［19］ WELLINGS K, FIELD J, JOHNSON A M, et al. Sexual Behaviour in Britain: the National Survey of Sexual Attitudes and Lifestyles ［M］. Oxford: Blackwell Scientific, 1994.

［20］ WARD D, ROSS J D, SMITH G, et al. Trends in sexually transmitted infections（other than HIV）in older people: analysis of data from an enhanced surveillance system［J］. Sex Transm Infect, 2008, 84: 312-317.

［21］ KENT C K, CHAW J K, WONG W, et al. Prevalence of rectal, urethral, and pharyngeal chlamydia and gonorrhea detected in 2 clinical set-tings among men who have sex with men: San Francisco, California, 2003［J］. Clin Infect Dis, 2005, 41: 67-74.

［22］ LISTER N A, CHAVES N J, PHANG C W, et al. Clinical significance of questionnaire-elicited or clinically reported anorectal symptoms for rectal Neisseria gonorrhoeae and Chlamydia trachomatis amongst men who have sex with men［J］. Sex Health, 2008, 5: 77-82.

［23］ Centers for Disease Control and Prevention. Sexually Transmitted Diseases. Treatment Guidelines, 2006. http: //www.cdc.gov/std/treatment/2006/toc.htm.

［24］ ADLER M W. Variation in the diagnosis and notification of sexually transmitted diseases［J］. Community Med, 1980, 2: 109-119.

［25］ Sexual Diseases in the Former Soviet Union［EB／OL］, 1998. http：//hansard. millbanksystems. com/lords/1998/mar/27/sexual-diseases-in-the-former-soviet.

［26］ HILTUNEN-BACK E, HAIKALA O, KOSKELA P, et al. Epidemics due to imported syphilis in Finland［J］. Sex Transm Dis, 2002, 29：746-751.

［27］ DRUSIN L M, HOMAN W P, DINEEN P. The role of surgery in primary syphilis of the anus［J］. Ann Surg, 1976, 184：65-67.

［28］ O'FARRELL N. Tropical STIs［J］. Medicine, 2005, 3310：78-81.

［29］ RICHARDSON D, GOLDMEIER D. Lymphogranuloma venereum：an emerging cause of proctitis in men who have sex with men［J］. Int J STD AIDS, 2007, 18：11-15.

［30］ VAN DER BIJ A K, SPAARGAREN J, MORRÉ S A, et al. Diagnostic and clinical implications of anorectal lymphogranuloma venereum in men who have sex with men：a retrospective case-control study［J］. Clin Infect Dis, 2006, 42：186-194.

［31］ WARD H, MARTIN I, MACDONALD N, et al. Lymphogranu-loma venereum in the United Kingdom［J］. Clin Infect Dis, 2006, 44：26-32.

［32］ GUPTA R, WARREN T, WALD A. Genital herpes［J］. Lancet, 370：2127-2137.

［33］ PATEL R. Genital Herpes［J］. Medicine, 2007, 33：55-58.

［34］ GOODELL S E, QUINN T C, MKRTICHIAN E, et al. Herpes simplex virus proctitis in homosexual men. Clinical, sigmoidoscopic, and histo-pathological features［J］. N Engl J Med, 1983, 308：868-871.

［35］ LACEY C. Genital warts and genital papillomavirus disease［J］. Medicine, 2005, 33：51-54.

［36］ BENEDETTI J K, ZEH J, COREY L. Recurrent genital herpes clinical reactivation of genital herpes simplex virus infection decreases in frequency over time［J］. Ann Intern Med, 1999, 131：14-20.

［37］ Clinical Effectiveness Group. British Association for Sexual Health and HIV. United Kingdom National Guideline on the Management of Anogenital Warts［EB／OL］, 2007. http：//www.bashh.org/documents/86/86.pdf［Accessed：6. 1. 2009］.

［38］ LAXMISHA C, THAPPA D M, JAISANKAR T J. Clinical profile of Molluscum contagiosum in children versus adults［J］. Dermatol Online J, 2003, 9：138.

［39］ HYMES K B, CHEUNG T, GREENE J B, et al. Kaposi's sarcoma in homosexual men：a report of eight cases［J］. Lancet, 1981, 2：598-600.

［40］ Centers for Disease Control. Kaposi's sarcoma and Pneumocystis pneumonia among homosexual men-New York City and California［J］. MMWR Morb Mortal Wkly Rep, 1981, 30：305-308.

［41］ VOLMINK J, MARAIS B. HIV：mother-to-child transmission［EB／OL］. Clin Evid 1：909, 2008. http：//clinicalevidence. bmj. com/ceweb/conditions/hiv/0909/0909_keypoints. jsp［read 6. 1. 09］.

［42］ TYRER F, WALKER A S, GILLETT J, et al. The relationship between HIV sero-conversion illness, HIV test interval and time to AIDS in a seroconverter cohort［J］. Epidemiol Infect, 2003, 131：1117-1123.

［43］ LEE W M. Hepatitis B virus infection［J］. N Engl J Med, 1997, 337：1733-1745.

［44］ SORRELL M F, BELONGIA E A, COSTA J, et al. National Institutes of Health Consensus Development Conference Statement：management of hepatitis B［J］. Ann Intern Med, 2009, 150：104-110.

［45］ TURNER J M, RIDER A T, IMRIE J, et al. Behavioural predictors of subsequent hepatitis C diagnosis in a UK clinic sample of HIV positive men who have sex with men［J］. Sex Transm Infect, 2006, 82：298-300.

［46］ GIRAUDON I, RUF M, MAGUIRE H, et al. Increase in diagnosed newly acquired hepatitis C in HIV-positive men who have sex with men across London and Brighton, 2002-2006：is this an outbreak？［J］. Sex Transm Infect, 2008, 84：111-115.

［47］ QUINN T C, COREY L, CHAFFEE R G, et al. The etiology of anorectal infections in homosexual men［J］. Am J Med, 1981, 71：395-406.

［48］ WEXNER S D. Sexually transmitted diseases of the colon, rectum, and anus. The challenge of the nineties［J］. Dis Colon Rectum, 1990, 33：1048-1062.

［49］ Centers for Disease Control and Prevention. Sexual Violence. Facts at a Glance, 2008. http：//www.cdc.gov/ncipc/dvp/SV/SVDataSheet.pdf.

［50］ REEVES I, JAWAD R, WELCH J. Risk of undiagnosed infection in men attending a sexual assault referral centre［J］. Sex Transm Infect, 2004, 80：524-525.

［51］ PESOLA G R, WESTFAL R E, KUFFNER C A. Emergency department characteristics of male sexual assault［J］. Acad Emerg Med,

1999，6：792-798.

［52］ Health Protection Agency ［EB / OL］，2008. http：//www. hpa. org. uk/web/HPAwebFile/HPAweb_C/1201681249140.

［53］ UNAIDS. Global report ［EB / OL］，2008. http：//en. wikipedia.org/wiki/File：People_living_with_HIV_AIDS_world_map. PNG.

［54］ World Health Organization. Global Prevalence of Hepatitis C 1999 ［M］. WHO Weekly Epidemiological Record，Volume 75，No. 3，2000：19.

［55］ HIV coinfection of new cases of syphillis，gonorrhoea and LGV reported through enhanced surveillance，among MSM by age group，England & Wales ［EB / OL］，2007. http：//www. hpa. org. uk/web/HPAwebFile/HPAweb_C/1227255714562#475.

［56］ Health Protection Agency ［EB / OL］，2009. http：//www. hpa. org. uk/web/HPAwebFile/HPAweb_C/1201681250732.

［57］ PARKIN D M. The global health burden of infection-associated cancers in the year 2002 ［J］. Int J Cancer，2006，118：3030-3044.

第四十八章　放射治疗损伤

第一节　引　言

1885年，伦琴关于《一种新的射线》这篇文章发表之后不久，1896年，罗兰就报道了1例放射性皮炎[67]；1887年Walsh报道了射线对胃肠道的毒副作用[78]，自此人们就开始意识到射线对正常组织具有损伤作用[66]。之后关于射线对各种器官损伤的研究就广为报道。尽管目前放射治疗已经成为控制肿瘤的一种安全、有效和准确的工具，但是放射损伤仍是放疗受限的最主要因素。事实上，随着放射治疗的日益广泛应用，出现放疗并发症的患者也越来越多[1, 51]。

放射损伤可以出现在放疗过程中及以后的任何时间，临床表现可以轻微，也可以致残甚至危及生命，导致患者身体上和精神上的巨大痛苦。所以需要多学科共同参与，才能应对如此复杂的问题。在这种情况下，早期准确的诊断与适当的治疗，同样具有不可忽视的重要作用。

针对前列腺、膀胱、子宫颈、子宫、卵巢、肛管和直肠这些器官肿瘤的放疗，常引起结肠和直肠等正常组织的损伤。这种损伤主要是因其靠近肿瘤、位置相对固定而不能避开照射野及黏膜对射线敏感性较高所致。此外，术前或术后直肠肿瘤照射，可能会增加吻合口漏和切口愈合不良的风险。

本章在放射生物学和物理学研究之上，回顾结肠、直肠和肛管放射损伤的临床表现和诊治方法。重点强调放疗实施策略，兼顾内、外科处理。目的是为结直肠外科医生和其他感兴趣者解决临床实践中可能遇到的问题提供有用信息。

第二节　定　义

临床用于治疗的射线类型包括X射线、伽马（γ）射线、ß射线和电子线。X射线和γ射线属于电磁辐射，具有相似的属性；而ß射线和电子线是粒子辐射的代表。他们都属于电离辐射，作用于组织产生电离效应，造成组织结构变化及生成氧自由基，这些自由基进一步造成DNA和细胞膜的破坏，从而产生相应的生物学效应。

电离辐射剂量的单位为Gy，为每千克软组织吸收的剂量，1Gy等于1J/kg。以前所使用的单位是rad（100 rad=1Gy）。射线在穿透组织过程中损失的能量称为线性能量传递，每种类型的辐射线都有自己特定的线性能量传递。因此，相同剂量的不同形式的射线可能产生不同的生物效应[16]。放射损伤与受照的总剂量呈线性相关，组织的放射毒性可以用最小耐受剂量（TD5/5）和最大耐受剂量（TD50/5）予以描述。TD5/5表示在5年内出现并发症患者比例为5%的最大剂量。而TD50/5表示在5年内，出现并发症患者比例达到50%的最小剂量。受照射组织的体积也是影响辐射后遗症发生发展的关键因素。与化疗不同，很少有前瞻性剂量递增试验来确定任意部位的最大耐受剂量，大多数器官的耐受剂量尚未精确测量。

放射治疗可分为外照射、近距离照射和放射性核素内照射。外照射治疗常用的射线源包括钴60（γ射线）或高能直线加速器（X射线）。因为深部照射的同时皮肤毒性反应较小，所以后者是腹盆恶性肿瘤放疗的首选。近距离放射治疗是指将放射源置于肿瘤内或者旁边进行照射，用这种技术，放射源周围可以获得更高的照射剂量。例如，子宫后装治疗照射剂量可高达200Gy，这可能会导致周围正常组织的严重损伤。近距离放射疗法常用同位素铯-137、铱-192、碘-125及铂-198。后装系统能远程加载放射源，可以避免工作人员射线暴露[54]。第二代远程后装系统配合外照射治疗模式有所变化，这与射线引起的肠道疾病风险增加有关[2]。

放射治疗通常是按疗程执行，并有严格的分次剂量、时间和剂量验证。标准的分割剂量、精准的固定设备和精确的射野设置（目标射野）都是保持肿瘤高控制率并将正常组织损伤的风险降到最低的重要保障。同样的，CT扫描对肿瘤范围的精确定义，毗邻位置关系的三维立体显示，都能提高放射的准确度。三维适形放疗技术及最近的调强放射治疗（intensity-modulated radiation therapy，IMRT）技术，都能非常好地在对肿瘤予以高剂量照射的同时最大限度地保护周围器官。

化学和物理因素可能改变细胞对射线的敏感性。阿霉素、氟尿嘧啶和氧都是放射增敏剂[71]，某些药剂如阿米福汀似乎有放射防护的作用[53]。维生素E[22]、谷氨酰胺[10, 47]和高压氧等可能存在的肠道辐射防护作用，后者已在一些试验动物身上得到验证[21]。

"放射损伤"这一术语指的是由于射线照射引发非肿瘤组织的形态和功能变化，临床上分为早期反应和晚期反应。如放射性直肠炎、肠下垂等诸如此类，如果急性或慢性诊断标准明确的话，将更容易评估。

第三节　病理生理学和病理学

放射损伤始发于分子水平之上，涉及DNA损伤。接下来损伤会逐渐累及细胞、组织和器官，这取决于损伤的程度和细胞DNA分子的修复能力。严重的DNA损伤导致细胞分裂立即停止和死亡。在这种情况下，对正常组织损伤主要表现为细胞数量下降。亚致死性的DNA损伤，受损细胞继续繁殖，但变异基因传递到后代细胞导致最终死亡。这种机制在肿瘤对辐射的延迟临床反应中，可以得到证实，只有经过几个周期的细胞分裂才会发生细胞死亡。非致死性损伤的DNA可以通过细胞自身机制得到修复，使细胞保持其原来的功能并能继续分裂。这是放射治疗中使用分次照射的原因之一，因为正常细胞DNA的修复能力比肿瘤细胞强，分次照射间隙正常组织损伤能得到修复而肿瘤组织则不能，从而在逐渐增加照射剂量的过程中，杀死肿瘤又保护了正常组织。DNA的亚致死性损伤同时也解释了长期突变导致恶变问题，这是一个大家熟知的放射效应。

一般而言，细胞分化程度越高，抵抗射线能力越强。处于分裂期的细胞更有可能死亡，尤其是分裂周期较短的细胞。增殖率高是"早反应细胞"如肠道黏膜细胞等的特点，它们容易发生短暂的急性放射毒性。血管内皮细胞和平滑肌细胞是分裂较慢的细胞或"晚反应细胞"，它们的损伤与射线引发的慢性改变有关。决定细胞对射线反应的一个重要因素是其处在细胞分裂周期的位置。然而如果给予足够剂量的辐射，任何细胞、在细胞周期的任何阶段，都会很容易被杀灭。同样，所有细胞类型，不管肿瘤或正常组织，对放射损伤程度和时间都显示出不同的敏感性。例如，直肠耐受性比结肠和小肠更强，其TD5/5和TD50/5分别是55Gy和80Gy；小肠及结肠是55Gy和65Gy。在患者身上我们能看到的反应不尽相同，尤其是关于慢性放射诱导的变化，最近的研究集中在成纤维细胞在这些反应中的作用[65]。

影响放射损伤发展的因素，包括总照射剂量、分次剂量、受照体积和源皮距[32]。评估分次照射后肠道黏膜再生和修复的研究已经证实，在照射期间的休息阶段，对于干细胞发育成为上皮细胞具有重要意义[81]。细胞毒性药物或放疗增敏剂的联合应用增加细胞毒性，这点已经通过氟尿嘧啶的体外和体内试验得到证明[3, 77]。氟尿嘧啶能干扰受损伤的DNA双链的重新组合，进而干扰可能致死性损伤的修复[36]。阿霉素、甲氨蝶呤和放线菌素[62, 72]也可能有类似的效应。含氧量增加也能增加细胞对辐射的敏感性[34]。

结肠镜检查可见受照射肠黏膜出现多种多样的病理变化。这种变化可能出现在急性放射损伤后数小时或数天之内，而慢性放射损伤出现在照射后几个月或几年后。在急性损伤阶段，主要病理表现为黏膜的改变，由于干细胞受损，上皮细胞不能得到补充更新，数日内就会出现黏膜剥落。镜下见上皮细胞的细胞核出现异型性和破坏，细菌侵入黏膜，黏膜血管充血、水肿和出血。黏膜下可见淋巴细胞破裂及淋巴管的扩张，尤其在小肠更明显[7]，固有层内成纤维细胞数量减少。在结肠和直肠隐窝中，可以发现细胞异型性，包括异常的上皮细胞有丝分裂相和细胞核破裂，也会出现炎症和隐窝脓肿形成。有时也会有中性粒细胞的浸润、黏膜充血及绒毛萎缩。上皮细胞电镜显示微绒毛数量减少、结合体连接中断、内质网扩张、基底膜增厚、受损的线粒体核不规则化及明显增大的核仁等。这些急性变化可能会导致腹泻、营养吸收不良、脱水、电解质失衡和菌群失调，上述表现会在1~2个月内消失，但在此期间可能会合并严重的放射损伤、溃疡、坏死及出血。

晚期放射损伤发生在放疗后数月或数年，主要是由于动脉内膜炎引起血管闭塞导致的局部缺血和纤维化。

与在照射野内再次手术或创伤一样，年龄增长、动脉硬化、高血压及糖尿病均会加重局部的临床表现。病理形态上局部血管内膜增厚或整个动脉壁纤维化和透明样变化。泡沫细胞聚集产生的内膜增厚可能引起微血管的狭窄，能观察到血管相对正常的"跨越区域"。黏膜小血管壁闭塞通常导致相应肠道缺血性坏死、溃疡等变化，这可能是放疗后出现胃肠道症状的原因[9]。溃疡旁边的柱状上皮减少和"火山口"中包含典型的中性粒细胞、淋巴细胞、浆细胞、组织细胞、嗜酸性粒细胞和肉芽组织。血管病变最终可能导致胃肠道出血以致引起贫血。黏膜裂开和溃疡可能导致穿孔、肠瘘、脓肿及腹膜炎。瘘管可由上皮和炎性结缔组织覆盖，反复的直肠溃疡通常与严重纤维化有关。肛管括约肌功能障碍患者的活检样本显示肌间神经丛受损和平滑肌肥大[75]。照射的肠壁纤维化可能累及黏膜下层、肌层和浆膜，可导致其厚度发生改变。邻近组织的纤维化反应可能导致肠粘连，最终并发肠梗阻。肠缺血改变可能产生阻塞性症状，尤其是回肠，导致吸收不良[19]。"放射性纤维化"可能出现在受照肠管及其他各种组织。纤维化组织细胞增大、形态多样、嗜碱性和纺锤体形成，很容易与恶性细胞相混淆。脂肪细胞也可能出现在纤维组织中。"深在性囊性结肠炎"就是结肠上皮进入黏膜下层和肌层形成的囊肿，这可能是由于上皮细胞迁移到溃疡或裂隙后愈合，在肠壁上这样的囊性结构，有可能与恶性肿瘤相混淆，造成误诊。

肿瘤本身也能造成周围正常组织的损伤。肿瘤破坏正常组织和肿瘤产生的蛋白水解酶，均会导致局部纤维化。

第四节　分　　类

急性、亚急性和慢性放射损伤曾被武断地界定为放疗后1个月、1～3个月及超过3个月[12]，应按照损伤的严重程度进一步区分毒性等级。对于急性放射反应的评估，现广泛应用世界卫生组织肿瘤治疗评分报告手册[79]，但应首选最近肿瘤放射治疗组（Radiation Therapy Oncology Group，RTOG）推荐的评分系统[15]。用于慢性并发症评估，最广泛接受的分类是欧洲研究和治疗恶性肿瘤组织（European Organization for Research and Treatment of Cancer，EORTC）/ RTOG[20]基于共同的毒性标准而发表的新版评分系统[8]。建立这些评分系统的目的是提供一种统一的标准以比较不同研究的结果，多学科联合治疗毒性判断标准尚未制定完毕[69]。

第五节　流 行 病 学

超过一半的恶性肿瘤患者，需接受某种形式的放射治疗[39]。在腹盆恶性肿瘤放疗中，结肠、小肠往往很难避开照射区域[44]。对正常组织的损伤程度取决于照射技术、处方剂量、受照体积和患者因素[17]。例如，外照射结合后装治疗相对于单纯采用一种照射技术而言风险更高。此外，合并既往手术或盆腔炎引起的粘连，在腹盆照射时，更容易引起放射损伤组织的感染[45, 24]。糖尿病及动脉硬化引起的血管变化，会加速慢性放射损伤的发生[17]。

急性毒性通常是自限且可逆的，而晚期放疗副反应通常是逐渐加重和不可逆的。然而急性毒性的程度并不能预测晚期反应发生率或严重程度。大约5%的放疗后患者出现晚期反应，平均发生在放疗后2年，但也有患者放疗后1个月即发生或放疗后20年才发生[38]。严重并发症的发生，使大家更倾向于多学科综合治疗以减少副反应[68]，但对放疗毒性的预估有很大偏差，特别是对于晚期副反应[18]。因此，相应的解释工作应特别谨慎。晚期副反应数据难以报告和分析的原因如下：

（1）没有使用统一的术语。例如，相同的发现可能被定义为"并发症""反应"或"副作用"。

（2）相关病理和临床特征之间的联系不紧密。

（3）严重症状和临床病理结果不一致。

（4）诊断晚期反应需要频繁地监测和长期随访。

　　因此不同研究结果可比性很小，大部分知识取决于经验的积累。不幸的是，即使控制肿瘤的照射剂量，也可能使患者处于严重放疗并发症的风险之中。如果给予足够高剂量的照射，正常组织就会出现一定程度的损伤。这种损伤的临床表现取决于前面所讨论的诸多因素。结直肠医生最常遇到的并发症是皮肤和切口问题、放射性肠炎、结直肠炎、瘘和狭窄。流行病学数据可能有助于制定治疗策略和向患者解释放射治疗的风险。在本节中，按照肿瘤部位，讨论相应的流行病学数据。

一、子宫癌

　　子宫肿瘤常需接受放射治疗，晚期子宫颈癌通常采用外照射联合后装治疗。肠炎和直肠阴道瘘是常见的并发症[38]。分析1962—1982年的1 801例放疗患者资料显示，放射引起的肠道副反应增加，包括直肠阴道瘘。晚期并发症患者，有4.3%需要外科处理[1]。另一项研究报道，子宫内膜腺癌术前放疗结合后装治疗的患者中，中、重度并发症发生率为17%。乙状结肠并发症最常见，其次是直肠和泌尿生殖器官[46]。在Strockbine等人的一项关于831例宫颈癌患者的研究中[73]，发现小肠并发症的发生率和受照剂量之间有线性相关性，而且结肠损伤也具有类似的现象[30]。

二、阴道癌

　　放射治疗是多数阴道癌患者的主要治疗方法[61]。一项包括165例患者研究中，局部接受总照射剂量为80~120Gy，其中4%的患者发生直肠阴道或直肠膀胱瘘[60]。对于溃疡形成的可接受的TD5/5剂量大约是90Gy，而瘘管形成则>100Gy[70]。然而，已报道导致直肠阴道瘘的阈剂量只有80Gy[35]，阴道肿瘤分期和位置不同，手术数据也存在差异。

三、前列腺癌

　　超过30%的前列腺癌患者需接受放射治疗[49]。当粒子植入联合外照射造成局部高剂量时，直肠损伤的风险非常高。例如，前列腺植入的放射性金粒子能给局部直肠带来超过70Gy的照射剂量[71]。单纯外照射患者急性胃肠道反应的发生率为30%~40%，通常发生在为期4周的治疗过程中，症状包括腹泻、直肠不适及里急后重，可能导致5%的患者中断治疗。慢性并发症发生率大约为12%，症状包括腹泻、直肠溃疡、狭窄和瘘，其中1%的患者可能需要外科处理[11]。RTOG统计数据显示3.3%患者出现3级和4级晚期并发症[41]。

四、膀胱癌

　　膀胱肿瘤使用常规外照射技术会使骨盆接受超过65Gy受照剂量。近距离放射疗法适用于体积较小的肿瘤，因为体积大的肿瘤需要多点植入和更高的处方剂量，可导致严重的并发症[23]。RTOG研究报道，膀胱局部接受60~70Gy照射，10%的患者在治疗后18~24个月出现3级或4级毒性反应[14]。

五、肛管癌

　　放射治疗是肛管和肛门肿瘤治疗的一种方法。然而，放疗引起的反应导致5%的患者需行结肠造口术，5%~25%的患者出现大便失禁[58, 74-75]。同时配合手术、近距离放射治疗或化疗能显著增加治疗后的并发症[13]。当今，很大比例的肛管鳞癌患者与获得性免疫缺陷综合征有关，在这些患者放疗后，愈合更慢和正常组织损伤更严重则是公认的事实[33]。

六、直肠癌

直肠癌放射治疗中，直肠会成为照射的靶区。行术前放疗患者影响腹部及会阴切口愈合速度，结直肠吻合口裂开的风险增加。因为大多数研究都包括已行经腹会阴直肠切除术的患者，所以很难确定单纯由于放射治疗引起的并发症发生率。各种研究报告放射损伤发生率为5%~15%[80]。EORTC报道，在放疗后2周内行经腹会阴手术，切口愈合将平均延迟60天[28]。文献报道将手术与放疗时间间隔定为4周或更长，与对照组相比手术切口愈合时间无明显延长[40]。英国医学研究理事会项目研究入组大量接受保肛手术患者[52]，在这个研究中，单纯手术患者30%有吻合口漏，而术前接收5Gy照射组有8%发生吻合口瘘，术前照射20Gy组有16%发生吻合口瘘，这种矛盾也许是由于照射后患者对吻合口更加关注所造成的。在一项对照研究中，对照组接受没有剂量的照射，并发症发生率在这两个组中没差别[63]。另一项研究中，术中照射10~20Gy结合外照射45~55Gy综合治疗取得令人满意的局部控制率，但同时放疗毒性也很明显[31]。

45~50Gy超过5周盆腔照射容易导致小肠梗阻，其中5%的患者需要手术处理[25,42]。当受照剂量高于50Gy，小肠梗阻发病率上升至25%~50%[43]。在一项包含11个接受盆腔照射患者的研究中，放疗过程中所有患者直肠黏膜活检均存在异常，放疗结束后1个月复查则全部恢复正常[27]。

第六节　预　防

尽管数个多中心联合实验不断探索，但目前仍然没有对防护放射损伤具有确切疗效的药物[53]。因此，目前放射防护主要依靠放疗技术和固定技术的提高，使正常组织能远离照射野。三维适形放射治疗技术，无论有没有调强技术的配合，都可以减少急性毒性[32]，也可能降低远期毒性。

尽管目前关于如何设计放疗计划仍然没有共识，但分次照射确实有助于使毒副反应最小化且能尽量提高肿瘤部位的放射剂量[56]。采用一些外科手术可将小肠移出盆腔，避免接受照射。这些方法包括利用网膜、人工合成悬带[57]和充足的乙状结肠，也可制作前腹部腹膜瓣并将其与后腹壁缝合，从而阻止小肠进入盆腔[76]。但这些术式多数并不能够完全有效，部分还会有严重的并发症。还有一种方法对子宫颈癌患者先行经腹膜后入路的治疗前外科分期，以使放疗更为个体化，尽量减少放疗副作用[24]。同时，对使用吻合器吻合者，应尽量使用最大口径的吻合器以降低术前、术后放疗导致吻合口狭窄的风险。

第七节　临床特点和诊断

急性和慢性放射损伤的区别在于出现和进展的方式不同。急性毒性往往出现于放疗后数天，1个月内症状得以缓解。慢性放射损伤症状发生潜伏期差异很大，绝大多数出现在放疗后2~6年内，但也有患者最短1个月或最长20~40年出现[17,38]。除了病变本身因素外，人们早就认识到，即使治疗方案相同，患者也有显著的个体差异。

急性放射性皮炎常发生在肛周区域、臀部、外阴和会阴，症状可能不明显或有瘙痒、烧灼感、疼痛。体检局部可见红斑、斑丘疹、小水泡甚至溃疡形成。轻度红斑通常出现在照射后第2周，第3周症状明显且伴疼痛，第4周症状达到高峰，出现水肿和湿性脱皮。严重的皮肤反应比较少见，主要包括溃疡、出血和坏死。皮肤愈合后的最初几周出现红斑，随后几个月局部色素沉着明显，然后皮肤基本恢复正常。笔者遇到的比较特殊的问题是经腹会阴术后出现阴道瘘的问题，解决方法多倾向于用网膜瓣填补阴道残端上方的脂肪间隙。

放射性坏死是常发生于肛管皮肤或整个肛管的一种严重并发症。通常发生在肛管照射后2周，极少数妇科恶性肿瘤患者放疗后也会发生。患者可能抱怨疼痛、便秘和便血。可能继而出现发热并可伴有肛周及会阴部的化脓性感染。建议麻醉下检查评估局部病变的严重程度。水肿、肛管括约肌痉挛和坏死也是常见的并发症。

最常见的急性放射性直肠炎的症状是里急后重、出血、黏液分泌物。肠镜检查显示黏膜水肿、发炎和脆性增加，症状通常在几周内逐渐缓解。必须注意，伪膜性结肠炎或肠炎也可导致类似的症状。同时，如果照射引起明显的直肠炎，也应该注意阴道、输尿管及膀胱是否受损。

急性放射性结肠炎通常表现为腹泻和便血，虽然有资料记录但很少患者发生。梗阻、穿孔和腹膜炎也极少发生，一旦发生通常会导致结肠节段性粘连。

急性肠道病变的特征是黏膜水肿、充血及溃疡。一项研究中给予30Gy或更高剂量照射，最常见的副反应是腹泻、恶心、呕吐、腹痛。体检则见腹胀、肠鸣音亢进、便秘或便血。这种急性损伤综合征通常是自限性的，几周后逐渐缓解。

慢性放射性皮炎也时有发生，常导致皮肤干燥、感觉过敏和显著疼痛。临床症状包括色素沉着或减少、角化过度、头发脱落、萎缩、纤维化、毛细血管扩张、水肿、溃疡及坏死。几年后，有可能会出现皮肤癌。

括约肌功能障碍通常与慢性直肠炎同时发生，表现为直肠顺应性和容积减小。肛管直肠测压显示最大静息压力降低、直肠肛管抑制反射异常、功能性括约肌长度减少。然而，在一些研究中，肛管和直肠接受45Gy照射的患者并没有发现肛管直肠测压的明显异常。

慢性直肠炎通常伴有进行性功能障碍，症状从轻微到严重的功能障碍。常见征象包括出血、溃疡、穿孔、肠瘘和狭窄。症状出现中位时间大约是10个月。肠镜检查显示直肠黏膜苍白、毛细血管扩张和脆性增加。不论是直肠癌术后或者前列腺癌放疗后，如果溃疡出现在上述直肠黏膜上，就很难与肿瘤复发相鉴别。对直肠吻合口狭窄的诊断首先也要排除肿瘤复发，组织活检和影像学检查是必要的，通过钡灌肠可以确定狭窄的区域、高度和严重程度，CT扫描可以鉴别外压性改变和肿瘤转移，大多数患者术后两年复发。宫颈癌患者很容易发生直肠狭窄，尤其当放射治疗剂量超过60Gy时。宫颈水平的直肠前壁溃疡常会导致直肠阴道瘘并伴有明显疼痛，如果该区域出现进展性疼痛，应格外留意监测该处黏膜的改变。

结直肠或小肠的晚期放射损伤常引起阻塞性症状如腹绞痛、腹泻、恶心和呕吐。临床上，很难确定腹泻原因是小肠损伤还是直肠功能障碍。对照研究发现非特异性的黏膜变化，由于慢性缺血，肠壁出现增厚、狭窄、蠕动减少、肠腔变窄等，尤其是在结肠更加明显。肠镜检查显示黏膜苍白和毛细血管扩张。

放射损伤鉴别诊断最重要的是排除肿瘤局部复发或射线诱发的肿瘤。此外，由于肿瘤或者化疗造成的免疫抑制，也常见巨细胞病毒性结直肠炎、肛周疱疹及细菌感染。对于医生而言最重要的是判断引起症状的最主要原因，选择针对性强的治疗方法。还有一些容易混淆放射损伤诊断的是克罗恩病、动脉硬化性缺血性结肠炎、肠结核和淋巴瘤等。

急性反应和慢性反应之间的差异及晚期损伤的难以预测性，揭示了随访的重要性。建议对所有接受盆腔照射患者均予以定期复查，及时发现放疗并发症及了解肿瘤控制情况。复查应包括询问病史、常规体检、妇科和直肠检查，并有选择地使用肠镜检查、影像学检查、组织活检和微生物检查。当临床怀疑发生放射损伤时，行肠镜和钡灌肠应特别谨慎，减少医源性穿孔的危险。尽管现代诊断技术越来越先进，组织学检查仍是确诊的唯一金标准。

第八节　非手术治疗

在放射损伤的处理中，应强调始终将非手术治疗措施放在首选位置。绝大多数急性放疗损伤是可逆的，只需要营养支持及对症处理。但是，严重的慢性放射损伤很少能通过医学手段得到有效控制。

1级和2级皮肤损伤，包括皮肤红斑和干性脱皮，最好使用磺胺嘧啶软膏治疗。3级皮肤损伤创面应保持干燥和并用伊红溶液处理。

急性直肠炎可以通过坐浴、止泻药和激素保留灌肠而使症状缓解。轻度慢性直肠炎可予以流质饮食、通便药、5-氨基水杨酸或硫糖铝灌肠剂治疗。当直肠有出血，应考虑对肠壁毛细血管扩张或瘀点予以光疗，并尽早预防处理贫血。激光对治疗出血点是有效的[55]，但价格昂贵而且可能导致直肠穿孔。局部应用4%的甲醛简单易行并可在门诊进行，是放射性出血性直肠炎的一种治疗选择[64]。

慢性肠炎，应根据症状进行系统治疗。患者通常采用非手术治疗，包括低纤维、低脂，甚至无乳糖饮食、止泻剂、抗痉挛药等。此外，考来烯胺可用于控制胆汁性腹泻，偶尔会合用糖皮质激素或者磺胺嘧啶来治疗吸收不良。严重患者可能需要肠内或肠外营养支持。

因为放射性溃疡也是局部缺血造成，其病理表现类似于动脉缺血引起的溃疡。因此，相似的方法可以用来处理放射性溃疡。首先应防止溃疡面再次损伤。纠正造成低灌注的原因如心力衰竭或脱水等，增加组织供氧量，从而加速愈合过程。切口应无菌处理，防止继发感染。肠腔内溃疡，像瘘管一样，可能需要行粪便转流术才能愈合。

许多患者接受放疗时，年事已高，常有除了恶性肿瘤之外的其他疾病，如营养不良及器官功能障碍，再加上手术或化疗的影响，药物选择需谨慎，治疗应该个体化。在开具麻醉药、镇痛药和抗炎药前，应该考虑到肝、肾功能，因为这些器官往往受到肿瘤或治疗副作用的不利影响。非甾体类抗炎药物对黏膜的毒性作用，对于化疗后脆弱黏膜的损伤明显增加[50,61]，在这种情况下出血可能是一个非常严重的并发症。伴有痴呆、抑郁或接受高剂量麻醉剂的患者，治疗依从性更差，简化方案和辅助医疗护理人员的帮助利于康复。由于穿孔的可能性更大，申请灌肠时应提醒特别留意。

总体而言，大多数患者在医护人员的帮助下，可以满意地控制临床症状。手术只针对那些用了最佳的药物治疗无效或出现致命性并发症患者。

第九节　手术治疗

手术是放射损伤最严重的情况时，才采用的治疗方式，一般用于处理正常组织4级晚期并发症。手术干预之前，仔细评估放射损伤的程度和排除肿瘤复发。在选择术式时，预期寿命、生活质量和患者的一般状况都应考虑在内。未受过照射和血供良好的组织，才能进行吻合重建。例如，肠管吻合时，至少有一端肠管未受照射。接下来从解剖结构和临床特征方面，讨论手术治疗在处理放疗并发症中的应用。

（1）经腹会阴切除术后的会阴缺损最好的治疗方式是使用股薄肌瓣予以填充，因其具有良好的血供。股薄肌皮瓣可于远端筋膜切断，并保留神经丛。这种技术由Ingelman-Sundberg推广而流行[37]。根据笔者的经验，在3周内切口即可愈合。

（2）治疗肛管的放射性坏死常需要结肠造口。如果愈合，肛管狭窄通常会随之而来，但这种情况不建议手术治疗，因为大多数皮瓣移植技术不适宜于曾经照射的组织。最好的选择是永久性造口，因为放疗后括约肌功能受损，现尚无安全有效的外科处理方法。

（3）对于直肠炎，结肠造口术的作用并不理想，因为该术式并不能减缓肠管病情的进一步恶化。笔者很少建议行直肠切除术，除非手术治疗无效的严重失血、频繁里急后重、穿孔、狭窄或瘘管者。年轻患者可能受益于结肠肛管吻合术，因为保留了肛管括约肌的功能。Hartmann术适用于老年人，手术应选用腹部切口，避免会阴切口愈合问题。

（4）可用于直肠狭窄的手术包括造口、Hartmann术、经腹会阴直肠切除术、低位前切除术、结直肠吻合术及Bricker修复术，需根据患者实际情况而定。每个医生首先必须明确的是：直肠吻合口狭窄的治疗首先应行组织活检和影像学检查以排除肿瘤复发。如果狭窄位于手指可及的位置，可用手指进行扩张，对于高位的狭窄，Hegar扩张器（宫颈扩张器）、Savary探条或内镜球囊扩张均可选用。然而这些方法都有很高的再狭窄概率。在3~4个月后，多需再次扩张，此时穿孔将是最主要的并发症。其他方法包括在经肛电灼消融、经肛直肠成形术和直肠内吻合器切除，都可用于放射引起的直肠狭窄的处理。对急性梗阻或虚弱患者，先行造口减压是必要的；当有切除指征时，强行保肛往往会造成不良结局。放射治疗后的直肠末端血供很差，不论是使用吻合器或手工吻合，都会有很高的吻合口漏的发生率。Parks推荐结肠肛管套入式吻合[59]，在特定的情况下可以使用，但肛管括约肌损伤患者不太可能从中受益。该术式于齿状线或者略高位置切除狭窄肛管黏膜，与邻近结的正常黏膜进行吻合，可较好地保护排便功能，该术式需要做一个临时的结肠造口。Bricker修复术[4]已经很少应用，取一段近侧结肠，对系膜缘切开，形成一补片，然后将直肠线性狭窄处切开，与结肠补片吻合，从而纠正狭窄，再将结肠远、近断端吻合，重建消化道连续性。除了笔者施行26例Bricker修复术外，其他人对这种复杂的术式经验很少，而且并发症非常多。对于年老及身体虚弱但需要手术的患者，保留永久的结肠造口始终比其他所有试图保持肠道连贯性的手术都安全。

（5）排除肿瘤复发后，放疗相关的瘘管通常需要手术治疗。不推荐对瘘管进行简单的缝合，使用更复杂的术式是必要的。在位置较高、范围小的结肠阴道瘘或直肠阴道瘘处理中，常会用到网膜瓣，切除瘘管，修整肠道和阴道边缘，然后基于胃网膜的左或右动脉弓根部血供，把大网膜游离出来，填补于直肠壁和阴道之间[29]。Martius术[48]使用海绵体肌瓣或大阴唇脂肪垫覆盖直肠阴道瘘口，完全切除瘘管，并广泛地分离直肠阴道隔，横行缝合关闭直肠瘘口，经过皮下隧道把大阴唇脂肪和纤维肌性组织远端填充到瘘管切除处，其血供来源于阴部内动脉或者外动脉。这种方法的成功率在80%左右[6]。Bricker手术适用于单独大型瘘或与直肠狭窄合并存在者。用近侧正常结肠的三种类型的补片都有相关描述：

Ⅰ型：结肠近端切断，远断端与瘘口行端侧吻合，形成襻式结构，在结肠襻顶端切开，与结肠近断端行侧端吻合，恢复胃肠道连续性。

Ⅱ型：结肠补片需足够长，以覆盖狭窄伴或不伴瘘口的区域，操作方法见前述。

Ⅲ型：在切除狭窄区域或瘘道后，近侧结肠与直肠做一宽大的吻合口。

所有这些术式都需要临时造口。Bricker报道并发症发生率为50%，70%患者能满意地控制症状[5]。

正如Parks所述，对大的瘘管缺损理想的处理方式为结肠肛管吻合术[59]。相对于其他手术，此术式需更多的临床经验，游离结肠脾曲，使未受照射的左半结肠进入盆腔。低位直肠狭窄必须切除；否则，将直肠保留，无须将其与阴道分离。将直肠黏膜剥离，结肠壁套入直肠腔，与齿状线吻合。如吻合处能高于齿状线2cm，可更好地保留直肠大便节制功能。通过一个临时粪便转流造口对吻合口予以保护，此造口约在3个月后关闭。手术一年后，75%患者可以实现自理。在考虑用这种重建方式时，术前评估肛管括约肌功能至关重要[59]。

（6）结肠膀胱瘘很罕见，其处理方法可参考上述所有的术式。虽然通常需要手术治疗，但不需要紧急手术。结肠周围脓肿通过瘘管引流到膀胱排出的患者，康复更好，可以等待更合适的手术时机。无法排除肿瘤因素时，应尽早手术处理。

（7）肠瘘中，回肠瘘发病率最高，往往与射线导致结直肠损伤并存。因其他疾病行开腹手术过程中，在小肠放射损伤的区域应该谨慎操作。最好避免于局部行广泛的粘连松解术，因为增厚的肠管血供很差，如果有任何损害则很容易破裂。在肠切除术后，继发于放射损伤的吸收不良将会恶化，因此只在必需的时候才行此种手术，大多数时候认为短路手术是更好的选择。

（8）通常，全盆照射后发生吻合口漏并伴有感染或脓肿形成时，需要近侧粪便转流术和腹腔引流。如果病情允许将来可行消化道连续性重建手术，右半横结肠造口术是可取的，它能保留左半结肠的完整性，在消化道连续性重建后依然充当保护性造口。吻合口完全破裂的情况下，需行Hartmann术。

直肠癌行术前放射治疗时，当患者在4~5周内接受45Gy或更高剂量照射后，实施保留括约肌功能的切除术时，建议行保护性的粪便转流术[80]。同样，在照射后很短时间内行腹会阴切除者，建议会阴部切口不要一期缝合[26]。

第十节 管理缺陷

现今缺乏一套关于放射损伤评估的有效指南。相关专业资料极难获得，只有少数的患者被个别的医生观察记录。因此，必须进行大量的实践，并且谨记曾经犯过的错误；对每个患者的调查研究不应局限于临床表现或严重的并发症。更重要的是要认识到，症状可能是由于原发疾病、相关环境、照射本身或这些因素的相互结合，甚至在离照射区域很远的器官病变也可能是症状的主要原因。

二次照射的损伤不容忽视。轻微的改变恰似冰山一角，代表深层结构的巨大变化，尤其是微脉管系统。关于剂量、放射源及投照技术的知识有助于医生预估损伤的程度。此外，放射性损伤的愈合并不意味着问题得到解决，复发性损伤可能会以更严重的形式出现。这些可能是由于放射性动脉内膜炎或相关合并因素的发展，如充血性心力衰竭或糖尿病，可能导致在之前稳定的受损区域再次出现症状。患者因为疼痛或者其他原因不能配合检查时，为了发现局部病变，应该予以麻醉。单纯通过影像学检查，鉴别由放疗、手术或肿瘤引起的局部改变则较为困难。但也必须意识到使用侵入性检查可能有更高的并发症发生率。

从手术的观点来看，治疗的基础是重建时使用健康组织。在吻合时，至少一端血供应该良好；如果存在争议，应该使用冰冻组织活检予以确认。术前放疗后行结直肠吻合术或结肠吻合术就更需要严密随访，即使已行保护性粪便转流术。

全科医生、普通外科医生和直肠病学家，必须熟悉放射相关疾病，尽早安排转诊或询问相关专家的诊治意见，以防止出现严重的不良后果。

第十一节 小 结

放射治疗的目的是对肿瘤组织给予准确照射的同时，尽量减少对周围正常组织的影响。近期影像技术的提高和三维适形放射治疗技术的广泛使用，使肿瘤靶区得到足量照射的同时，仍能最大限度地保护正常组织。迄今为止，在保护正常器官的研究方面，取得的成果非常有限，未来的一段时间，放射损伤仍将是处理恶性肿瘤患者所面对的一大难题。

结直肠和相邻结构在腹盆部恶性肿瘤放疗时，很容易发生继发损伤。严密监控、早期确诊和适当治疗是处理这些并发症的重要原则，考虑到其发生受肿瘤本身、化疗、放疗和伴随疾病等多种因素的影响，通常需要多学科协作方能更好地解决。

治疗应尽可能选择非手术治疗，因为发生术中及术后局部并发症的风险颇高。药物治疗应及时参照患者肝、肾功能及一般情况予以调整。心理治疗方面也应该考虑在内。

外科手术处理放射损伤有特定的适应证，只有当患者出现严重并发症时，方可实施。术前必须做全面的评估，应该由在该领域有丰富经验且熟悉放射损伤的外科医生施行手术。可能涉及多种手术方式，术后并发症发生率通常很高。根据放射损伤严重程度及患者的一般情况，制定个体化的治疗方案。消化道重建的关键问题是使用血供丰富的组织，这就可能需要补片移植并由具有丰富重建手术经验的专家实施手术。

试图完全了解放射损伤程度时，应结合患者详细的腹盆部放疗计划，同时为了避免出现问题，必须牢记曾遇到过的陷阱与风险。

第十二节 自 我 测 试

1. 电离放射损伤的生物学效应主要起始于其对何者的损伤：

a. 细胞膜。

b. DNA。

c. 线粒体。

d. 溶酶体。

e. 高尔基体。

2. 常规分割照射是指：

a. 3Gy/次，每周放疗3次。

b. 2Gy/次，每周放疗5次。

c. 5Gy/次，每周放疗3次。

d. 6Gy/次，每周放疗2次。

e. 1Gy/次，每周放疗5次。

3. 晚期放疗副反应的原因是：

a. 神经损伤。

b. 血管损伤。

c. 黏膜损伤。

d. 出血。

e. 感染。

4. 合并以下何种状况，放疗患者出现远期副反应的概率最小？

a. 高血压病。

b. 糖尿病。

c. 手术。

d. 血管疾病。

e. 正常血红蛋白。

5. 对于远期副反应的处理，正确的是？

a. 单纯手术。

b. 近距离照射。

c. 外照射。

d. 首先考虑非手术治疗，必要时手术。

e. 心理治疗。

答案与解析

1. 答案：b

解析：电离放射损伤始于对DNA的破坏，后者将导致有丝分裂的细胞死亡。

2. 答案：b

解析：放射治疗常规分割照射是指每次分割剂量1.8～2.0Gy，每周执行5次，连续执行5周达到根治目的。单次照射剂量超过3Gy称为大分割治疗，<1.8Gy称为小分割治疗。

3. 答案：b

解析：放射治疗远期副反应考虑继发于血管损伤，放射性纤维化和血管闭塞导致局部缺氧，继而产生症状。当局部受照剂量过高时也会发生神经损伤。

4. 答案：e

解析：远期副反应常发生于有血管疾病或者曾经手术患者，具有正常的血红蛋白水平者，不会增加远期副反应的发生率。

5. 答案：d

解析：远期放射损伤的处理没有标准的处理方法，通常首选非手术治疗，必要时才行手术治疗。

（Henri A. Vuilleumier，Abderrahim Zouhair 著

王岩 译，王天宝 校）

参考文献

［1］ ALLEN-MERSH T G，WILSON E J，HOPE-STONE H F，et al. Has the incidence of adiation-induced bowel damage following treatment of uterine carcinoma changed in the last 20 years? ［J］. J Royal Soc Med，1986，79：387-390.

［2］ ANONYMOUS. Radiation bowel disease［J］. Lancet，1984，2：963-964.

［3］ BERRY R J. Effects of some metabolic inhibitors on X-ray dose-response curves for the survival of mammalian cells in vitro, and on early recovery between fractionated X-ray doses ［J］. Br J Radiol, 1966, 39: 458-463.

［4］ BRICKER E M, JOHNSTON W D. Repair of postirradiation rectovaginal fistula and stricture ［J］. SurgGynecol Obstet, 1979, 148: 499-506.

［5］ BRICKER E M, KRAYBILL W G, LOPEZ M J. Functional results after postirradiation rectal reconstruction ［J］. World J Surg, 1986, 10: 248-258.

［6］ BORONOW R C. Repair of the radiation induced vaginal fistula utilizing the Martius technique ［J］. World J Surg, 1986, 10: 237-248.

［7］ BUSCH D B. Pathology of the radiation-damaged bowel ［M］// GALLAND R B, SPENCER J. Radiation Enteritis. London: Edward Arnold, 1990: 66-87.

［8］ Cancer Therapy Evaluation Program. Common Terminology Criteria for Adverse Events. Version 3. 0 ［J/OL］. DTCD, NCI, NIH, DHHS, 2003. http: //ctep. cancer. gov.

［9］ CARR N D, PULLEN B R, HASLETON P S, et al. Microvascular studies in human radiation bowel disease ［J］. Gut, 1984, 25: 448-454.

［10］ CARROL M P, ZERA R T, ROBERTS J C, et al. Efficacy of radioprotective agents in preventing small and large bowel radiation injury ［J］. Dis Colon Rectum, 1995, 38: 716-722.

［11］ CATALONA W J, SCOTT W W. Carcinoma of the prostate ［M］//WALSH P C, GITTE R F, PERLMUTTER A D, et al. Campbell's Urology. Philadelphia: WB Saunders, 1986: 1463-1534.

［12］ CHEN P W, SINDELAR W F. Intestinal complications of radiation therapy ［M］//LEFOR A T, et al. Surgical Problems Affecting the Patient with Cancer: Interdisciplinary Management. Philadelphia: Lippincott-Raven, 1996: 143-160.

［13］ COIA L R, MYERSON R J, TEPPER J E. Late effects of radiation therapy on the gastrointestinal tract ［J］. Int J Radiat Oncol Biol Phys, 1995, 31: 1213-1236.

［14］ COX J D, GUSE C, ASBELL S, et al. Tolerance of pelvic normal tissues to hyperfractionated radiation therapy: results of Protocol 8308 of the Radiation Therapy Oncology Group ［J］. Int J Radiat Oncol Biol Phys, 1988, 15: 1331-1336.

［15］ COX J D, STETZ J, PAJAK T F. Toxicity criteria of the Radiation Therapy Oncology Group (RTOG) and the European Organization for Research and Treatment of Cancer (EORTC) ［J］. Int J Radiat Oncol Biol Phys, 1995, 31: 1341-1346.

［16］ DECOSSE J J. Radiation injury to the intestine ［J］//SABISTON D C, et al. Textbook of Surgery. Philadelphia: WB Saunders, 1991: 880-884.

［17］ DECOSSE J J, RHODES R S, WENTZ W B, et al. The natural history and management of radiation-induced injury of the gastrointestinal tract ［J］. Ann Surg, 1969, 170: 369-384.

［18］ DISCHE S, WARBURTON M F, JONES D, et al. The recording of morbidity related to radiotherapy ［J］. Radiat Oncol, 1989, 16: 103-108.

［19］ DUNCAN W, LEONARD J C. The malabsorption syndrome following radiotherapy ［J］. Q J Med, 1965, 34: 319-329.

［20］ EORTC/RTOG working groups. Lent soma scales for all anatomic sites ［J］. Int J Rad Oncol Biol Phys, 1995, 31: 1072-1091.

［21］ FAIR W R, FUKS Z Y, SCHER H I. Cancer of the bladder ［M］//DEVITA V T, HELLMAN S, ROSENBERG S A, et al. Cancer: Principles and Practice of Oncology. Philadelphia: JB Lippincott, 1993: 1052-1072.

［22］ FELEMOVICIUS I, BONSACK M E, BAPTISTA M L, et al. Intestinal radioprotection by vitamin E (alpha-tocopherol) ［J］. Ann Surg, 1995, 222: 508-510.

［23］ FELDMEIER J J, JELEN I, DAVOLT D A, et al. Hyperbaric oxygen as a prophylaxis for radiation-induced delayed enteropathy ［J］. Radiother Oncol, 1995, 35: 138-144.

［24］ FINE B A, HEMPLING R E, PIVER M S, et al. Severe radiation morbidity in carcinoma of the cervix: impact of pretherapy surgical staging and previous surgery ［J］. Int J Radiat Oncol Biol Phys, 1995, 31: 717-723.

［25］ GALLAGHER M J, BRERETON H D, ROSTOCK R A, et al. A prospective study of treatment techniques to minimize the volume of pelvic small bowel with reduction of acute and late effects associated with pelvic irradiation ［J］. Int J Radiat Oncol Biol Phys, 1986, 12: 1565-1573.

［26］ GARY-BOBO J, PYOC H, SOLASSOL C, et al. Irradiation pre-operatoire du cancer rectal. Resultats a 5 ans de 116 cas ［J］. Bull Cancer, 1979, 66: 491-496.

［27］ GELFAND M D, TEPPER M, KATZ L A, et al. Acute irradiation proctitis in man: development of eosinophilic crypt abscesses ［J］. Gastroenterology, 1968 54: 401-411.

［28］ GERARD A, BERROD J L, PENE F, et al. Interim analysis of a phase Ⅲ study on preoperative radiation therapy in resectable rectal carcinoma: trial of the gastrointestinal tract cancer cooperative group of the European Organization for Research on Treatment of Cancer（EORTC）［J］. Cancer, 1985, 55: 2373-2379.

［29］ GOLIGHER J. Irradiation proctitis and enteritis［M］//GOLIGHER J, et al. Surgery of the Anus, Rectum and Colon. London: Bailliere Tindall, 1984: 1047-1057.

［30］ GRAY M J, KOTTMEIER G L. Rectal and bladder injuries following radium therapy for carcinoma of the cervix at the Radiumhemmet［J］. Am J Obstet Gynaecol, 1957, 74: 1294-1303.

［31］ GUNDERSON L L, MARTIN J K, BEART R W. Intraoperative and external beam irradiation for locally advanced colo-rectal cancer［J］. Ann Surg, 1988, 207: 52-60.

［32］ HANKS G E, SCHULTHEISS T E, HUNT M A, et al. Factors influencing incidence of acute grade 2 morbidity in conformal and standard radiation treatment of prostate cancer［J］. Int J Radiat Oncol Biol Phys, 1995, 31: 25-29.

［33］ HARRISON M, TOMLINSON D, STEWART S. Squamous cell carcinoma of the anus in patients with AIDS［J］. Clin Oncol （R Coll Radiol）, 1995, 7: 50-51.

［34］ HELLMAN S. Principles of radiation therapy［M］//DEVITA V T, HELLMAN S, ROSENBERG S A, et al. Cancer: Principles and Practice of Oncology. 4th ed. Philadelphia: JB Lippincott, 1993: 248-275.

［35］ HINTZ B, KAGAN A, CHAN P, et al. Radiation tolerance of the vaginal mucosa［J］. Int J Radiat Oncol Biol Phys, 1980, 6: 711-716.

［36］ HUGHES E P, VEIDENHEIMER M C, CORMAN M L, et al. Electrocoagulation of rectal cancer［J］. Dis Colon Rectum, 1982, 25: 215-218.

［37］ INGELMAN-SUNDBERG A. Pathogenesis and operative treatment of urinary tract fistulae in irradiated tissue［M］//YOUSSEF A F, et al. Gynaecologic Urology. Springfield: Charles C Thomas, 1969: 263-279.

［38］ KIMOSE H H, FISCHER L, SPJELDNAES N, et al. Late radiation injury of the colon and rectum. Surgical management and outcome. Dis Colon Rectum, 1989, 32: 684-689.

［39］ KINSELA T J, BLOOMER W D. Bowel tolerance to radiation therapy［J］. Surg Gynecol Obstet, 1980, 151: 273-284.

［40］ KLIGERMAN M M, URDANETA N, KNOWLTON A, et al. Preoperative irradiation of rectosigmoid carcinoma including its regional lymph nodes［J］. Am J Roentgenol Radium Ther Nucl Med, 1972, 114: 498-503.

［41］ LAWTON C A, WON M, PILEPICH M V, et al. Long-term treatment sequelae following external beam irradiation for adenocarcinoma of the prostate: analysis of RTOG studies 7 506 and 7 706［J］. Int J Radiat Oncol Biol Phys, 1991, 21: 935-939.

［42］ LETSCHERT J G J, LEBESQUE J V, DEBOER R W, et al. Dose-volume correlation in radiation-related late small bowel complications: a clinical study［J］. Radiother Oncol, 1990, 18: 307-320.

［43］ LETSCHERT J G J, LEBESQUE J V, ALEMAN B M P, et al. The volume effect in radiation-related small bowel complications: results of a clinical study of the EORTC Radiotherapy Cooperative Group in patients treated for rectal carcinoma［J］. Radiother Oncol, 1994, 32: 116-123.

［44］ LEVI S, HODGSON H J. Prevention of radiation enteritis［M］//GALLAND R B, SPENCER J, et al. Radiation enteritis. London: Edward Arnold, 1990: pp120-135.

［45］ LOIUDICE T, BAXTER D, BALINT J. Effects of abdominal surgery on the development of radiation enteropathy［J］. Gastroenterology, 1977, 73: 1903-1907.

［46］ MAINGON P, HORIOT J C, FRAISSE J, et al. Preoperative radiotherapy in stage Ⅰ/Ⅱ endometrial adenocarcinoma［J］. Radiother Oncol, 1996, 39: 201-208.

［47］ MCARDLE A H. Protection from radiation injury by elemental diet: does added glutamine change the effect?［J］. Gut, 1994, 35: 60-64.

［48］ MCCALL M L, BOLTEN K A, MARTIUS H, et al. Martius' Gynecological Operations: with Emphasis on Topographic Anatomy［M］. Little Brown, Boston, 1959: pp322-333.

［49］ METTLIN C J, MURPHY G P, HO R, et al. The national cancer data base report on longitudinal observations on prostate cancer. Cancer, 1996, 77: 2162-2166.

［50］ MICHALOWSKI A S. On radiation damage to normal tissues and its treatment, Ⅱ. Anti-inflammatory drugs［J］. Acta Oncol, 1994, 33: 139-157.

［51］ MORGENSTERN L, HART M, LUGO D, et al. Changing aspects of radiation enteropathy［J］. Arch Surg, 1985, 120: 1255-1258.

［52］ MRC Working Party. A trial of preoperative radiotherapy in the management of operable rectal cancer［J］. Br J Surg, 1982, 69: 513-519.

［53］ NAGATA H. Studies on sulfhydryl radioprotectors with low toxicities［J］. Tokushima J Exp Med, 1980, 27: 15-21.

［54］ O'CONNELL D, HOWARD N, JOSLIN C A, et al. A new remotely controlled unit for the treatment of uterine cancer［J］. Lancet, 1965,

2：570-571.

[55] O'CONNOR J J. Argon laser treatment of hemorrhagic radiation proctitis [J]. Arch Surg, 1989, 124：749.

[56] ORTON G C. Width of the therapeutic window：what is the optimal dose-per-fraction for high dose rate cervix cancer brachytherapy？ [J]. Int J Rad Oncol Biol Phys, 1995, 31：1011-1013.

[57] OTTOSEN C, SIMONSEN E. The use of an absorbable mesh to avoid radiation-associated small-bowel injury in the treatment of Gynaecological malignancy [J]. Acta Oncol, 1994, 33：703-705.

[58] PAPILLON J. Rectal and Anal Cancers. Conservative Treatment by Irradiation an Alternative to Radical Surgery [M]. Berlin：Springer-Verlag, 1982.

[59] PARKS A G, ALLEN C L O, FRANK J D, et al. A method of treating postirradiation rectovaginal fistulas [J]. Br J Surg, 1978, 65：417-421.

[60] PEREZ C A, CAMEL H M, GALAKATOS A E, et al. Definitive irradiation in carcinoma of the vagina：long-term evaluation of results [J]. Int J Radiat Oncol Biol Phys, 1988, 15：1283-1290.

[61] PEREZ C A, DI SAIA P J, KNAPP R D. Gynecologic tumors [M] // DE VITA V T, HELLMAN S, ROSENBERG S A, et al. Cancer：Principles and Practice of Oncology. Philadelphia：JB Lippincott, 1985：1013-1081.

[62] PHILLIPS T L, FU K K. Quantification of combined radiation therapy and chemotherapy effects on critical normal tissue [J]. Cancer, 1976, 37：1186-1200.

[63] RIDER W D, PALMER J A, MAHONEY L J, et al. Pre-operative irradiation in operable cancer of the rectum：report of the Toronto trial [J]. Can J Surg, 1977, 20：335-338.

[64] ROCHE B, CHAUTEMS R, MARTI M C. Application of formaldehyde for treatment of hemorrhagic radiation-induced proctitis [J]. World J Surg, 1996, 20：1092-1095.

[65] RODEMANN H P, BAMBERG M. Cellular basis of radiation induced fibrosis [J]. Rad Oncol, 1995, 35：83-90.

[66] ROENTGEN W C. On a new kind of ray（Translation）[J]. Radiology, 1945, 45：428-435.

[67] ROWLAND S. Report on the application of the new photography to medicine and surgery [J]. Br Med J, 1896, 1：450-748.

[68] ROWSIT B, HIGGINS G A, HUMPHREY E W, et al. Preoperative irradiation of operative adenocarcinoma of the rectum and rectosigmoid colon [J]. Radiology, 1973, 108：389-395.

[69] RUBIN P, CONSTINE L, FAJARDO L, et al. RTOG Late Effects Working Group-Overview：Late Effects of Normal Tissues（LENT）Scoring System [J]. Int J Radiat Oncol Biol Phys, 1995, 31：1037-1039.

[70] RUBIN P, CASARETT G W. The female genital tract [M] // RUBIN P, CASARETT G W, et al. Clinical Radiation Pathology. Philadelphia：WB Saunders, 1986：396-422.

[71] SEE W A, DREICER R, WHEELER J A, et al. Brachytherapy and continuous infusion 5-fluorouracil for the treatment of locally advanced, lymph node negative, prostate cancer [J]. Cancer, 1996, 77：924-927.

[72] SHAW M T, SPECTOR M H, LADMAN A J. Effects of cancer radiotherapy, and cytotoxic drugs on intestinal structure and function [J]. Cancer Treat Rev, 1979, 6：141-151.

[73] STROCKBINE M F, HANCOCK J E, FLETCHER G H. Complications in patients with squamous cell carcinoma of the intact uterine cervix treated with 3 000 rad or more whole pelvis irradiation [J]. Am J Roentgenol, 1970, 108：293-304.

[74] TOUBOUL E, SCHLIENGER M, BUFFAT L, et al. Epidermoid carcinoma of the anal margin：17 cases treated with curative-intent radiation therapy [J]. Radiother Oncol, 1995, 34：195-202.

[75] VARMA J S, SMITH A N, BUSUTTIL A. Function of the anal sphincters after chronic radiation injury [J]. Gut, 1986, 27：528-533.

[76] VASILEV S A, MCGONIGLE K F, SPENCER-SMITH E L. Intestinal peritoneal sling as an adjunct to radical pelvic operation and pelvic irradiation [J]. J Am Coll Surg, 1995, 180：568-572.

[77] VERMUND H, HODGETT J, ANSFIELD F J. Effects of combined irradiation and chemotherapy on transplanted tumors in mice. Am J Roentgenol, 1961, 85：559-567.

[78] WALSH D. Deep tissue traumatism from Roentgen ray exposure [J]. Br Med J, 1897, 2：272-273.

[79] World Health Organization. Handbook for Reporting Results of Cancer Treatment [M]. Geneva：World Health Organization, 1979.

[80] WILLIAMS N S. Radiotherapy and chemotherapy for primary colorectal cancer, surveillance and recurrence [M] // WILLIAMS N S, KEIGHLEY M R B, et al. Surgery of the Anus, Rectum and Colon. London：WB Saunders, 1993：1054-1091.

[81] WITHERS H R, CHU A M, REID B O, et al. Response of mouse jejunum to multifractioned radiation [J]. Int J Radiat Oncol Biol Phys, 1975, 1：41-52.

第四十九章　会阴部创面整形修复术

第一节　引　　言

接受结直肠及会阴部手术患者，常会有术后功能降低及切口愈合缓慢的问题。手术、感染及新辅助放、化疗，都会导致切口延迟愈合或不愈合，这将给患者本人及医疗系统带来极大的负担。Artioukh DY等人[1]报道有26%患者在腹会阴联合切除术（abdominoperineal resection，APR）后1年，切口仍未愈合。

在过去的8年中，有越来越多的患者一期或在切口愈合延迟时，接受了缺损修复手术。本章回顾并整理了过去的一些实践经验，展示了整形外科技术在处理此类复杂情况中的应用。

整形手术的目的是形态和功能的重建。会阴部创面的管理原则与身体其他部位创面并无差异。创面修复可在结直肠、妇科和泌尿系统疾病手术后进行，在结直肠疾病、外科手术并发症及复杂创面的处理中发挥重要作用。

第二节　挑　　战

会阴部表面的组织缺陷（女阴、阴囊、阴茎）通常发生在鳞状细胞癌切除术后或由外伤、感染引起（如坏死性筋膜炎，即Fournier坏疽）。直肠肛管、前列腺、女阴及子宫颈恶性病变的治疗，可致会阴部组织广泛缺如及盆底支持结构受损；而放射治疗、反复的外科手术会使病情变得更加复杂。

越来越多的患者（如低位直肠癌）接受新辅助放、化疗联合广泛会阴切除手术。这种治疗之后切口破裂、延迟愈合的风险较高。APR术后，患者切口并发症的发生率为44%[2]；盆腔脏器切除术后，切口并发症的发生率更是超过50%[3]。组织血供差、死腔形成及盆底支撑结构缺损是引发这类问题的主要原因。肠粘连、瘘和盆腔疝亦是大面积慢性不愈切口的始发因素[4]。

整形外科技术可利用其他血供丰富的组织，如局部皮瓣，覆盖缺损区域。通过重建手术可实现以下几个目标：皮肤缺损的无张力闭合、腹膜腔低位封闭及放射所致死腔的血管化组织修复。然而对患者而言，尽可能保存性功能与通过重建手术修复外观具有相同的重要性。

第三节　会阴重建的原则

理想状况下，患者的管理应该由包括一名整形外科医生的多学科团队完成。谨慎制定翔实的治疗方案，将对减少切口并发症的发生、促进愈合和功能恢复有所帮助。

一、患者

会阴部恶性肿瘤患者，通常年龄超过60岁且多合并有营养不良、心肺疾病或糖尿病等疾病。用局部组织作为皮瓣来修复缺损的治疗方式，可因术前放、化疗而受到限制。慢性炎症性疾病可导致营养不良，而瘘的存在会使病情加重。由于切口愈合与患者的营养状况直接相关，故而在手术之前应特别注意改善患者的全身情况。如患者营养状况较差，则应考虑经皮胃造瘘或鼻饲补充。

术前评估的一个重要组成部分是对患者的关注点和手术期望值进行透彻了解。与患者进行交流，使其了解可选择的治疗手段、治疗的局限性、并发症（包括供瓣区并发症的发生率）、瘢痕及疼痛等都是很重要的。

二、缺损

对缺损的评估主要包括大小和发生部位。另外，考虑到复杂三维结构的重建，还应对缺损的表面、支持结构及内衬进行评估。对发生于女阴及会阴部的缺损，修复表面结构是主要的。对阴道再造而言，内衬的重建则是需要考虑的问题。盆腔脏器切除术后，对低位腹膜缺损的修复也是必需的。

三、功能

会阴部功能重建手术的主要目的是帮助患者实现缺损快速、安全闭合和减少近期/长期并发症如肠脱垂或瘘的发生。在任何情况下都要考虑到功能性阴道的重建[5]。

第四节　会阴部重建方法的选择

要知道，切除手术一旦完成，治疗重点将转移到手术所造成的缺损上。医生需要进行非常谨慎的思考，以便筛选合适的组织来修复缺损，这样，才能保证在花费最少及供瓣区并发症发生率最低的情况下，将修复的效果最大化。此外，还应设计备用方案，以解决可能出现的问题。会阴部重建方法选择的原则和其他部位一样，最基本及最重要的目标是实现简单的一期切口愈合，这对发生在原放疗区域的损伤而言极为重要。这样做是为了预防瘘管、窦道形成并尽量降低并发症发生率。

复杂的重建手术需遵循"重建阶梯"而进行。"重建阶梯"从简单的刃厚皮移植（split thickness skin graft，SSGs）逐级上升到游离组织移植（图49-1）。治疗方式在"重建阶梯"的上升并不意味着治疗效果会更好，因为治疗效果取决于治疗方式的正确选择。

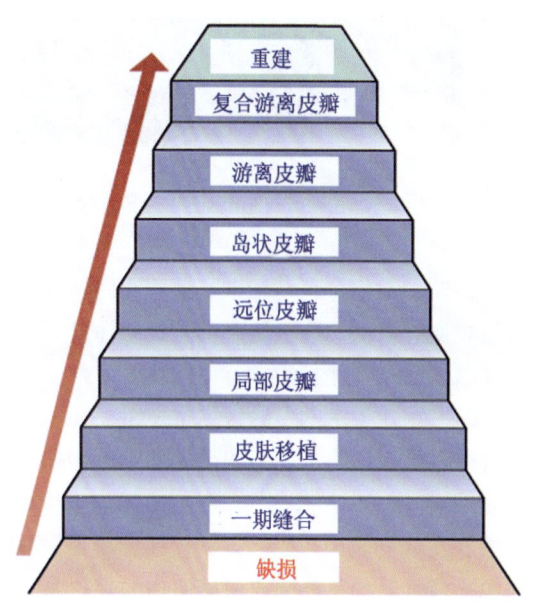

图49-1　复杂会阴创面的常用治疗手段一般位于"重建阶梯"高位（如一开始就使用皮瓣来修复缺损）

一、皮肤移植

刃厚皮和全厚皮片（full-thickness skin grafts，FSGs）移植可用来解决会阴某些部位的创面修复问题（图49-2）[6]。刃厚皮皮源充分，采集安全简便，但是容易收缩，在皮片边缘有形成增生性瘢痕的情况。全厚皮片来源有限，通常可从腹股沟或腹部获取。与刃厚皮相较，全厚皮片质感较好并不易收缩。移植皮肤的存活依赖创面血供，因此在接受过放射治疗的创面上、裸露的骨表面及感染创面上，移植皮肤将很难存活。

二、皮瓣修复

皮瓣通常包括皮肤和皮下组织两种组成成分，自供瓣区取下移植到缺损部位之后，皮瓣依靠自身的血供存活。实际上，皮瓣可由皮肤、脂肪、肌肉、筋膜、骨和肌腱单独或混合组成，可根据其结构、走形设计及血供将皮瓣分类[7]。

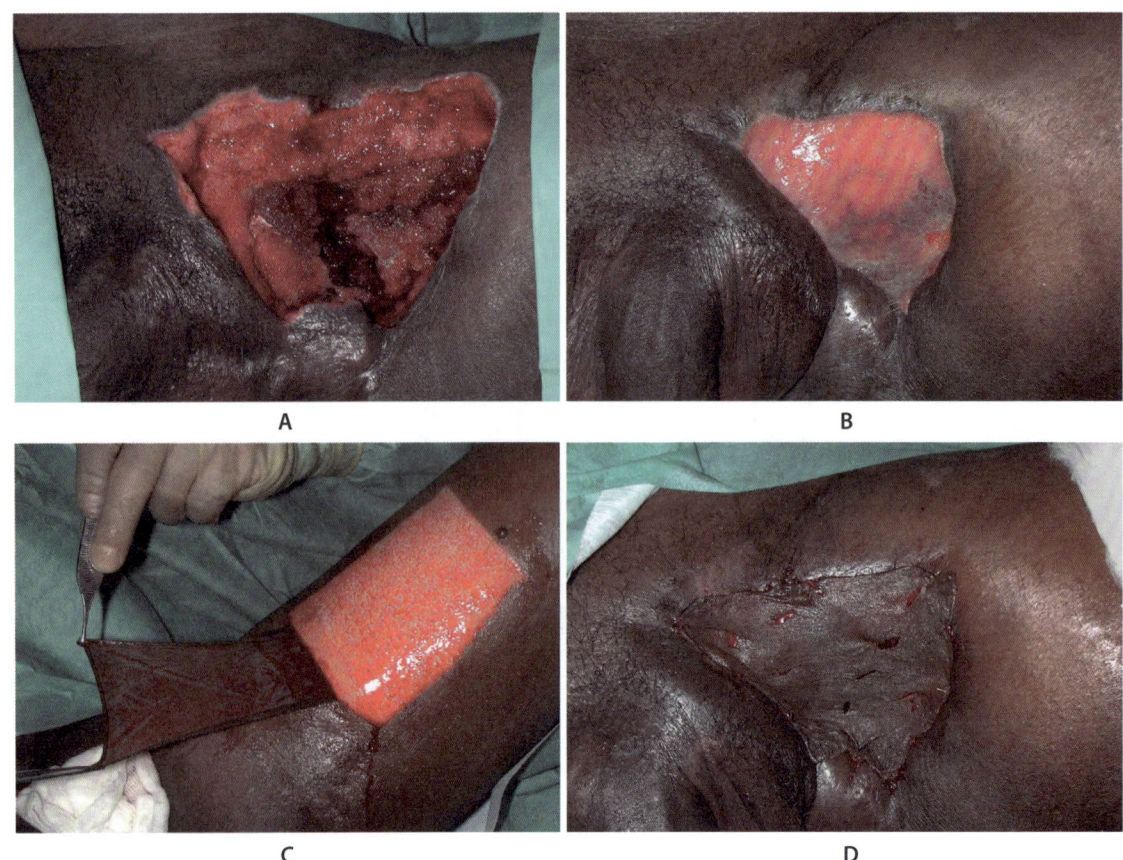

图49-2　污染创面：清创及负压吸引治疗之后，用刃厚皮片修复腹股沟缺损

皮瓣的血供分任意和轴心血管灌注两种模式。任意皮瓣无轴心血管，存活依赖于蒂部真皮下血管网、肌皮及筋膜血管血供。这样的血供模式使任意皮瓣的长度受到其蒂部宽度的限制。轴型皮瓣内含有与长轴平行走向的知名动脉及其伴行静脉。根据移植方式及转移距离的不同，还可将皮瓣进一步分为局部皮瓣、邻位皮瓣和远位皮瓣。重建手术的目的是用重建组织在厚度、质地、颜色和功能上尽可能地模拟并替代被切除组织。局部皮瓣可通过将缺陷附近的组织沿轴向推进（如V-Y皮瓣）、旋转、移位或插入（即经中间组织桥下达到缺陷）来修复缺损。

在皮肤和肌肉血供的各种描述方法中，Taylor GI提出的血管区域理论最为常用[8]。大型皮瓣可有多种血供来源，最常见的是筋膜或深层肌肉的穿支血管。顾名思义，远位皮瓣是来源于远离缺损部位的皮瓣（如腹直肌肌皮瓣），此类皮瓣在转移时需由蒂部供血或应用显微外科技术重建供血血管。

三、会阴部重建的常规皮瓣

一般而言，皮瓣血供丰富，是会阴重建的最好选择。在完成对患者及其缺损的检查之后，依具体情况制定重建方案，将有助于保证治疗效果。下面列出了一些可供选择的皮瓣。

（一）局部皮瓣

1. 任意皮瓣　源自耻骨区域的V-Y推进皮瓣一般用于修复会阴前部的对称缺损（如前联合及大、小阴唇缺损）[9]。该皮瓣的血供源于耻骨区深部动脉网，感觉神经支配源于髂腹股沟神经。

2. 阴部内侧皮瓣　筋膜皮瓣是修复会阴部缺损的常用皮瓣，其血供来源于会阴浅动脉的末端分支[10]。目前临床上已有多种会阴部皮瓣[11-14]，这些皮瓣的解剖结构不同但血供来源基本相同。"莲花瓣"样皮瓣（图49-3）是一种筋膜皮瓣，可于臀褶处获得。该种皮瓣所处区域血供丰富（血管间相互吻合呈网络状，位于阴道及肛管连线两侧），分离后可沿似莲花瓣叶的弧线进行旋转移动，故被称为"莲花瓣"样皮瓣[11]。

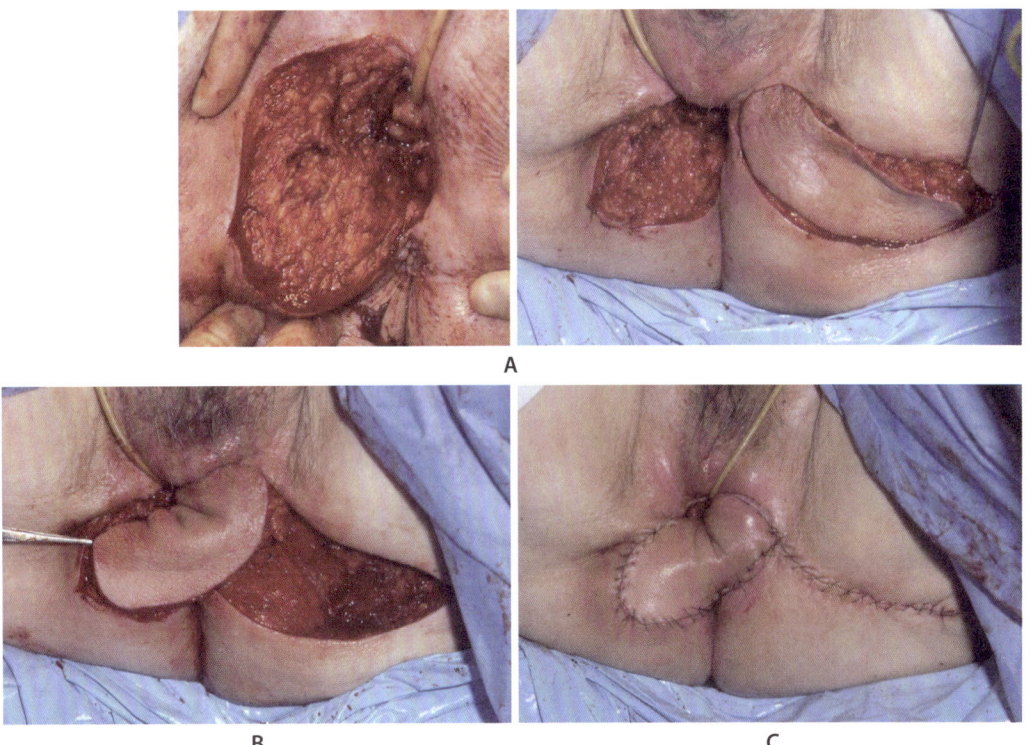

A. "莲花瓣"样皮瓣取自缺损对侧；B. 将皮瓣如图所示进行旋转；C. "莲花瓣"样皮瓣插入缺损之中

图49-3　放疗后女阴大面积缺损的修复

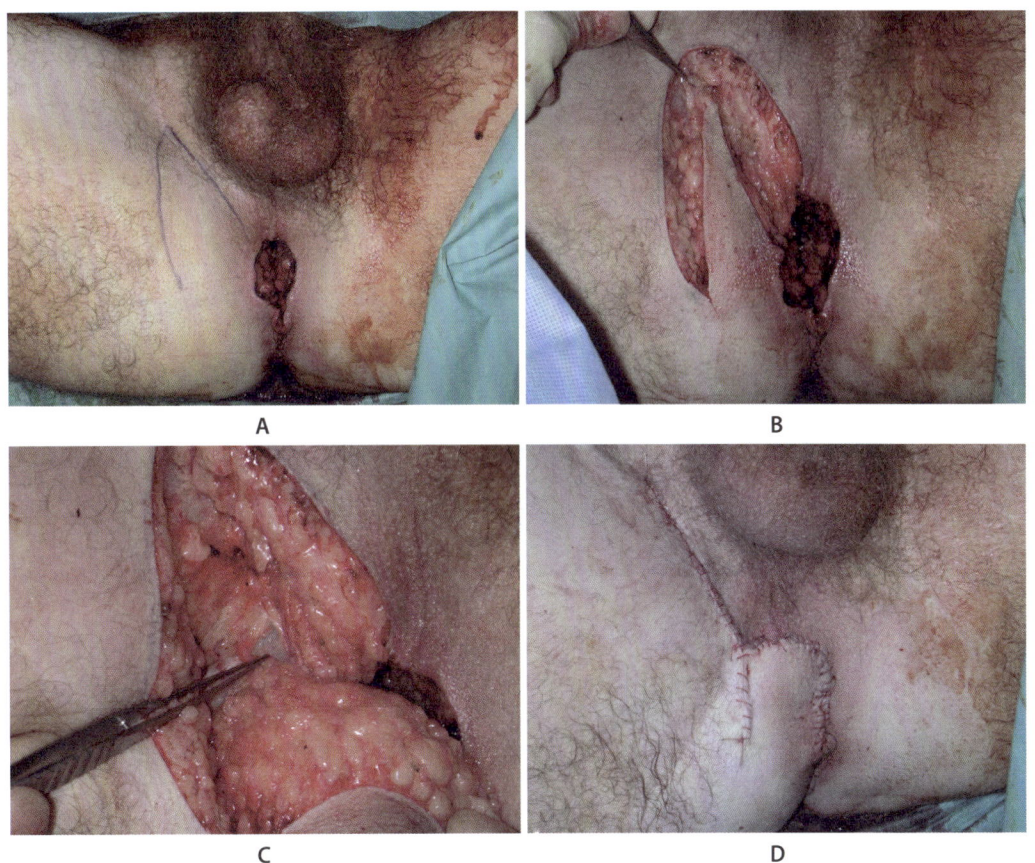

A. 会阴部窦道广泛切除；B. 图示轴型皮瓣，血供源于阴部内血管穿支；C. 皮瓣蒂；D. 皮瓣远端部分皮肤去上皮化后插入并修复缺损，健康且血供良好的组织将对创面修复有所帮助

图49-4　克罗恩病患者术后窦道的封闭

　　1989年，来自新加坡的Wee和Joseph两位学者[13]发表了使用带有神经血管的阴股沟皮瓣再造阴道的报告（图49-4）。1991年，Woods[12]等人对其进行了改进（图49-5）。阴股沟皮瓣的血供源于阴唇后血管束，受阴部神经的阴唇后分支支配。该皮瓣血供丰富，薄而柔软，很容易插入直肠阴道隔。

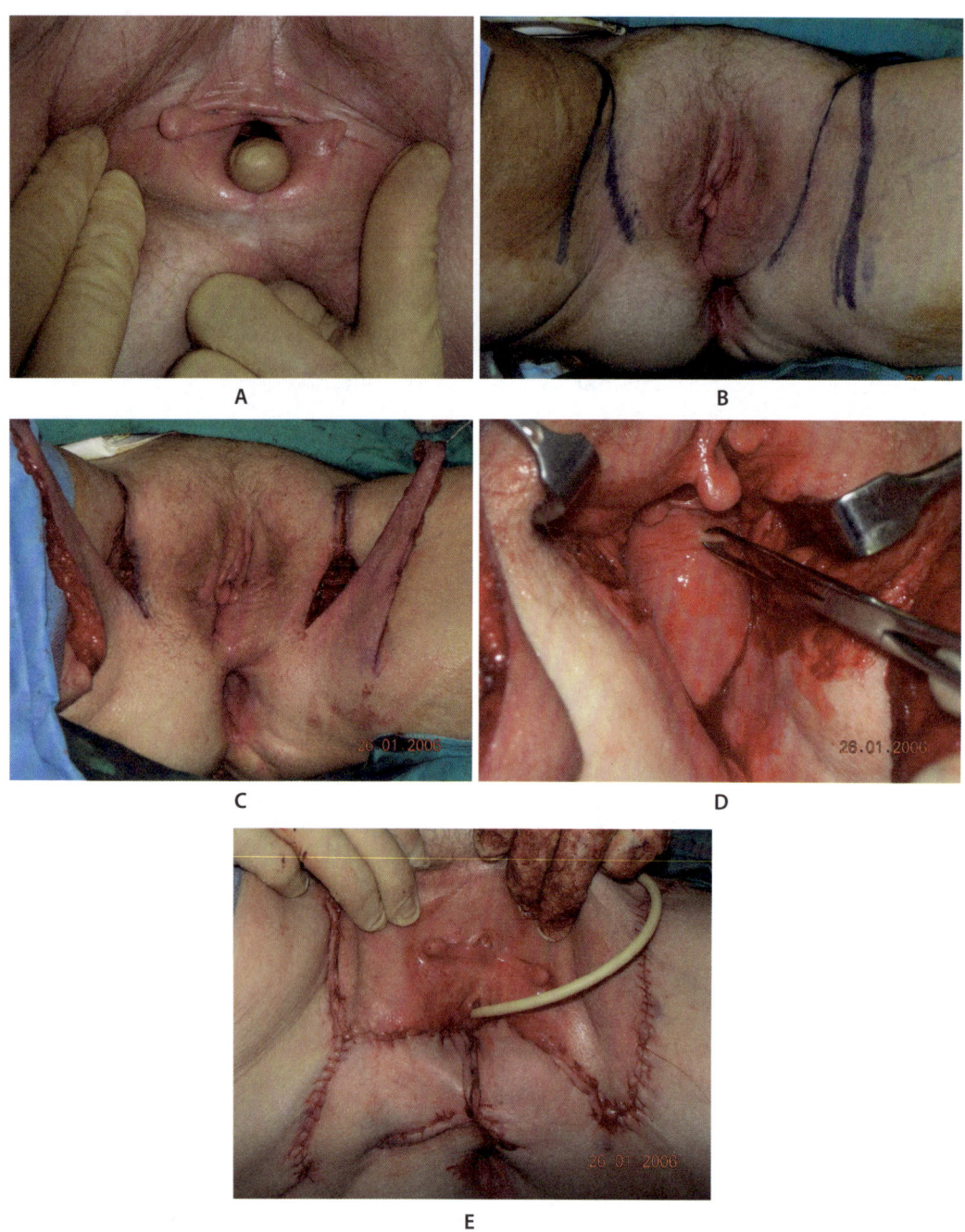

本例为一名在28年前曾进行直肠切除手术的76岁的老年女性患者。该患者术后并未接受盆底修复手术，其早期恢复因阴道瘘管的存在而变得更加复杂。通过使用双边、对位"新加坡"皮瓣（B图和C图）来重建盆底结构及封闭瘘管。D图示残留的阴道后壁，而皮瓣自此插入并完成全阴道重建

图49-5　直肠切除手术后全阴道修复手术。

（二）远位带蒂皮瓣

　　1. 腹直肌肌皮瓣　腹部来源的肌皮瓣常用来重建阴道、会阴的巨大缺损修补及填充死腔[15-21]。腹直肌肌皮瓣由Taylor等人首次报道[22]，通常包括大片皮肤及其下由腹壁下动脉供应的腹直肌，向下旋转可至会阴区域（图49-6，图49-7）。

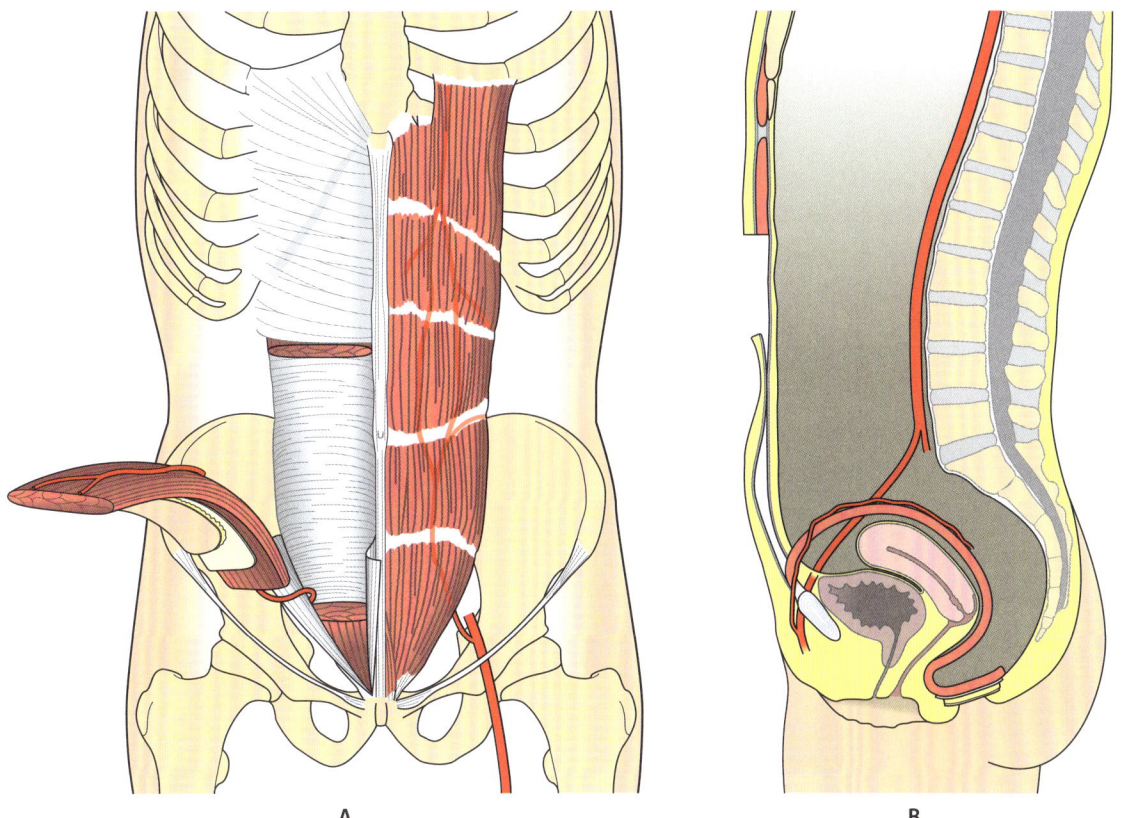

A　　　　　　　　　　　　　　　　　　　　　B

图49-6　图示垂直腹直肌带蒂皮瓣：此皮瓣是用于修复大面积会阴缺损的主要皮瓣。因为皮瓣主要由腹壁下动脉供血，所以移动、旋转范围较大

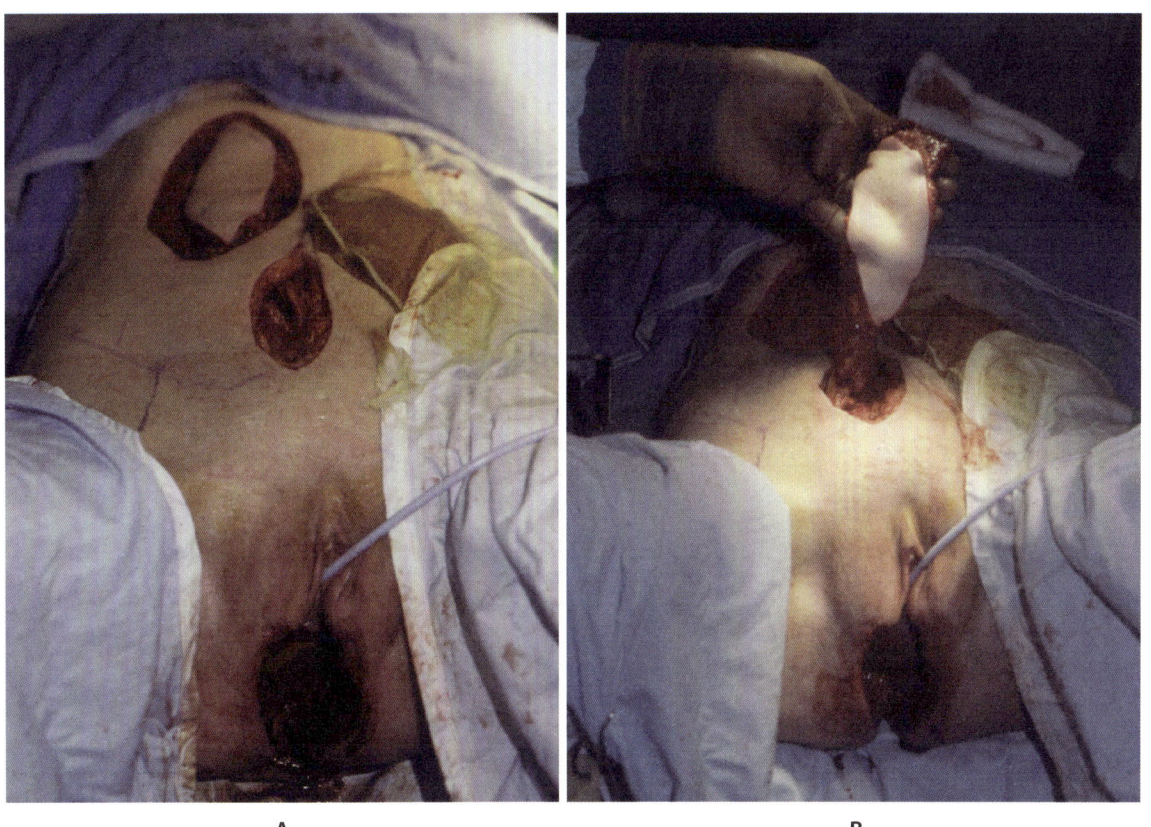

A　　　　　　　　　　　　　　　　　　　　　B

图49-7　图示垂直腹直肌皮瓣：该名患者术前曾接受放、化疗治疗并在腹会阴联合切除术后第9周，出现了切口裂开

腹直肌肌皮瓣具有以下几个优点：

1）由于蒂部腹壁下动脉的存在，旋转移动范围大。

2）提供的组织量较大。

3）质地强韧。

4）分离容易且快速。

5）供瓣区并发症发生率最小。

腹直肌肌皮瓣可依据缺损范围而予以灵活改进。大多数情况下，医生切取的是一个垂直的腹直肌肌皮瓣（vertical rectus abdominis，VRAM）。通过改变皮瓣的形状并使皮蒂倾斜，医生可获取更大面积的皮肤以修复会阴及阴道的大型缺损（改良腹壁下动脉瓣，图49-8）[23]。

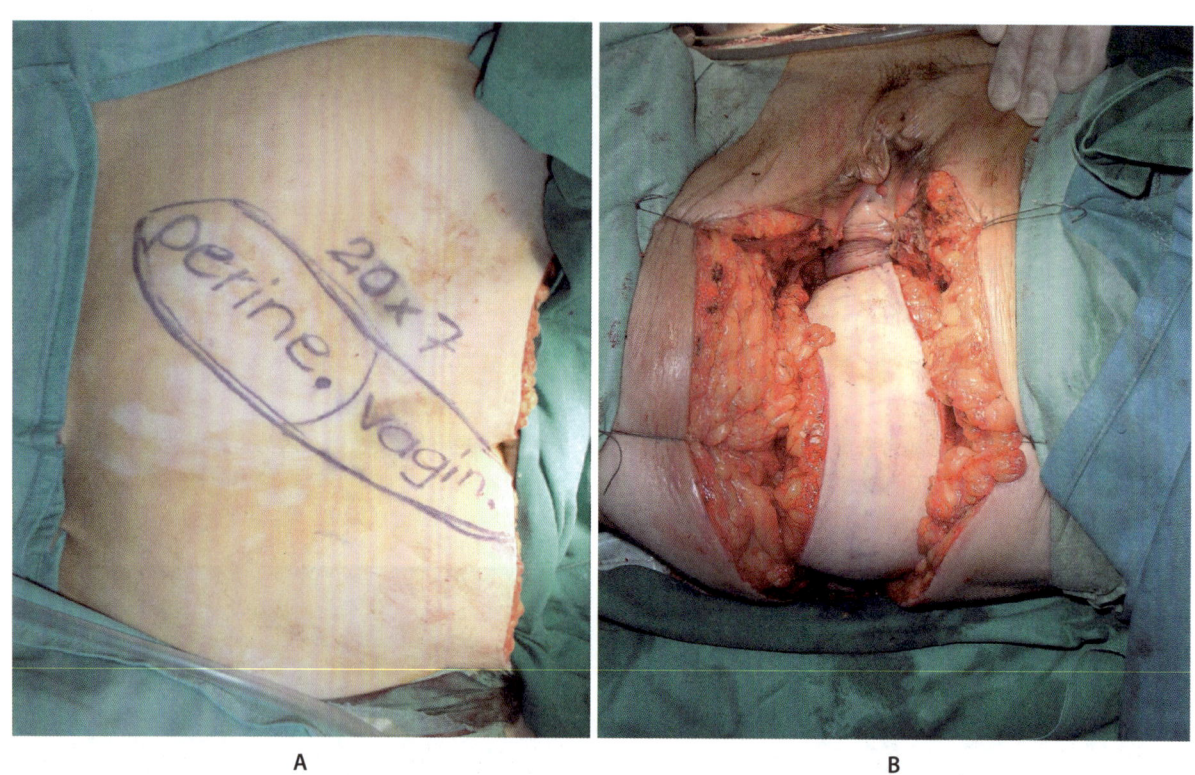

A   B

图49-8   斜行的腹壁下动脉瓣携带大片皮肤（A），可用来修复会阴部的大面积缺损（B）

2. 股薄肌瓣   McCraw等人第一次报道了在会阴区利用股薄肌皮瓣进行重建手术（图49-9）[24]。而更早些时候，还有单独利用股薄肌肌瓣重建肛管括约肌的报道[25]。该肌起自耻骨联合，止于胫骨粗隆内侧。血供来源于股深动脉的旋支（译者注：股薄肌血供丰富，为多源性，有股深动脉的股薄肌支、旋股内侧动脉、闭孔动脉和膝降动脉等。股薄肌中、上部的动脉，绝大多数来自股深动脉股薄肌支，多数从股深动脉内侧壁和前壁发出，发出后恒定向下斜行于长收肌的深面，与之伴行的静脉多数为双支，少数为单支。股薄肌下部的血管绝大多数来自膝降动脉。股薄肌上、中、下段之间的动脉吻合丰富）。股薄肌皮瓣蒂的位置会对皮瓣的旋转及移动有所限制。

3. 股后筋膜瓣   股后筋膜皮瓣可为会阴部缺损的封闭提供可靠的组织来源，可作为肌肉瓣的替代物使用而不会导致明显的功能减低。该皮瓣由臀下动脉降支供血，可为缺损提供很好的感官覆盖[26]。

4. 股前外侧皮瓣   1984年，股前外侧皮瓣由Song等人[27]首次报道，后来由Wang等人[28]报道其在会阴重建方面的应用。股前外侧皮瓣包括游离皮瓣及带蒂皮瓣两种，广泛应用于缺损修复。该皮瓣的形状可灵活设计，是一种基于单一筋膜皮肤穿支血管或肌皮穿支血管的大型皮瓣。该皮瓣原本主要应用于头颈部损伤的重建，但现在已越来越多地应用在外阴重建上。

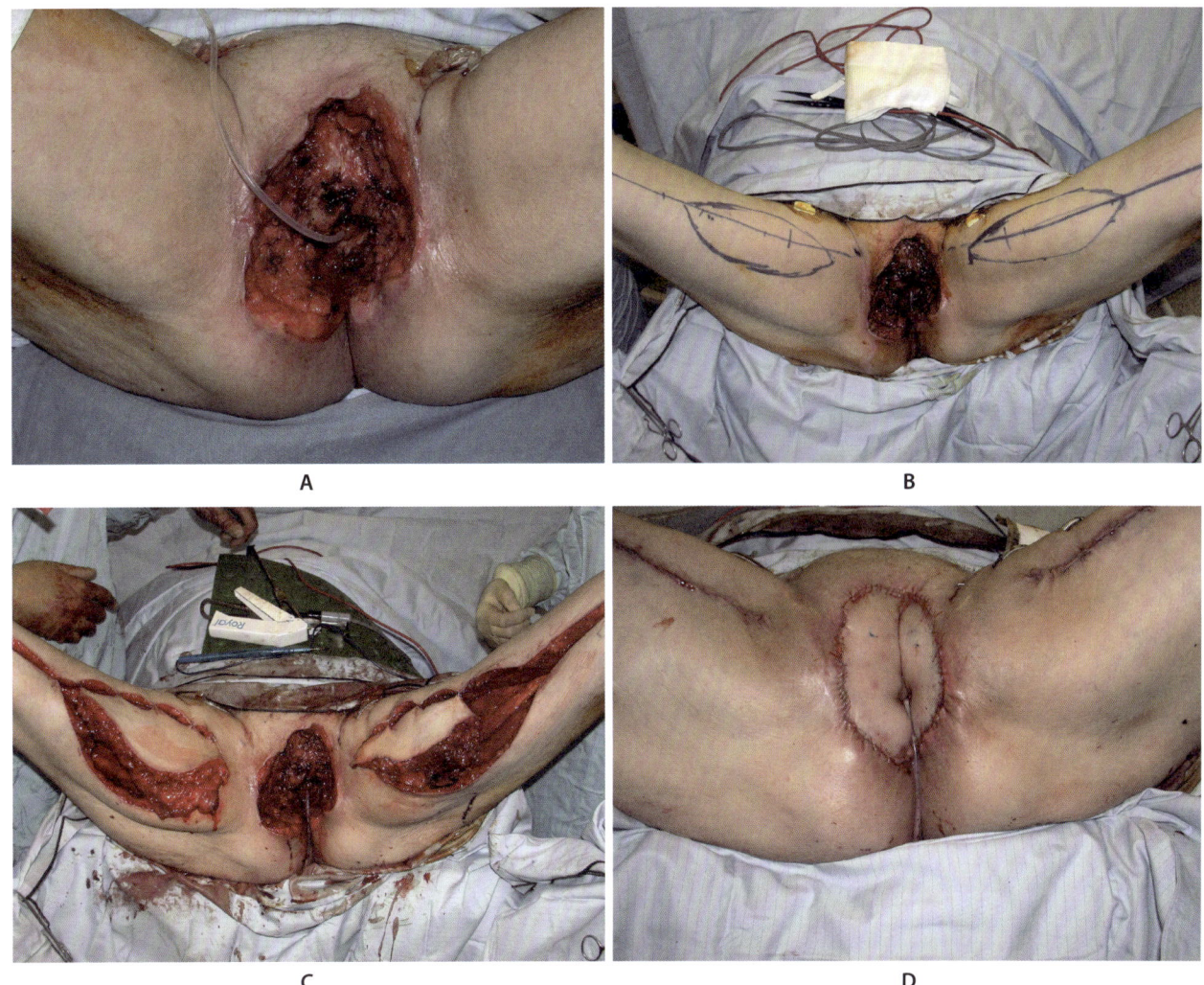

A. 缺损；B. 用于修复缺损的皮瓣；C. 游离皮瓣；D. 将游离后的皮瓣插入缺损并进行修复

图49-9　利用双侧股薄肌皮瓣实现外阴及阴道的重建

5. 臀下动脉穿支皮瓣　Holm T等人提倡在APR术后使用双侧臀大肌肌皮瓣一期修复手术创面[29]。因供瓣区肌肉损失过多，术后有疼痛及活动障碍的问题。臀下动脉穿支皮瓣是一种穿支皮瓣，在获取与双侧臀大肌肌皮瓣一样大小的皮肤及皮下组织的同时，避免了对臀大肌的损伤，用于修复坐骨及骶骨区域的褥疮[30]。目前，我们已经使用该种皮瓣来修复会阴部缺损并获得了很好的治疗效果（图49-10）。与双侧臀大肌肌皮瓣相比，该皮瓣供瓣区并发症发生率低，必要时还可用于阴道的重建。

（三）微血管皮瓣

随着显微外科技术的发展，可用于损伤重建的皮瓣种类越来越多。由于修复会阴部缺损可用的局部及带蒂皮瓣较多，显微手术仅在大型缺损修复时使用。

1. 前臂桡侧皮瓣　前臂桡侧皮瓣是一种筋膜皮瓣，血供来自桡动脉（此处桡动脉发出数条穿支，部分于肌间隔内垂直向上走行，部分向下进入桡骨），该皮瓣薄而柔软，适用于做重建阴道的内衬或再造阴茎[31-32]。

2. 背阔肌肌瓣　背阔肌皮瓣是一种肌皮瓣，由胸背动脉供血。背阔肌是人体体积最大的肌肉，已应用于会阴重建[33-34]。

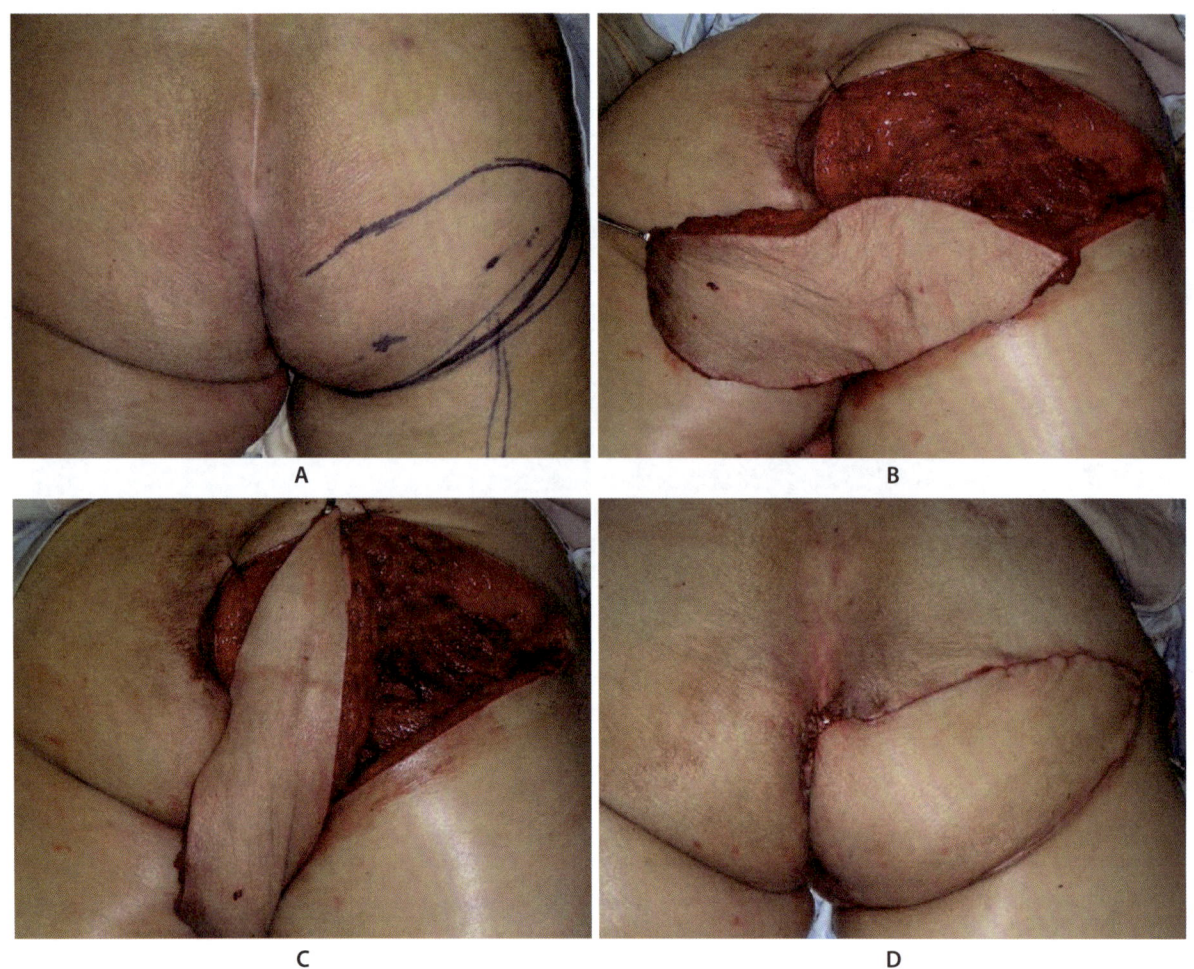

A. 图示单边皮瓣，其上标记笔所绘蓝点为穿支血管所在（由手持式多普勒探测仪定位）；B—D. 皮瓣游离后，可通过拉伸及旋转的方式来封闭缺损，仅在表面留下线状切口痕迹

图49-10　臀下动脉穿支皮瓣是修复APR手术切口的理想皮瓣

第五节　会阴部重建：临床挑战和问题

一、感染造成的组织缺损

发生在生殖器和会阴部的坏死性筋膜炎，即Fournier坏疽，是一种罕见但可危及生命的疾病。其治疗措施为广泛切除失活组织、术后反复清创及应用广谱抗生素。这将导致涉及阴茎、阴囊和肛管的大面积软组织缺损。大多数情况下，这种缺损可通过刀厚皮瓣移植修复。

二、会阴部瘘管

此处发生的瘘管是临床上的一个巨大挑战。炎症性肠病或手术会导致各种瘘。而对周围软组织进行放射治疗会使切口愈合复杂化，这种情况在接受了近距离放射治疗的前列腺癌患者尤为常见。此时，瘘管可能位于膀胱或尿道前列腺部与直肠之间，患者的主诉通常会是直肠气尿或直肠漏尿。为了能有效地处理这些瘘管，必须满足以下几个条件：①必须将瘘管彻底切除；②瘘管所累及的组织器官（直肠、膀胱、尿道）行无张力修补；③将具良好血供的软组织瓣交互插入以修复缺损。修补手术在为缺损部位提供更好血供的同时应避免皮瓣之间的拥挤。还有一种修复死腔的方法是将部分局部皮瓣去上皮化后进行填充，这样可进一步恢复和保障局部血供。

　　缺陷范围较大时，股薄肌皮瓣非常有用。该皮瓣易于转至低位盆腔而修复缺损，由于皮瓣肌肉的供应血管旋股内侧动脉常处于放疗范围以外，皮瓣的可靠性较高（译者注：容易存活）。

三、经腹会阴切除之后的重建手术

　　会阴切除仍是低位直肠和肛管肿瘤外科手术的一个重要组成部分。为获得更好的局部治疗效果，患者在接受广泛切除手术之外，常辅助放、化疗。这会使切口并发症如切口裂开、延迟愈合或不愈合的风险增加。根据经验，手术切除肿瘤的同时引入肌皮瓣来修复缺损将对患者有益。利用此方法对患者进行治疗可降低切口并发症的发生率及缩短住院时间[35]。

　　可靠的修复该类缺陷的组织移植方式包括有VRAM（图49-11）、股薄肌及大腿后侧皮瓣。如前所述，需要进行游离组织移植的情况很少。

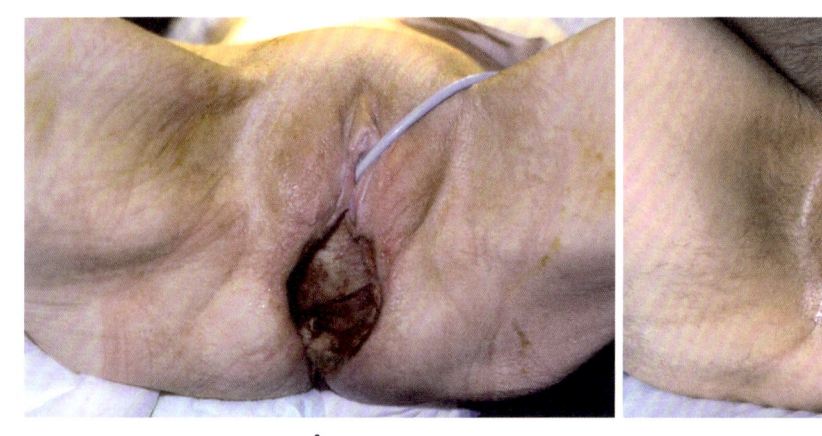 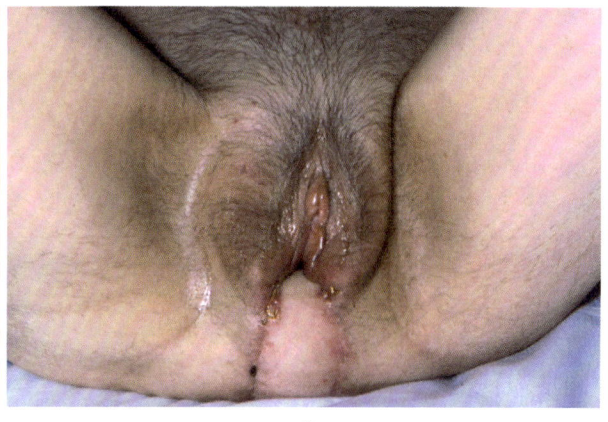

| A | B |

A. 切口裂开后所形成的创面，虽然创面已形成2个月，创面肉芽覆盖情况仍不理想；B. VRAM瓣插入后死腔后有效封闭创面

图49-11　新辅助放、化疗治疗后，APR手术切口裂开的修复（可参见图49-6，图49-7）

　　在选择不同皮瓣进行手术时，需要考虑以下几个方面：
　　（1）需要的组织量。
　　（2）局部血供是否充足。
　　（3）供瓣区是否存在手术瘢痕。
　　（4）手术过程中患者的体位。
　　（5）手术入路（是经腹还是经会阴手术）。
　　（6）是否有阴道重建的需要。
　　由于携带的组织量较大，腹直肌肌皮瓣目前仍是部分或全阴道重建的首选皮瓣。皮瓣的走向可以是垂直（如VRAM皮瓣）、斜行（如腹壁下深动脉穿支皮瓣）或横行于小腹[18]。阴道前、后壁的缺损可通过将皮瓣沿创面边缘插入的方式来修复。在全阴道重建时，可将VRAM皮瓣折叠后缝合，形成上皮化管道，行全阴道重建术（图49-11）。
　　对于需要进行粪便和尿流改道患者，应十分谨慎。因为这样一来，前腹部将不再是一个合适的供瓣区。我们的经验表明，臀下动脉穿支皮瓣是VRAM皮瓣的理想替代物。对于许多患者而言，如果皮瓣所携带的皮量充足，单侧臀下动脉穿支皮瓣即可为缺损提供足够的组织，而双侧皮瓣即可重新塑造一个阴道。
　　大腿后侧皮瓣所带的组织量通常不能胜任修复较大的盆腔缺损。因此如需使用大腿后侧皮瓣，通常需要行双侧皮瓣移植。这样，术者就可以采取经会阴而非经腹途径来修复盆腔缺损，术后恢复快且供区瘢痕易为患者接受。

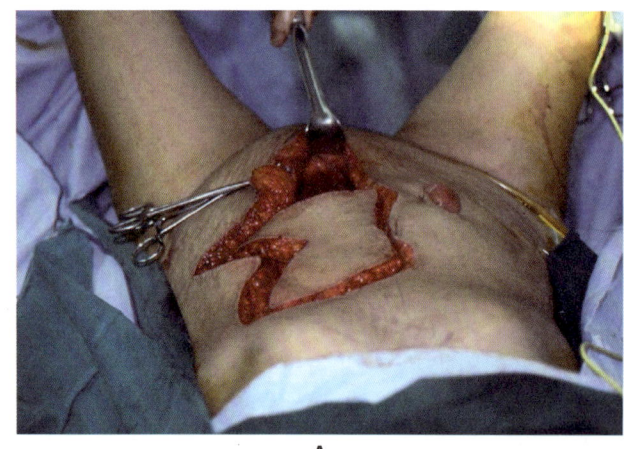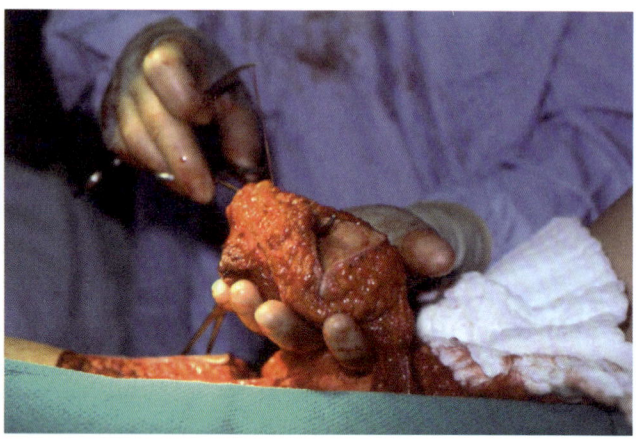

A. 皮瓣的横向定位；B. 所取皮瓣被卷成管状以供阴道重建使用

图49-12   用VRAM瓣进行全阴道重建

第六节   小   结

会阴部缺损的修复重建需要肿瘤外科与重建外科专家之间的合作及预先规划，其目的是在切口功能性闭合之外，有较好的血管化组织来帮助愈合并进一步预防并发症的发生。谨慎选择适当的治疗方式将实现与根治手术同步的一期成功修复与重建。

第七节   自 我 测 试

1. "重建阶梯"的目的是什么?

a. 为缺损提供最简单的解决方案。

b. 不管复杂程度如何，针对具体情况选择最佳治疗方案。

c. 根据外科医生水平、等级的不同选择皮瓣。

d. 可供选择的全部治疗方案的参照表。

e. 治疗从"重建阶梯"的最低一级开始，如果失败，则使用上一级方案。

2. 何时需要整形外科医生参与会阴部创面的治疗?

a. 所有接受了腹会阴联合切除手术患者。

b. 所有放疗后进行腹会阴联合切除术患者。

c. 仅在需要进行阴道重建的女性患者。

d. 需多学科参与的患者。

e. 一期封闭失败。

3. 与腹会阴联合切除术后一期缝合切口（译者注：直接拉拢缝合切口）相较，皮瓣修复的最主要的优势是什么?

a. 外观更好。

b. 阴道重建。

c. 用于封闭缺损的皮瓣血供更好。

d. 可封闭死腔。

e. 降低感染风险。

4. 垂直腹直肌肌皮瓣的特点是什么?

　　a. 由腹壁浅动脉供血（译者注：腹壁浅动脉是腹股沟区三支浅动脉之一，居中间位置，与旋髂浅动脉或阴部外浅动脉形成共干）。

　　b. 是阴道重建的唯一可选皮瓣。

　　c. 仅有皮肤和脂肪组成。

　　d. 可用于修复阴道前壁缺损，效果可靠。

　　e. 仅用于切口裂开修复。

　　5. 对腹会阴联合切除术后创面并发症的描述哪一项正确？

　　a. 较为常见，放、化疗可使创面并发症的发生率上升。

　　b. 放疗可使创面并发症发生率降低。

　　c. 应单纯行换药治疗。

　　d. 由操作不当导致。

　　e. 创面可被肉芽组织快速填充。

答案与解析

　　1. 答案：b

　　解析：通过选择最佳的治疗方案，可将失败的概率降到最低。

　　2. 答案：b

　　解析：接受过放疗患者，APR术后容易出现急、慢性创面不愈；而血供丰富的皮瓣可为此类问题提供很好的解决办法。

　　3. 答案：c

　　解析：一期皮瓣修复创面，可有效促进创面，尤其是新辅助放、化疗之后的手术切口。

　　4. 答案：d

　　解析：该皮瓣可用于治疗死腔及修复皮肤、阴道缺损。

　　5. 答案：a

　　解析：新辅助放、化疗可使APR手术创面并发症的发生率上升。

（Jian Farhadi，David A. Ross 著

徐盈斌　陈蕾 译，王天宝 校）

参考文献

［1］ ARTIOUKH D Y, SMITH R A, GOKUL K. Risk factors for impaired healing of the perineal wound after abdominoperineal resection of rectum for carcinoma［J］. Colorectal Dis, 2007, 9（4）：362-367.

［2］ CHESSIN D B, HARTLEY J, COHEN A M, et al. Rectus flap reconstruction decreases perineal wound complications after pelvic chemoradiation and surgery: a cohort study［J］. Ann Surg Oncol, 2005, 12（2）：104-110.

［3］ CROWE P J, TEMPLE W J, LOPEZ M J, et al. Pelvic exenteration for advanced pelvic malignancy［J］. Semin Surg Oncol, 1999, 17（3）：152-160.

［4］ SMALL T, FRIEDMAN D J, SULTAN M. Reconstructive surgery of the pelvis after surgery for rectal cancer［J］. Semin Surg Oncol, 2000, 18（3）：259-264.

［5］ FRIEDMAN J, DINH T, POTOCHNY J. Reconstruction of the perineum［J］. Semin Surg Oncol, 2000, 19（3）：282-293.

［6］ RUTLEDGE F, SINCLAIR M. Treatment of intraepithelial carcinoma of the vulva by skin excision and graft［J］. Am J Obstet Gynecol, 1968, 102（6）：807-818.

［7］ DANIEL R K, KERRIGAN C L. Principles and physiology of flap surgery［M］//MCCARTHY J G. Plastic Sugery. Philadelphia: Saunders, 1990：275-328.

［8］ TAYLOR G I, PALMER J H. The vascular territories（angiosomes）of the body: experimental study and clinical applications［J］. Br J Plast Surg, 1987, 40（2）：113-141.

［9］ MOSCHELLA F, CORDOVA A. Innervated island flaps in morphofunctional vulvar reconstruction［J］. Plast Reconstr Surg, 2000, 105（5）: 1649–1657.

［10］ MORTON K E, DAVIES D, DEWHURST J. The use of the fasciocutaneous flap in vaginal reconstruction［J］. Br J Obstet Gynaecol, 1986, 93（9）: 970–973.

［11］ YII N W, NIRANJAN N S. Lotus petal flaps in vulvo-vaginal reconstruction［J］. Br J Plast Surg, 1996, 49（8）: 547–554.

［12］ WOODS J E, ALTER G, MELAND B, et al. Experience with vaginal reconstruction utilizing the modified Singapore flap［J］. Plast Reconstr Surg, 1992, 90（2）: 270–274.

［13］ WEE J T, JOSEPH V T. A new technique of vaginal reconstruction using neurovascular pudendal-thigh flaps: a preliminary report［J］. Plast Reconstr Surg, 1989, 83（4）: 701–709.

［14］ RAGOOWANSI R, YII N, NIRANJAN N, et al. Immediate vulvar and vaginal reconstruction using the gluteal-fold flap: long-term results ［J］. Br J Plast Surg, 2004, 57（5）: 406–410.

［15］ BUCHEL E W, FINICAL S, JOHNSON C. Pelvic reconstruction using vertical rectus abdominis musculocutaneous flaps［J］. Ann Plast Surg, 2004, 52（1）: 22–26.

［16］ KROLL S S, POLLOCK R, JESSUP J M, et al. Transpelvic rectus abdominis flap reconstruction of defects following abdominal-perineal resection［J］. Am Surg, 1989, 55（10）: 632–637.

［17］ LOESSIN S J, MELAND N B, DEVINE R M, et al. Management of sacral and perineal defects following abdominoperineal resection and radiation with transpelvic muscle flaps［J］. Dis Colon Rectum, 1995, 38（9）: 940–945.

［18］ PURSELL S H, DAY T G JR, TOBIN G R. Distally based rectus abdominis flap for reconstruction in radical gynecologic procedures［J］. Gynecol Oncol, 1990, 37（2）: 234–238.

［19］ MIXTER R C, WOOD W A, DIBBELL D G SR. Retroperitoneal transposition of rectus abdominis myocutaneous flaps to the perineum and back［J］. Plast Reconstr Surg, 1990, 85（3）: 437–441.

［20］ GIAMPAPA V, KELLER A, SHAW W W, et al. Pelvic floor reconstruction using the rectus abdominis muscle flap［J］. Ann Plast Surg, 1984, 13（1）: 56–59.

［21］ SHUKLA H S, HUGHES L E. The rectus abdominis flap for perineal wounds［J］. Ann R Coll Surg Engl, 1984, 66（5）: 337–339.

［22］ TAYLOR G I, CORLETT R, BOYD J B. The extended deep inferior epigastric flap: a clinical technique［J］. Plast Reconstr Surg, 1983, 72（6）: 751–765.

［23］ TAYLOR G I, CORLETT R J, BOYD J B. The versatile deep inferior epigastric（inferior rectus abdominis）flap［J］. Br J Plast Surg, 1984, 37（3）: 330–350.

［24］ MCCRAW J B, MASSEY F M, SHANKLIN K D, et al. Vaginal reconstruction with gracilis myocutaneous flaps［J］. Plast Reconstr Surg, 1976, 58（2）: 176–183.

［25］ PICKRELL K L, BROADBENT T R, MASTERS F W, et al. Construction of a rectal sphincter and restoration of anal continence by transplanting the gracilis muscle: a report of four cases in children［J］. Ann Surg, 1952, 135（6）: 853–862.

［26］ HURWITZ D J, WALTON R L. Closure of chronic wounds of the perineal and sacral regions using the gluteal thigh flap［J］. Ann Plast Surg, 1982, 8（5）: 375–386.

［27］ SONG Y G, CHEN G Z, SONG Y L. The free thigh flap: a new free flap concept based on the septocutaneous artery［J］. Br J Plast Surg, 1984, 37（2）: 149–159.

［28］ WANG T N, WHETZEL T, MATHES S J, et al. A fasciocutaneous flap for vaginal and perineal reconstruction［J］. Plast Reconstr Surg, 1987, 80（1）: 95–103.

［29］ HOLM T, LJUNG A, HAGGMARK T, et al. Extended abdominoperineal resection with gluteus maximus flap reconstruction of the pelvic floor for rectal cancer［J］. Br J Surg, 2007, 94（2）: 232–238.

［30］ SCHEUFLER O, FARHADI J, KOVACH S J, et al. Anatomical basis and clinical application of the infragluteal perforator flap［J］. Plast Reconstr Surg, 2006, 118（6）: 1389–1400.

［31］ SRIVASTAVA S, MAXWELL R. Vulval reconstruction by free tissue transfer. Case report［J］. Br J Obstet Gynaecol, 1991, 98（1）: 98–100.

［32］ MEYER R, DAVERIO P J, DEQUESNE J. One-stage phalloplasty in transsexuals［J］. Ann Plast Surg, 1986, 16（6）: 472–479.

［33］ HURST R D, GOTTLIEB L J, CRUCITTI P, et al. Primary closure of complicated perineal wounds with myocutaneous and fasciocutaneous flaps after proctectomy for Crohn's disease［J］. Surgery, 2001, 130（4）: 767–772.

［34］ ROHRICH R J, ALLEN T, LESTER F, et al. Simultaneous penis and perineum reconstruction using a combined latissimus dorsi-scapular free flap with intraoperative penile skin expansion［J］. Plast Reconstr Surg, 1997, 99（4）: 1138–1141.

［35］ CHAN S, MILLER M, NG R, et al. Use of myocutaneous flaps for perineal closure following abdomino-perineal excision of the rectum for adenocarcinoma［J］. Colorectal Dis, 2009.（in press）